成都卫生健康年鉴

（2021）

Chengdu Health Yearbook (2021)

《成都卫生健康年鉴》编纂委员会 编

巴蜀书社

图书在版编目（CIP）数据

成都卫生健康年鉴. 2021/《成都卫生健康年鉴》编纂委员会编. —成都：巴蜀书社，2022. 7
ISBN 978-7-5531-1759-1

Ⅰ. ①成…　Ⅱ. ①成…　Ⅲ. ①卫生工作－成都－2021－年鉴　Ⅳ. ①R199. 2－54

中国版本图书馆 CIP 数据核字（2022）第 100911 号

成都卫生健康年鉴（2021）

CHENGDU WEISHENG JIANKANG NIANJIAN（2021）　《成都卫生健康年鉴》编纂委员会　编

出 品 人	林　建
总 编 辑	侯安国
责任编辑	白亚辉
封面设计	张　科
出　　版	巴蜀书社 成都市锦江区三色路 266 号新华之星 A 座 36 层 邮编：610023 总编室电话：(028)86361843
网　　址	www. bsbook. com
发　　行	巴蜀书社 发行科电话：(028)86361852
经　　销	新华书店
照　　排	四川胜翔数码印务设计有限公司
印　　刷	成都顺印天下数字印刷有限公司（成都市青羊区顺城大街 288 号 028－64656858）
版　　次	2022 年 11 月第 1 版
印　　次	2022 年 11 月第 1 次印刷
成品尺寸	210mm×285mm
印　　张	43. 5
字　　数	1100 千
书　　号	ISBN 978-7-5531-1759-1
定　　价	398. 00 元

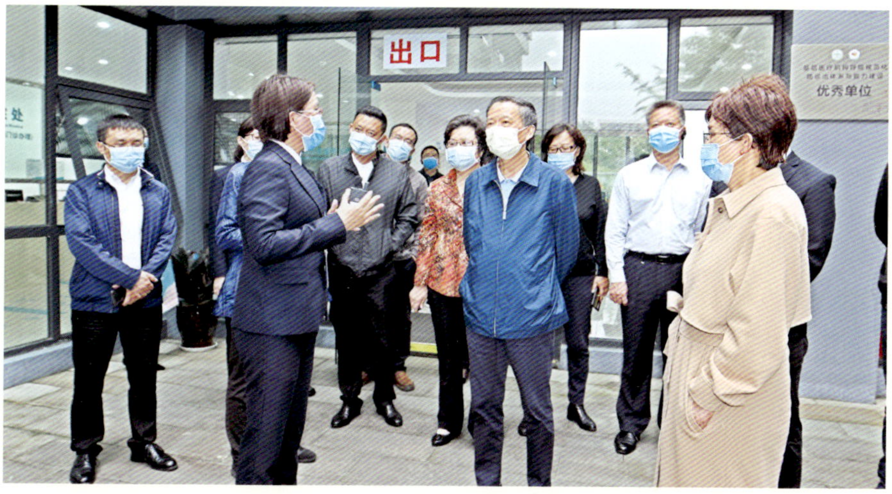

2020年9月28日，全国人大常委会委员、全国人大教科文卫委副主任委员吴恒（前排中）等到天府新区调研卫生健康工作

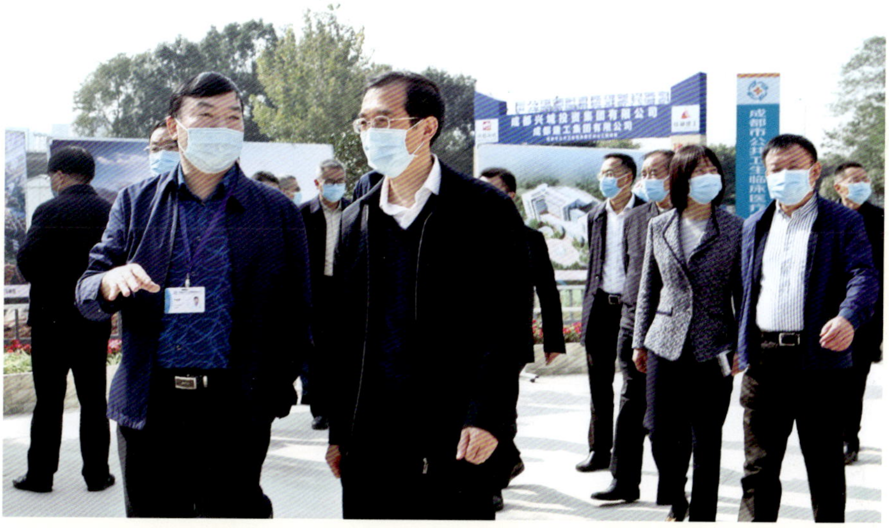

2020年10月29日，全国人大常委会委员、农工党中央专职副主席杨震（前排右一）率农工民主党中央调研组一行到成都市公共卫生临床医疗中心调研中西医结合防治传染病长效机制及疫情防控工作

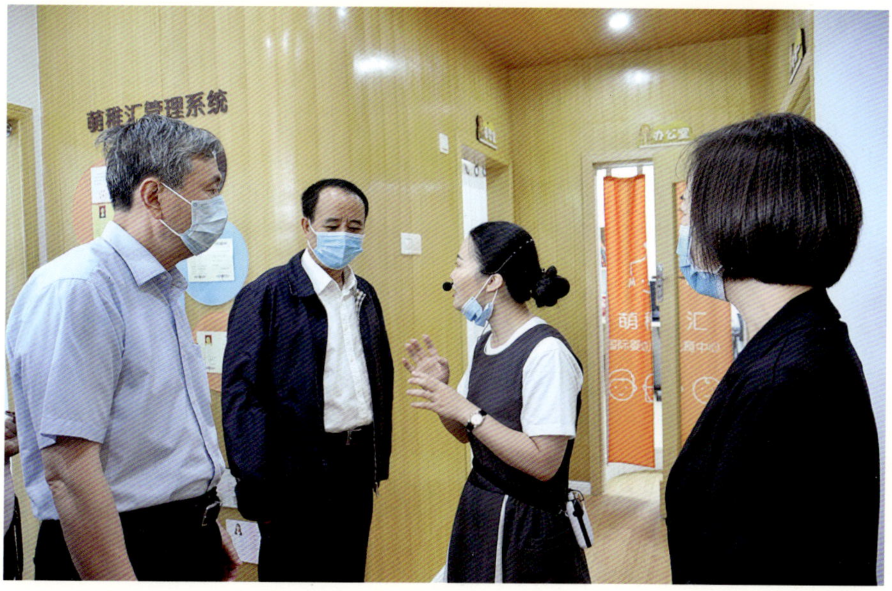

2020年9月17日，全国政协人口资源环境委员会副主任,中国计划生育协会党组书记、常务副会长王培安（左二）到双流区专题调研“完善生育支持政策配套措施”实施情况

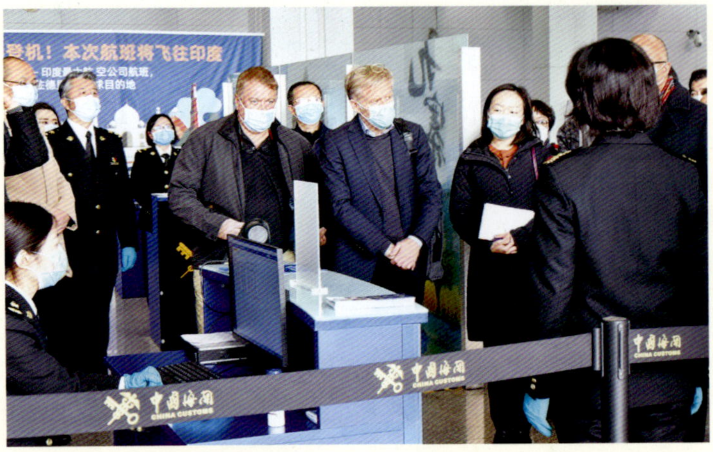

2020年2月18日，中国—世界卫生组织新冠肺炎联合专家考察组在成都海关所属成都双流机场海关考察，实地察看成都双流国际机场出境旅检现场，了解出境健康申报、体温监测、医学排查、疑似病例转运及联防联控等工作情况

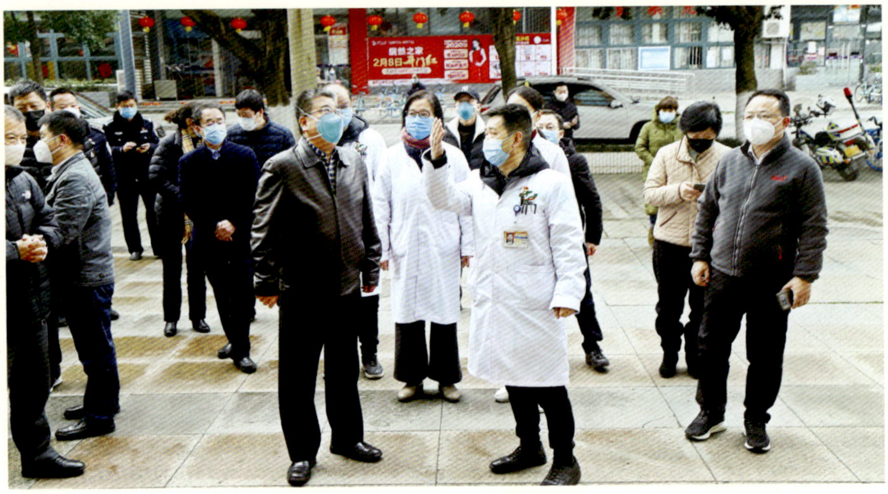

2020年1月28日，国家卫生健康委妇幼健康司司长秦耕（左一）督导组一行到成飞社区卫生服务中心督导疫情防控工作

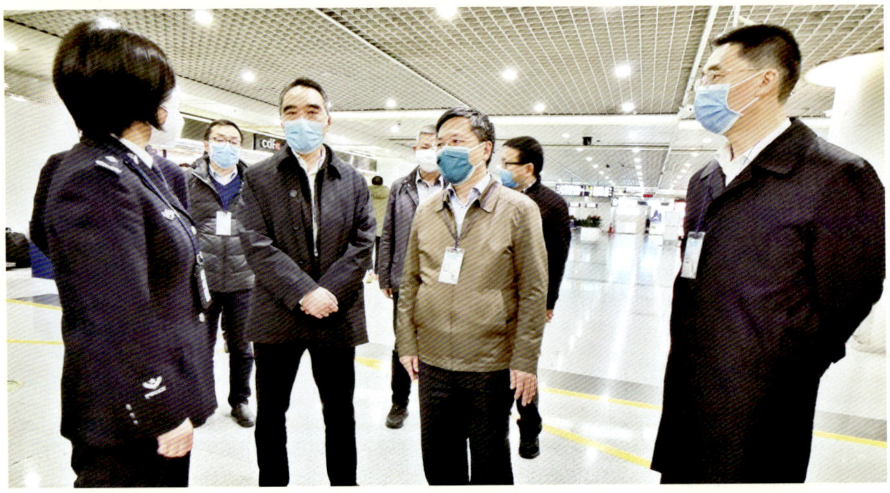

2020年3月11日晚，国务院联防联控机制工作指导组第十五组组长、国家卫生健康委人事司副司长徐缓（右二）一行赴我市新冠肺炎疫情防控指挥部境外疫情输入防控机场现场，督导检查入境航班管控工作

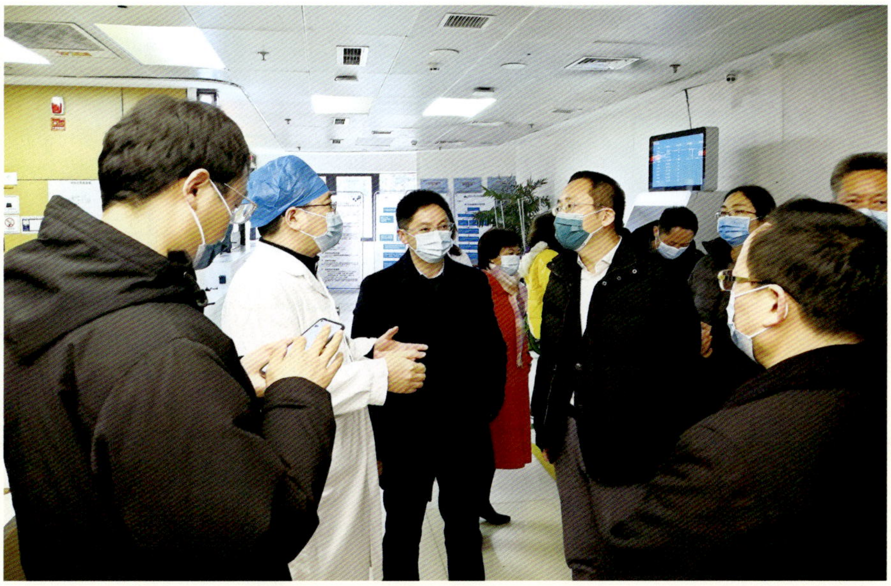

2020年12月25日，国家卫生健康委基层司副司长诸宏明（左四）率国务院联防联控机制新冠病毒疫苗接种技术指导组到金牛区调研疫苗接种工作

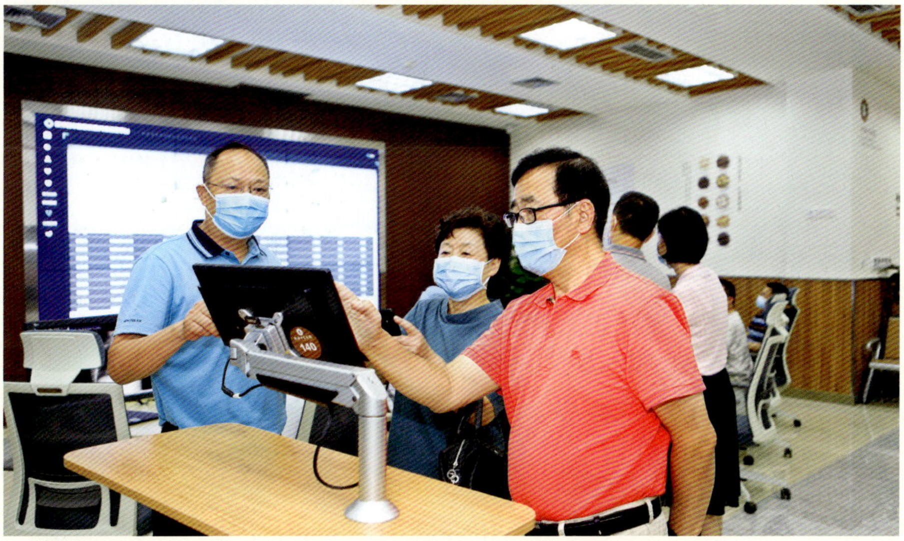

2020年8月21日，国家卫生健康委食品司副司长张志强（右一）一行到新津区调研医共体建设工作

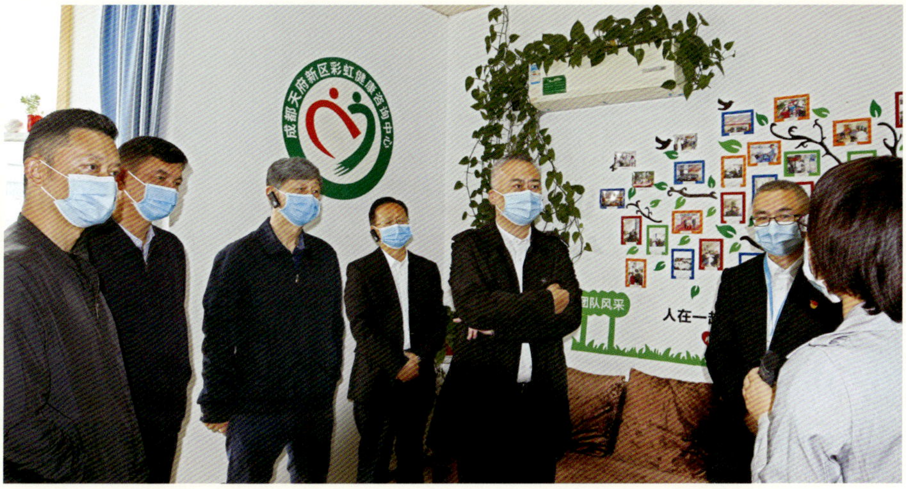

2020年10月27日，国家卫生健康委疾控局副局长周宇辉（中）率相关专家到天府新区调研艾滋病防治工作

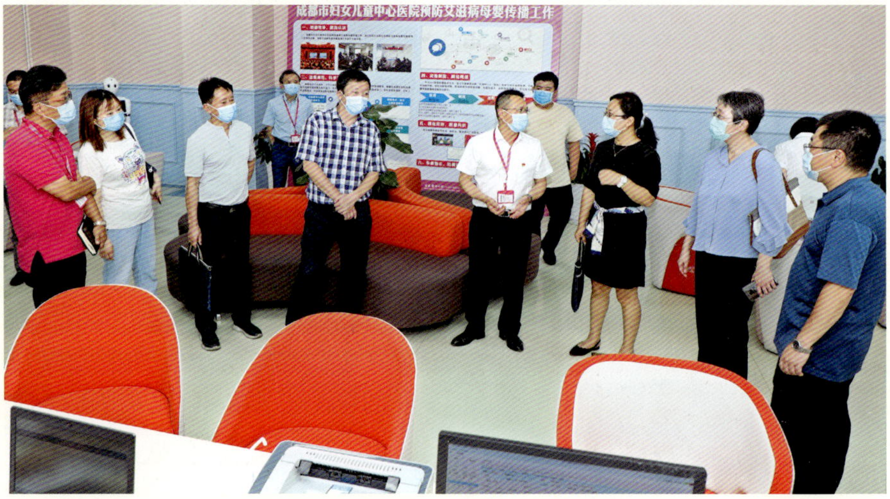

2020年8月27日，国家卫生健康委卫生发展研究中心专家朱兆芳（右三）一行到成都市妇女儿童中心医院调研妇幼保健机构医疗服务价格和绩效考核管理工作

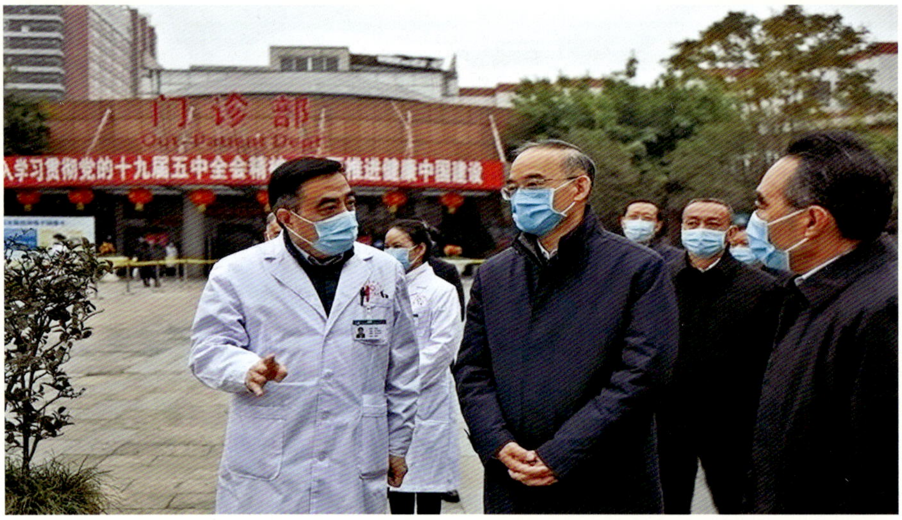

2020年12月12日，四川省委副书记、代省长黄强（中）到成都中西医结合医院，了解医院预检分诊、发热门诊、通道管理等各项防控制度落实情况

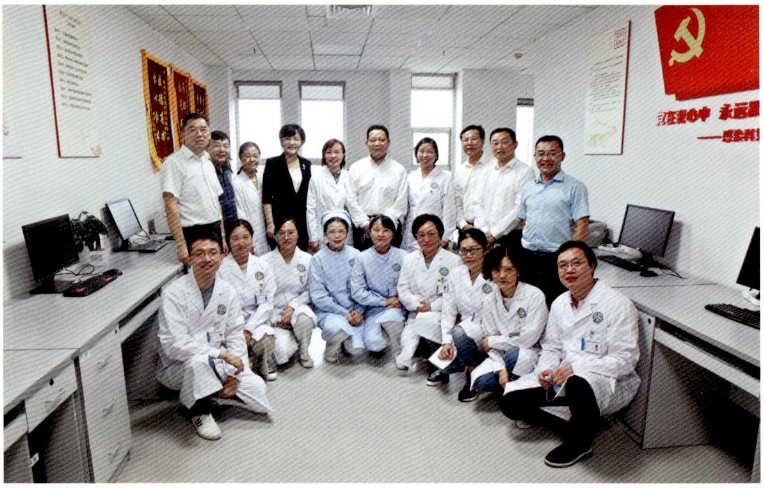

2020年8月19日，四川省副省长杨兴平（后排右五）到成都市公共卫生临床医疗中心慰问临床医务人员和一线抗疫人员

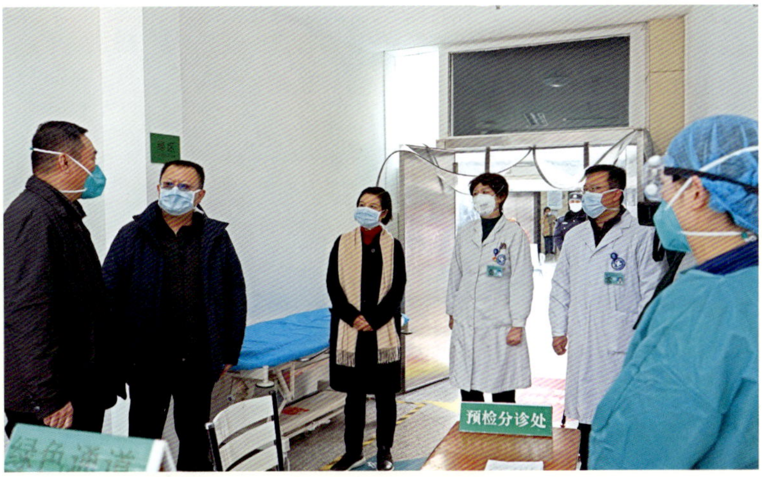

2020年2月3日，西藏自治区政协副主席阿旺（左一）到西藏成办医院检查指导新冠肺炎疫情防控工作

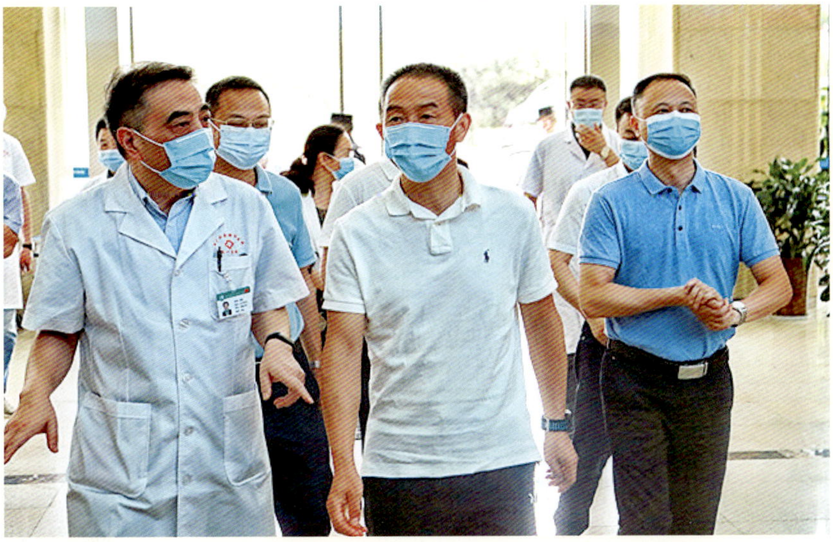

2020年6月5日，四川省卫生健康委党组书记沈骥（中）一行到市中西医结合医院实地查看医院疫情防控、重点学科和信息化建设等情况，听取医院疫情防控和发展规划工作汇报

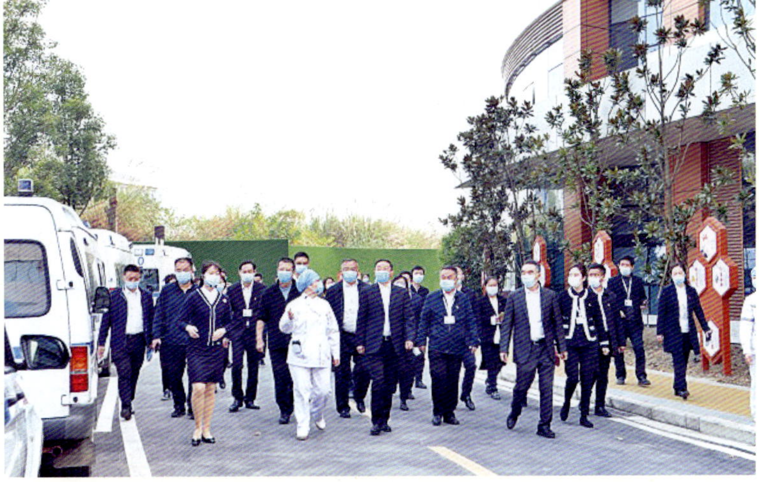

2020年11月17日，四川省卫生健康委主任何延政（前排中）带领省新冠肺炎疫情常态化防控专项督查组到成都市第七人民医院天府院区督查疫情常态化防控工作

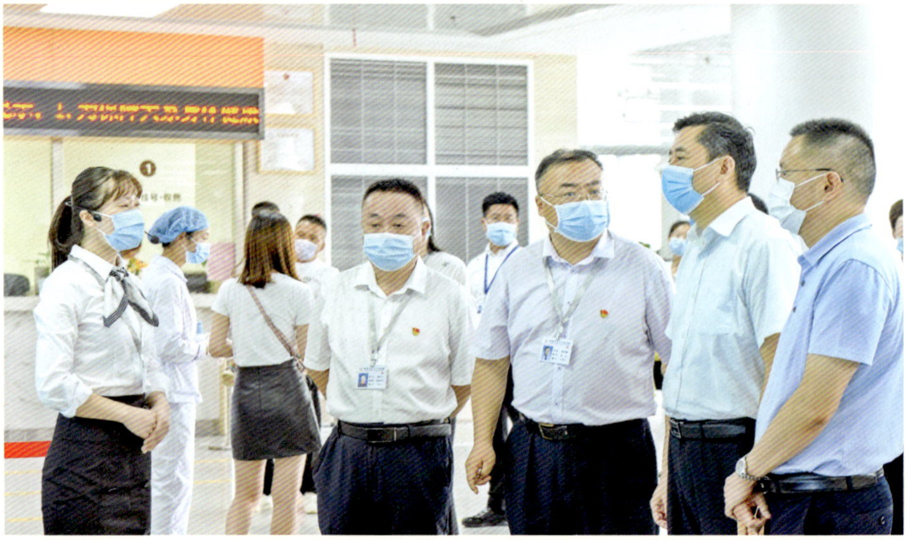

2020年7月23日，四川省卫生健康委党组成员、副主任宋世贵（右二）到成都市第七人民医院调研疫情防控和医疗管理等相关工作

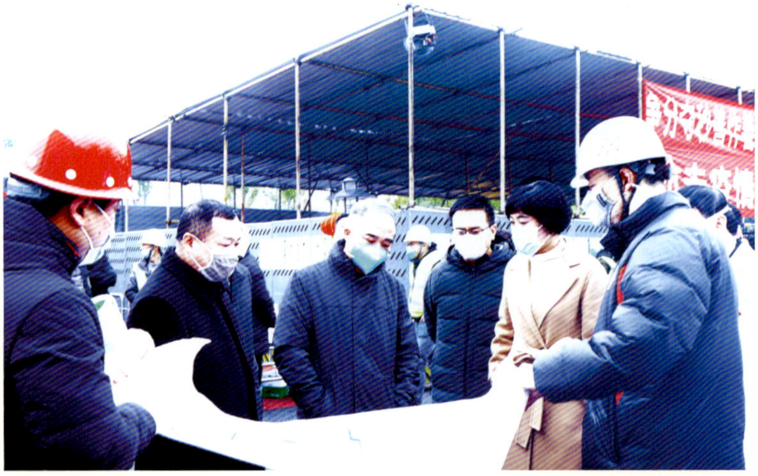

2020年1月31日，中共成都市委书记范锐平（左三）到成都市公共卫生临床医疗中心现场督导二期改造工程进度

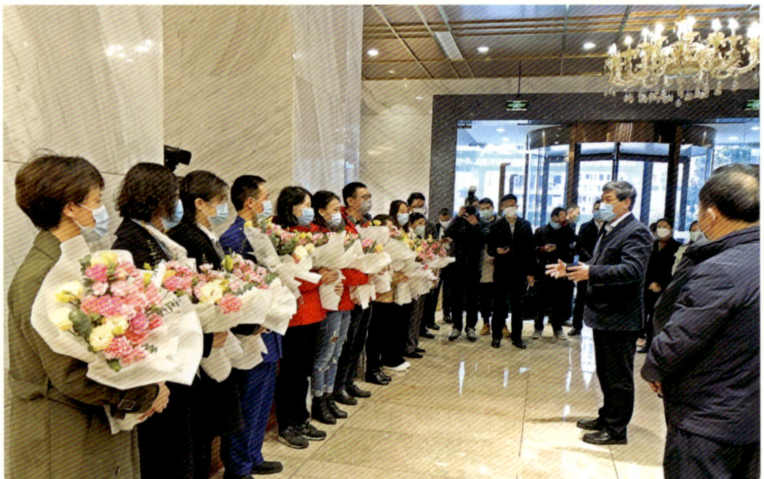

2020年3月2日，中共成都市委副书记、市长罗强（右二）到成都市公共卫生临床医疗中心慰问参与抗击新冠肺炎疫情的一线医务人员

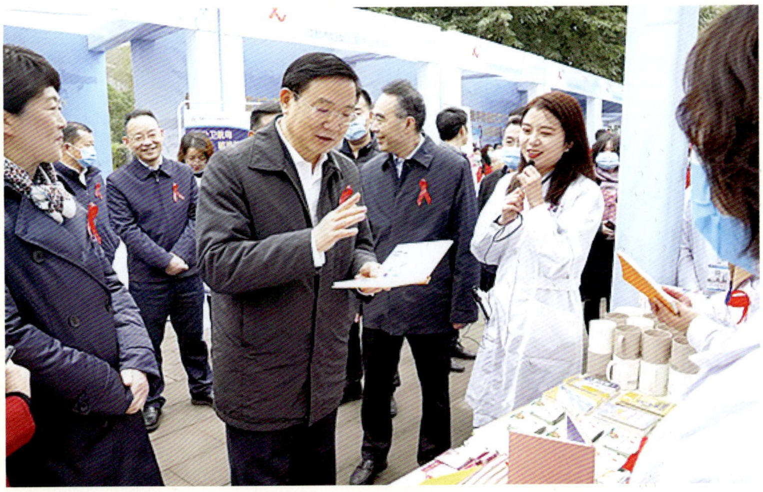

2020年12月1日，中共成都市委副书记、市长王凤朝（左二）一行慰问第33个“世界艾滋病日”宣传点医务人员

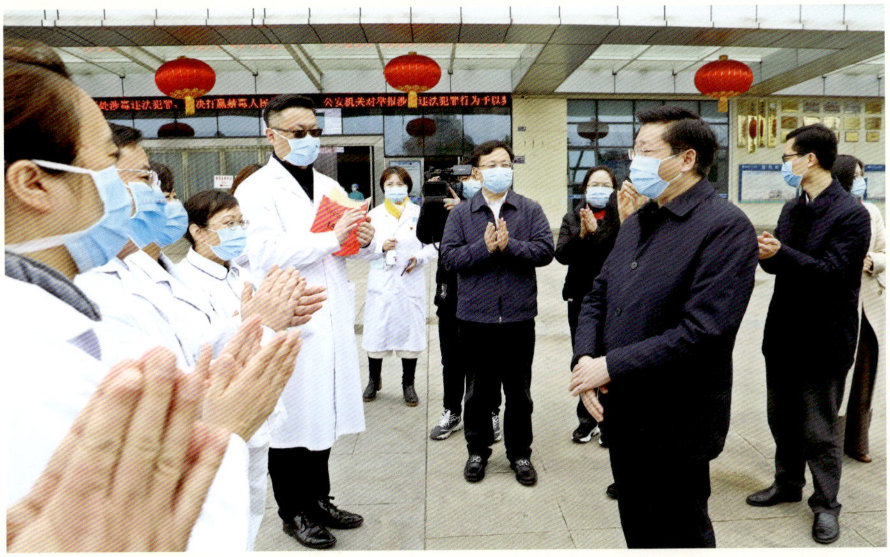

2020年2月13日，成都市委常委、市总工会主席吴凯（右二）慰问成都市定点收治医院（金堂县第一人民医院）医务人员

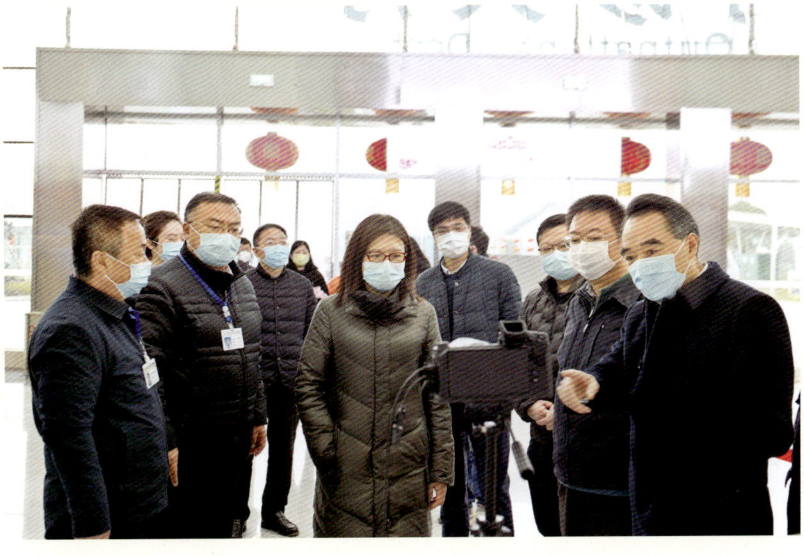

2020年2月7日，成都市委常委、宣传部部长田蓉（中）到市七医院督查疫情防控工作

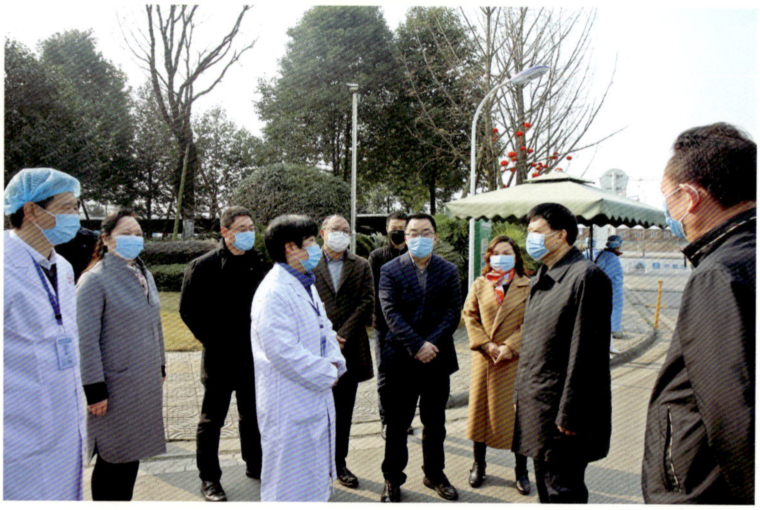

2020年2月11日，成都市人大常委会党组书记、主任唐川平（右二）慰问青白江区人民医院疫情防控一线医务人员

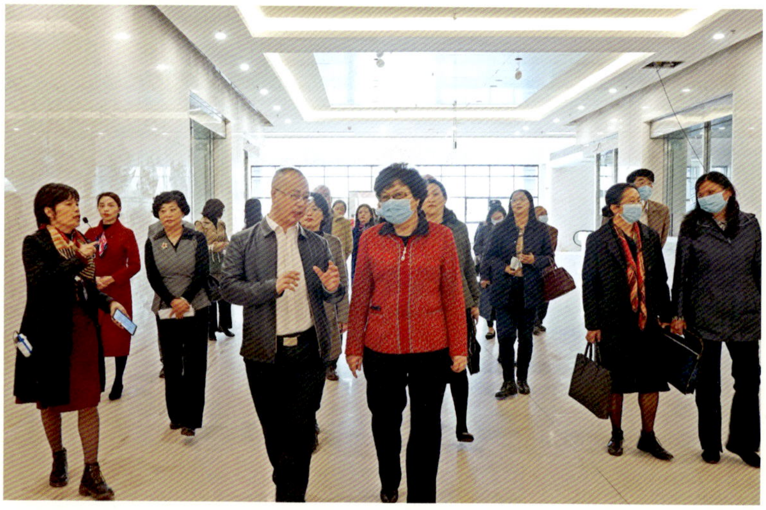

2020年11月18日，成都市人大常委会副主任仰协（前排右一）带队到成都市心理健康中心（市四医院九江院区），开展“大学习、大调研、大走访”活动

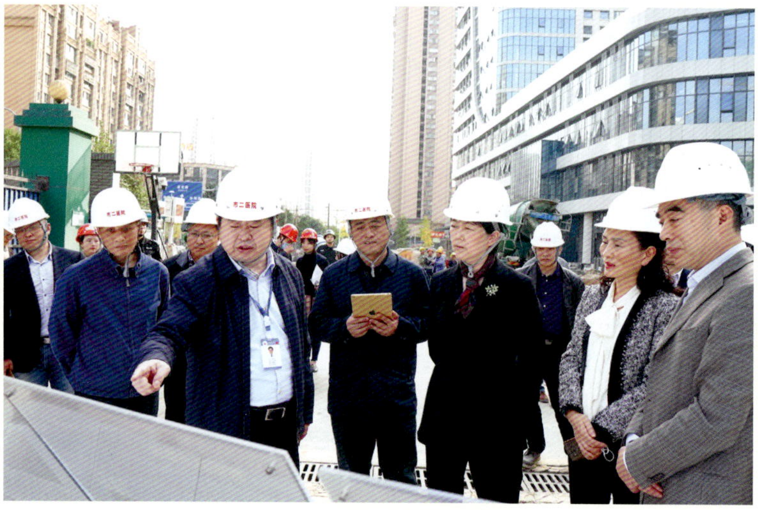

2020年11月18日，成都市副市长刘筱柳（前排右三）到成都市第二人民医院调研市级医疗卫生重大项目建设工作

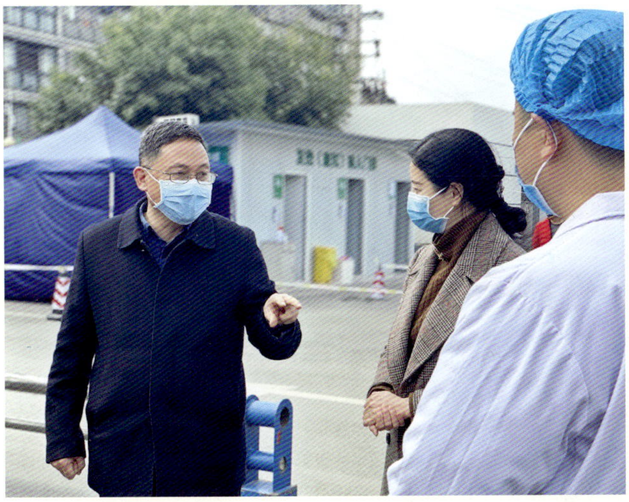

2020年2月11日，成都市副市长刘旭光（左一）到郫都区安靖街道卫生院督导疫情防控工作

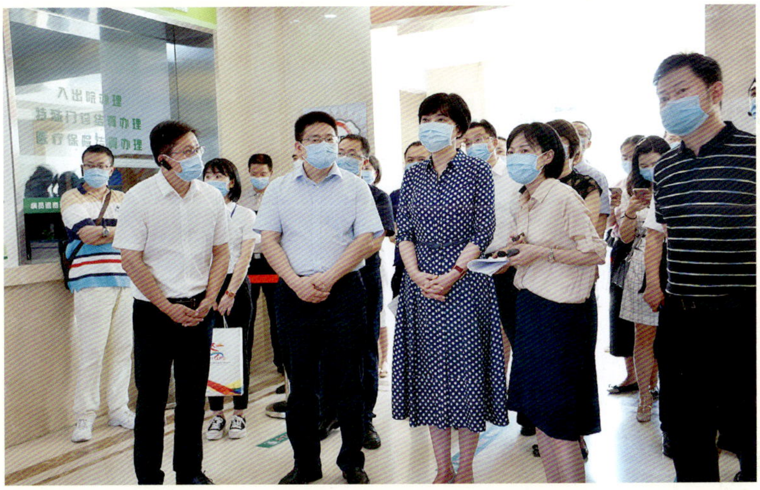

2020年6月24日，成都市副市长敬静（前排中）到青白江区调研医联体工作

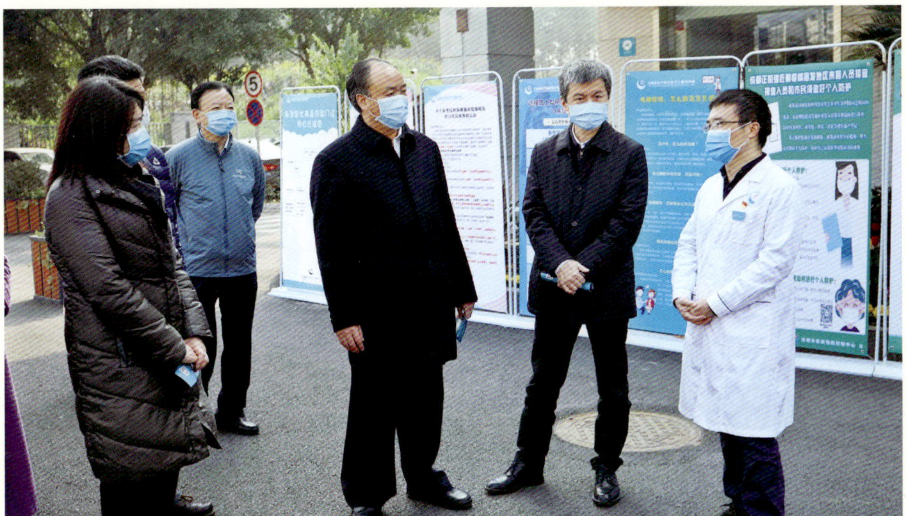

2020年2月11日，成都市政协主席李仲彬（右三）到天府新区走访慰问疫情防控一线党员干部

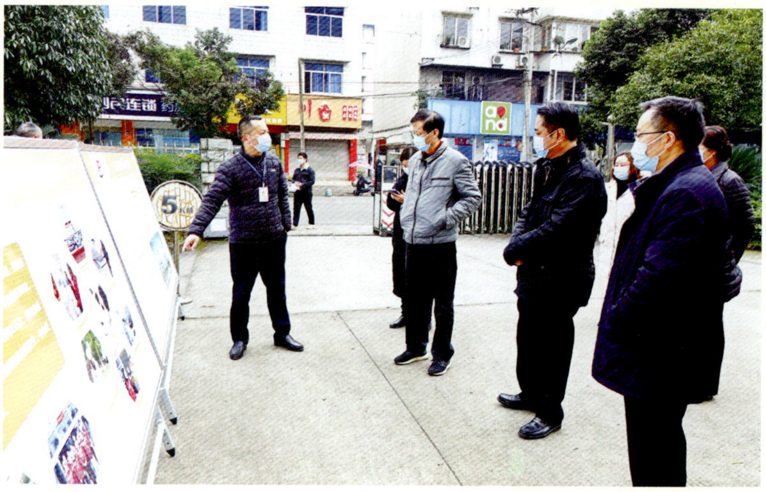

2020年12月9日，成都市政协副主席刘仆（左二）到蒲江县指导疫情防控工作

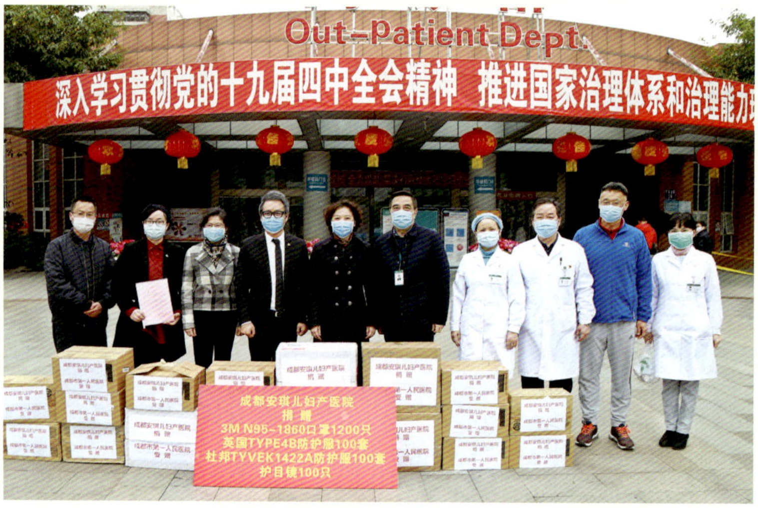

2020年3月9日，成都市政协副主席罗霞（左五）到成都市中西医结合医院，看望慰问抗疫一线医护人员

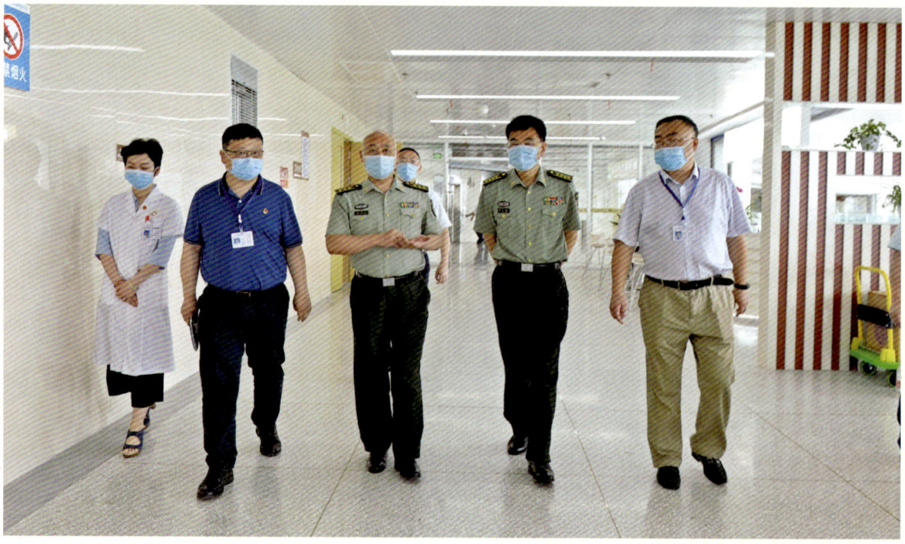

2020年6月16日，成都警备区司令李元祥（右二）视察成都市第七人民医院征兵体检工作

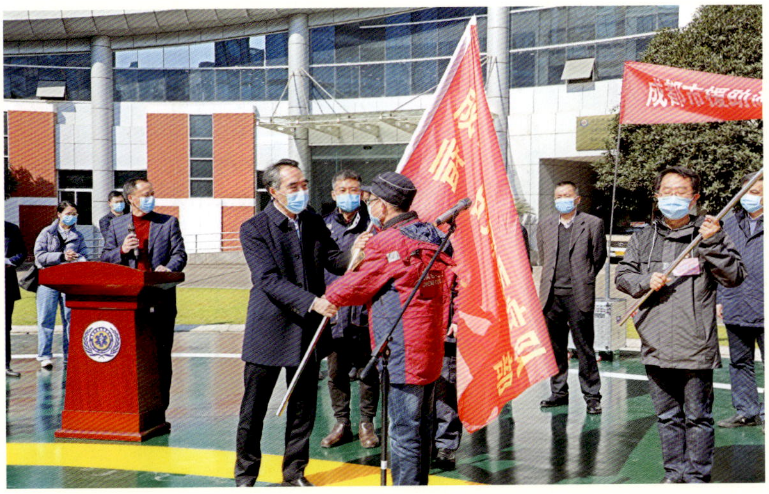

2020年2月9日，成都市卫健委党组书记、主任谢强为援鄂医疗队临时党支部授旗

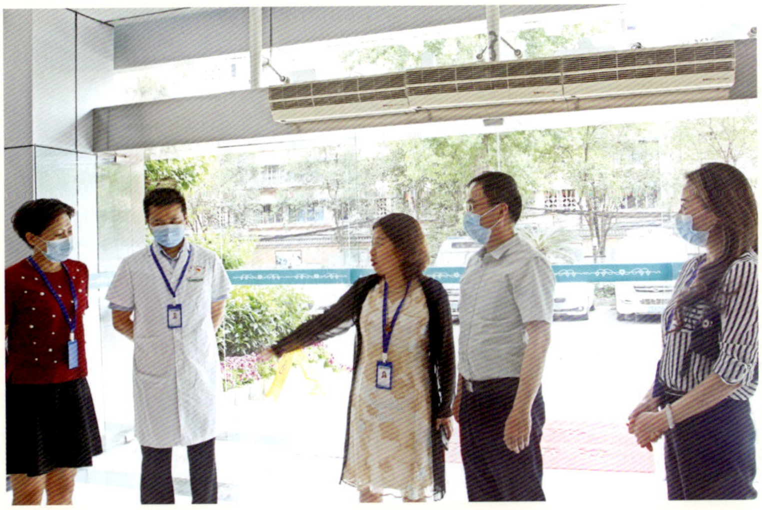

2020年5月8日，成都市卫健委党组成员、副主任陈沙宁（右二）带队到市血液中心专项督查新冠肺炎疫情防控和医疗卫生保障工作

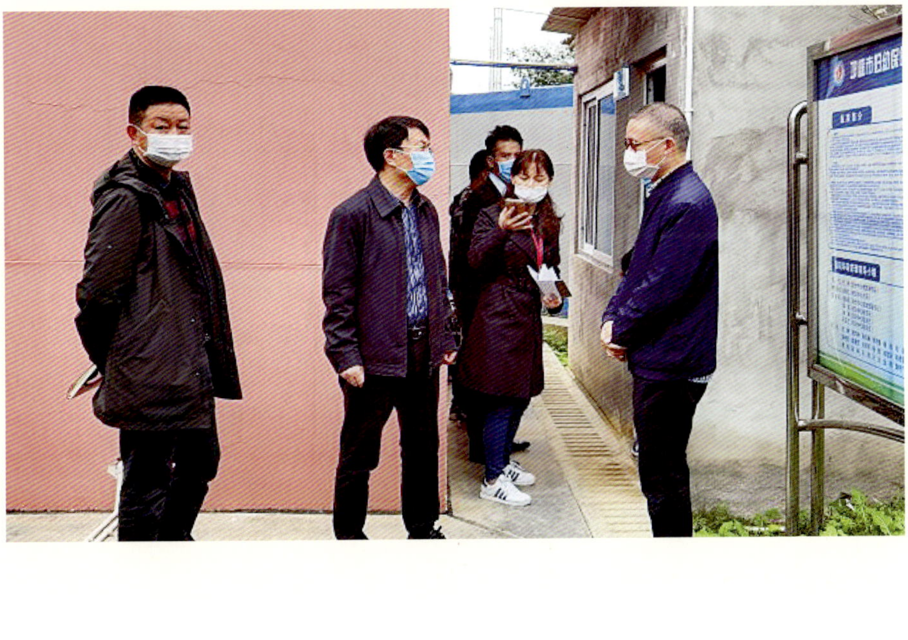

2020年10月23日，成都市卫健委党组成员、副主任刘德成（左二）到邛崃市调研指导医院安全生产和疫情防控工作

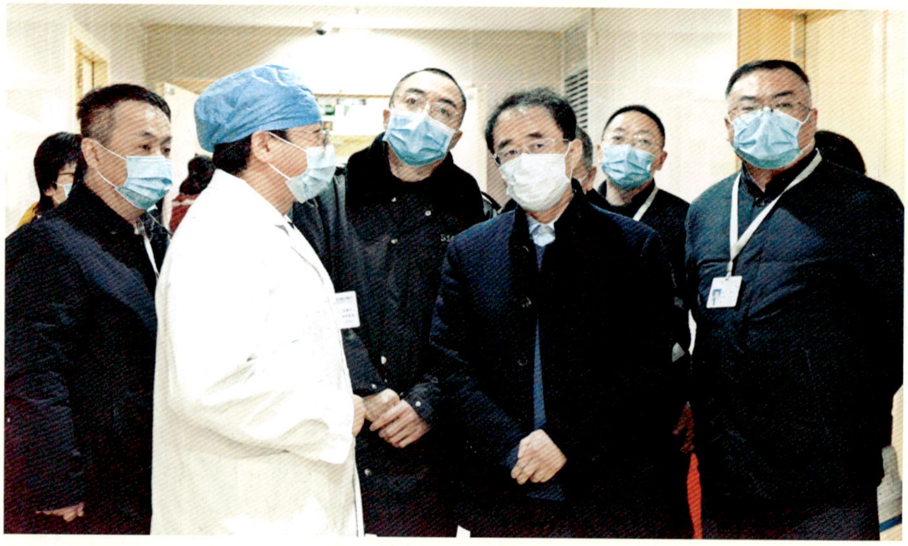

2020年12月15日，成都市纪委监委驻市卫健委纪检监察组组长边登荣（右二）到成都市第七人民医院督查疫情防控工作

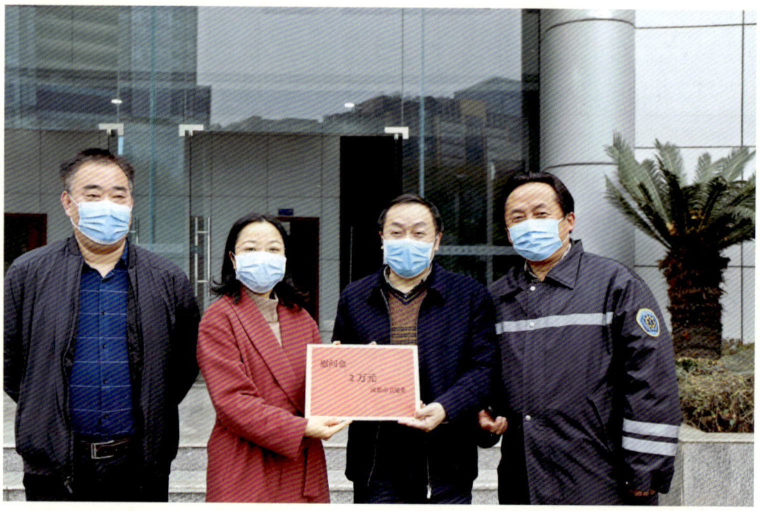

2020年2月14日，成都市卫健委党组成员、副主任何晓（右二）到成都市急救指挥中心慰问在岗职工，并发放慰问金

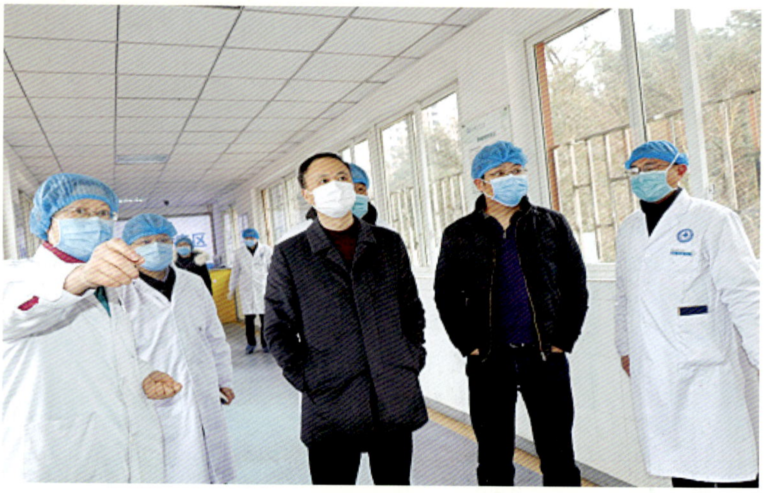

202年1月28日，成都市卫健委党组成员、副主任贾勇（右三）到大邑县调研疫情防控工作

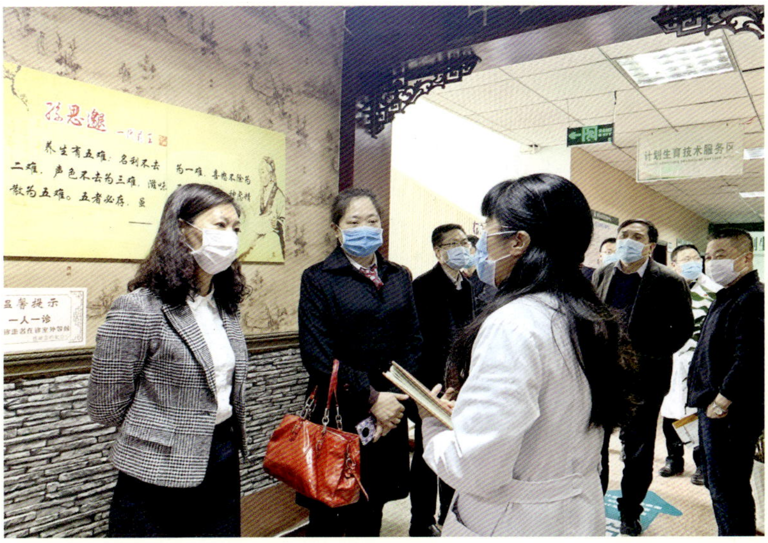

2020年4月7日，成都市卫健委副主任黄友静（左一）到蒲江县调研中医药工作

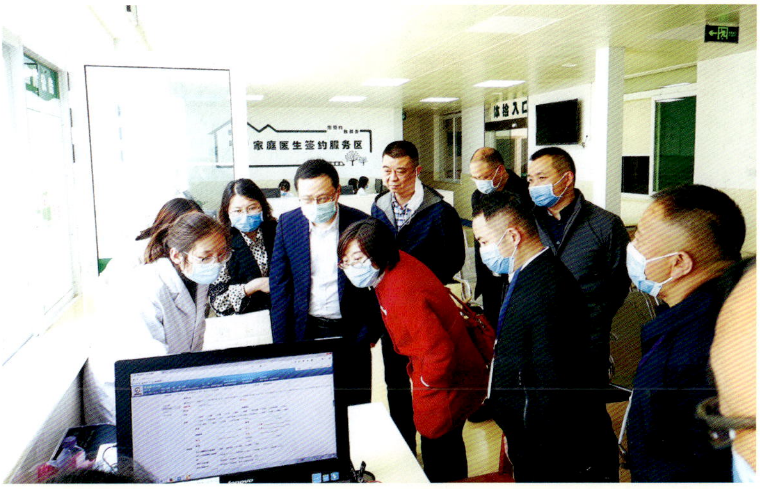

2020年4月23日，成都市卫健委党组成员、副主任董勇（左二）到新都区调研基层卫生工作

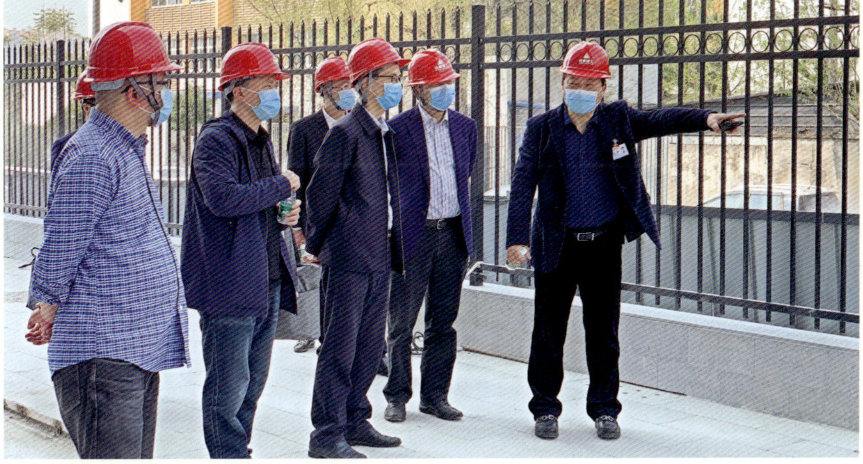

2020年3月25日，成都市卫健委机关党委书记王育本（右三）一行实地调研成都市第六人民医院东虹院区建设工作

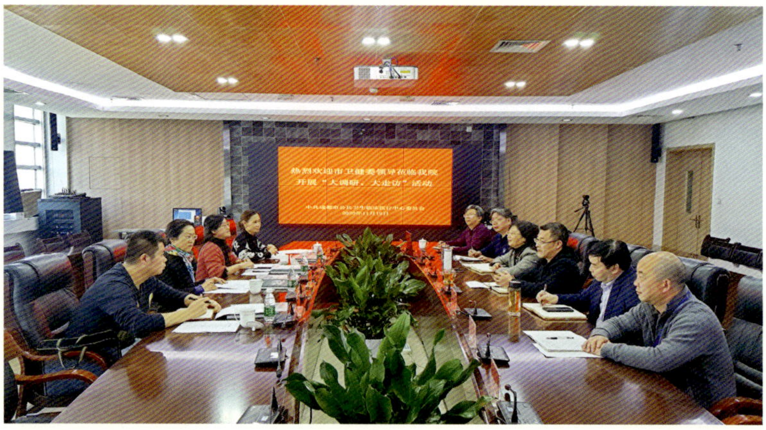

2020年11月19日，成都市卫健委巡视员刘培毅（左二）一行到成都市公共卫生临床医疗中心院开展“大学习、大调研、大走访”活动

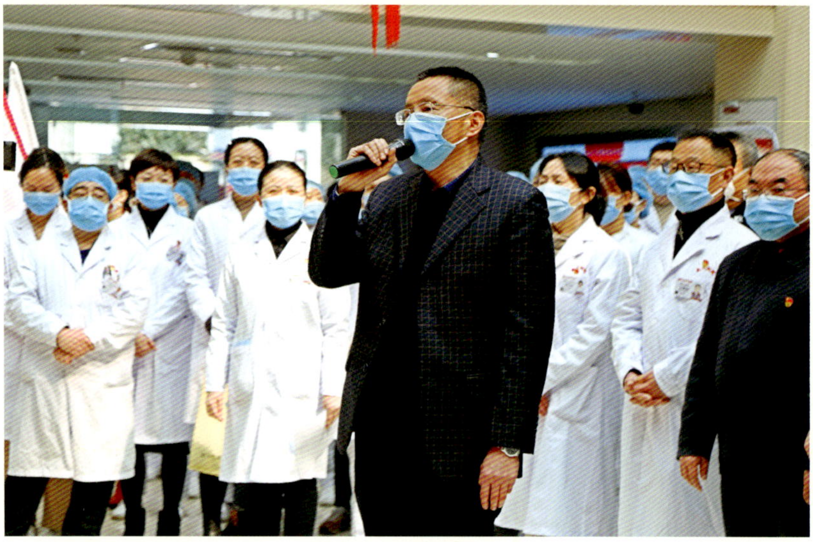

2020年2月13日，成都市卫健委二级巡视员赵平（中）在成都大学附属医院第二批援鄂医疗队出征仪式上作动员讲话

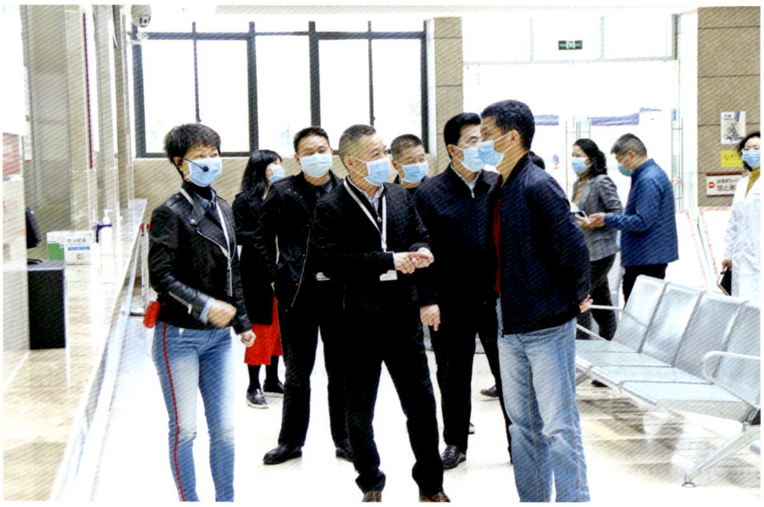

2020年4月8日，成都市卫健委一级调研员张峰（右一）一行调研大邑县民营中医医疗机构

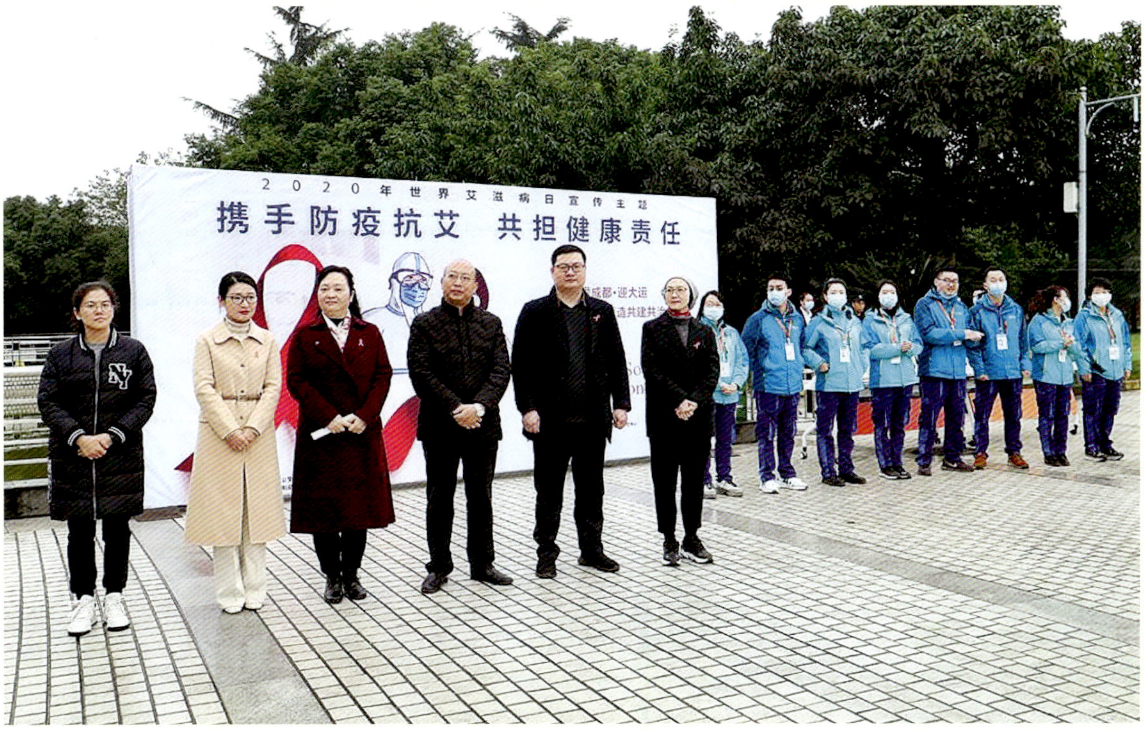

2020年12月1日，成都市以“携手防疫抗艾，共担健康责任”为主题在郫都区战旗村战旗广场举办“世界艾滋病日”宣传活动，成都市卫健委一级调研员郭萍（左三）参加宣传活动

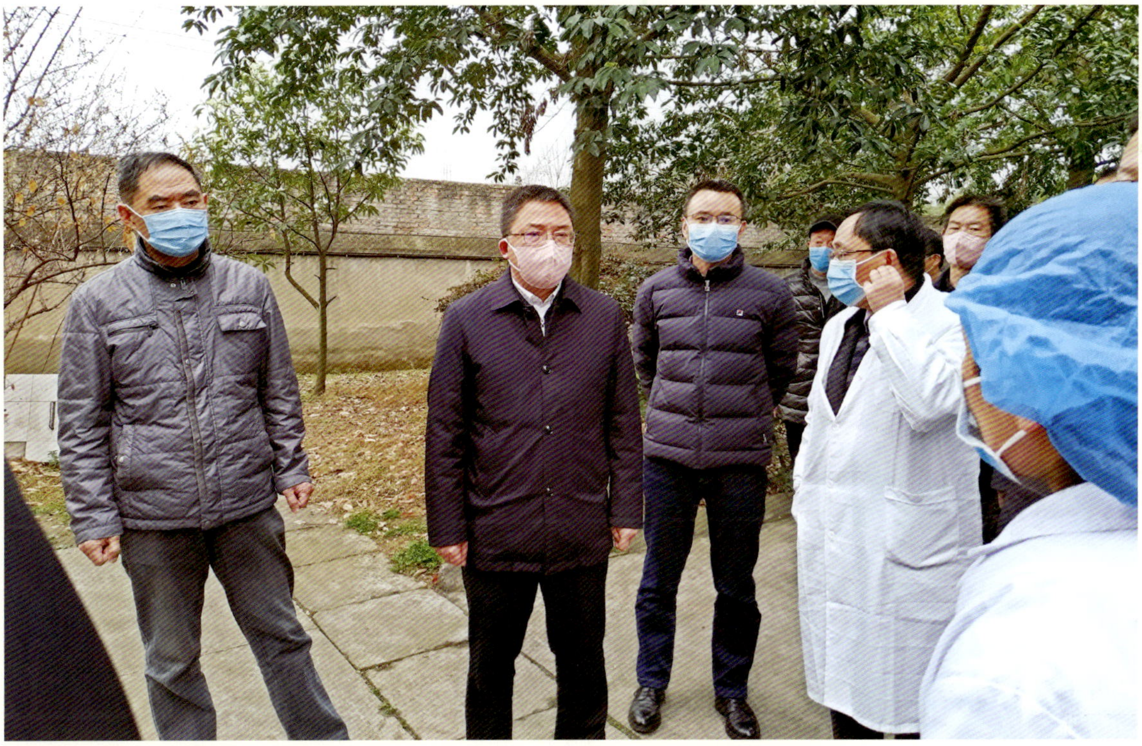

2020年2月4日，成都市生态环境局副局长旷良义（左二）到彭州市传染病医院督查新型冠状病毒感染的肺炎疫情防控期间医疗废物、废水处置情况

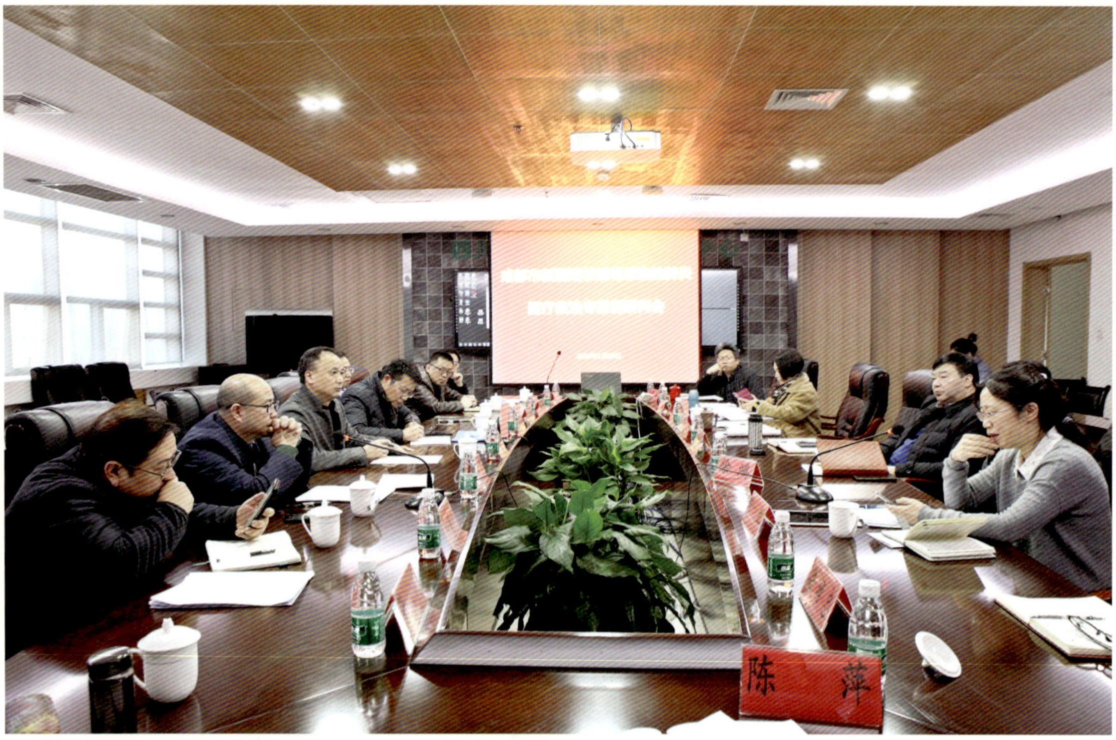

2020年1月25日，成都市卫健委组织召开成都市新型冠状病毒感染的肺炎医疗救治专家组研判会

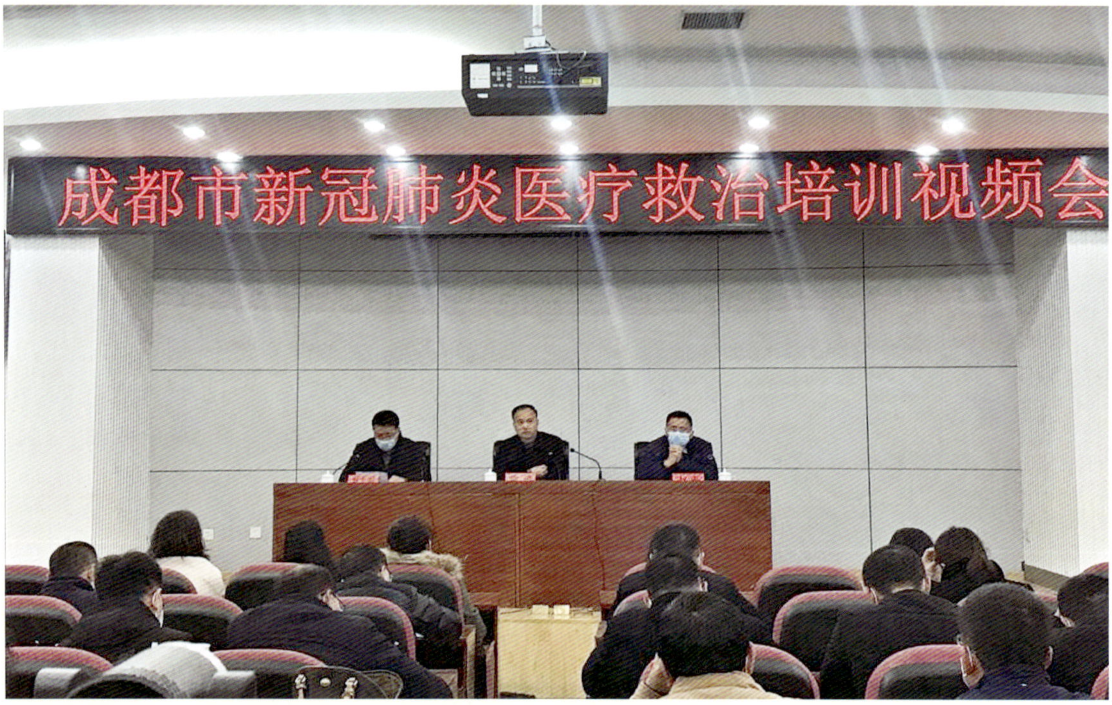

2020年2月24日，成都市卫健委新冠肺炎疫情防控医疗救治组召开新冠肺炎医疗救治培训视频会

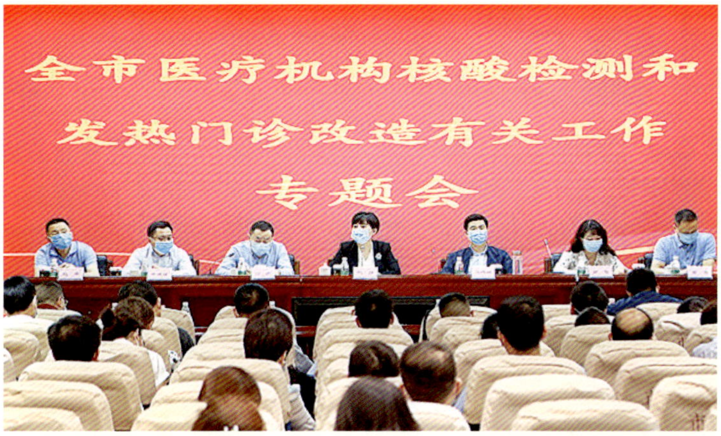

2020年5月13日，成都市召开全市医疗机构核酸检测和发热门诊改造工作专题会，副市长敬静参加会议

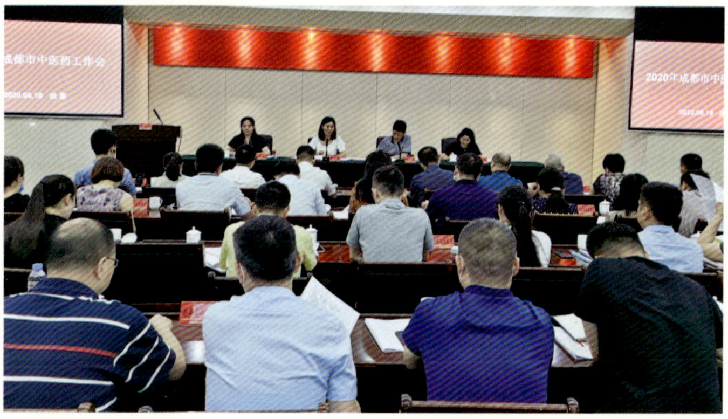

2020年6月19日，成都市中医管理局召开全市中医工作会

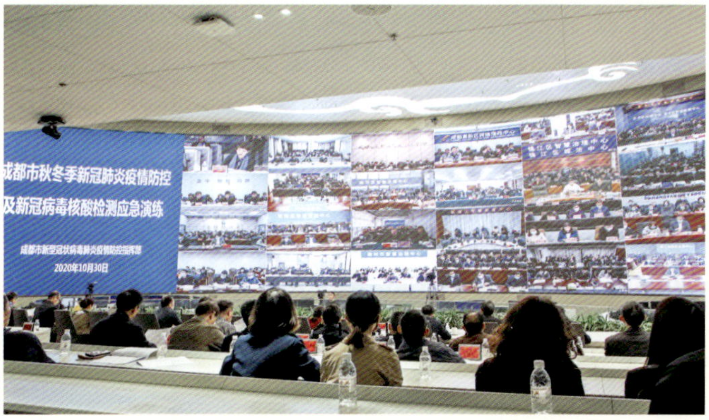

2020年10月30日，成都市秋冬季新冠肺炎疫情防控及新冠病毒核酸检测应急演练

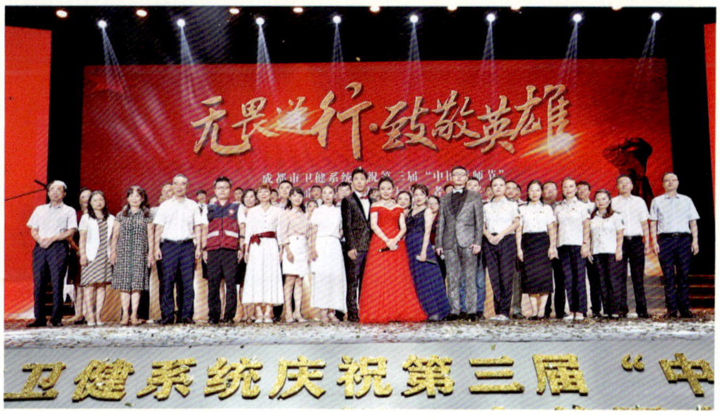

2020年8月19日，成都市卫健委举办庆祝第三届“中国医师节”暨第二届“成都榜样·大美医者”颁奖会

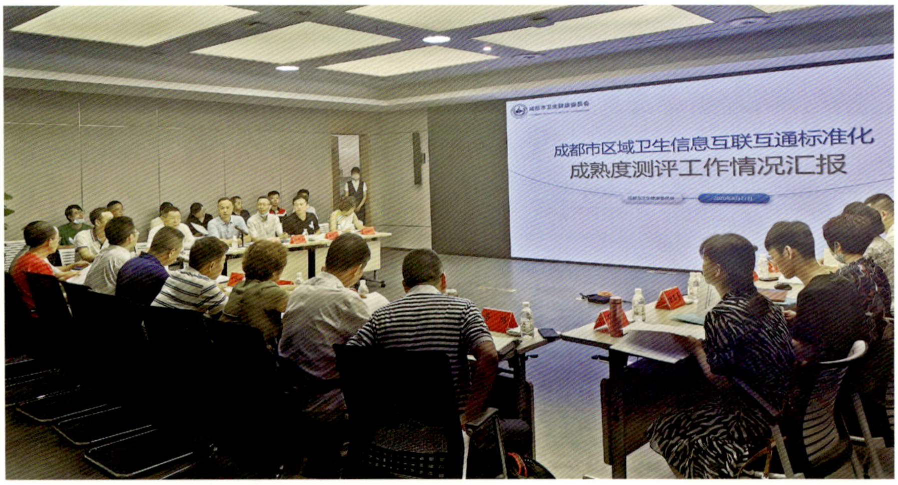

2020年8月27日，成都市区域卫生信息互联互通标准化成熟度测评工作情况汇报

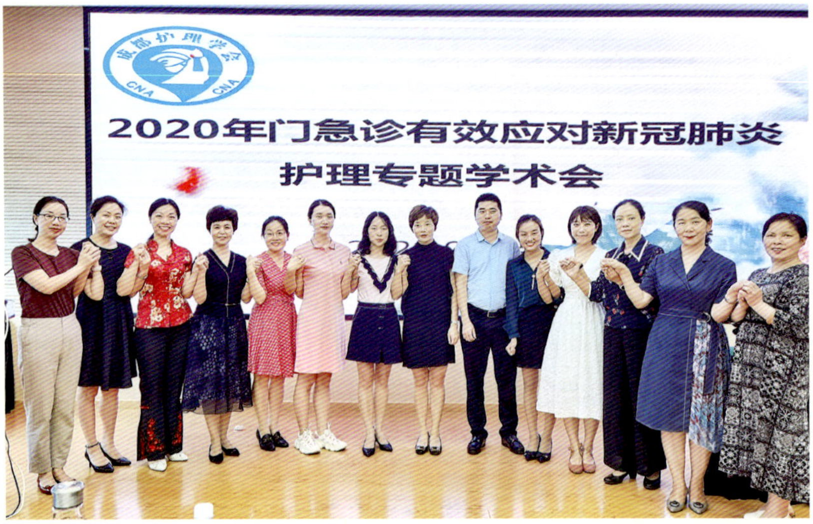

2020年9月3日，成都护理学会门急诊专委会举办“门急诊有效应对新冠肺炎护理专题学术会议”

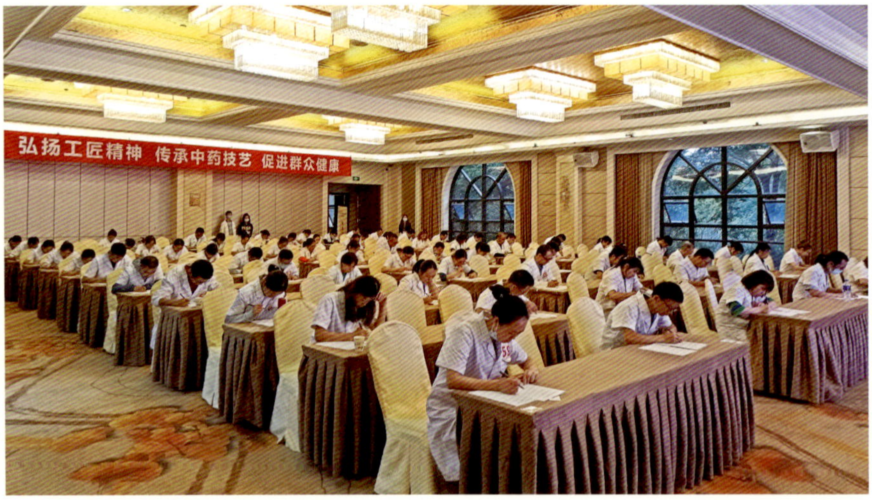

2020年9月24日，由成都市卫健委、成都市中医管理局主办，成都市医学信息所（成都中医药学会）承办，在双流区隆重举行“2020年成都市基层中药传统技能竞赛”

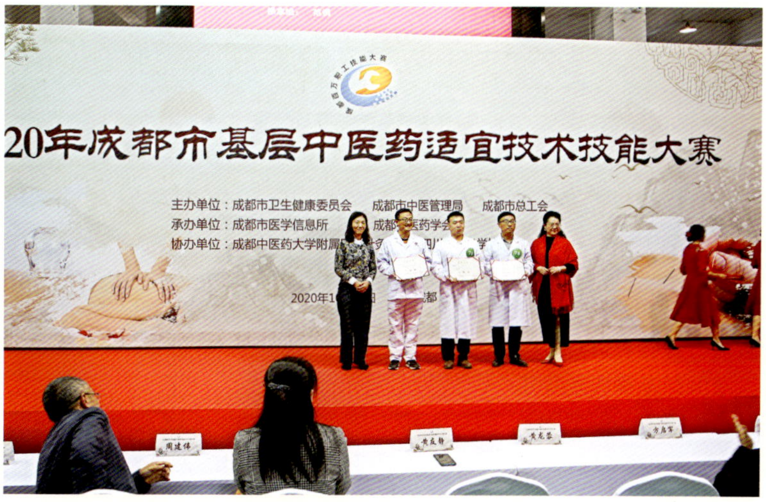

2020年10月24日，由成都市卫健委、成都市中医管理局、成都市总工会主办，成都市医学信息所（成都中医药学会）承办的“2020年成都市基层中医药适宜技术技能大赛”在四川省针灸学校举行

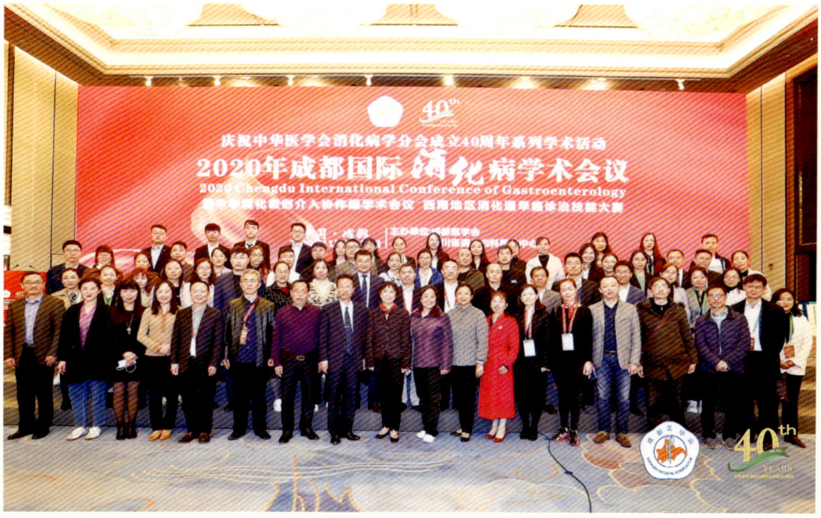

2020年11月20日—21日，成都医学会消化专科分会成功举办“2020年成都国际消化病学学术会议”

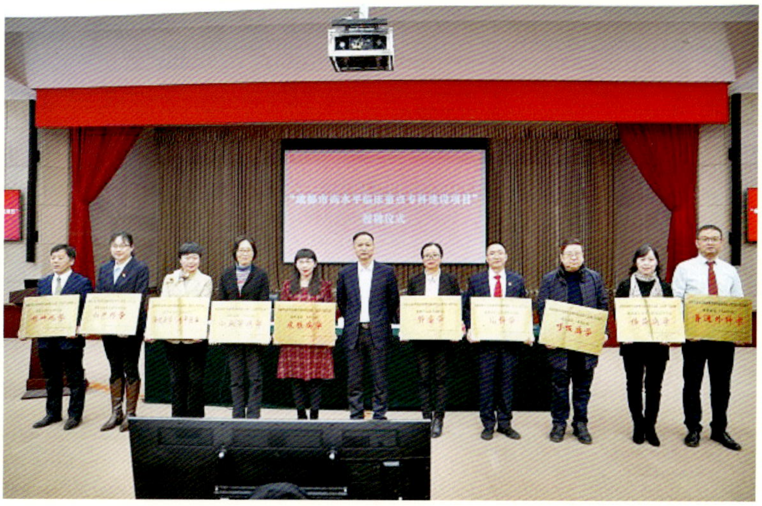

2020年12月30日，成都市卫健委召开成都市卫生健康科技能力提升培训会暨成都市高水平临床重点专科建设项目授牌仪式

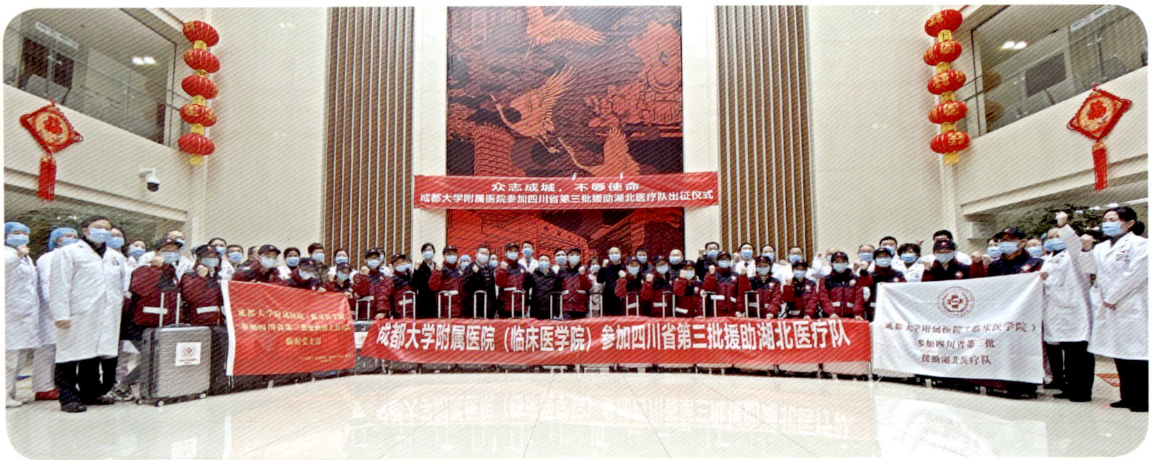

2020年2月2日，成都大学附属医院第一批援鄂医疗队出征，支援武汉大学人民医院（东院区）

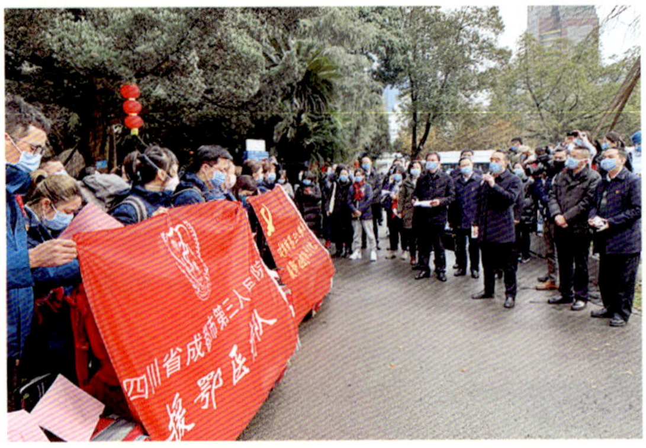

2020年2月2日，成都市第三人民医院驰援湖北，并带去一批急需的医疗物资。市卫健委党组成员、主任谢强，巡视员赵平、副主任贾勇参加出征仪式

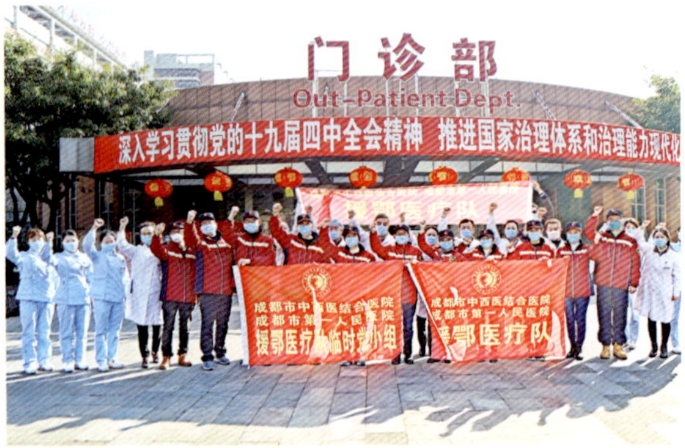

2020年2月9日，成都市中西医结合医院援鄂医疗队

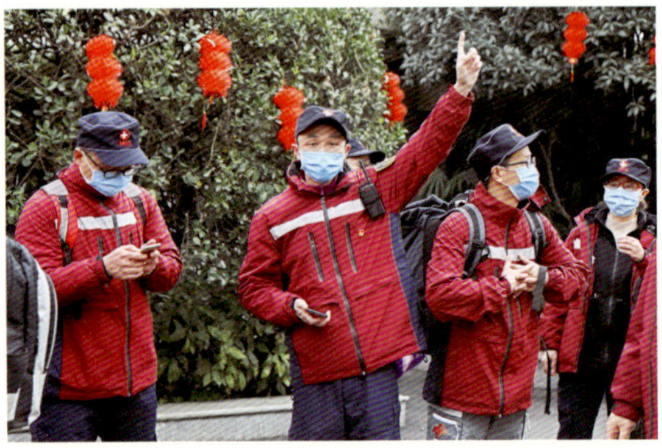

2020年2月4日，温江区人民医院急诊科副护士长周君（左二）随国家（四川）紧急医学救援队出征湖北医疗支援

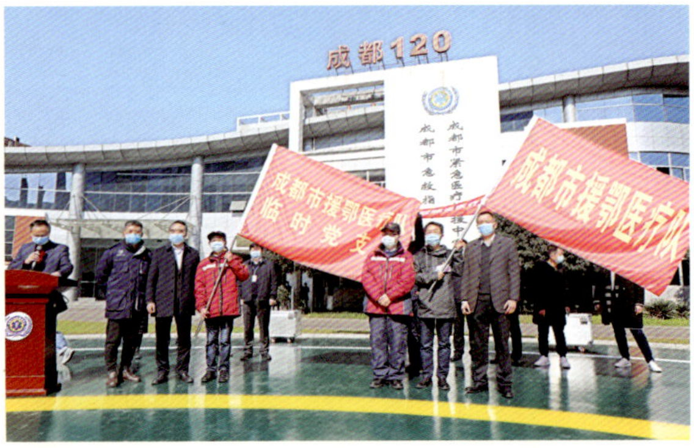

2020年2月9日，成都市援鄂医疗队成立临时党支部

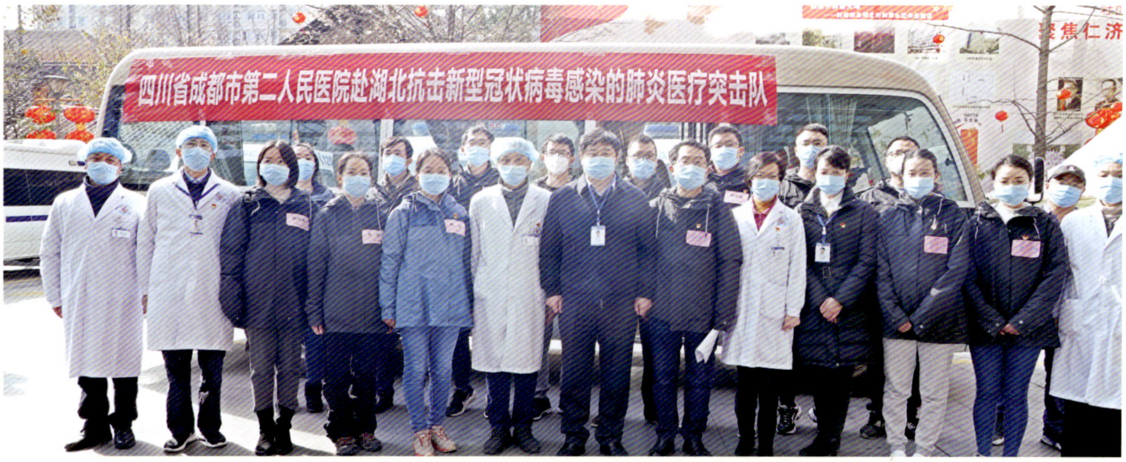

2020年2月9日，成都市第二人民医院抽调医疗骨干15人组成援鄂医疗突击队

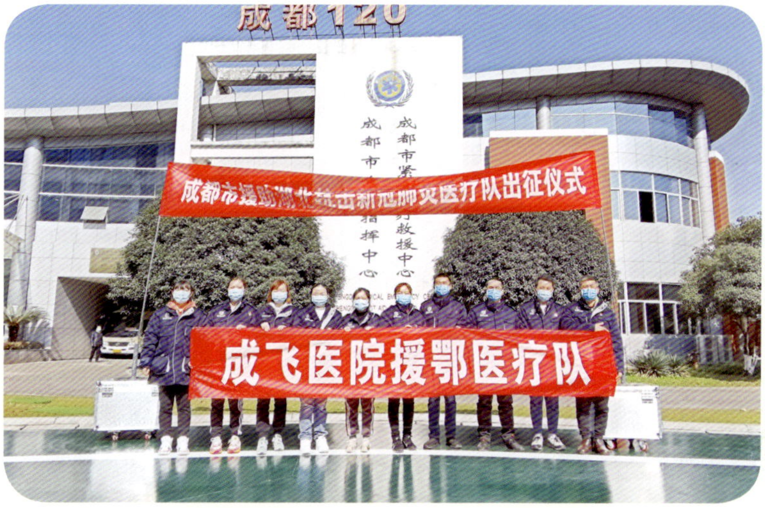

2020年2月9日，成飞医院援鄂医疗队出征仪式

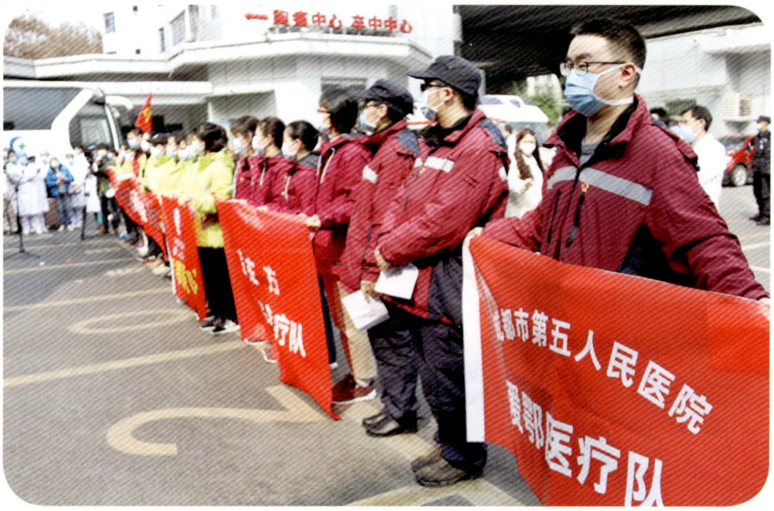

2020年2月13日，成都市第五人民医院第三批援鄂医疗队员陈洵江出征武汉

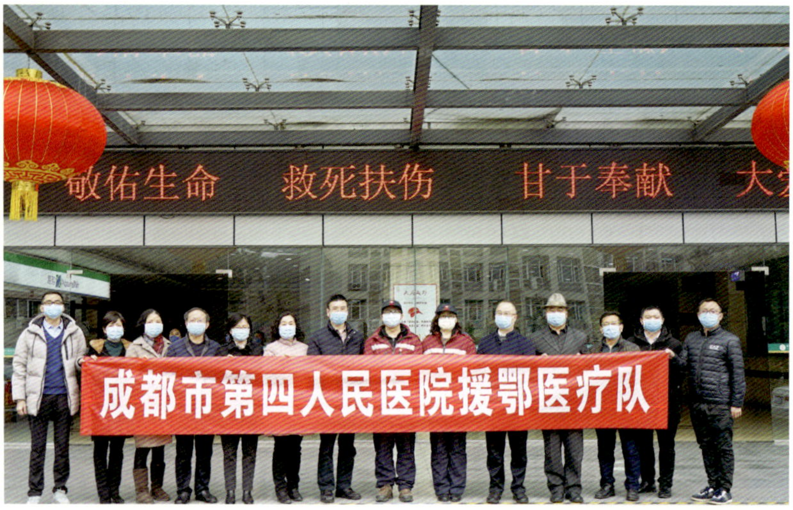

2020年2月13日，成都市第四人民医院援鄂医疗队出征仪式

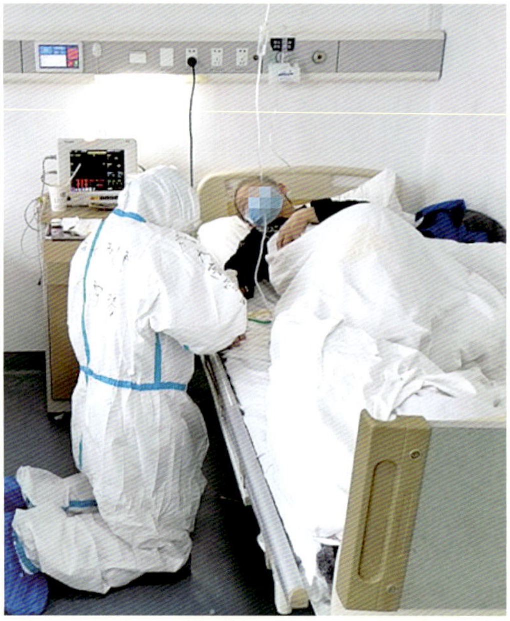

2020年2月13日，成都大学附属医院援鄂医疗队员高雪琴为减轻患者痛苦，采用跪姿进行护理操作

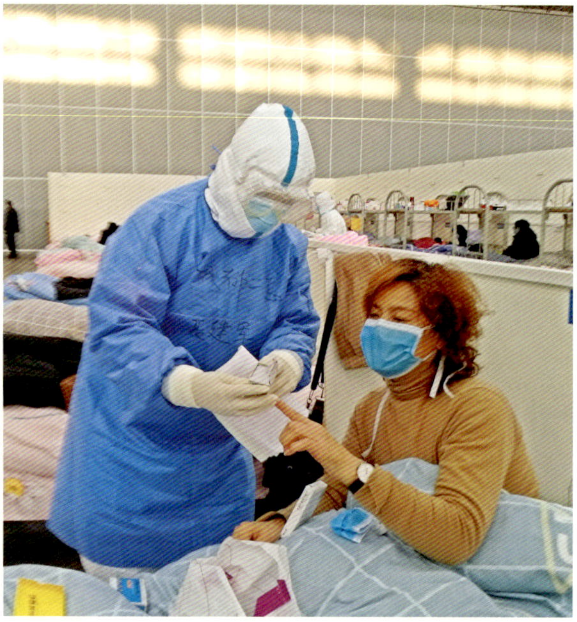

2020年2月14日，成都市第二人民医院聂建军在武汉方舱医院为患者诊疗

2020年2月19日，新都区中医医院（成都市第二中医医院）援鄂抗疫医疗队出征仪式

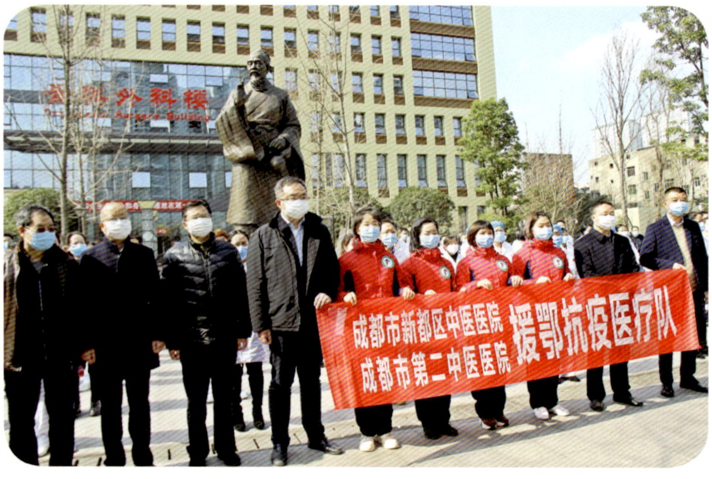

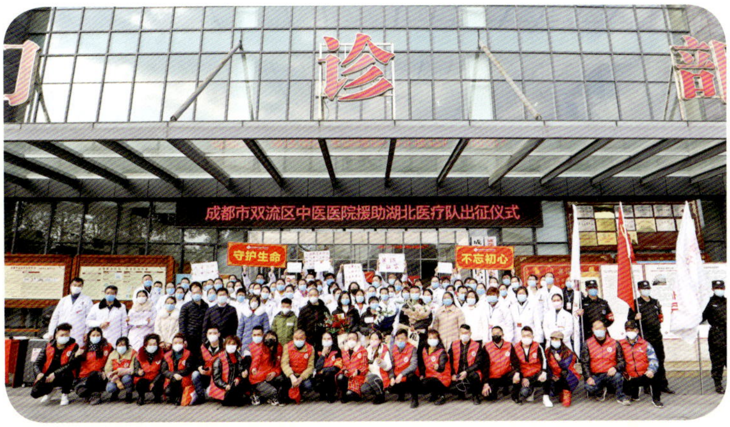

2020年2月19日，新都区中医医院（成都市第二中医医院）援鄂抗疫医疗队出征仪式

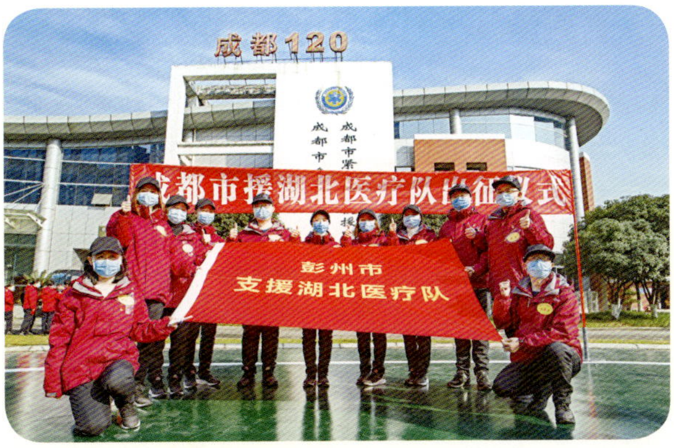

2020年2月21日，彭州市支援湖北医疗队出征仪式

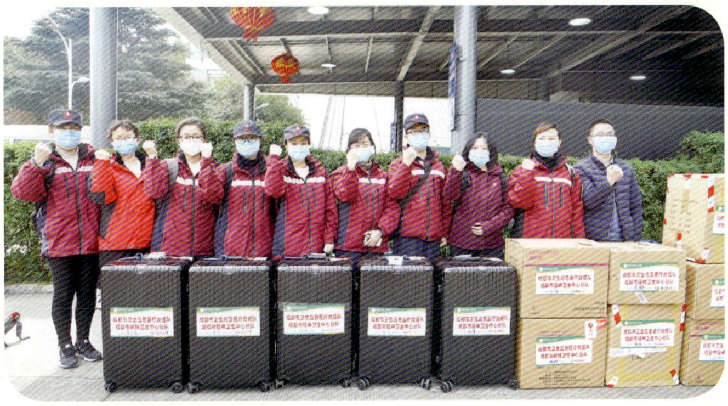

2020年2月21日，成都市精神卫生中心心理专家随第十批四川援鄂医疗队驰援湖北，开展心理援助和心理危机干预工作

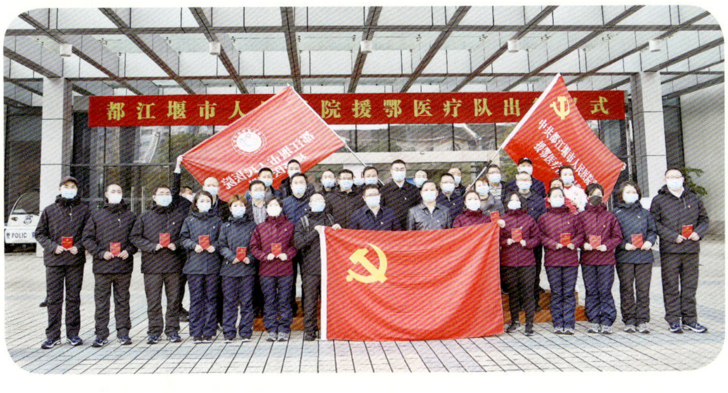

2020年2月21日，都江堰市援鄂医疗队出征仪式

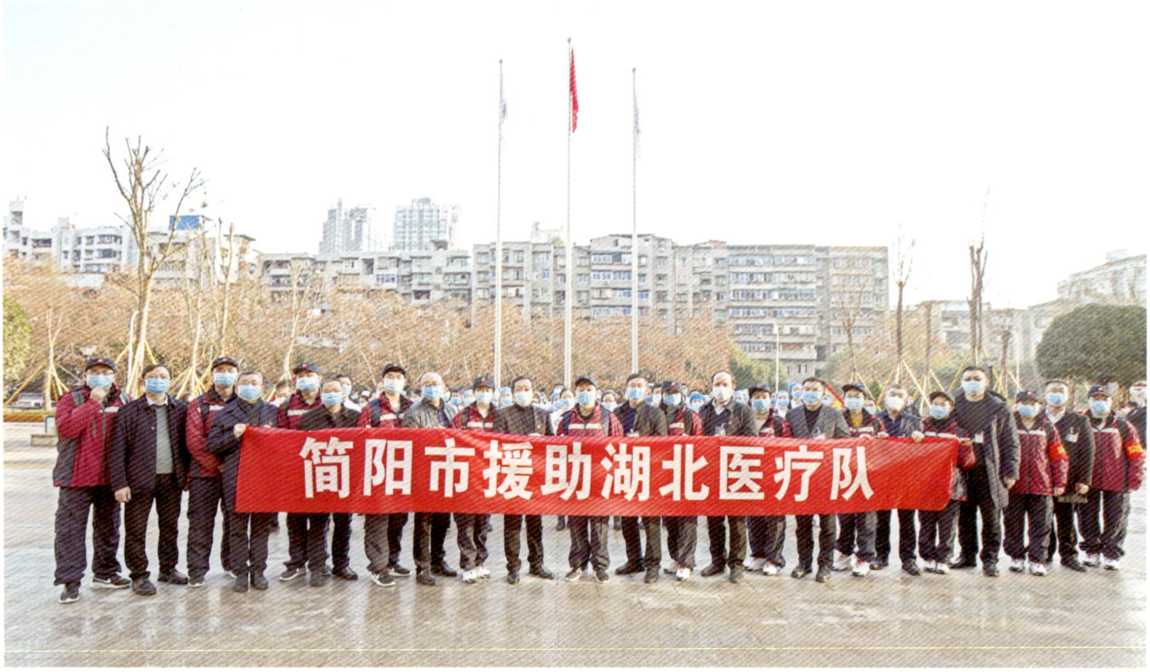

2020年2月21日，简阳市援助湖北医疗队出征仪式

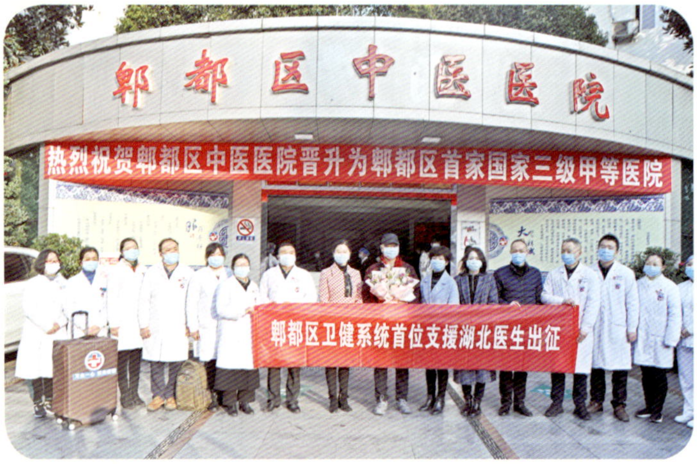

2020年2月21日，郫都区中医医院举行郫都区卫健系统首位支援湖北医生出征仪式

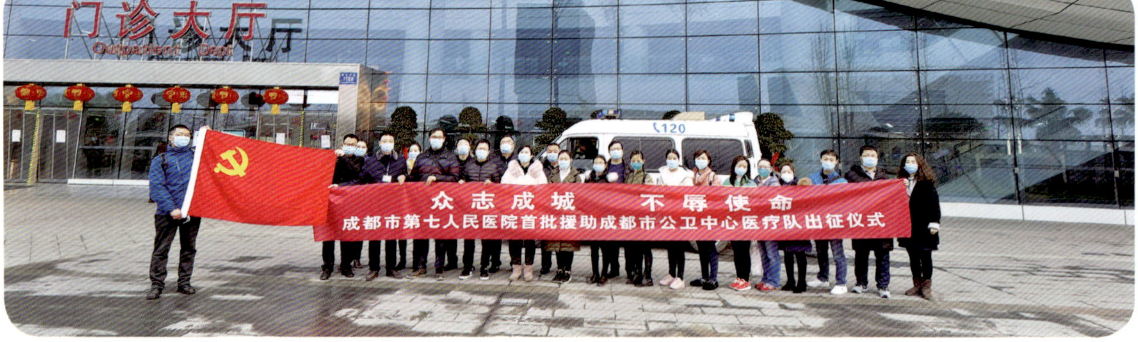

2020年2月6日，成都市第七人民医院在天府院区举行援助市公卫中心医疗队出征仪式

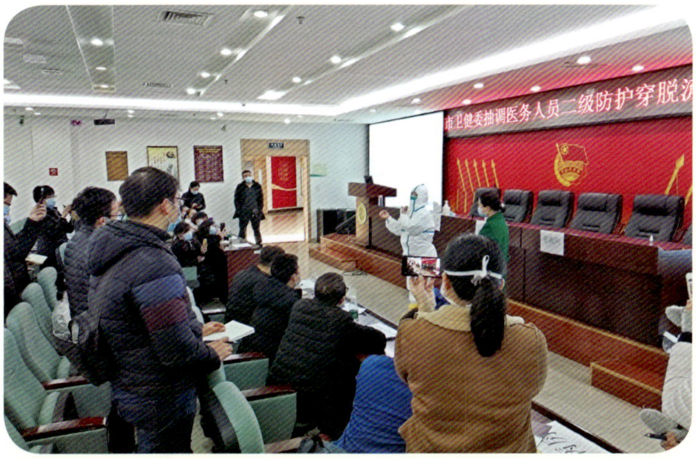

2020年2月6日，成都市卫健委抽调25名来自市六医院、七医院的医务人员到市公卫中心参加疫情救治与防护培训

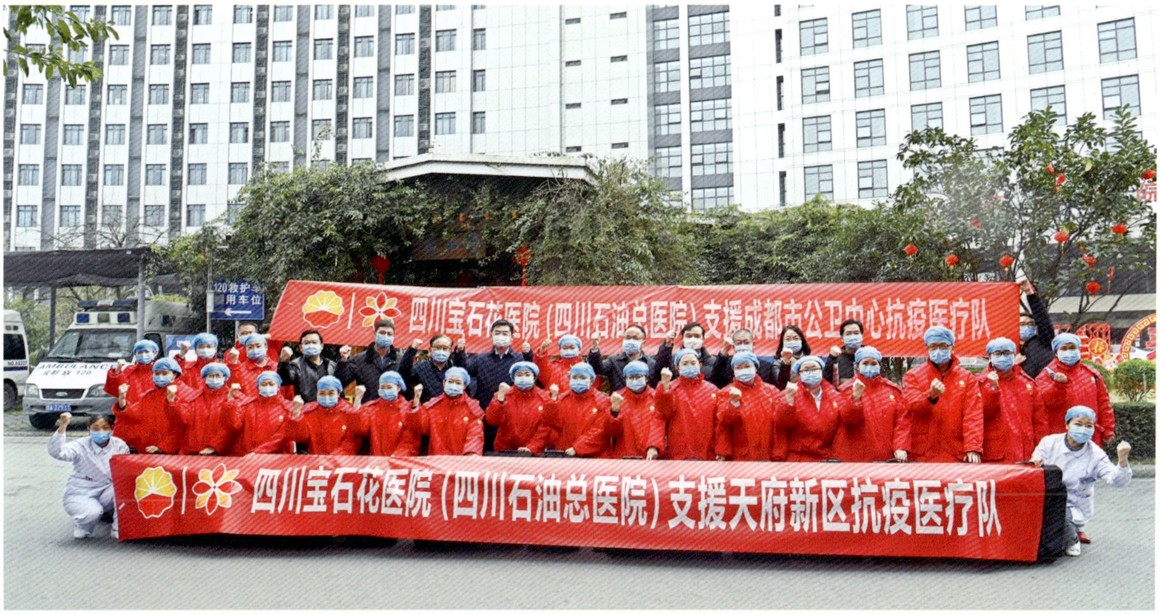

2020年2月8日，四川宝石花医院医务人员支援成都市公共卫生临床医疗中心（成都市传染病医院）、天府新区

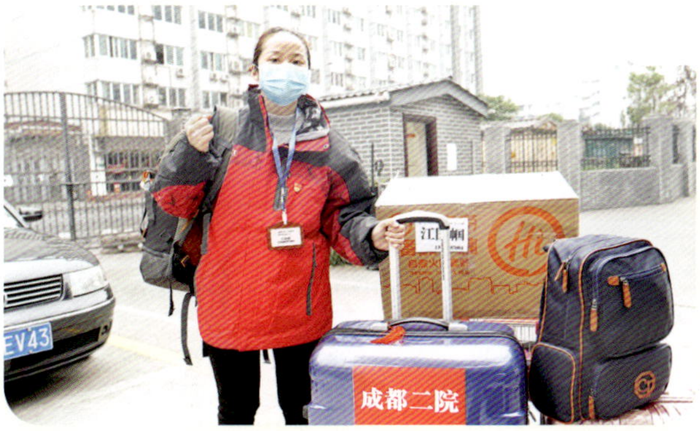

2020年2月13日，成都市第二人民医院院感专家江国帼驰援道孚县

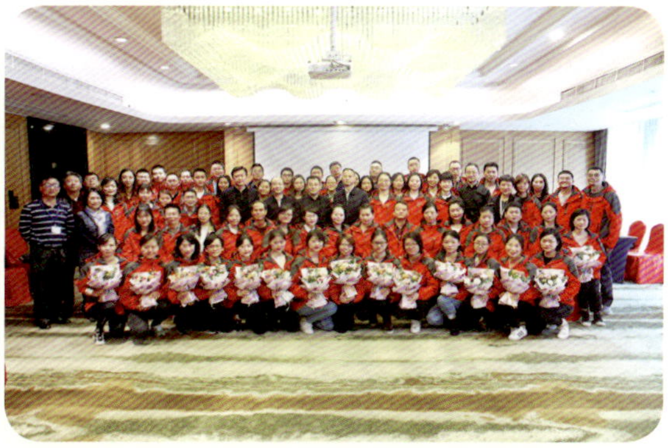

2020年2月23日，成都市公共卫生临床医疗中心为四川大学华西医院医疗团队举行欢送仪式

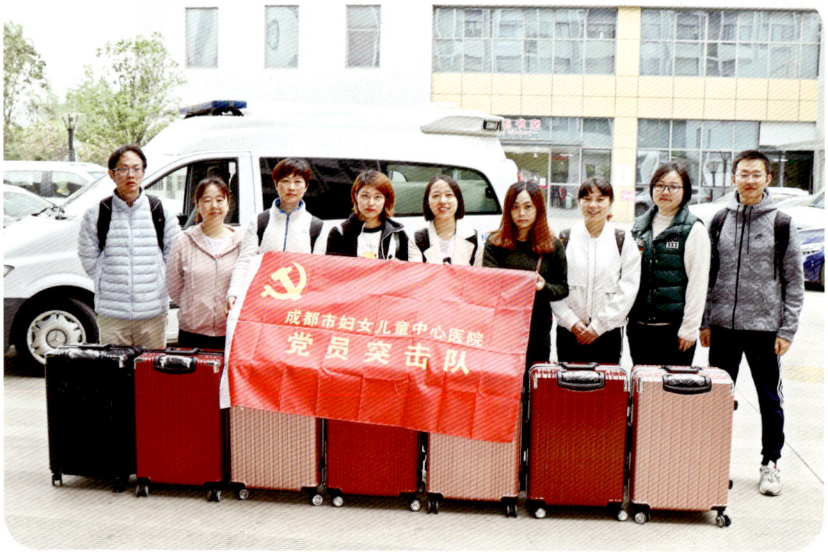

2020年4月2日，成都市妇女儿童中心医院派出医疗队支援成都市公共卫生临床医疗中心救治新冠儿童患者

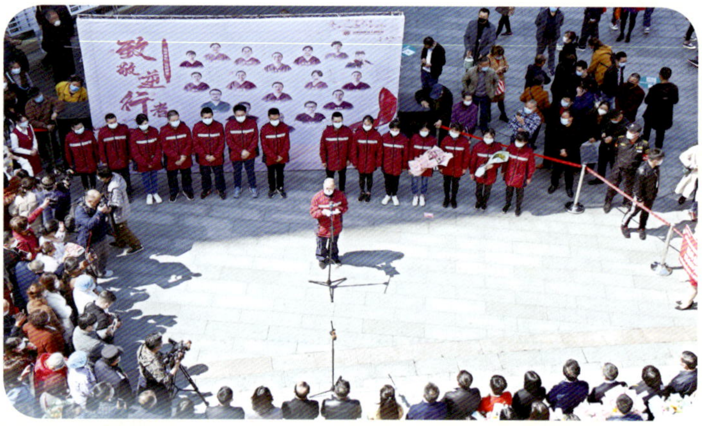

2020年3月17日，成都市第五人民医院举行第二批援鄂医疗队凯旋欢迎仪式

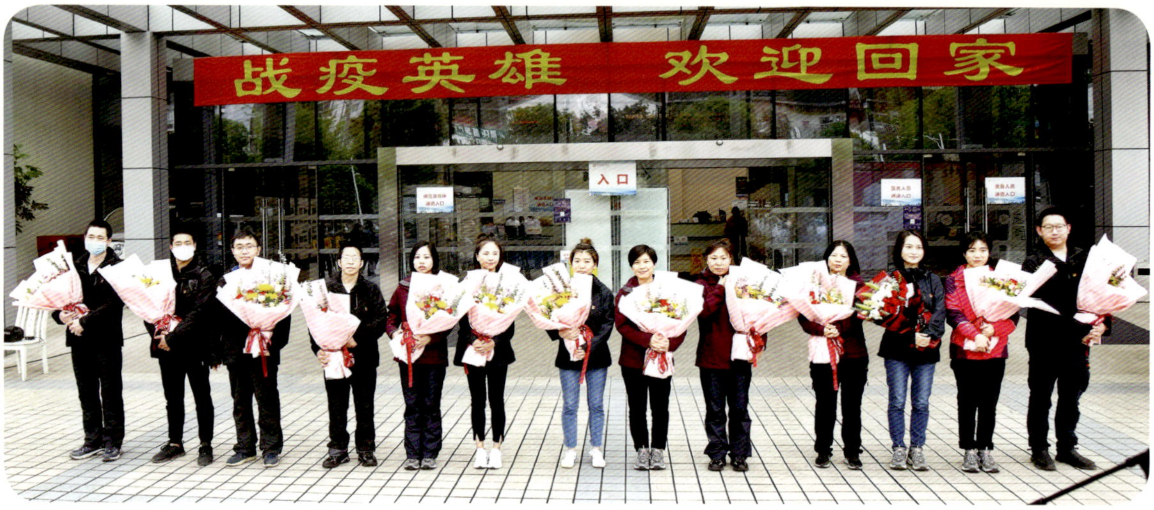

2020年4月3日，都江堰市举行欢迎援湖北医疗队员回家仪式

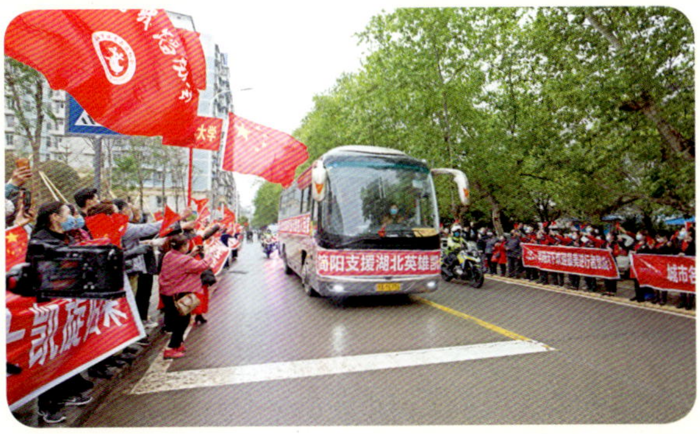

2020年4月3日，简阳市举行援湖北医疗队凯旋欢迎仪式

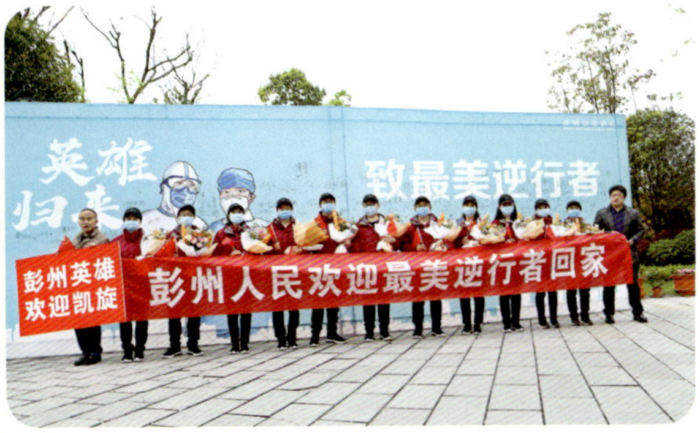

2020年4月3日，彭州市援鄂医疗队凯旋

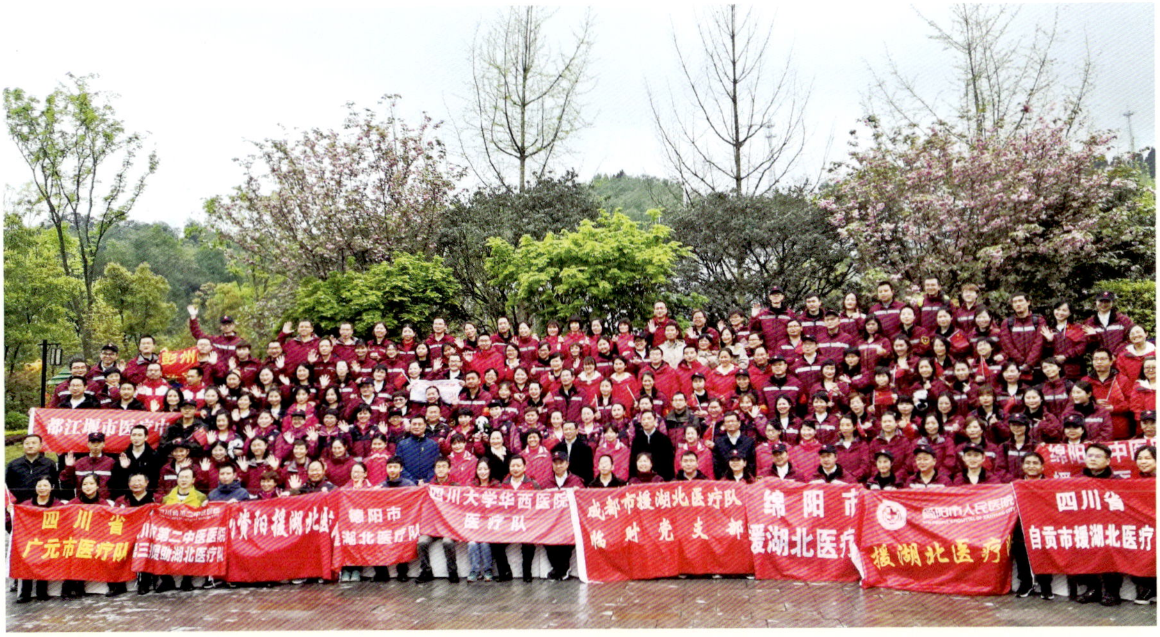

2020年4月3日，都江堰市举行四川第二批、第九批援鄂医疗队集中疗养休整返乡欢送仪式

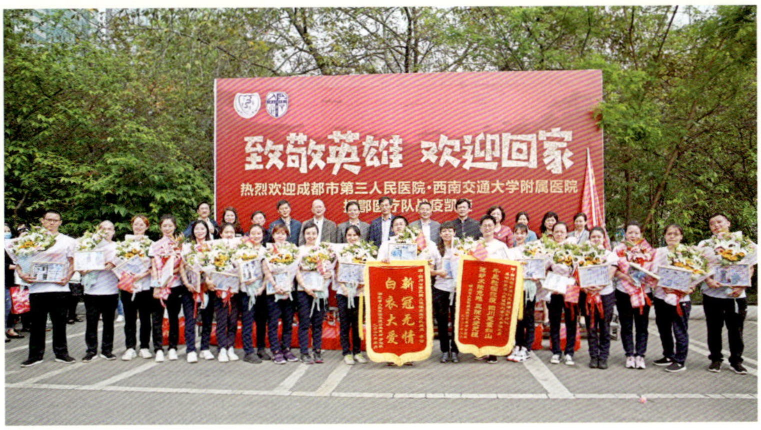

2020年4月14日，成都市第三人民医院·西南交通大学附属医院援鄂医疗队战役凯旋

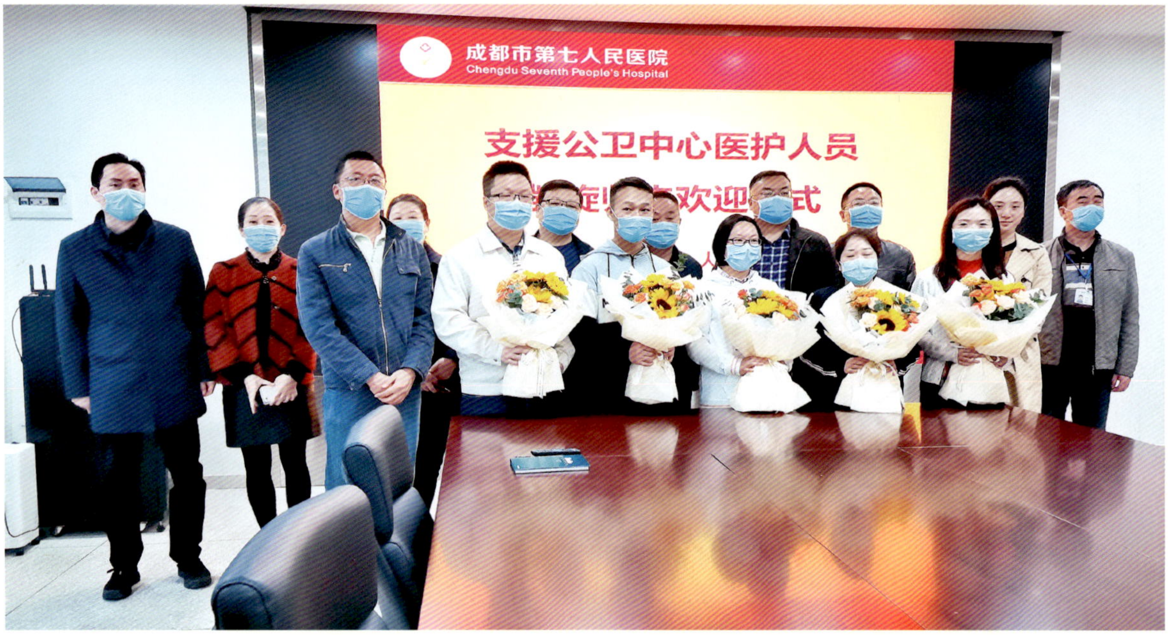

2020年4月13日，成都市第七人民医院举行支援公卫中心医护人员凯旋欢迎仪式

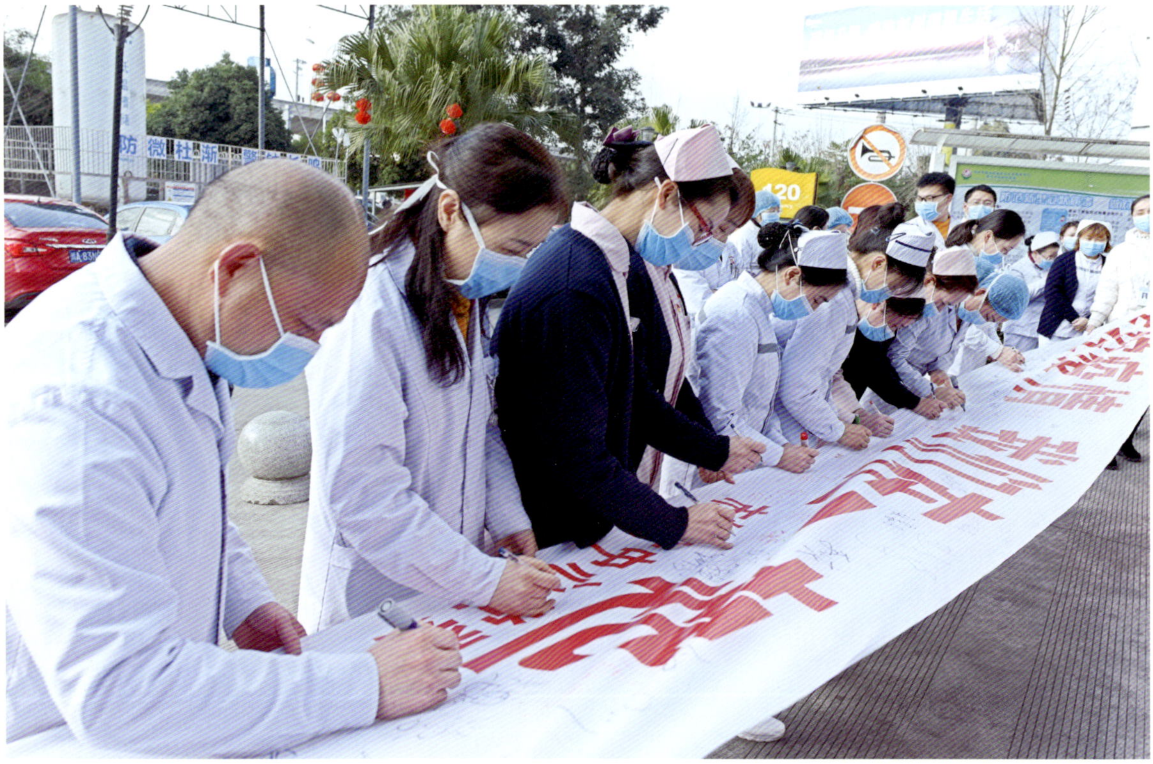

2020年1月29日，彭州市妇幼保健计划生育服务中心党委开展防控疫情百人誓师签名请战活动

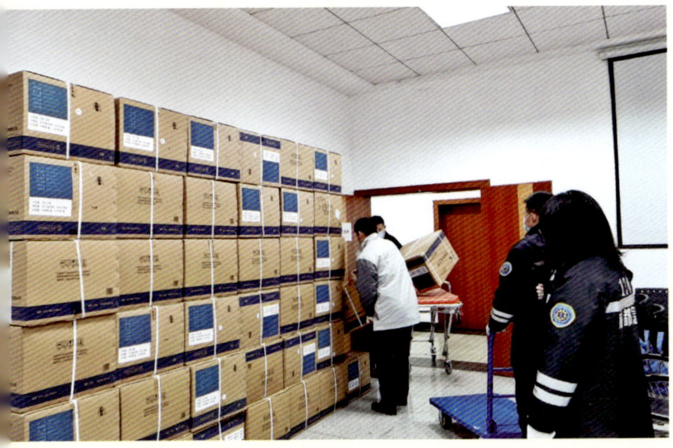

2020年2月16日，成都市急救指挥中心接收援鄂物资，搬运至库房

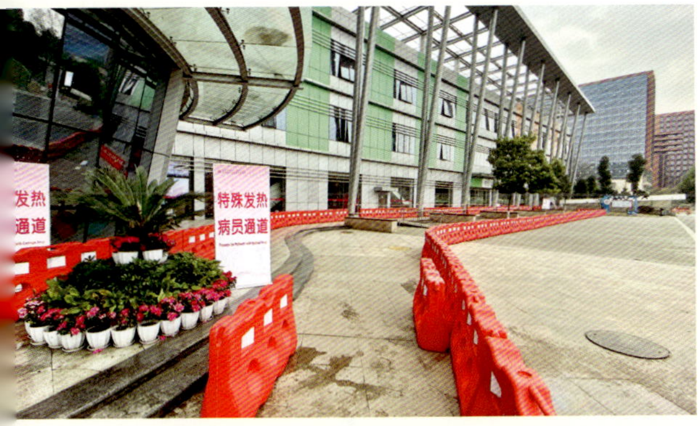

2020年2月19日，成都市妇女儿童中心医院创新实施四色安全风险分区即“四色三区三通道”管理，严格执行“三级预检分诊制度”

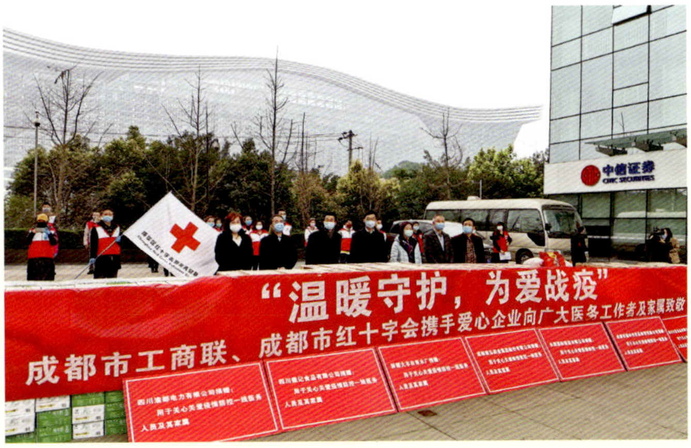

2020年2月27日，成都市红十字会、成都市工商联携手爱心企业开展“温暖守护，为爱战疫”活动，关心关爱出征疫区医务工作者及家属

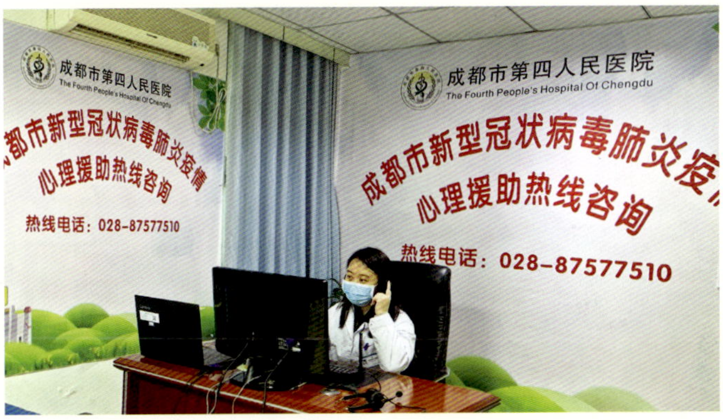

2020年2月28日，成都市第四人民医院（成都市精神卫生中心）设立的成都市新冠肺炎疫情心理援助热线咨询

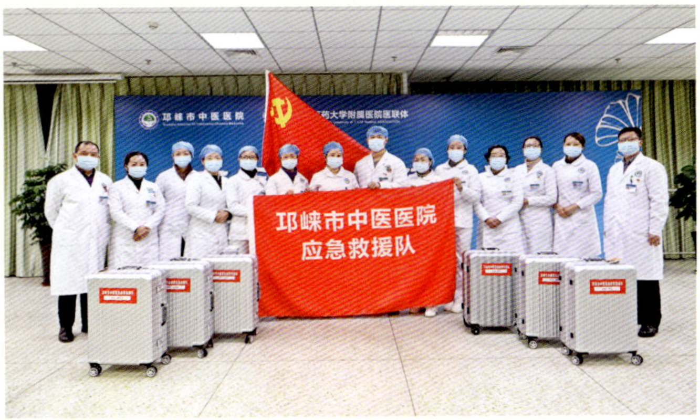

2020年3月3日，邛崃中医医院应急救援队成立

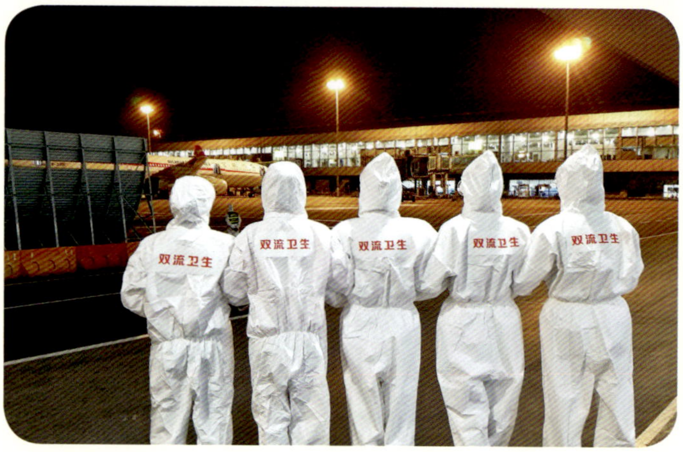

2020年3月11日，双流区疾控中心工作人员在双流机场海关准备对入境旅客进行排查

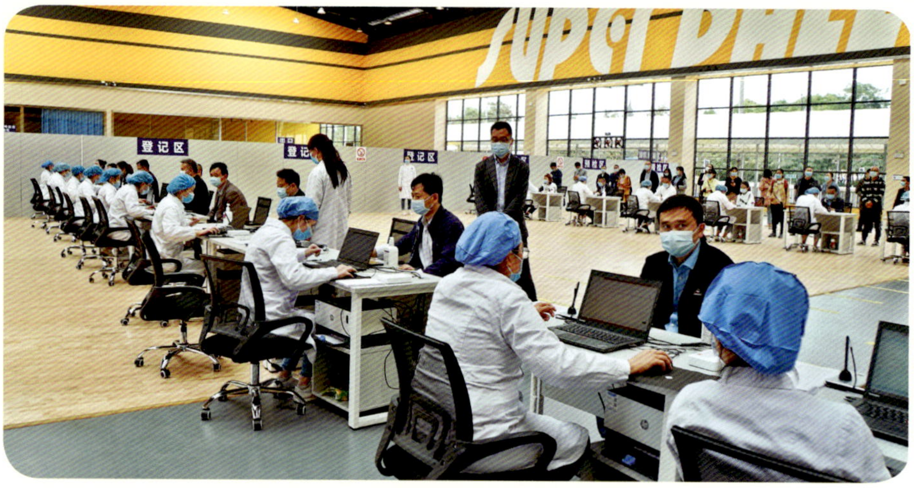

2020年4月25日，郫都区新冠疫苗临时接种点现场

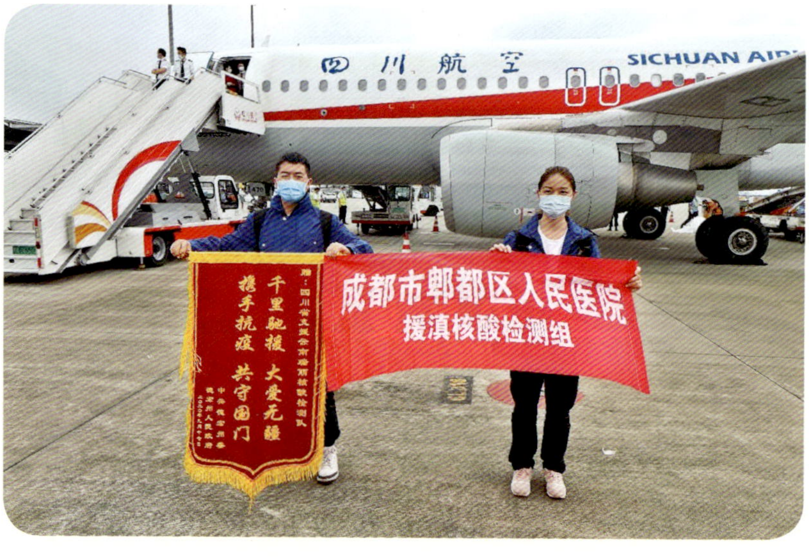

2020年9月21日，成都市郫都区人民医院检验科驰援云南进行核酸检测

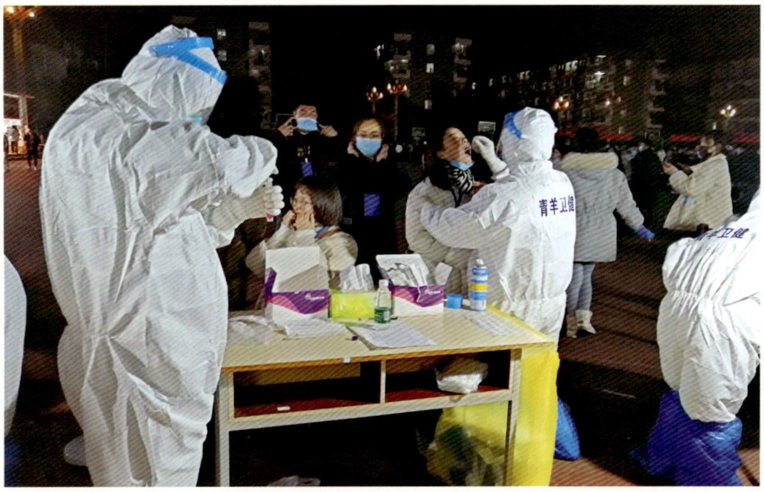

2020年12月11日，成飞医院医务人员为郫都区成都机电工程学院学生核酸采样

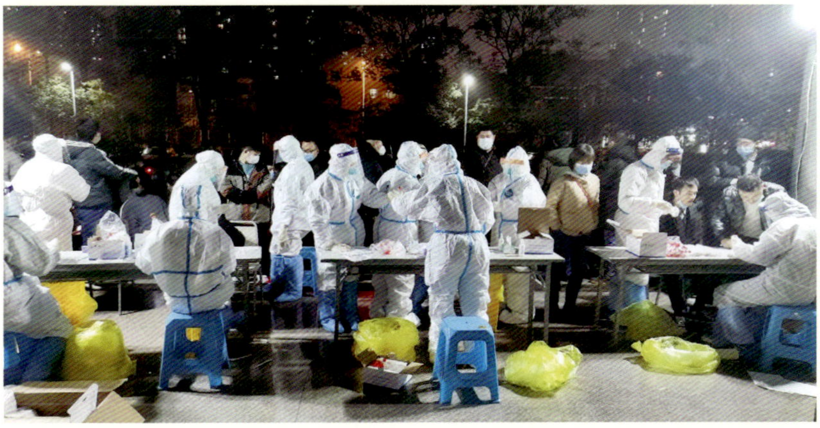

2020年12月8日晚，成都高新区合作社区卫生服务中心医护人员到高新区模具园为辖区企业核酸采样

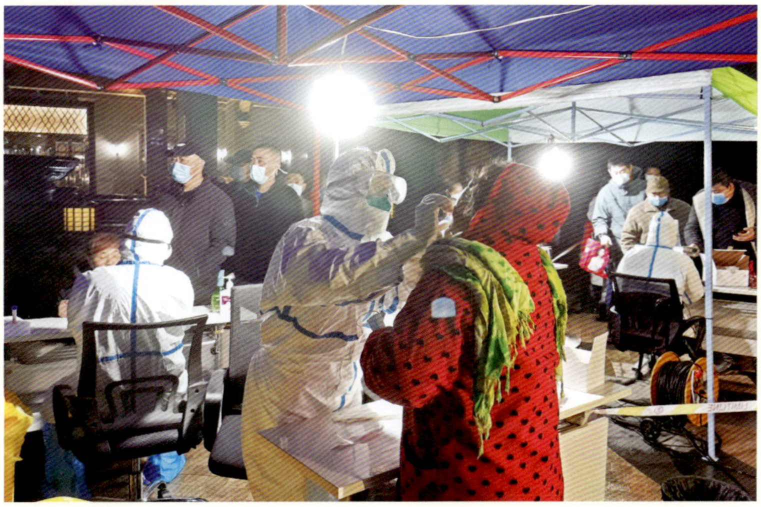

2020年12月8日晚，郫都区德源街道卫生院医务人员为郫筒街道群众核酸采集

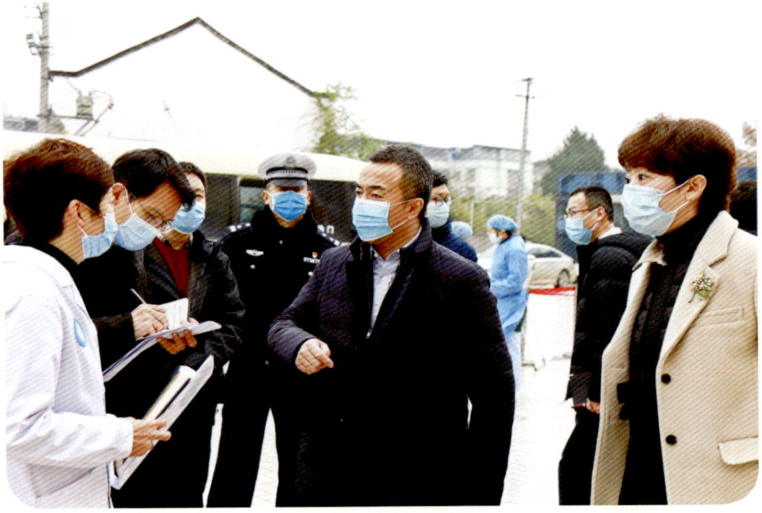

2020年12月9日，东部新区管委会主任惠朝旭（右三）、副主任黄婉（右一）到区第三人民医院检查新冠疫情防控工作

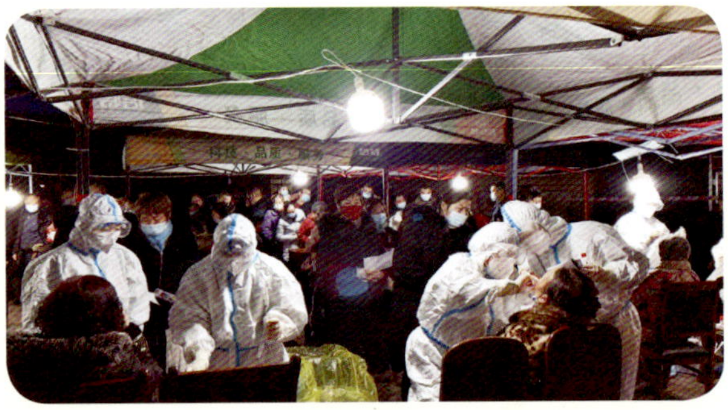

2020年12月10日，武侯区组织医务人员支援郫都区核酸采样

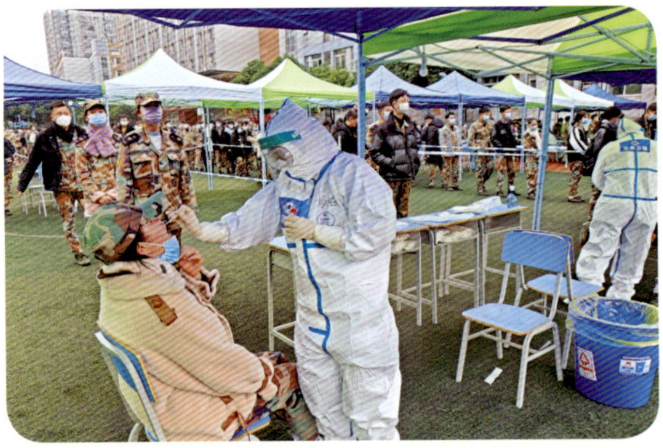

2020年12月9日，龙泉驿区组织医务人员支援郫都区核酸采样

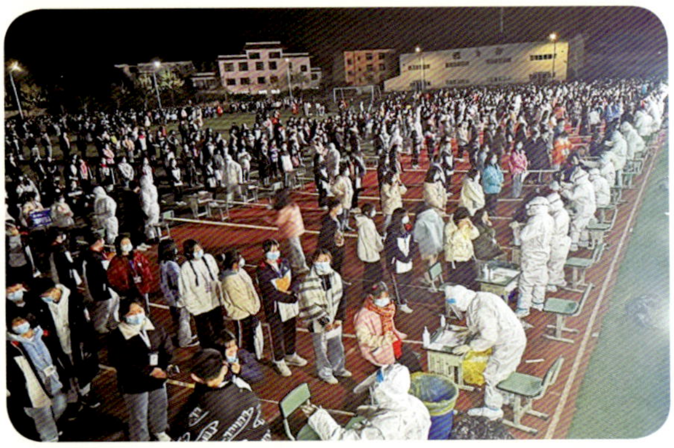

2020年12月11日晚，郫都区全员核酸采样场景

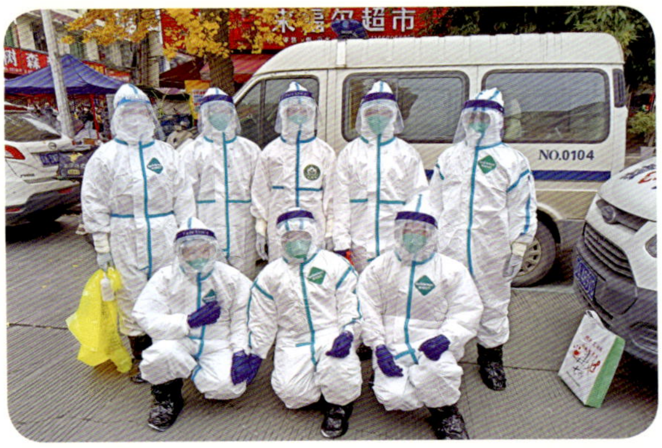

2020年12月10日，温江区卫生系统党员支援郫都区核酸采样

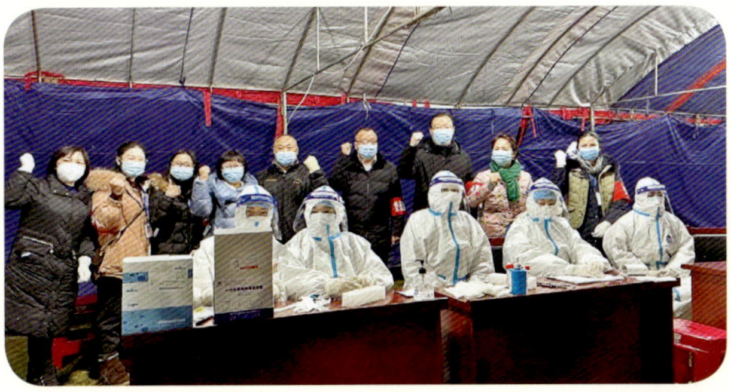

2020年12月11日，蒲江县西来公立中心卫生院医务人员驰援郫都区核酸采样

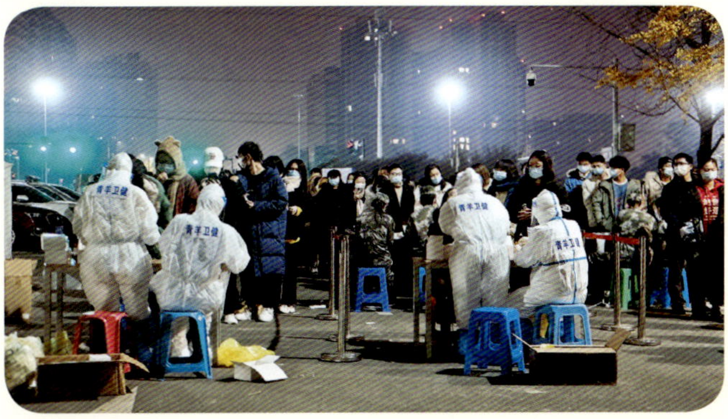

2020年12月11日，青羊区医务人员支援郫都区犀浦镇核酸采样

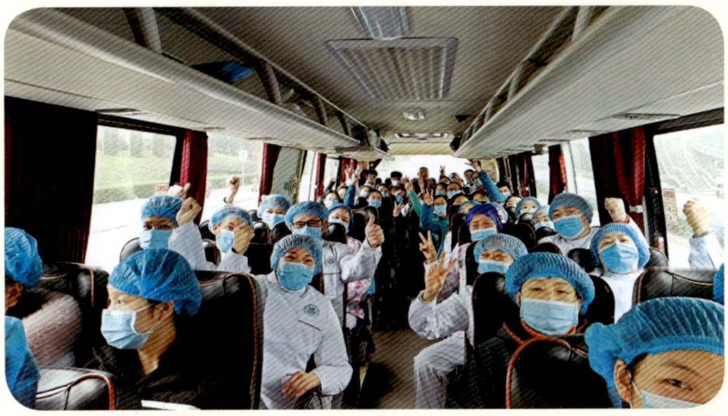

2020年12月11日，天府新区万安卫生院支援郫都区医疗队

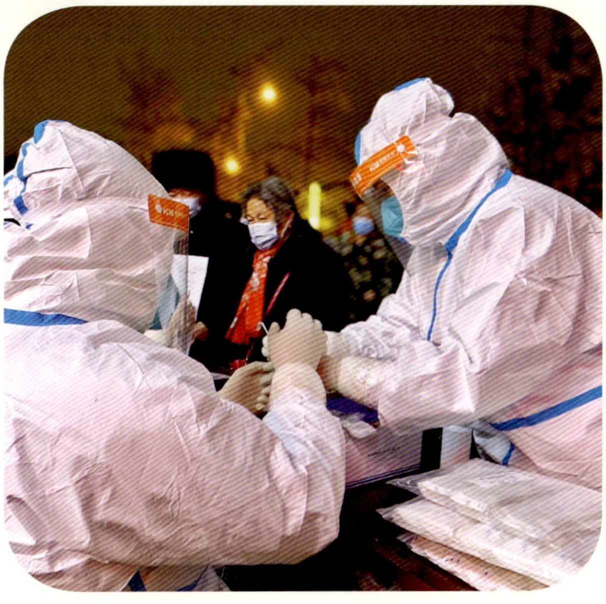

2020年12月11日，天府新区万安卫生院支援郫都区医疗队

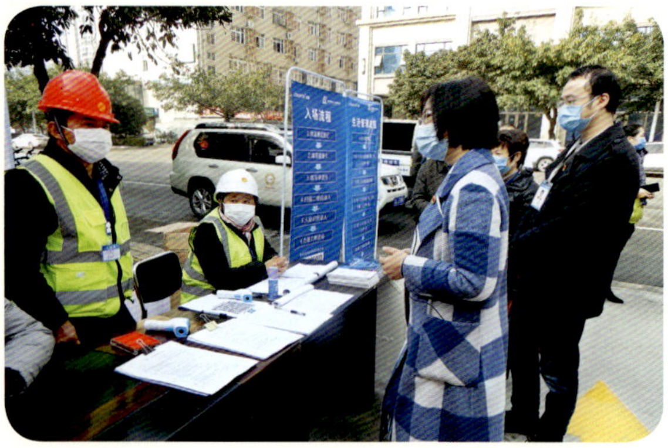

2020年2月24日，成都市疾病预防控制中心指导建筑工地复工复产

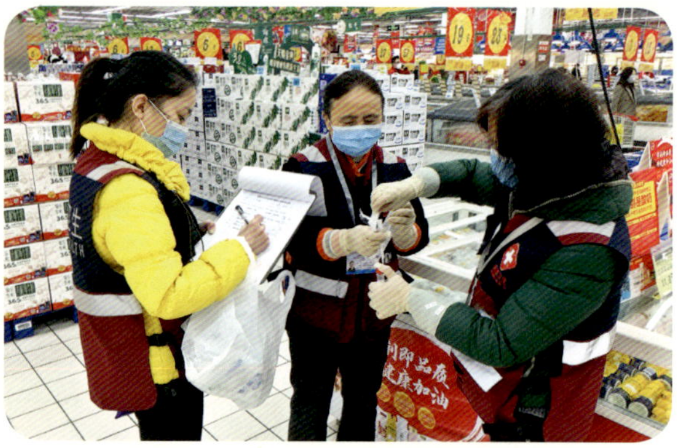

2020年3月3日，成都市疾病预防控制中心开展商场环境表面新冠病毒采样

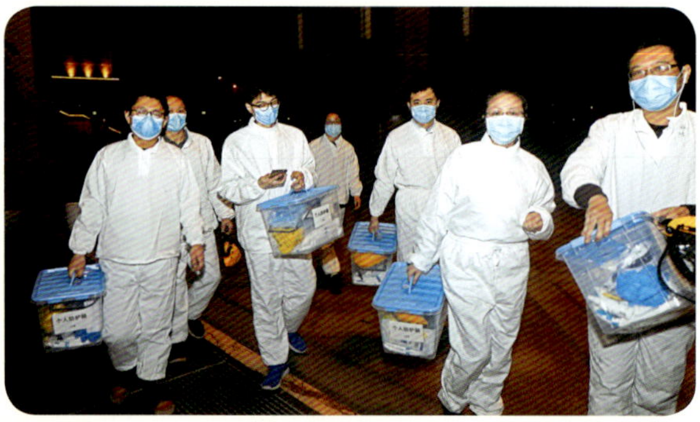

2020年3月8日，成都市疾病预防控制中心疫情防控流调小组完成工作深夜归来

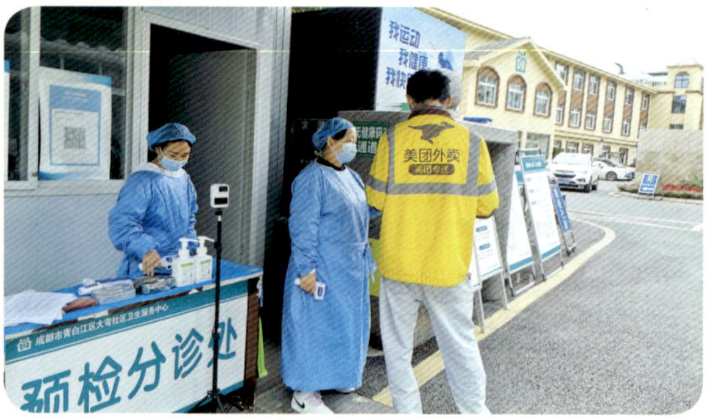

2021年10月14日，青白江区大弯社区卫生服务中心一级预检分诊处

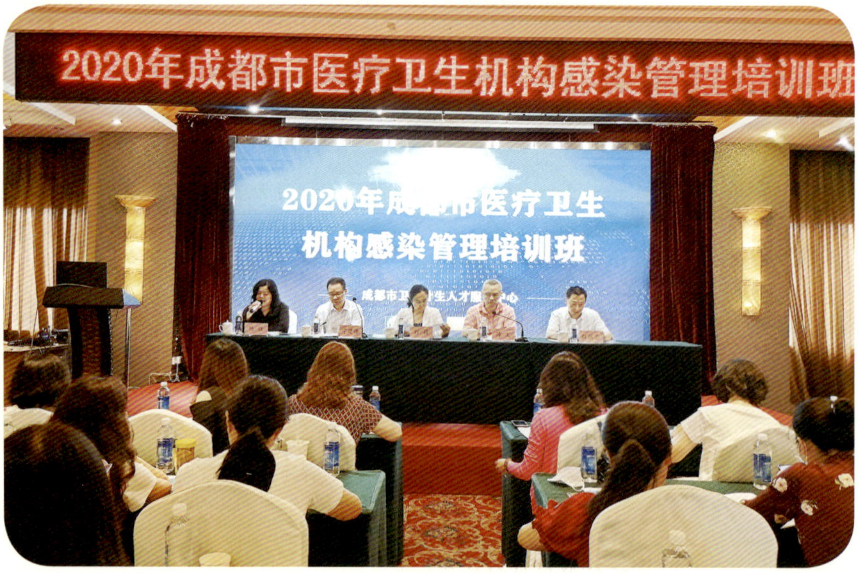

2020年7月30日，成都市卫生计生人才服务中心举办全市医疗卫生机构感染管理培训班

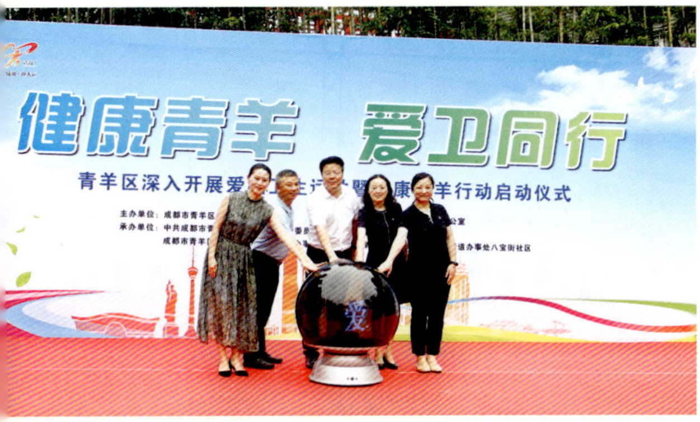

2020年7月24日，“健康青羊 爱卫同行”——青羊区举行深入开展爱国卫生运动暨健康青羊行动启动仪式

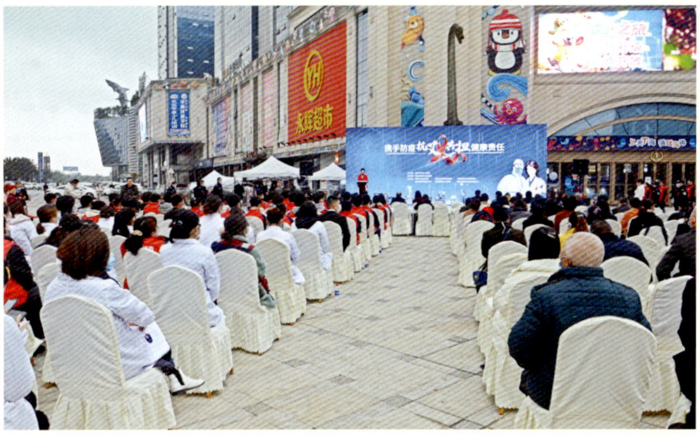

2020年12月1日，双流区举行2020年“世界艾滋病日”宣传活动

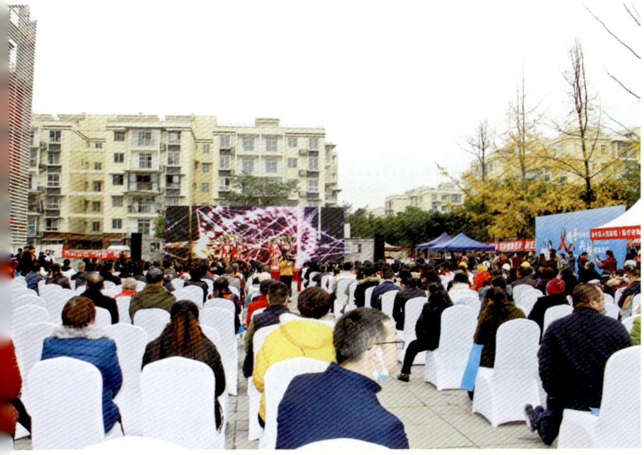

2020年12月1日，金牛区举行第33个“世界艾滋病日”大型宣传活动

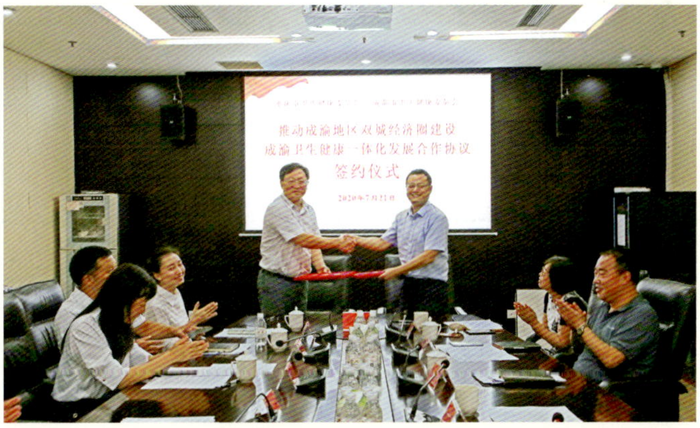

2020年7月21日，成都市卫健委与重庆市卫健委举行《推动成渝地区双城经济圈建设成渝卫生健康一体化发展合作协议（2020—2025年）》签约仪式

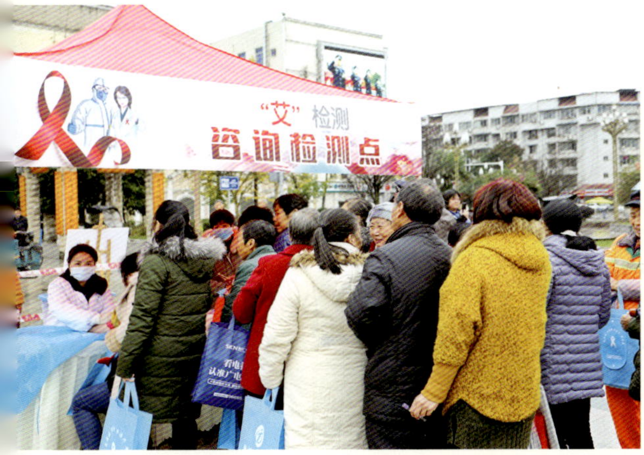

2020年12月1日，蒲江县举行第33个“世界艾滋病日”大型宣传活动

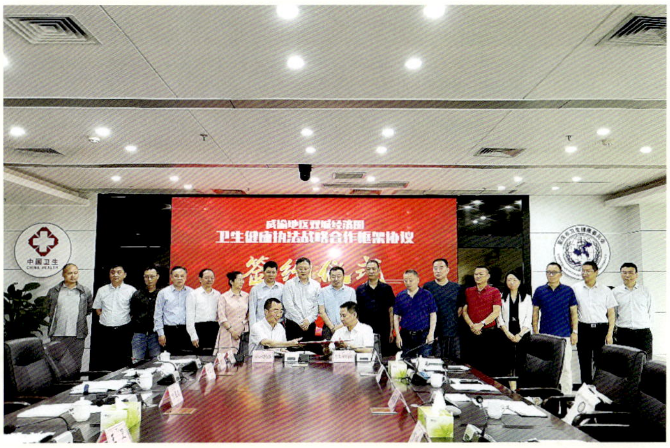

2020年5月27日，成都市卫生计生监督执法支队和重庆市卫生健康综合行政执法总队签订《成渝地区双城经济圈卫生健康执法战略框架合作协议》

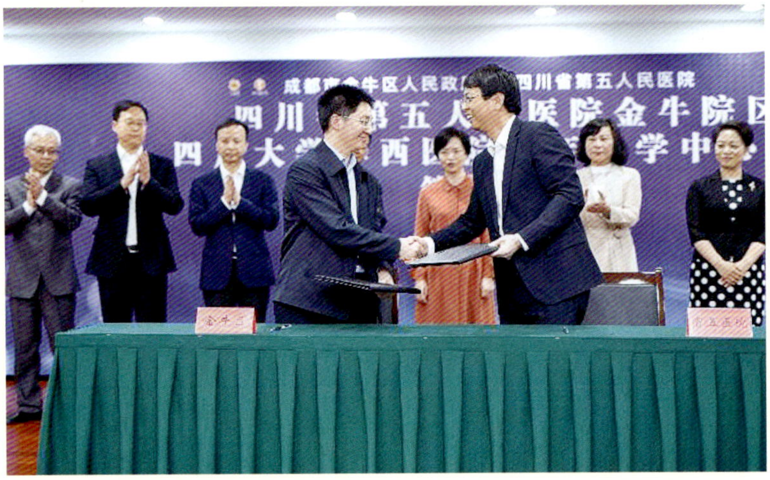

2020年4月30日，四川省第五人民医院金牛院区举行“四川大学华西医院老年医学中心项目”签约仪式

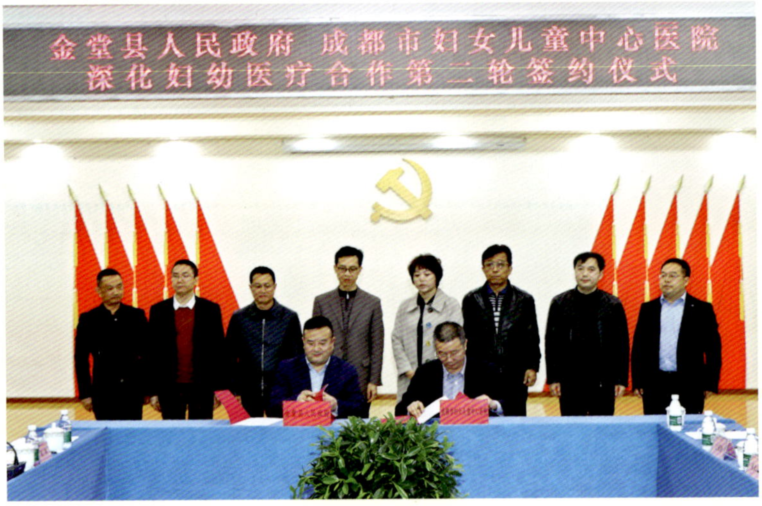

2020年4月2日，金堂县人民政府与成都市妇女儿童中心医院举行深化妇幼医疗合作第二轮签约仪式

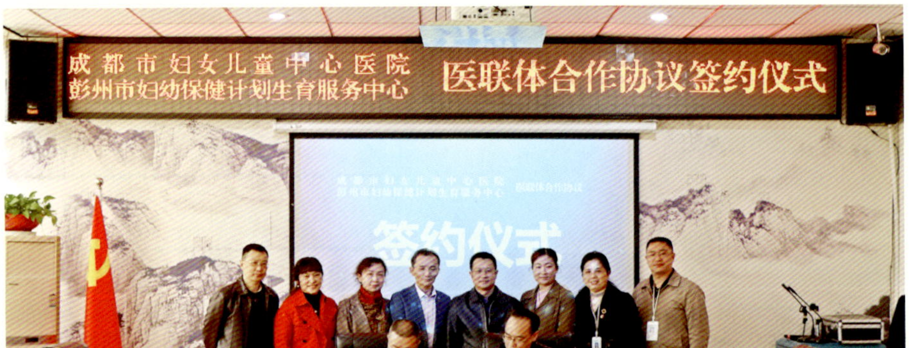

2020年4月24日，成都市妇女儿童中心医院与彭州市妇幼保健计划生育服务中心举行医联体合作协议签约仪式

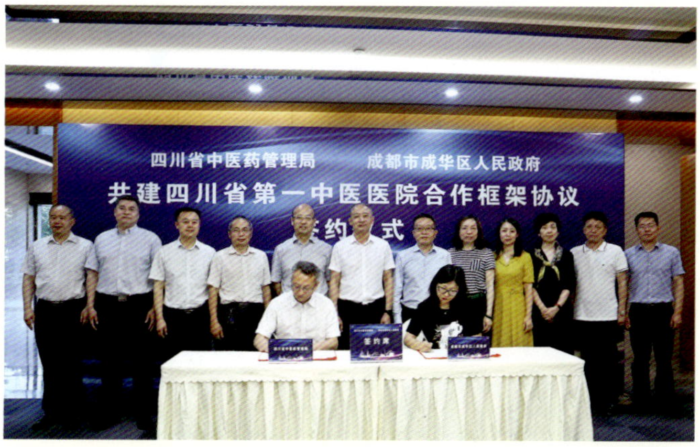

2020年6月3日，四川省中医药管理局与成华区人民政府举行共建四川省第一中医医院合作框架协议签约仪式

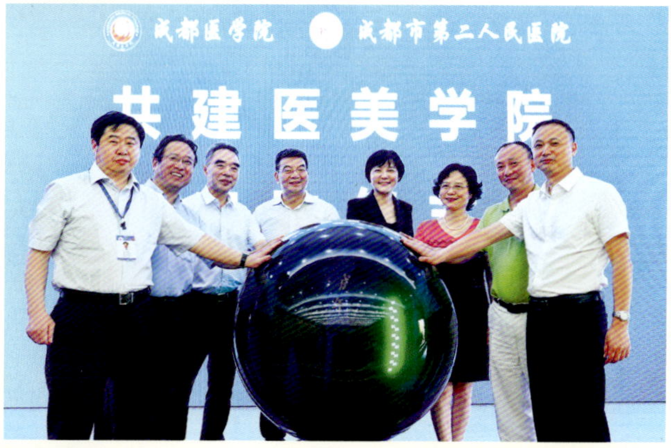

2020年6月9日，成都市第二人民医院与成都医学院举行共建“医美学院”签约仪式

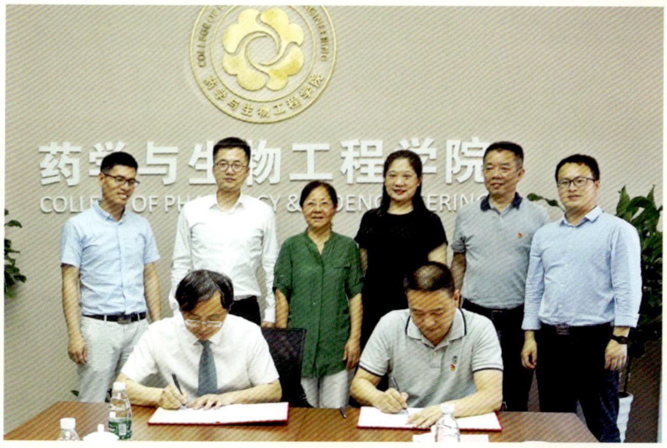

2020年6月9日，成都市中草药研究所与成都大学药学与生物工程学院就联合共建中医药大健康产业创新研究中心举行签约仪式

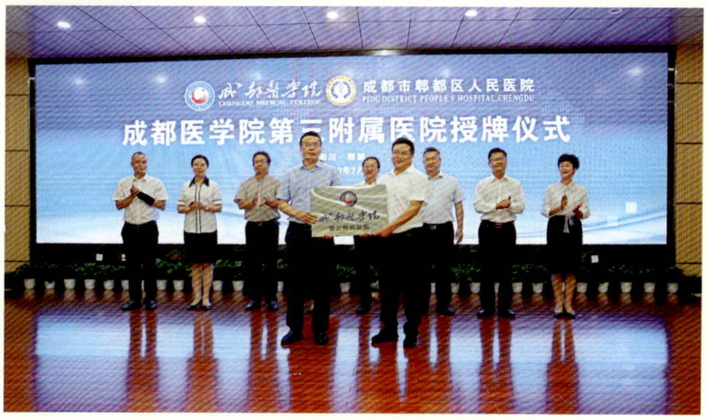

2020年7月17日，郫都区人民医院正式挂牌“成都医学院第三附属医院”授牌仪式

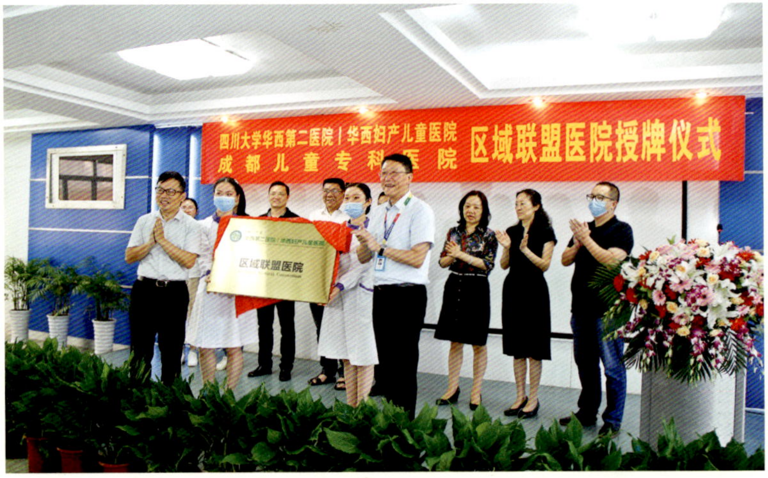

2020年7月21日，成都儿童专科医院挂牌“四川大学华西第二医院（华西妇产儿童医院）区域联盟医院”授牌仪式

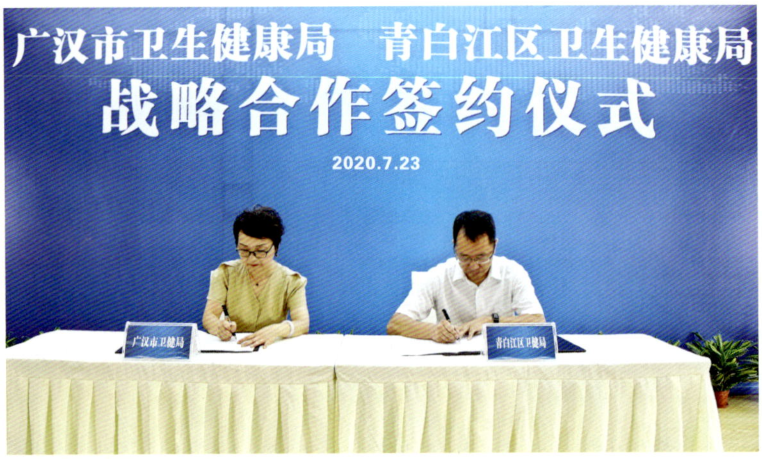

2020年7月23日，青白江区卫生健康局与广汉市卫生健康局签订战略合作协议

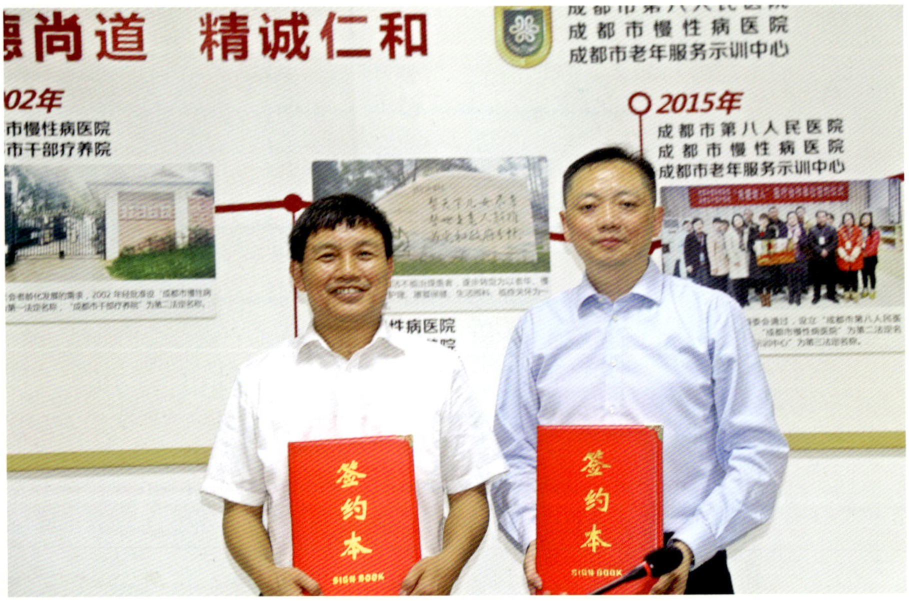

2020年8月18日，成都市第八人民医院与重庆市第十三人民医院（重庆市老年病医院）举行合作意向书签约仪式

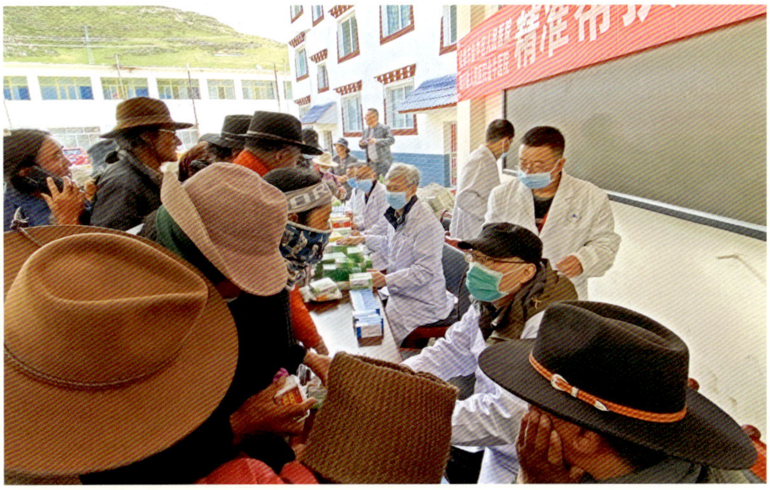

2020年8月28日，金牛区人民医院在石渠县开展义诊活动

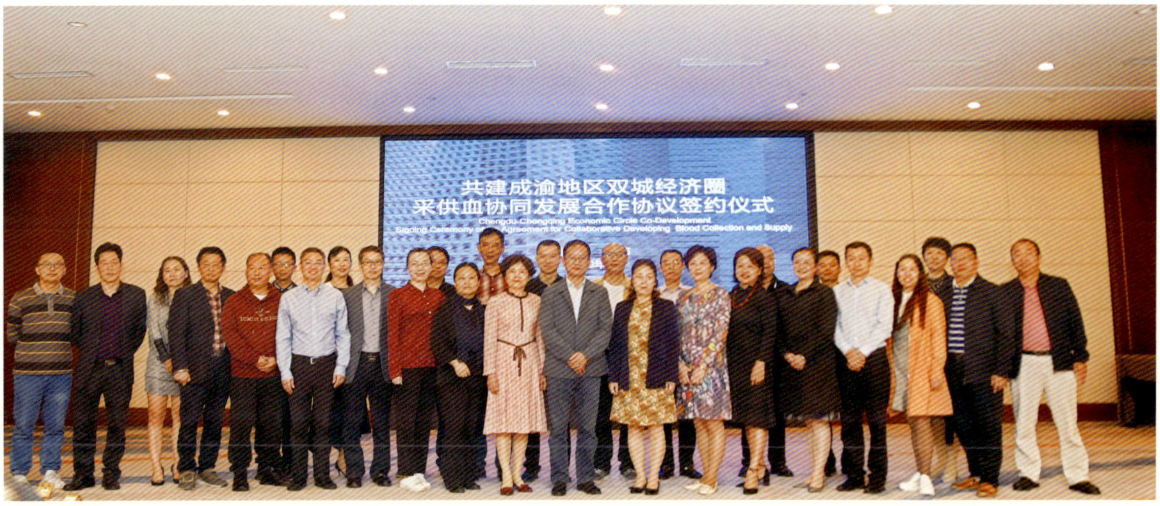

2020年9月28日，成都市血液中心与重庆市血液中心举行《采供血协同发展合作协议》签约仪式

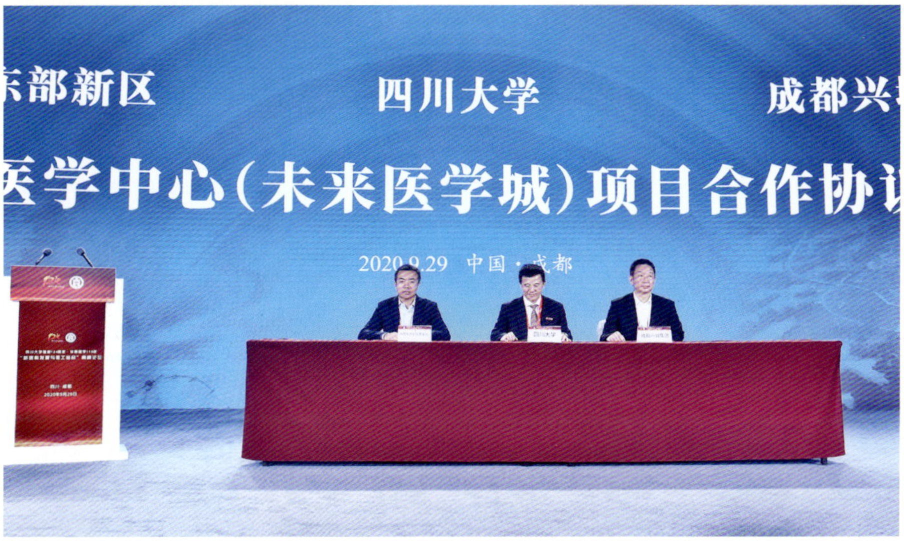

2020年9月29日，成都东部新区与四川大学、成都兴城集团共同签署《成都健康医学中心（未来医学城）项目合作协议》

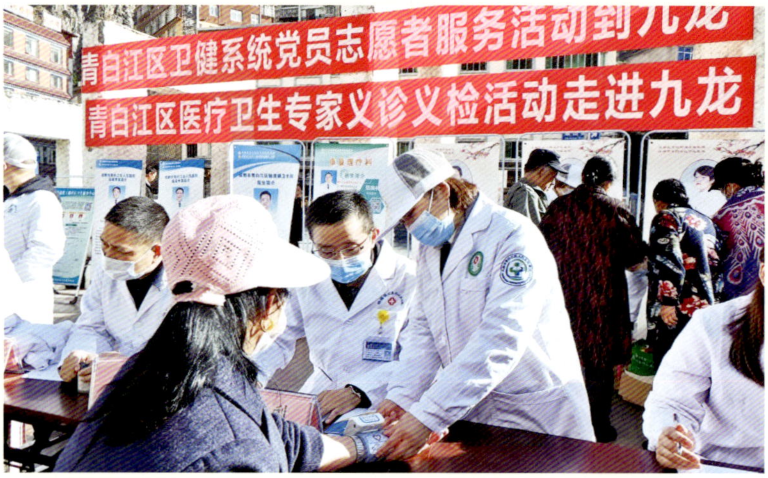

2020年10月25日，青白江区卫生健康局系统组织医护人员到甘孜州九龙县开展义诊义检对口帮扶工作

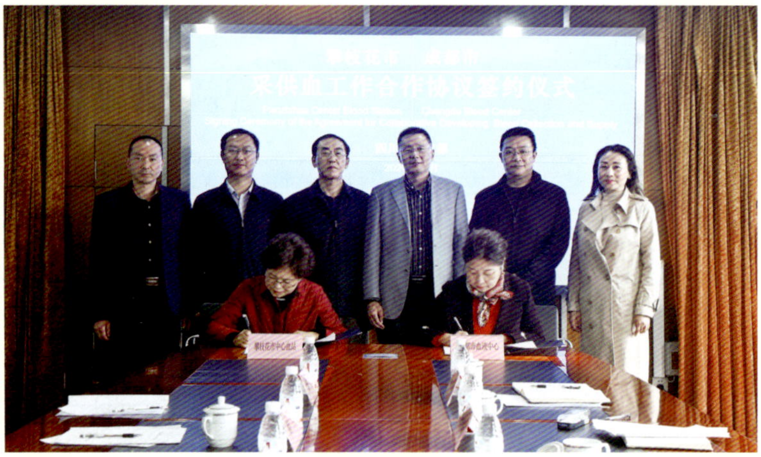

2020年10月27日，成都市血液中心与攀枝花市中心血站签署《采供血工作合作协议》

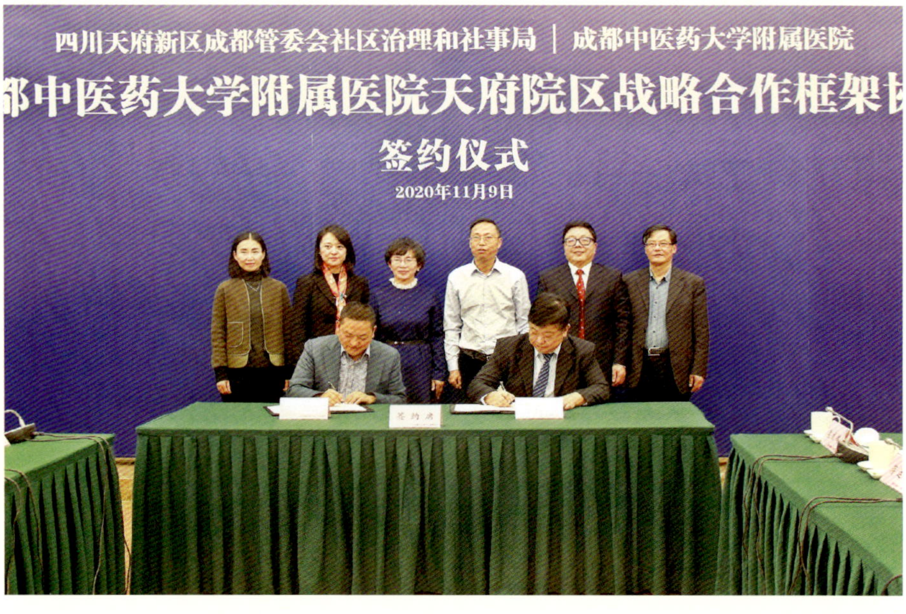

2020年11月9日，成都中医药大学附属医院与四川天府新区成都管委会社区治理和社事局举行成都中医药大学附属医院天府院区战略合作框架协议签约仪式

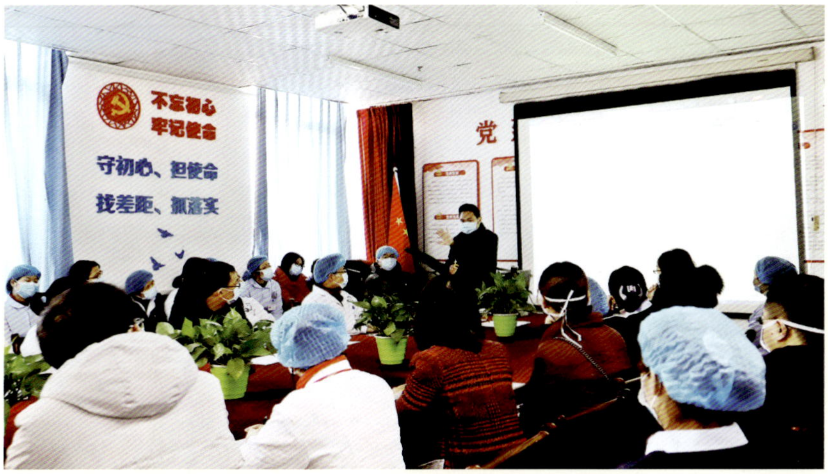

2020年1月29日，蒲江县开展新冠肺炎医疗救治培训

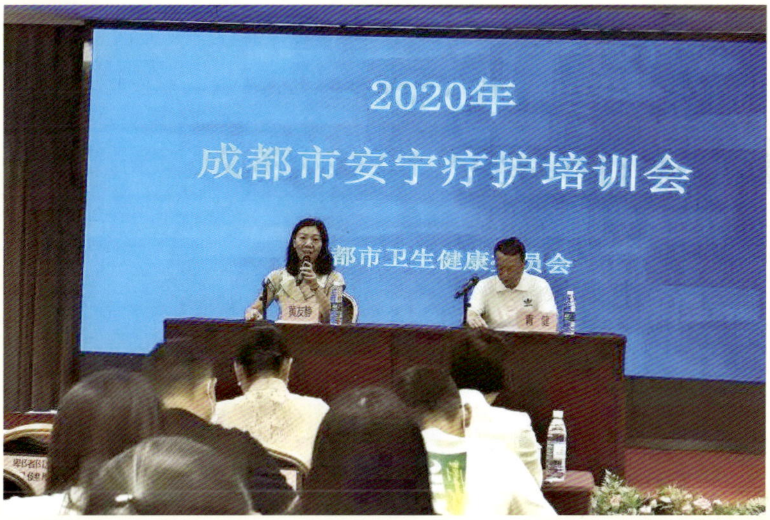

2020年8月13—14日，成都市第八人民医院承办2020年成都市安宁疗护培训会，市卫健委副主任黄友静到会讲话

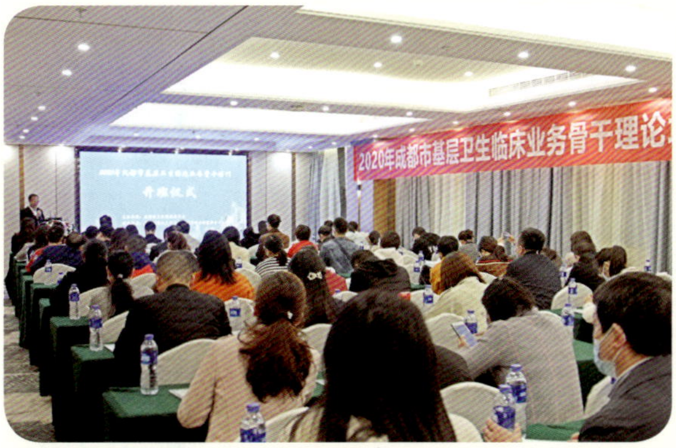

2020年10月20日，成都市第六人民医院承办“2020年成都市基层卫生临床业务骨干理论培训”

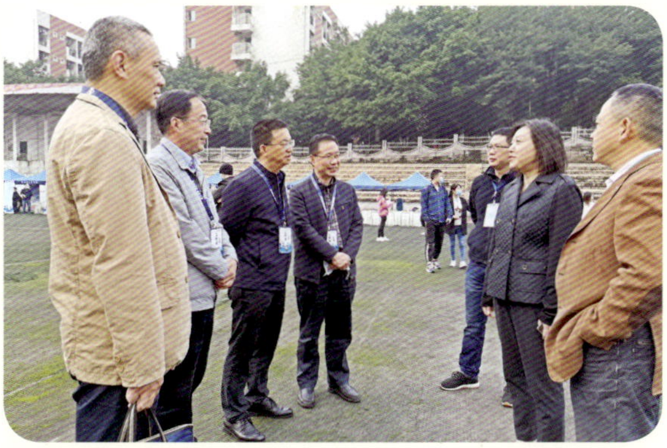

2020年10月21日，2020“蓉漂人才荟”暨2021年成都市医疗卫生事业单位公开招聘会首站在重庆医科大学开幕

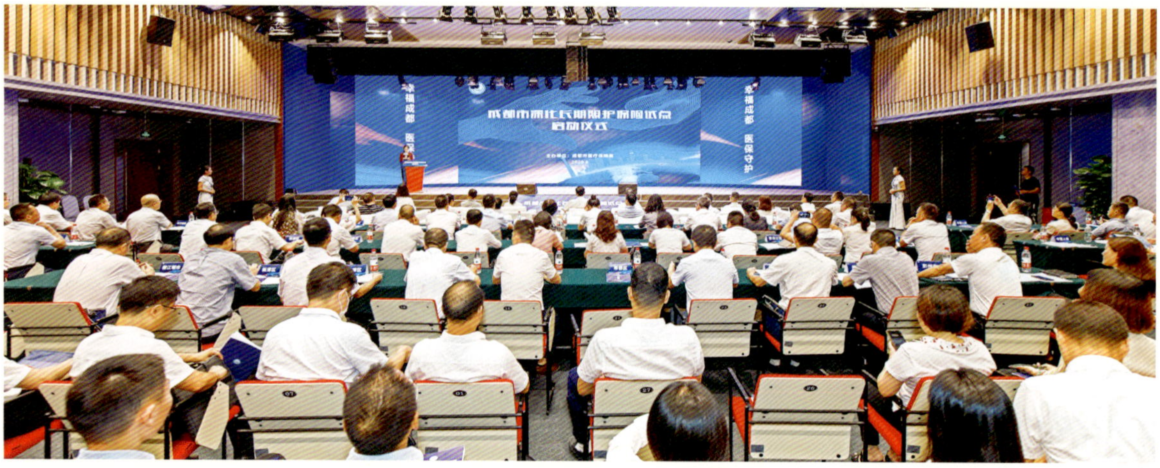

2020年8月5日，成都市举行深化长期照护保险试点启动仪式

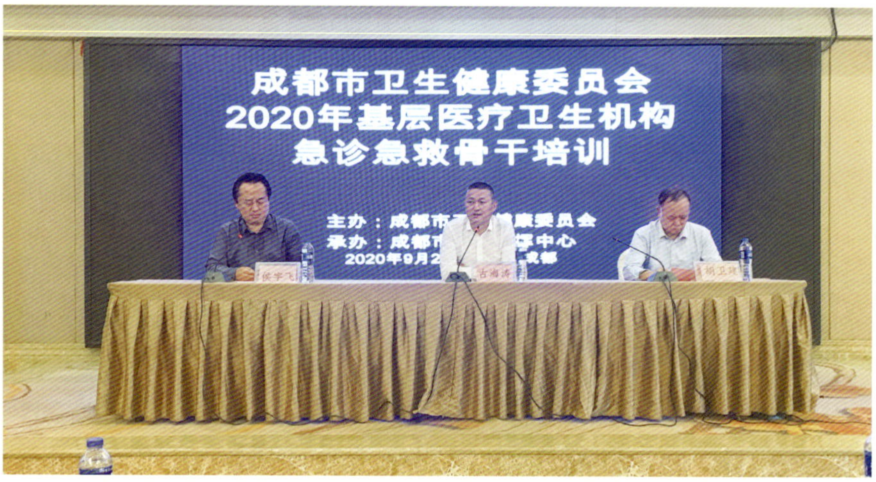

2020年9月23日，成都市卫生健康委员会召开2020年基层医疗卫生机构急诊急救骨干培训会

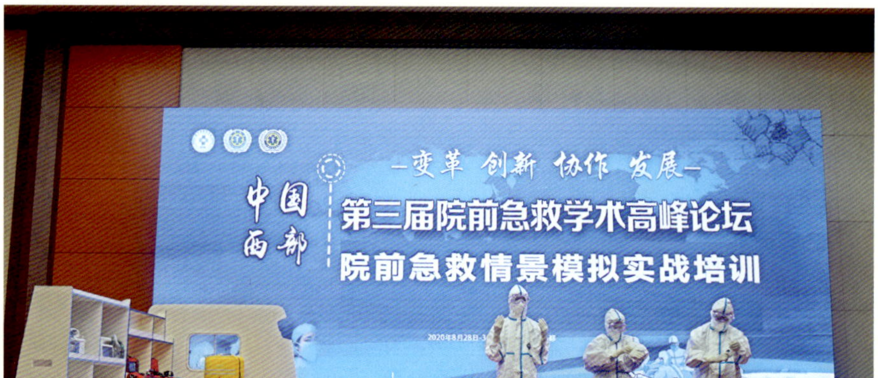

2020年8月30日，中国西部第三届院前急救学术高峰论坛院前急救情景模拟实战培训在成都举办

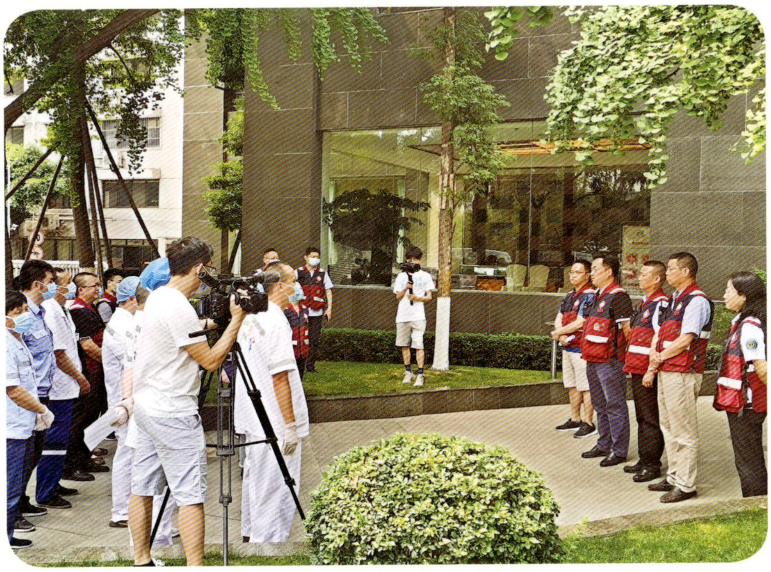

2020年5月6日，成都市急救指挥中心开展省、市“两会”期间的卫生应急保障和新冠肺炎疫情防控演练

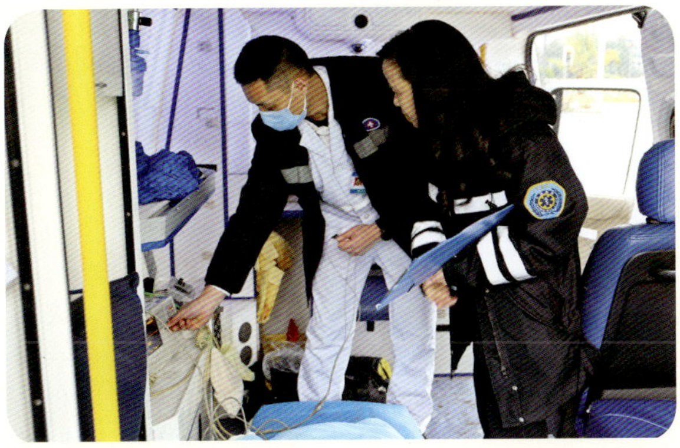

2020年1月15日，成都市急救指挥中心开展我市“平安春运”紧急拉动和应急集结演练，专家组检查参演救护车车载设备

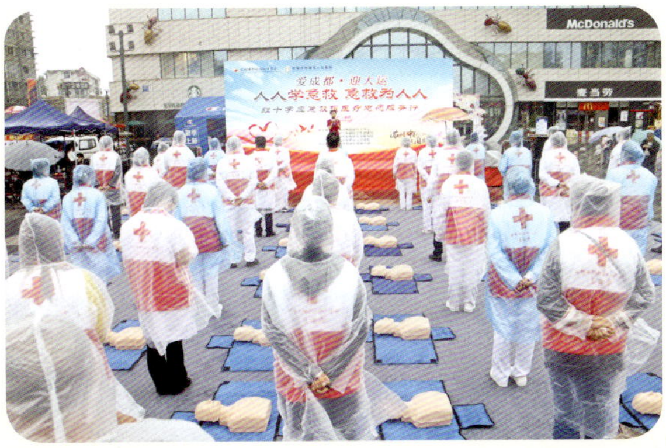

2020年9月28日，郫都区人民医院红十字志愿者团队开展“爱成都·迎大运”红十字应急救援医疗志愿服务行活动

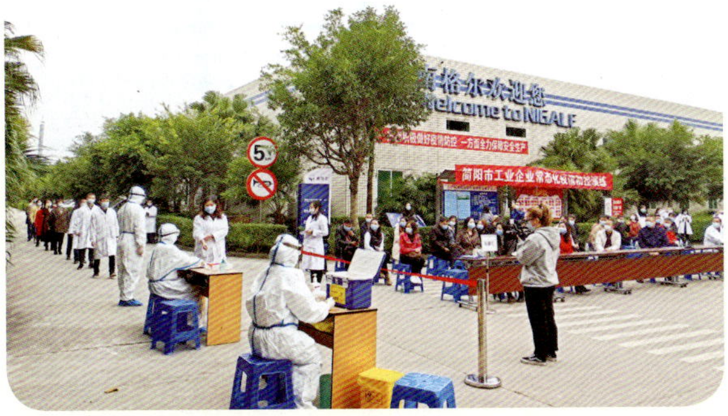

2020年10月27日，简阳市开展2020年工业企业常态化疫情防控演练

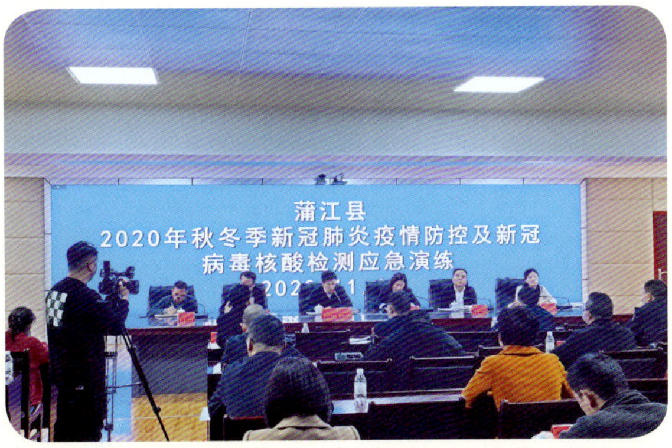

2020年11月10日，蒲江县举行秋冬季新冠肺炎疫情防控及新冠病毒核酸检测应急演练

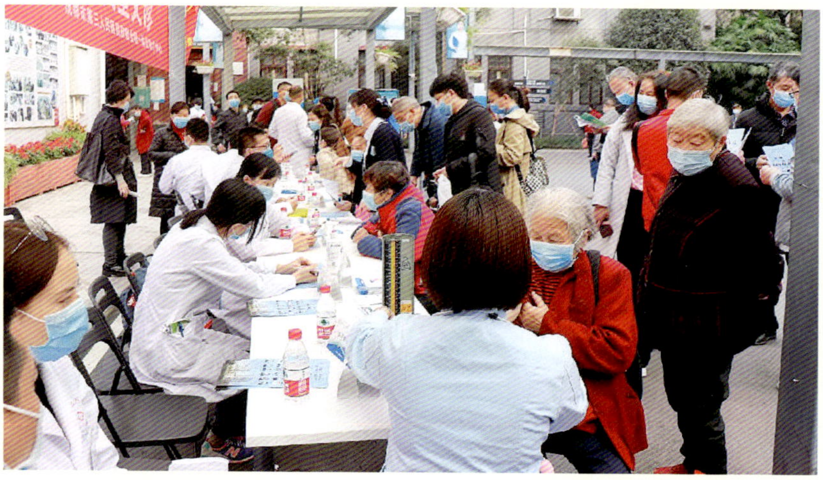

2020年11月17日，成都市第三人民医院“肺癌全程一体化中心”组织多学科专家开展“国际肺癌日”大型联合义诊活动

2020年1月6日，青羊区卫健系统对口支援帮扶得荣县医疗队队员参加得荣县“迎新春、促健康”暨送医送药送健康义诊活动

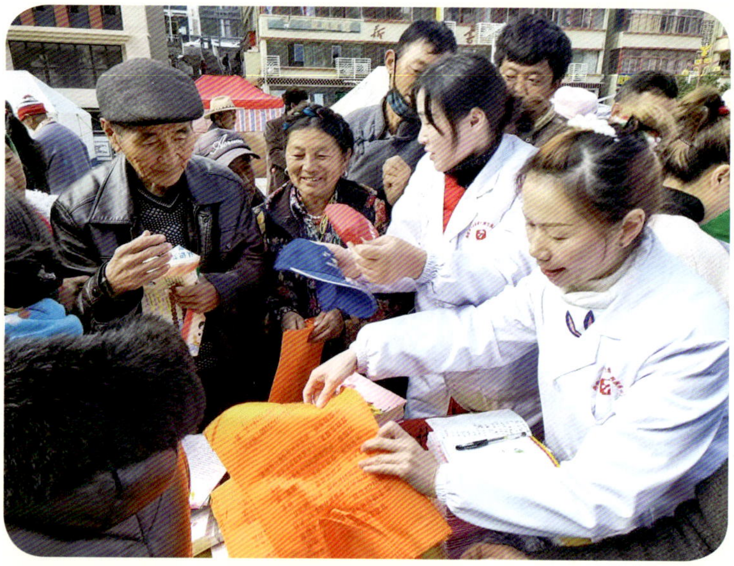

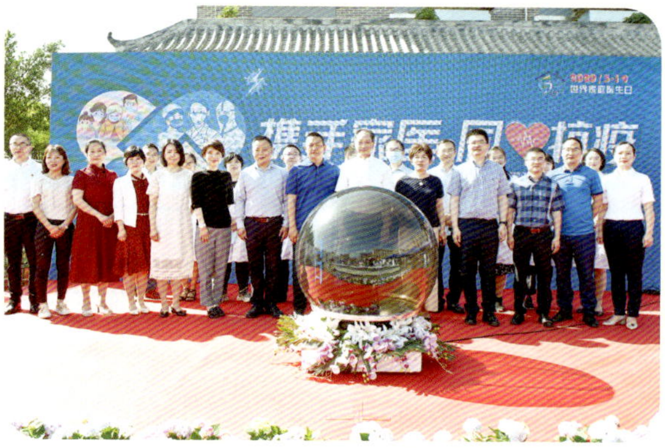

2020年5月17日，天府新区举行以“携手家医，同心抗疫”为主题的2020年“世界家庭医生日”宣传义诊活动暨“基于智慧医疗的全生命周期慢病防控体系建设与应用示范项目”启动仪式

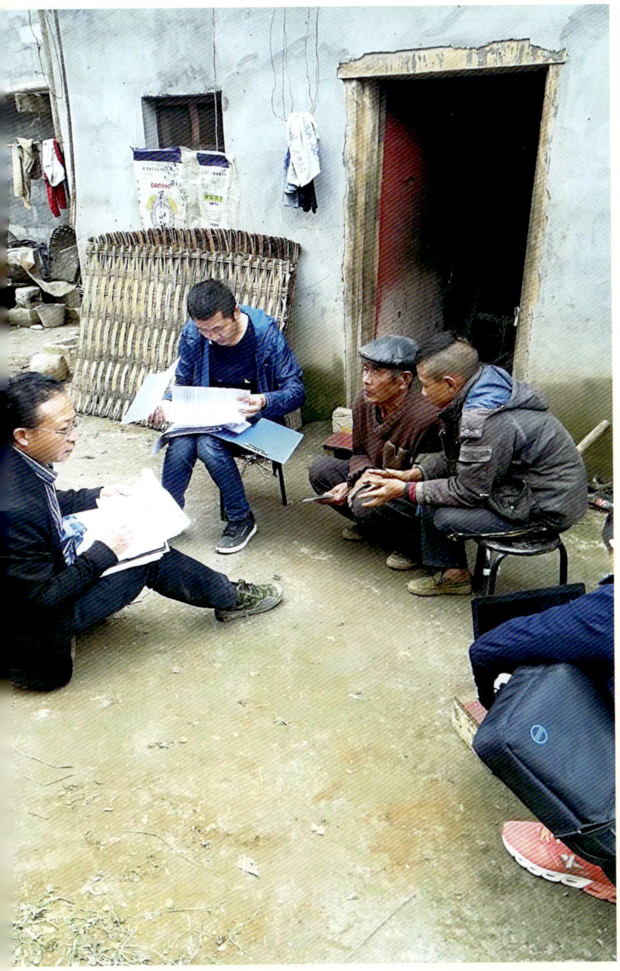

2020年6月5日，都江堰市人民医院援彝医生陶启冬在布拖县特木里镇开展入户调查与卫生健康宣传工作

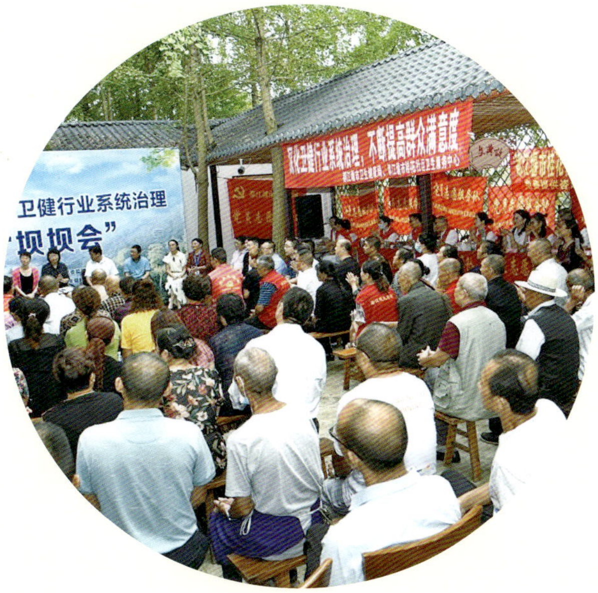

2020年9月9日，都江堰市卫健局在幸福街道永寿社区召开“牢记医者使命，心系群众健康”卫健行业系统治理坝坝会

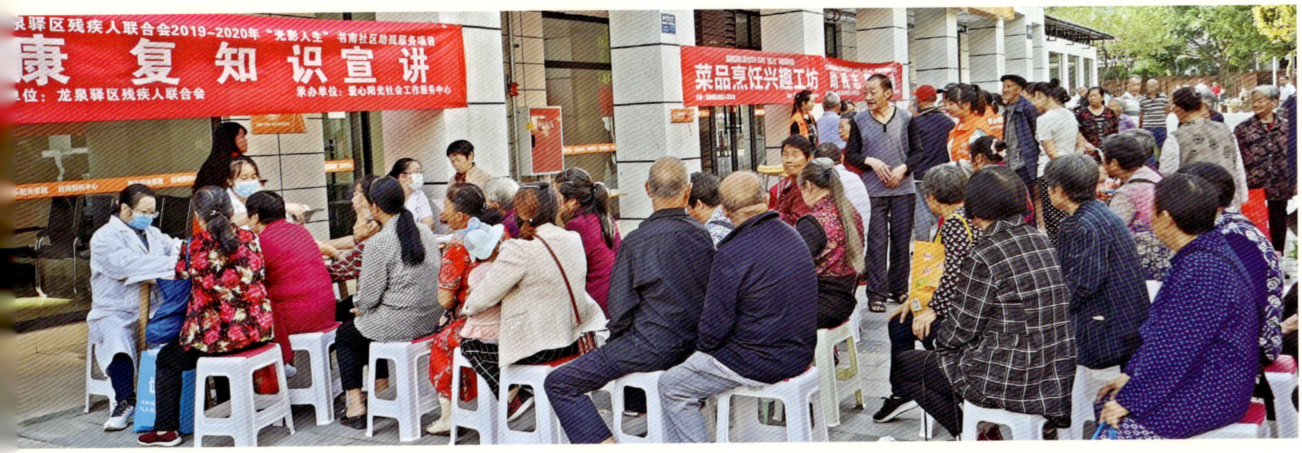

2020年9月18日，龙泉驿区平安社区卫生服务中心联合区残联开展康复知识宣讲活动

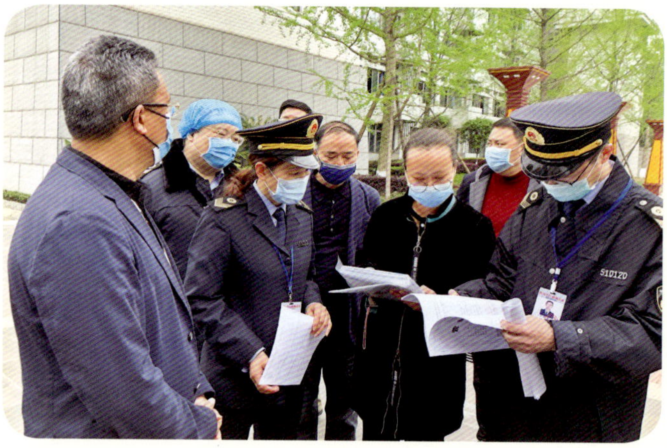

2020年4月2日，四川省疫情防控指挥部委派省卫生计生监督执法总队对成华区境外疫情输入防控工作进行督导

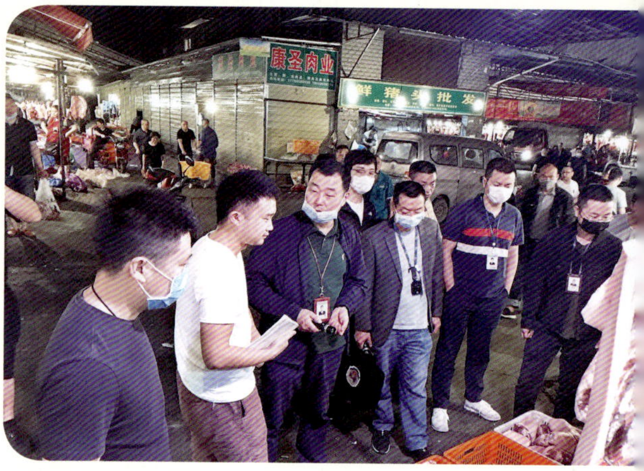

2020年5月9日，成都市市场监管局组织执法人员对猪肉批发市场开展专项检查

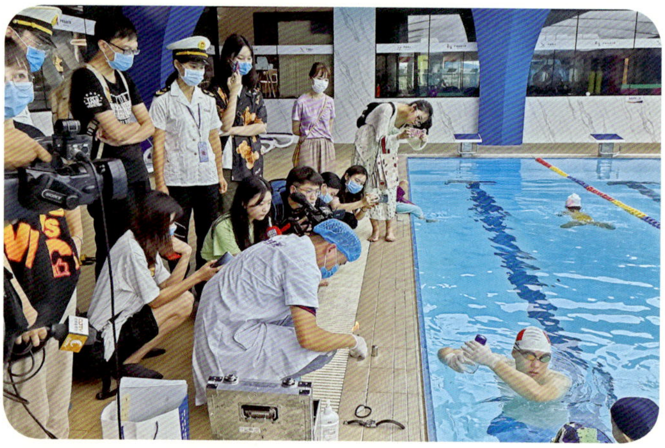

2020年8月7日，成都市卫生计生监督执法支队开展游泳场所监督抽检

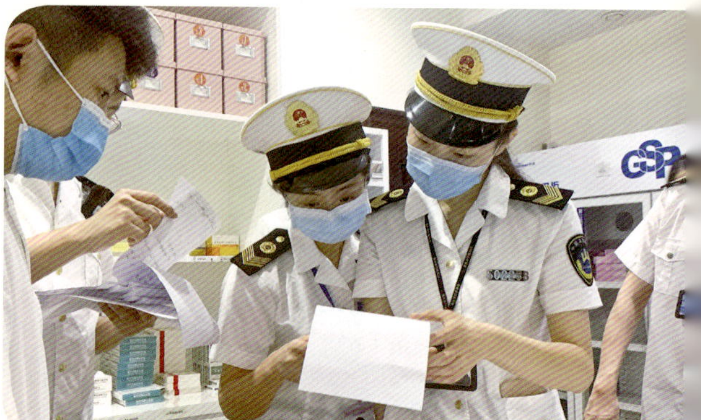

2020年8月12日，成都市卫生计生监督执法支队派出业务骨干赴重庆市参加2020年重庆市“你点名·我监督”暨成渝地区异地交叉执法检查活动，对重庆市医疗美容机构开展突击检查

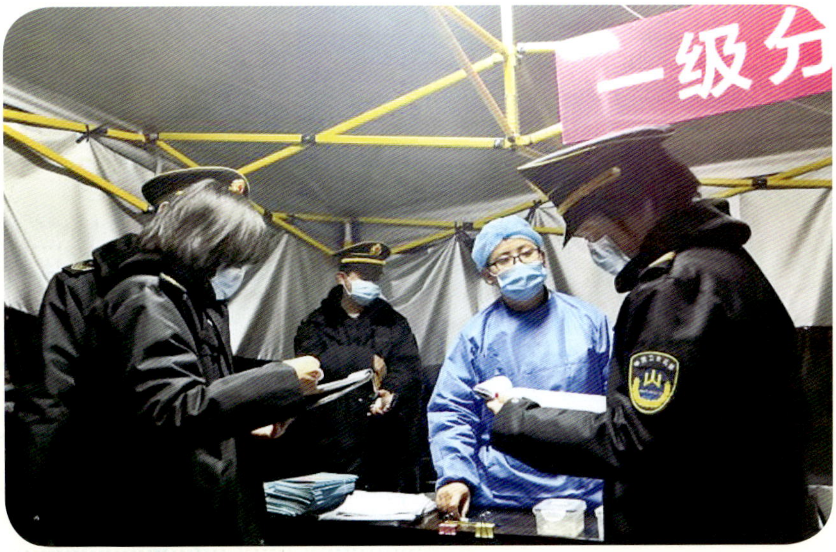

2020年2月14日，金堂县卫生计生监督执法大队夜间突击督查医疗机构院感防控措施落实情况

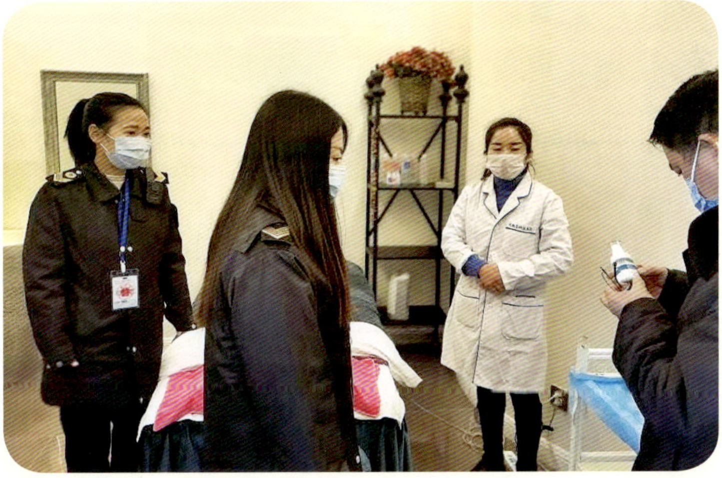

2020年12月17日，邛崃市卫计监督执法大队联合公安局、市场监管局对邛崃市美容机构开展打击非法行医专项检查

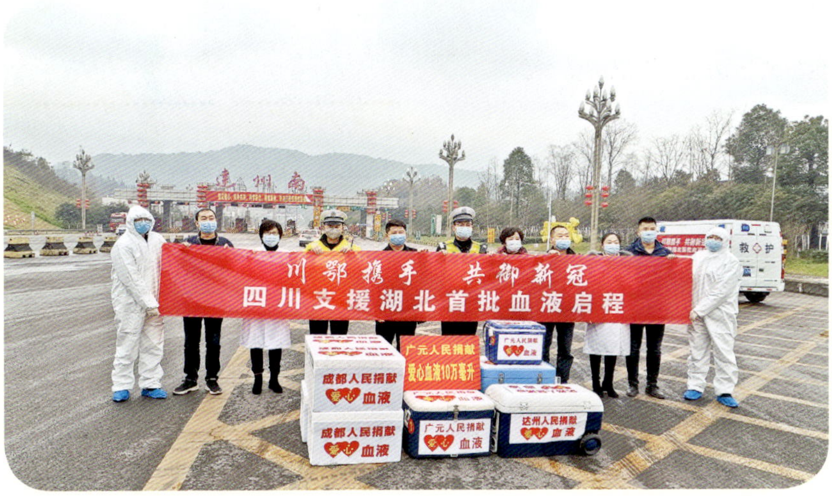

2020年2月24日，四川省首批支援湖北的20万毫升悬浮红细胞启程运往湖北宜昌

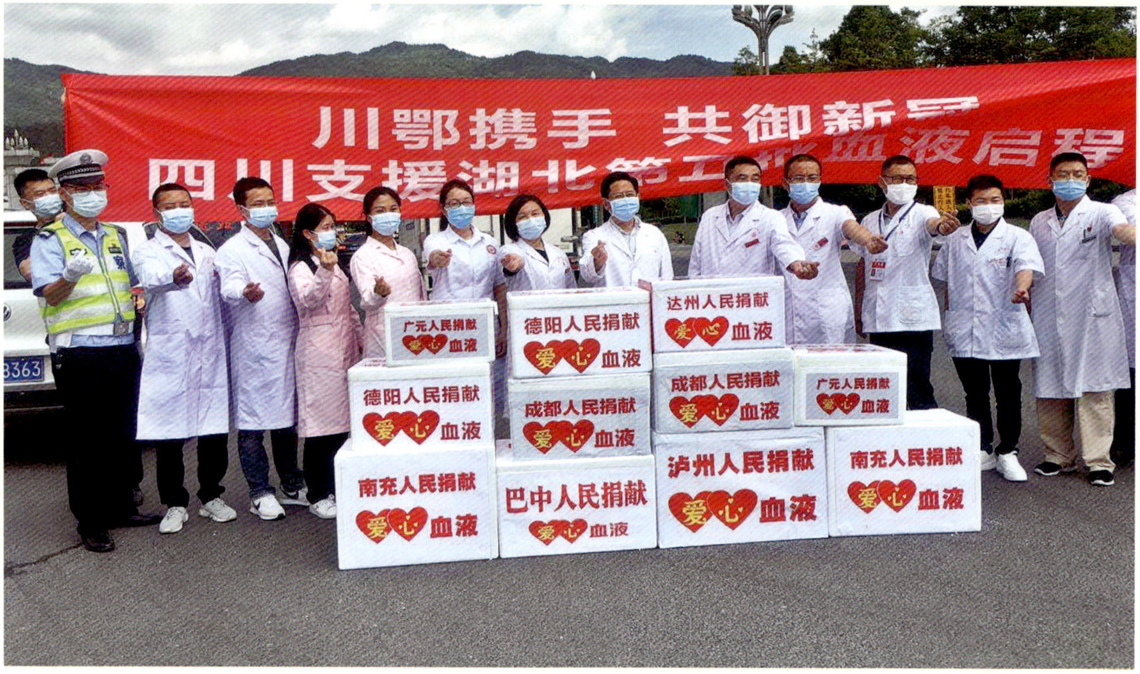

2020年6月3日，四川省第五批、成都市第三批支援湖北的爱心血液启程运往武汉

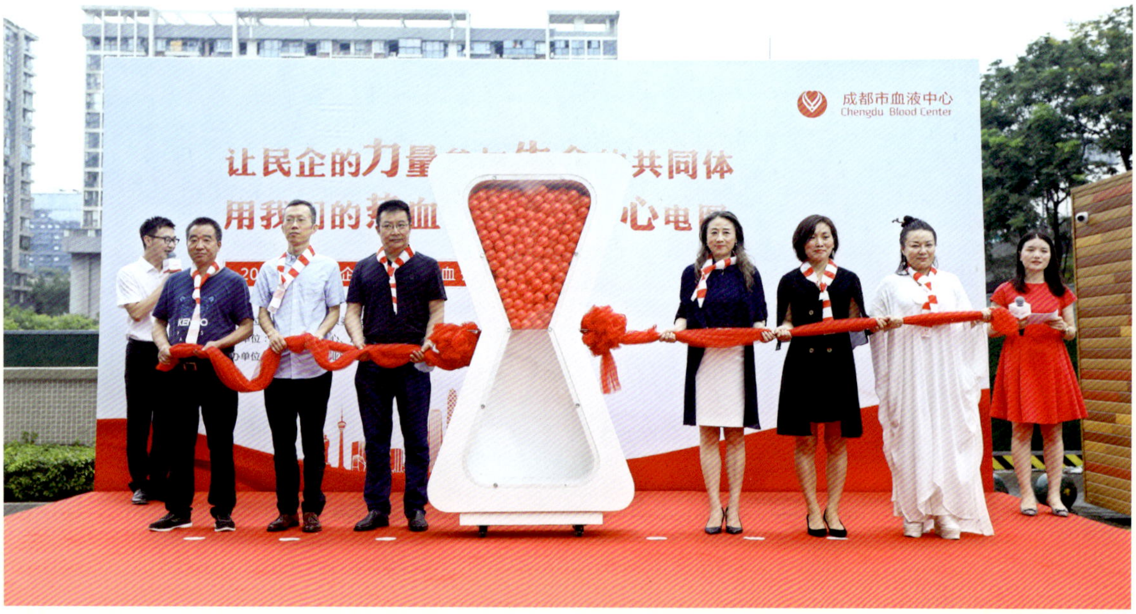

2020年8月15日，成都市血液中心举行2020年民营企业无偿献血公益行动暨莱蒙都会爱心献血屋启用仪式

卫生工作掠影
THE WORK OF HEALTH

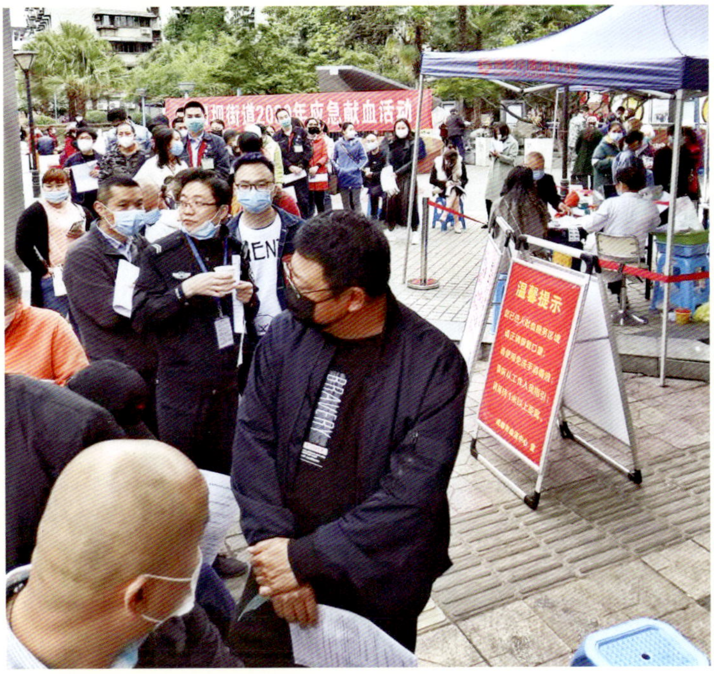

2020年4月30日，青羊区组织开展应急献血活动

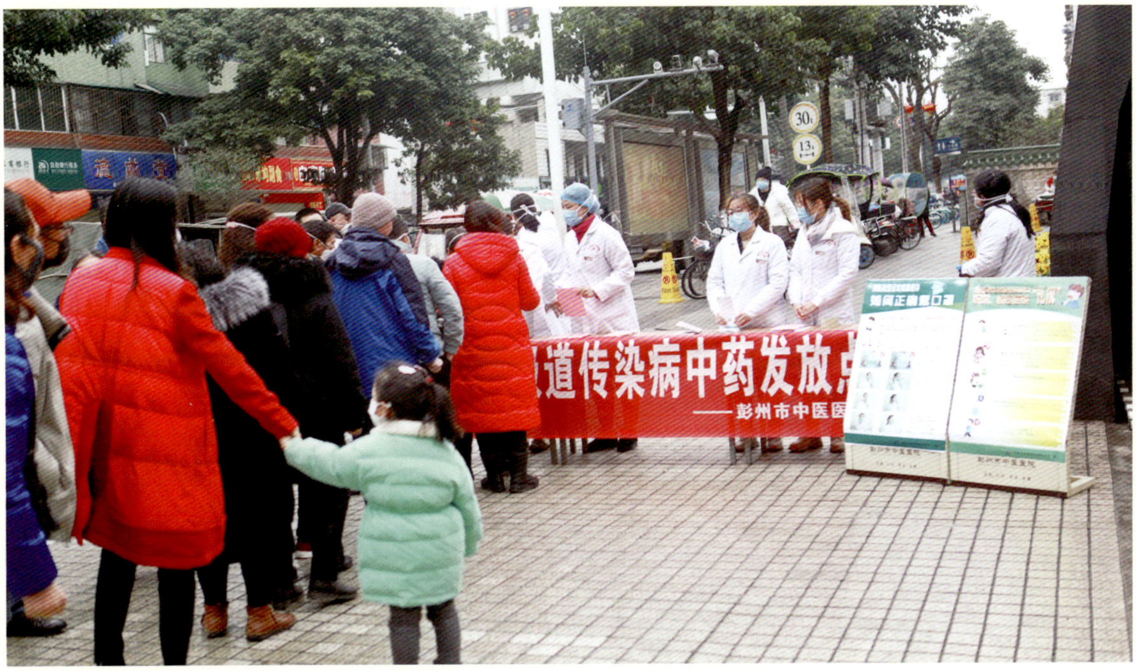

2020年1月31日，彭州市中医医院向市民发放呼吸道疾病预防中药汤剂

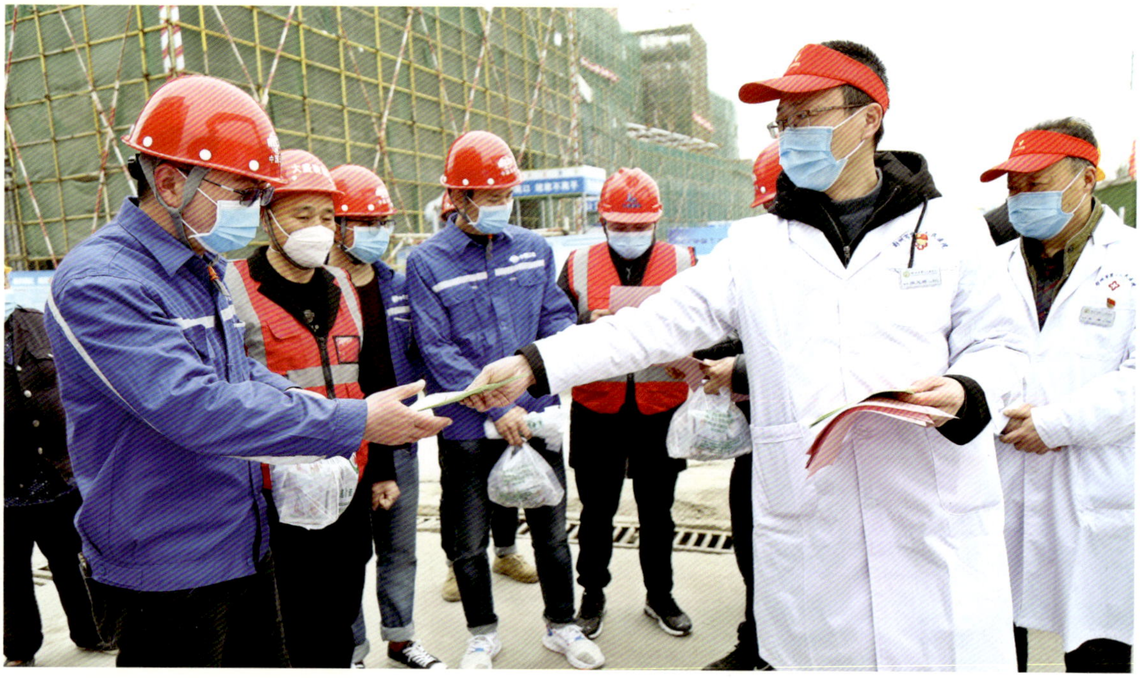

2020年2月23日，彭州市第二人民医院为彭州市复工复产企业提供中药预防“大锅汤”

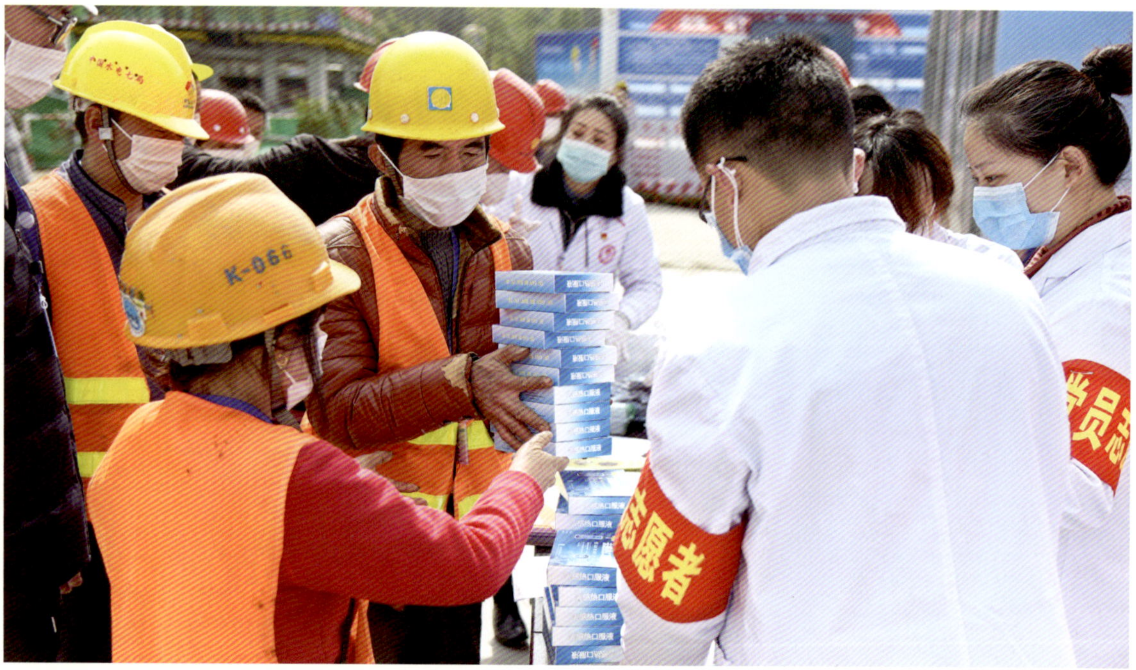

2020年2月21日，青羊区中医医院为龙湖集团工地复工复产送去预防发热中药口服液

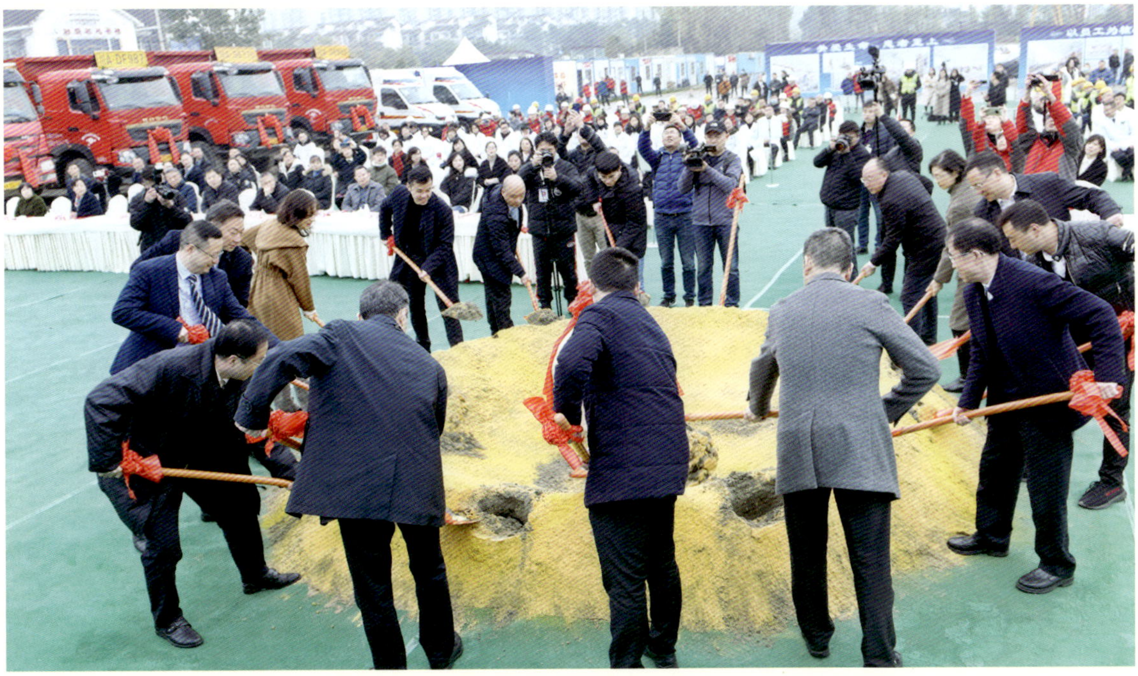

2020年12月6日，成都市第六人民医院举行金牛（泉水）院区建设项目开工仪式

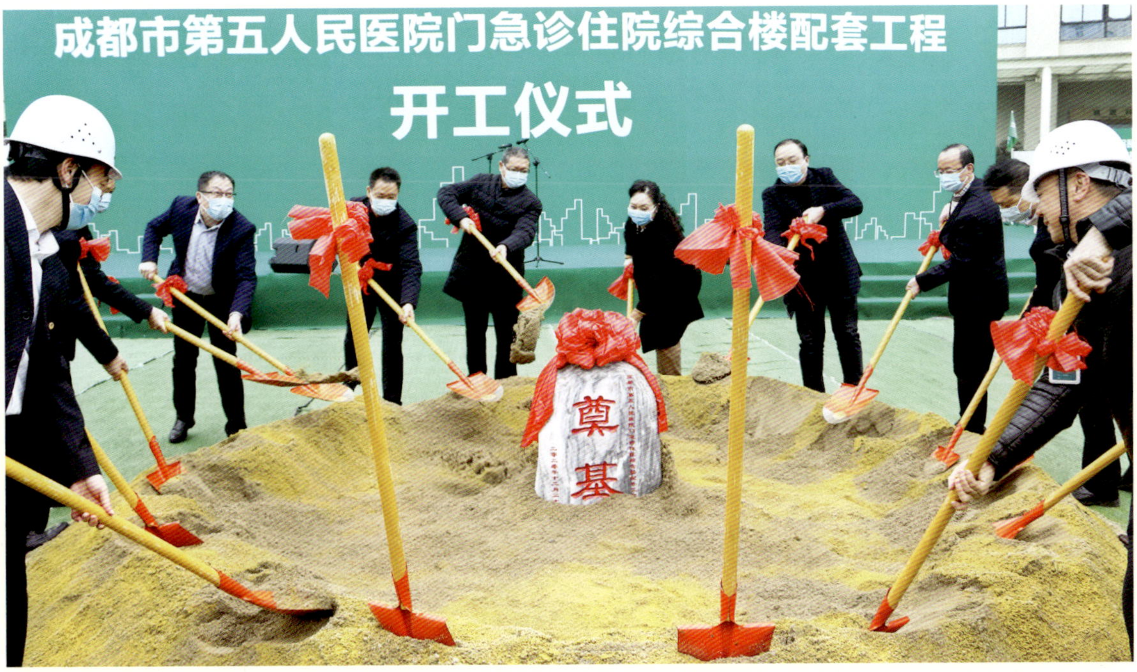

2020年12月21日，成都市第五人民医院举行门急诊住院综合楼配套工程开工仪式

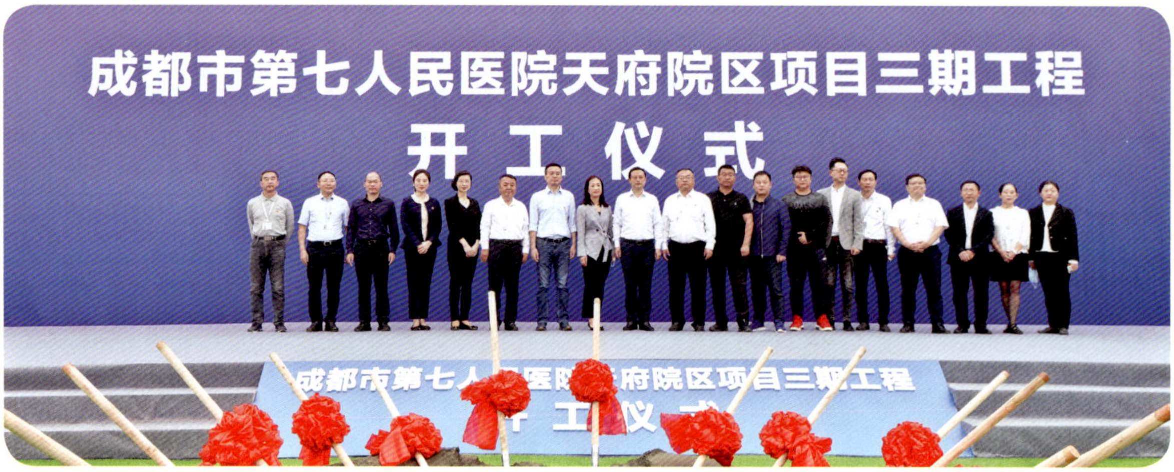

2020年9月30日，成都市第七人民医院天府院区项目三期工程正式开工

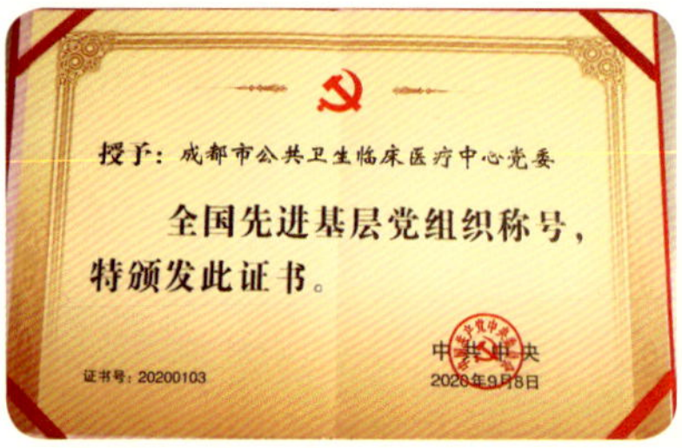

2020年9月7日，成都市公共卫生临床医疗中心党委荣获“全国先进基层党组织”称号

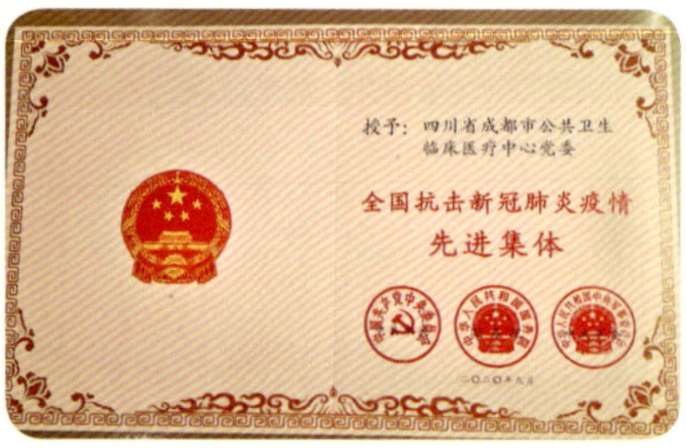

2020年9月7日，成都市公共卫生临床医疗中心党委荣获“全国抗击新冠肺炎疫情先进集体”

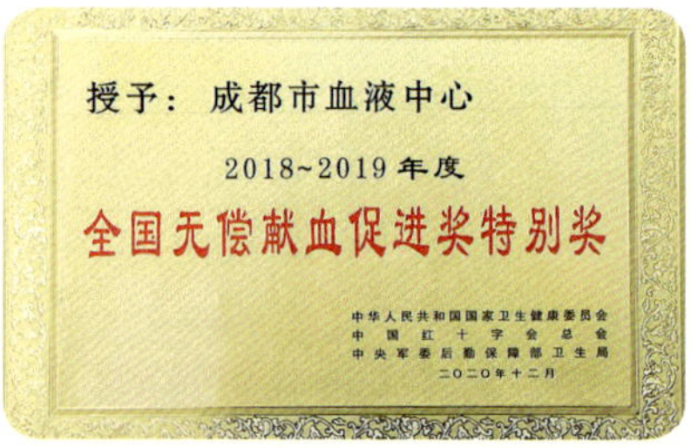

2020年12月，中华人民共和国国家卫生健康委员会、中国红十字会总会、中央军委后勤保障部卫生局联合授予成都市血液中心“2018—2019年度全国无偿献血促进奖特别奖”

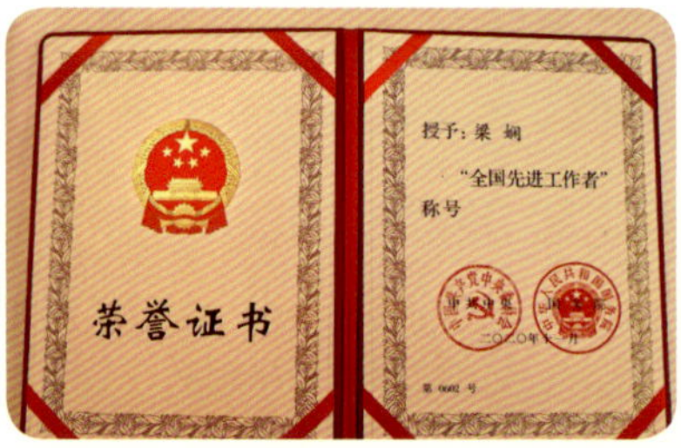

2020年11月22日，成都市疾病预防控制中心梁娴荣获“全国先进工作者”称号

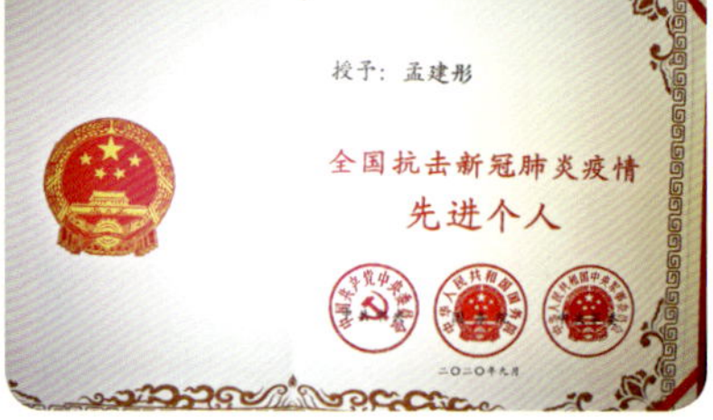

2020年9月，成都市疾病预防控制中心孟建彤荣获“全国抗击新冠肺炎疫情先进个人”

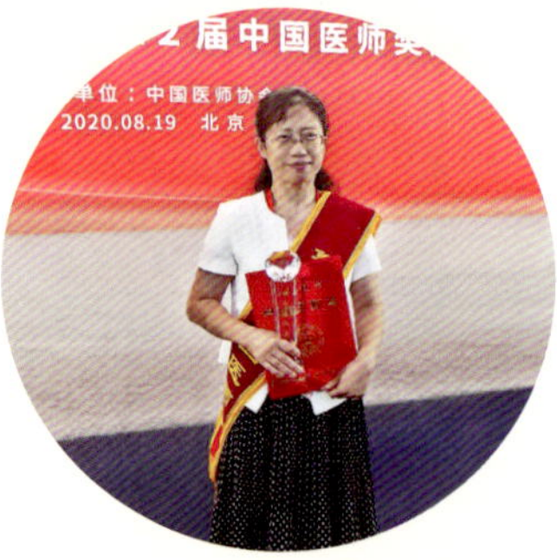

2020年8月19日，成都市公共卫生临床医疗中心重症医学科二病区主任、主任医师陈红获第十二届“中国医师奖”

《成都卫生健康年鉴(2021)》编纂委员会

《成都卫生健康年鉴》编纂办公室

《成都卫生健康年鉴》主办单位

成都市卫生健康委员会

《成都卫生健康年鉴》协办单位

成都海关

成都市市场监督管理局

成都市医疗保障局

成都市红十字会

编辑说明

一、《成都卫生健康年鉴》是成都市卫生健康委员会(成都市中医管理局)主管、主办,成都海关、成都市市场监督管理局、成都市医疗保障局(简称“医保局”)和成都市红十字会协办的地方性专业年鉴。

二、《成都卫生健康年鉴(2021)》为更名后第二卷。《成都卫生健康年鉴》是对外公开发行的年鉴,从2008年创刊以来,每年出版一卷。《成都卫生健康年鉴(2021)》为总第13卷,主要记载2020年度成都卫生健康的基本情况、发展变化及大事要闻。

三、《成都卫生健康年鉴(2021)》设有特载、成都市卫生健康事业发展、卫生健康相关工作、区(市)县卫生健康事业、医疗卫生健康单位选介、大事记、卫生论坛、文献·文件、附录、索引10个类目,216个分目、1640个条目,全书110万字,另有公益彩页52页。

四、《成都卫生健康年鉴》的统计资料由成都市卫生健康信息中心提供。内文条目数据由各相关单位提供,部分条目中的数据因统计口径等原因可能与统计资料中的数据有所不同,引用时应以统计资料为准。

五、《成都卫生健康年鉴》的稿件主要由省、市相关部门、各区(市)县卫生健康行政部门,以及部分驻蓉部省级单位和部分社区、工矿、民营单位提供。

《成都卫生健康年鉴》编纂办公室

2021年11月

目 录 Contents

卫生健康相关工作

区(市)县卫生健康事业

医疗卫生健康单位选介

大事记

卫生论坛

文献·文件

附　录

索　引

Contents

Medical & Health Work at County Levels

Introduction For Some Medical And Health Units

Historical Events

Public Health Forum

Official Literature and Document

Appendix

Index

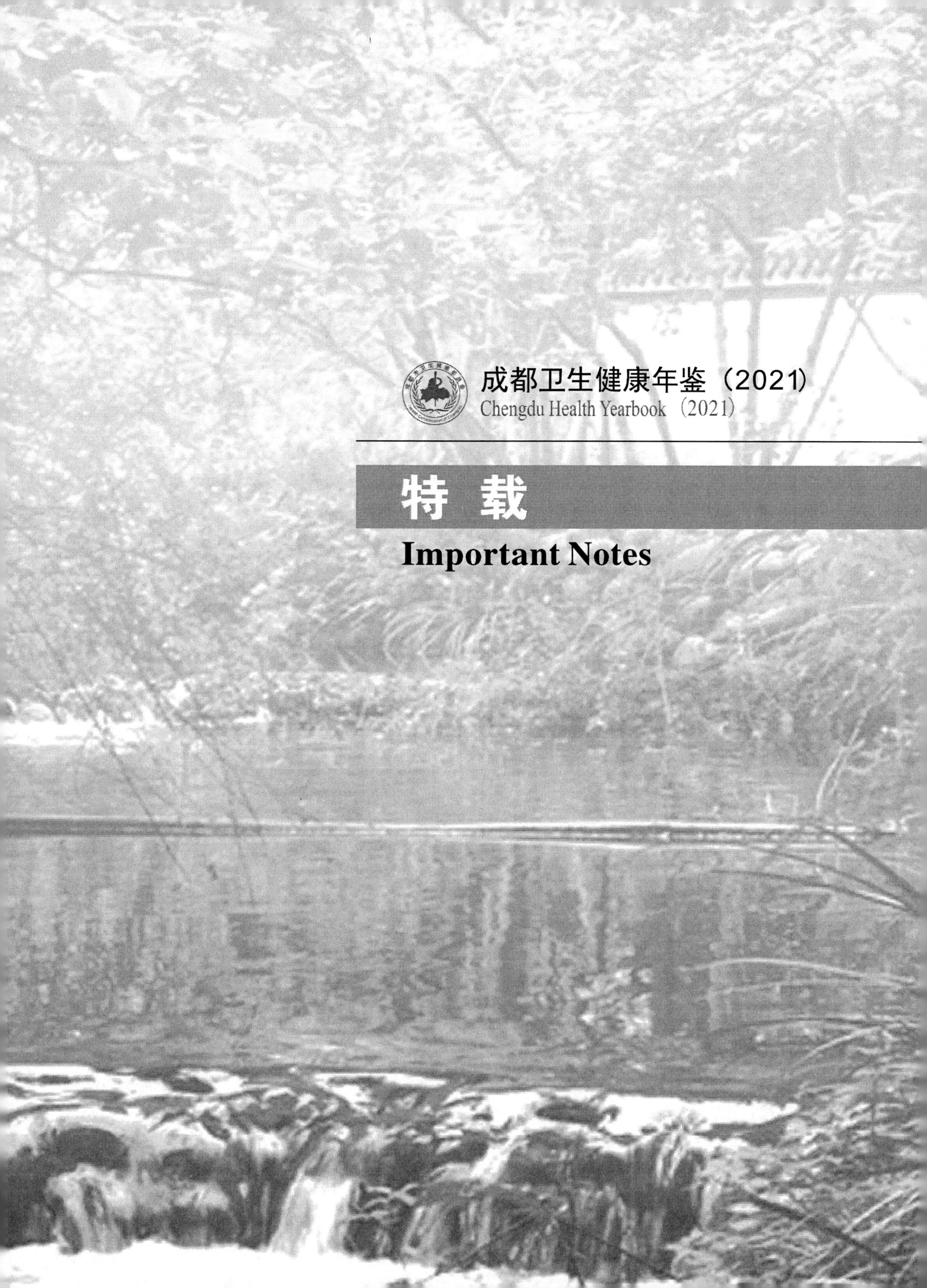

特 载

Important Notes

在2021年全市卫生健康工作会暨国家卫生城市复审迎检动员部署会上的讲话

市卫健委党组书记、主任　谢　强

2021年2月26日

一、"十三五"及2020年卫生健康工作回顾

"十三五"期间,在市委市政府的坚强领导下,全市卫健系统始终把人民对美好生活的向往作为奋斗目标,以建设践行新发展理念的公园城市示范区为统揽,认真贯彻新时期卫生与健康工作方针,遵循"大健康、大卫生、大服务、大共享"的工作思路,狠抓落实、锐意改革、奋力拼搏,全面护佑全市人民健康,圆满实现了"十三五"卫生健康各项目标,全市城乡居民健康水平实现"一升两降":人均期望寿命提高2.51岁,达到81.52岁;孕产妇死亡率从9/10万降至4.55/10万,降幅50%;婴儿死亡率从3.58‰降至2.27‰,降幅37%,均为历史最好指标,达世界发达国家水平。2016年,成都市成为全国超千万人口特大型城市中首个获评"健康城市"建设试点城市;2018年,我市作为公立医院综合改革成效明显地区受到国务院表彰激励;同年,荣获首届"健康中国"标志城市,成为获此殊荣的5个省会城市和计划单列市之一;2019年,连续第八次荣获"国家卫生城市"称号,为成都聚力建设全面体现新发展理念的国家中心城市奠定了坚实的健康基础。

五年来,我们坚持政治统领、党建引领,卫生健康事业的保障与支持力度实现三个"空前"。一是党委政府对卫生健康工作重视空前。2017年,锐平书记亲自主持、高规格召开新世纪以来全市首次卫生健康大会,擘画健康成都建设蓝图。2020年,凤朝市长上任伊始就调研卫生健康工作,全力支持和推动卫生健康事业发展和新冠肺炎疫情防控。"十三五"期间,市委常委会、市政府常务会、市委深改委等会议专题研究卫生健康工作40余次。以党委政府名义出台推进"健康成都2030"战略规划、健康成都行动等10余项政策,全市卫生健康治理体系和治理能力现代化水平得到有力提升。二是卫生健康领域财政投入空前。2016年在全国较早建立健全了公立医院投入长效机制,"十三五"期间,全市医疗卫生财政投入资金累计730亿元,是"十二五"的2.18倍,其中,市级公立医院财政年投入从2.66亿元增加到20.59亿元,增长近8倍,财政投入占公立医院总收入比重由3.09%激增至16.91%。市级财政累计投入21.87亿元实施市级医院扩改建工程,15个项目投入使用,新增床位6 668张;市县两级财政投入29.95亿元实施基层医疗卫生机构硬件提升工程,为"十二五"提升工程的12.8倍。735家基层医疗卫生机构实现基础设施(设备)提升改造,2 062个村卫生室完成标准化建设。基本公共卫生服务经费补助从年人均50元增长至84元。三是党总揽全局、协调各方的领导核心作用空前。全市县级以上公立医院全面实行党委领导下的院长负责制,选优配强公立医院领导班子。2019年,中组部给予"中央精神、国家战略在成都公立医院实现了有力落实、深度融入、末端见效"的高度评价。党风廉政建设不断深入,持续开展行风专项整治活动和行业领域突出问题系统治理工作,党风政风行风持续改善。落实健康扶贫战略,累计派出2 300余名卫生人员对甘孜州、阿坝州、凉山州等地区开展医疗救治、艾滋病防控等健康脱贫攻坚对口帮扶工作,惠及群众270余万人次、集中救治8万余人。市卫健委医政处被国务院表彰为全国民族团结进步模范集体。面对新冠肺炎疫情大考,全系统各级党组织和全体党员用实际行动诠释初心使命,获得全国性表彰7项,省级表彰90项,市级表彰453项。

五年来,我们坚持开拓创新、锐意进取,全面深化医药卫生体制改革实现三个“突破”。一是建立科学合理的就医新秩序,健康服务可及性公平性实现新突破。2016 年我市成为分级诊疗国家试点城市,2019 年成为城市医联体建设、紧密型县域医共体建设国家试点城市。通过分级诊疗建机制、强基层,全市组建 132 个医联体,实现基层医疗卫生机构全覆盖,建成全国百强社区卫生服务中心 11 家,打造形成全市十五分钟“健康服务圈”。家庭医生签约 650 万人,城乡居民电子健康档案建档率达 95.80%,县域内就诊率达到 92.32%,基层诊疗量占比连续四年实现正增长,基层首诊、双向转诊、急慢分治、上下联动的就医新秩序基本形成,“小病不出乡,大病不出县”的目标基本实现。国务院深化医药卫生体制改革领导小组两次刊发并推广我市改革经验。二是公立医院综合改革走深走实,减轻群众看病用药负担实现新突破。2016 年,我市成为公立医院改革国家试点城市,“十三五”期间,县级公立医院综合改革不断深化,城市公立医院综合改革加快推进。全市公立医院取消药品和医用耗材加成,破除以药补医机制,医疗服务收入占比达到 30.1%。全市居民个人现金支出占卫生总费用比重下降到 22.16%,优于全国、全省平均水平。2018 年作为公立医院综合改革成效明显地区受到国务院表彰激励。2019 年成为全国“4+7”带量采购试点城市,25 个中选药品平均降幅达 52%,最大降幅超过 90%,国家药品集中采购和使用试点工作在全国会议上交流发言,居民就医用药负担持续减轻。三是医疗卫生多元化监管格局初步建立,医疗服务监管模式实现新突破。深化医药卫生领域“放管服”改革,构建多元化的监管体系,强化全行业综合监管,引导规范第三方评价和行业自律,实现多部门跨地区信用奖惩联动,推动卫生监督融入全市信用体系。2020 年,我市获评国家“信用+综合监管”试点城市,高水平医改监测工作被国务院医改领导小组以简报形式向全国推广。

五年来,我们坚持求真务实、精益求精,全面推进健康成都建设实现三个“跨越”。一是医疗资源总量跨越式发展。截至 2020 年底,全市三级医疗机构 91 家,三甲医疗机构 39 家,仅次于北京、广州,“十三五”期间新增三甲医疗机构数为“十三五”以前历年累计总数的 70%。千人口实际开放床位数、千人口执业(助理)医师数、千人口护士数均位居副省级城市前列。全市各区(市)县三级公立医疗机构覆盖率超 90%,其中 9 家县级公立医院成功创建三甲。健康服务业快速发展,全市民营医院床位数 4.9 万张,在全市医院中占比达 38.29%,高于北京、深圳等城市,为全国领先水平。二是医疗整体实力跨越式提升。截至 2020 年底,全市省级以上重点学科专科 440 个,较 2015 年翻两番。全市建成国家药物临床试验(GCP)机构 19 家,其中 2017 年实现市级医疗机构国家药物临床试验(GCP)资质认定“零突破”。全市建立医疗质量控制中心 109 个,全市医疗质量和医疗服务水平不断提高。国家口腔医学中心、国家老年疾病临床医学研究中心落户成都。2020 年,全市 4 家医院入围《中国医院综合实力百强榜》,32 个专科进入《中国医院专科声誉排行榜》,4 家医院入围《中国医院科技量值百强排行榜》,31 个专科进入《中国医院科技量值专科百强排行榜》。市一医院儿科等 4 个科目入围中医国家区域医疗中心,市妇儿中心医院更年期保健科入围国家特色专科建设名单,实现国家区域医疗中心和国家特色专科立项“零突破”。三是公共卫生服务能力跨越式增长。健康与疾病监测体系全方位覆盖,连续 16 年无本土甲类传染病例报告发生,2020 年甲乙类传染病发病率 150.71/10 万,远低于全国平均水平。12 个区(市)县创建为国家慢性病综合防控示范区,重大慢性病过早死亡率下降至 10.69%。艾滋病感染者治疗覆盖率和有效率处于全国领先水平,连续多年入选联合国艾滋病规划署年度报告最佳实践案例。创建国家级卫生应急综合示范县 4 个,建成国际认证资质的 PHTLS(院前创伤生命支持)、AHA(美国心脏协会)等院前急救技能培训中心。120 网络医院达 104 家,救护车辆 417 辆。全市突发公共卫生事件信息报告和处置率 100%。

五年来,我们坚持改善服务、惠民便民,群众健康获得感实现三个“提升”。一是市民就医满意度大幅提升。“十三五”期间,全市医疗机构就诊患者、住院患者、门诊患者满意度逐年持续提高,2020 年分别达到 94.59%、95.43%、94.13%,高于全国平均水平,达到历史最高水平。二是医疗卫生服务便捷度大幅提升。2017 年成为四川省“互联网 + 医疗健康”试点示范城市，全市建成互联网医院 41 家，二、三级医院预约时间段精确到 30 分钟，610 家医疗机构检查检验结果互认。2020 年，成都全民健康信息平台通过国家互联互通标准化成熟度四级甲等测评，位居副省级及以上城市第六，为全国覆盖范围最广、服务人群最多、接入机构最多的信息平台。“AI + 医疗”应用场景培育工作受到国务院办公厅通报表扬。三是重点人群保障度大幅提升。“十三五”时期，全面两孩政策平稳实施，计划生育服务管理改革转型，计生奖励扶助政策全面落实。全市安宁疗护定点机构 25 家，医养结合机构达 108 家，床位总数达 3.03 万张。积极开展 65 岁及以上老人免费体检和 60 岁及以上户籍老年人肺炎疫苗接种，重点人群家庭医生签约率达 79.55%。建立整合型妇幼健康体系，80% 的县级妇幼保健院达三级水平，孕前优生健康检查目标人群覆盖率达 100%，新生儿疾病免费筛查率达 99.45%，3 岁以下儿童系统管理率达 98.12%。婴幼儿照护服务发展工作开局良好，在全国经验交流。

2020 年，我们坚持沉着应对、砥砺前行，打好打赢了新冠肺炎疫情防控“三大战役”。一年来，全市卫生健康系统充分发挥抗疫“专家队”和“突击队”作用，在市委市政府坚强领导下，在各地各部门通力协作下，实现入境闭环管理“一个不漏”，全市未发生一起院感事件，护航成都成为全国千万以上人口城市中感染率最低的城市和复工复市最早、秩序活力恢复最好的城市之一。新华社等多家权威媒体报道成都经验，国务院联防联控机制简报 4 次刊发我市疫情防控经验做法，疫情防控工作得到世卫组织专家的高度评价。一是坚决打好国内疫情防控“攻坚战”。武汉疫情尚在偶见新闻报道阶段，严格落实每日不明原因肺炎“零报告”制度，第一时间锁定全省首例确诊病例，为全省疫情防控赢得了主动。在全国率先出台《新冠肺炎疫情快速响应应急预案》，开发全国首个密切接触者管理信息化系统并在全省推广应用。建立健全全市核酸检测网，创新成立多部门联合流调队伍，85 万人次医疗卫生人员参与社区排查。全力开展医疗救治，10 天完成成都版“小汤山”——市公卫中心二期改建。全市各级各类医疗卫生机构累计派出 770 余人赴武汉、北京、甘孜等地支援疫情防控和医疗救治。全市仅用 2 个月时间实现本土病例清零。二是坚决打好境外疫情防控“持久战”。面对极为严峻的境外疫情形势，作为北京第一入境点和全省唯一的国际航空入境点，市卫健委会同省、市有关部门、18 个区(市)县 24 小时指挥调度，构建起“一个闭环、两个覆盖、三个一律”的工作模式，实现入境人员从国门到家门、从口岸到社区全流程闭环管理。在全国率先制定《入境抵蓉人员疫情防控和服务工作规范》，为全国各入境口岸打造了“成都样板”。2020 年，全市累计管控境外航班 2 105个，管理服务乘客 11.3 万人，拦截确诊病例 296 例，筑牢境外疫情防控第一道防线。三是坚决打好郫都疫情防控“遭遇战”。建立多点触发监测预警网络，实现病例 1 首次就诊第一时间被发现。疫情出现后，迅速从常态防控状态转入应急处置状态，4 小时内发布疫情权威信息，12 小时召开新闻发布会，1 天时间完成郫都区 78.3 万人的全员核酸检测，2 天内完成基因测序分析，4 天内锁定疫情源头，7 天内基本查明疫情可能的传播路径，10 天后未再出现本土新增病例，25 天内 6 个中风险地区均降为低风险地区，切实把疫情影响控制在最小范围，得到国务院联防联控机制工作组“疫情发现及时、流调溯源精准、波及范围局限，疫情传播得到快速有效阻断”的充分肯定。

2020 年，我们坚持攻坚克难、奋勇拼搏，全市卫生健康工作取得显著成效。全市卫健系统在依法科学精准做好疫情防控的同时，扎实推动 2020 年卫生健康各项重点工作落地落实落细，全市人均期望寿命达到 81.52 岁，孕产妇死亡率 4.55/10 万、婴儿死亡率 2.27‰，居民健康三大指标达到历史最优水平，取得疫情防控和全年重点工作任务双胜利。一是卫生健康供给质量和服务水平显著提升。全市新增三级医院 17 家，新增三甲医院 5 家。全市总诊疗人次 1.44 亿，出院人次 408.73 万，全市公立医院三、四级手术比例提升到 48.57%。积极促进社会办医，全市医疗机构中民营医疗机构占比超 7 成。启动 10 个市级高水平临床重点专科建设，新立项医学重点学(专)科省级 19 个、市级 54 个。市四医院精神病学位列《中国医院科技量值专科百强榜》第 8 名，取得市级医疗机构历史最高水平。全市 19 家二级公立医院和38家三级公立医院纳入国家公立医院绩效考核，有效提升整体管理水平和医疗质量。完成480家基层医疗卫生机构硬件提升。建成“示范中医馆”50个、提档升级“规范化中医角”200个，基层中医药服务量达54.6%。全市健康服务业非政府办重点项目共35个，实际完成投资52.28亿元。成都全民健康信息平台通过国家互联互通标准化成熟度四级甲等测评，全市生成电子健康卡(码)达1 552万余张。二是医疗卫生领域创新力、竞争力加快提升。2020年，我市承担了推进“信用+综合监管”、促进诊所发展、安宁疗护等8项国家级试点改革工作，全市医养结合工作、促进婴幼儿照护服务发展工作、国家药品集中采购和使用试点工作、现代医院管理制度试点工作、高水平医改监测等方面工作经验在全国推广。以高新区(市一医院)、锦江区(市二医院)为重点，初步形成网格化城市医联体试点管理模式。在青白江、新都、邛崃、新津和蒲江启动以镇村一体化为突破口的国家级紧密型县域医共体试点工作。国家药品集中采购和使用试点工作，完成约定量的223.45%。研究制定《成都市促进中医药传承创新发展实施方案》，推进全市中医药事业、产业、文化全面协调发展。联合多部门研究制定《促进成都市健康服务业高质量发展若干政策资金支持条款实施细则》，牵头成立中日示范项目健康及社会服务专项小组，发布健康及社会服务领域机会清单项目51个、供给清单项目22个、合作示范项目7个。与重庆卫健委签订合作协议，在7个方面深入推进成渝卫生健康一体化发展。建立成德眉资医疗健康同城专项合作联席会议制度，加快推动医疗资源共建共享。三是公共卫生体系建设全面加强。以市政府名义印发《关于推进健康成都行动的实施意见》，实施21个专项行动。简阳市等3个市县通过国家卫生城市技术评估，实现国家级卫生城市(县城)全域覆盖。全市11个区(市)县获得新一轮全国计划生育优质服务先进单位。研究制定《成都市关于完善重大疫情防控体制机制健全公共卫生应急管理体系的实施意见》《成都市紧急医学救援体系能力提升实施方案》。策划包装市级公共卫生和重大疫情防控救治项目23个、区(市)县级项目162个，争取特别国债41.1亿元。与中国医学科学院合作共建新发突发传染病防治工作站，全年新增配置救护车117辆，全市职业病诊断机构报告率达到100%，健全覆盖市、县、镇(街道)的“三线一网底”艾滋病防治体系，艾滋病防治年度目标工作任务全面完成。

二、2021年重点工作任务(略)

三、国家卫生城市复审迎检相关要求(略)

成都市卫生健康事业发展

Development of Health Service in Chengdu

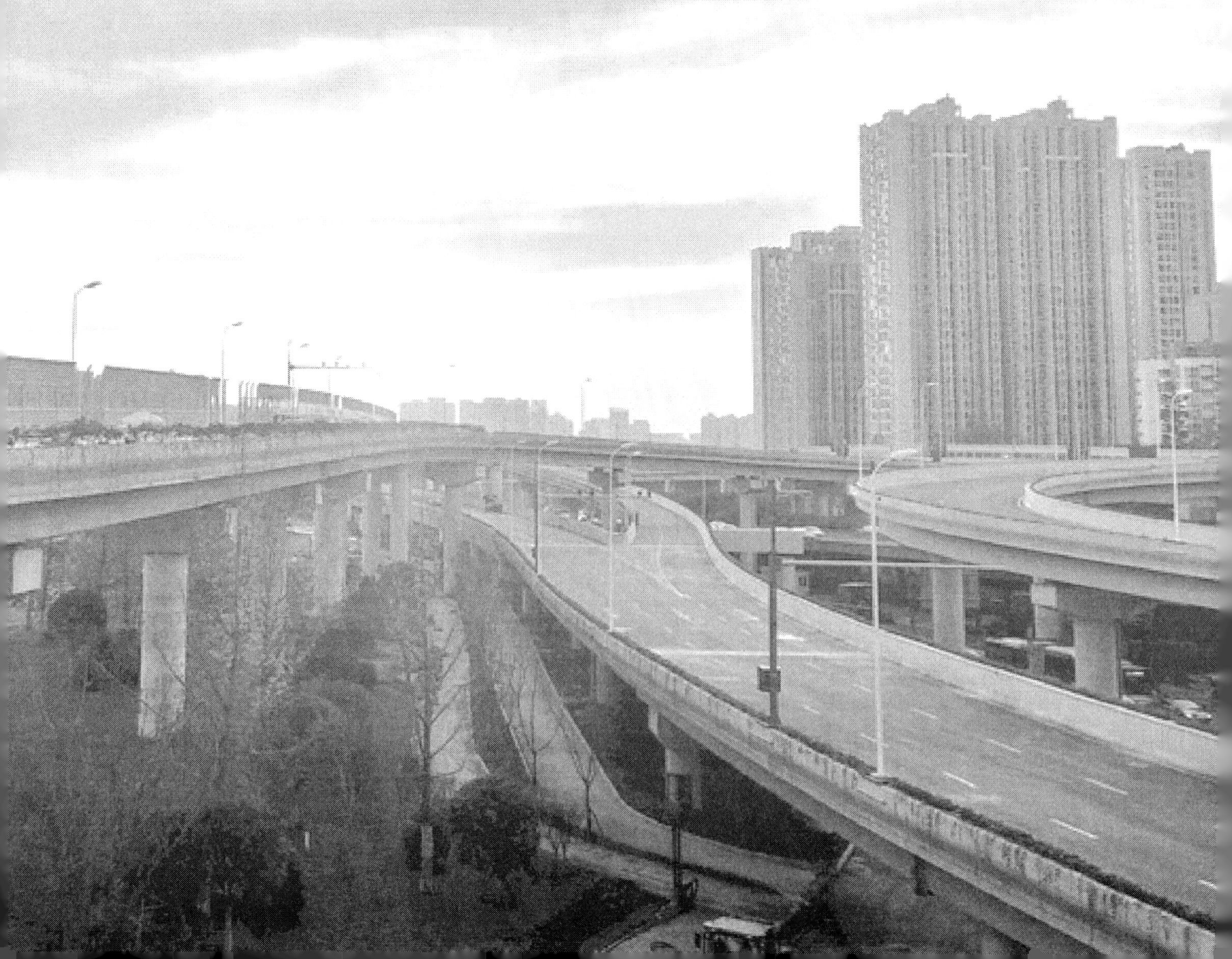

成都市卫生健康事业发展

【概况】 2020年，面对突如其来的新冠肺炎疫情，全市卫生健康系统坚持以习近平新时代中国特色社会主义思想为指导，坚决贯彻落实党中央国务院和省委省政府、市委市政府决策部署，新冠肺炎疫情大考交出过硬答卷，卫生健康事业高质量发展再上新台阶，为全市夺取疫情防控和实现经济社会发展目标“双胜利”提供坚强的卫生健康保障。

新冠疫情防控取得阶段性成效。充分发挥疫情防控主力军作用，坚持常态化精准防控和局部应急处置相结合，因时因势动态调整防控策略，全市疫情防控形势保持平稳。2020年，全市未发生一起院感事件，是全国千万以上人口城市中感染率最低的城市和复工复市最早、秩序活力恢复最好的城市之一，国务院联防联控机制简报4次刊发成都市疫情防控经验做法，疫情防控工作得到世卫组织专家的高度评价，郫都区突发疫情处置得到国务院联防联控机制工作组“疫情发现及时、流调溯源精准、波及范围局限，疫情传播得到快速有效阻断”的充分肯定。

2020年，全市无甲类传染病报告，全市报告乙丙类传染病25种，报告发病数73 205例，报告发病率441.50/10万，报告发病数与2019年同期比下降61.85%。其中：报告乙类传染病16种25 052例，报告发病率150.71/10万，报告死亡数509例，报告死亡率3.07/10万，发病数前五位的病种为梅毒、肺结核、乙肝、艾滋病、丙肝，占乙类传染病总发病数的89.64%；报告丙类传染病9种48 153例，报告发病率290.41/10万，发病数前三位的病种为手足口病、流行性感冒、其他感染性腹泻病，占丙类传染病总发病数的96.98%。2020年，全市城乡居民人均期望寿命81.52岁，比上年增加0.51岁，其中：男性78.97岁，比上年增加0.55岁；女性84.29岁，比上年增加0.45岁。2020年，全市孕产妇死亡率4.55/10万，婴儿死亡率2.27‰，持续保持低位运行。2020年，全市居民健康素养水平达到26.82%。

2020年，全市医疗卫生机构11 954个，比上年减少167个，其中：医院630个，比上年增加1个；基层医疗卫生机构11 173个，比上年减少182个；专业公共卫生机构76个，与上年持平；其他卫生机构75个，比上年增加14个。医院、妇幼保健院、专科疾病防治院按经济性质分，公立169个，民营484个；按等级分，三级91(其中三甲39个)，二级164个(其中二甲59个)，一级及未评定等级的机构398个。基层医疗卫生机构中，社区卫生服务中心(站)255个，比上年增加2个；卫生院264个，比上年减少16个；诊所(门诊部、卫生所、医务室、中小学卫生保健所)7 283个，比上年增加190个；村卫生室3 365个，比上年减少362个；护理站6个，比上年增加4个。专业公共卫生机构数与上年持平。其中：疾病预防控制中心25个，比上年增加1个；卫生执法监督机构19个，比上年增加1个；专科疾病防治院2个，比上年减少2个；急救中心(站)2个，比上年减少2个；采供血机构5个，比上年增加2个；妇幼保健院21个，与上年持平。

2020年，全市卫生人员24.95万人，比上年增加1.18万人。卫生人员中，卫生技术人员19.52万人，比上年增加1.04万人；其他技术人员0.92万人，比上年增加0.09万人；管理人员1.38万人，比上年增加0.06万；工勤技能人员2.78万人，比上年增加0.05万人。2020年，全市执业(助理)医师7.24万人，每千人口执业(助理)医师4.25人(预估)，比上年增加0.12人；全市注册护士8.78万人，每千人口注册护士5.47人(预估)，比上年增加0.17人；每万人口专业公共卫生机构人员7.17人(预估)，比上年增加0.08人。

2020年，全市医疗卫生机构床位数15.37万张，比上年增加4 755张，其中：医院床位12.79万张，增加4 143张；基层医疗卫生机构2.26万张，增加581张；其他医疗机构床位0.32万张，增加31张。每千人口床位数9.04张(预估)，比上年增加0.06张。医院床位中，公立医院床位7.89万张，占61.71%；民营医院4.90万张，占38.29%。

2020年，全市医疗卫生机构占地面积872.59万平方米，比上年减少38.00万平方米，其中：医院580.92万平方米，减少46.99万平方米；基层医疗卫生机构221.89万平方米，增加4.80万平方米；专业公共卫生机构52.48万平方米，增加1.86万平方米；

其他卫生机构17.30万平方米，增加2.34万平方米。全市医疗卫生机构房屋面积1 575.66万平方米，比上年增加95.04万平方米，其中：医院1 154.71万平方米，增加68.11万平方米；基层医疗卫生机构332.05万平方米，增加15.18万平方米；专业公共卫生机构68.22万平方米，增加6.95万平方米；其他卫生机构20.68万平方米，增加4.80万平方米。

2020年，全市新增三级医院17家，新增三甲医院5家，成都市被国家卫生健康委确定为全国首批"信用+综合监管"试点城市，被省卫生健康委确定为四川省"互联网+医疗健康"试点示范城市，成都医养结合工作经验被国家卫生健康委通报表扬，成都市促进婴幼儿照护服务发展工作、国家药品集中采购和使用试点工作在全国会议上进行交流发言，成都市现代医院管理制度试点、高水平医改监测工作被国务院医改领导小组以简报形式向全国推广。

一是大力实施公卫提能行动。研究制定《成都市关于完善重大疫情防控体制机制健全公共卫生应急管理体系的实施意见》《成都市紧急医学救援体系能力提升实施方案》，市级120网络医院达104家，新增配置救护车117辆。建立成都市预防医学研究院，与中国医学科学院合作共建新发突发传染病防治工作站。开展尘肺病防治攻坚行动，职业病诊断机构报告率达到100%。全市人均基本公共卫生服务经费提高至84元，共组建家庭医生团队2 411支，签约685.58万人。艾滋病病毒感染者和病人的治疗覆盖率、治疗有效率分别达95.36%、97.82%，处于全国领先水平。

二是大力实施健康成都行动。研究制定《关于推进健康成都行动的实施意见》，实施21个专项行动。简阳市等3个市县通过国家卫生城市技术评估，实现国家级卫生城市(县城)全域覆盖。全市11个区(市)县获得新一轮全国计划生育优质服务先进单位，占全省40%。建立健全"市、区、街道、社区"四级健康教育体系，居民健康素养水平达26.82%。深入开展"五大常态专项行动"和"六项一月一主题活动"，营造全社会齐抓共管爱国卫生运动的良好氛围。

三是大力实施改革创新行动。重点推进8项国家级试点改革工作。巩固完善分级诊疗制度，制定《成都市网格化城市医联体建设试点实施方案》，全市共组建医联体132个，实现区(市)县全覆盖。制定《成都市紧密型县域医疗卫生共同体建设试点实施方案》，建立县域医共体13个。制定《成都市改革完善医疗卫生行业综合监管制度的实施意见》，全面推进多元化综合监管。制定《成都市促进诊所发展试点工作实施方案》，简化诊所准入程序。制定《关于促进3岁以下婴幼儿照护服务发展的实施意见》，建立市级婴幼儿照护服务指导中心和管理中心。制定《成都市关于建立完善老年健康服务体系的实施方案》，编印了《成都市医养结合机构名录》(第一批)并推出医养结合服务线上地图。制定了《成都市安宁疗护服务疾病和对象标准(试行)》《成都市安宁疗护试点机构建设及管理服务能力评估标准(试行)》，确定了24家安宁疗护定点机构。开展国家药品集中采购和使用试点工作，完成试点约定量的223.45%，受邀在全国专项推进会上交流发言。

四是大力实施项目建设行动。策划包装市级公共卫生和重大疫情防控救治项目23个、区(市)县级项目162个，争取特别国债41.1亿元。市六医院东虹院区和市四医院九江康复病区项目投入使用，市二医院龙潭医院和市血液中心迁建一期工程项目完成建设，全力推进市中心医院、市紧急医学救援中心、市精神卫生中心等重大补短板项目。完成480家基层医疗卫生机构硬件提升，实现医联体基层全覆盖。全市健康服务业非政府办重点项目共35个，2020年实际完成投资52.28亿元，其中16个项目已竣工。

五是大力实施内涵提升行动。持续推进卫生健康治理体系和治理能力现代化，深化现代医院管理制度，将全市18家二级公立医院和27家三级公立医院纳入国家公立医院绩效考核，有效提升整体管理水平和医疗质量。启动10个高水平临床重点专科建设，全市新立项医学重点学(专)科省级7个、市级54个。成都全民健康信息平台通过国家互联互通标准化成熟度四级甲等测评，成为覆盖范围最广、服务人群最多、接入机构最多的信息平台。生成电子健康卡(码)达1 552万余张，全市电子健康卡(码)看病就医达840万余人次。建立互联网医院41家,开展互联网诊疗服务268.6万人次,全市50%以上二、三级医院预约就诊精确到30分钟,610家医疗机构开展检查检验结果互认。

六是大力实施合作赋能行动。与重庆市卫健委签订《推动成渝地区双城经济圈建设成渝卫生健康一体化发展合作协议》,聚焦促进医疗服务高质量发展等7个方面全方位推动成渝卫生健康事业一体化发展。建立成德眉资医疗健康同城专项合作联席会议制度,聚焦医联体建设等5个方面,加快推动成德眉资优质医疗资源共建共享。累计派出577名医疗卫生人员对甘孜州等51个贫困县开展对口帮扶,开展结核病、包虫病等地方病筛查,巡回医疗义诊等就医患者达15万余人次。

七是大力实施中医发展行动。研究制定《成都市促进中医药传承创新发展实施方案》,进一步推进全市中医药事业、产业、文化全面协调发展。新增三甲中医医院2家、三乙中医医疗机构6家。持续推进“十三五”基层中医药服务能力提升工程,建成“示范中医馆”50个、提档升级“规范化中医角”200个,基层中医药服务量达54.6%。在全国率先将中医药文化纳入党校领导干部必修课程。

八是大力实施产业融合行动。联合多部门研究制定《促进成都市健康服务业高质量发展若干政策资金支持条款实施细则》,牵头成立中日示范项目健康及社会服务专项小组,发布健康及社会服务领域机会清单项目51个、供给清单项目22个、合作示范项目7个。积极促进社会办医,全市医疗机构中民营医疗机构占比超7成。深化“放管服”改革,市、县两级审批事项按时办结率达100%。

2020年,全市卫健系统获得全国抗击新冠肺炎疫情先进集体、全国五四红旗团委等先进集体称号143个,获得全国先进工作者、全国向善向上好青年等先进个人奖项346个(全国奖项7个,省级29个,市级114个,市级部门339),市级通报表扬先进集体9个,先进个人24个。

【“十三五”概况】 “十三五”期间,在市委市政府的坚强领导下,全市卫健系统始终把人民对美好生活的向往作为奋斗目标,以建设践行新发展理念的公园城市示范区为统揽,认真贯彻新时期卫生与健康工作方针,遵循“大健康、大卫生、大服务、大共享”的工作思路,狠抓落实、锐意改革、奋力拼搏,全面护佑全市人民健康,圆满实现了“十三五”卫生健康各项目标,全市城乡居民健康水平实现“一升两降”:人均期望寿命提高2.51岁,达到81.52岁;孕产妇死亡率从9/10万降至4.55/10万,降幅50%;婴儿死亡率从3.58‰降至2.27‰,降幅37%,均为历史最好指标,达世界发达国家水平。2016年,成都市成为全国超千万人口特大型城市中首个获评“健康城市”建设试点城市;2018年,成都市作为公立医院综合改革成效明显地区受到国务院表彰激励;同年,荣获首届“健康中国”标志城市,成为获此殊荣的5个省会城市和计划单列市之一;2019年,连续第八次荣获“国家卫生城市”称号,为成都聚力建设全面体现新发展理念的国家中心城市奠定了坚实的健康基础。

五年来,坚持政治统领、党建引领,卫生健康事业的保障与支持力度实现三个“空前”。一是党委政府对卫生健康工作重视空前。2017年,锐平书记亲自主持、高规格召开新世纪以来全市首次卫生健康大会,擘画健康成都建设蓝图。2020年,风朝市长上任伊始就调研卫生健康工作,全力支持和推动卫生健康事业发展和新冠肺炎疫情防控。“十三五”期间,市委常委会、政府常务会、市委深改委等会议专题研究卫生健康工作40余次。以党委政府名义出台推进“健康成都2 030”战略规划、健康成都行动等10余项政策,全市卫生健康治理体系和治理能力现代化水平得到有力提升。二是卫生健康领域财政投入空前。2016年在全国较早建立健全了公立医院投入长效机制,“十三五”期间,全市医疗卫生财政投入资金累计730亿元,是“十二五”的2.18倍,其中,市级公立医院财政年投入从2.66亿元增加到20.59亿元,增长近8倍,财政投入占公立医院总收入比重由3.09%激增至16.91%。市级财政累计投入21.87亿元实施市级医院扩改建工程,15个项目投入使用,新增床位6 668张;市县两级财政投入29.95亿元实施基层医疗卫生机构硬件提升工程,为“十二五”提升工程的12.8倍。735家基层医疗卫生机构实现基础设施(设备)提升改造,2 062个村卫生室完成标准化建设。基本公共卫生服务经费补助从年人均50元增长至84元。三是党总揽全局、协调各方的领导核心作用空前。全市县级以上公立医院全面实行党委领导下的院长负责制，选优配强公立医院领导班子。2019年，中组部给予"中央精神、国家战略在成都公立医院实现了有力落实、深度融入、末端见效"的高度评价。党风廉政建设不断深入，持续开展行风专项整治活动和行业领域突出问题系统治理工作，党风政风行风持续改善。落实健康扶贫战略，累计派出2 300余名卫生人员对甘孜州、阿坝州、凉山州等地区开展医疗救治、艾滋病防控等健康脱贫攻坚对口帮扶工作，惠及群众270余万人次、集中救治8万余人。市卫健委医政处被国务院表彰为全国民族团结进步模范集体。面对新冠肺炎疫情大考，全系统各级党组织和全体党员用实际行动诠释初心使命，获得全国性表彰7项，省级表彰90项，市级表彰453项。

五年来，坚持开拓创新、锐意进取，全面深化医药卫生体制改革实现三个"突破"。一是建立科学合理的就医新秩序，健康服务可及性公平性实现新突破。2016年成都市成为分级诊疗国家试点城市，2019年成为城市医联体建设、紧密型县域医共体建设国家试点城市。通过分级诊疗建机制、强基层，全市组建132个医联体，实现基层医疗卫生机构全覆盖，建成全国百强社区卫生服务中心11家，打造形成全市十五分钟"健康服务圈"。家庭医生签约650万人，城乡居民电子健康档案建档率达95.80%，县域内就诊率达到92.32%，基层诊疗量占比连续四年实现正增长，基层首诊、双向转诊、急慢分治、上下联动的就医新秩序基本形成，"小病不出乡，大病不出县"的目标基本实现。国务院深化医药卫生体制改革领导小组两次刊发并推广成都市改革经验。二是公立医院综合改革走深走实，减轻群众看病用药负担实现新突破。2016年，成都市成为公立医院改革国家试点城市，"十三五"期间，县级公立医院综合改革不断深化，城市公立医院综合改革加快推进。全市公立医院取消药品和医用耗材加成，破除以药补医机制，医疗服务收入占比达到30.1%。全市居民个人现金支出占卫生总费用比重下降到22.16%，优于全国、全省平均水平。2018年作为公立医院综合改革成效明显地区受到国务院表彰激励。2019年成为全国"4+7"带量采购试点城市，25个中选药品平均降幅达52%，最大降幅超过90%，国家药品集中采购和使用试点工作在全国会议上交流发言，居民就医用药负担持续减轻。三是医疗卫生多元化监管格局初步建立，医疗服务监管模式实现新突破。深化医药卫生领域"放管服"改革，构建多元化的监管体系，强化全行业综合监管，引导规范第三方评价和行业自律，实现多部门跨地区信用奖惩联动，推动卫生监督融入全市信用体系。2020年，成都市获评国家"信用+综合监管"试点城市，高水平医改监测工作被国务院医改领导小组以简报形式向全国推广。

五年来，坚持求真务实、精益求精，全面推进健康成都建设实现三个"跨越"。一是医疗资源总量跨越式发展。截至2020年底，全市三级医疗机构91家，三甲医疗机构39家，仅次于北京、广州，"十三五"期间新增三甲医疗机构数为"十三五"以前历年累计总数的70%。千人口实际开放床位数、千人口执业(助理)医师数、千人口护士数均位居副省级城市前列。全市各区(市)县三级公立医疗机构覆盖率超90%，其中9家县级公立医院成功创建三甲。健康服务业快速发展，全市民营医院床位数4.9万张，在全市医院中占比达38.29%，高于北京、深圳等城市，为全国领先水平。二是医疗整体实力跨越式提升。截至2020年底，全市省级以上重点学科专科440个，较2015年翻两番。全市建成国家药物临床试验(GCP)机构19家，其中2017年实现市级医疗机构国家药物临床试验(GCP)资质认定"零突破"。全市建立医疗质量控制中心109个，全市医疗质量和医疗服务水平不断提高。国家口腔医学中心、国家老年疾病临床医学研究中心落户成都。2020年，全市4家医院入围《中国医院综合实力百强榜》，32个专科进入《中国医院专科声誉排行榜》，4家医院入围《中国医院科技量值百强排行榜》，31个专科进入《中国医院科技量值专科百强排行榜》。市一医院儿科等4个科目入围中医国家区域医疗中心，市妇儿中心医院更年期保健科入围国家特色专科建设名单，实现国家区域医疗中心和国家特色专科立项“零突破”。三是公共卫生服务能力跨越式增长。健康与疾病监测体系全方位覆盖，连续16年无本土甲类传染病例报告发生，2020年甲乙类传染病发病率150.71/10万，远低于全国平均水平。12个区(市)县创建为国家慢性病综合防控示范区，重大慢性病过早死亡率下降至10.69%。艾滋病感染者治疗覆盖率和有效率处于全国领先水平，连续多年入选联合国艾滋病规划署年度报告最佳实践案例。创建国家级卫生应急综合示范县4个，建成国际认证资质的PHTLS(院前创伤生命支持)、AHA(美国心脏协会)等院前急救技能培训中心。120网络医院达104家，救护车辆417辆。全市突发公共卫生事件信息报告和处置率100%。

五年来，坚持改善服务、惠民便民，群众健康获得感实现三个“提升”。一是市民就医满意度大幅提升。“十三五”期间，全市医疗机构就诊患者、住院患者、门诊患者满意度逐年持续提高，2020年分别达到94.59%、95.43%、94.13%，高于全国平均水平，达到历史最高水平。二是医疗卫生服务便捷度大幅提升。2017年成为四川省“互联网+医疗健康”试点示范城市，全市建成互联网医院41家，二、三级医院预约时间段精确到30分钟，610家医疗机构检查检验结果互认。2020年，成都全民健康信息平台通过国家互联互通标准化成熟度四级甲等测评，位居副省级及以上城市第六，为全国覆盖范围最广、服务人群最多、接入机构最多的信息平台。“AI+医疗”应用场景培育工作受到国务院办公厅通报表扬。三是重点人群保障度大幅提升。“十三五”时期，全面两孩政策平稳实施，计划生育服务管理改革转型，计生奖励扶助政策全面落实。全市安宁疗护定点机构25家，医养结合机构达108家，床位总数达3.03万张。积极开展65岁及以上老人免费体检和60岁及以上户籍老年人肺炎疫苗接种，重点人群家庭医生签约率达79.55%。建立整合型妇幼健康体系，80%的县级妇幼保健院达三级水平，孕前优生健康检查目标人群覆盖率达100%，新生儿疾病免费筛查率达99.45%，3岁以下儿童系统管理率达98.12%。婴幼儿照护服务发展工作开局良好，在全国经验交流。

医疗卫生改革

【概况】 2020年，在市委、市政府的正确领导下，成都市认真贯彻落实党的第十九届五中全会、省委第十一届八次全会、市委第十三届七次全会医药卫生健康有关决策部署，按照政策导向、需求导向、问题导向，坚持“医疗、医保、医药”三医联动改革，紧紧围绕分级诊疗制度、现代医院管理制度、全民医疗保障制度、药品供应保障制度、综合监管制度5项制度建设，将全市医改工作向纵深推进。在公立医院高质量发展、医联体内涵建设、建立公共卫生和疾病预防控制体系、基层服务能力提升、家庭医生签约提质扩面等关键领域和重点环节上取得了新的进展和成效，并通过医改试点单位调研、指导和评估，及时梳理试点改革经验总结，适时向全市推广，坚定不移推动医改落地见效，不断增进人民群众健康福祉。

【医改重点工作】 按照国家、省部署要求，研究制定成都市《学习福建省和三明市深化医改经验进一步推进医药卫生重点领域改革工作方案任务分工》，明确各部门分工，协同推进成都市医改工作。以国家、省级医改下半年重点工作任务为基础，会同市医改领导小组相关成员单位牵头制定《成都市深化医药卫生体制改革2020年下半年重点工作任务》，明确各项改革任务责任单位，建立全市下半年医改重点工作任务台账，明确各项工作牵头部门职责，确定各项工作任务标准，确保下半年医改工作有序推进，取得实效；按照中共成都市委全面深化改革委员会要求，积极推进《成都市促进中医药传承创新发展实施方案》的发文。

组织召开2020年医改工作重点任务推进会、2020年部分国家级医改试点工作推进会，围绕医改工作重点难点，研究推进成都市医改工作。在新津区、温江区、新都区分别组织召开“信息化支撑深化医改现场观摩培训”“成都市医药卫生重点领域改革政策培训会”和“成都市现代医院管理制度现场推进会暨深化医药卫生体制改革培训会”，并于2020年12月组织深化医改重点任务专题研讨会，广泛听取各区(市)县卫健局、一线医务人员以及医改专家的意见建议，研判成都市推进医改工作中面临的改革梗阻。

【公立医院综合改革效果评价】 按照省财政厅、省卫生健康委相关文件要求，2020年3月，制定了《2020年成都市医疗服务与保障能力提升(公立医院综合改革)项目实施方案》，进一步巩固公立医院改革成果，着力推进医疗服务价格、人事薪酬、提升医疗卫生服务水平、分级诊疗以及医疗卫生信息化建设等领域改革，并按时完成全市公立医院综合改革评价考核工作，根据公立医院综合改革效果评价结果正式下达2020年全市公立医院综合改革中央补助资金。12月26日，按照省财政厅、省卫生健康委要求，完成提前下达2021年卫生健康公立医院综合改革项目省级补助资金分配方案。

【改革公立医院人事薪酬制度】 结合成都市深化医药卫生体制综合改革工作部署和前期薪酬制度改革试点工作阶段性成效，成都市卫健委与成都市人力资源和社会保障局、成都市财政局联合下发《关于扩大公立医院薪酬制度改革试点的通知》，进一步扩大公立医院薪酬制度改革试点范围。扩大后试点医院为成都市卫健委直属10家公立医院，区(市)县自愿申报26家医院。试点医院2020年改革绩效工资可从2019年度业务收支结余中按相关规定提取作为奖励基金。进一步调动广大医务人员的积极性、主动性、创造性。

【深化医疗卫生体制改革】 配合市委改革办制定深改台账，定期报送成都市卫健委全面深化改革工作进展，牵头梳理成都市卫健委出台半年以上专项改革文件，并完成五件自查评估报告的撰写、收集与报送；9月，按市委农业和农村体制改革专项小组办公室要求报送十八大以来农村领域体制改革工作的总结及经验材料；9月，完成了国家卫生健康委体改司组织媒体报道医改经验和开展“住院率增长相关问题”调研以及省委改革办、省医改领导小组秘书处来成都市开展综合医改试点调研的接待工作；11月25日，按文教卫体制改革小组要求，报送成都市卫健委2020年全面深化改革工作总结及台账；12月7日，按市委农业和农村体制改革专项小组办公室要求，报送成都市卫健委2020年农业和农村体制改革工作总结和2021工作计划。加强与省医改领导小组秘书处对接，做好2020年度省政府考核市政府医改工作目标相关准备工作，同时，牵头组织市级相关成员单位及市卫健委相关处(室)对2020年度区(市)县医改领导小组深化医改工作目标考核相关准备工作。

2020年，编撰医改专刊9期、综合医改专报1份，向国务院医改领导小组秘书处推送专刊2期、专报1份，向省医改领导小组秘书处推送专刊8期。国务院医改领导小组分别于今年5月和7月，以简报形式刊发《四川省成都市新都区积极推进建立健全现代医院管理制度试点》《强基础抓质量重应用成都市以高水平医改监测助力深化医改》，并向全国推广成都市经验做法。此外，《四川改革》《成都改革》也刊发了新都区人民医院改革经验。

【大力支持社会办医】 认真落实《成都市人民政府办公厅印发关于促进成都市健康服务业高质量发展若干政策的通知》(成办发〔2019〕37号)要求，联合市财政局等10部门印发《关于印发促进成都市健康服务业高质量发展若干政策资金支持条款实施细则的通知》及申报指南，顺利完成2020年度资金申报工作。 (吴静)

党的建设

【“十三五”概况】 “十三五”期间，坚持以习近平新时代中国特色社会主义思想为指导，认真学习贯彻习近平总书记对四川及成都以及卫生健康工作系列重要指示精神，深入贯彻党的十九大及十九届二中、三中、四中、五中全会精神以及省市系列全会精神，全面贯彻新时代党的建设总要求，坚定不移推进党要管党、全面从严治党，一体推进系统政治建设、思想建设、组织建设、作风建设、纪律建设、制度建设，大力开展党的群众路线教育实践活动、“三严三实”专题教育、“两学一做”学习教育、“不忘初心、牢记使命”主题教育，全面落实公立医院党委领导下的院长负责制，健全系统各类组织架构，完善各类党建工作机制，系统党员干部“四个意识”“四个自信”“两个维护”理解贯彻执行力得到不断增强，在新冠肺炎疫情防控中“我是党员我先上”蔚然成风，为卫生健康事业发展提供了坚强政治保证。

【新冠肺炎疫情防控】 新冠肺炎疫情发生后，成都市卫健委第一时间向全系统党组织和党员干部发出通知，要求各级党组织和党员走在前当先锋。收到“请战书”1 000余份，组建党员突击队298个，青年突击队150个，设立党员志愿服务岗1 128个，2万余名党员投身防疫一线，800余名医务人员逆行驰援湖北、北京、新疆、云南、甘孜等地。组织6 083名党员自愿捐款56万余元，45名机关党员干部职工捐献爱心血液14 800毫升，累计划拨专项党费200万、专项工会经费380万慰问疫情一线和援鄂医务人员，“火线”发展党员10名。成都疫情防控工作得到世卫组织专家的高度评价，18个集体、218名个人受到了中央和省市表彰。郫都区疫情发生后，迅速组织动员党员冲锋在前，勇挑重担，全力以赴做好重点区域排查、采样、检测、消杀、管控等工作。

【政治理论学习】 把习近平总书记重要讲话和重要指示批示精神作为党组织会议“第一议题”，第一时间传达学习、第一时间贯彻部署。坚持每月开展一次思政课，在学懂弄通做实习近平新时代中国特色社会主义思想上下细功夫。大力开展“大学习、大调研、大走访”“凝共识、问民计、谋发展”“展望十四五、共画健康梦”等活动，深入学习党的十九届五中全会精神和省委十一届七次全会、市委十三届七次全会精神，各级领导干部带头宣讲127次，各级党组织开展各类宣传宣讲488次，征集意见建议942条。举办“党旗在抗疫一线高高飘扬”先进事迹报告会和“不忘初心医路有我”暨“成都骄傲大美医者”微视频（摄影）颁奖晚会，着力打造“蓉城健康先锋”党建阵地，独立自主运营，全年共推送理论学习文章1 500余篇，多篇文章被省、市党建平台转载。

【基层党建】 坚持“一切工作到支部”的鲜明导向，严格落实“三会一课”等制度，大力开展“五好党支部”竞评活动，扎实推进“共产党员示范行动”，深化“一机关一品牌、一支部一特色”党建品牌创建，建立党员“政治生日”制度，深入开展“危难面前显忠诚、挑战面前显担当”“不忘初心，重温入党志愿书”等主题党日活动。扎实开展“模范机关创建”活动，教育引导党员干部争做政治过硬、信念过硬、组织过硬、作风过硬、能力过硬的模范。大力提升基层党组织书记和党务干部能力素质，开展各类培训9期300多人次。建立基层党组织换届提醒机制，完成机关10个支部书记补选调整，13家成都市卫健建委属单位党组织“两委”换届工作。建立健全公立医院“党委领导下的院长负责制”各项议事决策制度机制，联合市委组织部每月推出1个公立医院党建品牌，截至年底已推出6家。

【文化建设】 坚持围绕中心服务大局，充分发挥群团组织的粘结剂、加油站作用，组织50名工会干部赴中山大学培训，大力开展妇幼、疾控、监督执法技能竞赛，组织职工篮球、乒乓球、太极拳比赛等活动。组建“卫健青年讲师团”常态化开展线上“一周一学一测评”青年大学习活动，共计2.3万余人次参学。指导直属单位团组织完成换届选举、“对标定级”工作，实施“青聚蓉城，共筑健康”人才服务项目，成功创建省级青年文明号集体1个，系统团委获得“全国五四红旗团委”“四川省五四红旗团委”称号。深化新时代文明实践，大力打造“四大行动”、文明创建、志愿服务三个品牌，为群众提供义疗、疫情和健康知识宣讲、关爱特殊人群、心理咨询、应急救援等志愿服务，服务群众12万余人次，“救在身边”志愿服务项目荣获2020年第五届中国青年志愿服务项目大赛四川省赛金奖，市卫健委被市文明办评为“十佳志愿服务单位”。

【反腐倡廉】 坚持挺纪在前，每月开展1次警示教育，扎实抓好“廉韵润初心”主题活动，征集廉洁故事32篇，拍摄廉洁纪录片、情景剧10部，选编纪检工作法规、“警钟长鸣”警示教育读本360余册，“蓉城健康先锋”微信公众号推送典型案例126篇，先后组织2 165名干部到警示教育基地进行廉洁教育。巩固拓展中央八项规定精神成果，持续整治形式主义官僚主义问题，截至2020年底，下发纳入精神文明统计范围内公文42件，较去年同期减少

37.31%；召开有关会议27个，较去年同期减少20.59%。聚焦人民群众反映强烈的热点难点焦点堵点问题，以“大处方泛耗材”为重点，紧盯重点人群、关键岗位，突出重点单位、重点科室，集中火力重点整治开单提成、商业统方等违规违法行为，发现处理问题线索5 065条，上交违法违规金额116.40万元；责成医院惩处不合理使用医用耗材151人次、不合理用药2 770人次。

【调查研究】 结合“模范机关创建”活动，完成市直机关工委2020年课题研究任务，形成《创建让党中央放心、让人民群众满意的模范机关研究》。配合市委组织部完成2020年重点课题子课题研究，形成《提高组织工作基层党建制度执行问题研究》调研报告。（何晓东）

疾病预防控制

【概况】 2020年，全市扎实巩固传染病防治成果，不断加强传染病疫情监测报告工作，强化传染病疫情信息分析利用，科学指导防控措施的落实。有效防控流感、手足口病、诺如病毒感染、流腮、水痘、风疹、狂犬病等传染病，及时处置学校/托幼机构聚集性疫情，无传染病突发公共卫生事件发生。加强严重精神障碍管理治疗工作，与市委政法委等多部门共同推进社会心理服务体系建设。2020年全市甲乙类法定传染病累计报告发病率为150.71/10万，达到全年控制目标(250/10万)。

【新冠肺炎疫情防控】 一是强化精准施策，落实科学防控；统筹规范全市疫情防控工作。强化专业支撑，及时制定出台疫情防控方案等文件，有力指导、规范全市疫情防控工作；精准调整防控策略。密切关注疫情形势，综合疫情发展态势等因素，组织专家及时开展专业风险评估，科学精准实行场所和人员分类管理；全面落实“四早”措施。自主开发全国首个密切接触者管理系统，并在四川省推广应用，实现了健康状况信息化管理和跨地区追踪；精准发力，着力补齐短板。制定出台《关于完善重大疫情防控体制机制健全公共卫生应急管理体系的实施意见》，明确“三大体系、四个能力、三项保障”工作任务。

二是强化监测排查，狠抓常态化防控；落实“应检尽检”工作。先后印发《进一步强化新冠病毒检测工作实施方案》和《进一步加强重点行业重点人群核酸检测工作方案》，强化部门协作配合，累计检测重点人群556万人次，除阳性境外人员和“12·7”郫都区疫情病例外，未检出新冠病毒核酸阳性病例；做好重点地区来(返)蓉人员健康管理和服务。密切关注全国各地疫情风险等级情况，依法依规加强重点人员管理，推进人员有序流动，累计检测重点地区来(返)人员9.8万余人，共检出核酸阳性病例3例，未发生一起重点地区关联病例；健全多渠道监测预警机制。坚持防人防物防环境并重，印发《成都市新冠肺炎疫情常态化监测预警工作实施方案》，强化重点领域、重点场所、重点环节疫情风险监测，累计检测样本69.9万余件，其中人员样本66.9万余件，环境样本1.1万余件，冷链食品及外包装样本1.8万余件，除在入境人员样本和“12·7”郫都区疫情人员、环境样本检出阳性外，其余样本均为阴性。

三是强化准备储备，有效应对疫情反弹；牵头制定《成都市新冠肺炎疫情快速响应应急预案》并开展三次市级演练。确保发现报告不明来源病例后，快速响应，有效管控，降低疫情扩散风险；制定《成都市应对秋冬季新冠肺炎疫情防控工作方案》。积极应对存在的疫情风险因素和秋冬季多病共防的防控压力，严防和有效控制秋冬季聚集性疫情；制定《成都市秋冬呼吸道传染病疫苗接种工作方案》，将流感疫苗、23价肺炎球菌多糖疫苗纳入群体性预防接种，有效应对今年秋冬季很可能出现的新冠肺炎、流感、肺炎球菌性肺炎叠加发病局面；提升核酸检测能力。制定《进一步强化新冠病毒检测工作实施方案》《成都市新冠病毒核酸检测应急预案》《成都市大规模人群快速核酸检测工作方案》等方案预案，储备核酸采样队伍和应急采样场所，健全实验室检测网络，缩短检测时间，强化检测质控，确保核酸检测结果及时准确。截至2020年12月31日，全市具备新冠病毒核酸检测能力的机构达到171家，单日最大理论单检能力达到37万份；有序处置“12·7”郫都区疫情。市、区两级快速响应，立即启动应急预案，严格按照国家《新型冠状病毒肺炎防控方案(第七版)》要求，通过快速流调溯源、科学精准防控和有序核酸检测，实现了及时发现病例、疫情快速处置，人员管控到位，有效遏制了疫情扩散。

【疾控体系和能力建设】 2020年，指导市疾控中心三甲复评，武侯区疾控中心、龙泉驿区疾控中心二甲复评，青羊区疾控中心二甲申报工作。指导高新区、天府新区疾控中心建设，东部新区疾控机构规划工作。与市总工会共同举办全市疾控技能大赛，邀请德阳市、眉山市、资阳市、雅安市参加第二届“同城杯”疾控技能比赛。建立成渝地区双城经济圈重大传染病联防联控机制。

统筹谋划全市疾控系统“十四五”规划工作，市疾控中心建立成都市预防医学研究院，共建中国医学科学院新发突发传染病防治工作站，提升科研创新能力。实施市疾控中心重大疾病及健康危害因素检测能力提升项目，构建全市突发公共卫生事件应急检测网络实验室，实施17个县级疾控机构改（扩）建项目，大力提升检测和疾病预防控制能力。

【传染病防治】 2020年，不断加强传染病疫情监测报告工作，强化传染病疫情信息分析利用，科学指导防控措施的落实。有效防控流感、手足口病、诺如病毒感染、流腮、水痘、风疹、狂犬病等传染病，及时处置学校/托幼机构聚集性疫情，无传染病突发公共卫生事件发生。

【免疫规划】 一是加强疫苗使用环节管理。规范管理免疫规划工作，不断完善疫苗运送、储存、接种和信息记录等管理制度，加快推进免疫规划信息化建设。二是开展大型主题宣传活动全市开展线上和线下活动共计595场。三是指导各区（市）县做好流感疫苗、23价肺炎球菌多糖疫苗、新冠肺炎疫苗人员摸底和接种实施工作。四是继续做好60岁及以上户籍老年人肺炎疫苗接种项目。五是举办全市预防接种技能比赛，选拔优秀选手参加省级决赛。六是切实加强查漏补种，提高接种率。截至年底，免疫规划疫苗接种448.18万剂次，报告接种率为97.76%，新生儿乙肝疫苗首针及时接种率97.27%。无群体性和重大预防接种异常反应发生。

【艾滋病防治】 2020年全市共检测793.35万人次，较2019年增加15.05%，常住人口检测覆盖率为48.58%；现存活艾滋病感染者和病人治疗覆盖率为95.36%，治疗有效率达97.82%，治疗效果显著，达到省政府重点任务要求。多措并举，提高综合干预有效性。公安部门强化源头治理，持续严厉打击卖淫嫖娼、故意传播艾滋病等违法行为，保持高压震慑态势。公安部门开展卖淫嫖娼专项打击行动，对故意传播性病进行立案追究。

【结核病防治】 2020年，全市积极推进结核病防治新型服务体系建设，强化耐多药结核病防治工作，严格落实学校结核病防治措施，加强检查督导和培训；锦江区、新都区、郫都区、简阳市、彭州市创建第三轮四川省结核病综合防治示范区，落实分级诊疗制度，创新防治策略；开展健康促进活动，引导公众做好新冠肺炎防护的同时做好结核病的防控工作；肺结核患者成功治疗率达97.3%。

【精神卫生防治】 全面加强严重精神障碍患者管理治疗工作，强化与政法委、公安、民政、残联等部门的沟通协作，完善协同工作机制，及时定期交换信息，共同加强严重精神障碍管理治疗工作；多部门联合印发《成都市深入开展严重精神障碍患者阳光救助工作实施意见》，进一步加大救助力度、优化救助流程。截至2020年12月31日，全市严重精神障碍患者报告患病率4.4‰，社区管理率达96.59%，规范管理率95.53%。与教育系统建立“成都市中小学心理健康绿色平台”，在心理干预、就诊就医、教育培训、课题研究、科普宣传等方面密切合作，共同搭建平台，畅通中小学生心理危机干预转介绿色通道。与市委政法委等部门共同推进社会心理服务体系建设。

【血吸虫及地方病防治】 2020年，开展血吸虫病监测工作，采取多种措施改造钉螺滋生环境，降低残存钉螺面积，开展凉山州血吸虫病防治帮扶工作；加强输入性疟疾的疫情处置工作，开展消除疟疾后监测点工作；开展土源性线虫病、碘缺乏病、克山病监测，完成“十三五”成都市包虫病等重点寄生虫病、血吸虫病、地方病防治规划终期评估工作和成都市地方病防治专项三年攻坚行动终期评估工作；开展全国疟疾日和防治碘缺乏病日等宣传活动，进一步提高社会和公众对疟疾、碘缺乏病等防治的认识。

【慢性病和癌症防控】 继续开展覆盖全人群的慢病综合监测，动态监测慢性病危险因素、发病、死亡流行状况及儿童伤害发生情况；继续推进全民健康生活方式行动，营造健康氛围，推进基层慢病患者管理，不断提高管理数量和质量；继续推进儿童口腔疾病综合干预项目，为全市适龄儿童免费提供口腔健康教育，口腔健康检查和窝沟封闭；郫都区、青白江区、新津县和蒲江县准备接受国家级慢性病综合防控示范区复评审；在省内率先超额完成国家重大公共卫生专项——城市癌症早诊早治项目，并启动 2020—2021 年度城癌项目高危人群评估工作。

【卫生监测】 2020 年，在全市城市和农村设1 079个监测点，开展枯丰水期危害因素监测，全市城市和乡镇设 635 个龙头水监测点，每季度开展水质监测并向社会进行公示；持续推进公共场所环境危害因素监测、空气污染对人群健康影响及农村环境卫生监测项目工作；做好学校卫生综合监测工作，加强学生体质健康检查质控，开展儿童青少年近视筛查工作。健康副校长选聘工作得到了孙春兰副总理肯定性批示。

（刘　波）

妇幼健康管理

【概况】 2020 年妇幼健康工作在全力做好新冠肺炎疫情防控的同时，紧紧围绕《2020 年全市卫生健康工作要点》，以妇幼保健服务能力提升为重点，全力保障母婴健康，全面落实《两纲》目标任务，工作成效显著。2020 年全人口活产数175 805 人，孕产妇死亡率 4.55/10 万，婴儿死亡率 2.27‰，5 岁以下儿童死亡率 3.20‰，创历史最好水平，并继续保持低位运行。

【“十三五”概况】 “十三五”期间，妇幼健康工作紧紧围绕全市卫生健康中心工作，以保障母婴安全为重点，开展全生命周期妇幼健康服务，工作成效显著，2015 年至 2020 年，孕产妇死亡率从 9/10 万下降到 4.56/10 万，婴儿死亡率从 3.58‰下降到 2.24‰（相关数据未质控）。全面完成“十三五”和省、市《两纲》目标要求。

初步建立整合型妇幼健康体系。截至“十三五”末，11 家妇幼保健机构与市妇儿中心医院建立妇幼专科医联体，11 家妇幼保健机构与四川大学华西第二医院建立医疗联盟体，13 家妇幼保健机构与四川省妇幼保健院建立医疗联盟体，12 家妇幼保健机构与其他部省市级综合医院建立医疗联盟体，实现全域全覆盖。以市妇儿中心医院为龙头，其他实力较强的部省市级医疗机构为依托，覆盖区（市）县妇幼保健机构的整合型妇幼健康体系初步建立。

持续推进妇幼保健机构创等升级。坚持“以评促建、以评促改、评建并举、重在内涵”，不断强化妇幼保健机构硬件建设和能力提升。“十三五”期间温江区、郫都区、金堂县、青白江区、邛崃市 5 家县级妇幼保健机构先后成功创建三级乙等妇幼保健机构，简阳市也于 2020 年顺利接受三级乙等妇幼保健机构省级评审，截至 2020 年底实现全市 80% 的县级妇幼保健机构达到三级水平。

多措并举保障母婴安全。建立市级—片区—县级产儿科急救体系和妇幼健康区域指导体系，畅通产儿科急救网络和“绿色通道”，全力保障急救物资及产科用血，组织市级相关专家成立产儿科急救专家小组轮流应班。加强妇幼健康人才队伍建设，开展多种形式的培训班和跟师培训，印发《产后出血及子痫同质化处置流程》《产前保健机构孕前糖尿病和妊娠期糖尿病门诊管理标准操作流程》《新生儿低血糖同质化管理方案》，定期开展产儿科急救演练和妇幼健康技能大赛，不断提升产儿科服务能力。开展母婴安全专项行动（2019—2020 年），严格落实母婴安全五项制度，提升助产机构服务能力，强化质量安全管理，全力维护妇女儿童健康，创建国家级母婴安全优质服务单位 3 家、省级 3 家。

扎实开展妇幼健康惠民项目。持续开展免费婚前医学检查和免费孕前优生健康检查，推行“婚前医学检查—结婚登记—孕前优生健康检查”一站式服务。实施增补小剂量叶酸预防神经管缺陷项目、农村妇女“两癌”筛查项目和预防艾滋病、梅毒和乙肝母婴传播项目。开展新生儿疾病免费筛查项目，为全市助产机构出生的新生儿免费进行遗传代谢性疾病筛查和听力筛查，为户籍新生儿免费进行耳聋基因筛查。

【新冠肺炎疫情防控】 在新冠肺炎疫情防控工作中，迅速反应，提早部署，合理布置全市妇幼疫情防控资源，制定周密防控措施；重点管理，强化预防，建立孕产妇及儿童台账专案管理，拟定防治方案，实行线上预约诊疗；创新机制，统筹兼顾，利用“互联网 + 健康医疗”，保证孕产妇和儿童健康管理不间断，最大限度的确保母婴安康。全年纳入疫情防控监管的孕产妇 730 人、0—6 岁儿童 4 557人，实现新冠肺炎本土孕产妇零感染。罗强同志在市卫健委《关于做好儿童和孕产妇新冠肺炎疫情防控工作情况的报告》上做出了肯定性批示。

【妇幼健康体系建设】 加强妇幼保健机构规范化建设，加快业务用房面积不足的县级妇幼保健机构的迁建、改扩建工作。深入龙泉驿区、双流区、彭州市、简阳市等区(市)县调研妇幼健康服务体系提档升级工作，指导接受妇幼保健机构等级评审的区(市)县做好现场评审工作，简阳市顺利接受创建三级乙等妇幼保健机构省级评审，龙泉驿区、双流区、彭州市顺利接受创建三级甲等妇幼保健机构省级评审，青羊区、温江区、郫都区、崇州市均顺利接受妇幼保健机构等级复审。80% 县级妇幼保健机构达到三级水平。

【母婴安全保障】 每月定期开展随机双盲的产儿科急救演练工作，全年共开展 14 次急救演练，其中 1 次是助产机构新冠肺炎疫情防控专项演练，并制作视频资料下发全市所有助产机构和德阳、眉山、资阳等兄弟城市；联合成都市总工会将 2020 年市级妇幼健康技能比赛纳入成都市百万职工技能大赛一类赛事；完善市级—片区—县级产儿科急救体系建设，全方位提升医疗保健机构特别是产儿科对孕产妇和新生儿危急重症的识别救治应对能力。认真实施预防艾滋病、梅毒和乙肝母婴传播项目，孕产妇艾滋病、梅毒和乙肝检测率 100%，2020，管理 HIV 抗体阳性产妇总数 83 人，活产数 83 人，母婴传播阻断成功率 100%。推荐市五医院参加国家级母婴安全优质服务单位评选，彭州市妇幼保健院被评选为省级母婴安全优质服务单位。

【妇女儿童生命全周期服务】 2020 年，共为 6.73 万对拟结婚夫妇提供免费婚前医学检查，婚检率 92.89%；为 7.75 万人提供免费孕前优生健康检查，目标人群覆盖率 104.83%。将新生儿疾病筛查纳入成都市 2020 年十大民生实事，为在成都市助产服务机构出生的新生儿免费开展疾病筛查，全年开展新生儿遗传代谢病筛查累计 17.4 万余人，筛查率 99.45%；新生儿听力筛查累计 17.3 万余人，筛查率 98.94%；为成都市助产服务机构出生的 12.6 万余名户籍新生儿免费提供耳聋基因筛查服务。全年共组织病残儿医学鉴定 4 例，为符合照顾再生育家庭提供专家优生遗传咨询服务。印发《新生儿疾病免费筛查工作实施方案》和配套的 3 个技术方案，于 2021 年 1 月 1 日起将新生儿先天性心脏病筛查纳入新生儿疾病免费筛查项目。

【落实《两纲》】 2020 年是《成都妇女发展纲要(2011—2020 年)》《成都儿童发展纲要(2011—2020年)》收官之年。根据国家、省和市妇儿工委办的要求，市卫健委梳理总结了两纲实施十年的工作成果和经验，向市妇儿工委报送《成都市卫生健康委员会妇女儿童发展纲要终期评估报告》。由市卫健委牵头实施的“两纲”指标共 99 项，全部顺利达标。

【区域合作】 组织成都市妇女儿童中心医院相关人员 15 人赴重庆医科大学附属儿童医院、重庆市妇幼保健院考察学习妇幼健康相关工作，互派专家指导工作。累计邀请德阳、眉山、资阳、南充、广安、凉山、宜宾、阿坝州共 60 名相关专业人员参加了成都市举办的产儿科急救演练、孕产妇死亡评审培训会及上半年 5 岁以下儿童死亡评审培训会；共组织1 059 名临床产科医生及相关专业人员参加了助产服务机构提升能力网络视频培训班。将《成都市新型冠状病毒感染流行期间儿童管理指导意见》《2020 年成都市助产机构新冠肺炎疫情防控演练视频》《2020 年妇幼健康促进系列宣传片》等资料分享给德阳、眉山、资阳、南充、广安、凉山、攀枝花用于交流学习。

【妇幼保健机构绩效考核】 2020年,研究制定《成都市妇幼保健机构绩效考核指标(2020年版)》,组织召开全市妇幼保健机构绩效考核评价培训班,对绩效考核工作进行详细培训。8月,国家卫生健康委妇幼司领导带队调研,对成都市妇幼保健机构绩效考核试点工作予以肯定,并选取7家妇幼保健机构开展国家妇幼保健机构绩效考核系统预实验。12月,市卫健委、市财政局、市医保局联合印发《成都市区(市)县妇幼保健机构绩效考核结果运用意见(试行)》,建立绩效考核信息和结果共享机制,考核结果与妇幼保健机构政府财政补助、薪酬总体水平、干部选拔任用和评优评先、科研立项推荐等挂钩,引导妇幼保健机构健康可持续发展。

【妇幼健康宣传】 在开展妇幼健康宣讲宣教的同时注重总结宣传全市妇幼健康工作经验。3月,国家卫生健康委办公厅《卫生健康工作动态》(2020年第9期)以"成都市早部署强预防重统筹保安康"为题刊登了成都市全力保障疫情防控期间母婴安康所采取的工作举措与成效。12月,中国妇幼健康微信公众号以"成都妇幼健康品牌的铸就之路"为题,对全市妇幼健康工作进行了专题报道。CCTV新闻频道"新闻直播间"栏目对成都市将新生儿先天性心脏病免费筛查项目纳入市民生实事项目进行了报道。

【妇幼健康信息化建设】 推进全市助产机构、计划生育技术服务机构电子病历系统建设并与成都市妇幼"一卡通"互联互通。推动妇幼"一卡通"与全民健康信息平台的协同交互,依托信息化手段助力基层孕情摸排、"三病"母婴阻断、高危孕产妇管理、出生医学证明管理工作的高效开展。

医政医管

【概况】 2020年,医政处按照《2020年全市医疗管理工作要点》要求,认真开展各项工作。全市医疗战线履职尽责、超常付出,在做好新冠肺炎疫情医疗救治工作的同时,紧抓日常医疗服务,做到两手抓、两手硬。医疗资源布局更加优化、医疗服务不断改善、医疗质量持续提升,医疗管理工作取得长足进步,切实为人民群众提供更优质、高效、便捷的医疗服务。现将有关工作总结如下。

【"十三五"概况】 一是医疗资源布局不断优化。截至2020年底,成都市共有92家医疗机构达到三级水平,40家医疗机构达到三级甲等水平,21家综合医院达到三级甲等水平(2015年以前,13家综合医院达到三级甲等水平,含省部级、部队医院)。"十三五"期间,成都市共新增三级甲等综合医院8家,三级乙等综合医院9家,城乡居民在危急重症时能够就近到达三级医院接受救治。

二是分级诊疗格局不断巩固。"十三五"期间,成都市卫健委以医联体建设为抓手,积极推动网格化城市医联体、县域医共体、诊所试点等工作,推进分级诊疗制度落实。截至2020年底,成都市共组建130个医联体,累计实现人才下沉4.7万人次、双向转诊7.5万人次,县级医疗机构诊疗量1 142万人次,各级医疗机构间"基层首诊、双向转诊、急慢分治、上下联动"的格局基本建立。

积极推动成都市网格化城市医联体试点。会商市财政、人社、市场监管、医保等部门,共同研究制定《成都市网格化城市医联体建设试点实施方案》,明确试点范围,并出台10项支持政策,推动医联体一体化管理、资源及信息共享平台建设、家庭医生签约服务等任务落实。以"锦江区—市二医院"为例,试点工作开展以来,市二医院双向转诊同比增加57.19%,部分与慢病相关科室患者住院天数同比下降11.9%、出院例均费用下降12.7%,基层医疗机构诊疗量同比增加8.9%,慢性病患者家庭医生签约服务率同比增长55%,真正做强基层,落实分级诊疗。9月23日,"锦江区—市二医院"网格化城市医联体建设工作获央视《新闻联播》点赞报道。通过试点,基层医疗机构管理水平大幅提升,服务能力大大提高,开展更多新业务、新技术,社区门诊病人量逐渐增多。基层群众感受到网格化城市医联体带来的便利,老百姓在社区住院费用低,但享受了三甲医院的优质资源。

三是医疗质量不断强化。"十三五"期间,成都市卫健委每年组织开展医疗服务质量检查,检查范围覆盖各级各类医疗机构;累计对33家医院开展医疗机构巡查,并对上年巡查的医院开展"回头看",以查促改,以查促建,查建结合、提升质量;组建60个市级医疗质量控制中心,对全市各质控对象(医院、科室)的专业质控和纠偏指导,促进全市医疗质量水平和技术水平不断提高,医院全面参与质量控制的局面初步形成。疫情期间,成都市护理、呼吸等共计17个质量控制中心制定各自专业疫情期间工作指引,为成都市疫情防控工作提供强有力支撑。

四是医疗服务能力不断提升。"十三五"期间,开展改善医疗服务行动,大力推行分时段预约诊疗和集中预约检查检验,截至2020年底,成都市市三级公立医院100%、二级公立医院90%以上开展了预约诊疗服务,全市50%以上的二、三级公立医院已将预约时间段精确到30分钟内,切实减少患者候诊时间。推动检查检验结果互认,成都市共有610家医疗机构开展了检查检验结果互认,互认患者数100余万人次,切实减轻了患者的经济负担。

五是医疗服务模式不断创新。持续推进互联网医院建设,加快布局建设互联网医院,广泛开展互联网医疗服务,利用互联网技术在线提供挂号问诊、远程会诊、复诊诊疗、检查开具、处方开具,药品配送、医保报销等一体化医疗服务。截至2020年底,成都市已建立互联网医院35家。新冠肺炎疫情暴发以来,成都市加快互联网医院建设和审批速度,新增互联网医院27家,较疫情前增长337.5%,累计开展互联网诊疗服务241.8万人次。

【新冠肺炎医疗救治】 截至12月28日,成都市发热门诊累计就诊573 430人次;累计留观14 251人次。成都市累计报告确诊病例454例(境外输入296例),已治愈出院420例(境外输入276例)。

一是发挥专家作用,切实提高医疗救治水平。成都市成立8个MDT医疗救治团队,成立涵括呼吸、感染等专业的市、县、院三级医疗救治专家组,对23个区(市)县实行分片区指导。协调组织四川大学华西医院、成都市中西医结合医院、成都市二医院、成都市三医院、成都市五医院分别入驻成都市公卫中心、邛崃市医疗中心医院、简阳市人民医院、金堂县第一人民医院、郫都区人民医院5家市级定点医院,"一对一"对口指导定点医院新冠肺炎医疗救治工作。

二是强化院感管理,规范院内病区管理和布局。加强普通发热患者留观治疗,加强疑似病例隔离治疗。优化预检分诊、发热门诊流程再造,三级医院按照"三区域、三通道、单循环"、二级医院按照"三区域、两通道、单循环"原则,强化内部通道建设,优化门急诊工作流程,避免交叉感染。加强重点区域、重点病区管理,实行严格的病区管控和减少陪护/探视制度。加强医务人员的科学防护,避免医疗机构成为"疫源地"。规范管理医疗废弃物,确保新冠肺炎相关医疗废弃物100%集中规范处置。分级开展院感防控专项培训,确保培训范围覆盖各级各类医疗卫生机构全体工作人员。切实发挥感控督查员作用,全市共计配备感控督察员2 267名(其中专职498名)。

三是规范发热门诊设置,切实发挥"哨点"作用。按照国家及省卫生健康委工作部署,结合《成都市应对秋冬季新冠肺炎疫情医疗救治工作方案》要求,全市二级及以上综合医院及有条件的妇幼、中医等专科医疗机构,积极推进发热门诊规范建设及改造,包括位置独立、"三区两通道"布局完善、人员队伍配置合理、设施设备配置齐全等。截至12月28日,全市共计改扩建发热门诊110家,已达标106家,整改中4家,切实发挥发热门诊在疫情防控中"哨点"作用,强化发热病人闭环管理。

四是加强医疗机构实验室建设,切实提升核酸检测能力。全市各级各类医疗机构按照"三级综合医院、传染病专科医院及县域内至少1家县级医院要在2020年9月底前,二级综合医院要在2020年底前建成符合生物安全二级及以上标准的临床检验实验室,具备新冠病毒核酸检测能力。其余二级及以上医疗机构力争在2020年底达到新冠病毒核酸检测条件,根据疫情防控形势需要随时能够开展核酸检测工作"要求,加强核酸检测能力提升。截至12月28日,全市已有103家医疗机构具备核酸检测能力(包含一家海关),各区(市)县均至少有1家,三级综合医院均全部具备核酸检测能力。二级综合医院已有18家具备核酸检测能力,尚有45家不具备核酸检测能力。

五是强化使命担当,驰援全国各疫情突发地。主动担当作为,精心选派医疗力量支援武汉、甘孜医疗救治工作;临危受命,抽调医务人员组建核酸应急检测队赴北京、新疆、云南进行支援。截至2020年底,成都市陆续派出7批共计236名医务人员及专家支援武汉、甘孜新冠肺炎医疗救治工作,后陆续援京6人、援疆4人、援云南22人进行核酸检测支援工作,两项工作累计选派医务人员268名。

六是全方位提升处置能力,做好秋冬季疫情医疗救治准备工作。印发《成都市应对秋冬季新冠肺炎疫情医疗救治工作方案》,全面部署秋冬季疫情医疗救治准备工作。1、储备定点医院力量,集中救治。根据传染病防治"四集中"原则,形成"市级定点—市级后备定点—县级定点—方舱医院"的定点医院梯次启用救治模式,按照"启用一个、腾空一个、储备一批"原则,34家定点医院及1家后备定点医院做好腾空预案的制定及演练,按照双10%要求积极储备救治床位,同时加强三区两通道、供氧、通风、供暖、污水污物处理等设施改造,使之符合秋冬季传染病诊疗要求。2、制定腾空预案,储备临时救治场所。23个区(市)县按要求制定辖区定点医院腾空预案,并开展预案演练,并按照500—1 000张床位的标准,确定了拟紧急征用改建为新冠应急医院的宾馆、酒店(全市共计30家),拟搭建方舱庇护医院的体育场馆、展览馆等公共场所(全市共计23家),并完成床位规划,新冠应急医院预计床位10 773张,方舱庇护医院预计床位13 450张。3、组建实力强劲救治队伍,快速反应。成都市卫健委从全市各级各类医疗机构选拔政治过硬、业务过硬、责任过硬、纪律过硬、作风过硬的110余名医务人员,组建了7批医疗救治人才梯队,陆续选送至市公卫中心进行集中轮训,以应对秋冬季可能发生的新冠肺炎疫情救治需要;23个区(市)县均整合辖区医疗力量,组建了涵盖呼吸、感染、重症、护理、临床检验、院感防控等专业,且不少于100名医护人员的应急医疗救治队伍。4、加强督导检查,确保各项工作落实到位。多次组织视频会议对工作进行部署安排,2020年2—9月,医疗救治组累计开展疫情防控专项督查3次,均实现23个区(市)县全覆盖;2020年10月20—22日,组建23个调研指导小组由分管领导带队深入23个区(市)县就应对秋冬季疫情医疗救治各项准备工作开展调研指导,调研指导内容包括各区(市)县整体工作部署、紧急征用场所储备,医疗机构发热门诊建设、院感防控、核酸检测、疫情防控培训、日常诊疗及定点医院改扩建、物资储备等。共计调研指导23个区(市)县87家医疗机构,其中定点医院34家(全覆盖)、发热门诊医疗机构59家、基层医疗机构20家。发现问题立即整改,确保各项工作落实到位。

【白内障患者康复复明工程】 按照《成都市2020年贫困白内障患者复明手术项目实施方案》,成都市六个区(市)县共完成完成贫困白内障患者复明手术300例,完成项目目标任务的100%。

【分级诊疗】 贯彻落实国务院办公厅、省卫生健康委关于推进分级诊疗制度建设、促进社会办医相关文件精神,成都市统筹部门职责,加快推进公立医院综合改革与区域医疗资源共建共享机制,形成上下合力,协调发展,各项任务落实有力。2020年,成都市卫健委继续坚持以医联体建设为抓手,积极推动网格化城市医联体、县域医共体、诊所试点等工作,深入推进分级诊疗制度落实。截至2020年底,成都市共组建132个医联体,累计实现医联体内人才资源下沉9万人次、远程诊疗服务259万人次、上挂学习培训11.7万人次、双向转诊33.6万人次、县级医疗机构诊疗量1 142万人次,各级医疗机构间"基层首诊、双向转诊、急慢分治、上下联动"的格局基本建立。

【医联体建设】 一是积极推动网格化城市医联体试点,会商市财政、人社、市场监管、医保等部门,共同研究制定《成都市网格化城市医联体建设试点实施方案》,出台10项支持政策,推动医联体一体化管理、资源及信息共享平台建设、家庭医生签约服务等任务落实。

二是印发《成都市紧密型县域医疗卫生共同体建设试点实施方案》《成都市卫生健康委员会关于推进乡村卫生服务一体化管理的实施方案》,积极推进紧密型县域医疗卫生共同体建设试点。以乡村卫生"一体化管理"为突破口,按照"县乡融合、乡村一体、区块划分、特色定位"的总体思路,整合县域医疗卫生资源,构建优质高效的整合型医疗卫生服务体系。

三是充分发挥考核指挥棒作用。根据2019年医联体建设考核结果，会同市财政局下达2020年医联体建设项目市级补助资金；结合成都市医联体建设工作实际，动态调整医联体建设考核指标体系，更加突出“基层首诊、双向转诊、急慢分治、上下联动”等相关指标的考核。

四是推进检查检验结果互认工作。按照《关于进一步推进医疗机构检查检验结果互认工作的通知》要求，深入推进成都市检查检验结果互认工作。截至年底，全市610家医疗机构开展检查检验结果互认工作。

【诊所改革试点】 市卫健委联合各部门印发《成都市促进诊所发展试点工作实施方案》《成都市诊所备案管理办法（试行）》及《成都市诊所信息接入管理办法（试行）》，在成都市范围内开展诊所改革试点工作。简化诊所准入程序，由审批制改为备案制管理，执行试点地区诊所基本标准，从重点审核设施设备等硬件调整为注重对医师资质和能力的审核；鼓励诊所提供家庭医生签约服务，全市28个诊所纳入医联体；创新行业监管手段，要求诊所均要建立信息系统，接入全民健康信息平台报送和上传诊疗信息；加大对诊所执业人员质量安全培训与考核，保障诊所医疗质量与安全。

【互联网医疗】 按照国家卫生健康委办公厅《关于印发互联网诊疗管理办法（试行）等3个文件的通知》《关于进一步推动互联网医疗服务发展和规范管理的通知》等文件精神，在疫情期间，加快推进成都市互联网医院建设，积极开展互联网诊疗服务。截至2020年底，成都市已建立互联网医院41家，疫情期间新增33家，较疫情前增长412.5%。充分发挥互联网医疗作用，减少医疗机构内人群聚集，满足日常诊疗服务需求，截至年底，各级各类医疗机构累计开展互联网诊疗服务268.6万人次。

【儿童医疗卫生服务】 按照国家及省卫生健康委等部门对加强儿童医疗卫生服务改革与发展的要求，加大力度推进《成都市加强儿童医疗卫生服务改革与发展实施方案》的落实，23项具体改革任务100%完成。截至2020年底，成都市每千名儿童儿科执业（助理）医师数达1.3名，超目标值62.5%；每千名儿童床位数增加到3.2张，超目标值28%，高标准提升了成都市儿童医疗资源；已建立以成都市妇女儿童中心医院为龙头、县级妇幼保健院为枢纽、基层医疗机构为网底的儿科医疗联合体，实现基层全覆盖。积极开展儿科医师转岗培训，持续在冬春季开展“儿科看病就医宣传月活动”，采取多种措施切实缓解冬春季儿科“打拥堂”问题。通过23项具体改革事项的推进落实，深化了医药卫生体制改革，有效缓解了成都市儿童医疗卫生服务资源短缺问题，促进了儿童医疗卫生事业持续健康发展。

【改善医疗服务行动】 按照《成都市全面改善医疗服务三年行动实施方案（2018—2020年）》要求，多措并举，持续改善医疗服务。转发《四川省开展预约诊疗有关问题自查自纠工作方案》，要求成都市二级及以上各级各类医疗机构按照方案要求重点针对预约诊疗等工作进行自查自纠，并逐一整改。成都市各医疗机构多举措落实改善医疗服务行动计划各项工作，加大分时段预约诊疗服务，尽量缩短在医院候诊时间，50%以上的二、三级医院已将预约时间段精确到30分钟。以三级医院为代表的龙头医疗机构，充分发挥信息化在改善医院服务行动中的作用，通过医院信息化建设进一步提升患者体验，提供网络预约、移动支付、检验检查微信查询等服务。

【医疗服务质量检查】 组织专家修订了医疗服务质量检查标准，对成都市25家各级各类医疗机构开展医疗服务质量检查，进一步规范医疗行为，提升医院服务质量和医疗技术水平。

【医院等级评审】 一是配合省卫生健康委开展成都市二甲及以上医院等级现场评审工作。包括12家三甲医院、6家三乙医院、4家二甲医院的现场评审工作。二是组织实施二级乙等医院评（复）审工作。完成17家二级乙等医院评（复）审工作。2020年，成都市新增3家三级甲等综合医院、3家三级乙等医院、3家二级甲等综合医院、11家二级乙等医院。

【二级、三级公立医院绩效考核】

按照国家、省卫生健康委要求，稳步推进二级、三级公立医院绩效考核相关工作。全市27家三级公立医院、7家二级公立医院按时保质完成了全国二级、三级公立医院绩效考核国家平台2019年度数据填报。新纳入1家三级公立医院（四川省复员退伍军人医院），11家二级公立医院参加2020年度二级、三级公立医院绩效考核。截至2020年底，成都市共28家三级公立医院、18家二级公立医院纳入全国二级、三级公立医院绩效考核。

【老年护理服务】 一是召开成都市老年护理服务暨护理员专题培训会。培训对象包括从事老年护理的护理人员、护理员等，参加培训人数累计近2.5万人次。二是不定期派专家对辖区内的医疗机构进行现场指导和帮扶，进一步提升老年护理服务质量。三是联合市市场监管局、市财政局、市人社局等4部门转发《四川省卫生健康委等5部门关于切实加强医疗护理员培训和规范管理工作的通知》，要求各单位切实加强组织领导，认真组织实施，做好医疗护理员培训和规范管理工作。四是组织二级及以上医疗机构医护人员参加四川省老年护理需求评估员视频培训会，共计240余名医护人员取得培训合格证书。

【医疗机构巡查】 一是印发《成都市医疗机构巡查工作实施方案（2020—2022年度）》，完成对简阳市人民医院、成都市第五人民医院、成都市妇女儿童中心医院、成都大学附属医院、成都市第六人民医院等5家医院的医疗机构巡查工作。从公立医院党的建设、行业作风建设、运行管理、疫情防控等方面对医院巡查中发现的问题提出改进意见和建议，以确保取得实效。二是完成对成都市第二人民医院、成都市第四人民医院等7家医院的医疗机构巡查“回头看”。对医院2019年巡查中发现问题的整改落实情况进行现场督导，进一步提升了医院医疗服务质量和管理水平，促进医院持续健康发展。

【突出问题系统治理】 制定印发《成都市卫生健康行业领域突出问题专项整治工作方案》，召开全市卫生健康行业领域突出问题系统治理工作电视电话会议，对专项整治工作进行相关部署和提出要求，开展专项整治工作。一是拓展线索来源，全面延伸线索摸排触角，坚持实行“自查自纠、群众提供、媒体曝光”的方式，深挖细查摸排问题线索。二是多措并举，强力推进。联合媒体，成都市纪委监委会同成都市广播电视台举办“阳光监督·云直播”之聚焦卫生健康行业领域突出问题系统治理工作云直播，实时在线观看人数约50万人次；部门联动，联合医保局开展专项督查工作；利用大数据，利用医疗“三监管”数据平台等大数据分析“大处方”“泛耗材”、欺诈骗保等突出问题；依托专家，聘请药事、骨科、心内、胸外、神经介入、麻醉、肿瘤、肾脏病、设备采购等专家1 428人次研判问题线索，提供专业技术支撑，提升查处工作质量；强化督导，市、区卫健部门强化专项督导，深入医疗机构，开展突出问题集中查纠，全市共督查、督导1 308次，覆盖3 084家医疗机构。三是坚持问题导向，突出查处重点。聚焦人民群众反映强烈的热点、难点、焦点、堵点问题，以“大处方、泛耗材、欺诈骗保、提升医疗服务品质”为重点，延伸至“滥检查、违规收费、违规执业”等问题，突出重点单位、重点科室，紧盯重点人群、关键岗位。四是积极探索创新，建立长效机制。制定印发《成都市医疗机构医务人员行业作风违规问责管理办法（试行）》以及《推进建立健全医院“反商业统方”长效机制实施方案》等4个方案，倒逼医疗机构、医务人员规范医疗行为、加强医德医风建设，强化源头治理，建立长效机制，深入推进专项整治工作。共发现问题线索5 065条，已调查核实处理5 065条，主动说清问题127人次，上交违法违规金额116.40万元。通过系统治理工作，切实营造卫生健康行业风清气正的氛围，提高人民群众对卫生健康事业的信任度和满意度。

【城乡对口支援】 一是按照省卫生健康委对口支援总体工作部署，100%完成省下达的对口支援“传帮带”人员选派和接收任务。2020年第二季度，全市卫健系统累计派出医疗卫生专业技术人员567人（甘孜366、阿坝95人）开展支援工作。参与受援地诊疗14.54万人次，开展会诊及疑难病例讨论3 646人次，手术3 445例次，学术讲座2 094次，业务指导和培训2 758次，教学查房3 088次，手术示教2 241次。二是开展地方性疾病防治。开展结核病、包虫病等地方病筛查，按照“乡不漏村、村不漏户、户不漏人”的原则，加强牧民、儿童等重点人群的地方病筛查力度。累计完成结核病筛查5 499人次、包虫病20 974人次、艾滋病34 589人次。三是对受援医院科室建设发展进行精准帮扶，推动德格县人民医院、甘孜县人民医院血透中心建设，助力色达县人民医院普外科创建州级重点专科并成功立项，提升医院内涵建设。四是推动大病救助项目。开展高原地区儿童“先心病”筛查及救治，深化健康扶贫内涵。截至年底，累计筛查儿童2 000余人。五是坚持一盘棋思想，选派呼吸等专家支援甘孜道孚等地新冠肺炎疫情防控工作。进一步提升了受援地医疗卫生服务能力，增强了帮扶实效。

【无偿献血】 印发了《成都市卫生健康委员会关于印发2020年全市血液管理重点任务的通知》，提出今年重点工作要求，分解成都市无偿献血核心指标任务，将任务分解至成都市各区（市）县，确保完成2020年核心指标任务，全力保障成都市医疗机构临床用血需求。印发《关于组织开展2020年夏季应急献血活动的通知》，提升成都市各区（市）县应急献血能力，进一步做好疫情防控期间血液保障工作，满足2020年酷暑季节的临床用血需求。以2020年6月14日世界献血者日活动为契机，持续加大无偿献血宣传力度。疫情期间，扎实推进“援鄂”血液调剂工作，截至2020年底，积极组织全省先后完成7批次湖北省血液的支援任务，其中，调出红细胞类12 830单位，血浆12 005.5单位，有效保障疫情期间湖北省血液的安全供应。

2020年全市自愿无偿献血公民22.68万人次，同比下降4.96%；献血总量达77.62吨，同比下降5.13%。向临床发放红细胞类制品36.50万单位，同比下降1.03%；单采血小板4.72万治疗量，同比增长7.70%。

【医疗技术应用管理】 落实国家推进简政放权大政方针，按照四川省卫生健康委《关于进一步加强医疗技术管理的通知》《四川省医疗技术临床应用监管政策试点工作实施方案》要求，积极推进医疗技术临床应用事中事后监管试点工作。强化对禁止、限制类医疗技术的管理，加强对医疗机构主体责任的压实，充分利用医疗“三监管”平台，对成都市医疗机构开展医疗服务和管理实行动态监管。

【日间手术备案】 按照《关于日间手术医疗费用医疗保险支付有关问题的通知》《关于开展医疗机构日间手术备案工作的通知》等要求，积极推进日间手术备案工作，实现日间手术费用医保支付，切实降低医疗服务成本，减轻患者负担。积极沟通市医疗保障局，进一步规范备案流程，加快备案审核速度。截至12月29日，成都市通过日间手术备案并实现医保支付的三级医疗机构共36家，已通过成都市卫健委备案审核正在进行医保审核的医疗机构8家，实现成都市卫健委直属三级医疗机构日间手术备案全覆盖。

【大型会议活动医疗保障】 在疫情形势依旧严峻、复杂的情况下，精心制定每一项医疗卫生保障工作方案，加强与相关部门的协调配合，建立完善工作机制和工作制度，压实医疗卫生保障措施，圆满完成省市“两会”、2020成都双遗马拉松、2020年中高两考、2020成都马拉松、省市抗击新冠疫情和防汛救灾表彰大会、2020成都美好生活系列会展等医疗保障任务。截至12月30日，共参与组织医疗卫生保障93次，派出医务人员4 539人次，出动救护车1 396台次，医疗保障成功完成任务率100%。

【依法处置医疗纠纷】 2020年，成都市卫健委领导进大厅接访4次，接到市领导公开电话、市领导公开信箱、省卫生健康委转发单、市卫健委主任信箱等对各直属医院的医疗投诉2 021单，其中疫情相关97件，重复投诉474件，除去疫情相关和重复投诉件实为1 450件，较2019年增加127件，增长9.6%。接到感谢表扬件771件，其中表扬医护人员673件，表扬工作人员84件，表扬其他方面14件，较2019年增加361件，增长88.05%。完成医疗事故技术鉴定67例，29例属于医疗事故，鉴定事故率43%。

【医师资格技能考核】 2020年全国医师资格考试网上报名总人数为11 400人，较2019年网报人数增长998人，增幅9.6%。资格审核通过人数为9 650人，资格审核通过率84.7%,较2019年下降0.85%。7月10日至24日,完成全国医师资格考试实践技能考试,成都考点共设置6个考试基地(临床类别2个,中医类别2个,公卫类别1个,口腔类别1个),参考考生12 566人(含其他市州2 916人),最终通过6 409人,通过率66%。8月22—23日,完成全国医师资格考试医学综合考试,参考考生7 353人(含其他市州942人),成都考点共设置机考考场9个,处理违规违纪人员14人。11月14—15日,完成全国医师资格考试医学综合考试(二试),参考考生1 161人,共设置计算机化考场2个。

【医养结合推进】 截至2020年底,全市医养结合服务机构共108家,其中开展养老服务的医疗机构55家,设立医疗机构的养老机构53家。全市医养结合机构床位30 332张,其中:医疗床位13 648张,养老床位16 684张;医养结合服务人员14 615人。全市建立合作关系的医疗机构与养老机构404对,建立合作关系的医疗机构与日间照料中心1 621对。

(储晴曙)

中医药管理

【概况】 2020年,中医处认真贯彻落实《中共中央国务院关于促进中医药传承创新发展的意见》《中共四川省委四川省政府关于促进中医药传承创新发展的实施意见》和全国中医药大会部署,坚持新发展理念不动摇,以"创新提能年"为统领,在推进优质高效医疗卫生服务体系构建和卫生健康治理能力现代化进程中,进一步深化中医药高质量发展"成都路径",努力推动中医药事业传承创新。2020年成都市中医管理局被评为"四川省中医药传承创新发展先进单位"。

2020年,全市中医类医疗机构2 176个,其中:医院74个,门诊部66个,诊所2 033个,研究机构3个。中医类医疗机构比上年增加62个,占全市医疗卫生机构的18.18%,比上年增加0.74个百分点。全市社会办中医医疗机构2 134个,新增三级甲等中医医院2家。

2020年,全市100%的乡镇卫生院和社区卫生服务中心建有中医馆,97.07%的村卫生室和100%的社区卫生服务站可提供中医药服务。65岁及以上老年人中医药健康管理率70.85%,0—36个月儿童中医药健康管理率80.85%。

【"十三五"概况】 "十三五"期间,成都市、高新区及20个区(市)县先后建成"全国基层中医药工作先进单位"。一是中医药服务体系逐步健全。8家单位获国家中医药管理局三级甲等中医医院认定、6家单位获得三级乙等中医医院认定。基层中医药服务阵地进一步夯实,100%镇卫生院和社区卫生服务中心建成中医馆,建成"示范中医馆"141个。创新提出"中医角"概念,基层中医药服务量达53.50%。创新成立6个"中医区域指导中心",6家单位成功建成"全国综合医院中医药工作示范单位"。二是中医药人才队伍素质大幅提升。坚持每年开展中医中药适宜技术培训、中医全科医师转岗培训等工作,基层中医药人员参训率达100%。建立中医药人员"县管院用""区管镇用"管理机制,组织开展第三批"成都市名中医"评选,截至2020年底,全市共有四川省十大名中医2人、四川省名中医90人、成都市名中医147人。积极推进师承教育的制度化、规范化、常态化,开展了四批中医药专家学术经验继承工作,80%以上的学员来自基层一线。三是中医药服务能力显著增强。加强重点中医专科(专病)建设,截至2020年底,建成和在建中医(中西医结合)重点专科(专病)182个,其中国家级6个、省级77个,市级99个。创成4个国家区域中医诊疗中心。成立中医针灸、中医治未病、中医护理等8个市级中医质控中心。四是中医药健康服务业稳步发展。都江堰市成功申报"首批国家中医药健康旅游示范区"。"林盘诊所"得到市委、市政府相关领导的肯定。金牛枣子巷中医药文化特色街区顺利开街,新都中医文化广场及中医药特色街区建设稳步推进。13个项目分别被认定为四川省中医药健康旅游示范基地及示范项目。五是中医药文化传播形式不断丰富。在全国首创动漫形式《四季养生》公益宣传片,推出"成都名中医/中医馆电子寻诊地图",自主创作《果蔬爱食疗》儿童音乐剧,组织专家编印《四季养生食谱》《小厨房大健康》等书籍，指导老百姓科学养生。深入开展“中医中药中国行”中医药健康文化推进行动，在全社会形成“信中医、爱中医、用中医”的良好氛围。

【新冠肺炎疫情防控】 新冠疫情发生后，迅速建立中西医结合防控救治新冠肺炎工作机制，在新冠肺炎救治中充分发挥中医药特色优势。成立中医专家组，分片区指导定点收治医疗机构救治工作。成都市中西医结合医院率先开展“5G + 中医药”远程会诊为援鄂医务人员及患者提供专业指导。郫都区疫情发生后的第一时间，指导救治医院确保每一例患者在第一时间用上中药。截至12月底，全市中西医结合治愈出院确诊376例，无症状193例，普通型中医药参与救治率达100%。发挥中医药防病治病特色优势，组织各级中医医院、基层“中医馆”免费发放110万余份汤剂，实现全市社区、乡镇100%全覆盖。相关工作经验得到国家中医药管理局简报刊发。

【促进中医药传承创新】 全国中医药大会后，成都市委、市政府高度重视，全面部署落实中央国务院《意见》及省委省政府《实施意见》，结合成都实际制定出台《成都市促进中医药传承创新发展实施方案》，明确5个方面18项重点任务，建立促进中医药传承创新发展工作机制，形成共同推进中医药发展的工作合力。《实施方案》聚焦重点领域，结合实际细化落实举措，形成推进中医药事业、产业、文化全面传承创新“成都方案”。认真落实《四川省中医药强省建设行动方案（2021—2025年）》，启动编制成都市中医药发展十四五规划。

【中医药人才队伍建设】 2020年，扎实抓好中医药师承教育和继续教育，完成成都市第四批中医师承学员结业考核，101人通过考核。深化名中医工作室建设，遴选建设10个“天府名中医传承工作室”。市中西医结合医院与成都中医药大学共建成都中医药大学附属中西医结合研究院。遴选33名省中医药局学术和技术带头人及后备人选、16名市卫健系统第五批学术技术带头人。先后举办成都市基层中药传统技能竞赛、基层中医药适宜技术比赛、中医经典竞赛等活动，以赛促训、以赛促用。443名学员分批次参加中医全科医生转岗培训，其中143人已完成培训并通过考核。依托线上线下两种途径，组织开展中医药防控秋冬季呼吸道传染病及院感防控、中医适宜技术推广、中医药文化传播能力提升等培训，参训人员逾2 000人。组织158人参加52号令实践技能考试，顺利完成2020年15号令报名审核。

【中医药文化传播】 推动中医药文化进党校，成都中医药大学博物馆作为成都市干部教育培训现场教学基地，共接待7批次市管领导干部培训班学员，课程设置受到一致好评。“成都名中医流动车”活动先后走进彭州、青羊、眉山洪雅等6地，4家单位获评首批省级中医药文化宣传教育基地。开展中医药文化进中小学、职业院校等200余场次，青羊、武侯、龙泉驿、大邑等分别设立中医膳食课堂、“百草园”“本草园”等。原创《人生二十四味》微视频宣传节气养生和药食同源理念。传统医药7项获市级第七批非物质文化遗产代表性项目，积极推动2021年成都大运会中医服务保障及中医药文化宣传相关工作。

【中医药服务能力提升】 全市新增三级甲等中医医院2家、三级乙等中医医院6家。14家三级中医医院、6家二级中医医院纳入了2020年绩效考核，有效提升整体管理水平和医疗质量。进一步深化“十三五基层中医药服务能力提升工程”，完成50个“示范中医馆”、200个“规范化中医角”提档升级，基层中医药服务量达54.6%，65岁及以上老年人和0—36个月儿童中医药健康管理率分别达70.85%、80.85%。制定《成都市重点中医专科专病建设与验收标准》，新立项市级中医重点专科（专病）53个。积极促进社会办医，1 042家中医诊所完成备案管理，占全市中医医疗机构47.95%。启动实施中医治未病健康促进专项行动。切实推进公立中医医院综合改革，4家公立中医医院纳入市级现代医院管理制度试点，100%二级以上公立中医医院完成章程制定。全市建设城市医疗联合体1个、县域医共体10个、专科联盟16个、远程医疗协作网15个。市二医院积极推广中医特色技术进病房，市第四人民医院增挂“四川省中西医结合精神卫生中心”。青白江区组建以区中医医院为龙头的中医医院集团,对成员单位实现管理全覆盖。新津区中医医院推进智慧病房和中医特色集成信息平台建设,大力推进具有中医特色的信息管理平台。蒲江县建立中医医院慢病管理中心,为慢性病患者提供更规范的中医药诊疗健康指导。

【中医药健康产业】 坚持科学规划引领,完善中医药健康产业布局。金牛区着力打造枣子巷中医药文化特色街区,引进十余家中医药文化传统、非遗和创新产业化项目入驻,推动中医药与健康特色文化产业发展。新津区结合公园城市建设,在各类医疗机构遴选40多个集观赏与药用为一体的川产道地药材品种种植。彭州市作为“四川省中医药产业发展示范县”,积极推进天府中药城建设,加强校地合作推动中医药健康产业。市第七人民医院制定节气养生茶饮24剂免费向广大群众提供。市中草药研究所开发芙蓉系列大健康产品,荣获“四川中医药文创产品及健康文化精品设计大赛”二等奖、首届“天府文创”大赛铜奖。枣子巷中医药康养文化基地、孙思邈中医药康养文化庄园、四川孺子牛中医药康养旅游园等获评省级中医药健康旅游示范基地。

【中医药区域合作】 贯彻落实“一干多支”发展战略,加快推动成德眉资优质中医资源同城化发展,召开“成德眉资中医药工作联席会议”,成都、德阳、眉山、资阳四地实现“中医寻诊地图”网络查询地图系统全覆盖。加强培训、评审、远程会诊等区域资源优势,探索区域间中医健康事业发展合作新模式。建立“川南片区中医药工作联席会制度”,促进8家医疗机构签订《合作协议书》,深化互访交流活动。 (赵春晓)

基层卫生管理

【概况】 2020年成都市基层卫生健康工作以习近平新时代中国特色社会主义思想为指导,全面落实全国、全省卫生健康工作会议部署,以“创新体能年”为统领,扎实推动基层卫生健康事业高质量发展。

【基层传染病防控能力建设】 一是强化日常督导。对基层医疗卫生机构开展督导指导,要求机构对发现的问题及时整改,做实做细传染病防控工作。二是做好新冠肺炎疫情防控。全市393家基层医疗卫生机构100%的设立了发热哨点诊室。所有基层医疗卫生机构均按要求规范设置预检分诊点。三是开展传染病防控知识培训。为加强基层医疗卫生机构传染病防控能力,成都市组织了多期院感防控专项培训班,培训院感相关人员及管理干部500余人。四是提供健康服务。为外出务工人员和返岗农民工提供免费健康服务,截至年底,已为122.92万人提供健康服务,其中已为114.58万人开具全省统一的健康证明。

【扎实推进民生实事】 办好民生实事是构建和谐社会的重要内容,成都市卫健委高度重视,并将做好省民生实事纳入年度重点目标任务。一是以儿童、老年人、孕产妇、慢性病患者为重点,为全市1 605.4万城乡居民免费提供健康档案管理、健康教育、慢性病管理等12类基本公共卫生服务,完成率达100%。二是为4.089万贫困人口开展1次免费健康体检服务。印发了《关于开展2020年贫困人口免费体检工作的通知》,明确了体检任务、经费、体检相关项目及要求,已体检4.089万人,完成率达100%。

【基层卫生机构硬件提升工程】 一是高质量完成市政府民生目标任务。完成基础设施提升改造50家,达100%,诊疗设备提档升级30家,达100%,村卫生室公有化标准化建设400家,达100%。二是狠抓基层医疗卫生机构硬件提升工程推进工作,结合行政区划调整、村(社区)体制机制改革,调整全市项目建设计划。为督促各区(市)县按时间节点保质保量完成工作任务,召开2020年“十三五”基层医疗卫生机构硬件提升工作现场会,组织第三方机构对各区(市)县项目建设情况及经费执行情况进行现场评价。截至2020年11月,“十三五”基层医疗卫生机构硬件提升工程已完工224家基础设施提升改造项目,372家诊疗设备提档升级项目,1 844家村卫生室公有化标准化建设项目。

【基本公共卫生服务和家庭医生签约服务】 一是扎实开展国家基本公共卫生服务。2015—2020年，成都市人均基本公共卫生服务经费补助标准从50元提高至84元，建立基本公共卫生服务长效投入机制，坚持绩效结果与经费补助挂钩，充分发挥绩效评价的杠杆作用，将绩效结果作为市财政安排补助资金的重要依据。成立了成都市基本公共卫生服务和家庭医生签约服务中心工作领导小组及指导监督中心，负责全市基本公共卫生服务和家庭医生签约服务工作的业务技术管理、指导、培训、督导检查和绩效评估。二是积极改革完善家庭医生签约服务。推进"互联网＋家庭医生"签约服务模式，新都区、武侯区率先引入国际先进慢病管理指标体系，建立以患者为中心的基层医疗服务模式，实现基本医疗、公共卫生、家庭医生签约服务系统间的业务融合，通过信息化技术实现家庭医生签约服务流程规范化、绩效考核科学化，促进家庭医生签约服务减负、赋能、提质、增效。三是鼓励各类医务人员参与家庭医生签约服务。将诊所纳入提供家庭医生签约服务的医疗机构范围，全市共有28家诊所为居民提供家庭医生签约服务。四是加大宣传力度。结合"世界家庭医生日"开展家庭医生签约服务进机关、进社区等"七进"活动，并利用公交车身、楼宇广告、广播电视、报刊专栏、门户网站、官方微博、微信等方式在全市营造宣传氛围，打造"家庭医生工作室"和"健康小屋"。五是开展成都市第二届优秀"家庭医生"团队评选活动，通过专家评审和网络投票，评选出30支优秀家庭医生团队。截至年底，全市累计建立城乡居民电子健康档案1 563万余份，电子建档率95.75%；为182.57万名65岁及以上老年人建立健康档案，健康管理92.28万人；管理高血压患者97.28万人，糖尿病患者39.91万人；65岁及以上老年人、0—36个月儿童中医药健康管理率分别59.84%、79.69%。全市共组建家庭医生团队2 411支，签约685.58万人，其中重点人群签约355.14万人，网上签约189.14万人。

【基本医疗服务能力提升】 一是稳妥推进紧密型县域医共体试点。按照国家卫生健康委、国家中医药局《关于推进紧密型县域医疗卫生共同体建设的通知》（国卫基层函〔2019〕121号）要求，在青白江区、新都区、新津区、邛崃市、蒲江县5个国家级紧密型县域医共体建设试点县积极开展试点工作。以乡村卫生"一体化管理"为突破口，以信息化建设为抓手，按照"县乡融合、乡村一体、区块划分、特色定位"的总体思路，整合县域医疗卫生资源，构建优质高效的整合型医疗卫生服务体系。5个国家级试点区（市）县和2个市级试点（市）县共建立13个医共体，成立了医共体管委会，明晰了三张清单，实现了县域内基层医疗卫生机构全覆盖。截至年底，试点区（市）县已有297家村卫生室纳入乡村卫生一体化管理，建立"全专结合"门诊124个，试点区（市）县县域就诊率、基层门急诊人次占比、住院人次占比均有不同程度增长。二是持续开展"优质服务基层行"活动，印发《成都市"优质服务基层行"活动实施方案》，组织成都市优质院感、管理、医务、护理等专家成立8个复核专家组，通过开展专家培训，统一检查标准和复核条款，由专家组采取"线上审核、现场查看、资料审查、领导访谈"的方式进行市级复核，最终，142家机构通过市级复核（推荐标准33家，基本标准109家），达标率98%，全市累计达到基本及以上标准占比60%，达到推荐标准占比17%。三是持续开展社区医院创建活动，组织达到"优质服务基层行"活动推荐标准机构积极参与社区医院创建，2020年，成都市共26家基层医疗卫生机构参与社区医院评选，最终15家基层医疗卫生机构通过评审，截至年底，全市共创建社区医院33家。四是按照《成都市基层卫生人才队伍建设三年行动计划》实施"引进一批、提高一批、回来一批、下沉一批、使用一批"五大基层卫生人才提升行动，不断壮大基层卫生人才队伍。印发了《基层卫生培训方案》，依托各级医院、高校和专业公共卫生机构，开展乡村医生骨干、社区护士骨干、基层急诊急救、管理干部能力、疫情防控知识和院感知识等培训，以成都市基层卫生实用培训基地为平台，通过集中培训、技能实践与临床进修相结合，脱产、半脱产相结合，分层次、分专业进行培训，提升基层卫生业务水平和服务能力。

（廖俊梅）

人口家庭

【概况】 2020年,在抓好常态化疫情防控的同时,围绕卫生健康工作大局,深化服务管理改革,落实支持生育政策的各项配套措施,全面推动工作创新发展。在国家卫生健康委开展的新一轮计划生育优质服务先进单位创建活动中,成都市共有11个区(市)县成功创建,占全省名额40%,人口家庭发展工作走在了全省前列。统筹推进疫情防控和人口家庭工作,圆满完成各项目标任务。

【"十三五"概况】 "十三五"时期计生主要发展指标完成情况(下表)

领域	主要指标	2015年	2016年	2017年	2018年	2019年	2020年	2020年目标值
计划生育	人口自然增长率(‰)	3.49	5.19	6.43	5.50	4.60	3.12	≤7
	出生人口性别比女/男	106.4	107.19	107.06	106.91	107.02	106.45	≤107

一是全面两孩政策平稳有序实施。加强全面两孩政策宣传,群众政策知晓率达到85%以上。推动落实生育假、护理假和生育保险等配套政策。2016—2020年出生人口80.46万人,平均每年出生16.09万人,比全面两孩政策前的"十二五"期间平均每年多出生5.79万人。2020年出生13.91万人,比2019年同期减少1.87万人,比2015年增加2.32万人,全面两孩政策效果逐年减弱。

二是人口监测数据质量提升。健全四级人口监测工作网络,依托市人口健康信息平台和全员人口信息数据库,加强出生人口信息管理,形成了"网络全方位、业务全纳人、人群全覆盖"的出生人口信息监测预警机制。改革完善人口监测、统计制度,优化监测指标,加强监测培训,落实监测责任,强化人口信息共享校验,及时、准确、动态掌握人口信息,数据质量持续提升。结合第七次全国人口普查工作,全面梳理核实出生、死亡、全员人口等人口信息,加强相关部门间的数据比对,确保数据质量。全市全员人口库常住人口覆盖率和主要数据项准确率均保持在90%以上。每季度开展人口动态监测分析,为研判人口形势、推进健康成都建设、促进经济社会发展的科学决策提供了基础信息支撑。

三是计生服务管理改革推进有力。深化计划生育服务管理改革,持续推动工作由管理向服务转型。全面推行"互联网+生育服务",取消村(社区)婚育证明,落实"一次性告知",生育登记全程网上办理,计划生育奖励扶助金、特别扶助金、独生子女父母奖励金实现"一卡通"发放,加强基层队伍建设,进一步提升基层计生服务管理水平。开展关爱女孩行动,综合整治"两非",出生人口性别比基本保持正常。2020年成都市11个区(市)县成功创建新一轮全国计划生育优质服务先进单位。

四是计生奖励扶助政策全面落实。累计兑现三项奖励与扶助资金40.39亿元,惠及738.05万人次。建立完善计生特殊家庭长效扶助关怀机制,市级累计投入15 435.56万元,协同相关部门落实再生育、医疗、养老、安居、社会扶助等扶助关怀政策,实施住院护理补贴保险及"心灵彩虹"等项目,"双岗"联系人制度、家庭医生签约服务、就医"绿色通道"实现全覆盖,为计生特殊家庭提供医疗、养老等基本保障。2019年全国计生特殊家庭推进会在成都市召开并推广成都市做法。

五是婴幼儿照护服务发展工作开局良好。建立健全家庭照护支持指导、服务供给、政策支持、质量保障、规范管理"五大体系",以及相关部门的职责,建立部门联席会议制度,形成政府统筹推进的工作格局。分级分类开展相关政策及从业人员培训。大力发展普惠优先、形式多样的婴幼儿照护服务,积极推动托育机构登记备案,28家机构被纳入国家首批普惠托育服务专项行动中央预算内投资计划,启动36家示范机构建设,推行"1+N"服务模式,形成希希家、暖房子、金苹果·因特贝等托育服务品牌。全市提供托育服务的机构达1 518家,在园婴幼儿人数3.39万人。促进婴幼儿照护服务发展经验全国交流。

六是流动人口卫生计生服务

精准到位。深化全国"一盘棋"工作机制，高质量完成流动人口动态监测，流动人口目标人群基本公共卫生计生服务覆盖率达到90%；通过开展健康直通车"十进"、流动儿童"健康关爱示范学校"创建等健康促进项目，提升流动人口健康素养水平。青羊区等5个地区获国家、省示范单位称号。

【新冠肺炎疫情防控】 一是做好托育机构疫情防控工作。按照国家卫生健康委有关托幼机构疫情防控文件要求，指导托育机构科学防疫，加强督导检查，推动托育机构有序复园，落实常态化防控措施。二是实施"暖心行动"助力计生特殊家庭抗击疫情。充分发挥"双岗"联系人作用，面向全市3.80万余名计生特殊家庭对象，全覆盖开展健康问候、平安问候、新年问候"三问候"活动，市卫健委直接对全市69名重点特殊人群开展关怀慰问。国家卫生健康委高度肯定成都市做法，并在其官网刊发。对生活困难的计生特殊家庭纾困解难，按照每人300元标准，为全市1 135名符合条件对象发放一次性生活补贴共计34.05万元。联合四川省医药爱心基金会为22名重大疾病对象给予医疗救助共计7.32万元。

【婴幼儿照护服务】 2020年6月，市政府办公厅出台促进3岁以下婴幼儿照护服务发展的《实施意见》，建立了部门联席会议制度，草拟形成《成都市托育机构管理细则（试行）》，在市妇儿中心医院、计生保障中心分别建立市婴幼儿照护服务指导中心和管理中心，联合市教育局建立涵盖卫生健康、学前教育和营运管理三大类专家的市婴幼儿照护服务专家库。市托育服务行业协会已通过民政核名申请，正按程序推进。市政协将婴幼儿照护服务发展纳入今年对口协商的重点工作，高位推动各项政策落实。市县两级分级培训儿保医务人员，将家庭婴幼儿照护知识和技能纳入儿童保健范围，推进"医育结合"。加强从业人员培训，今年8月，全市举办首批托育机构负责人培训班，培训近300人，为220名考试合格的机构负责人发放证书。实施支持社会力量发展普惠托育服务专项行动，全市28家机构被纳入今年国家首批普惠托育服务专项行动中央预算内投资计划，新增托位1 918个，中央财政补助资金1 918万元。指导托育机构办理备案手续，推动示范托育机构建设，确保全市年内建成36家示范机构。截至年底，"已在线登记的托育机构314家，申请备案的98家，已备案的80家"。10月22日，成都市促进婴幼儿照护服务发展工作在国家卫生健康委会议上做经验交流。

【计生奖特扶工作】 扎实开展"三项制度"工作，今年全市确定奖励扶助、特别扶助、独生子女父母奖励对象共计128.04万人、兑现"三金"共计9.66亿元。其中，奖励扶助金5.25亿元，惠及54.70万人；特别扶助金4.00亿元，惠及4.25万人；独生女父母奖励金0.41亿元，惠及69.09万人。持续推进计生特殊家庭扶助关怀工作，对特殊家庭实施分类分级服务管理，下拨市级专项经费4 622.59万元，继续实施再生育、医疗、养老、社会扶助等各项扶助关怀政策，落实"双岗"联系人、家庭医生签约服务、就医绿色通道服务"三个全覆盖"。全年慰问扶助对象20.65万人次，发放慰问金共计4 405.40万元，家庭医生签约服务4.02万人，免费健康体检2.41万人次，"两免五优先"服务1.45万人次，住院护理补贴8 382件，共计920万元，大病医疗救助2 817人次，共计356.09万元。牵头编印《计划生育特殊家庭心理关怀服务工作手册》4 000册，积极支持计生协开展"暖心行动"，建设"暖心家园"，实施"心灵彩虹"项目，心理热线疏导服务650人次、心理干预服务600人次。龙泉驿区、温江区、天府新区等地充分发挥社会组织作用，以购买社会服务方式开展计生特殊家庭精细帮扶关怀。开展计生特殊家庭扶助关怀专题调研并向国家卫生健康委上报了《计划生育特殊家庭老年照护服务管理办法（试行）》《关于尽快制定＜计划生育特殊家庭扶助条例＞的立法调研报告》2篇调研报告。国家卫生健康委《卫生健康工作交流》3次刊发成都市计生特殊家庭扶助关怀经验。在全国、省、市两会及省委十一届八次全会等重要时间节点，加强重点人群的稳控工作，夯实属地责任，重矛盾排查化解，重部门联防联控，重突发应急处置，全市成功劝退6名购票进京对象，有效化解不良苗头倾向，确保了重大会议期间零进京到省到市,促进了社会和谐稳定。

【人口监测】 完善与"全面两孩"政策相配套的经济、社会和家庭发展政策措施,协调相关部门督导落实生育假及照护假。深化计划生育服务管理改革,生育服务证全程网上办理,实现群众"零跑路"。建立监测预警机制,召开监测业务培训会,全面启用全省人口监测新系统,规范开展监测工作。1—12 月共办理生育服务证110 590件,其中二孩43 673件。1—8 月活产新生儿117 161人,1—11 月户籍人口出生128 901人,同比减少15 782人;人口出生率 8.72‰,同比下降 1.15 个千分点;人口自然增长率 3.05‰,同比下降 1.4 个千分点。其中一孩80 334人、二孩47 627人。二孩较上年减少9 535人,二孩率 36.95%,较上年回落 2.56 个百分点,但仍比全面两孩政策实施前的 2015 年高 6.27 个百分点,全面两孩政策实施效果仍在持续显现,但逐渐平稳回落。加强出生人口性别比综合治理,全市出生人口性别比基本保持正常阈值。加强人口监测数据分析,研判全市出生人口形势,高质量完成《成都市全面两孩政策实施效果及影响研究》。积极配合做好第七次全国次人口普查,按要求向人口普查办提供生育登记等行政记录,成都市卫健委在全市人口普查工作会上做交流发言。 (宋建华)

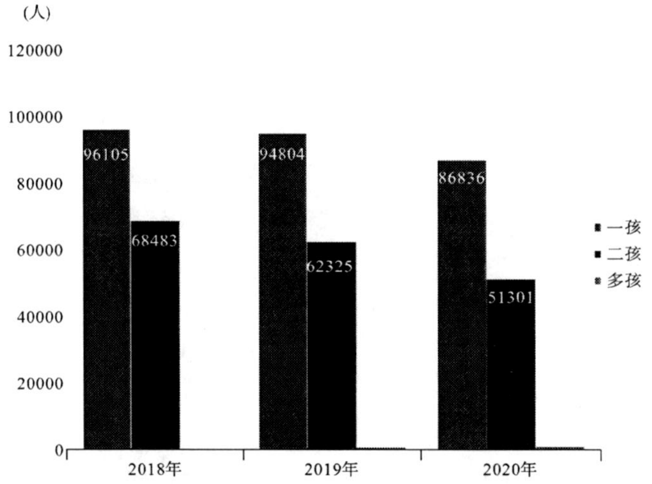

附:2020 年户籍人口出生对比图

老龄健康

【"十三五"概况】 "十三五"期间,大力加强老龄工作。一是健康支持。不断提高老年人的健康素养。老年人人均寿命持续提高,全市人均期望寿命 81.01 岁,比 2018 年提高 0.47 岁。为强化对老年人健康知识的宣传教育力度,将《老年健康核心信息》《老年失能预防核心信息》《阿尔茨海默病预防与干预核心信息》等老年健康相关知识以宣传册、短视频、动画、展板等多种形式进行宣传教育;帮助老年人树立"每个人是自己健康第一责任人"的理念,提高老年人健康素养和健康水平。不断提高老年人健康管理率。按照国家对公共卫生重点服务对象(65 岁以上老年人)的统计相关标准,截至 2020 年 10 月,为 65 岁以上老人建立健康档案 181.90 万;为 101.30 万老年人免费体检,免费体检老年人数占比为 32.05%;为 159.26 万 60 岁以上老年人接种肺炎疫苗,接种肺炎疫苗老年人数占比为 50.39%。

二是精神文化生活。按照"发展继续教育、构建终身教育体系"和"形成全民学习、终身学习的学习型社会"要求,"十三五"期间,成都市老年大学招收培训学员 12.5 万人次,让广大离退休干部和社会老人在新的社会化过程中实现了自我完善,提高了晚年生活质量和生命质量。截至 2020 年底,全市 50% 以上的乡镇都建有老年大学、老年学校,90% 的社区建有老年学习点。全市经常性参与教育活动老年人占老年人总数的比例达20%以上，老年教育年参与人次达510余万。

三是社会参与。截至2020年底，全市各级老协组织4 697个，会员199.91万人，其中区（市）县建立老协组织21个，覆盖率100%，乡镇（街道）建立老协组织362个，覆盖率100%，村（社区）建立老协组织3 941个，覆盖率97%，除天府新区和东部新区外，已构建形成了覆盖城乡社区老年协会组织网络体系，全面落实了《成都市老龄事业发展“十三五”规划》中确定的城市社区基层老年人协会组织覆盖率达到100%，农村社区（行政村）基层老年人协会组织覆盖率达到95%的目标任务，老年人入会率达65%。在四川省老年服务总队成立的基础上，成都市成立老年志愿者服务支队，老年志愿服务人数按照会员总数的15%计算，现有志愿者866人，全面完成“十三五”规划目标任务。

四是投入保障。“十三五”以来，市级财政累计拨付资金28.75亿元支持养老服务体系建设，投入长期照护保险补助资金3.43亿元。通过财政补助或购买服务等方式，大力支持社会化养老机构、城乡日间照料中心建设。健全成都市老年人高龄津贴制度，通过“一卡通”平台及时足额发放高龄津贴，《建立健全老年人高龄津贴制度的意见》对成都市高龄老年人津贴发放制度予以明确，市级财政累计投入资金7.43亿元用于发放老年人高龄津贴。落实财政补贴由“补砖头”“补床头”向“补人头”转变，把社会福利的彩票公益金50%以上的资金用于支持发展养老服务体系建设。全市累计1 973万人次使用老年卡免费乘坐地铁，补贴票价金额近1亿元。

【新冠肺炎疫情防控】 多渠道多形式加强老年人疫情防控知识宣传和防控技能指导，增强老年人疫情防控意识，提高个人防护能力；医养结合机构按照疫情防控的工作要求开展常态化管理，推进管理服务流程再造，落实各项措施；完善突发公共卫生事件医养结合机构应急处置预案，根据事件和响应分级标准，修订预警、报告、救治、管控等应对处置方案，并适时组织应急响应演练。10月，开展了对各区（市）县医养结合机构就应对秋冬季疫情防控医疗救治各项准备工作开展调研指导。

【完善老年健康服务体系建设】 2020年，按照国家、四川省《关于建立完善老年健康服务体系的实施意见》精神，市卫健委联合17部门印发了《成都市关于建立完善老年健康服务体系的实施方案》（成卫健办〔2020〕11号），明确医养结合是一种服务的理念，构建包括健康教育、预防保健、疾病诊治、康复护理、长期照护、安宁疗护的综合连续、覆盖城乡的老年健康服务体系。努力提升老年人健康水平和生存生活质量，促进实现健康老龄化。

【安宁疗护试点】 2020年，按照《成都市安宁疗护试点工作方案》进度，印发了《成都市安宁疗护试点机构建设及管理服务能力评估标准（试行）》，举办了安宁疗护培训会，共培训管理人员和医护人员150余人，建立了成都市安宁疗护教育培训基地。10月底，组织专家组对成都市24家安宁疗护试点机构进行指导验收，符合开展安宁疗护工作的试点机构有23家。为进一步加大安宁疗护宣传，高质量、高水平展示成都市安宁疗护试点成果，成都市委建委制作了安宁疗护宣传微视频《愿望》，拟发放相关医疗机构和医养结合机构播放宣传等，以进一步向患者、家属及医护人员推广安宁疗护“尊重生命”的服务理念。

【老年健康西部行试点】 2020年8月，印发了《成都市卫生健康委员会关于开展“老年健康西部行暨老年健康宣传周”活动的通知》，与省卫生健康委联合开展了“老年健康西部行暨老年健康宣传周”活动，现场发放“老年失能预防核心信息”“老年健康西部行特刊”“老年健康核心信息”等健康宣传手册8 000余份，宣传老年健康相关政策和预防保健等知识，并组织相关医疗卫生机构为老年人义诊。

【老年心理关爱】 按照省上要求组织相关试点区（市）县进行培训并积极开展工作，对试点社区内常住65岁及以上的特殊老年人开展心理健康相关的调查、评估、干预，了解和掌握老年人心理健康状况与需求，改善老年人心理健康状况；提高基层工作人员的心理健康服务技能水平，增强常见心理行为问题和精神障碍早期识别能力。四是失能老年人综合评估和健康服务试点项目。积极组织温江区参加四川省老年健康服务管理信息系统操作培训，指导温江区做好失能老年人综合评估和健康服务试点工作，以点带面，逐步扩大试点范围。五是“家庭视角下老年女性积极与健康老龄化项目”终期评估获得国家表扬，专家组一行充分肯定了成都市项目点的工作和成果，12月9—10日在成都市召开了家庭视角下老年女性积极与健康老龄化项目总结会。

【医养结合推进】 一是初步形成以“居家为基础、基层医疗卫生机构为依托，护理院、养老院、康复医院、精神专科医院和综合医院为支撑”的老年健康服务格局。截至2020年10月，全市共有医养结合机构106家，其中85家已纳入医保定点。全市医养结合机构中开展养老服务的医疗卫生机构有55家，设立医疗卫生机构的养老机构有51家。全市医养结合机构床位总数29 550张，其中，医疗床位13 428张，养老床位16 122张，有医养服务人员14 335人。建立家庭医生团队2 411支。全市有437对医疗卫生机构与养老机构建立合作关系，有1 549对医疗卫生机构与日间照料中心建立合作关系为老年人提供医养结合服务。二是今年8月，成都市卫生健康委员会按照需求导向、问题导向的思路，制作并上线了成都市医养结合服务地图。该地图已在成都市天府市民云平台、市卫健委官网、健康成都官微等推出，还与之配套编印了成都市医养结合机构名录(第一批)和电子宣传书。市民可以足不出户选择医养结合机构。三是组织区(市)县积极申报四川省医养结合示范机构创建，经过初审，将符合条件的22家报省卫生健康委审定。8月底召开了2020年度成都市医养结合培训会。四是拟定了《老年健康促进行动专项实施方案(2020—2030年)》。五是发布了《成都老龄化现状及老龄健康事业发展》状况报告。六是草拟了《成都市医疗卫生与养老服务相结合发展规划(2021—2025年)》，现正在征求区(市)县和相关部门意见。

【老龄委工作】 一是按照国家卫生健康委、全国老龄办《关于开展2020年全国敬老爱老助老活动评选表彰工作的通知》(国卫老龄函〔2020〕273号)精神，在全市范围内开展了第三届全国“敬老文明号”“敬老爱老助老模范人物”申报推荐，经过逐级审核和公示，最终12个集体、18个人物被国家卫生健康委、国家老龄办认定为全国“敬老文明号”“敬老爱老助老模范人物”。二是按照四川省老龄工作委员会办公室《关于开展四川省敬老模范县(市)初步考核验收的通知》要求，认真组织23个区(市)县积极开展模范县(市、区)创建申报，成都市武侯区等7个区(市)县被四川省人民政府评为第五轮敬老模范县(市、区)。三是根据《四川省老龄工作委员会关于深入开展2020年全省“敬老月”活动的通知》要求，印发了《成都市老龄工作委员会关于深入开展2020年“敬老月”的通知》，并要求各区(市)县按照通知要求开展相关工作。市卫健委由委领导和分管委领导分别带队，走访慰问23个区(市)县家庭生活困难的失能、失智、失独及80岁以上独居老年人、百岁及以上老年人、为国家做出重大贡献的老红军、老八路、战斗英雄、劳模老人共100名，慰问经费共10万元。四是顺利开展“成都市第十九届老年艺术节暨2021年老年人迎春晚会”活动。按照2020年老龄工作安排，印发了《成都市卫生健康委员会关于举办成都市第十九届老年艺术节暨2021年成都市老年人迎春晚会活动的通知》，制定了《成都市第十九届老年艺术节暨2021年成都市老年人迎春晚会活动实施方案》，12月30日活动如期顺利举办。

(王品忠)

人事和对外交流管理

【“十三五”概况】 截至2019年底，全市卫生人员23.76万人，卫生专业技术人员18.49万人，其中执业(助理)医师6.84万人，每千人口医师4.13人；注册护士8.78万人，每千人口护士5.30人。每万人口专业公共卫生机构人员为7.09人。全市18.49万名卫生专业技术人员中，本科及以上、大专、中专及中技学历分别占34.30%、41.47%、22.54%，比2015年分别增长4.89%、-1.14%、-2.79%。高级、中级、初级及以下者职称分别占8.22%、17.58%、74.20%，较2015年分别增长0.94%、1.28%、-2.23%。县级及以下基层卫生人员增加2.78万人，卫生专业技术人员增加2.41万人。全市千人口医师数在副省级城市居第四名，千人口护士数在副省级城市居第五名。

一是加强干部队伍建设。加强领导干部教育培养。举办"全市卫生健康管理能力提升专题研讨班""成都市卫健系统干部能力与素质提升高级研修班""全市公立医院党委书记专题党员教育示范培训班""成都市卫健系统纪检监察工作培训"等，努力提升各级领导干部能力素质和管理水平。先后选派40余名干部赴龙泉、崇州、简阳、眉山、大邑、达州、会东等地展开挂职锻炼、驻村帮扶等工作，着力提高年轻干部能力素质；规范干部选拔使用工作。出台《直属单位领导干部轮岗交流暂行办法》《关于加强直属公立医院中层干部选拔任用管理的指导意见（试行）》等文件，不断规范系统内干部选拔任用工作。2015年以来，配合市委组织部提拔市管干部12人次；提拔任用处级干部131人次（其中委机关60人次），调整交流干部78人次（其中委机关34人次），晋升一级调研员12名（其中委机关10名）。

二是加强人才队伍建设。逐步优化政策环境。出台《成都市进一步加强乡村医生队伍建设实施方案》《成都市基层卫生人才队伍建设三年行动计划》《关于改革完善全科医生培养与使用激励机制的实施意见》，加大基层卫生人才政策保障。印发《关于卫生事业单位考核招聘急需紧缺卫生专业技术人员的通知》，畅通急需短缺卫生专业技术人员直接考核通道。修订《成都市卫生计生系统学术技术带头人及后备人选管理办法》，完善人才培育评价。多部门联合印发《关于加强公立医院党管人才制度体系建设的指导意见》，健全公立医院人才工作机制，提升卫生人才管理水平；加大卫生人才引进。"十三五"期间每年定期组织外出公招活动赴医学院校直接考核招聘硕士及以上应届医学生，2018年在华西首次面向省内高校考核招聘。"十三五"期间累计举办招聘会21场，市属医疗卫生机构共计签约硕士研究生及以上人员1 400余人。"十三五"期间，委属公立医院人员流入10 017人，流出2 071人，人员总量增加7 946人，增幅90.72%，取得博士学位人数占比从3.05%上升至6.51%，取得高级专业技术职称人数占比从23.07%上升至33.85%；不断完善人才评价体系。围绕卫生副高职称评审与基层卫生正高职称评审，不断优化评审流程与标准。"十三五"期间，全市新增正高级专业技术人员651人、副高级5 652人，438人取得基层副高级职称，50人取得基层正高级职称。建立全市卫生评审专家信息系统，440余名评审专家信息入库。"十三五"期间，国务院特殊津贴专家增加5人、成都市特殊津贴专家增加1人、四川省突出贡献专家增加3人、成都市突出贡献专家增加5人、四川省学术技术带头人增加14人、四川省卫计首席专家增加1人、四川省卫健领军人才增加5人、四川省卫计突出贡献中青年专家增加3人、四川省卫计学术技术带头人增加53人、"天府万人计划"增加4人（实现零突破）；逐步提升基层队伍能力。截至2019年，成都市基层公益性医疗卫生机构卫生人员3万余人（其中乡村医生5 304人），本科及以上学历人员3 807人，占比由"十二五"末的13.25%增长至17.58%。同时，通过五大基层卫生人才提升行动计划实施、采取鼓励委属医院与复旦大学中山医院合作成立成都市全科医学中心等措施，大力提升基层公立医疗机构人员综合能力及素质。

三是稳步推进薪酬制度改革。2017年确定3家市属公立医院和新津区、新都区公立医院开展薪酬制度改革试点工作，落实"两个允许"要求，实行绩效工资总额管理，落实改革性绩效。2018—2019年逐步扩大改革试点范围，全市共36家公立医院参加试点改革。截至2020年底，成都市卫健委属医院通过综合目标管理绩效考核促进精细化管理，正逐步实现收入分配的科学化和规范化，人均绩效均突破现行事业单位工资调控水平。

四是促进对外交流合作。国际医疗合作项目落地落实。深化市级公立医疗机构与美国哈佛医学院布莱根和妇女医院（BWH）、法国蒙彼利埃地区大学医疗中心、丹麦VIA大学、德国阿莎芬堡医院乳腺中心、加拿大多伦多病童医院、澳大利亚HGT集团等知名大学、机构（企业）的合作，精准促进细分领域国际化医疗服务能力提升；涉外医疗服务水平稳步提升。积极引进国内外知名医疗卫生品牌，截至2020年底，全市已获批中外合资合作医疗机构7

家，拉动国际医疗服务能力提档升级。按照《成都市医疗机构加快国际化营商环境医疗服务能力建设行动方案》，分阶段、分层次逐步形成国际医疗服务网络体系，截至2020年底，成都市共34家医疗机构具备国际医疗服务能力，13家医疗机构开展国际医疗保险直付服务；国际化医疗服务人才队伍不断壮大。结合行业实际，制定下发《关于加强和改进医疗卫生专业技术人员因公临时出国管理工作实施细则》，鼓励和支持优秀人才紧跟国际医学前沿，将新技术、新方法、新理念应用于临床，提升整体医疗水平。2016年以来共选派卫生专业技术、管理人员800余人次赴美国、英国、西班牙、意大利、澳大利亚等地进行交流与培训。

【关心关爱疫情防控人员】 以市新冠肺炎疫情防控指挥部名义印发《全力做好疫情防控一线医务人员及其家属关心关爱若干措施》《关于新冠肺炎疫情防控期间援鄂、援甘非在编医务人员考核入编有关事项的通知》等文件，与市教育局联合印发《关于做好直接参与新冠肺炎确诊患者救治和支援湖北医疗队人员子女入学入园关心关爱工作的实施方案》，积极做好抗疫期间人员福利补助、绩效核增、考核直招、子女优教、表彰奖励等工作。

【卫生人才队伍建设】 2020年，联合编制、人社、财政等多部门出台《加强公立医院党管人才制度体制建设的指导意见》。对成都落实《四川省“十三五”卫生计生人才发展规划》情况进行评估总结，完成“十四五”规划的重点内容申报。落实全市医疗卫生健康体系建设专题会议精神，针对卫生人才队伍建设短板开展专项调研，积极向相关部门争取政策支持；完成成都市人才白皮书(2020年)卫生健康行业紧缺人才岗位需求统计和申报工作。2020年成都市卫生、中医药高级职称资格申报1 972人，资格审核合格1 821人，合格率92.3%；卫生专业评审通过1 354人，通过率84.68%；中医药专业评审通过189人，通过率85.14%。向四川省卫生健康委推荐第十四批四川省卫生健康委学术技术带头人人选75名，38名同志获得第十四批省卫生健康委学术技术带头人称号。市疾控中心梁娴同志获得全国先进工作者；疾控中心梁娴、新都区中医院谭天林、成都肛肠专科医院杨向东、简阳市人民医院杜志强4名专家人才首次入选“天府万人计划”，实现零突破；四川省高层次人才引进计划（原“省千人计划”），市二医院龚亮、市三医院黄刚2名同志获评青年人才项目立项，实现零突破。完成第五批市卫健系统学术技术带头人及后备人选评选工作，评选产生学术技术带头人51名，后备人选40名。

【干部队伍建设】 扎实做好选人用人及职级晋升工作。严格遵循《党政领导干部选拔任用工作条例》最新要求，2020年提拔任用干部24名(其中机关14名，直属单位10名)、调整交流干部10名(其中机关6名，直属单位4名)，配合市委组织部完成3名一级调研员职级晋升工作，完成机关28名一级主任科员及以下职级晋升工作。印发《成都市卫生健康委员会直属单位领导干部轮岗交流暂行办法》《关于加强直属公立医院中层干选拔任用管理的指导意见(试行)》，指导直属单位参照制定本单位中层干部选拔任用管理办法并开展备案工作，首次将护士长纳入中层干部管理范畴。

加强干部队伍考核与监督。完成成都市卫健委所属单位领导班子及成员2019年年度考核工作，共考核领导班子成员105名。根据市委组织部相关要求，完成2019年度公务员和参照公务员法管理单位工作人员考核工作(市卫健委机关公务员115名，直属参公人员100名)。组织开展系统内领导干部个人有关事项集中填报工作，完成192名领导干部个人报告事项的录入、汇总、上报及领导干部个人有关事项专项整治工作。

分类做好干部教育培训。先后组织处级以上领导干部参加“学习贯彻党的十九届四中全会精神”专题培训班、“党校主体班”培训等，组织全市三级公立医院党委书记、成都市卫健委所属医院负责党务工作的同志参加全市公立医院党委书记专题党员教育示范培训班，赴苏州大学举办“2020年成都市卫健系统医疗机构经济管理能力提升高级研修班”。

【对外交流合作】 2020年，认真做好线上外事活动的报告和审批工作，成都市卫健委所属单位通过开展双边会见、会谈等形式深化与国际知名大学、机构（企业）的合作。

严格按照外事工作要求做好外事接待工作，澳大利亚驻成都总领事馆代表团、新加坡驻成都总领事馆政务领事一行先后拜访成都市卫健委，就成都市新冠肺炎疫情防控等相关工作进行交流；加拿大驻重庆总领事馆总领事一行访问市二医院，就医院与加拿大女王大学等三所著名大学合作事宜进行初步交流和探讨；法国驻华大使馆卫生、社会事务和劳动参赞白碧安女士一行到市五医院就与法国蒙彼利埃医疗中心合作等事宜进行深入交流。

【机构编制岗位管理】 按照市委编办关于事业单位改革的要求，指导成都市卫健委所属17家事业单位按照要求重新修订单位机构职能编制规定，指导市八医院开展政事权限清单试点工作。组织成都市卫健委所属事业单位进行岗位调整设置。组织成都市卫健委所属单位开展人事管理回避专项清理工作，对8 000余名在编人员逐一进行了排查。

【机关人事管理】 完成成都市卫健委机关人员工资正常调资，机关正常晋升级别18人，机关正常晋升级别档次113人，机关64名同志职务职级待遇调整。办理成都市卫健委机关4名提前退休、1名正常退休同志相关手续，办理4名军转干部报到手续（其中机关2名，直属单位2名），完成4名新录用选调生、1名调入人员及5名调出人员手续。

【人事档案管理】 完成人事档案数字化工作，建成电子档案243册，实现电子化管理。落实人事档案管理和审核工作，全年收集整理材料1 000余份，查（阅）档400余人次，转档48人次，任前审档31人次，12月开展了10家成都市卫健委所属单位人事档案自查及抽查工作。

【老干部工作】 落实老同志的补贴和福利待遇，组织健康体检，春节、重阳节等各类走访慰问112人次，开展重阳活动。选派1名老干部参加省“纪念抗日战争暨世界反法西斯战争胜利75周年”座谈会，向29名老干部发放“抗美援朝出国作战70周年”纪念章。已完成离退休老干部数据完善工作。（李志春）

规划财务管理

【概况】 2020年，以习近平新时代中国特色社会主义思想为指导，围绕成都市卫生健康工作中心，以健康成都建设为主线，立足本职，把握重点，完善制度，服务民生，强化监督，较好完成了规划编制、项目建设、财务管理、风险防控、脱贫攻坚等重点任务。

【疫情防控保障】 深刻认识冬春新冠肺炎疫情防控形势的严峻性、复杂性，认真落实上级和成都市卫健委防控领导小组的部署，按照职责分工第一时间制定应急物资采购、管理与分配等规范文件，迅速构建起疫情防控物资分配管理体系。同时，快速完成成都市疫情防控相关应急资金申报，周密细致开展应急物资采购和物资分配发放工作，全力推进疫情防控项目建设，指导市属医疗机构做好应急物资采购使用和接受物款捐赠，优质高效地完成多项疫情防控物资保障工作，疫情防控第一阶段累计争取到市级调配物资口罩218.6万个、防护服2.9万套、隔离衣3.1万套、手套14.5万双、护目镜2 460副、防护面屏6 202个和省级调配物资口罩9.4万只、防护服1 699套、隔离衣2 250件、护目镜1 246个，基本保障了市直属和市级保障的医疗卫生机构防疫物资需求，为疫情防控做出了积极贡献。

【规划编制】 一是医疗卫生资源布局规划编制。按照罗强市长专题研究全市医疗卫生服务体系建设有关工作要求，结合处置新冠肺炎疫情中暴露出的问题和短板，对各区（市）县2035年的服务人口数、千人口编制床位数等关键指标进行了重新调整，并加强对区（市）县卫健局的调研督导，督促各区（市）县加快修编《成都市医疗卫生资源布局规划（2019—2035年）》，完善成都市医疗卫生服务体系。已形成《成都市医疗卫生资源布局规划（2019—2035年）》文本初稿。二是持续推进“十四五”规划编制。为高质量完成“十四五规划”编制工作，结合新冠肺炎疫情防控最新情况，启动了“十三五”规划终期评估，并开展了完善紧急医疗救援体系、公共卫生服务体系等相关课题研究，梳理吸收各地先进经验和政策理论动态,深入研判“十四五”期间成都市卫生健康事业改革与发展面临的形势和任务。在编制过程中,遵循专家编规划原则,聘请高水平专业团队高起点编制“十四五”规划。同时,深入区(市)县、直属医疗卫生单位调研,组织召开规划编制工作健康产业代表座谈会和医疗卫生行业代表座谈会,掌握行业发展最新情况和发展趋势,着力提高规划的可行性。已形成“十四五”规划初步文本,正在征求市级部门、区市县、有关医疗卫生单位意见建议。

【项目建设】 2020年,市属医疗卫生机构已立项的13个建设项目建筑总面积95.58万平方米,总投资69.48亿元。2020年度完成计划投资9.74亿元。其中,已投用项目2个:市六医院东虹院区建设和市四医院九江康复病区改扩建工程项目;已完成建设项目2个:市二医院龙潭医院和市血液中心迁建一期工程项目;正加快建设项目9个:市中西医结合医院四期、市三医院改扩建项目一期、市五医院门急诊住院综合楼配套工程、市七医院天府院区三期、市公共中心三期、市中西医结合医院急救中心和感染科建设、市六医院泉水院区、市八医院二期工程、市疾控中心重大疾病及健康危害因素检测能力提升项目。

完善项目推进机制,全力争取中央资金支持。一是制定并严格按照《成都市卫健委直属医疗卫生单位基本建设管理若干规定(暂行)》和《关于做好成都市建设工程项目新型冠状病毒感染的肺炎疫情防控工作的通知》要求,做好项目建设管理。积极优化完善项目工作推进机制,进一步健全组织领导机制,完善调查督查机制,以每月定期召开项目调度会、深入项目单位调研和现场办公等方式,重点解决项目推进过程中的重点和难点问题,已召开11次基建项目推进会。二是聚焦问题补短板,提前包装策划一批医疗卫生领域补短板项目,市公卫中心三期项目已争取中央预算内投资1亿元,成都市中心医院项目和成都市紧急医学救援中心项目已完成项目选址。紧扣2020年抗疫特别国债投向,包装市级公共卫生和重大疫情防控救治项目23个,指导各区(市)县包装项目162个,共争取到特别国债41.1亿元。

【财务综合管理】 2020年,完善财务内控制度建设。坚持依法依规理财,加强财政资金管理,制发《成都市卫生健康委员会关于进一步加强卫生健康财政资金项目管理的通知》,进一步加强财政资金预算及绩效管理工作。为做好疫情防控工作,加强防疫资金管理,与财政局联合下发《成都市市属医疗卫生机构新冠肺炎疫情防控财政资金结算管理办法》,并印发《成都市卫生健康委员会关于加强新冠肺炎防控专项资金绩效管理的通知》,强调提高疫情防控资金支出效益,实施疫情防控资金的全过程绩效管理。

强化预算管理工作。加强财务队伍建设,提高资金使用效益。按财政统一要求向社会公开了2020年部门预算。分别对成都市卫健委机关各处室和成都市卫健委直属单位预算执行进度情况进行通报,对成都市卫健委直属单位的特别国债和地方政府债券的执行进度情况进行专项通报,要求高度重视预算执行情况,切实履行预算执行主体责任,加强预算执行事前规划和预算绩效评价工作,并梳理分析执行进度缓慢的原因,制定改进措施,加快预算执行进度。配合市财政局做好一般性支出压减工作。按照《成都市市级公立医院总会计师委派管理办法》要求,召开了市属公立医院总会计师年度述职报告会,各单位总会计师认真总结工作的亮点和不足,并提出了2020年度的工作思路;成都市卫健委领导对各总会计提出了厘清职责,切实履行总会计师职责,不断提升履职能力的管理要求。开展了专项资金管理的专项整治检查,规范了专项资金管理制度流程和资金使用,并督促直属单位加快预算执行进度,提高财政资金的使用效率。

深入开展公立医疗机构“经济管理年”活动,制订了《成都市开展“公立医疗机构经济管理年”活动实施方案》,落实落细落地责任分工,明确成都市卫健委、各区(市)县卫健局主管责任、各级各类公立医疗机构开展活动主体责任。各区(市)县卫健局及公立医疗机构均结合自身工作实际,各司其职制定了具体实施方案及计划,确保“公立医疗机构经济管理年”活动落到实处。12月督促全市公立医院卫生机构完成“公立医疗机构经济管理年”活动阶段性工作总结。

【强化内部审计】 认真履行审计监督职能，充分发挥审计监督与服务的职能作用。一是印发了《成都市卫生健康委员会直属单位党政主要领导干部经济责任审计实施办法（试行）》《成都市卫生健康委员会基本建设审计实施办法（试行）》《成都市卫生健康委员会审计整改工作暂行办法》，进一步加强审计制度建设，提高审计工作规范化管理水平。二是加快推进机关往来账清理工作，聘请会计师事务所对历年旧帐进行彻底清理。三是完成11家直属医院离任法人代表的经济责任审计以及对9家成都市卫健委直属卫生单位的综合审计，并加强对审计工作的现场指导，努力提高审计监督质量。四是积极配合国家审计署成都办、市审计局完成疫情物资管理、资金使用等相关情况专项审计调查。五是加强内审工作业务培训。聘请市审计局经济责任审计处、投资审计处处长授课，专题讲授建设项目审计和领导干部经济责任审计工作实务及最新政策动态，提高直属单位和区（市）县内审人员业务能力。

【严格政府采购】 制定并印发《成都市卫生健康委员会关于加强政府采购进口产品管理的通知》（成卫健函〔2020〕50号），加强成都市卫健委直属单位政府采购进口产品管理，规范进口产品采购行为。完成成都市卫健委机关和直属单位政府采购预算调整追加、进口产品采购审核、采购方式变更审核等日常工作任务。指导成都市卫健委机关各处（室）和直属单位政府采购和自行采购招标工作。组织成都市卫健委直属单位和区（市）县卫健局进行政府采购培训工作。组织专家开展成都市卫健委直属单位设备、工程等招投标专项整治检查工作，规范招投标行为。制定并印发《成都市卫生健康委员会全面规范和加强政府采购管理三年专项行动工作方案》，全面规范政府采购领域工作。全年完成成都市卫健委机关和直属单位774个政府采购计划备案工作，申请执行年度政府采购预算金额34.66亿元。

【精准扶贫】 全面落实党中央国务院、省委省政府、市委市政府脱贫攻坚决策部署，坚持聚焦“基本医疗有保障”目标，从医疗、预防、机构、人才等方面着手，围绕保障贫困人口“看得起病”“看得上病”“看得好病”综合施策，杜绝因病致贫返贫。成都市各定点医疗机构均建立“先诊疗后结算”制度，并设置专门的结算窗口，为患者提供“一站式”服务，建档立卡贫困人口住院不缴纳住院押金，由医疗机构凭相关证明材料与医保、民政等各类经费保障机构直接结算。贫困人口免费参加医保，参保率100%。持续开展“一村一团队”“一人一医生”“一人一档案”“一月一随访”“一季一上门”的“五个一”健康帮扶工程，服务团队进村，医患连心结对，提高医疗卫生精准扶贫效果。为村民提供健康咨询、健康评价、预约、转诊、上门巡诊、家庭病床、中医保健等服务。开展贫困人口免费体检，重点关注慢性病、大病患者的健康管理，切实做到“签而有约”。实现贫困人口医疗帮扶全覆盖，针对有病的贫困人口帮助指导就医，无病的指导预防保健，常住贫困人口家庭医生签约率达100%。每个村卫生室至少有1名合格的乡村医生或执业（助理）医师，全面消除乡村医疗卫生机构和人员“空白点”。12月22日，印发《2020年健康扶贫考核及帮扶户退出验收工作实施方案》，并按方案要求对东部新区、简阳市开展健康考核工作，成都东部新区、简阳市全部实现脱贫，高标准完成脱贫任务。

【医疗服务价格管理】 积极对接医保部门，全面落实全市医疗服务价格动态调整，确保医疗机构良性运行、医保基金可承受、群众费用负担总体不增加。联合市医保局出台《关于市管公立医疗机构开展新增医疗服务项目管理有关事宜的通知》，提高医疗机构在新增医疗服务收费管理中的自主性。会同市医保局联合印发了《关于市管公立医疗机构医疗服务项目价格结构调整的通知》，对市、县公立医院643项医疗服务价格进行结构调整，调整后市级与县级公立医院医疗服务项目价格一致，市级和省级公立医院医疗服务项目价格基本一致。同时，积极配合财政局开展公立医院电子票据试点工作，完成涉企收费清理规范等日常工作。

【大型设备配置管理】 持续推进成都市“十三五”乙类大型医用设备配置规划终期调整工作，6月印发《关于进一步加强乙类大型医用设备配置管理的通知》。7月和11月组织开展了成都市"十三五"乙类大型医用设备配置规划终期调整，同时对"十四五"乙类大型医用设备配置规划需求进行了摸底排查。

【统计信息工作】 充分发挥统计信息服务职能，编制和发布《2019年成都市卫生健康事业发展统计公报》，方便社会公众、媒体和部门了解成都市卫生健康事业运行情况及取得的成绩。完成2019年年报数据审核及信息维护，抓好医疗卫生机构统计数据实时报、月报的填报任务，及时完成率100%。加强统计数据的综合利用，印发了《成都市卫生健康统计资料汇编（2019年）》，编印了《2019年成都市分级诊疗现况分析》《成都市2019年医疗资源与服务分析》《2018年成都与重庆医疗资源与服务情况对比分析》《成都市公立医疗机构取消医用耗材加成同步调整医疗服务项目价格政策效果评估》等专题分析报告。加强基层卫生统计人员业务培训，举办了2020年度全市统计管理人员、民营医院、医美机构卫生健康统计规范化管理系列培训班，提高统计人员的业务水平。积极对接市机关事务局，做好2019年度机关运行成本统计调查工作。

【区域合作】 一是深入贯彻落实"一干多支"发展战略。积极推动优质医疗资源共享，推动成都市在医疗服务合作、公共卫生合作、信息化建设合作等方面大力开展合作交流，联合"德眉资"三市卫健部门建立专项合作联席会议制度，并已于6月、9月分别在成都、德阳召开了2次联席会议。同时联合四市医保局，共同拟制了《成德眉资医疗健康保障同城专项合作组工作规则》《成德眉资医疗健康保障同城专项合作组实施细则》。二是加强推进成渝地区双城经济圈建设。7月与重庆市卫健委在成都市签订《推动成渝地区双城经济圈建设成渝卫生健康一体化发展合作协议》，确定7个重点合作方向推动成渝双城经济圈卫生健康事业一体化发展。三是稳步开展对外区域交流合作。会同贵阳市卫健局于拟定了《成贵卫生健康事业发展合作协议》，旨在共同探讨两市卫生健康事业发展合作新模式，充分发挥两地资源优势、科学技术优势和人才聚集优势，开创两地区域合作新局面。

【后勤精细化管理】 及时办理完成成都市卫健委机关及成都市卫健委直属单位资产处置工作，积极协调市级相关部门完成成都市卫健委直属单位资产方面历史遗留问题，积极推进市属公立医院基本建设。抓好国有资产管理日常工作，及时报送成都市卫健委国有资产月报、经营性国有企业月报，以及成都市卫健委直属单位2019年国有资本经营预算收支自查情况和2020年国有企业国有资本收益收缴工作情况。深入贯彻节水优先方针，完成市五医院、市七医院节水型医院任务和市妇儿中心2019—2020年国家级节约型公共机构示范单位任务。 （闫梅）

卫生健康宣传

【"十三五"概况】 "十三五"期间宣传处认真围绕党中央作出关于健康中国战略的决策部署，贯彻落实省委、市委及委党组具体工作安排，进一步整合平台资源，主动融入全民卫生健康宣传。

一是着力建设官方自有宣传平台，弘扬成都卫健之声。以短视频为切口，开设运行健康成都官方抖音平台。2019年7月开设健康成都官方抖音平台，以喜闻乐见的短视频形式，普及健康知识、传播行业正能量；加强政务微信、微博建设。及时推送卫健政策资讯、传递最新工作动态和健康科普知识，开设工作动态、政策解读、医者说、健康小贴士、中医养生、微服务、便民查询等栏目，加强与网友留言互动，加强政务新媒体的服务职能；转变宣传角度，让行业内刊《健康成都》走出去。2019年10月与省级媒体《大众健康报》合作开设"健康成都"专版，利用专业媒体的人员、平台、资源，聚焦成都卫生健康行业发展、科普知识、民生服务等，突出策划主题宣传报道。

二是加快媒体矩阵建设。与国家级权威新媒体大V，如新华网、人民网、健康中国联动传播新资讯，与省卫生健康委官方政务新媒体平台联动共享健康科普信息和政策信息，同时，加强与直属单位及区（市）县官方平台联动互动。

三是挖掘行业内先进典型，展现成都卫健榜样力量。通过举办大美医者、好医生·好护士等评选宣传活动，讲述先进典型的动人故事，进一步营造尊医重卫的社会氛围。

四是主动融入全民卫生健康宣传，助推健康素养整体提升。群众实际生活需求为导向，加强健康科普知识推送力度。针对城镇社区、农村地区群众及儿童、老年人等重点人群，有针对性推送科普知识；强化主题宣传。利用各类卫生健康节日、纪念日开展科普宣传活动。在“世界无烟日”“世界精神卫生日”“全民健康生活方式行动日”等主题宣传日及时发布健康科普知识，提升全民健康素养。居民健康素养水平从2018年的19.3%提升到2020年的26.82%。

【做好意识形态工作】 2020年，修改完善、认真落实《意识形态工作责任追究办法》，压实意识形态工作责任制，将意识形态工作任务和工作责任具体落实到成都市卫健委领导班子成员、直属单位各党委和党支部。坚持党管媒体、政治第一的原则，加强全市卫健系统各级各类意识形态阵地管理，特别是互联网平台，确保意识形态领域安全。

【疫情防控宣传】 一是严格疫情防控信息发布制度，反复核实发布信息内容，坚持公开透明、统一规范发布信息，每日通过官方平台通报疫情态势和防控工作进展。二是持续强化科普宣传。组织疾控、卫生健康专家就群众关心的防治新冠肺炎等系列问题作出权威解答，通过健康成都报纸、电视、网站、微博、微信、抖音、壁报、户外广告、地铁公交等平台，多形式开展新冠病毒等传染病防控知识宣传，提醒公众养成良好卫生习惯，有效缓解社会恐慌心理。微博、微信、网站发布疫情权威发布、防控知识等信息近3 000条；制作疫情相关等短视频近100条、专题片6部，抖音平台点赞数超过138万次；设计制作有关个人防护、公共场所防护指南、全面复工复产等疫情相关主题海报60余张。三是集中展示行业形象。围绕疫情防控阶段性工作，主动对接新华社、人民日报、新华网、健康报等各级各类媒体，系统宣传卫健系统防控疫情工作举措、成效和先进典型。讲好一线医务人员故事，形成《你有多美》《致敬逆行者》《痕美》《方舱日记》等系列报道；联合红星新闻推出“战疫录·白衣执甲”系列报道；同时，举办第二届“成都榜样·大美医者”评选宣传活动，讲述大美医者故事，弘扬一线精神。共形成国家级媒体报道、省级媒体万余条。四是及时发布信息，妥善处置舆情，增强抗疫信心。会同省应对新冠肺炎疫情应急指挥部做好紧急信息上报，确保省市上下一致，信息发布内容权威；每日向公众开展健康教育宣传，引导群众科学理性对待疫情，逐渐形成不信谣、不传谣的舆论态势；通过全网24小时舆情监测，提前分析研判舆情走势，引导相关舆情进入平稳状态，保持社会秩序稳定。

【重点工作宣传】 按照“十项行动计划”部署，扎实推动卫生健康各项重点工作宣传落地落实落细。围绕国际护士节、世界精神卫生日、国际禁毒日等重大健康宣传日做好主题宣传，提高群众的知晓度。做好自有平台联动发布，“健康成都”专版出报50期，共发行300万余份；制作《健康成都》电视栏目42期；抖音平台上传240部作品，直播25期；更新健康成都官方网站信息近4 000余条、官方微博近8 000条、微信900余条、健康成都APP近1 700条；设计制作《健康成都》壁报4期，共制作24 000套，制作《幸福家庭宣传册》7 600册、提倡健康生活习惯“公筷公勺”宣传品2 000余套，免费发放至区（市）县。结合重点工作实施，做好网络舆情监测和舆论引导，并通过舆情反思促进工作。截至年底，及时处理涉及市卫健委的网络问政，共处理微博问政近3 700件，处理率100%，限时办结率100%；处理成都市卫健系统各类网络舆情共计近1 300件，及时处理率100%。

【推进健康教育】 围绕新冠肺炎防控工作积极开展健康教育，撰写大量科普文章，普及防控知识。开展公众新冠防控能力调查，进行针对性健康教育。3月24日，《健康报》刊登题为“健康教育为大众穿上防护‘铠甲’”的文章，大力推广成都经验。开设电视健康科普栏目、开展健康专家巡讲活动、印发健康科普知识读本，推动健康知识上电视、下基层、进乡村、入家庭。通过健康成都官方微博、微信传播健康知识，影响超百万人。开展全市健康科普专家遴选,构建全市健康科普专家库。实施健康知识“讲遍蓉城”活动,组织市级专家深入基层开展康知识巡讲活动23场,覆盖全市所有区县。积极推动健康促进县区建设,锦江区接受国家验收,都江堰市、温江区、武侯区通过市级验收。组织开展健康城市共建共享知识竞赛,通过“镇街初赛、区县复赛、市级决赛”三阶段赛制吸引了全市广大社区的积极参与,网络初赛答题人数约40万人,决赛直播观看及答题人数约6千人。(此项为爱卫办牵头)。对22个区市县基层卫生服务机构健康教育开展情况进行指导。截至11月,全市共发放不同种类健康教育印刷资料10 907种,发放健康教育印刷资料11 507 316份;播放不同种类健康教育音像资料8 516种,播放健康教育音像资料154 979次,播放时长达636 854小时;设置健康教育宣传栏3 430个,更新健康教育宣传栏内容19 659次;举办健康教育讲座11 241次,440 106人次参加培训,举办健康教育咨询活动15 884次,健康教育活动现场咨询人数为1 212 754人。2020年全市居民健康素养水平为26.82%,比2019年提升了3.84个百分点。 (王波)

健康服务业发展

【概况】 2020年,健康服务业发展处常态化做好新冠肺炎疫情防控,以促进社会资本进入医疗服务领域为重点,积极推进非政府办重点医疗项目建设,促进全市健康服务业高质量发展。截至2020年11月30日,全市社会办医疗机构为9 124家,较2019年底增加304家,占全市医疗机构比例达73.45%。2020年1—11月,全市社会办医疗机构医疗收入达209.58亿元,占全市医疗总收入的比重提高至28.00%。

【“十三五”概况】 “十三五”期间,服务业处认真落实《成都市卫生计生事业第十三个五年发展规划》要求,加快推进健康服务业发展。截至2020年11月30日,全市社会办医疗机构为9 124家,床位数49 319张,总诊疗人次4 628.65万人次,医疗总收入209.58亿元,全市社会办医疗机构总数量及总床位数占全市分别达73.45%、32.25%。社会办医疗机构总诊疗人次数增幅、医疗总收入增幅较“十二五”末分别超34.5%、超115%。“十三五”末,预计全市社会办医疗机构数量、床位数增幅均超50%,超额完成“十三五”发展规划各项设定目标。

一是积极完善健康服务业工作体系。市卫健委于2017年底设立了健康服务业发展处。主要职责为拟订健康服务业发展总体规划、政策意见;牵头协调并指导医疗健康服务业发展工作;推动各类社会资本进入医疗健康服务领域;跟踪协调非政府办医疗健康服务重点项目建设。各区(市)县卫健部门也因地制宜,成立了专职的健康服务业发展科室或确定了相应科室负责健康服务业工作。

二是持续优化健康服务业营商环境。“十三五”期间,《促进成都市健康服务业高质量发展若干政策》已由市政府办公厅印发实施,共提出促进社会资本进入医疗服务领域、促进公立医院与社会办医分工合作、支持医疗健康服务科技创新、鼓励健康服务业高端人才在蓉发展等30余项支持政策。2020年,成都市卫健委及相关市级部门配套印发《促进成都市健康服务业高质量发展若干政策资金支持条款实施细则》及申报指南,并顺利完成年度支持资金申报工作。配合相关市级部门,完成《促进成都医药健康产业高质量发展的实施意见》《成都市加快医疗美容产业发展支持政策的通知》等文件制定工作,并按照职责推动相关支持政策落地落实。

三是推动非政府办医疗服务项目招引促建。“十三五”期间,以中日示范项目建设等工作为重点,持续加大企业招引力度,先后赴北京、上海、天津、广州、大连、苏州等地开展投资促进活动,共推动成都鹰阁医院、四川现代医院高新医院、成都八大处医疗美容医院、成都万达UPMC医院、成都京东方医院等重点项目落户成都。其中成都鹰阁医院、成都西囡妇科医院、成都新丽美医疗美容医院、成都影和影像诊断中心、成都福美医学影像中心等项目已如期完工。成都京东方医院、成都万达国际医院、泰康西南天府医院等重点项目有序推进。

四是积极推动社会办医疗机构高质量发展。“十三五”期间,成都市卫健委积极推动医美、健康体检等特色及高端社会办医疗机构发展，成都八大处医疗美容医院、成都米兰柏羽医学美容医院等医美机构发展态势良好，“医美之都”建设成效显著。大力促进公立医院与社会办医分工合作、鼓励社会办医积极参与医疗机构等级评审，大邑望县中医医院等社会办医疗机构获评三甲医疗机构。

【新冠肺炎疫情防控】 积极参与成都市卫健委疫情防控医疗救治组、机场工作组、宣传组相关工作，对成华区、新都区、青白江区、彭州市、金堂县、大邑县等区（市）县疫情防控工作进行督导检查。指导社会办医疗机构复工复产，定期收集分析社会办医疗机构日均门诊量、日均住院量等数据。陪同省卫生健康委党组成员、主任助理尹隆调研锦江区、金牛区、郫都区等地社会办医疗机构疫情防控工作情况及疫情对运营影响情况，积极协调社会办医疗机构参与疫情防控工作。收集整理社会办医疗机构参与疫情防控工作相关先进事迹，全市共有四川友谊医院、成都骨伤医院等社会办医疗机构及医务人员获得省、市疫情防控先进集体、先进个人表彰。

【强化医疗企业服务】 一是全面梳理成都市社会办健康服务业重点企业信息，建立成都市健康服务业重点企业库，已收录306家企业（其中规上企业145家）。二是前身天津红日药业、京东方医院、华神科技集团有限公司等重点企业走访调研、座谈，收集企业遇到的问题，积极协调有关部门解决。三是积极拜访中国医学科学院/协和医学院放射医学研究所、日本神户转化医学研究中心、日本美邸养老服务有限公司等并深入交流，促成日本美邸养老服务有限公司与成都医疗投资集团合作示范区等多个项目落地成都。四是促进非政府办医疗服务重大项目建设，积极协调有关部门解决项目建设中存在的问题。成都影和影像诊断中心、成都福美医学影像中心、四川现代医院高新医院、成都新丽美医疗美容医院、中国青城国际颐养中心等15个项目如期完工，成都京东方医院、成都万达国际医院、泰康西南天府医院等重点项目有序推进。

【加大营商环境建设】 一是积极牵头持续做好卫生健康领域国际化营商环境建设，配合研究制定《成都市全面深化国际化营商环境建设实施方案》2.0和3.0版。二是认真落实《成都市人民政府办公厅印发关于促进成都市健康服务业高质量发展若干政策的通知》（成办发〔2019〕37号）要求，联合市财政局等10部门印发《关于印发促进成都市健康服务业高质量发展若干政策资金支持条款实施细则的通知》及申报指南，顺利完成2020年度资金申报工作。三是牵头协调市医保局、市统计局、市民政局等市级部门及各区（市）县卫生行政部门，顺利完成国家发改委、省发改委对“包容普惠创新—基本公共服务群众满意度（医疗福祉）”中36个类别108项指标评价填报工作。市卫健委健康服务业发展处被市委市政府表彰为“2019年度成都国际化营商环境建设先进集体”。

【做好中日合作示范】 一是牵头成立中日（成都）开放合作示范项目健康及社会服务专项小组，促成省卫生健康委成立中日（成都）合作示范项目健康服务领域推进专班，建立健康及社会服务领域专家库。二是先后多次向国家卫生健康委、省卫生健康委报告中日（成都）合作示范项目健康服务领域推进情况，争取国家卫生健康委、省卫生健康委政策和项目支持。牵头编制完成《深化中日健康及社会服务合作专项规划》《中日（成都）城市建设和现代服务业开放合作健康及社会服务示范项目实施方案》《成都市健康及社会服务领域重点机构名录》等，更新完善健康及社会服务领域机会清单项目共51个、供给清单项目22个、合作示范项目7个。三是研究开发“健康及社会服务领域线上推介”中日双语推介网站，现已上线试运行。赴大连市、苏州市举办健康及社会服务领域专题推介活动，并拜访中福美邸（中国）、欧姆龙等重点日资企业，积极推介成都健康及社会服务领域情况及政策。2020年以来，共促进新签约成都高新区与乐敦投资（中国）再生医学产业项目等中日合作重点项目6个。

【产业功能区建设】 一是按照医药健康产业生态圈工作会议要求，积极推进成都天府国际生物城、成都医学城、天府中药城、华西大健康产业功能区建设，按照功能区主导产业和功能定位，积极引导世界500强、国际知名企业等社会资本投资医疗健康项目。二是积极对接成都天府国际生物城、成都医学城、天府中药城、华西大健康产业功能区管委会、区县政府,收集存在的问题,协调解决引导企业投资。三是协调产业功能区开展推介活动。积极组织成都天府国际生物城、成都医学城、天府中药城、华西大健康产业功能区赴大连、苏州等开展专题推介活动。

【消费中心城市建设】 2020年,成都市卫健委积极推动消费中心城市建设。一是向省卫生健康委专题汇报成都市国际消费中心城市建设推进情况,恳请省卫生健康委报告国家卫生健康委,支持成都市建设国际消费中心城市,并加强项目推荐和引导,积极支持相关项目优先落地成都,积极推进国际消费中心城市建设试点工作。二是研究制定《成都市卫生健康领域建设国际消费中心城市实施方案》,通过探索健康服务与旅游、健身等业态融合发展等工作,积极推进体育健康脉动场景建设、入境医疗消费便利化建设、智慧消费基础设施建设等,助力国际消费中心建设。三是按照《成都市医疗机构加快国际化营商环境医疗服务能力建设行动方案》积极推进,持续提升国际化医疗服务能力建设。截至年底,全市有中外合资或港澳台资举办的医疗机构7家,具有国际化医疗服务能力的医疗机构25家,开展国际医疗保险直付服务的医疗机构13家、涉及国际保险机构13家。 (刘赵峰)

药政(食品)安全管理

【概况】 按照市卫健委重点工作部署,药政处进一步健全药品供应保障机制、落实国家药械相关政策,扎实做好医疗卫生机构新冠疫情应急物资保障及食品安全相关工作。

【"十三五"概况】 一是落实"五位一体"集中采购。"十三五"时期全市公立医疗机构药品阳光采购平均113.62分、高值医用耗材采购平均95.42分,考核积分均全部达标。成都市公立医疗机构药品网上采购总金额为466.91亿元,高值医用耗材网上采购总金额为86.13亿元,同时,对市级直属12家医院高值耗材采购情况实行每月台账式监管,对采购不规范的医疗机构及时通报约谈,责令限期整改和纠正。

二是持续推进国家基本药物制度。持续实施基本药物制度,制定省市基本药物制度补助资金分配方案。全市公立医疗机构全部实施国家基本药物制度并实行零差率销售,上网采购率为100%,截至2020年底,全市各级公立医疗机构采购基本药物金额占比为35.96%,采购金额204.26亿元。按照省卫生健康委要求,启动开展基本药物制度综合试点工作,科学确定试点区(市)县,并全程指导试点方案编制。

三是完善短缺药品供应保障机制。按照国家、省和市相关要求,成都市卫健委印发了《关于转发四川省卫生计生委等10部门〈关于改革完善短缺药品供应保障机制的实施方案〉的通知》(成卫计发〔2018〕27号),会同市级10部门印发《成都市人民政府办公厅关于印发成都市落实四川省短缺药品保供稳价工作重点任务清单的通知》,进一步明确各区(市)县政府和市级相关部门职责;印发《成都市短缺药品供应保障工作会商联动机制工作规则》《成都市短缺药品供应保障工作会商联动机制领导小组成员名单》,进一步完善成都市会商联动机制;依托国家短缺药品监测直报系统,开展短缺药品监测预警,覆盖全市各级公立医疗机构。

四是参加国家组织药品集中采购工作。积极配合市医保局顺利完成"4+7"集采试点工作,2020年3月31日成都市"4+7"集采试点工作结束,全市529家试点医疗机构采购数量为2.78亿(片/粒/支),完成试点工作合同约定量的223.45%,采购金额为3.6万亿元,占合同总金额的279.23%,均超额完成全年任务量,受到国家评估组和省、市领导的高度评价,并在国家卫生健康委专项推进会上进行交流发言。开展第二批集采药品采购,截至2020年底,共采购11 644.19万(片/粒/支),采购金额为3 056.34万元,完成市总合同约定量的78.31%。

五是推进食品营养相关工作。2019年机构改革后承接食品营养工作,每年召开食品安全风险监测会商会,与相关部门及时互通成都市食品安全风险监测情况。进一步完善食源性疾病监测网络，成都市现有食源性疾病哨点医院126家，食源性疾病病原学检测哨点43家，覆盖成都市全部22个区（市）县。对食品及食品包材进行风险监测。积极推动营养与食品安全的线上线下主题宣传，利用全民营养周、“5·20”学生营养日等开展直播、营养知识线上有奖竞答等宣传活动，聘请社区卫生员410人。成都市卫健委分管领导在中国营养30人论坛上进行视频交流。根据市食安委的总体安排，制定成都市卫健委关于创建国家食品安全示范城市任务分解表及创建国家食品安全示范城市宣传工作方案，做好成都市国家食品安全示范城市创建工作。

【新冠疫情防控物资保障】 一是摸清底数，准确掌握动态需求。动态收集区（市）县公立医疗机构和市级保障17家医疗卫生机构药械储备情况，按要求日统计、周报送，疫情之初，根据医疗机构物资需求，制定疫情防控应急药品、个人防护用品、大型医疗设备“三张清单”，为疫情防控物资采购提供支撑。二是完善制度，建立统筹调剂机制。制定了《新型冠状病毒肺炎防控紧急医疗物资调剂工作方案（试行）的通知》《关于协调解决市级定点医疗卫生机构防疫物资采购渠道的通知》等，按照精准统计、科学调配的原则，建立应急调剂机制，实现市级保障17家医疗卫生机构疫情防控应急物资统筹调度。三是协同配合，确保物资精准保供。加强与市经信局、市医保局等部门沟通协作，协助完成境外物资运输、采购退税、物资分配等工作。组建药械采购质量管理专家组，为应急药械采购提供技术支持，派出专家99人次，对164批个人防护用品进行上市合法性审核和医院适用性论证，有效保障疫情防控应急物资的临床供应。四是提前谋划，储备秋冬防控物资。按照国务院应对新型冠状病毒肺炎疫情联防联控机制有关要求，向市疫情防控指挥部提出13类共计2 648万元疫情防控物资采购需求并配合实施。组织开展区（市）县物资储备交叉检查，并对13个区县进行抽查，确保疫情防控物资储备充足。

【国家基本药物制度实施】 持续推进国家基本药物制度深入实施。持续实施基本药物制度，制定省市基本药物制度补助资金分配方案，公平公正资金分配。全市公立医疗机构全部实施国家基本药物制度并实行零差率销售，上网采购率为100%，截至12月31日成都市502家公立医疗机构采购基本药物金额38.40亿元，采购基本药物金额占比合格公立医疗机构495家，合格率达98.64%，高于省卫生健康委要求的合格率90%。按照省卫生健康委要求，启动开展基本药物制度综合试点工作，科学确定试点区（市）县，并全程指导试点方案编制。

【药物集中采购和使用】 2020年3月31日成都市“4+7”集采试点工作顺利结束，全市529家试点医疗机构采购数量为2.78亿（片/粒/支），完成试点工作合同约定量的223.45%，采购金额为3.6万亿元，占合同总金额的279.23%，均超额完成全年任务量，受到国家评估组，省、市领导的高度评价，并在国家卫生健康委专项推进会上进行交流发言。同时积极配合市医保局组织成都市公立医疗机构开展国家集采续标工作以及第二批、第三批国家集采工作。截至2020年12月31日，全市公立医疗机构累计完成第一批续标的25个药品总合同约定量的172.33%。完成第二批和第三批集采药品总合同约定量的91.76%和18.09%。

【药品供应保障工作推进】 按照国家、省关于药品保供稳价工作的要求，会同市级10部门草拟《成都市人民政府办公厅关于印发成都市落实四川省短缺药品保供稳价工作重点任务清单的通知》（成办函〔2020〕35号）于7月23日印发，进一步明确各区（市）县政府和市级相关部门职责，并于9月1日印发《成都市短缺药品供应保障工作会商联动机制工作规则》《成都市短缺药品供应保障工作会商联动机制领导小组成员名单》进一步完善成都市会商联动机制。同时依托国家短缺药品监测直报系统，开展短缺药品监测预警，覆盖全市各级公立医疗机构。截至12月31日成都市医疗机构通过直报系统共上报短缺药品信息8条，均得到及时处置，保障了医疗机构临床药品供应。

【药品耗材采购监督管理】 一是加强督促检查。组织全市23个区(市)县卫健局和直属医疗机构对医院药品、医用耗材、试剂采购和使用管理开展自查自纠和专项检查,对市级医疗机构药品耗材采购行为进行随机抽查,发现问题现场反馈医疗机构进行整改。二是强化培训指导。召开全市药物政策及医用耗材管理培训会,组织区(市)县卫生行政部门和公立医疗机构药品耗材采购相关负责人和从业人员参会,进一步强化相关人员的理论指导。三是开展系统治理。按省卫生健康委安排部署和成都市卫健委卫生健康行业领域突出问题专项治理工作要求,扎实开展"大处方、泛耗材"与药品耗材采购相关问题整改工作,进一步规范采购行为。

【食品安全示范城市创建】 一是全面开展食品安全风险监测与预警工作。召开食品安全风险监测会商会2次,与市市场监管局等相关部门及时互通成都市食品安全风险监测情况。开展食品安全风险监测,全市哨点医院共报告25 515例食源性疾病病例。对16大类样品开展了理化及微生物等共计31 493项次的监测。强化食品安全风险监测结果分析,先后向有关部门发送风险提示函3次。二是积极推进国家食品安全示范城市创建工作。印发《关于做好我市创建国家食品安全示范城市的通知》,制定《关于建立食品安全工作责任机制的通知》,成立机构、加强领导,落实责任。与市教育局联合印发《成都市中小学供餐营养操作规程》等,指导学校安全、正确开展消毒工作,科学做好食堂营养配餐,确保校园食品安全,预防食物中毒发生,保护广大师生的饮食安全和身体健康。三是深入开展食品安全标准跟踪评价工作。会同市市场监管局对四川水井坊股份有限公司、四川文君酒业集团有限公司、成都蜀之源酒业有限公司开展食品安全国家标准(酒类)跟踪评价现场调研工作,高质量编制跟踪评价调研报告并报省卫生健康委。国家卫生健康委办公厅卫生健康工作交流第183期对相关工作情况进行刊文交流。

【合理膳食行动实施】 一是举办赛事活动。成功举办成都市第一届营养配餐技能竞赛,组队参加四川省第一届营养配餐技能竞赛,并获得团体一等奖、个人一等奖、优秀组织奖,通过竞赛的实施,引导餐饮企业、从业人员和人民群众梳理健康营养新观念,助力健康成都建设。二是深入宣传推广。依托全民营养周、"5·20"中国学生营养日首次采用直播的方式开展互动式主题宣传,通过有奖竞答普及营养知识;结合疫情防控实际,落实好进社区、进乡村、进学校、进超市、进餐厅"五进"活动,促进宣传活动落地到基层。三是加强交流合作。参加中国营养学会主办的首届"中国营养三十人论坛",市卫健委贾勇副主任受邀并作主题发言,分享成都市在学生营养与儿童肥胖防控等方面的工作经验与规划。在新华网、人民网、央视频、腾讯新闻等多家新媒体渠道上线播出。与省卫生健康委在崇州市联合举办合理膳食专项行动启动仪式,进一步倡导健康生活方式。(陈波)

卫生应急管理

【概况】 2020年在成都市卫健委党组的坚强领导下,面对突如其来的新冠肺炎疫情,应急办坚持以习近平新时代中国特色社会主义思想为指导,坚决贯彻落实党中央国务院、省委省政府、市委市政府、市卫健委党组的决策部署,身先士卒、勇挑重担,新冠肺炎疫情卫生应急处置及时高效,紧急医学救援体系能力建设进一步提升,卫生应急法制预案建设进一步完善,突发公共卫生事件监测预警及应急处置率100%,防灾减灾卫生应急准备工作规范有序,各类重大活动和重要会议卫生应急保障圆满完成,成渝双城经济圈及区域合作项目不断深化,面对新冠肺炎疫情这场百年一遇的挑战交出了满意答卷,为成都市卫生健康事业高质量发展和人民群众的生命健康做出了应有的贡献。应急办因工作突出被省卫生健康委、省人社厅评为2020年四川省卫生健康系统先进集体(《关于表彰四川健康系统先进个人和先进集体的决定》川卫发〔2021〕2号)。

【"十三五"概况】 "十三五"期间大力推进卫生应急体系建设,卫生应急工作效率和处置能力均有长足发展。

一是紧急医学救援体系建设全面加强。制定了"紧急医学救援体系建设三年行动计划",全市构建了1个市急救指挥中心、11

个区(市)县急救指挥分中心、104家市级急救网络医院的院前急救和突发事件紧急医学救援体系,确定了10大类18家卫生应急救治基地医院,确保全域应对各类突发事件时,能够及时、科学、高效地开展紧急医疗救援工作。

二是卫生应急预案体系和法制建设持续完善。2016年印发《成都市突发公共事件医疗卫生救援应急预案》《成都市突发公共卫生事件应急预案》两个政府专项预案;2017、2018年分别修订了突发急性传染病、危化品事故、地震、洪涝地质灾害、反恐等34个卫生应急的部门及专项预案;2019年修订完善《成都市〈突发公共卫生事件应急条例〉实施办法》,以市政府令第201号正式颁布;2020年修订《成都市社会急救医疗管理规定》,修订草案通过了市人大一审。

三是卫生应急效率和能力稳步提升。硬件设施设备建设不断加强。购置120救护车和车载设备162辆、医疗保障车3辆、应急指挥车3辆、800兆对讲机242台、卫星电话10部、全地形反渗透净水系统1套。依托市急救指挥中心建成国际认证资质的PHTLS(院前创伤生命支持)、AHA(美国心脏协会)等院前急救技能培训中心,开展与国际标准接轨的院前急救专业培训,导师队伍已达61人,累计培训3 903人次;基层卫生应急能力建设不断加强。成功创建4个国家级、12个省级卫生应急综合示范县。印发实施《成都市基层医疗卫生机构院前急救能力建设标准》。每年开展基层急诊急救培训,2017年举办了全市卫生应急技能竞赛、百万职工技能大赛和基层医疗卫生机构急救技能竞赛,提高了卫生应急队伍的专业素养和技能水平;卫生应急队伍建设逐渐完善。组建了包括急性传染病防控在内的19支393名队员的市级卫生应急医疗救援队,配置统一制式个人装备,开展集中培训及拉动演练,确保突发事件卫生应急处置反应迅速、科学高效;卫生应急培训演练扎实推进。2016年首次派遣25名卫生应急管理和一线医疗卫生骨干前往以色列本·古里安大学接受卫生应急管理培训,首次邀请以色列卫生应急管理专家来蓉举办培训班,为成都市培训100名应急管理骨干。邀请美国、英国、法国专家来蓉成功举办了4届国际灾难紧急医学救援学术交流会。组织开展了一系列卫生应急培训和紧急医学救援深夜集结拉动、批量伤员院内应急处置、野外拉动等实战演练;组织开展全市卫生应急技能大比武大练兵,决赛优胜队伍代表成都市参加省级竞赛,取得全省团体第一名的佳绩。

四是突发公共卫生事件监测预警全域覆盖。充分运用各种监测数据并结合国内外新发传染病疫情信息,定期开展疫情分析研判,形成每月风险评估和专题风险评估报告,全市突发公共卫生事件信息报告和处置率均为100%。

五是突发事件应急处置及时有效。严格落实24小时卫生应急值守及抽查制度,组织做好反恐、汛期卫生应急备勤,圆满完成"4·20"芦山地震、"7·9"洪涝灾害、"2·24"龙泉驿区洛带镇五洛路1号隧道爆炸事件等各类突发事件的卫生应急工作;组织开展了"6·24"茂县山体滑坡救援、"8·8"九寨沟县地震应急驰援;密切关注国际国内疫情动态,强化监测预警和风险评估,有效应对了"H7N9疫情""埃博拉疫情""中东呼吸综合征疫情""新冠肺炎疫情"等重大传染病疫情防控应急工作,确保了所有伤病员得到及时、科学、精心救治。卫生应急紧急信息报告及时全面,一直稳步名列全市前两名,多次荣获市委、市政府办公厅表扬。

六是普及公众急救知识与技能得以推进。从2016年开始,在部分重要公共场所配置自动体外除颤仪(AED)累计103台,开展AED点位公众培训7 079人次,成立470人的"救在身边"医务志愿者服务队,大力弘扬"奉献、友爱、互助、进步"的志愿者精神。获得2018年"成都市十佳志愿服务项目"荣誉及2020年第五届中国青年志愿服务项目四川省金奖、全国铜奖,并作为优秀案例被收录进市精神文明办《成都志愿服务发展报告(2020)》。

【新冠肺炎疫情防控】 一是组织研究制定实施了《成都市新型冠状病毒感染的肺炎总体防控方案》和《成都市新型冠状病毒感染的肺炎联防联控、诊疗、疫情防控、宣传工作方案》等1+4防控方案,有力指导全市开展突发公共卫生事件应急响应、科学规范防控疫情。二是加强疫情期间卫生应急值班值守,指导各区(市)县医疗机构严格规范转运流程,安全顺利转运全市新冠肺炎确诊(含无症状检测阳性)病例579人次，确保确诊病员能及时得到专业医疗救治；组织开展疫情排查225批次，共6 088人(其中53人诊断为确诊病例)，压紧压实排查工作，确保不留死角、不漏一人；严格按照国家、省、市要求做好新冠肺炎疫情信息填报工作，填报疫情信息报表共1 533份，并指导全市开展网络直报工作；及时报送疫情值班报告共1 011期；指导23个区(市)县开展“四川群防快线”工作，及时反馈核实近2 000条信息，实现线上线下联防联控、群防群治；牵头组织国务院联防联控机制秋冬季新冠肺炎疫情防控专项督查第十二督察组赴成都督查系列筹备工作；组织专家拟定卫生应急物资保障目录。

【紧急医学救援能力提升】 编制《成都市紧急医学救援体系能力提升实施方案》《成都市救护车配置工作实施方案》，着力补短板、堵漏洞、强弱项，在全域成都构建专业、优质、高效的紧急医学救援体系，健全公共卫生应急管理体系。完成114辆120救护车及3辆医疗保障车配置工作；完成市急救指挥中心指挥调度大厅改造升级，完成智慧急救信息平台设计前期调研和救护车GPS、视频和信息改造220辆；完善120网络医院布点。新增5家市级120网络医院，市级120网络医院累计达到104家；组织成立“成都市院前急救医疗质量控制中心”，建立院前急救质量控制管理专家库，制定院前急救医疗质量控制标准和考核评价细则；成立3家院前急救技能培训基地，推进全市院前急救专业人员国际标准规范化培训1 274人次。

【卫生应急预案完善】 牵头制定《成都市新型冠状病毒肺炎疫情应急预案》《成都市应对秋冬季新冠肺炎疫情应急预案》，完成《成都市地震卫生应急预案》《成都市重污染天气卫生应急预案》等部门预案修订。《成都市社会急救医疗管理规定(修订草案)》通过市人大常委会一审。

【卫生应急演练】 2020年，组织全市23个区(市)县结合预案开展新冠肺炎疫情防控应急演练。4月7日，联合市应急局、成华区、金牛区政府共同承办成都市新冠肺炎疫情防控应急双盲演练。10月30日，牵头组织成都市秋冬季新冠肺炎疫情防控及新冠病毒核酸检测应急演练。

【卫生应急课题研究】 2020年，组织开展《成都市健全公共卫生应急管理体系的对策研究》，作为市委十三届七次全会重大课题研究成果报送市委政研室。

【卫生应急区域合作】 2020年应急办认真贯彻落实国家、省、市战略部署“一干多支、五区协同”“一带一路”“成渝双城经济圈”“成德眉资”“成都平原经济区”共建共享发展战略。一是加强信息互通共享，及时预警通报，全年向省内省外区域合作市(州)卫健委交换突发公共卫生事件阶段风险评估摘要信息共13期，新冠肺炎疫情期间积极开展区域流动人员新冠肺炎疫情信息协查、排查工作；二是加强合作交流，开展培训演练，2020年8月受重庆市卫健委邀请，派出人员观摩应急演练，12月受绵阳市卫健委邀请，派员参加卫生应急队伍网络培训；三是加强交流学习，提升应急处置能力，2020年5月接待贵阳市卫健委应急办来蓉调研学习，交流新冠肺炎疫情卫生应急处置经验。

【监测预警及处置】 一是通过市突发公共卫生事件应急指挥部办公室印发突发公共卫生事件预警监测报告12期及禽类环境监测信息7期。二是开展专题风险评估31次(春运、新冠肺炎各1次、市两会2次、重要活动27次)。三是开展舆情监测和突发公共卫生事件报告监测。2020年，及时处置一般突发公共卫生事件1起(非职业性一氧化碳)，累计发病2人，无死亡；未分级突发公共卫生事件56起(新冠肺炎50起，布鲁氏菌病1起，诺如病毒感染4起，乙脑1起)。指导区(市)县开展除新冠肺炎外突发公共卫生事件(疫情)处置249起，突发公共卫生事件及时报告和处置率100%。未发生禽流感疫情，公共卫生热点事件相关舆情信息404条，无重大负面舆情发生。

【重大活动和会议卫生应急保障】

圆满完成了2020年省、市“两会”，中共成都市委十三届七次全体会议，省、市抗击新冠肺炎疫情和防汛救灾表彰大会，2020年成都马拉松，“爱成都、迎大运”第31届世界大学生夏季运动会倒计时一周年系列活动主题晚会等多项大型会议、赛事、活动以及成都市2020年“两考”等多项考试的卫生应急保障工作。

【防汛、防灾减灾卫生应急准备工作】 组织做好防汛卫生应急准备工作及郫都区防汛减灾督导工作。下发《关于做好2020年汛前卫生应急准备工作的通知》，到金堂、新津、蒲江等易受洪涝、地质灾害影响的区县进行汛前检查，确保自然灾害防治工作落到实处。

【突发事件卫生应急处置】 坚持对全市卫健系统应急值守和领导带班情况实行电话抽查，值班人员均在岗认真履职。2020年，处置伤亡十人以上突发事件6次，救治人数70人，突发事件有效处置率和信息报告率均达到100%。

【公众急救知识与技能普及】 通过社会公众招募、医疗专业招募、单位内部招募等方式集合不同类型的志愿者，在成都市多个AED配置点位和社区、学校、机关等公共场所合计开展了32场线上线下急救培训活动，其中线下活动27场、线上直播开展6期，在志愿者们的共同努力下，参加医务志愿者1 196人次；线下参训人员3 000余人，线上影响人群达到25万余人，为全面提升城市公共急救能力和市民健康获得感以及推动成都市专业化志愿服务事业发展作出了先锋表率作用。

（*古海涛*）

监督执法

【概况】 综合监督工作围绕落实中央、省、市领导系列重要指示和会议精神。以疫情防控为重点，全面推进疫情防控和综合监督各项业务。

【疫情防控督查检查】 截至年底，完成省、市防控工作领导小组交办的督查督办事项57件，针对问题督查整改“回头看”956户次，督查检查集中隔离医学观察场所645户次、医疗卫生机构24 127户次、消毒产品生产企业37户次、公共场所14 305户次（其中集中空调通风系统使用单位1 402户次）、供水单位959户次、学校（含托幼机构）6 187户次，为疫情防控、复工复学、境外输入、院感防控做出了贡献。

【推进多元化综合监管】 制定《成都市改革完善医疗卫生行业综合监管制度的实施意见》（成府办【2020】4号），全面推进多元化综合监管。落实部门联席会议制度，促进协同监管、随机监管、在线管理、大数据监管、信用监管工作任务落地落实，接受国家综合监督制度“督政”大检；进一步完善医疗“三监管”平台工作流程，优化监管平台功能和监管规则，强化自查自纠和随机抽查，实施问题整改和责任追究，压紧压实医疗机构自主监管主体责任，全面推进医疗机构自我监管；落实“互联网+监管”要求。推进“成都智慧卫监”建设，进一步扩大游泳池水质在线监测试点、完善餐饮具集中消毒服务单位在线监控，二、三级医院医疗废物在线监测、市级医院辐射环境剂量在线监测，探索职业危害作业环境在线监测试点，推进市执法调度展示平台系统建设；加强行业信用体系建设。协调国家卫生健康委监督局和省卫生健康委争成功争取成都市为“信用监管试点”城市，开展信用管理办法和信用评价标准研究，出台成都市“信用+综合监管”试点方案工作文件，推进消毒产品生产企业信用评价、社会办血透机构和医疗美容机构三个信用管理试点项目。

【全行业监督执法】 加大专项整治力度。结合成都实际，以问题为导向，突出监管重点、热点、难点，开展了打击“非法医疗美容”“非法转运病人”“大处方、泛耗材”“现制现售水”等专项整治；强化协同监管。一是与市水务局、市财政局、市住建局等部门联合开展2020年城市供水水质第三方检测工作，按比例开展监督抽检，完成全市城市管网末梢水、二次供水、现制现售水水质抽检6 333个；二是与教育部门配合开展校园周边专项整治；与医保部门配合持续打击医疗欺诈和骗保行为。三是开展“双随机、一公开”监督抽检。2020年接受国家、省抽检任务4 657条，完结率100%，开展市级跨部门联合“双随机”监督抽检，由市卫健委牵头，市文广旅、市公安局、市市场监管局共同开展2020年住宿场所、餐饮具集中消毒服务企业卫生部门双随机联合抽查工作。全市共抽取并派发住宿场所抽查任务172户,餐饮具集中消毒服务企业抽查任务2户。针对联合检查中发现的卫生问题,全市卫生监督机构及时下达了卫生监督意见书,责令18户问题单位进行了限期整改,并对7户存在违法行为的住宿场所单位进行了行政处罚,罚款金额0.2万元,任务完成率100%。推进省卫生监督执法机构规范建设试点项目1个。

【综合监管能力水平提升】 2020年,提升执法办案质量。依法做好重点领域、重点行业、热点案件的查处,不断加大职业卫生监督执法办案力度,落实行政执法"三项制度"要求。

【区域合作和对口支援帮扶】 主动与重庆、成德眉资以及绵阳遂宁乐山雅安对接,唱好监督工作"双城记",做好监督工作"同城化""一体化"发展。继续开展甘孜、阿坝民族地区对口帮扶,市州密切互动,相互交流,开展业务培训工作。 (周亚光)

科研教学与信息化

【概况】 2020年,科教与信息化处认真贯彻落实全市卫生健康工作总体要求,紧紧围绕卫生健康高质量发展,聚力学科、人才和卫生健康信息化建设,深化医教协同,提高人才培养质量,加快卫生健康内涵提升,依法加强实验室生物安全管理,健全完善科技支撑和信息化保障的现代化管理体系,以扎实有效的工作为卫生健康事业高质量发展提供科技、人才支撑。

【"十三五"概况】 一是医学重点学(专)科建设。坚持医学重点学(专)科建设促进医院高质量发展,出台《成都市医学重点学科(实验室)及重点专科建设实施方案》,优化顶层设计,集中优势资源,培育高端学科,分步推进医学重点学(专)科建设。"十三五"期间,省市重点学(专)科共立项189项(其中省级48项、市级141项),较"十二五"期间增长240%。

二是科技创新和适宜技术推广。截至2020年底,市县两级医疗卫生机构累计获得中华医学科技奖8项,省科技进步奖40余项,市科学技术进步奖等40余项,省卫生健康适宜技术推广项目29项;专利授权700余项;核心期刊论文发表数7 000余篇(其中SCI 1 100余篇)。

三是严格落实住院医师规范化培训制度,强化培训体系建设,注重培训过程管理,提升培训质量。截至2020年年底,成都市建设国家级住院医师规范化培训基地8个,共计招收住培学员4 351名,较"十二五"期间招收数增长43.4%;加强全科医生培养,"十三五"期间,成都市全科专业住院医师规范化培训招收学员690名,助理全科医生培训招收学员233名。组织2 555名学员参加全科医生转岗培训,转岗结业数较"十二五"增长209.1%。招收农村订单定向医学生免费招录172名,截至2020年11月底,全市通过各种培养途径培养合格全科医生5 118名;医疗卫生紧缺人才培养情况。"十三五"期间,组织48名学员参加了不同类别的紧缺人才培训,其中20名学员参加麻醉医师培训,15名学员参加康复医师培训,13名学员参加临床药师培训;中央补助卫生人才项目情况。"十三五"期间,组织361名学员参加县级骨干医师培训及乡镇卫生院和社区卫生服务中心骨干全科医生培训。

四是积极开展继续医学教育。"十三五"期间,成都市持续开展继续医学教育调研,为继教政策的修订与继教项目的调整提供了有力的支撑。启用市级继续医学教育信息化管理平台,实现了电子学分全覆盖。完善继续医学教育督导工作,制定了《成都市继续医学教育项目督导标准(试行)》,对成都市市级继教项目的开展情况进行全程线上监管,针对在线上监管中发现问题项目,进行线上和现场相结合督导。建立继续医学教育专家库,共计496名专业学科和继教管理专家进入专家库。获批国家级继教项目347项,省级继教项目1 643项,市级继教项目2 020项,各级继教项目获批数较"十二五"分别增长100.58%、113.93%、162.00%,继续教育对象实现全覆盖。

五是强化卫生健康信息系统建设。卫生统计、疾病控制、应急指挥、妇幼保健、卫生执法、计划生育等信息系统建设日趋完善。全市二级以上公立医疗机构均建设了医院管理信息系统(HIS)、医学检验信息系统(LIS)、医学影像信息系统(PACS)、电子病历信息系统(EMR)等主要业务系统,已有113家医院通过四川省数字化医院评审。

六是开展"互联网+医疗健康"便民惠民服务。通过天府市民云服务平台实现门诊、住院信息查询、检验检查结果查询、预防接种信息查询等便民服务应用。截至2020年底，，华西医院、11家市级公立医院、56家县级医院已实现数据接入和服务应用，获得民众广泛好评；各医疗机构通过自助机具、手机客户端等多种途径，优化支付流程，改善结算模式，以"信息跑"代替"群众跑"，有效缓解"三长一短"现象。全部二级以上医院通过微信、支付宝、APP等第三方应用在移动终端开展预约挂号、移动支付、报告查询、院内导航等便民服务。各区（市）县积极统筹区域内医疗资源，建立互联网在线服务平台，优化支付流程，拓展便民应用，为群众提供了多种特色的便捷就医服务。

【医学重点学（专）科建设】 2020年，会同市委组织部、市科技局、市人社局、市医保局、市财政局共同实施成都市高水平临床重点专科建设，建立成都市建设高水平临床重点专科部门联席会议制度，成立成都市高水平临床重点专科建设项目管理办公室。出台了《成都市高水平临床重点专科评估标准》《成都市高水平临床重点专科建设项目管理办法》，组织完成高水平临床重点专科项目申报及评审工作，遴选出市级医院精神病学、妇产科学、老年医学、心血管病学、皮肤病学、肿瘤学、儿科学、呼吸病学、传染病学、普通外科学等10个项目予以立项，并召开了项目建设启动会。2020年新立项省、市医学重点学（专）科61个，市级医院精神病学、结核病学、神经病学分别进入中国医学科学院中国医院科技量值专科排行榜全国第8名、第65名、第78名。

【科技创新和适宜技术推广】 2020年，新立项省、市医学科研课题分别立项60项、222项，省级卫生适宜技术推广项目立项13项。

市县两级医疗器械临床试验机构19家，药物临床试验机构达到15家，覆盖全部市级医疗卫生机构。省卫生健康委重点实验室4家，市卫健委重点实验室3家，为开展各类研究搭建了平台和载体。新冠疫情暴发后，组织开展防疫关键技术科研攻关，"临床+科研"双战线共抗疫，成都市共承担44项科技攻关项目，涉及临床诊治技术、院感防控、快速检测产品研发、基础研究等多个方面，取得了包括病例的地理信息数据库和时空轨迹数据库构建、新冠数据实时采集分析系统建设、新冠病毒血液核酸检测技术平台建设等成果。

逐步深化成渝合作。全市多家医疗机构与重庆医科大学、重庆医科大学附属第一医院、重庆医科大学附属第二医院、重庆医科大学附属儿童医院等多家机构就学术交流、学科共建、教育培训、人才培养等方面开展深入合作，签订合作协议，进一步推动了成渝双城经济圈卫生健康合作发展。

【病原微生物实验室生物安全管理】 严格按照法律法规，对辖区生物实验室进行备案和监管，无生物安全事件和重大传染病疫情发生。辖区内人间传染的病原微生物实验室备案总量较前增加。截至2020年底，成都市已备案二级生物安全实验室987间。

【毕业后教育培养】 加强住院医师规范化培训。严格落实住院医师规范化培训制度，2020年招收住培学员770人；加强全科培训基地建设，逐步构建了以市全科医学培训基地为依托、县级综合医院为主体、基层医疗卫生机构（社区卫生服务中心、乡镇卫生院）和专业公共卫生机构共同参与的培训体系。全市建有县级全科医生转岗培训基地17家。截至2020年11月底，全市通过各种培养途径培养合格全科医生5 118名；开发医疗卫生紧缺专业技术人才，2020年组织6名麻醉医师、5名康复医师和9名临床药师参培；组织县级骨干医师14名及乡镇卫生院和社区卫生服务中心骨干19名参加全科医生培训。

【继续医学教育】 2020年，获批国家级继教项目36项，省级继教项目449项；市级继教项目经评审确定510项。市已启用市级继续医学教育信息化管理平台，实现了电子学分全覆盖。制定了《成都市继续医学教育项目督导标准（试行）》，对成都市市级继教项目的开展情况进行全程线上监管。

【区域信息化基础设施建设】 全

力组织各方力量全力推进医联工程建设，截至12月底，已完成成都市电子健康码管理信息系统建设，为市民预置生成的居民电子健康卡(码)达1 552余万张，市民使用电子健康卡(码)看病就医达840多万人次。依托成都市云计算中心(政务云)建成健康医疗数据中心和全民健康信息平台，成都市全民健康信息平台已接入医疗机构800余家，汇集数据约80亿条，为实现居民健康信息的互通共享打下坚实基础。成都市全民健康信息平台已通过国家互联互通标准化成熟度四级甲等测评，接入平台的610家医疗机构已实现检验检查结果互认。承担国家卫生健康委信息技术应用专项试点。建设互联网医院41个，成都市被列为四川省“互联网+医疗健康”试点示范。

【卫生健康信息系统建设】 2020年，9家医院通过四川省智慧医院评审。覆盖城乡的基层卫生服务管理系统以区(市)县为单位集中部署，实现乡村一体管理，区域临床检验、区域集中阅片等信息系统快速发展。

【政务数据归集和共享】 按照市委市政府部署，为切实发挥“公共服务卫生专版”在智慧“城市大脑”的支撑作用，成都市卫健委按照“重要系统全面接入、动态数据实时更新、构建数据应用场景、数据质量持续提升”的原则，整合全市医疗卫生业务信息系统，持续推进卫生健康数据业务协同和互通共享，高质量完成与市网络理政中心系统的对接工作，集中展示包括“医体改革、计生服务、医疗资源、医疗服务、卫生应急、疾病防控、卫生监督执法”在内的多维度卫生健康数据。已接入涉及成都市卫健委及直属单位12个系统、34个数据项的数据，形成了成都市医疗机构分布图、卫生监督执法、决策分析宏观视窗、应急救援指挥调度、疾病防控五大应用场景。

【“互联网+医疗健康”便民惠民服务】 2020年，累计为患者提供移动终端预约挂号1 100万余人次，网上支付2 300万余人次，检查检验报告查询4 000万余人次。

【远程医疗服务】 各区(市)县远程影像、心电诊断中心建设提速发展，在医联体内部大力开展远程诊疗，已覆盖全部二、三级医院和80%以上基层医疗卫生机构。2020年，市县两级医疗机构累计开展远程会诊服务6万余人次，远程心电服务30万余人次，远程影像服务43万余人次。多家市级公立医院与甘阿凉等贫困地区开展远程医疗，让偏远地区的民众能够享受到优质的医疗服务。

市一医院、市三医院、市公卫临床医疗中心、市妇女儿童中心医院、蒲江县人民医院等医院借助5G技术探索开展5G+智慧医疗试点应用，多家医院医疗机构5G+智慧医疗应用场景建设正在积极推进中。

新冠疫情发生后，全面完成信息化保障工作，突击完成连接省、市、区(市)县的远程视频会议系统建设，将全市定点收治医院的远程视频系统接入市指挥部大厅。运用包括5G技术的远程会诊系统组织开展远程会诊和在线咨询问诊服务。运用远程继续教育系统开展线上培训，实现基层医务人员线上培训全覆盖。

【健康医疗大数据平台建设】 成都市健康医疗大数据平台已初步具备大数据采集、大数据治理、大数据查询检索、大数据服务、大数据管理、大数据处理体系的5大基础功能。同时，积极联合本地IT企业、大数据公司、院校、研究机构、医疗卫生机构等，加快构建政、产、学、研、用一体化发展的健康医疗大数据产业生态体系。通过第一阶段的建设，初步实现试点机构的数据汇集、数据治理以及个性化特色应用打造，提供医疗协同、精准人群健康画像、移动远程会诊、指云端智能影像等服务。成都市健康医疗大数据平台第二批试点单位已经扩展到30多家医疗卫生单位，专科专病数据平台、医疗信息网络安全联合实验室等建设项目正在加紧推进，为成都市创建国家健康医疗大数据应用示范中心奠定坚实基础。

【网络信息安全保障】 高度重视网络安全工作，组织召开网络安全培训10余次，开展网络安全检查20余次，提高卫生健康行业从业人员网络安全防护意识。同时，成都市卫健委制定了《网络与信息安全应急预案(试行)》《成都市卫生健康行业网络安全等级保护工作实施方案》等文件，从制度上落实网络安全工作，截至2020年，全市卫生健康系统共155个关键信息基础设施达到信息安全三级等保，“十三五”期间成都市卫生健康系统未发生重大网络安全事件。（魏心斌）

行政审批

【概况】 2020年，围绕深入贯彻国家、省、市关于深化“放管服”改革优化营商环境决策部署，坚持不懈推进简政放权、放管结合、优化服务改革，促进开放发展，着力惠民惠企，助推成渝双城经济圈和市场化、法治化、国际化营商环境建设。全年市、县两级共办结各类卫生健康审批事项10万余件，按时办结率100%。

【“十三五”概况】 “十三五”时期一是“放管服”改革取得明显成效。行政许可事项进一步精简。“十三五”以来，逐步取消了对饭馆、咖啡馆、酒吧、茶座4类公共场所核发的卫生许可、部分医疗机构《设置医疗机构批准书》核发、职业卫生技术服务机构丙级资质认可等许可事项审批。

审批服务流程进一步优化。全面清理规范审批服务事项要素，全面取消不合法、不合理的各种证明、佐证材料，依法依规对许可事项的申请材料进行精简，“十三五”以来，市、县两级共精简申请材料近50个。取消养老机构内设诊所、卫生所（室）、医务室、护理站的设置审批，实行执业登记备案；公共场所卫生许可实行告知承诺制；建立医疗机构“综合审批”事项省、市、县并联审批机制，实现“一次申请、多项许可”；实施医疗机构和医师证照“多证合一”；开展诊所备案制管理试点。自2008年11月起，全市开展“证照分离”改革工作，截至2020年底，全市共办理相关事项88 787件，惠及企业35 401家。

审批服务措施更加便民利民。落实国家、省、市审批服务便民化各项举措，进一步推进审批服务“减材料、减环节、减时限、减跑动”，提升“网上办、马上办、就近办、一次办”和“移动办、自助办、智能办、一网通办”等能力，实现2020年底依申请办理政务服务事项“网上可办率”100%，“全程网办率”50%，“最多跑一次”实现率100%，承诺提速率65%。

二是自贸试验区改革试验任务圆满完成。推进扩权赋能，加强政策支持。调整下放审批管理权限，将中外合资合作医疗机构审批、外国医师来华短期行医许可、原由省卫生计生委实施的医疗机构设置审批（含港、澳、台，外商独资除外）、职业病诊断机构审批、医疗机构放射性危害评价（乙级）机构认定、母婴保健技术服务机构执业许可（产前诊断技术除外）等下放自贸试验区实施；社会办医疗机构配置乙类大型医用设备配置许可由审批改为备案制。自权限下放以来，截至2020年底，自贸试验区共办理中外合资合作医疗机构审批（港资独资）1件，外国医师来华短期行医许可54件，母婴保健技术服务机构执业许可（婚前医学）1件。

鼓励投资合作，促进对外开放交流。鼓励外资企业参与投资医疗服务业，爱力根香港有限公司在高新区设立“艾尔建（成都）医疗美容诊所”；鼓励中医医疗机构走出国门，为海外人士提供中医医疗和养生保健服务，成都市秉正堂管理团队，与以色列Amir先生签署共建脱发诊所于2019年7月挂牌成立；探索符合条件的医疗机构与国内外保险公司合作，开展国际医疗保险直付结算服务试点，截至2020年底，成都市共13家医疗机构开通国际医疗保险直付服务，签约的涉外商业医疗保险包括招商信诺、MSH等共计13家。

发展“互联网＋”健康，提升便民惠民服务能力。推进互联网医院和诊疗相关工作，截至2020年底，成都市已获批互联网医院41家；稳步推进健康医疗大数据中心建设，市政府与中电数据服务有限公司签署“健康医疗大数据中心与产业园建设国家试点工程（成都）数据授权协议”，双方合作建设成都市健康医疗大数据平台，推进健康医疗大数据应用创新。

推进“证照分离”全覆盖试点，探索经验方法。自2019年12月起，全面开展自贸区“证照分离”改革全覆盖试点工作，截至2020年底，自贸试验区成都片区域共办理“审批改为备案”改革事项97件，“实行告知承诺制”改革事项910件，“优化审批服务”改革事项1 129件，违法案件查处179件。

三是轨道交通建设顺利实施。为全市轨道交通建设项目开辟“绿色通道”，“十三五”以来，共完成了9条轨道交通线路的初步设计方案、项目竣工验收的卫生审查等,全力保障各项工程顺利开展。

【新冠肺炎疫情防控审批】 按照国家、省、市的相关部署,结合工作实际,深入推进审批"不见面"工作。大力推行政务服务网上办,实行确需现场办理的事项"预约办",推动实施"双向免费"办件"寄递办",对防控疫情相关审批业务开通"绿色通道"快速办。全年成都市共新办消毒产品生产企业卫生许可77件。

【动态调整行政许可】 落实《国务院关于取消和下放一批行政许可事项的决定》(国发〔2020〕13号)要求,取消部分医疗机构(除三级医院、三级妇幼保健院、急救中心、急救站、临床检验中心、中外合资合作医疗机构、港澳台独资医疗机构外)《设置医疗机构批准书》核发、职业卫生技术服务机构丙级资质认可两项许可事项审批。

【精简行政许可材料】 按照《四川省卫生健康委员会关于进一步精简卫生健康行政许可申请材料和规范办理时限的通知》(川卫函〔2020〕54号)统一要求,及时更新省一体化平台中相关许可事项实施清单,依法依规对许可事项的申请材料进行精简,市、县两级共精简申请材料40个。

【简化优化审批程序和环节】 开展诊所备案制管理试点。印发《成都市诊所备案管理办法(试行)》《成都市促进诊所发展试点工作实施方案》《成都市诊所信息接入管理办法(试行)》,在全市开展诊所备案试点工作。自文件印发后,全市共开办诊所250余家,其中四川盖亚诊所连锁股份有限公司备案连锁诊所8家。

【工程建设项目审批制度改革】 按照《成都市人民政府关于印发成都市关于进一步深化工程建设项目审批制度改革实施方案的通知》(成府发〔2020〕6号)统一要求,继续加大改革力度,优化服务质量,提升审批效率,降低企业成本。推进差异化分类改革,在社会投资小型仓库、厂房,带方案出让土地和小型标准化工程、既有建筑工程等三类项目中开展"清单制+告知承诺制"改革试点,取消施工图设计文件审查。

【持续推进"证照分离"改革】 对全市公共场所卫生许可实行告知承诺制,对营利性医疗机构设置审批等事项优化准入服务。自改革实施以来,截至2020年底,全市共办理相关事项88 787件,惠及企业35 401家。全面推进自贸区"证照分离"改革全覆盖试点工作。将诊所设置审批、诊所执业登记和社会办医疗机构乙类大型医用设备配置许可3个事项由审批改为备案,对公共场所卫生许可实行告知承诺,对饮用水供水单位卫生许可、生产用于传染病防治的消毒产品的单位审批等事项,进一步优化审批服务。3月,成都市卫健委印发《成都市卫生健康委员会关于做好自由贸易试验区"证照分离"改革全覆盖试点工作的通知》,健全工作机制,明确职责分工,截至2020年底,自贸试验区成都片区域共办理"审批改为备案"改革事项97件,"实行告知承诺制"改革事项910件,"优化审批服务"改革事项1 129件,违法案件查处179件。

【"蓉易办"平台上线运行】 按照成都市依申请办理的政务服务事项"应进必进"工作要求,成都市卫健委依申请办理的政务服务事项于4月20日前全部进驻市政务服务中心。全面梳理政务服务事项各要素,对标先进城市,找差距、促改进,进一步优化政务服务。以"公共场所卫生许可新办"为示例,进一步细分办理情形,梳理政务服务事项综合受理窗口审查细则,全面归集证照信息、采集电子印章,助推"蓉易办"平台上线运行。

【便民利民服务】 落实国家、省、市审批服务便民化各项举措,进一步推进审批服务"减材料、减环节、减时限、减跑动",提升"网上办、马上办、就近办、一次办"和"移动办、自助办、智能办、一网通办"等能力,实现2020年底依申请办理政务服务事项"网上可办率"100%,"全程网办率"50%,"最多跑一次"实现率100%,承诺提速率65%。2020年,全市共办理即办件7.1万余件,延时服务共办件6 800余件。

【重点项目审批】 按照成都市城市轨道交通建设指挥部的要求,及时做好轨道交通项目的卫生审查工作,全力保障成都市轨道交通加快发展。2020年相继参加8号线二期、27号线一期、30号线一期工程初步设计预审会，18号线首开段初期运营安全评估会，成都轨道交通2020年开通路线专项验收启动会，18号线一二期首开段工程（初步）竣工验收会议，轨道交通资阳线工程初步设计专家评审会；完成对《市域铁路S11线共建共管协议（征求意见稿）》和《市域铁路S11线规划建设管理实施方案（征求意见稿）》的研究建议；完成30号线一期工程可行性研究报告审核工作；完成18号线一、二期工程首开段（三岔站以北）工程、17号线一期工程、6号线一、二期工程、9号线一期验收工作。（余芳）

政策法规

【概况】 2020年，认真履行疫情防控职责，积极做好疫情防控综合材料工作；认真落实依法治市要求，加强卫生健康领域依法行政，做好《基本医疗卫生与健康促进法》宣传贯彻工作；以现代医院管理制度试点为抓手，统筹全市深化医药卫生体制改革。

【疫情防控工作】 2020年，牵头做好疫情防控综合信息、数据的收集汇总、归口、上报工作。共计向市政府总值班室报送工作建议或存在问题40余条，向省卫生健康委防控指挥部报送《市卫健委疫情防控动态》60余条，完成《市卫健委防控信息》400余条；负责疫情防控相关综合性材料起草，选派工作人员到市政府研究室参与材料起草。完成市指挥部会议材料50余份，市指挥部会议纪要40余期，市委、市政府领导相关调研汇报材料11份，完成《先锋》杂志关于成都市疫情防控工作经验总结的约稿材料和成都市卫健委疫情防控经验材料。配合完成市政府领导相关讲话材料20余份，市政府报市领导小组专报9份，报省领导小组专报20份，市政府综合材料4份，市委、市政府约稿信息10条，参与完成成都市新冠肺炎疫情防控新闻通气会新闻发布稿、世界卫生组织（WHO）来成都市调研考察疫情防控工作的经验材料，牵头起草国务院联防联控机制第十二督查组在蓉开展秋冬季新冠肺炎疫情防控专项督查汇报材料。撰写《成都市新冠肺炎疫情防控指挥部关于对成都市11月14日境外输入新冠病毒无症状感染者处置结果的报告（代拟稿）》4期；撰写《成都市新冠肺炎疫情防控指挥部关于对成都市郫都区新冠肺炎疫情处置情况的报告（代拟稿）》2期，郫都区新冠肺炎疫情处置每日情况报告24期；配合研究制定《成都市新型冠状病毒感染的肺炎疫情联防联控工作方案》等系列疫情防控指导性文件。开展疫情防控文件合法性审查，牵头审理成都市卫健委疫情防控组等相关文件8件，配合市司法局审查疫情防控文件20件。

【卫生健康立法修法】 积极参与国家省市多部法律法规规章立法修订工作，大力推动卫生健康地方立法修法，将《成都市社会急救医疗管理规定》列入2020年修法计划，配合开展完成成都市卫健委阶段修法工作。并于2020年9月，接待全国人大教科文卫委吴恒副主任来成都市基层医疗机构开展关于《传染病防治法》《献血法》《人口和计划生育条例》修法情况调研。

【依法治市、依法行政】 审查规范性文件11件，行政执法案件110件，确保应审尽审。开展涉及营商环境、《民法典》、妨碍统一市场和公平竞争的专项政策清理，梳理排查政策措施60件。规范行政复议与行政应诉办案流程，办理行政复议案件14件，办理行政应诉案件2件，未发生一件行政复议和行政应诉败诉案件，成都市卫生健康委员会被市法治建设工作领导小组办公室表彰为2019年行政复议和行政应诉工作优秀单位。

【法治宣传教育】 印发《中华人民共和国基本医疗卫生与健康促进法宣传贯彻工作方案的通知》《2020年"谁执法谁普法"普法责任制清单》。组织开展成都市卫健委机关党组会前学法工作，完成学习《保密违法违纪行为建议办法》《党和国家机关基层组织工作条例》《中华人民共和国基本医疗卫生与健康促进法》《医疗纠纷预防与处理条例》，筑牢法治意识，提升法治能力。组织开展"4·7世界卫生日""职业病防治周""5·12国际护士节"法治宣传活动，通过健康成都官微等新媒体，发布基本医疗卫生与健康促进法宣传信息。深入开展《民法典》学习宣传活动，推送的2篇法治宣传信息被中共成都市委全面依法治市委员会守法普法协调小组简报采纳。

【医改重点工作】 按照国家、省部署要求，研究制定成都市《学习福建省和三明市深化医改经验进一步推进医药卫生重点领域改革工作方案任务分工》，明确各部门分工，协同推进成都市医改工作。以国家、省级医改下半年重点工作任务为基础，会同市医改领导小组相关成员单位和成都市卫健委相关处室，牵头制定《成都市深化医药卫生体制改革2020年下半年重点工作任务》，明确各项改革任务责任单位，建立全市下半年医改重点工作任务台帐，明确各项工作牵头部门职责，确定各项工作任务标准，确保下半年医改工作有序推进，取得实效；按照中共成都市委全面深化改革委员会要求，积极推进《成都市促进中医药传承创新发展实施方案》的发文。

组织召开2020年医改工作重点任务推进会、2020年部分国家级医改试点工作推进会，围绕医改工作重点难点，研究推进成都市医改工作。在新津区、温江区、新都区分别组织召开“信息化支撑深化医改现场观摩培训”“成都市医药卫生重点领域改革政策培训会”和“成都市现代医院管理制度现场推进会暨深化医药卫生体制改革培训会”，并于2020年12月组织深化医改重点任务专题研讨会，广泛听取各区(市)县卫健局、一线医务人员以及医改专家的意见建议，研判成都市推进医改工作中面临的改革梗阻。2021年1月6日，组织市级相关部门、成都市卫健委各处(室)及23个区(市)县医改协调机构召开全市2020年下半年及2021年上半年暨“十三五”医改监测培训会，通过培训让各区(市)县、各医疗机构对建立健全现代医院管理制度、建设城市医疗联合体等重点改革领域政策有了更深层次的理解和更加准确的把握，对信息化支撑医改纵深发展、医改监测明确医改工作重点有了更深刻的认识。 (吴静)

安全管理

【安全生产机制建设】 2020年，扎实推进全系统安全生产清单制管理工作，制定了《成都市卫生健康委员会安全生产监管职责清单》，完善了领导干部安全生产履职档案制度，健全责任机制，将安全生产工作纳入年度考核内容，实行目标管理，进一步压实工作责任，确保各项工作落地落实。全年成都市卫健委党组会、主任办公会研究部署安全生产工作24次。

【安全生产宣传教育】 全系统内开展“安全生产月”和“安全生产蓉城行”活动，充分利用主流媒体及门户网站、电子宣传屏等载体，开展形式多样的安全生产宣教活动，大力宣传安全生产政策法规、安全常识、先进典型等，全面普及安全知识，充分调动干部职工参与安全生产管理工作的积极性。采取以会代训的方式，召开了全市卫健系统安全稳定工作会议，组织学习了上级关于安全生产系列指示精神，以“6·13温岭油罐车爆炸事故”为戒进行了警示教育，对防汛减灾、火灾防控、国家安全示范城市创建等工作进行了再动员、再部署、再要求，组织相关单位进行经验交流，并就“如何做好本职岗位的安全工作”进行了授课，进一步提高安全管理能力。并组织全市22个区(市)县结合预案及本地区疫情防控实际，开展新冠肺炎疫情防控应急演练。今年来，全市卫生计生系统组织安全生产培训、演练1 000余次。

【安全隐患排查】 2020年，突出“治安保卫、火灾防控、防汛减灾、危化品安全使用管理”等重点，开展了“安全宣传五进活动、危险化学品安全专项整治、城乡火灾防控、安全风险隐患大排查专项行动、安全生产隐患排查集中整治、全生产专项整治三年行动”等专项治理活动。组织全市医疗机构开展安全风险评估和安全标准化建设，认真梳理安全风险点，落实安全防范措施，明确风险管控责任，共审核开展安全风险评估医疗卫生机构820家，已评估完毕并上报评估报告931家。并采取自查自纠与检查督查相结合，定期检查和专项督查相结合的方式，加大对区(市)县和成都市卫健委直属单位的安全生产督查力度，及时发现安全隐患和薄弱环节，督促抓好问题整改，形成闭环管理。结合行业工作实际，持续深入推进“平安医院”和“安全文化建设示范单位”创建工作，进一步夯实安全工作基础。2020年共组织安全检查30余次，检查点位400余处，发现隐患159处，已整改150处，整改率94.34%。

【部门联动】 联合市应急管理、市住建局对疫情隔离和治疗场所的建筑安全和火灾隐患进行全面排查整治。与市住建局联合开展了医疗机构老旧房屋安全隐患排查治理，并对部分市级医院和区（市）县进行了联合现场督导。与市委政法委、市公安局联合印发了《成都市医院安全保卫工作管理规范》，进一步对医疗机构安全保卫工作进行规范。

【扫黑除恶治乱专项斗争】 按照国家扫黑除恶专项斗争工作安排，以“百日攻坚”、“六清”行动、行业突出问题系统治理为时间节点，定期组织专题研究，细化工作任务和目标，层层压实工作责任。7月完成“线索清仓”“案件清结”，9月完成了“行业清源”。同时高标准、严要求，在全市卫健系统内全面推进扫黑除恶治乱专项斗争全覆盖、全方位、无死角，确保各项工作组织领导到位、制度落实到位、责任落实到位。

以“医闹、贩子、医托、护工管理和后勤管理”等五大乱象为重点，加大日常巡查和摸排力度，规范医院内部管理，落实防范措施，结合大型医院巡查和突出问题系统治理等工作，严厉查处各级各类医疗卫生机构违法违规执业行为，严厉打击各类涉医违法犯罪行为，切实保障医务人员和人民群众的安全。定期对全系统系统涉黑涉恶及行业乱象问题进行研判，瞄准乱象挖线索，紧盯问题抓整治，实时跟踪抓督导。并通过设立举报电话、接受群众来信来访等途径，深排细查各类问题线索，确保做到底数清，情况明，零遗漏，全力维护卫生健康系统大局持续稳定。并强化信息的报送制度，每月收集各区（市）县卫健局扫黑除恶量化统计表，并定时向省卫生健康委扫黑办、市扫黑除恶办报送工作情况。截至年底，成都市卫健委收到涉黑涉恶涉乱线索52件，已全部办结。

充分利用各卫生健康机构的院刊、板报、宣传栏、LED显示屏等媒介，广泛宣传法律法规和取得的成效，并通过典型事迹引领和反面案例警示，切实提高群众的法律意识及对扫黑除恶工作的知晓率和参与度，进一步增强扫除黑恶势力和整治行业乱象的信心决心，形成齐抓共管的工作合力。

【信访维稳】 2020年，积极引导和鼓励信访群众采用电话、来信、网络等渠道反映诉求，每日安排专门人员负责梳理统计信访情况，针对群众反映的热点难点问题，及时反馈有关部门处置。针对复工复产阶段健康证明来件较多的实际，深入相关区（市）县实地了解工作开展情况，并会同相关处室人员整理回复意见，第一时间指导复工人员采取多种快捷方式办理健康证明，尽快帮助群众安全健康走上工作岗位。

扎实抓好初信初访办理工作，严格按照“五个一次性”工作要求办理群众来信来访，积极开展满意度测评及自查核查工作，确保群众合理诉求得到及时解决。于9月份开始，按照上级部门要求，开展国家、省、市级重复信访案件集中治理工作。截至年底，共办理省委第九巡视组转办件2件、省级重复信访治理案件3件、信访件314件、市卫健委主任信箱732件、不予受理复查申请3件、撤销信访处理意见书3件。

开展本系统重大矛盾纠纷排查化解工作及涉疫矛盾纠纷排查工作，密切关注疫情防控期间出现的特殊矛盾以及信访舆情变化，强化情报信息预警研判，做到属地管理和集中排查相结合，力求信息联通、纠纷联查、力量联动、矛盾联排，着力提高信访维稳的排查化解能力，确保矛盾问题不激化失控、不上交和汇集到省到京。“两会”期间开展每日维稳形势研判工作、国庆及十九届五中全会期间启动“零报告”工作机制，定时向市信访局、市政法委报送情况，主动对接相关部门，妥善处置扬言进京事件3起，未发生进京赴省到市非访事件及群体性事件。共协助办理突出信访问题清单和中央省攻坚案4件、历史遗留问题1件，均已落实包案领导，建立管理台账。其中突出信访问题和中央省攻坚案4件，均已化解；历史遗留问题1件，正在持续化解中。针对未化解案件，包案领导于6月15日带领相关处室人员到武侯区现场指导督促该案件的办理。

【网络理政】 2020年，将市大数据和网络理政办来件在第一时间研判并分发至承办单位，同时提出办理时限和回复要求，加强督办和回访。对疑难件、业务交叉件,加强与相关部门、业务处室衔接沟通,确保交得出、办得了、回复早。疫情期间,及时组织学习上级最新防控文件和精神,做到涉“疫”信访件“天天清”。同时协调疾控、心理卫生专家入驻市长公开热线电话接线大厅,开展培训咨询服务,第一时间回应群众关切,截至年底,接到有关疾病防控、心理卫生咨询等累计399 180人次。

建立领导阅批制度,对市领导批示件和重要来件,提出拟办意见后第一时间送成都市卫健委主要领导批示,并分发至承办单位,切实提高办理效率;建立通报制度,每月对网络理政平台办理工作进行统计分析,并通报办理各单位办理量、办理时间、存在问题;启动终结办理程序,对已依法依规处理,但无新的理由和诉求的重复来件、多头来件,建议承办处室提出终结申请,经市大数据和网络理政办同意后及时终结办理,不断增加群众满意度。截至12月16日,成都市卫健委累计受理市长公开电话15 868件,市长信箱3 625件,书记信箱网络理政654件,共计20 147件,所有来电来信均在规定时间内办结。

(冉毅)

爱国卫生

【概况】 2020年,围绕“一手抓新冠肺炎疫情防控,一手抓经济社会发展”的战略部署,广泛动员全社会深入开展爱国卫生运动,重点抓好卫生城镇创建及病媒生物防制等工作,实现国家卫生城市(县城)全覆盖,进一步推动全市爱国卫生工作再上新台阶。

【“十三五”概况】 一是深化卫生创建和成果巩固工作。成都市连续八次荣获“国家卫生城市”荣誉称号,都江堰市、彭州市建成国家卫生城市,简阳市、邛崃市、崇州市通过国家卫生城市技术评估,新津县、金堂县、大邑县建成国家卫生县城。截至2020年底,全市国家卫生乡镇覆盖率达30.5%,省级卫生镇覆盖率达84.4%,省级卫生村覆盖率达71.2%。

二是积极推进健康城市建设工作。2016年,成都被正式确定为全国首批38个健康城市建设试点之一,也是入选的人口最多的特大型城市。2017年,全市13家单位被世界卫生组织健康城市合作中心命名为“健康促进单位”。2018年,获评新华社每日电讯首届“健康中国”标志城市;“成都市积极探索夯实基础打造健康城市”入选国家卫生健康委《卫生健康工作交流》(第242期),获尹力省长和王一宏副省长肯定性批示。2019年,成都市全国健康城市评价结果稳居西部第一;成都市以健康细胞工程推动健康城市建设的案例入选由中国健康教育中心主编的《将健康融入所有政策地方经验汇编》《中国健康城市建设优秀实践》。截止2020年底累计建成市级健康街道(镇)108个、市级健康社区(村)312个、市级健康单位645个、市级健康家庭5 194个。

三是高质量实施健康成都行动。2020年,市政府成立了由分管副市长任主任,市卫健委、市教育局、市体育局主要负责人和市政府办公厅分管负责人任副主任的健康成都行动推进委员会;印发了《成都市人民政府关于推进健康成都行动的实施意见》(成府发〔2020〕20号),确定21个专项行动,并举办了启动仪式;12月,推进委员会印发了21个专项行动方案。截至2020年底,成都市按照序时进度超额完成26项考核指标。

四是组织开展病媒生物防制工作。进一步加强重点区域、重点行业消杀力度,全市病媒生物防制工作取得较好效果,“四害”密度控制在国家规定标准范围以内。建立了病媒生物专项监测网络,将监测网络向乡镇延伸,已实现国家卫生镇全覆盖,并新增病媒生物监测野外调查。截至2020年底,全市共建成市级病媒生物防制示范镇(街道)1个、社区2个、居民小区138个、农贸市场23个、餐饮店115个、酒店46个、医院23个。

五是推进城乡环境卫生整洁行动。组织各区(市)县、各部门以农村为重点,以专项整治工作为抓手,继续深入推进城乡环境卫生整洁行动,完善城乡环卫基础设施建设,着力解决农村垃圾、污水等问题,进一步消除“脏、乱、差”,营造“洁、齐、美”的优美环境,城乡环境卫生进一步好转,卫生管理水平进一步提升,全市城乡环境卫生整治效果得到有效巩固提升。

【疫情防控】 一是组织动员各区(市)县、各成员单位积极开展以“清洁家园迎新春、除害防病保健康”为主题的爱国卫生活动。二是充分发挥爱国卫生运动统筹协调作用,广泛动员各单位和人民群众开展轰轰烈烈的“周末卫生大扫除”活动,进一步整治城乡环境卫生,消除病媒生物滋生场所,为全面战胜新冠肺炎疫情打下了良好基础。三是紧紧围绕“防疫有我,爱卫同行”活动主题,联合市文明办、市教育局等12家市级部门,组织全市各级爱国卫生组织和广大群众广泛开展了第32个爱国卫生月活动。四是结合疫情防控形势,深入开展爱国卫生运动,巩固新冠肺炎疫情防控成果。疫情期间,全市共开展城乡环境卫生集中整治活动7 756次,发放宣传资料856万余份,新媒体宣传覆盖2 130万余人次,线上参与爱卫活动233万余人次,开展集中清扫保洁1.7万余次,清运各类垃圾(含杂物)11万余吨,清理整治违规垃圾堆积、倾倒点位2.3万余处。

围绕“一手抓新冠肺炎疫情防控,一手抓经济社会发展”的战略部署,广泛动员全社会深入开展爱国卫生运动。一是以市爱卫会名义印发了《成都市深入开展爱国卫生运动推进健康成都建设实施方案》。二是与市文明办联合在双流区空港中央公园·凤翔湖公园举行了“深入开展爱国卫生运动暨健康成都行动启动仪式”。三是启动仪式后,各区(市)县结合辖区实际,制定了详细工作方案,迅速在全市深入开展爱国卫生运动。四是联合多部门持续开展“五大常态专项行动”和“一月一主题活动”,在社区卫生整治、农村人居环境整治等方面取得明显成效。五是协同多家市级媒体推出专题专栏,及时报道深入开展爱国卫生运动的工作动态和成效。

【“健康成都行动”】 一是成立由分管副市长任主任,市卫健委、市体育局、市教育局主要负责人和市政府办公厅分管负责人任副主任的健康成都行动推进委员会。二是牵头起草《关于推进健康成都行动的实施意见(代拟稿)》(下称《实施意见》),并于7月9日以市政府名义印发《成都市人民政府关于推进健康成都行动的实施意见》(成府发〔2020〕20号)。三是7月16日,举行了成都市深入开展爱国卫生运动暨健康成都行动启动仪式,并在启动仪式上发布《实施意见》。四是组织制定健康成都行动21个专项行动方案,并于12月23日印发《健康成都行动推进委员会关于印发健康成都行动专项行动方案(2020—2030年)的通知》(成健推发〔2020〕2号)。五是围绕全方位干预健康影响因素、维护全生命周期健康、防控重大疾病、优化健康服务四大方面,高质量推进21个专项行动,按照序时进度超额完成26项考核指标。

【健康城市建设】 一是印发《关于开展2020年“健康细胞工程”建设工作的通知》,组织召开成都市“健康细胞工程”建设培训会,会同市经信局、市生态环境局等6部门印发《成都市健康企业建设工作方案》,科学合理推动“健康细胞工程”建设。年内全市新建市级健康街道(乡镇)28个,市级健康社区(村)96个,市级健康单位155个,市级健康家庭2 358个。二是组织开展2020成都市健康城市建设评价工作,举办健康城市评价数据填报培训会,完善数据收集流程,提高数据填报质量。三是组织各区(市)县继续做好“健康生活工具包”派发工作,全市累计派发“健康生活工具包”474万余套。根据抽样调查结果,健康生活工具正确使用率达45.2%,达到预期目标。四是组织开展成都市2020健康城市建设实践十佳案例征集评选活动,通过案例征集、专家评审、公众投票、网络公示等环节,最终评选出十佳案例并进行了通报。五是联合市文明办在全市组织开展了“2020年健康相伴文明同行知识大赛”活动,活动参赛人数近40万,进一步提升了广大市民健康素养。

【卫生创建】 一是持续推动简阳市、邛崃市、崇州市国家卫生城市创建,已通过国家卫生城市技术评估,待全国爱卫会命名。二是指导都江堰市、彭州市做好国家卫生城市复审工作,已于11月初通过省级复查。三是指导温江区金马街道、崇州市隆兴镇持续推进国家卫生镇创建,年内全市国家卫生镇覆盖率达30.5%。四是继续抓好省级卫生镇、村、单位创建和成果巩固工作,年内全市新建省级卫生镇24个,省级卫生村286个,省级卫生单位217个,省级卫生镇覆盖率达84.4%,省级卫生村覆盖率达71.2%。五是组织专家对14个区国家卫生城市巩固工作进行暗访,市政府办公厅对暗访结果进行了通报,市爱卫办正在督促相关区整改落实。

【病媒生物防制】 一是结合新冠肺炎疫情防控,在全市组织开展了春秋季灭鼠、夏秋季灭蚊蝇、灭蟑螂为重点的病媒生物防制工作,"四害"密度控制在国家规定标准范围以内。据统计,全市共发放灭鼠毒饵约131吨,毒饵盒约12.6万个,灭蟑螂药约22.8吨,灭蚊蝇药约51.9吨,堵塞鼠洞约13.1万个。二是根据病媒生物防制工作安排,组织市、区两级疾控中心做好灭前、灭后密度监测和效果评估,对监测和评估过程中发现的问题,及时发出通知促其整改。三是进一步做好病媒生物防制复审专项工作,9月18日成都市中心城区病媒生物防制工作顺利通过省级达标考核。四是开展病媒生物防制示范点创建,以点带面推动全市病媒生物防制工作。年内全市建成市级病媒生物防制示范镇(街道)1个、社区2个、居民小区138个、农贸市场23个、餐饮店115个、酒店46个、医院23个。

【公共场所控烟】 一是加强与相关部门沟通协作,积极推进《成都市公共场所控制吸烟条例》立法工作,已将公共场所控制吸烟修法工作纳入了人大立法计划。二是印发《2020年成都市控烟工作实施方案》,对全市控烟工作进行安排部署。三是围绕第33个世界无烟日主题,结合新冠肺炎疫情防控工作要求,大力宣传传统烟草和电子烟的危害,保护青少年远离传统烟草和电子烟。四是推进无烟环境建设,联合市文明办、市教育局等6个部门印发《关于深入开展无烟机关建设活动的通知》,委托市疾控中心通过第三方调查公司,对市区两级党政机关、医疗卫生机构等118家重点场所控烟情况进行了暗访。五是推广简短戒烟干预服务,组织专家开展培训,指导二级及以上医疗卫生机构建立戒烟门诊,建立劝阻吸烟工作机制。六是按照四川省卫生健康委《2020年四川省成人烟草流行监测方案》要求,督促相关区(市)县完成成人烟草流行监测各项工作。七是继续开展省级无烟单位创建,年内全市新建省级无烟单位223个。

【农村户厕改造】 一是印发《成都市2020年农村户厕改造卫生健康工作方案》,密切配合农业农村部门抓好农村户厕改造攻坚工作。二是加强农村改厕卫生健康培训和宣传教育,通过召开农村户厕改造提升现场培训会,开展线上线下宣传教育,做到宣传入村,教育入户,家喻户晓。年内全市共开展改厕培训510次,培训人数2.11万余人次,开展线上线下宣传2 458次,发放宣传品46.96万份,宣传人数达39.69万人次。三是结合"世界厕所日",组织开展了以"用好卫生厕所,共享幸福生活"为主题的农村户厕改造提升健康教育宣传赛课活动,进一步提升全市农村户厕改造卫生健康教育宣传水平。四是开展农村户厕改造无害化效果评估工作,年内全市共完成现场调查3 472份,完成年初任务的170%;现场监测3 436户,完成年初任务的202%;现场采样2 058份,完成年初任务的121%。

【城乡环境治理】 一是按照城乡整洁行动方案要求,组织各区(市)县、各部门继续深入推进城乡环境卫生整洁行动,城乡环境卫生进一步好转,卫生管理水平进一步提升。二是持续开展院落环境卫生治理,社区院落环境卫生面貌得到明显改观,年内全市新建星级院落284个,农村星级卫生院落818个。三是配合农业农村部门推进农村人居环境整治工作,组织各区(市)县营造农村人居环境卫生整洁的良好氛围,做好辖区农村人居环境整治考核验收工作。

【国家安宁疗护试点城市建设】 一是根据《国家卫生健康委办公厅关于开展第二批安宁疗护试点工作的通知》精神,印发了《关于成都市安宁疗护试点工作方案的通知》,制定了《成都市安宁疗护服务疾病和对象标准(试行)》《成都市安宁疗护试点机构建设及管理服务能力评估标准(试行)》等相关文件。二是按照《成都市安宁疗护试点机构建设及管理服务能力评估标准(试行)》,完成了对成都市1家安宁疗护示范中心及23家安宁疗护定点机构的验收、分级和授牌。

【健康素养提升】 一是积极推进健康知识普及行动,实施健康知识"讲遍蓉城"活动,利用各类卫生日，积极整合全市健康教育优质资源，围绕《中国公民健康素养66条》核心信息，广泛开展健康知识宣传，倡导健康生活方式。二是建立健全较成熟完善的居民素养监测评估体系，监测网络覆盖全市所有区（市）县，2020年全市居民素养水平达到26.82%。三是开展健康促进活动，2020年全市共派发健康生活工具包474万余套。效果评估调查显示，成都居民限盐勺正确使用率为54.2%，控油壶正确使用率为48.5%，健康生活工具的正确使用率达45.2%。郫都区持续多年开展大学生健康知识竞赛，覆盖20万余名大学生，有效促进大学生健康素养水平的提升。成华区普通话和客家话“双语版”新冠防控健康教育宣传短视频在全国2020“金孔雀杯”春之声暨“战役情”健康传播文艺作品评选活动中获得佳绩。温江区以“花式快板”的方式向广大群众宣传健康知识，形式新颖，得到当地居民的积极响应。四是推动健康促进县（区）创建，以创建健康促进县（区）、实施健康细胞工程为抓手，开展健康支持性环境建设。

（杨鑫）

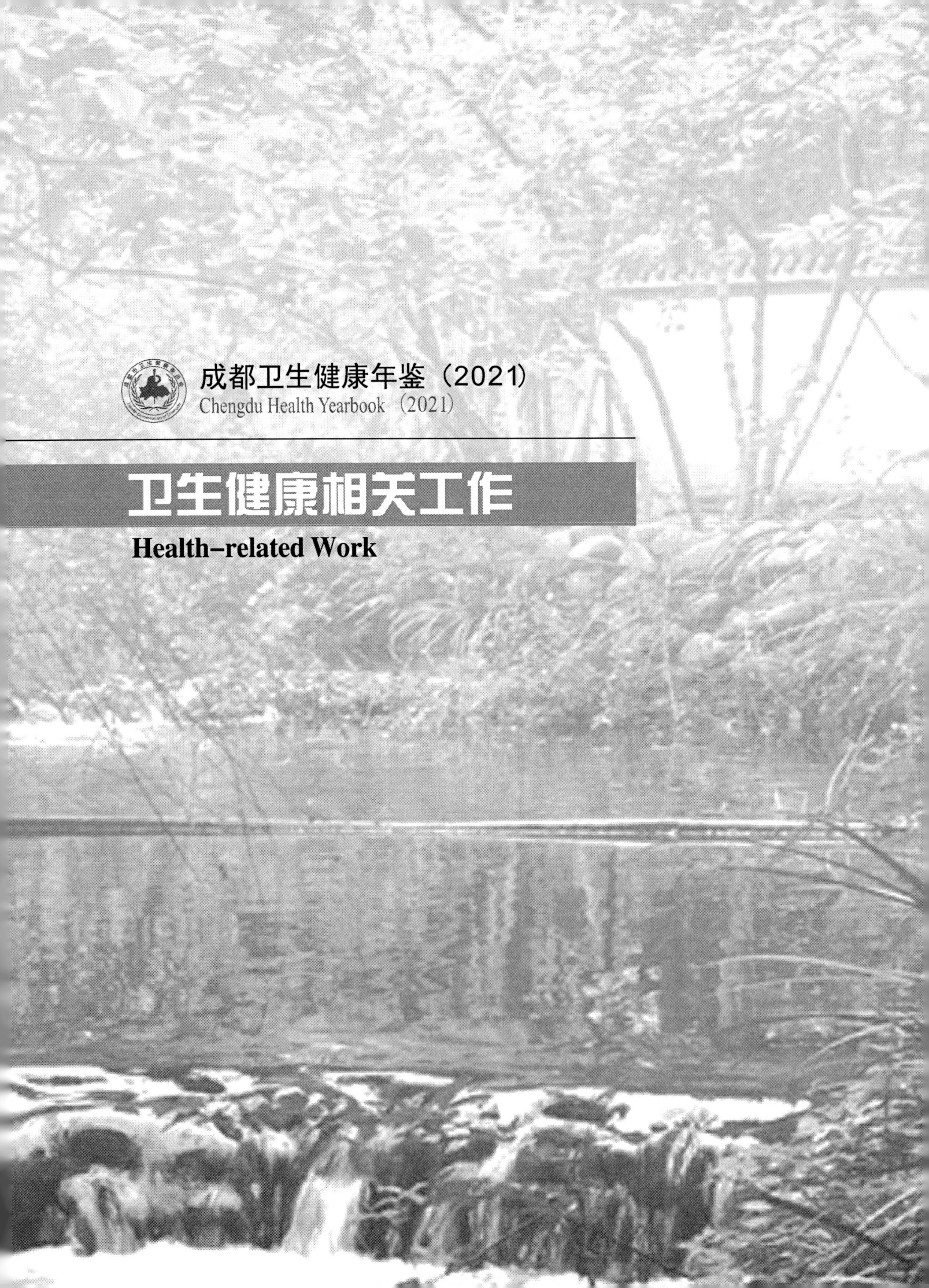

卫生健康相关工作

Health-related Work

出入境卫生检疫监管

【概况】 2020年,在新型冠状病毒肺炎疫情全球肆虐的背景下,成都海关始终坚持以习近平新时代中国特色社会主义思想为指导,坚决贯彻落实党中央、国务院决策部署,在海关总署、成都海关党委的坚强领导下,锲而不舍、一以贯之筑牢国门检疫防线,严密阻断疫情输入。推动完善口岸疫情联防联控机制,推进成都机场口岸检疫查验作业区改造升级,自主开发"成都海关空港口岸卫生检疫信息化管理系统",极大提升口岸卫生检疫作业效率。同时坚持"人物同防""多病同防",严防埃博拉、拉沙热等重大传染病疫情叠加,做好国际旅行卫生健康服务,加强出入境人员体检监测;严格口岸卫生监督,持续加强口岸病媒生物监测;强化进出境特殊物品卫生检疫监管,服务保障科研攻关、新冠疫苗等重点特殊物品进出境,全力支持复工复产,促进外贸稳增长。

【业务统计】 检疫查验出入境旅客929 203人次,同比下降87.2%。发现有传染病症状者2 623例,确诊传染病512例。检疫查验出入境航空器11 549架次,同比下降77.5%。

完成出入境人员健康体检12 579人次,传染病预防接种9 473人、18 229剂次,健康咨询16 600人次。检出艾滋病、结核、梅毒、乙肝、丙肝等传染病病原携带者及病人229人。

对成都双流国际机场食品、饮用水、公共场所等生产经营企业开展1 497家次卫生监督,审核发放卫生许可证126份。对食品、饮用水、微小气候抽样3 061个,检测出不合格样品18个。

开展口岸病媒生物监测共捕获病媒生物1 177只,其中鼠4只、蚊629只、蝇544只;审核发放卫生许可证126份,开展口岸卫生监督1 497家次。

出入境特殊物品电子监管系统注册企业(单位)131家,注册特殊物品2 838个。组织开展进境病原微生物、血液制品等高风险特殊物品评估13次,审批出入境特殊物品1 287份,增长110.3%,货值7 753.9万美元,增长35.0%。

【口岸传染病预防控制】 新冠疫情防控:迅速成立应对新冠肺炎疫情指挥部,构建从直属关到隶属关再到作业现场横向到边、纵向到底的三级指挥应对体系。全年,坚持不间断每日召开疫情防控工作例会338次,制发工作简报346期。立即落实海关总署部署,将新冠肺炎按照检疫传染病管理,全面恢复健康申报制度,加强对湖北武汉出境及复入境人员检疫。1月31日,通过风险排查检出首例武汉旅居史核酸阳性人员。2月18日,代表中国海关接受中国—世界卫生组织联合专家组考察,获得高度肯定。严格执行总署"三查三排一转运"、7个100%、重点航班核酸加抗体"双检"等系列防控措施。积极配合地方对入境人员的管控政策,严格落实"远端防控、口岸检疫、入境隔离"全链条闭环防控体系,牢固检疫防线,严密阻断疫情输入,助力四川疫情形势持续向好。全年累计筛查出高风险旅客1.6万余人次;选派关警员200余人次奔赴机场口岸一线支援抗疫;争取资金3 914.45万元投入口岸设施设备升级改造;自主开发成都空港口岸卫生检疫信息化管理系统并投入使用;完成疫情防控培训16期,316人次;坚持"人物同防",监测进口商品风险样本3 055个。

严密组织实施美国、伊朗、英国等地回国包机检疫,保障海外困难公民有序回国;支持中韩、中新"快捷通道"和相关航线复航,全力支持复工复产,促进外贸稳增长;承接入境北京分流航班检疫保障工作并圆满完成任务。在全国率先恢复出入境人员健康体检、预防接种等服务,助力企业海外项目复工复产;为省卫健委赴埃塞俄比亚和赴阿塞拜疆防疫专家组提供国际旅行健康服务,按时完成援外任务。

其他传染病防控:在做好新冠肺炎疫情防控同时,加强拉沙热、鼠疫、中东呼吸综合征等重大烈性传染病疫情监测和分析研判,严格埃博拉重点传染病口岸检测,坚持埃博拉疫区来源旅客检疫情况"日报告、零报告",严防疫情叠加风险。积极开展输入性疟疾回溯性调查、世界艾滋病日宣传等。全年,共检出登革热、艾滋病、HIV病毒感染者及季节性流感、甲型H1N1流感等传染病22例。在出入境人群体检中检出艾滋病及HIV病毒感染者、梅毒、乙肝等传染病196例。

【口岸卫生监督】 按照《2020年度成都海关口岸食品监督抽检工作实施方案》《2020年成都海关国境口岸卫生监督工作实施方案》《成都海关2020年国境口岸卫生监督“双随机、一公开”工作计划》,做好成都关区口岸食品饮用水及公共场所卫生监督检查,做好出入境航空器及固液体废弃物、出入境检疫查验通道等消毒处理及其效果评价工作。开展成都双流国际机场口岸卫生检疫作业区环境空气及物体表面新冠肺炎病毒核酸监测工作,1—12月,共开展环境空气和物体表面新冠肺炎病毒核酸监测采样及消毒效果评价采样838次,所有结果均符合要求。

【口岸病媒生物】 落实长江中上游口岸病媒生物联合监测合作备忘录,制定《2020年长江中上游口岸病媒生物联合监测工作计划》。开展双流机场口岸、泸州口岸、宜宾口岸及青白江铁路口岸病媒生物监测与防控工作。

【出入境特殊物品监管】 保障成都首单生物制品入境,助力成都成为全国第四、中西部首个实际通关投用的生物制品口岸。支持成都开展欧洲生物制品通过“蓉欧”班列从青白江铁路口岸入境。对钟南山院士、李兰娟院士以及解放军军事医学科学院、中国疾控中心病毒所等科研单位在新冠疫情早期亟需的关键生物试剂开展应急检疫审批10件,助力关键生物材料第一时间投入科研攻关。严格落实疫情期间进出境特殊物品卫生检疫管理举措,严防出口诊断试剂“污名化”,加强与药监、商务等部门把关协作,确保出口产品符合要求。

积极支持“四川疫苗”研发,会同北京海关制定总署关于《新型冠状病毒疫苗境外临床试验检测用人体血液样本入境卫生检疫实施方案》,对新冠疫苗研发进出境试验疫苗、受试者生物样本采取“专人联络”“绿色通道”“限时办结”等保障措施,助力新冠疫苗加速研发,保障海外公民救助、境外临床试验等出境新冠疫苗安全顺利通关。

探索推进特殊物品监管模式改革,积极推动成都市温江区试点推进特殊物品监管模式改革,参加温江区“成都进出境特殊物品一体化协同监管平台课题组”,参与搭建地方卫健、商务以及海关参加的信息化支持平台,为实现出入境特殊物品“政府主导、关地共治、风险可控”综合管理奠定基础。

【口岸核心能力建设】 根据《国际卫生条例(2005)口岸公共卫生核心能力建设》要求,开展成都双流国际机场口岸公共卫生核心能力建设动态复核自查;2020年1月改造成都双流机场出/入境卫生检疫通道,2020年7月新建成3 000多平方米的AVIP检疫作业区。完成天府国际机场卫生检疫作业区流程布局的规划和设计。指导天府国际机场口岸核心能力的规划以及设计、建设,积极支持四川开放平台建设大局。

不断完善重大烈性、不明原因传染病应急处置预案和防控技术方案,做好突发事件应急处置预案,逐步健全三级应急处置预案体系。加强突发事件应急处置演练和实训,大力推动信息化指挥平台建设,固化疫情防控三级梯队经验,建设专业化口岸公共卫生应急处置队伍,做好应急物资储备,提升应急处置专业化水平。

(彭蕴希　梁珊玲　樊　强)

医疗保障管理

【概况】 2020年,城镇职工基本医疗保险参保995.98万人,同比增长4.84%;城乡居民基本医疗保险参保836.75万人,同比增长1.48%;大病医疗互助补充保险1 568.60万人,同比增长6.83%。生育保险参保625.49万人,同比增长11.96%。定点医疗机构5 089家,同比新增845家,同比增长19.91%;定点零售药店10 084家,同比新增998家,同比增长10.98%。

【生育保险和职工基本医疗保险合并实施】 按照《生育保险和职工医疗保险合并实施意见》(成医保发〔2019〕30号)要求,全面实现参保同步登记、基金合并运行、征缴管理一致、监督管理统一、经办服务一体。2020年1月1日起,成都市生育保险和职工基本医疗保险合并实施,全面实现了两项保险参保同步登记、基金合并运行、征缴管理一致、监督管理统一、经办服务一体的目标,降低管理运行成本,增强生育保障功能。

【成都市长期照护险试点工作】 2020年，成都市政府印发《关于深化长期照护保险制度试点的实施意见》（成府发〔2020〕16号），从2020年7月起，提高城镇职工长期照护保险保障水平，实施照护人员规范化培训制度，推进社会支持类上门服务，开展生物识别在线监管；自2021年1月起，将成年城乡居民纳入制度保障范围。将成都市行政区域调整划分为7个承办片区，通过成都市公共资源交易服务中心公开招标，委托7家商业保险机构负责具体经办服务工作。截至2020年12月31日，长期照护保险受理失能人员评估申请43 235人次，评估通过32 374人。其中，重度失能人员28 145人，重度失智人员4 229人。累计支付待遇572 402人次，累计基金支付6.80亿元。签订协议照护服务机构136家，定点培训机构71家。

【国家智能监控（成都）示范点建设】 2020年，成都市成立由分管市领导任组长的示范点建设工作领导小组，制定《医保智能监控规范化管理办法》，夯实1个基础（医保大数据实时动态智能监控基础）、建设2个规则库（医保标准库、医保智识库）、构筑4个核心应用平台（医保智能监控平台、医保实时全量数据采集平台、医保大数据反欺诈平台、医保警示教育平台）的工作思路，通过开展医保实时动态场景监控、医保实时全量数据采集、医保按病组分值付费智能审核、医保大数据反欺诈平台搭建4项创新，打破医保数据来源单一、滞后的坚冰，融合医保监管和医疗服务行为要求，迭代大数据智能监控手段，在全市11个区（市）县和2个中心稳步推进示范点建设。2020年8月，成都市在国家中期评估第二评估区15个省市中荣获第一名。2020年11月，国家医保局以《四川成都医保智能监控探索“124”模式》为题，在《医保工作动态》中刊文宣介成都智能监控示范点建设做法及成效。成都市正加快形成“可借鉴、可复制、可推广”的基金监管成都经验。

【医疗保障体系】 2020年5月，在全国率先印发实施《关于促进商业健康保险发展完善多层次医疗保障体系的指导意见（成医保发〔2020〕19号）》，首先提出社商融合型普惠式商业健康保险理念，明确医保部门支持商业健康保险发展的价值观、路径。推动符合指导意见的“惠蓉保”试点项目发展，完善多层次保障、促进生物产业发展、助推保险金融业壮大。参保期内，惠蓉保累计投保311万人，在城市级非政策类健康保险参保规模上，创造了全国纪录。

【医保付费方式改革】 2020年6月30日，组织召开成都市总额控制下按病组分值付费调度会。会议讨论了总额控制下按病组分值付费落地实施准备工作。7月1日，总额控制下按病组分值付费起正式落地实施，标志着国家医保局“智能监控示范点”、省医保局“总额控制下按病组分值付费试点城市”工作取得阶段性成效。7月2日，出台关于印发《成都市基本医疗保险总额控制下按病组分值付费工作实施细则（试行）》的通知》（成医保办〔2020〕46号），实施住院医疗机构改革全覆盖，病例入组率高达82.71%，医疗保险按项目付费占比明显下降，医疗机构行为模式逐步转变。2020年7到12月，分值付费实施医疗机构808家（三级70家、二级100家、一级313家、基层325家）。发生病例149.14万例，高倍退出6 303例，重症退出19 345例，分值付费病例占比98.3%。涉及医疗费用总额115.42亿元，申报拨付费用63.93亿元。全市全年入组率为84.69%。74.88%的医疗机构受到政策的激励，出现正向支付差异，25.12%的医疗机构受到一定约束。

【医保电子凭证推广】 2020年11月，市医保局印发《关于印发全面推进医保电子凭证应用工作实施方案的通知》（成医保办〔2020〕66号），统筹安排医保电子凭证推广，汇集优势资源精心部署实现医保电子凭证全域结算，通过积极引导广泛宣传，实现了医保电子凭证激活人数的大幅增长。截至2021年3月末，全市激活数291.48万人，总激活率16.23%，支付笔数112.97万笔，定点医药机构开通15 247家，让方便快捷的“互联网+医保”发展成果惠及广大群众。

【基本医疗保险异地就医（含跨省异地就医）】 截至2020年年末，全市已开通异地就医直接结算定点医药机构12 907家。2020年674.37万人次外地参保人员办理了异地就医直接结算,费用总额98.94亿元,医保支付58.26亿元;2020年成都市共有4万余参保人员办理了异地就医备案,262.38万人次参保人员办理了异地就医直接结算,费用总额9.08亿元,医保支付7.05亿元。

【医疗保障同城化发展】 2020年,成都、德阳、眉山、资阳四市医保部门合力研究,制定了《关于推进成德眉资医疗保障同城化发展暨成都都市圈建设三年行动计划(2020—2022)》(成德眉资医保同城领办发〔2020〕1号),依次签署了《成德眉资医疗保障同城化发展暨成都都市圈建设战略合作备忘录》《成德眉资医疗保障基金监管同城化合作协议》。为推动四市医疗保障公共服务普惠共享,使参保群众享受到便捷高效的医保经办服务,10月16日,四市医保经办机构签署《成德眉资医疗保障经办服务同城化合作协议》,确定了第一批6个合作事项,为医保经办同城化发展奠定了坚实合作基础。截至2020年12月底,成德眉资四市开通异地就医联网结算的定点医药机构数量分别为13 607个、2 074个、1 630个、1 125个,成都参保人员在德阳、眉山、资阳三市异地就医住院直接结算2.38万人次、结算金额2.33亿元,医保支付1.55亿元;普通门诊和药店购药直接结算135.85万人次、结算金额1.51亿元;德阳、眉山、资阳三市参保人员在成都异地就医住院直接结算27.16万人次、结算金额51.74亿元,医保支付25.39亿元,普通门诊和药店购药直接结算157.67万人次、结算金额2.18亿元。

【重特大疾病医疗保险制度完善】

截至2020年年末,累计已完成164 665人次,38 037名患者的成都市医疗保险重特大疾病(含重特大疾病医疗保险目录药品、单行支付药品、丙肝药品)认定和结算工作,医保累计支付金额为99 450.50万元。

【医疗救助】 2020年,医疗救助累计资助参保13.22万人,资助参保金额7 085.26万元。医疗救助累计住院救助10.28万人次,救助金额8 914万元。为进一步完善医疗救助工作,成都市医保局与多部门共同出台《关于印发〈成都市医疗救助办法〉的通知》(成医保发〔2020〕33号)和《关于印发〈成都市医疗救助办法实施细则〉的通知》(成医保发〔2020〕35号)。

【"医保贷"金融服务产品推出】

2020年3月3日,成都市医保局联合医保联盟中的银行成员,共同推出依托医保数据开发的金融产品"医保贷",缓解相关企业资金压力。"医保贷"是依托定点医院或定点药店等"两定机构"的医保结算数据,由银行根据结算情况确定相关主体的授信额度,给予申请主体低息率、无抵押的信用贷款,缓解相关企业资金压力,迅速走出疫情影响困境,恢复发展生产,发放金额逾110亿元。

【欺诈骗保打击】 2020年,市医保局联合市卫健委在全市范围内集中开展医保基金专项治理、重点行业领域突出问题系统治理、规范使用医保基金行为专项治理、卫生健康行业领域突出问题专项整治、打击医疗机构内外勾结欺诈骗保专项行动(简称"四治理一行动")。截至2020年12月,全市共有定点医药机构15 173家。开展自查自纠医疗机构7 320家,自查自纠违规费用3 026.12万元;现场检查医药机构15 252家,查处违规机构14 850家,查实违规金额5 648.70万元,要求违规机构支付违约金4 363.99万元;实施行政处罚27家,处以罚金7.24万元,向卫健部门移交案件线索33件,向纪检部门移交案件线索45件;智能审核扣款5 785.27万元;公开曝光违规机构537家。

【基本医疗保险和商业医疗保险一站式医保服务】 2020年3月16日,市医保局联合医保联盟中的商保公司和定点机构,共同推出基本医疗保险和商业医疗保险一站式医保服务——"政商一体化平台"。"政商一体化平台"基于医保大数据共享,以破冰"理赔慢"问题为突破口,采用信息化手段构建政商医保一体化业务生态圈,逐步完成商业健康保险与基本医疗保险的系统对接,进而实现政商业务协同联动、数据融通共享。政商一体化平台上线运行以来,交互数据17 489条,实现医保商报一体化结算866人,理赔商报金额502万元。

【医疗保险基金运行】 2020年,城镇职工基本医疗保险住院医疗费用结算150.11万人次,统筹基金报销93.58亿元;门诊特殊疾病医疗费用结算 153.77 万人次，统筹基金报销 33.81 亿元；门诊特殊疾病结算 153.77 万人次，统筹基金报销 33.81 亿元。2020 年，城乡居民基本医疗保险住院医疗费用结算 149.11 万人次，统筹基金报销 47.92 亿元；门诊特殊疾病医疗费用结算 36.65 万人次，统筹基金报销 5.75 亿元。

【城镇职工和城乡居民基本医疗保险】 2020 年，城镇职工基本医疗保险政策范围内住院医疗费用报销比为 85.03%，次均统筹支付6 234元，同比增长 2.57%，年度最高支付限额 46.73 万元，较上一年度增长 3.95 万元。2020 年，城乡居民基本医疗保险政策范围内住院医疗费用报销比为 78.18%，次均统筹支付3 214元，同比增长 9.77%，年度最高支付限额 27.52 万元，较上一年度增长 2.25 万元。2021 年，城乡居民基本医疗保险成年人的个人缴费标准分为每人每年 305 元（含长期照护保险 25 元/年・人）和每人每年 485 元（含长期照护保险 25 元/年・人）两档。大学生、中小学生、婴幼儿参加 2021 年成都市城乡居民基本医疗保险的个人缴费标准为每人每年 280 元（含大病医疗互助补充保险）。在参加基本医疗保险的基础上，成年城乡居民参加大病医疗互助补充保险的缴费标准为每人 330 元，学生儿童（含大学生）的大病医疗互助补充保险费，从学生儿童（含大学生）个人缴纳的基本医疗保险费中按 5% 的比例划入大病医疗互助补充保险。参加成都市城乡居民基本医疗保险且处于有效期内的参保人员，均可享受重特大疾病医疗保险待遇，不再另行缴费。

（齐文超）

成都市市场监督管理

【概况】 2020 年，全市市场监管系统面对疫情防控重大考验，按照市委市政府和上级部门的安排部署，采取坚强有力的管理措施，全力服务社会经济发展，着力保障人民群众生命财产安全。食品安全监管成效显著，制定《成都市市级党政领导干部食品安全工作责任清单》，出台全国首个《高风险餐饮服务提供者食品安全工作指导意见》，食品抽检监测和问题整治不断强化，督促整改问题隐患4 100余个，查办案件2 500余件。药品安全监管更加严格，执业药师远程药学服务和电子处方试点单位达8 800余家，检查有关企业、单位 9.2 万家次，责令整改 1 817家次，立案 161 件，移送公安机关 12 件。坚守食品药品安全底线，为统筹推进疫情防控和经济社会发展做出了重要贡献。

【国家食品安全示范城市建设】 制定印发《成都市迎接国家食品安全示范城市省级评价工作推进方案》，制定阶段重点任务 67 项，召开创建专题推进会议 11 次，以“清单制 + 责任制”方式细化任务、推动落实。对照《国家食品安全示范城市评价细则（征求意见稿）》，面向区（市）县和市级部门加强创建标准宣贯解读，动态建立调整创建工作清单，全力摸排整改、对标提升。落实“党政同责”要求，制定《成都市市级党政领导干部食品安全工作责任清单》，并以市委市政府办公厅名义印发。落实“四个最严”要求，组织开展交叉督查，查找出区（市）县存在问题 105 个，市级部门存在问题 6 个，通过调研督导、情况通报等方式推动问题整改。依托主流媒体、政务网站、微信微博等平台发布信息 365 条次，在地铁、公交、商务楼宇等 LED 屏投放不少于5 580块屏幕。投放公益宣传广告 10 个点位共播放1 400条次，联合美团、饿了么等外卖平台投放公益广告，覆盖专职骑手23 000人。

【四川省食品安全示范县（市、区）建设】 对标省食品安全示范县（市、区）创建方案和评估验收标准的有关要求，大邑县和崇州市分别以 96.89 分和 96.82 分通过评价验收，已被四川省食安办认定为第三批省级食品安全示范县（市、区）。

【食品生产加工环节监管】 开展市级飞行检查 56 次、突击检查 73 次，完成 220 家食品生产企业管理体系第三方“大会诊”。持续推进 HACCP 等体系实施和认证，全市食品生产企业先进管理体系实施率达 100%、规模以上企业认证率 95% 以上。在全省率先试点推行“白酒双签留样制度”，联合德阳、眉山、资阳建立统一的监管规则和监管标准。研发了“疫情防控期间食品生产企业复工自报”微信小程序，搭建了企业自主申报，属地人员随时跟进的实时平台;制定许可远程核查工作程序,确保许可工作疫情期间不中断;启动共享专家服务项目试点工作,通过第三方专家资源和成都市食品安全监测数据中心线上线下联动,为240家试点企业提供预警提示、资讯推送、答疑咨询、专题培训等针对性智力支持。对潜在风险较高的食品类别分别编制了15个《食品安全风险防控指南》,为基层靶向性监管和企业防控食品安全隐患提供参考。针对40余家连续抽检不合格企业,形成覆盖全市99%食品小作坊的技术指导体系,构建起以"备案管理+负面清单"为核心的食品小作坊监管制度,实现小作坊备案信息、监管信息"一站式"查询、全链条追溯,全市食品小作坊备案建档率100%。

【食品经营环节监管】 印发《成都市高风险餐饮服务提供者食品安全工作指导意见》,进一步明确教育、民政、住建、卫健、民宗、商务等行政(行业)主管部门管理责任和食品经营者主体责任。组织开展春秋两季学校食堂疫情防控和食品安全专项检查,学校、供餐单位及校园周边食品经营者自查16 010户次,查出问题1 845个并整改,约谈学校食品安全负责人920人次,撤换食品原料供货商9个,更换供餐单位1个;出动执法人员20 711人次,检查学校、供餐单位及校园周边食品经营18 777户次,抽检食品4 187件,责令改正507户,立案查处17起,罚没金额7.3万元,没收违法经营的食品和食品添加剂0.7公斤。推行食品经营许可"申请人承诺制"。为企业提供便捷服务,通过证后检查、信用惩戒等方式加强事中事后监管,实现科学监管和经济发展的良性互动。截至2020年底,全市已有28家连锁食品经营企业申请适用,100余家连锁门店适用"承诺制"取得食品经营许可。

【医药产业服务】 建立医药产业功能区联络服务专员机制,围绕医药健康产业生态圈对天府中药城等4个生物医药园区开展8次现场服务,建立起省市服务重点企业、重点项目、重点品种清单。培育新都等新的医药园区,帮助新都区确立以"一核四园多点"为载体建设"天府国际医贸城"的发展定位,协助成都医学城完成与省药监局、省食药检研院的多方面合作。推进全市仿制药一致性评价工作,目前全市通过一致性评价的药品共涉及14家企业61个批准文号,位居全省第一和副省级城市前列,帮助通过评价的前三品种企业申请经费奖励。

【化妆品监管】 全年各级监管单位检查重点经营企业17 450家,检查覆盖面100%,其中批发企业528家;责令限期整改601家;立案96件,罚没金额641.25万元。对全市1 000余家化妆品经营使用单位2 000余名从业人员进行新《化妆品监督管理条例》宣贯。制定《成都市2020年化妆品监督抽检工作方案》,完成550批次市级监督抽检任务,涉及5类化妆品470个品种、257个被抽样单位,其中进口化妆品62批。完成省局下达50批次化妆品抽验的样品采集、样品寄送、抽样信息报送、产品确认和国抽、省抽不合格产品的核查处置工作。制定《"春雷行动2020"化妆品专项整治方案》,出动执法人员14 100人次,检查经营单位7 381家次,开展行政指导、行政约谈67家次,受理消费者投诉举报130余条。制定《2020年全市化妆品注册备案产品检查实施方案》,对涉及的72家企业、192个产品进行摸底排查并造册归档。全年发送《成都市化妆品监督管理告知书》270份;完成网上备案产品信息审核通过6 261件、注销产品1 450件,备案后产品检查5 807件。制定《成都市2020年化妆品安全科普宣传周活动方案》,围绕"安全用妆,伴您同行"活动主题,线上通过官网、公众号、"抖音"等公众媒体平台发布宣传视频14个,在成都地铁3、5、10号线公共媒体平台展播。线下开展活动70余场次,出动车辆200余台次、监管和从业人员700余人次,接受咨询3 000余人,义诊1 300余人次,发放资料8万余份。

【中药材市场监管】 共检查中药材市场2 577家次,药品零售连锁总部36家次、药店13 917家次、药品使用单位5 273家次,采取告诫、约谈、限期整改等措施282家次,采取暂停销售、使用等措施3家次,发现假劣药品4批次,立案22起,罚没款12.62万元。

【药品流通环节监管】 对全市1.1万家零售药店完成日常监管全覆盖;对全市7 886家医疗机构的药房开展检查,立案55家次,责令整改416家次。推进完成省级药品抽样1 940批、检验2 140批。按照市委市政府的要求，牵头建立了18个市级部门组成的市疫苗管理部门联席会议制度，初步形成多部门协同工作机制。组织完成疫苗配送接种质量安全检查。对全市400余家疾控中心、接种单位和6家疫苗配送企业疫苗质量开展全覆盖监督检查。持续开展执业药师远程药学服务和电子处方试点工作。全市共有107家药品零售连锁公司和8 919家零售药店加入试点，处方审核达3 725万人次，远程咨询服务达4 505万人次，电子处方开具达到3 838万张。积极推广自动售药(械)机新零售发展模式。已布点自动售药机87台，完成中心城区覆盖。

【医疗器械监管】 加强医用口罩等疫情防控重点产品质量安全监管，2020年全市新增医用类口罩生产企业9家，新增医用类口罩注册证书15个，医用类口罩日生产能力扩大到90万只。制定并印发《成都市市场局关于印发2020年成都市医疗器械监管工作要点的通知》《成都市市场监督管理局关于加强无菌和植入性医疗器械监督检查的通知》，开展无菌和植入性医疗器械监督检查、装饰性彩色平光隐形眼镜专项检查、避孕套质量安全专项检查、从事医疗器械网络销售者和电子商务平台经营企业的监督检查等专项工作。为解决防护用品紧缺问题，助力疫情防控医疗器械产业扩能，积极为企业提供现场指导、政策咨询，全市共有46家企业在疫情期间取得“一次性使用医用隔离衣”“医用隔离面罩”“医用隔离眼罩”“一次性使用病毒采样管”等81个一类备案凭证。

【药品稽查执法】 在新冠肺炎疫情的情势下，积极稳妥推进案件查办，营造良好的营商环境，为稽查执法面临的新形势与任务。药品安全执法全年立案49件(其中，药品案件12件；医疗器械案件26件；化妆品案件11件。)，办结35件(其中，药品案件4件；医疗器械案件24件，含上年度旧存案件1件；化妆品案件7件。)罚没款计44.11万元。新都区调查取证并移交青白江区查办的四川国兴大药房连锁有限公司经营无合格证明文件的医用口罩案，以及金牛区查办的四川诺康生物科技有限公司经营无合格证明文件的口罩案被省药监局评为药品安全放心执法行动优秀案件。

【新冠肺炎疫情防控】 严查野生动物交易、严控群体聚会聚餐、严打价格违法违规、严守药械质量安全，对3 100多个野生动物有关场所(单位)实施关停、封控紧急措施，劝退群体聚餐1.4万起，查办质量、价格等案件1 800余件，查获问题口罩132万只，积极组织协调零售药店、批发市场、大型商超保障生活和防疫物资供应。加强进口冷链食品疫情防控，以最快速度成立工作专班，在最短时间制定出台综合措施和技术指南，在全国首创冷库库长责任制，织起了进口冷链食品疫情“防控网”。聚焦疫情期间药品、价格、质量等重要领域，及时发布《2020年第1号警示告诫书》《关于规范疫情期间市场交易行为的通告》，出台《关于疫情防控期间哄抬价格违法行为认定与处理的指导意见》，加大市场监管与执法力度，督促相关企业明码标价、保证质量，守法诚信经营。每日组织开展对口罩、消毒液、医用酒精等重要防疫物资和大米、猪肉、白菜等重要生活物资共15类商品价格的监测，严厉打击囤积居奇、哄抬物价、生产销售假冒伪劣医护用品等各类违法违规行为。

【食品药品检验检测机构建设】 2020年，成都市食品药品检验研究院以政治建设为统领，以“质量和效率提升”为抓手，抢抓成渝双城经济圈建设及成德眉资同城化发展机遇，确保“十三五”规划圆满收官，各项工作取得长足进步。

(一)检验检测。共完成各类检品71 657批。其中食品(含保健食品)63 477批(国本级1 432批、国转地2 800批、省级2 707批、市级28 647批，市县级12 797批、企业委托15 094批)；药品6 629批，化妆品921批；空气洁净度报告232份；医疗器械委托32批，民用口罩类234批，医用口罩评价性抽验132批。承担药品国评项目2项，质量分析报告得分均900分以上，其中风热感冒颗粒以940.142 9分排名中成药组第二。完成资质认定扩项4次，食品扩项产品和参数103项、新增检验方法85个，医疗器械扩项4个产品、参数22项；报名参加能力验证(含国际验证18次)87批次(83批已获满意结果)，实施内控127批次。

(二)实验室能力建设。完成

仪器设备采购6 600万元；扩大智慧抽样平台应用，推进 LIMS 系统升级改造；开发可疑食品新冠核酸检测专项抽检 APP；加快中药数字标本馆建设，推广应用“照药镜”APP。配合做好按照传统既是食品又是中药材的物质管理试点、食品安全示范城市创建、营商环境营造、产业功能区建设及“春雷行动 2020”、省市“两会”抽检保障。

（三）平台搭建。获批博士后科研工作站；与国家药监局高研院共建安全应急演练体验中心；与四川大学华西医院共建临床药理学与生物样本检测研究联合实验室；与新都区市场局共建食品安全质量检测科普基地。推进与重庆院共建特殊药品质量控制研究及监管实验平台、与成都中医药大学共建食品营养与功效检测评价平台。

【成德眉资同城化发展】 组织召开成德眉资食品安全监测预警数据共享工作会，完成区域食品安全监测预警数据共享平台建设方案（草案），与眉山、德阳食药检测中心签订同城化框架协议。

【大运会保障筹备】 成立领导小组，推进市场和食品管理工作组、医疗和反兴奋剂工作组检验检测相关工作，已获 382.84 万元经费支持；派员 20 人次赴多地考察遴选大运会餐饮服务运动员食材供应基地（商）；与成都大学共建致病微生物检测快检实验室 300 平方米。

【科研创新】 在研项目 20 余项，新申报科研和标准制修（订）项目 52 项（含风险研究 23 项），获立项 21 项（其中国家药品标准提高项目 1 项；与四川省科技计划项目 6 项；市场监管总局技术保障专项项目 1 项；辐照保藏四川省重点实验室开放基金课题 1 项，四川省引进国（境）外高端人才项目 1 项，成都市 2020 年食品、药品化妆品风险研究项目 11 项），新立项项目获财政支持经费 428 万元；向国家药典委员会提交中国药典标准起草研究 2 项；申请专利 5 项，获实用新型专利 1 项；获软件著作权 10 项；发表论文 40 篇（SCI 收录 2 篇，影响因子均 3.0 以上）。

（钟文骐　刘的明）

成都市红十字会

【概况】 2020 年，成都市红十字会以习近平新时代中国特色社会主义思想为指引，在市委、市政府的领导下，围绕唱好“双城记”、建好“示范区”，积极主动开展工作，充分发挥了党和政府在人道领域联系群众的桥梁和纽带作用。新冠肺炎疫情防控、防汛救灾等工作 4 次受到市政府领导的肯定，市县两级红十字会的公信力显著增强；荣获中国红十字会总会“抗击新冠肺炎疫情先进集体”；60 名红十字志愿者和 14 个志愿服务团体荣获省红十字会通报表扬。

【组织建设】 2020 年，成都市红十字会组织广大红十字会会员和志愿者积极参与新冠肺炎疫情防控工作，有效促进和带动红十字志愿者队伍不断壮大。截至 2020 年底，全市共有 832 个红十字基层组织（因成都市撤乡并镇部分基层组织被撤并），990 个团体会员和30 000余名个人会员，红十字注册志愿者4 938人，志愿服务队伍 87 支。

【红十字会改革】 成都市红十字会认真贯彻落实中央和省委、市委党的群团工作会议精神，中国红十字会总会和四川省红十字会改革方案具体要求，有力推进成都市红十字会改革。7 月 23 日，市政府办公厅印发《成都市红十字会改革方案》。

【新冠肺炎疫情防控】 2020 年上半年疫情防控期间，全市红十字系统共募集捐赠款物 1.4 亿余元助力一线医院、窗口单位和复工复产复学疫情防控，其中，捐赠资金9 921万元、捐赠物资5 027万元。组织红十字志愿者 2.9 万余人次参与社区等点位排查 1.2 万个。指导 7 名新冠肺炎疫情康复者成功捐献血浆。开展关爱一线医务人员及家属活动发放慰问款物 429 万余元；对受疫情影响导致生活困难和急需临时救助的孤寡老人、困境儿童、残疾人等 60 人实施人道救助。支持 45 万元在 15 个城乡社区实施红十字社区健康促进项目。12 月 7 日郫都区发现本地病例后，成都市红十字会为双流国际机场、郫都区红十字会募集防控物资 156 余万元、资金 50.9 万元，组织2 000余人次红十字志愿者协助郫都区开展疫情排查等工作。

【应急救护培训】 成都市红十字会系统全年共举办应急救护知识普及培训998场次，新增持证红十字救护员2.5万人，持证救护员累计25万余人，占全市常住人口1.5%；新增普及培训14万人，近三年累计接受救护知识普及63万人，占常住人口3.9%。成都市红十字会积极推进应急救护培训进学校，在金堂县、双流区实现对中小学校学生普及培训全覆盖和班主任、体育教师救护员培训全覆盖。围绕社区治理，与成都开放大学合作，利用社区教育学院平台，将救护培训纳入社区教育课程，积极推进应急救护培训进社区，龙泉驿区工作经验在全省红十字系统推广。争取上级红十字会资金支持在全市建立应急救护培训基地3个、安全体验教室6个。其中，成华区应急救护培训基地已作为成都市委党校党员干部教育现场教学点，全年中国红十字会总会3位领导先后视察调研成华区工作经验；蒲江县应急救护志愿服务实践基地率先将应急救护知识培训融入"全国新时代文明实践中心示范点"建设。主动适应疫情防控常态化工作要求，创新开展"线上理论+线下实操"的培训模式受到中国红十字会总会肯定。

【人道救助】 成都市红十字会持续开展成都退役军人关爱援助基金项目，募集社会捐赠资金258万元，已分两批对211名困难退役军人实施救助，发放援助金86.85万元。持续开展红十字博爱送万家活动，慰问困难家庭和红十字志愿者7 881户，发放慰问款物320万元。持续做好"小天使基金""天使阳光基金"项目，争取中国红十字基金会救助金128万元，资助47名白血病和先心病患儿。积极宣传和推动无偿献血、造血干细胞捐献、遗体和人体器官捐献工作，协助相关部门采集造血干细胞血样66份、成功配型2例；遗体和人体器官捐献志愿登记报名累计达到4.7万名，实现遗体捐献1 004例、人体器官捐献223例，挽救了约500名器官衰竭患者的生命；实现眼角膜捐献677例，让1 500余名眼疾患者重见光明。

【备灾救灾】 市县两级红十字会针对城乡社区、中小学校等人员密集场所，围绕地震、洪涝灾害、火灾等重大风险，对应急救援工作预案进行了修改完善，全年开展应急避险、自救互救演练活动20场。全市红十字系统组建了都江堰市红十字岷江救援队等10支应急救援队，两级联动应急救援成效明显。在防汛减灾工作中，市县两级红十字会共派出工作人员119人次深入街道、社区参与防汛；10支红十字应急救援队共派出队员436人次参与内涝严重路段险情排查、协助转移群众等工作；市红十字会本级专门成立了防汛工作专班深入青羊区重点防汛点位开展现场督导。加强市红十字会本级和彭州市、都江堰市、双流区等易发灾害地红十字会应急仓储物资管理。在防汛减灾工作中，两级红十字会及时调拨抽水设备24台、雨衣（雨靴）等物资266件，为集中安置点调拨急救包1 765个、帐篷120顶以及价值6.6万元的生活物资。

【红十字精神传播】 将红十字文化和社会主义核心价值观、天府文化、公园城市四大属性有机结合，弘扬人道、博爱、奉献精神，促进邻里互助、友善公益、社会和谐。挖掘和主题宣传报道红十字志愿服务先进典型事迹50余期。组织志愿者搭建"爱接力"志愿服务爱心平台，对36户援鄂一线医务人员家属开展精准关爱慰问。围绕"助力疫情防控、红十字救在身边"主题，通过线上展示和点赞互动开展主题宣传。

【推进成德眉资同城化发展】 成都市红十字会组织召开"成德眉资红十字会合作研讨会"，签订四地红十字事业同城化发展合作协议，围绕政策制度同城化、资源要素同城化、项目合作同城化、风险防控同城化、开放交流同城化积极开展交流合作。赴资阳市与资阳市红十字会开展应急救护经验交流座谈与党建共建活动。邀请德阳、眉山、资阳市红十字会参加成都退役军人关爱援助专项基金募集活动，交流汇聚人道资源工作经验。帮助德阳、眉山、资阳市红十字会培训（复训）应急救护师资6名。

（唐五一　叶元蕾）

天府新区社区治理和社事局

【概况】 2020年，天府新区卫健系统以习近平新时代中国特色社会主义思想为指导，深入贯彻党的十九大和十九届二中、三中、四中、五中全会精神以及习近平总书记对四川及成都工作系列重要指示精神,以抢抓成渝地区双城经济圈建设重大机遇,秉持"大卫生、大健康"理念,以新冠肺炎疫情防控为主线,以推动卫生健康工作高质量发展为主题,以"两区一城"发展战略为目标,切实补短板、堵漏洞、强弱项,按照中央、省、市卫健部门要求,扎实推进新区卫生健康事业高质量发展。11月9日,正式签署《成都中医药大学附属医院天府院区战略合作框架协议》。

2020年,天府新区统筹推进疫情防控和卫生健康事业发展。荣获成都市2020年农村户厕改造提升健康教育宣传赛课活动一等奖、2020年成都市中医经典竞赛团体优胜奖第一名、2020年百万职工技能大赛团体二等奖、2020年成都市疾病预防控制(精神卫生防治)技能大赛二等奖、2020年成都市健康科普知识传播技能竞赛优秀组织奖、2020年健康细胞创建工作先进单位;天府新区疾病预防控制中心党支部、人民医院党委荣获2020成都市抗击新冠肺炎疫情先进集体和先进基层党组织,天府新区社区发展治理和社会事业局荣获"四川省抗击新冠肺炎疫情先进集体",阳云平、袁新皓荣获先进个人;天府新区华阳社区卫生服务中心获国家卫健委2019年度"优质服务基层行"活动通报表扬,天府新区新兴卫生院《扬医养结合之帆,走改革创新之路》作为全国医养结合典型经验被收入全国医养结合典型经验名录,以新兴卫生院为代表医养结合模式获评国家卫健委"全国医养结合典型经验"通报表扬。

【"十三五"发展成绩】 "十三五"期间,天府新区实施一系列调整、提档升级与新建相结合的策略,对全区的医疗卫生资源进行重新优化配置,初步形成体系完整、分工明确、协作密切的医疗卫生服务体系。打造"一核多极"的"三圈层"医养结合服务体系,新兴医养结合典型案例被国家卫生健康委入选全国医养结合典型经验通报,是全国199个典型案例之一;以物联网为基础建立的"物联网+医院—社区—居家"呼吸慢病管理试点、建立以MDT模式的多学科协作与支持机制的儿童健康管理、多元化艾滋病社区管理等工作赢得国家、省、市级领导的高度赞许,积极推动医联体建设,形成以省人民医院为龙头、新区人民医院为枢纽、14家基层医疗卫生机构为成员单位、108家村卫生室为网底的"四位一体"医联体构架,在全区公立医疗机构运用"互联网+医疗"技术,在全市创新建设"互联网+医废监管"平台,完成新建基层医疗卫生机构4家、基础设施提升改造9家、基层医疗卫生机构设备提档升级13家、村卫生室公有化标准化建设47家。先后启动一批重点建设项目,包括四川大学华西天府医院、省二医院天府院区、引进四川省儿童医学中心(省儿童医院)、成都中医药大学附属医院等优质项目。

【党风廉政建设】 2020年,天府新区卫生健康系统持续推进"不忘初心、牢记使命"主题教育,紧握意识形态主动权,扎牢卫健系统党员思想根基;扎实推进基层组织建设,以创建促提升,引领基层组织特色品牌发展,增强党对卫生健康工作的领导力;强化监督执纪,为党员干部划清"红线"、标明"底线"、架起"高压线",推进警示教育工作的规范化、制度化和常态化。

【新冠肺炎疫情防控】 2020年,天府新区卫生健康系统注重国内中高风险地区的动态信息和关联性,密切关注海外疫情在全球蔓延的态势,做到有效防控、有序救治。一是盯紧重点人员重点场所。严格管控确诊病例、疑似病例,全面开展密接、次密、入境人员、重点地区返蓉人员等重点群体核酸检测,加强隔离酒店、医疗机构等重点场所环境监测。截至2020年12月31日,新区累计报告疑似病例188例(其中境外输入共12例),已排除167例,转确诊病例16例,阳性检出5例。划归新区管理病例共22例(其中本土病例10例,境外输入12例)。累计接收境外抵蓉航班50个,管理服务6 586人次。二是开展隔离酒店防控整改。指导3家集中隔离酒店按要求科学调整区域布局,严格落实闭环管理,规范医疗废物处置。三是强化医疗机构防控工作。规范建设2家医院发热门诊、14家卫生院(社区卫生服务中心)发热哨点诊室,开展医疗机构全覆盖大排查。四是加强核酸检测能力建设。储备1 600名应急采样人员、553个应急采样点,基地医院核酸检测能力提升至满负荷4 000份/日,与第三方检测机构签订3.5万份/日检测协议。2020年12月,郫都疫情期间,天府新区分期分批共派出491名医护人员,开展核酸采样工作,累计采样50 297人。

【医药卫生体制改革】 2020年,天府新区深入推进医药卫生体制改革,全面实施卫生院托管敬老院工作,持续深化医养结合改革,深入实施基层医疗机构运行机制改革、公立医院薪酬制度改革等。2020年9月,天府新区华阳社区卫生服务中心"呼吸慢病管理"工作和新兴卫生院"医养结合"工作接受全国人大教科文卫委吴恒副主任委员调研并获肯定。以物联网为基础建立的"物联网+医院—社区—居家"呼吸慢病管理试点、建立以MDT模式的多学科协作与支持机制的儿童健康管理、多元化艾滋病社区管理等改革工作多次获得国家、省、市级领导肯定。

【医联体建设】 2020年,天府新区医联体内下派博士、硕士、副高级以上职称人员下沉指导3 506人次,双向转诊1 316人次,较去年同期增长55.9%;住院下转88人次,较去年同期增长114%。医联体"种子计划"12个项目支持基层医疗机构能力建设,截至2020年底,已经验收合格3个,在建9个,其中天府新区人民医院"胸痛中心建设项目"已于2020年11月通过国家胸痛中心评审。天府新区华阳社区卫生服务中心"呼吸疾病诊疗能力提升项目"通过全国首批"基层医疗机构呼吸疾病规范化防诊治体系与能力建设"项目评审,并获得"优秀单位"称号。兴隆卫生院"慢性阻塞性肺疾病和支气管哮喘的管理"项目顺利达标国家"基层医疗机构呼吸疾病规范化防治体系与能力建设项目"。

【取消药品加成】 2020年,天府新区社区治理和社事局制定并印发《基层医疗机构实施国家基本药物制度绩效考核实施方案(试行)》和《村卫生室(社区卫生服务站)实施国家基本药物制度绩效考核实施方案(试行)》(天成管社发〔2020〕38号),进一步推进基本药物制度规范化。2020年四川天府新区人民医院基药比例为35.41%,天府新区精神卫生中心基药配备比例为90.45%,14家基层医疗机构基药配备平均占为65.26%,均达到要求。

【医疗服务能力提升】 2020年,天府新区坚持科教兴医的工作理念,天府新区公立医疗机构开展儿童语言评估及家庭干预、肺部超声在重症病房的使用、引骨再生植骨种植技术等40余项新技术。天府新区现有省级重点专科1个(人民医院骨科)、市级重点专科5个(人民医院普外科、骨外科、神经外科、超声医学科、检验科)、区级重点专科4个(人民医院骨科、普外科、神经内科,宝石花医院肝胆胰脾外科)。天府新区人民医院为区级全科医生转岗培训基地。截至2020年年底,天府新区取得全科医师培训合格证243人,注册231人,在院培训20人。

【医疗惠民】 2020年,天府新区持续推进医疗机构完善预约诊疗制度,人民医院预约诊疗率达80%,实现30分钟内分时段精确预约;利用远程影像和心电诊疗中心开展远程诊疗,积极开展检验结果互认,二级以上医疗机构实现优质护理服务率100%;能够在门诊提供网络、阅读、餐饮等便民服务,为医务人员提供休息室、值班房等便利设施,进一步强化智慧医院建设,2020年天府新区住院患者及门诊患者满意度受市卫健委通报表扬。

【中医药服务】 2020年,天府新区提档升级建设示范中医馆2家,5家规范化中医角,天府新区65岁以上老年人中医药健康管理目标人群覆盖率72.98%,0—36个月儿童中医药健康管理目标人群覆盖率90%。2020年疫情期间,基层医疗机构运用预防性中医处方熬制大汤药累计服务群众约20 000人次;在复工复产阶段,各医疗机构主动对接企业,运用中医药为企业在复工复产中保驾护航,累计服务企业45家,服务人数逾4 800人次,发放宣传资料约700份,中医线上诊疗100余人次,发放订制的中药香囊包、茶饮包、中药足浴包等33 000份。

【义务献血】 2020年,天府新区组织开办"6·14世界献血者日活动",营造良好的健康宣传氛围。全年组织3 442人参与应急献血,献血量6 428.2国际单位(U),超额完成任务,全年未发生血液安全和输血事故。

【信息化建设】 2020 年,天府新区借力“互联网 +”强化监督管理,扎实推进“医疗机构、医务人员、医疗行为”监管平台建设。天府新区 2 家区级公立医院、14 家卫生院(社区卫生服务中心)及 12 家民营医疗机构接入“医疗三监管”平台,初步实现对天府新区医疗机构信息化、实时化、精细化监管。搭建天府新区人口健康信息平台,在全市率先建立天府新区医师不良执业行为记分制度与信息化公示平台,构建“政府监管、行业自律、社会监督”三位一体医师执业诚信体系。该项工作从制度设计到实施运用等六个方面均属全省首创。截至 2020 年年底,天府新区已将 243 家医疗机构1 600名医师信息纳入天府新区医师诚信体系信息平台中。

【人才管理】 2020 年,天府新区公立医疗机构引进高层次人才 1 人,指导各公立医疗卫生机构开展招聘工作 10 余次,招聘各类人才 92 名。举办卫生健康系统管理干部能力提升培训班,积极利用天府新区医学会、质控中心等平台,结合线上线下模式,共开展各类继续医学教育项目、业务培训、技能比赛 60 余次,培训5 823人次,持续提升卫生健康系统干部职工管理和业务能力。

【基本公共卫生服务】 2020 年,天府新区持续推进基本公共卫生服务与家庭医生签约服务融合,积极开展“优质服务基层行”活动,共有 6 家基层医疗机构通过评审,其中 4 家机构达基本标准,2 家机构达推荐标准;1 家机构成功通过社区医院评审。2020 年共建立健康档案 64.79 万份,建档率 96.35%;开展健康教育讲座 368 次,7.9 万人参与健康咨询活动。

【家庭医生签约服务】 2020 年,天府新区积极开展家庭医生签约服务,共签约 28.06 万人,签约率 41.73%,重点人群签约 13.60 万人,签约率 80.24%,其中残疾人签约 1.26 万人,签约率 94.67%;计划生育特殊家庭自愿签约数为 0.11 万人,签约率 100%,城乡低保五保人口签约数为 0.34 万人,签约率 100%。社区治理和社事局结合“5·19 世界家庭医生日”举办“携手家庭医生,共筑健康生活”主题征稿活动,活动共收到作品 200 余件,经过专家初评、复评,选出 31 件优秀作品进入网络投票,最终评出一等奖 6 名,二等奖 10 名,三等奖 15 名。

【精神卫生】 2020 年,天府新区严重精神障碍患者参保率为 100%,全年共完成阳光救助患者救治 251 例。累计报告严重精神障碍患者2 440例,在管患者2 342例,管理率 95.98%;规范管理2 344例,规范管理率 95.66%。2020 年荣获成都市精神卫生防治技能竞赛团体二等奖,承办成都市 2020 年世界精神卫生日宣传活动。

【传染病管理】 2020 年,天府新区累计存活艾滋病感染者/病人1 100例;艾滋病感染者/病人随访 CD4 检测比例为 97.77%,结核筛查比例为 98.88%,配偶及固定性伴检测比例为 97.60%;累计抗病毒治疗人数1 118人,其中在治人数1 049 人,抗病毒治疗比例为 95.36%,病毒载量检测比例为 97.03%,正在接受治疗的艾滋病感染者/病人抗病毒治疗有效率为 98.29%;通过规范性病门诊建设,与公安分局、街道和社会组织通力合作,加大艾滋病经性传播干预力度,暗娼月均干预覆盖率为 89.4%,检测比例为 100%;MSM 月均干预覆盖率为 97.1%,检测比例为 100%。初筛检测268 339人次,检测率为 39.9%。

【卫生应急】 2020 年,天府新区处置各类疫情 114 起,传染病疫情共处置 82 起(新冠确诊病例 22 例(其中含境外输入病例 12 例),聚集性发热 20 起,聚集性咳嗽 4 起,聚集性手足口病/疱疹性咽峡炎 15 起,聚集性水痘疫情 1 起,聚集性呕吐腹泻疫情 20 起),聚集性食源性疾病 18 起,一氧化碳中毒及其他卫生应急处置 13 起,自然灾害卫生应急处置 1 起。

【卫生监督】 2020 年,天府新区先后对生活饮用水、游泳场所、公共场所、医疗机构累计 120 余家单位 200 余人次开展相关法律法规和行业规范的卫生知识培训。加大监督检查和处罚力度,截至 12 月,共处罚 117 户,罚(没)金额30 920元。其中公共场所卫生累计处罚 84 家单位(含当场处罚 84 家,处罚金额共计6 520元);医疗卫生(含放射卫生、传染病卫生、消毒卫生)处罚 31 家单位(含当场处罚30家，一般程序1家，处罚金额共计24 400元）；生活饮用水卫生处罚1家单位（含当场处罚1家）；学校卫生处罚1家单位（含当场处罚1家）。对新区15个医院、14个卫生院（社区卫生服务中心）、90个村卫生站、259个诊所、16个门诊部、6所学校医务室、1家健康体检中心、1家医学检验实验室开展监督检查（其中歇业关闭共38家），完成辖区内402家医疗机构新冠肺炎疫情防控工作落实情况专项监督检查。持续做好重大节假日和展会、会务保障工作（如糖酒会、西博会、车展等）40余次、50余天，出动卫生监督员和协管员620余人次，对西博城会场、新区80余家酒店开展集中空调、公共场所、饮用水卫生监督执法巡查，确保重大集会和中高考期间无卫生安全事故发生。

【妇幼保健】 2020年，天府新区通过实施基本公共卫生服务项目，为妇女儿童提供免费服务，实现基本妇幼保健服务的“保基本、广覆盖”，促进妇幼健康服务均等化。同时开展一系列妇幼重大公共卫生项目，针对性地改善重点地区和弱势群体的妇幼健康状况，妇幼健康服务可及性、公平性显著提高。2020年，天府新区华阳社区卫生服务中心成功创建省级儿童早期发展基层示范基地，在全省属首家。截至2020年，天府新区共有1家AAAAA级规范化儿保门诊及1家市级儿童早期发展示范基地，7家AAA级儿保规范化门诊，6家A级儿保规范化门诊，14家妇女保健规范化门诊。社区治理和社事局荣获成都市2020年母婴安全保障工作成绩突出集体。

2020年，天府新区自愿免费婚前医学健康检查和孕前优生健康检查工作推进顺利，全面完成市级目标任务。2020年，新区户籍活产数6 916人，孕产妇系统管理率98.28%，0—6岁户籍儿童数50 363人，儿童健康管理率98.45%；天府新区免费为4 902.5对夫妇提供婚前医学检查和卫生咨询指导，婚检率90.02%；免费为1 379对计划怀孕夫妇提供孕前优生健康检查，目标人群覆盖率99%；天府新区全面推进新生儿疾病免费筛查工作，新生儿疾病筛查4 189人次，筛查率99.37%；新生儿听力筛查4 106人次，筛查率99.78%；新生儿耳聋基因筛查8 783人。

2020年，天府新区结合自身实际，积极抓好增补叶酸预防神经管缺陷、预防艾滋病母婴传播、两癌筛查等妇幼重大公共卫生项目的落实，神经管缺陷发生率降低，艾滋病母婴传播率得到有效控制，减少儿童的艾滋病新发感染。叶酸新增应服用数12 245人，新增服用数12 011人，服用率98.08%，叶酸服用依从人数9 985人，依从率83.13%，增补叶酸知晓率100%，叶酸随访14 237人次。孕产妇艾滋病、梅毒和乙肝检测率100%，艾滋病母婴传播率为0，无先天梅毒报告病历，乙肝感染孕产妇所生儿童免疫球蛋白注射率99.55%。完成宫颈癌筛查2 000人，乳腺癌筛查2 000人。

【计划生育服务】 2020年，天府新区持续贯彻落实“全面两孩”政策，通过多种形式开展政策宣传，提倡夫妻自主安排生育，实行群众网上办理和窗口办理并行的办法，不设置任何前置条件，做到应登尽登。2020年天府新区办理生育服务证登记8 328例，其中一孩登记5 320例，二孩登记3 008例；2020年，天府新区户籍人口539 486人，出生人口9 045人，死亡3 215人，人口自然增长率10.77‰，出生人口性别比105，符合政策生育率99.75%。

2020年，天府新区大力发展3岁以下婴幼儿照护服务工作，印发《四川天府新区成都管委会办公室关于促进3岁以下婴幼儿照护服务发展的通知》（天成管办函〔2020〕114号）文件，协调相关部门、街道共同协作，逐步建立健全婴幼儿照护服务体系，促进3岁以下婴幼儿照护服务规范化健康发展。

【计生家庭扶助关怀】 2020年，天府新区计划生育特殊家庭扶助对象1 023人（其中独生子女死亡父母650人、独生子女伤残父母373人），计划生育家庭奖励扶助对象12 687人（其中国家奖扶11 809人、省级奖扶816人、市级奖扶66人），独生子女父母奖励对象33 616人。2020年共拨付计划生育特殊家庭扶助金974.136万元，计划生育奖励扶助金1 217.952万元，独生子女父母奖励金201.696万元。

【流动人口计生管理】 2020年，天府新区流动人口个案信息入库新增1 635条。开展流动人口健康促进讲座7次，为12名流入人口开展免费孕前优生健康检查，流动人口宣传教育及健康促进活动60次，帮扶流动困难人口82人次。2020年，由省财政全额投入为天府新区计生特殊家庭1 023人购买的住院护理补贴保险，全年受理并理赔101件，理赔金额15.5万元，解决计生特殊家庭住院无人照护的问题。兴隆街道蓝家店社区流动人口宣传服务和计生协建设项目，组织开展10余次丰富的活动，多渠道为蓝家店社区居民2 514人提供形式多样的服务，共发放宣传单、宣传手册3 050份。

【对口帮扶】 2020年，天府新区积极落实对口帮扶行动，天府新区人民医院与南充市营山县人民医院签订对口支援项目协议，精心选派5名业务骨干驻点对口支援实施"传帮带"工程，截至2020年底，门诊诊疗指导1 333人，开展手术180台次，会诊及疑难病例讨论84例，开展新技术新项目2项，学术讲座22次，业务培训20次，教学查房31次，手术示教140台次。天府新区人民医院和四川宝石花医院选派45余名专业技术人员下沉至基层医疗机构，固化对接帮扶关系、开展服务薄弱地区(基层)工作，对口支援人员年度考核均合格。

【医养结合】 2020年，全国人大常委会委员、全国人大教科文卫委副主任委员吴恒，全国人大教科文卫委人口卫生室副主任解小平，国家卫健委法规司一级巡视员、副司长梁金霞，四川省人大常委会委员，教科文卫委分党组书记、主任委员王学定，成都市人大常委会副主任仰协等领导调研天府新区新兴卫生院医养结合工作，并对医养结合工作取得的成效给予充分肯定。以新兴卫生院为代表的新区医养结合模式受到国家卫生健康委全国医养结合典型经验通报表扬，是全国199个典型案例之一。

【硬件提升工程】 2020年，天府新区完成大林、白沙、永兴、三星卫生院改扩建项目，完成22个村卫生室公有化和标准化建设。

(代兴勇　李　毅　谢　兰)

东部新区公共服务局

【概况】 2020年1月3日，中央财经委员会第六次会议赋予川渝打造"一极两中心两地"的重大使命，成渝地区双城经济圈建设上升为国家战略。2020年4月28日，四川省人民政府正式批复同意设立成都东部新区，2020年5月6日，成都东部新区正式挂牌。2020年，东部新区常住人口61.69万人，流动人口6.3万人，区域内各级医疗卫生机构385个，其中，区管公立医疗机构22个、民营医院4个、村卫生室312个、个体诊所46个、其他医疗机构1个；编制床位1 960张，实际开放床位1 487张；现有在职职工1 393人(其中高级职称83人、中级职称179人)，全年总诊疗量105.48万人次，其中公立医疗卫生机构年诊疗量102.84万人次，非公立医疗机构年诊疗量2.64万人次，公立医疗机构出院人次4.89万人次，非公立医疗机构出院人次0.23万人次。

【行风建设】 东部新区2020年6—12月开展卫生健康行业领域突出问题专项整治工作。聚焦人民群众反映强烈的热点、难点、焦点、堵点问题，以"大处方、泛耗材"为重点，根据医疗机构的不同类别，分类确定整治重点。自开展重点行业领域突出问题系统治理以来，通过各种渠道收集线索共计164条，其中不合理使用医用耗材3条，不合理使用药品89条，均已全部调查核实处理。通过开展系统治理工作，进一步规范医疗机构的诊疗行为，全面加强医疗机构行风建设工作。

【新冠肺炎疫情防控】 建立健全疫情防控组织构架，制定指导性规范文件。2020年6月成立东部新区新冠肺炎疫情防控指挥部，指挥部下设14个工作组。第一时间制定《成都东部新区新型冠状病毒肺炎疫情应急预案》《成都东部新区新冠肺炎疫情快速响应应急预案》《成都东部新区应对秋冬季新冠肺炎疫情防控工作方案》等各类防控工作方案、预案30余份。

立足现实，全面做好新区疫情防控人员和硬件准备。组建区级专业流行病学调查、消杀队伍各2支，在全区设立180个应急核酸采样点位，储备600名核酸应急采样人员，动员4 000名村社干部及志愿者，开展各类培训、演练40余次；投入873万新建三岔、贾家、石板3家PCR实验室，按照市防疫指挥部要求，投入420万，在规定时间内完成三岔卫生院核酸检测基地建设；将灵仙、老君井和芦葭3处卫生院设为集中隔离点，全区集中隔离能力达到100间单间，预备300间可紧急启用集中医学隔离观察房间；投入271万元，对3个发热门诊、2个发热诊室和17个发热哨点进行改造，流程设置达到相关文件要求；各级机关、镇（街）和医疗卫生机构储备3个月的防疫物资；与简阳市卫健局、疾控中心、简阳市人民医院建立应急合作机制，将简阳市人民医院作为新区新冠患者定点救治医院，简阳市疾控中心指导新区日常疾控工作。东部新区公共服务局被成都市委、市政府评为“成都市抗击新冠肺炎疫情先进集体”；东部新区第三人民医院黄玉兰被四川省委、省政府评为“四川省抗击新冠肺炎疫情先进个人”；东部新区公共服务局刘辉、石板街道王富平、东部新区中西医结合医院晏奎、东部新区第三人民医院汪奎4名同志被成都市委、市政府评为“成都市抗击新冠肺炎疫情先进个人”。

【规划建设未来医学城】 2020年，按照成都市委市政府战略部署，在东部新区规划建设成都健康医学中心（未来医学城）。在东部新区西南侧、紧邻三岔湖区域空港新城范围内，规划14.34平方公里作为未来医学城建设区（建设用地8.2平方公里），同时在临近区域划定7.85平方公里作为预留发展区。未来医学城规范范围内首期建设1平方公里为核心起步区，将借助四川大学华西医学的国际化资源，重点发展基于5G新基建的智慧化国际化医疗和教育，以应用为导向的医学研究和世界级大健康产业集群，总投资规模300亿元，深入推进“三院一区”（综合性医院、国际化医学院、研究院及产业园区）建设。9月29日，成都东部新区与四川大学、成都兴城集团共同签署《成都健康医学中心（未来医学城）项目合作协议》，拟在成都东部新区合作建设成都健康医学中心（未来医学城），引入高能级医疗资源，推动医、教、研、产融合发展，打造全球高能级医药健康领域承载地和高水平医疗健康“引领极”。四川省委副书记、省长尹力，四川省委常委、成都市委书记范锐平，四川大学党委书记王建国、四川大学校长李言荣见证签约。

【基本公共卫生服务】 2020年，东部新区基本公共卫生服务工作稳步开展，先后成立基本公共卫生和家庭医生签约服务工作领导小组及指导监督中心。截至2020年末辖区内常住居民建档数41.4万人，孕产妇建档数0.26万人，管理0—6岁儿童人数2.1万人，接受健康管理老年人数3.7万人，管理高血压人数2.4万人，管理糖尿病数0.9万人，管理严重精神障碍患者人数0.18万人，管理肺结核数0.01万人。

【家庭医生签约服务】 加快推进家庭医院签约服务，全区建立家庭医生服务团队81个，签约人数22.46万人，覆盖率达52.96%；重点人群签约10.05万人，覆盖率达到44.74%；建档立卡贫困户签约服务覆盖率达到100%。

【中医药服务】 2020年，接受中医体质辨识的人数为34 263人，中医药健康管理率为70.1%，0—36个月儿童应服务人数为12 361人，接受中医健康管理11 124人，健康管理率为90.2%。2020年11月，成都东部新区中西医结合医院中医馆通过市级专家组的评审。

【爱国卫生】 深入开展爱国卫生运动，坚持以人为本，强化预防优先，打造健康环境。2020年，继续开展健康细胞工程建设，建成2个健康社区、2个健康学校、3个健康机关、2个健康医院；完成农村户厕改造120户；组织开展病媒生物防制科普宣传和技术培训，普及四害防制和用药安全知识等；积极创建无烟单位建设，大力营造和谐、无烟、健康、文明的工作环境，与各镇（街）、学校和医疗机构签署“无烟机关（单位）建设承诺书”，全面启动办公区控烟工作；开展健康相伴文明同行健康知识竞赛，发动居民群众参与，在市级活动中获得优秀组织奖。

【医政管理】 进一步深化公立医院改革，推进现代医院管理制度建设，加强医疗质量管理评价。2020年，完成辖区二级以上公立医院和社会办非营利性医院的章程制定工作。科学控制医疗费用不合理增长，将新区公立医院2020年医疗总费用增幅控制在5%以内。持续开展医疗服务质量检查,加强对各级各类医疗机构进行督查;推进三级医疗体系检查检验结果互认,强化医技人员管理;进一步加强医疗废物管理,组织医疗卫生机构与成都瀚洋医疗废物公司签订医疗废物处置协议。全年完成重大活动卫生保障工作4次,均无差错事故发生。

【行政审批】 全面清理、取消不合理前置审批事项,实现多证合一,无异常、超时,办结率100%,群众满意率100%。进一步缩短审批时限,简化优化医疗机构审批程序,完成行政审批制度改革工作,与简阳、高新做好行政权力移交。完成审批系统申请,推进、完善许可审批和监督管理职能分离制约工作衔接机制。

【健康扶贫】 2020年,东部新区门诊救治贫困患者80 430人/次,涉及医疗总费用1 129.47万元,医保报销995.15万元;住院救治贫困患者4 296人次,涉及医疗总费用1 465.06万元,医保报销1 191.60万元;卫生扶贫基金救助原高新东区贫困患者158人次,总金额49.21万元。完成建档立卡贫困户100%参保的四川省民生目标,通过医保报销、卫生扶贫基金救助、医院减免、民政救助,确保贫困患者住院、门诊医疗费用个人自付控制在10%以内,切实减轻贫困户医疗费用支出,杜绝因病致贫,因病返贫。严格落实建档立卡贫困人口免费健康体检工作,全年完成10 143名贫困人口体检任务,提供个性化健康干预和指导。

【无偿献血】 进一步健全无偿献血社会共治机制,加强无偿献血宣传力度,健全无偿献血服务体系。2020年,东部新区参与献血人数1 316人次,献血量1 973.4国际单位,超额完成143.4国际单位,完成107.8%。

【妇幼卫生】 2020年,东部新区组织妇幼相关人员对15个镇(街)妇幼健康管理工作开展摸底调研,基层医疗机构妇女保健门诊和儿童保健门诊覆盖率达100%;召开妇幼专题培训会6次,共计350余人/次参加。

全年孕产妇死亡率为0;住院分娩率为100%;在管孕妇1 020人,其中,高危孕妇管理率100%、早孕建册率92.01%、系统管理率90.2%、健康管理率98.6%、HIV孕早期检测率为80.77%,孕早期干预率100%,感染孕产妇抗病毒用药率为100%;产后访视率100%;新生儿访视率99.25%;0—6月婴儿纯母乳喂养率65%;五岁以下儿童死亡率为4.57‰;6岁以下儿童健康管理率94.83%。

【计划生育服务】 2020年,东部新区共确认计划生育家庭奖励扶助对象18 499人(国家奖扶17 364人,省奖扶1 048人,市奖扶87人),共发放资金1 775.904 0万元;特别扶助896人,手术并发症110人、独生子女父母奖励14 333人,共发放资金218.2215万元,专项经费全部足额发放到位。

为更好地做好新时期计生政策宣传,东部新区利用村广播、QQ群、微信群等对国家和省、市、区级的各项政策进行宣传,开展主题宣传活动30余次,发放宣传手册上万余份,让广大群众对计生政策的知晓率达到全覆盖。

【区域协同发展】 2020年,东部新区公共服务局与新都区医疗保障局签署《医疗保障事业协同发展战略协议》,在基金监管、资源共享、人才交流、联席会议等方面实现同频共振;东部新区公共服务局与锦江区卫生健康局签署《区域医疗卫生事业协同协议》,在建立联谊互访制度、联席会议制度、基层卫生机构结对互助制度等方面开展交流学习,实现协同发展。

【支付方式改革】 邀请市医疗保障事务中心及三级医院专家对辖区内定点医疗机构开展按病组分值付费改革、支付方式改革背景下医保支付管理、绩效改革、医疗质量管理专题培训会;就辖区定点医疗机构按病组分值付费工作开展情况、医疗费用拨付状况进行分析,引导定点医疗机构主动提升医疗服务质量、合理使用医疗资源。

【城乡居民基本医疗保险】 2020年城乡居民参保登记率超过100%,总目标39.33万人,实际完成39.96万人。

【长期照护保险】 提前谋划应对长期照护保险试点扩面。扩容评估师资库、摸底东部新区城乡居民失能人群,有针对性进行宣传及评估;宣传城乡居民长期照护保险相关政策,确保2021年城乡居民长期照护保险各项工作顺利推进。

（余小琪　徐良琼　方　燕）

高新区教育文化和卫生健康局

【概况】　2020年，高新区共有各级各类医疗机构843家，医疗卫生机构床位数6 842张，其中医院床位6 438张；全区卫生技术人员12 000余人，其中执业（助理）医师4 985人，全区注册护士6 374人。

【“十三五”发展成绩】　“十三五”期间，成都高新区居民健康水平明显提高。城镇居民平均期望寿命81.90岁，较2015年增加2.3岁；孕产妇死亡率、婴儿死亡率持续保持在低位水平。健康高新建设初见成效。居民健康素养水平持续提升，2020年居民健康素养水平达25.15%。已连续14年无甲类传染病报告发生。全区创建健康乡镇（街道）6个、健康社区（村）12个、健康单位29个。医药卫生体制改革持续深入推进。与城市三甲医院、专科医院和优质民营医疗机构合作，深入推进医联体建设，探索建立起多种模式并存的医联体6个，全区10家社区卫生服务中心100%全覆盖，100%开展远程医疗服务。卫生健康投入大幅增加。2016—2020年，医疗卫生财政投入资金从3.35亿元增加到4.83亿元，较“十二五”期末增幅为69%。全区基本公共卫生服务项目经费每人每年从2015年的50元提高到2020年的85元。医疗卫生资源不断增加。“十三五”期间，全区医疗机构增加549家，其中医院增加5家，全区医疗机构达到843家，其中医院33家；每千人口床位数8.34张，较2015年增加1.54张；卫生技术人员达到12 000余人，千人口执业（助理）医师6.08人，较2015年增加2.28人；全区千人口护士数7.78人，较2015年增加3.28人。卫生工作人员素质整体提高。全区中级职称以上医师比例占34.4%，副高及以上占14.1%；中级职称以上护士占8.5%，本科及以上学历占13.3%。全区社区卫生服务机构卫生技术人员1 000余人，本科及以上学历卫生技术人员354人（占47.1%），较2015年增加7.2%，高、中级职称487人（占64.8%），较2015年增加54.9%。医疗服务量大幅增加。2020年，全区医疗机构总诊疗763.03万人次，出院病人12.93万人次。2020年，社区卫生服务中心门诊诊疗131.05万人次，较2015年增长37.6%；3家社区卫生服务中心荣获“全国百强社区卫生服务中心”和“优秀服务示范社区卫生服务中心”称号，2家社区卫生服务中心成功创建社区医院。中医门诊、诊所150余家，形成区、街道、社区三级中医药服务网络，中医药服务量达占全区中医药服务量50%，荣获国家中医药管理局“全国基层中医药工作先进单位”称号。全区100%基层卫生机构接入高新区统一的卫生云平台；开通以“健康高新”为入口的线上诊疗通道和家医签约问诊在线应用；创新“互联网＋医政卫监”服务机制，在国务院第六次大督查中作为典型经验给予表扬通报，并入选四川省自贸改革创新优秀案例。

【新冠肺炎疫情防控】　来蓉人员筛查。2020年现场排查病例716人，流调采样出动1 410人次，采集样本716人，撰写流调报告及信息716份；管理确诊和疑似病例、无症状感染者的密切接触者和次密切接触者1 703人，对国内高中风险地区来蓉人员采样检测11 732人。风险研判、预警监测。撰写疫情研判分析报告、风险评估报告及防控工作动态222期，实时收集、报送信息及报表3 761份，处理预警信息161条。制定《成都高新区新冠肺炎疫情常态化监测预警工作实施方案》《关于扩大成都高新区新冠肺炎疫情监测范围和频次的通知》等文件，开展多点触发的新冠肺炎监测。一是开展发热哨点监测。全区设置成都市第一人民医院、成都上锦南府医院2家医院作为定点发热门诊，10家社区卫生服务中心作为发热哨点。2020年发热门诊累计新冠核酸检测3.7万人次，检测入院病人8.3万人次，陪护1.8万人。二是开展医疗机构外环境监测。2020年成都市第一人民医院、成都上锦南府医院共采集发热门诊、呼吸科、感染科等外环境样品282份，检测结果均为阴性。三是开展冷链监测。每周对辖区农贸市场、商超、冻库开展冷链食品、环境及从业人员检测。2020年累计检测环境样品1 297份，从业人员样品822份，冷链食品样1 911份，检测结果均为阴性。四是开展监管场所监测。锦江监狱每月对工作人员和新进人员开展核酸检测。2020年锦江监狱累计检测1 661人，检测结果均为阴性。五是开展养老机构监测。每月对养老机构工作人员和老人开展核酸检测。2020年养老机构工作人员和老人累计检测1 181人，检测结果均为阴性。六是开展药品销售监测。选择10家药店每周对药品销售量进行监测。

“12·7”疫情处置。12月8日凌晨派出采样人员共计290人次支援郫都区核酸检测工作；12月9日—11日，完成西区企业332 268人核酸检测；累计管理“12·7”疫情密接者和次密接者115人。

应急准备。一是组建联合流调小组。抽调疾控中心、社区卫生服务中心、公安机关、市场监管局等专业人员组建2支流行病学联合应急调查队，每支队伍12人。各街道分别组建2个流调应急调查组，每组不少于4人，由社区卫生服务中心、社区居委会、公安派出所、市场监管所等人员组成，并建立人员名册，保证随时可以参与流调。疾控中心开展流行病学调查培训3次。二是组建消杀队伍。各街道以10—15人的规模，分别组建1个消杀队伍。通过服务外包形式，与第三方签订应急消杀需要。疾控中心开展消杀队伍培训2次，各街道定期组织开展消杀应急演练。三是全力做好全区新冠患者医疗救治保障工作，制定《新冠肺炎医疗救治工作方案》，建立完善医疗救治体系和工作机制，组织全区医疗力量参与新冠医疗救治工作。建立完善区级发热哨点、发热门诊体系，每天监测发热门诊数据，制定疫情诊疗导图。南区西区分别指定成都市第一人民医院和成都上锦南府医院作为救治定点医院，分别储备190张和110张储备救治床位。从2家医院抽调呼吸、感染、重症、院感等专业的100名专家组建高新区新冠肺炎医疗救治专家队伍。要求2家医院分别制定医院整体腾空预案并进行演练。按照《新冠肺炎诊疗方案(第八版)》，加强对医务人员进行培训，同时加强发热门诊、呼吸、感染、重症等重点科室人才培养储备。与成都市公卫中心建立新冠确诊患者转诊救治通道，区疫情救治组和转运组参与协调转运和救治工作，三方之间建立新冠患者转运救治工作流程。加强资储备，建立物资储备清单，实行物资动态储备，原则保障上物资药品储备量应满足医疗机构30天满负荷运转需求。

核酸检测能力。高新区具有新冠核酸检测资质的机构共13家，其中医疗机构3家、第三方检测机构10家。2020年底最大日检测能力达11万份。全区共储备大规模核酸检测采样场所78个，采样点位990个。全区医院、社区卫生服务中心、第三方检测机构共储备采样人员1 000余人。

重点人群疫苗接种。2020年10月高新区开始第一批重点人群新冠疫苗紧急接种，第一批次摸底的重点岗位人群250人已于2020年12月28日全部完成一、二剂次的接种。12月30日开始第一批重点人群新冠疫苗紧急接种，截至12月31日累计接种新冠疫苗2 369剂次。

援鄂返川医疗队健康管理。对335名援鄂返川医疗队员三岔湖集中疗养地分区管理，核酸检测891人份(含酒店员工)；现场指导医废暂存点及转运车消杀和生活污水消毒；组织开展返岗职工健康筛查、3场200余人员工参加的防疫知识培训和考核。

入境人员管理服务。高新区各部门、工作组无缝对接，防范境外输入病例导致的本地疫情扩散蔓延风险。严格进行隔离酒店选址，坚决关闭停用不合要求的隔离酒店。隔离酒店严格落实点长负责制，健全和完善全流程闭环管理，对管理专班防护、消杀、垃圾处置、下水消毒等重点环节要确保严格执行操作规范，加强检测预警，实现过程把控可回溯。加大人员的业务指导和个人防护培训，规范处置生活垃圾和医疗废物，强化隔离点位人员、环境监测。定期开展人员和环境检测及底终末消毒，加强从业人员专业化培训，确保集中隔离场所科学规范管理运行常态化，确保“零风险”“无事故”。截至2020年12月31日，我区共有集中隔离场所5个(入境人员集中隔离场所4个，密切接触者集中隔离场所1个)，共计972间房间(其中入境人员772间，密切接触者200间)，累计集中隔离管理13 208人。

【医疗卫生服务】 2020年，高新区妇幼保健院顺利开工，四川省中西医结合医院高新医院、四川眼科医院加快建设，四川现代医院高新医院建成开业，社会办医进一步发展，全区医疗机构、医疗床位和医生护士等主要医疗资源进一步丰富，医疗卫生服务供给能力进一步增强。深化提升卫生领域“强基工程”，继续加强基层卫生服务体系建设，积极推进“十三五基层医疗卫生机构硬件提升工程”；完善城乡基层医疗卫生服务网络。打造“15 分钟健康圈”。以社区卫生服务机构网络建设为基础，以维护社区居民健康为核心，提供一般常见病及多发病的基本诊疗服务，疾病预防控制、慢性病管理、妇幼保健、康复等公共卫生服务。积极推动医疗联合体建设。为落实分级诊疗制度，有效提升基层医疗卫生服务能力和水平，成都高新区教育文化和卫生健康局联合高新区肖家河街道办事处、成都中医药大学于 2019 年 12 月 26 日签订《合作建设医疗联合体共同举办新北社区卫生服务中心合作协议》，该中心于 2020 年 10 月正式投入运行。2020 年在构建区域卫生信息平台、基公卫系统、分级诊疗体系、智慧健康社区、家庭医生签约服务平台等成果的基础上，探索建设“5G + AI”智能物联健康服务管理平台，重塑升级“健康高新”、构建分级诊疗专科联盟模式、优化升级医政卫监平台等，横向覆盖医疗、公卫、家医、审批、监督、民政等业务，纵向互联华西、省、市上级医院、基层机构，初步实现区域内的互联互通互认，从而面向政府实现资源分析、质量控制、共管共治，面向机构实现双向转诊、文档共享、结果互认；面向居民实现挂缴查、在线签约、药品配送等惠民、惠医、惠政服务，形成较为完整的“横向到边、纵向到底、末梢到人”的“医疗 + 健康”闭环服务体系。

【传染病防治】 2020 年，高新区无甲类传染病报告，报告乙类传染病 14 种，1 035 例，报告发病率 78.17/10 万，远小于 300/10 万的目标要求，较 2019 年下降 16.14%。报告发病数居前五位的病种依次为梅毒、肺结核、病毒性肝炎、艾滋病、痢疾。报告丙类传染病 6 种，2 753 例。报告发病率 207.94/10 万，比 2019 年（812.71/10 万）下降 74.41%。报告发病数居前三位的病种依次为手足口病、流行性感冒、其他感染性腹泻。报告 10 例死亡病例，其中艾滋病 7 例，肺结核 2 例，新型冠状病毒肺炎 1 例。报告死亡率 0.76/10 万。

【免疫规划】 2020 年，高新区共实施预防接种 577 905 剂次，较 2019 年（403 592 剂次）增加 174 313 剂次。其中国家免疫规划疫苗接种 233 099 剂次，较 2019 年（184 929 剂次）增加 48 170 剂次；非免疫规划疫苗接种 222 039 剂次，较 2019 年（219 023 剂次）增加 3 016 剂次（不包含流感疫苗 117 219 剂次，新冠疫苗 2 369 剂次，民生肺炎疫苗 3 179 剂次）。2020 年高新区国家免疫规划疫苗累计接种率均在 95% 以上。乙肝疫苗及时接种率 92.78%。2020 年，高新区老年人肺炎疫苗接种 3 179 人，累计接种率 60.58%，完成接种率 57% 的目标任务。

【慢性病防治】 2020 年全年按报告地区、录入日期统计报告死亡病例 2 535 例，按户籍地址、死亡日期统计报告死亡病例 2 072 例，户籍年粗死亡率 293.79/10 万。2020 年，死亡率居前五位的系统疾病分别是：肿瘤、循环系统疾病、呼吸系统疾病、损伤和中毒、内分泌、营养和代谢疾病。死亡率居前五位的单病种疾病分别是：慢性下呼吸道疾病、冠心病、肺癌、急性心肌梗死、脑梗死。

2020 年高新区共登记报告肿瘤（全部恶性肿瘤和中枢神经系统良性肿瘤）报告发病 1 810 例，死亡 678 例，总报告发病率 249.06/10 万（户籍人口按照 726 728 计算），肿瘤死亡率为 93.29/10 万，2020 年，高新区肿瘤报告发病率居前 5 位的依次是：肺癌、肠癌、乳腺癌、肝癌、白血病。2020 年，高新区男性报告发病率为 256.43/10 万；女性报告发病率为 242.00/10 万。其中，男性发病前 5 位的依次是肺癌、肠癌、肝癌、胃癌和食管癌，前列腺癌为男性特异高发的肿瘤；女性发病居前 5 位的依次是肺癌、乳腺癌、肠癌、甲状腺癌和宫颈癌，乳腺癌和宫颈癌是女性特异高发的肿瘤。

2020 年，高新区报告急性心脑血管事件 2 952 人次，报告发生率为 406.20/10 万。其中急性心肌梗死报告发生率为 52.84/10 万、心脏性猝死报告发生率为 3.99/10 万、脑卒中的报告发生率为 349.37/10 万。

2020 年高新区开展“口腔疾病综合干预”项目，全区参与项目的 3 年级学生人数共计 11 903 人，全年共开展健康教育 22 次，发放宣传资料 3 万余份，知识知晓率从 41.51% 提高到 90.96%，小学生口腔卫生知正确刷牙率从

72.88%提高到93.17%。对39所项目学校进行口腔健康检查和窝沟封闭，接受口腔健康检查10 767人，检查率为90.46%，龋患人数7 814人，龋患率72.57%；完成窝沟封闭5 351人，封闭牙齿17 743颗，封闭率44.96%。

【地方病防治】 2020年，高新区全年累计完成查螺面积约15万平方米，未发现致病螺；药物灭螺面积约6万平方米，灭后经现场观察未发现活螺，灭效达100%；人群查病571人，血检结果均为阴性；对发热就诊的300人查病，血检结果均为阴性。开展人群碘缺乏病监测，完成盐碘和尿碘监测各300份，儿童尿碘中位数为273.85微克/升，孕妇尿碘中位数为215.45微克/升，合格碘盐覆盖率为89.67%。开展"5·15碘缺乏病宣传日"活动，结合新冠疫情防控的需要，线上结合线下开展地方病与血吸虫病宣传活动。

【卫生监测】 2020年共调查、处置突发卫生事件(含疑似)29起，调查人数涉及128人。包括确诊食物中毒5起(含有毒植物中毒3起、细菌性食物中毒2起)，非职业性一氧化碳中毒1起，排除9起，事发地不在高新区14起。

2020年，高新区狠抓食源性疾病哨点医院技术指导工作，扎实推进食品安全风险监测工作。食品安全风险监测任务完成率100%，4家哨点医院按规定上报851例食源性疾病病例，平均212例/家(达到平均120例/家的要求)。开展高新区食品安全调查员培训，共有辖区医院、社区卫生服务中心30余人参加。全年共计发放相关宣传资料、宣传品28 000余份。

2020年秋季学期开学以后，高新区全面推进学校卫生综合监测。共收集、报送秋季学期62所中小学98 947名学生的因病缺课和突发公共卫生事件报表。完成监测点校7 266名学生健康体检统计、分析。全年对56所(次)学校开展学校卫生技术指导。开展秋季学期部分中小学食堂食品安全风险现场监测，共监测12所学校食堂，并同时开展食品安全知识宣传教育。开展全民营养周暨中国学生营养日、全国"爱眼日"宣传活动，组织线上知识答题，共4 600余人参与；发放各类宣传资料及宣传品近8 000份。

开展环境卫生监测。对辖区内重点场所的管网水、二次供水、直饮水开展主动监测，全年监测水样95件，合格率100%。开展二次供水单位卫生培训会，共有90余家二次供水管理单位参加此次培训。对12个承办世界警察大会赛事场馆和接待运动员的酒店和21家其他公共场所经营单位开展主动监测，全方位保障大会顺利举办。开展国家空气污染(雾霾)对人群健康影响监测项目，收集、整理、上报医院门诊及住院数据276万余人次，采集空气特征污染物样品221个，调查小学生健康影响问卷941份。开展高新区饮用水污染事件应急处置桌面推演，提升应急处置能力。全年开展5次培训和2次现场宣传活动，撰写健康危害相关科普文章2篇，组织1次网上答题活动。健康知识宣传覆盖人数约4.5万人，发放各类宣传材料1.2万余份。

【职业病防治】 开展《职业病防治法》宣传周活动，覆盖全区受众11 250余人，发放各类资料、宣传品20 320份。及时审核、处理全区职业病及健康危害因素监测卡11 572张。职业健康检查机构共报告重点职业病职业健康检查5 042人次，其中复查307人、2人职业禁忌证。随访尘肺病人21例，其中3例死亡、2例失访。完成97家企业职业病危害现状调查工作；完成30家企业职业病危害因素监测工作，共检测229个岗位(含噪声、化学性毒物和粉尘)，合格率为82.9%。

【社区医疗卫生】 截止2020年底，高新南区、西区共建成社区卫生服务中心10个，下设一体化管理的社区卫生服务站11个。完善卫生信息化建设生态服务体系。

2020年，南区、西区社区卫生服务中心均圆满完成全年度目标任务，经绩效考核达到合格。积极补充基层医疗卫生人才队伍。开展社区卫生服务中心人员招聘工作，2020年公开招聘社区卫生服务中心工作人员150人，实际到岗93人；开展应届大学生招聘工作，先后赴西南医科大学、重庆医科大学开展2 021届医学专业优秀大学毕业生招聘，并签约2名大学应届医学毕业生。就原高新东区乡镇卫生院人事管理相关工作与东部新区进行对接和移交。

继续全面实施国家基本药物制度，解决群众"看病贵"的问题。

高新区所有公益性基层医疗卫生机构均全面实施基本药物制度，零差率销售。

持续加强家庭医生签约服务，2020年将9家民营诊所和医疗机构纳入提供家庭医生签约服务范围。依靠家庭医生签约服务平台，完成签约390 555人，签约率51.73%。

【妇幼保健】 2020年，高新区新增3家A级儿童保健门诊，截至12月底，高新区5A级儿童保健规范化门诊1家，4A级1家，余6家均为3A级。新增1家助产机构通过母婴保健技术服务评审，进行辖区10家母婴保健技术服务机构年度校验，合格率90%。新增为第一次到各社区卫生服务中心就诊的孕产妇免费提供一次梅毒和乙肝的检测，截至2020年底，全区共计报销672人。使高新区母婴保健技术服务和预防艾滋病、梅毒和乙肝母婴传播工作各项措施得到全面落实。全年无户籍孕产妇死亡、无计划生育手术并发症致残例数，无计划生育技术服务投诉。各基层医疗机构以不同活动形式宣传母乳喂养，共计发放母乳喂养宣传资料1 529余份，参与讲座与咨询共计1 008余人次。

7月，高新区全面启动基层妇幼工作人员为期2周的全脱产上岗培训，共计118名基层妇幼工作者参加培训并取得相应合格证。2020年开展妇幼工作例会4次，开展妇幼人员培训共计10余次，完成2次基公卫妇幼考核。

加强对孕前优生健康检查医疗服务机构的日常监督，积极探索“孕前优生健康检查—孕期保健—产后访视—儿童保健—计划免疫”卫计一体的“一条龙”服务模式。为符合生育政策、计划怀孕的夫妇1 557人进行免费孕前优生健康检查，目标人群全覆盖率93.80%（不包括原高新东区的数据）；2020年为符合生育政策、计划怀孕的夫妇2 499人进行免费孕前优生健康检查，目标人群全覆盖率87.38%（包括原高新东区的数据）。户籍产妇6 712人，产后访视率98.24%；辖区内居住活产数11 340人，产妇11 147人，产后访视率98.29%；早孕建册10 227人，早孕建卡率90.18%；管理户籍孕产妇6 712人，系统管理数6 689人，系统管理率99.66%，高危孕产妇4 265人，管理率100%，住院分娩6 815人，住院分娩率100%。全年户籍活产数6 815人，管理0—6岁户籍儿童数41 952人，健康管理数40 988人，健康管理率97.70%。

2020年，高新区全面启动托幼机构卫生评价工作，对19家新办园进行开园前的卫生评价，完成既往办园共计56家卫生保健资格审核，共计发放卫生保健合格证75本。截至2020年底，高新区托育机构总数153家，1家托育机构完成备案，2家通过卫生评价复审。完成2021年普惠托育机构申报工作，会同区发改委实地走访全区申报2021年普惠托育的6家机构。组织托育机构卫生保健人员培训，开展卫生保健人员考试。制定并下发《成都高新区托育机构应对新冠肺炎疫情防控工作方案》，开展全区托育机构新冠疫情防控督导工作。

【爱国卫生】 高新区按照统筹推进疫情防控和经济社会发展工作要求，立足爱国卫生薄弱环节和群众反映的热点、难点，扎实开展爱国卫生运动。院落环境整治。坚持政府主导、部门协作、群众动手、社会参与，积极深入开展“星级院落”创建及复评活动，进一步提高全区院落环境治理水平。全区共评选出星级院落548个，其中2020年新创30个，示范片区星级院落25个，环境卫生整治达标率90%以上，星级院落新增10%，星级院落复评合格率100%。卫生单位创建工作。2020年，高新区切实建立长效机制，明确职责，落实责任把创建卫生单位与无烟单位纳入日常重要工作。2020年我区新创省级卫生单位21个，省级无吸烟单位21个，区、街两级党政机关、公立医疗机构、公立教育机构100%建成无烟机关。共计创建省级卫生单位97个，省级无吸烟单位62个，市级控烟示范单位6个。巩固国家卫生城市成果。成都高新区党工委管委会高度重视，组织召开“国家卫生城市”巩固工作推进会，区级职能部门、街道办事处协同推进，建立综合治理与日常监管结合的长效管理机制，确保国家卫生城市管理工作持续达标并保持常态化。全年开展10余次督导，下达6份“国家卫生城市”督查通报。病媒生物防制。2020年，高新区以巩固国家卫生城市成果为抓手，印发监测方案开展四害密度和种群监测；组织开展春秋季灭鼠工作、夏秋季灭蚊蝇蟑及秋冬季灭鼠工作，并对巩固国卫成果的各项内容开展交叉暗访。对各街道的防制工作进行效果评估。及时处置各种虫媒传染病疫情,共处置乙脑疫情4起、疑似流行性出血热疫情2起,针对性地开展消杀、健康教育、隔离等各项措施。2020年,参与省和市"两会"、中高考、全省服务业发展大会、产业投资发展促进会等各类大型会议、展会和活动共90余项保障任务,圆满完成会议期间的病媒生物防治工作。

【健康教育】 高新区充分利用宣传海报、LED大屏、发放宣传资料及微博、微信等多媒体平台和方式,对所辖各学校、各机关、企事业单位人员、各社区居民院落切实开展健康知识宣传。2020年开发制作健康壁报4期8种共20 000份,宣传品3种5 400份,艾滋病宣传海报3种6 000张,宣传画2种15 600张,折页7种20万张。共开展健康咨询活动297场次,开展讲座200场次。4月28日,在高新区毛主席视察红光社纪念馆举办"防疫有我,爱卫同行"为主题的第32个爱国卫生月宣传活动,讲述群众身边的爱国卫生故事活动。成都电视台、高新电视台参与采访,通过同步视频的方式向全市爱国卫生相关领导和工作人员直播整个活动。以健康街道、健康社区、健康单位的"细胞工程"创建为抓手持续推进高新区健康城市建设,分别在7—10月进行10次现场专项督导,2020年共创建10家"健康细胞工程"(健康街道2个,健康社区2个,健康学校2个,健康医疗机构3个,健康机关1个)。在桂溪、中和、合作三个街道6个社区完成330名居民的健康素养和烟草流行监测调查,2020年高新区健康素养水平为25.15%。2020年完成派发健康生活工具包256 000份,覆盖全区80%家庭户。控烟工作。全区在7个街道开展以"保护青少年远离传统烟草和电子烟"为主题的第33个世界无烟日宣传活动。据不完全统计,共计发放印有控烟宣传内容的笔记本、扑克牌、宣传袋等10 000余个,发放宣传折页12 000余份,接受群众健康咨询700余人,悬挂横幅200余条,开展讲座130余场次。组织对辖区800余户医疗机构、1 400余户公共场所、160余所学校控烟管理工作的巡查。全年共计受理吸烟投诉28件,均妥善处理。参加成都市卫健委举办的"2020年成都市健康科普知识传播技能竞赛"获得优秀组织奖;高新区疾病预防控制中心制作的《流感病毒的作妖之路》视频获2020年成都市健康科普知识传播技能竞赛视频类二等奖;合作社区卫生服务中心的《老年手指操》获得演讲类市级决赛三等奖。

【计划生育服务】 2020年1月1日至2020年12月31日,高新区共出生6 536人。在年内出生人口中符合政策生育的6 518人,符合政策生育率99.72%;死亡人数1 951人。全区人口下降率为0.008‰。积极开展"生育关怀""幸福工程"帮扶工作。年初,各街道、乡镇进行认真摸底,推选26户"计划生育特殊家庭"和20人"贫困母亲、孤残留守儿童",分别签订帮扶协议,并进行公示,按500元/户的标准发放到位。

高度重视出生人口性别比综合治理工作,深化"关爱女孩"行动,助推和谐社会建设。同时,整合卫生执法资源,对辖区医疗机构开展超声波诊断情况进行全面检查,未发现违规开展进行性别鉴别的行为,出生人口性别比正常。

【流动人口计生服务】 2020年,高新区积极开展流动人口卫生计生基本公共服务均等化工作。组织建立流动人口健康档案,开展流动人口健康教育;加强流动人口儿童预防接种,落实流动人口传染病防控措施;加强流动孕产妇管理工作和儿童保健管理等工作。

努力探索药具发放新模式,更方便、快捷的为流动人口提供国家免费药具;全区药具已婚育龄发放率达到98%以上,随访率达98%以上。高新区现有免费药具发放网点186个。实施"新市民"健康倍增计划,为340名流动人口(地铁工人、菜市场商铺店主、企业员工、育龄妇女)提供健康免费检查。

【计生家庭奖励扶助】 全面完成2020年计划生育家庭奖励扶助、特别扶助、独生子女父母奖励金发放工作。最终确定:奖励扶助对象275人,其中符合国家奖励扶助标准199人,符合四川省奖励扶助标准的20人,符合成都市奖励扶助标准56人;特别扶助对象952人,其中符合独生子女死亡家庭扶助标准557人,符合独生子女伤残家庭扶助标准395人;符合独生子女父母奖励金发放对象454人。

【红十字会工作】 2020年，制定《成都高新区红十字会改革方案》，不断完善高新区红十字工作机制。采取集中定点培训和上门培训相结合的形式，对辖区内社区志愿者、社区工作人员、物业服务企业员工、家政服务人员、社区居民、在校学生等开展培训，按照疫情防控要求，严格控制培训规模和人数，并在常规课程讲授的基础上，量身定制，增加急救知识培训以及疫情防控知识讲解，增强趣味性和实用性。截至2020年底，全区7个街道全覆盖，共组织普及培训47场，培训人员2 200人。其中，主动疫情防控，以社区为载体，推进疫情防控知识进社区、进企业，举办普及培训20期，普及培训1 000人次；全年累计培训合格并发放急救员证书500余人，完成率140%。主动围绕服务产业发展，推进应急救护进园区、进企业开展救护员培训5期。通过培训发展3名培训师资。

开展“无偿献血、造血干细胞捐献、遗体捐献”宣传工作，2020年开展夏季及冬季两季应急献血活动20余场。采用播放宣传视频、发放纪念品等形式宣传“三献”工作，全区红十字系统发放宣传资料几千份。

积极组织开展人道救助活动——“红十字博爱送万家”。组织赴我区重病困难家庭、突遭变故陷入困境的家庭、城乡低保困难家庭、空巢老人家庭、因灾致贫家庭、遗体器官捐献群体进行入户慰问，向他们送上慰问金，并为他们带去节日的祝福。共慰问困难家庭165户，发放慰问款物共计6.6万元。

疫情初期，积极筹集7 500套防护服等紧缺物资。累计接受新冠肺炎疫情防控捐赠款物价值人民币（以下均为人民币）214.41万元，其中捐赠资金71.51万元，捐赠物资折价142.90万元，捐赠款物均已按照疫情防控需要和捐赠人意愿安排使用。“成都高新区石羊街道应急医疗小组红十字志愿者服务队”荣获“新冠肺炎疫情防控工作优秀红十字志愿者服务组织”称号，其中两名志愿者荣获省红十字会授予的“参与疫情防控工作优秀红十字志愿者”称号。

（杨　玲　冷　莹）

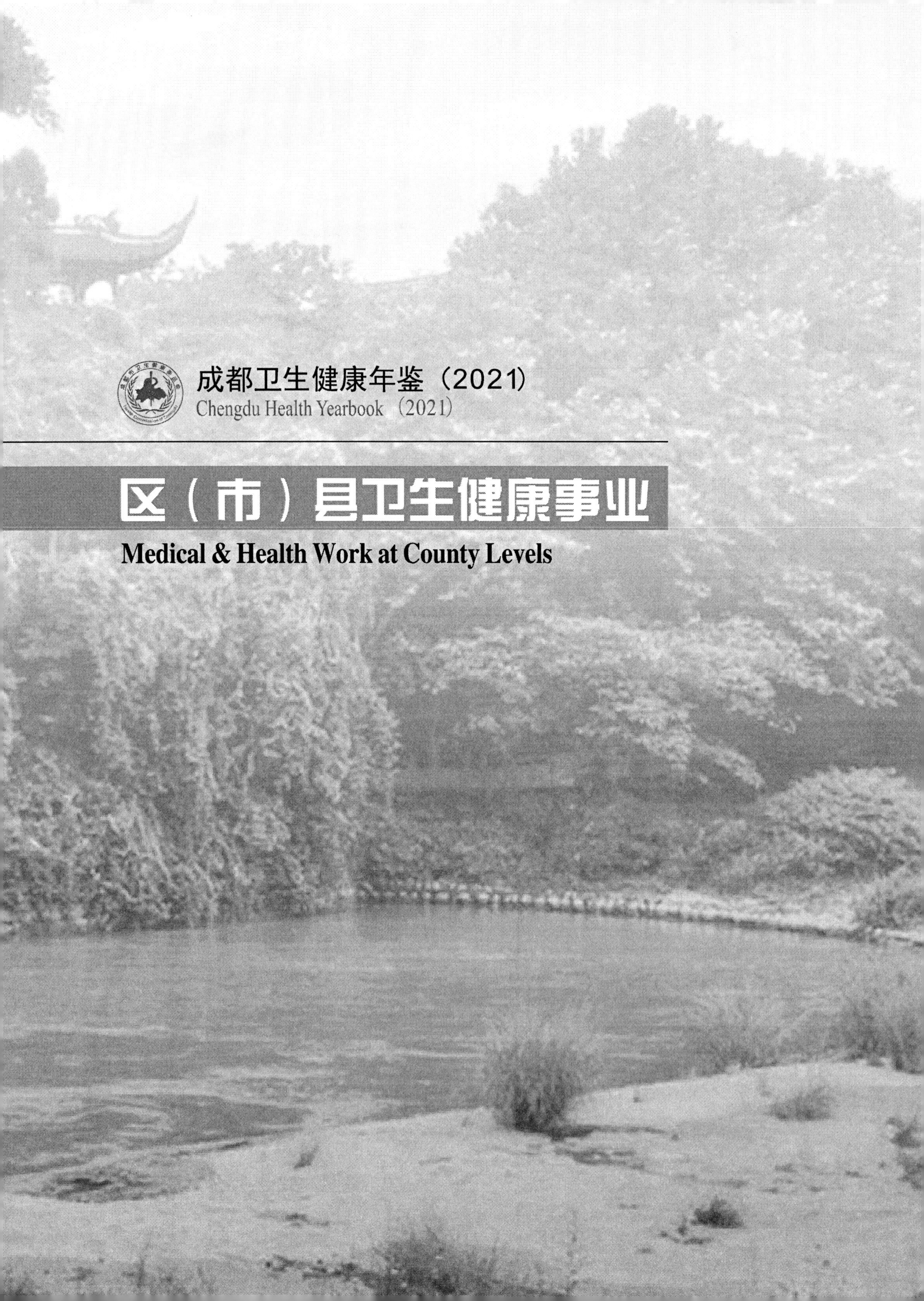

区（市）县卫生健康事业

Medical & Health Work at County Levels

锦江区

【概况】 锦江区共有医疗卫生机构636家,其中三级医疗机构8家,二级医疗机构8家,JCI认证医疗机构2家,社区卫生服务中心(站)16家,5A级预防接种门诊7家,诊所(门诊部)588家,区疾控中心和卫生监督执法大队2个卫生单位。另外,锦江区现有区级未改制医院5家,无区属公立医院。区卫健局领导班子成员6人,副局级以上非领导职务11人;局机关工作人员31名,执法大队工作人员18名,疾控中心工作人员62名,服务站工作人员8名。区卫健系统共有区卫健局党委及锦欣党委2个党委(锦欣党委下属党总支1个,党支部10个),党支部11个,系统党员共587名。截至2020年底,锦江区共有执业(助理)医师4 551人,护士5 864人。

【"十三五"发展成绩】 "十三五"期间,锦江区组建以成都市第二人民医院和四川省第四人民医院为牵头单位,联合相关区级专科医院以及社区卫生服务中心组建医疗联合体共5个,实现辖区社区卫生服务中心全覆盖;构建"1+1+N"的三级家庭医生组织网络和"1+3+3"家庭医生服务体系,先后试点建设青年路家庭医生服务中心、锦江区健康驿站、锦江区家庭医生签约服务指导中心、锦江区慢性病管理指导中心等;新增建设成龙路片区锦城逸景社区卫生服务中心,成龙路社区卫生服务中心成功创建国家优质服务示范社区卫生服务中心;建成5家示范中医馆和23个中医角,1个锦江区中医治未病中心。指导成都肛肠专科医院成功获评三级甲等中医专科医院,成都骨科医院、成都锦欣中医医院顺利通过二级中医医院等级复审;四川锦欣妇女儿童医院、成都锦欣久久乐龄康养中心、四川大学华西第二医院相继建成并投入使用,成都西囡妇科医院回迁锦江区;锦欣集团旗下生殖板块在香港上市,不仅是港股市值最高的医疗股,也是锦江区本土培育的第一家医疗上市企业;推出全国首个"健康云屏"项目并获评2019年度成都市健康城市建设实践十佳案例。"十三五"期间,锦江区先后获评国家级慢性病综合防控示范区、全国健康促进区、四川省第五轮敬老模范区,锦江区卫健局获评全国计划生育优质服务先进单位、四川省流动人口基本公共卫生计生服务均等化示范单位;锦江区疾控中心成功创建二级甲等疾控机构;东大社区卫生服务中心、四川锦欣妇女儿童医院双双通过国际JCI认证,四川锦欣妇女儿童医院获评四川省儿童早期综合发展示范基地;双桂路五福桥社区成功创建全国流动人口社会融合示范社区。

【新冠肺炎疫情防控】 规范设置16家发热门诊,编制印发《成都市锦江区新型冠状病毒肺炎疫情应急预案》《成都市锦江区应对秋冬季新冠肺炎疫情防控工作方案》《锦江区新冠病毒核酸检测应急预案》等文件。调集全区医疗资源,组建7个区级医疗救治专家组和2个MDT专家团队,成立3个复工复产复学疫情防控指导组,组织81支家庭医生健康管理服务队,形成由1 000名医务人员组成的采样队伍和60名专业人员组成的消杀队伍,切实履行"精准施治、科学防控"职能职责。发动全区32家社会办医疗机构积极投身抗疫一线。

2020年,锦江区11例确诊病例全部治愈出院。入境人员服务管理工作共接机54次6 950人,成功拦截38例阳性(24例确诊、14例无症状感染者)。

【社区卫生服务中心建设】 实施"十三五"期间基层医疗卫生机构硬件提升工程,2020年投入110万元,为三圣社区卫生服务中心、莲新社区卫生服务中心购置救护车、动态心电图工作站、骨密度仪等诊疗设备。完成三圣社区卫生服务中心新址搬迁工作。

【医联体分级诊疗】 推进网格化城市医联体国家试点工作。建立以成都市第二人民医院为龙头,锦欣医疗、美康医疗2家社会办医疗集团为支撑,区疾控中心、沙河堡医院及9家社区卫生服务中心为基础,妇幼、精神、老年等专科医院为补充的网格化城市医联体。2020年,医联体龙头医院下沉到社区卫生服务机构坐诊、查房、带教610人次,社区卫生服务机构医务人员到三级医院学习、培训331人次,开展远程诊疗25 065人次,医联体实现双向转诊1 466人次。这项试点工作,9月

23日被中央电视台《新闻联播》宣传报道。

【健康档案管理】 大力推进电子健康档案的质量控制管理工作,档案的真实性、完整性和使用率得到显著提升。2020年,城乡居民健康档案建档率达98.53%。

【家庭医生签约服务】 做实做细家庭医生签约服务,2020年,全区共组建家庭医生团队81支,家庭医生签约服务率为40.31%,重点人群签约服务率为72.39%。在全市绩效考核中荣获完成"家庭医生签约服务"目标先进。

【基本药物制度】 2020年,全区15家社区卫生服务机构在"四川省基层医疗卫生基本药物采购平台"采购所有药品10 355.65万元(其中基本药物7 491.64万元),基药占比为72.34%,采购目标任务完成率为217%,全年平均阳光积分106.16分,实现双达标。

【人才队伍建设】 2020年,依托区医学会开展40余场学术交流会,参会人次达4 000余人次。新增新冠肺炎诊疗方案解读、新冠肺炎影像学诊断、新冠肺炎中医治疗共15期继教培训课程,面授人次共计约750人次。继教网上学习平台继续与武侯区、青羊区、成华区及大邑县合作,年度学员人数共计2万余人。成功申报并举办市级继教项目9项,共40余名专家教授参与授课。开展3批次医疗机构放射工作人员防护培训,经培训考核,共205名放射工作人员获得合格证书;组织开展线上及线下共3批次抗菌药物临床应用知识和规范化管理培训,区内290名医务工作者参加培训并考核合格;开展病原微生物实验室生物安全管理培训,区内60名医务人员参加培训并考核合格;组织两批次麻醉药品、第一类精神药品应用管理培训及考试,全区160余人参加培训并考核合格;组织"基层医疗卫生机构重大疫情救治能力提升培训班",共计180人次参训,学员满意度达99%,培训合格率为100%。

【疾控中心建设】 在区委区政府的关怀下,2020年区疾控中心人员编制数从50人扩编至64人,中高级职称比例从50%提升到66%。完成14名专业技术人员引进工作。投入资金建立锦江区疾控中心PCR实验室,5月备案登记投入使用。购买一批新冠肺炎等传染病监测仪器设备。按照"三级乙等"疾控机构标准,已启动区疾控中心原址改扩建工程,改扩建后中心建筑面积达到6 000平方米以上,其中实验室总面积将不低于中心建筑面积的40%。2020年,区疾控中心获三八红旗手先进集体称号、获2020年成都市预防接种技能竞赛团体三等奖、获成都市《中华人民共和国疫苗管理法》知识竞赛二等奖、荣获"四川省抗击新冠肺炎疫情先进集体"表彰等荣誉。

【传染病防治】 2020年,锦江区常住人口无甲类法定传染病报告发病,共报告乙类、丙类法定传染病22种2 798例,与去年同期相比,报告发病数下降69.93%。其中报告乙类法定传染病16种、1 084例,报告发病率153.11/10万,较去年同期报告发病数下降3.13%。锦江区常住人口法定传染病报告发病数居前五位的病种依次为:手足口病、流行性感冒、其他感染性腹泻病、肺结核和梅毒。报告法定传染病死亡17例(均为艾滋病病例),报告死亡率2.40/10万。完成对辖区重点人群、水体、海水产品及环境的霍乱弧菌监测任务,开展手足口病原学、发热、腹泻症状监测,对锦江区流感哨点监测医院(成都市第二人民医院),开展流感哨点监测工作业务指导。2020年全年对区内超市、农贸市场、小副食店、餐饮店及学校食堂等场所共220件样品进行食品污染物及有害因素监测,对辖区8家食源性疾病监测哨点医院报告的1 866例病例信息进行审核和上报,全面完成2020年食品安全风险监测任务;完成医疗机构及托幼机构消毒灭菌质量监测共计538件。完成水样监测共120件,其中市政管网末梢水84件,二次供水36件。

【计划免疫】 2020年全区有17家预防接种门诊开展儿童预防接种工作,国家免疫规划疫苗接种率均达95%以上。其中,乙肝疫苗全程接种率99.76%,乙肝疫苗首针及时接种率97.01%;脊灰疫苗基础免疫接种率99.37%,脊灰疫苗加强免疫接种率98.51%;百白破疫苗基础免疫接种率99.39%,百白破疫苗加强免疫接种率98.20%;含麻疫苗第一剂98.99%;含麻疫苗第二剂99.01%;甲肝疫苗接种率98.75%;A群流脑疫苗第一剂次接种率99.03%,A群流脑疫苗第二剂次接种率 99.43%；A+C 群流脑疫苗第一剂次接种率 98.64%，A+C 群流脑疫苗第二剂次接种率 98.46%；乙脑疫苗基础免疫接种率 99.08%，乙脑疫苗加强免疫接种率 98.94%；白破疫苗接种率 97.99%。免疫规划疫苗接种237 569剂次，非免疫规划疫苗接种376 168剂次。积极开展"4·25 预防接种宣传日"，全区共设立 17 个宣传、咨询点，现场悬挂横幅 18 幅，发放宣传品 1 660份，发放宣传折页1 035份、宣传单1 035份，接受电话咨询 52 余人。

【艾滋病防治】 区委、区政府高度重视防艾工作，召开 2 次常务会研究艾滋病防控工作，印发《成都市锦江区遏制艾滋病传播实施方案(2020—2022 年)》和《成都市锦江区人民政府办公室关于印发 2020 年成都市锦江区艾滋病防治工作重点任务的通知》。区委、区政府主要领导 3 次到医疗机构、高校调研防艾工作。区重大办将各成员单位的艾滋病防治工作纳入年底绩效考核。建立并完善艾滋病"三线一网底"防治体系，实行"一把手"负责制，并按"8－5－4"的标准，配齐配强三线办公室专职人员。进一步夯实网底责任，区重大办建立街道办事处和社区卫生服务中心联络工作模式，划拨街道办事处艾滋病失访失治追访工作和艾滋病常态化宣传教育工作经费。进一步优化宣教格局，突出重点人群宣传教育，形成常态化宣传教育氛围。重点将正面、警示性的防艾宣传教育深入社区院落、建筑工地和娱乐场所，区疾控中心新开发制作针对重点人群的宣传教育材料共计 14 类，形成宣传教育信息库。进一步扩大艾滋病检测覆盖面，最大限度发现潜在感染者，2020 年，全区 12 家初筛实验室实际完成309 221 人次初筛检测，较 2020 年同期(295 346 人次)增长 4.70%。不断加强艾滋病防治专业服务体系建设，构建"区疾控中心负责规划管理，综合医疗机构负责监测报告，定点医院负责医疗救治，治疗管理办公室负责治疗质量监测，社区卫生服务中心负责随访管理"的艾滋病基层医防合作专业服务体系。继续对吸毒、卖淫嫖娼等违法犯罪活动保持严打高压态势，严格按照"三个一律"要求查处卖淫嫖娼人员。配合公安部门强化部门联动和源头治理，共计打击卖淫嫖娼专项行动 112 次，开展卖淫嫖娼人员 HIV 检测 227 人次。2020 年，锦江区高水平完成艾滋病防治全年任务要求，6 项重点指标居全市第一名。

【结核病防控】 2020 年累计报告辖区结核患者 345 例，累计报告发病率为 48.16/10 万，病原学阳性检出率为 48.41%。对 167 例病原学阳性结核病例的密切接触者 241 人全部进行结核病免费筛查。全年结核病门诊初诊病人查痰 695 人，初诊查痰率为 96.66%，总体到位率为 100%。根据上一年同期登记肺结核病人治疗队列分析，同期成功治疗率达 97.67%。开展"3·24 世界防治结核病日"等 40 余次健康促进活动。全年对 54 所大、中、小学校全覆盖开展专项督查工作。对住宿制初中、全部高中新生及高校新生开展入学结核病筛查工作，覆盖率 100%，筛查率 97.87%。对结核病预警信息系统平台发布的特殊人群(0—23 岁)预警疫情 86 起及时开展疫情核实及情况上报；全年共处置锦江区学生及教师结核病疫情 28 起，发现并发起跨区域协查外区学生、教师疫情 18 起，有效地防止学校结核病疫情暴发。全面推进省级结核病防治综合示范区建设工作，积极做好示范区验收准备。

【狂犬病防治】 进一步巩固"四川省规范化犬伤门诊示范区"工作成果，2020 年驻区犬伤门诊接诊就诊病人共16 288 人，均接种人用狂犬病疫苗，狂犬免疫球蛋白使用率 16.89%。常住人口无狂犬病病例报告，无犬伤多人事件。

【地方病和寄生虫病防治】 2020 年，锦江区春秋两季共计查螺 52 970平方米，药物灭螺5 100平方米，共计查病1 000 人。完成 2020 年发热病人血吸虫病风险监测工作，共计完成 300 人。2020 年锦江区共报告疟疾病例 37 例，区疾控中心严格按照疟疾"1－3－7 模式"开展调查处置，规范处置率 100%，规范治疗率 100%。全年共计完成疟疾血检 689 人，阳性 15 人。按上级要求完成 2020 年碘缺乏病监测工作，肝吸虫病和土源性线虫病监测工作。组织全区开展"4·26 全国疟疾日"和"5·15 防治碘缺乏病日"宣传活动。组织社区开展血吸虫病健康教育宣传活动，并开展问卷调查1 200人份。

【慢性病监测管理】 紧紧围绕“健康幸福首善区”建设，持续巩固、完善“国家慢性病综合防控示范区”创建成果。开展高血压、糖尿病等重点人群管理工作，辖区内已管理高血压患者人数44 905人，规范管理率72.36%；已管理糖尿病患者人数19 278人，规范管理率72.33%。落实并开展死因监测、重点慢性病发病监测(肿瘤、急性心脑血管事件、高血压、糖尿病)和儿童伤害监测，及时加强对监测数据进行分析利用。2020年人均期望寿命达81.98岁。

【中医药服务】 扎实推进锦江区中医药各项工作。成都肛肠专科医院、成都锦欣中医院等机构研制中药预防汤剂及“防感香囊”组方，助力抗击新冠疫情，贡献中医力量。不断强化中医药机构内涵建设，指导2个“示范中医馆”和5个“规范化中医角”完成提档升级，截至2020年底，辖区内65岁以上老年人中医药健康管理率为70.27%，0—3岁儿童中医药健康管理率为74.39%。在成都市基层中医(药)适宜技术技能大赛中，荣获拔罐项目和中药传统技能三等奖。另有两项中医适宜技术通过市级评审。持续推进中医重点专科建设，四川锦欣妇女儿童医院医学检验科、成都西囡妇科男性生殖医学被确定为成都市医学重点专科；成都锦欣沙河堡医院申报科研市级课题。

【卫生监督】 结合疫情防控、打击非法行医、医疗投诉处理、放射卫生等方面进行监督执法检查。共监督检查医疗机构6 184户次，下达监督意见书6 060份。共出动3台车次，15人次重点对辖区内3家涉嫌非法开展诊疗活动商家的予以立案查处。对辖区内10户二级以上医疗卫生机构进行现场培训，完成全区二级以上医疗机构卫生机构医疗废物产生、流转、运输、暂存的信息化动态在线监管工作。完成行政处罚23件，罚款金额：142 700元，没收违法所得35 099.8元。

结合新型冠状病毒疫情防控工作要求，进一步加大对辖区内住宿业、商场(超市)、美容美发等重点场所监督检查，全年共计检查公共场所2 634户次，下达监督意见书2 578份；圆满完成2020年省市“两会”等会议驻点的卫生保障。开展全区公共场所“五小门店”和医疗机构无证无照专项整治工作，共出动800余人次，检查排查“五小门店”363户次，下达行政指导文书238份。进一步做好公共场所安全套推广工作，免费向公共场所发放安全套、艾滋病预防宣传手册。保障生活饮用水的卫生安全，开展二次供水、现制现售水设备的监督和水质检测工作，检查辖区二次供水单位226户，水质抽检380户次，水质各项指标均合格国家卫生标准；每季度对12个管网末梢水监测点位的水质进行检测，合格率100%；对锦江区40台现制现售水水质进行检测，水质均合格。做好校园新冠肺炎疫情防控工作，对全区34所小学、21所中学、3所大专院校、105所幼儿园新冠肺炎疫情防各项措施落实情况进行监督检查，确保全区秋季学校正常有序开学。对32所0—3岁托育机构，进行指导，联合区教育局、区市场监管局、辖区街道办事处对锦江区高中、初中、小学、大专院校及托幼机构进行分时分段监督检查。对锦江区4个高考点和6个中考点的校园卫生、生活饮用水安全、疫情防控情况及考点周边公共场所开展卫生检查，保障2020年中高考顺利进行。全年完成公共场所行政处罚71件，共计罚款金额50 880元。

【职业卫生】 2020年，有效监管用人单位121家，创建市级职业卫生监管示范企业1家，完成率100%；完成职业健康基础建设达标企业4家，累计完成91家，达标率75%；119家用人单位完成职业病危害项目申报，申报率达98%；121家用人单位开展职业病危害因素定期检测，检测率达96%以上；劳动者在岗期间职业健康检查4 589人，检查率90%；对1家职业卫生技术服务机构进行监管检查；培训用人单位主要负责人和职业卫生监管人员179人，培训率100%；指导121家企业做好新冠肺炎疫情防控工作，助力企业复工复产。出动100人次对辖区内涉及职业病危害的81家企业、103家放射医疗卫生机构，进行全覆盖监督检查，完成职业卫生行政处罚2起。

【爱国卫生】 积极开展健康细胞工程、省级卫生单位、省级无烟单位创建活动和派发健康生活工具包实施提升市民健康素养行动。2020年，创建1个健康街道、2个健康社区、5个健康单位、10个省级卫生单位、10个省级无烟单位。

健康生活工具包累计派发率80.04%，正确使用率40.85%。扎实开展城乡环境综合治理。组织开展“卫生大扫除”活动、“五大常态专项行动”和“一月一主题活动”。开展星级院落创建和复评工作，全年新建星级院落10个，原有星级院落巩固合格率达98%。持续推进生活垃圾分类，2020年区属医疗卫生公共机构生活垃圾分类覆盖率达100%。

【**健康促进**】 持续实施全民健康生活方式行动。结合“三减三健”（减盐、减油、减糖、健康口腔、健康体重、健康骨骼）专项行动，全年组织开展健康主题宣传活动8次，培训健康生活方式指导员233人。开展全民健康生活方式行动的街道覆盖率达100%。积极开展健康支持性环境建设，累计创建九大类健康支持性环境77个，包括健康社区31个，健康小屋14个，健康单位11个，健康学校7个，健康食堂3个，健康餐厅5个，健康步道1个，健康一条街2条，健康主题公园3个。实施“儿童口腔疾病综合干预项目”，为全区33所小学三年级的学生进行免费的口腔健康检查。2020年，辖区项目学校口腔健康检查率96.76%，实施窝沟封闭总计4 022人。编印、发放疫情防控宣传资料16万余份，利用新媒体发送健康推文近200条，累计阅读量30 000余人次。组织驻区各医疗机构结合“世界卫生日”“世界无烟日”“世界卒中日”“联合国糖尿病日”“全民健康生活方式行动宣传月”等健康主题日活动，在全区共设立宣传点184个，悬挂横幅126个，展板39个，举办讲座35场，听讲人数21 939人，免费测血压5 051人、测血糖2 589人、咨询义诊7 673人，接受宣传35 063人，发放健康支持工具3 760份，发放宣传资料25 965份。在辖区范围内开展“居民健康素养”和“成人烟草流行”监测评估工作，完成合格调查问卷330套监测任务。2020年辖区居民健康素养水平达28.79，位居全市前列。顺利通过国家文明城市复查和文明指数测评、巩固国家卫生城市成果交叉检查，成功创建“全国健康促进区”。

【**妇幼卫生**】 全区社区卫生服务中心均达到规范化门诊标准。开展母婴保健专项技术服务复审6家，合格率100%。成龙路锦城逸景社区卫生服务中心成功创建为成都市儿童早期发展示范基地。全区待孕产妇叶酸服用人数为5 951人，服用率达94.64%；服用依从人数5 396人，依从率90.67%；叶酸知晓人数为4 127人，知晓率97.20%。完成婚检1 472对，婚检率为92.40%；完成孕前优生检查1 548对，覆盖率105.31%；住院分娩率100%、孕妇HIV检测率、梅毒检测率、乙肝表面抗原检测率均达到100%；孕产妇系统管理率98.15%，儿童健康管理率98.03%；举办2场预防出生缺陷·优生优育健康知识讲座，参与人数746人，开展优生遗传专家一对一咨询活动9场。2020年锦江区孕产妇死亡率为0，婴儿死亡率为2.17‰，5岁以下儿童死亡率为2.45‰。

【**孕产妇网格化管理**】 2020年锦江区户籍产妇数3 619人，驻区助产服务机构产妇数25 131人，全区孕产妇管理实行首诊负责制，运用三级网络及信息化管理进一步强化孕产儿保健及产儿科急救管理体系建设。通过高危孕妇动态高危评估，实行分色分级精准管理，加强危急重症救治，保障母婴安康。2020年，共开展4次产科和儿科质量管理，全区高危妊娠管理率达100%。

【**生殖健康服务**】 2020年，生殖门诊门诊量384 603万人次，试管婴儿新鲜周期10 514例。新鲜胚胎移植周期临床妊娠率稳定53%以上，冷冻复苏移植周期中，单囊胚移植临床妊娠率50%，双囊胚移植临床妊娠率达68%。

【**托幼园所保健医生管理**】 驻区托幼机构共91所，一级园28所，二级园34所，三级7园所，无等级22所。通过开展规范化保健知识培训、保健人员技能练兵及技能大赛等活动，大力提高保健人员的专业技术水平。全年共开展“健康直通车进校园”活动23场，参与人数11 833人。发放健康教育壁报5期，共计673份。开展不同形式的直播课程，针对整个锦江区所有幼儿园家长及老师进行《儿童心理健康》课程在线直播。讲座全年儿童体检人数为22 078人，在园儿童23 389人，体检率为94.39%。

【**计划生育服务**】 继续推进“全面两孩”政策，深入开展流动人口卫生计生基本公共服务均等化服务。全年审批三孩生育1例,为病残儿照顾再生育,全区人口各项主要指标运行平稳。2020年,锦江区清理四川省健康档案云平台异常数据79 474条,完成出生医学比对3 063条,死因监测比对1 292条,确保系统数据信息各指标完整、正确。基本实现人口基础信息跨部门、跨系统共享,规范基层信息采集,完成生育服务登记4 172例,平台办证率100%,做到准确无差错。2020年荣获"全国计划生育优质服务先进单位"称号。

【避孕药具发放】 2020年全区共设置免费避孕药具宣传发放点161个,向各街道办事处发放避孕药具2次,避孕套共83箱、复方左炔诺孕酮片(21+7)78板、左炔诺孕酮炔雌醇(三相)片154板、左炔诺孕酮片38片、壬苯醇醚栓1 080盒、壬苯醇醚凝胶250支、壬苯醇醚膜438本。

【计生利益导向】 组织街道、社区充分利用板报、公示栏及国家重大节日广泛开展宣传活动,将计划生育利益导向政策送入千家万户,全年组织活动10余场,累计发放宣传资料2万余份。规范资格确认及资金发放管理工作。2020年全区符合政策条件共7 275人,其中:国家特扶1 671人、区级特扶28人、农村奖扶1 095人、城镇奖扶101人、独子金4 380人,共发放扶助资金1 705.7万元,资金到位及发放率均100%。

开展计划生育特殊家庭"三个全覆盖"专项行动。建立计生特殊家庭个人信息档案,为全区1 671人、1 198户计划生育特殊家庭建立电子帮扶信息档案,开展"一对一""多对一"帮扶;开辟计生特殊家庭就医"绿色通道";实施计生特殊家庭签约家庭医生服务工作,应签尽签,签约服务全覆盖。

【医养结合】 2020年,锦江区15家社区卫生服务机构与养老机构建立"1对1"医疗服务合作关系,实现养老机构与基层医疗卫生机构100%签约全覆盖。成功创建"四川省第五轮敬老模范区"。

【健康服务产业】 依托锦江医疗特色优势,打造都市医养业"五园多点"产业发展新格局。加快重点项目的落地和建设,全力推动四川大学华西医院锦江院区、四川大学华西第二医院锦江院区二期、成都市公共卫生临床医疗中心三期、成都骨科医院改扩建等重点项目有序开展。支持锦欣集团医疗板块在香港上市;支持成都西囡妇科医院通过国际JCI认证;指导四川友谊医院、四川锦欣妇女儿童医院争创三级甲等医院。打造"国际化营商环境"典范区,吸引健康产业企业投资入驻,锦江区先后引入企业59家。2020年开展企业走访60余次,组织企业座谈10余次,协助企业解决问题33项。

(何　懿)

青羊区

【综述】 2020年末,青羊区实有户籍人口733 297人,全部为非农业人口。迁入19 908人,迁出7 945人(以上数据为公安户籍人口数据)。全区出生7 967人,出生率10.95‰,人口自然增长率5.35‰,死亡4 072人,死亡率5.60‰。2020年人均期望寿命80.13岁,较2019年增加0.07岁;全年全区孕产妇死亡率为0,婴儿死亡率为2.45‰。全区共有医疗卫生机构788家,拥有床位13 400张。卫生技术人员21 006人,其中执业医师及执业助理医师7 561人,注册护士10 583人。2020年青羊区坚持以人民健康为中心,以常态化疫情防控为重点,推动全区卫生健康事业高质量发展。先后获得"中国健康知识传播激励计划贡献奖""成都市抗击新冠肺炎疫情先进集体""成都市健康细胞创建工作先进单位"等荣誉,顺利通过"全国计划生育优质服务先进单位"省级评审,作为唯一区县代表在全省中医药工作会上作交流发言,成功创建省级"敬老模范区"。

【"十三五"发展成绩】 "十三五"期间,青羊区卫健局在完成机构组建、职能新增和审批事项划转等工作的基础上,创新推出"七大健康"工作模式,七次蝉联"中国健康知识传播激励计划贡献奖",获评"全国流动人口基本公共卫生服务均等化示范区""四川省敬老模范区""四川省中医药产业推进先进集体”等称号，通过“国家慢性病综合防控示范区”“全国基层中医药工作先进单位”复审和“全国计划生育优质服务先进单位”省级评审，创建全国百强社区卫生服务中心 1 个、国家示范社区卫生服务中心 3 个，完成“科学育儿”国家级试点任务，多次评为市区目标绩效考核先进单位。建成健康街道 5 个、健康社区 22 个、健康学校 29 个、健康机关 32 个、健康医院 16 个、健康企业 20 个；建成市级“示范中医馆”8 家、区级“规范化中医角”22 个；打造“四川最美健康一条街—上汪家拐街”和青羊健康创业基地。

【党风廉政建设】 一是强化理论学习。坚持把党的十九大和十九届四中、五中全会精神以及习近平总书记重要讲话精神作为中心组学习、“三会一课”学习重点。召开党组会 53 次，中心组学习 12 次，在系统内开展十九届五中全会宣讲 13 次。二是加强公立医院党的建设。完成直属单位 10 个支部换届、4 个基层党委选举。三是认真执行“三重一大”制度。严格选拔任用科级干部 3 名，交流调整科级干部 6 名。推荐提拔 2 名副局级领导干部，选举基层党委书记 4 名，调整任命直属单位院长 2 名。四是扎实开展“大学习、大调研、大走访”活动。班子成员对 12 家直属机构全覆盖调研走访，收集“十四五”规划 57 条、汇总疫情防控等相关问题 56 条。五是落实党风廉政主体责任。召开党风廉政专题会 2 次，制定班子及班子成员主体责任清单，明确 51 大类 221 项内容，开展提醒谈话 2 人次、批评教育 2 人次、诫勉谈话 1 人次、给予党纪处分 1 人次。

【新冠肺炎疫情防控】 加强疫情防控应急组织工作：青羊区卫健局作为区疫情防控指挥部办公室，组建成立 9 个疫情防控工作组，牵头制定《成都市青羊区新冠肺炎疫情总体防控方案》和 4 个子方案，建立定期会议制度，召开局疫情防控领导小组会和调度会 30 余次。印发疫情防控专项资金管理办法，建立应急物资保障管理制度，规范用好应急资金，紧急采购口罩、防护服、体温枪等紧缺物资。落实疫情防控措施：医疗救治。规范化设立发热门诊 11 个、发热诊室 6 个、发热哨点 7 个，累计为60 199人次提供发热接诊服务，及时转运救治确诊病例 5 例、治愈率 100%；疫情处置。开展现场流行病学调查和采样累计 434 起；开展密切接触者流调累计 2 059人次；对车站、景区、隔离点、高速路卡点等场所开展消毒指导 67 次，消毒面积 14.961 万平方米。在成都西站联防联控检疫点开展医学排查，累计579 699人次；医学观察。对确诊病例、疑似病例、无症状感染者密切接触者、境外来(返)区人员等各类重点人群实施集中或居家医学观察累计 24 312人次。入境人员管控。牵头成立机场专班与现场工作组，对入境人员全覆盖落实信息登记、体温监测、核酸检测、医学观察等“14 +7 +7”措施，确保“从国门到家门”无缝衔接闭环管理。累计接机 51 架次，先后设置集中隔离医学观察酒店 12 个，服务管理9 506人，拦截输入性确诊病例 39 例、无症状感染者 17 例。联合街道(社区)共同做好后续居家观察，累计管理3 082人；核酸检测和院感防控。落实重点人员核酸检测，截至目前，全区 27 家二级及以上医院累计开展核酸检测 543 722人次。健全陪护和探视管理，坚决杜绝院内感染。全覆盖开展医疗机构防控督查，全区医务人员实现“零感染”。派出 774 人驰援郫都区、成华区，开展核酸检测89 579人次；防疫能力储备。一是制定区级《应对秋冬季新冠肺炎疫情应急预案》《新冠病毒核酸检测应急预案》，组织开展疫情处置应急演练。二是提升核酸检测能力，区疾控中心和成都第一骨科医院建成核酸实验室，全区储备和培训采样人员1 872人，核酸检测人员 100 人，储备应急采样场所 131 个，规划采样点 775 个；区城市检测基地核酸检测能力达到 1 万份/天，通过增加班次达到 3 万份/天。三是建立定点医院梯次启用救治模式，3 家区(县)级定点医院完成硬件改造并制定腾空预案；确定紧急征用改建为应急医院的酒店 2 家，规划床位 500 张，确定胜西小学高坎校区体育馆为方舱医院，规划床位 500 张；组建医疗救治人才梯队，共计 131 名医护人员。四是制定《青羊区 2020 年秋冬季流感疫苗和 23 价肺炎球菌多糖疫苗接种方案》和《青羊区首批新型冠状病毒灭活疫苗紧急使用(试用)工作方案》，组织全区 400 余名医务人员开展专项培训；核酸检测能力建设：青羊区政府在青羊区疾控中心原实验室设计方案的基础上对PCR实验室进行升级改造，升级改造后的核酸检测实验室面积约100平方米。利用抗疫特别国债添置实时荧光定量PCR仪2台、核酸提取仪2台。通过二级生物安全实验室备案并取得新冠核酸检测资质，具备开展新冠核酸检测、流感病毒核酸监测、结核检测、呼吸道及肠道致病菌检测等能力。截至2020年12月，区域内四川省人民医院、成都市第三人民医院、成都市妇女儿童医院、成飞医院、成都第一骨科医院、金沙医院、满地可医院、颐和医院均已取得新冠病毒核酸检测资质，区日最大检测能力为7 000份，结合第三方检测机构能达到30 000人份。

【**医药卫生体制改革**】 全区所有社区卫生服务中心和公立医院全部加入青羊区人民政府和四川省人民医院、成都市第三人民医院、成飞医院等3家三级医院签订的医联体框架合作协议，区属公立医疗机构医联体签约覆盖率达100%。与华西附二院签署战略合作框架协议，13名医生获得“华西妇儿联盟医生”认证；10家社区卫生服务中心加入华西妇儿联盟，通过儿科全专科结合，在青羊区设立儿童疾病三级诊疗“华西妇儿联盟”医联体示范区。与成都中医药大学附属医院开展医联体合作，建立“医联体门诊延伸模式”，让辖区百姓在家门口就能享受实实在在的高质量中医药服务，让基层医疗机构技术水平得到全方位提升。以成都第一骨科医院为龙头的骨科专科联盟成员发展至128家，覆盖省内17个地(市)州，促进优质医疗资源延伸。2020年上转患者量1 553人次、下转患者量2 926人次、远程医疗服务诊疗量19 121人次、上级医院下沉人员2 669.5人次、上挂学习培训人员2 275.5人次。

【**基本公共卫生和家庭医生签约服务**】 青羊区以“健康青羊”建设为主线，大力推进家庭医生签约服务工作，推进2020年基本公共服务和家庭医生签约服务工作。疫情期间，青羊区社区卫生服务中心创新服务模式，优化服务流程，积极利用互联网，提高服务效率；采取分时段预约服务、延长慢性病处方、送药上门等方式开展服务；针对孕产妇、儿童、老年人和高血压、糖尿病等慢性病患者的健康管理，通过电话、微信、短信、视频等多种途径开展随访服务，相关随访记录及时录入居民健康档案；推送针对性、个性化的健康教育和疫情防控信息，提供健康宣教服务，指导签约居民开展自我健康管理与个人防护；5月19日第10个“世界家庭医生日”，开展主题为“携手家医同心抗疫”的宣传活动；开展家庭医生签约服务“七进”活动，利用下班时间和周末时间开展进社区服务，深入12个街道67个社区，开展服务超过9万人次，家庭医生和辖区居民建立朋友式医患关系。

【**疾病预防控制**】 2020年，青羊区无甲类传染病报告，乙类传染病报告发病病率139.6/10万，法定传染病准确报告率100%。全年报告2起突发公共卫生事件及相关信息，均按要求进行及时有效的处置并结案，未发生疫情扩散。

艾滋病防治。2020年，青羊区继续完善“政府领导，部门各司其职，全社会共同参与”的艾滋病防治机制，构建“三线一网底”防控体系。全区HIV抗体检测覆盖率、艾滋病患者治疗覆盖率、治疗成功率、随访检测比例、单阳家庭配偶检测比例、高危人群干预覆盖率、美沙酮门诊维持治疗率等均达目标任务要求。公安机关持续保持高压态势，对挡获的卖淫嫖娼、聚众淫乱和吸毒贩毒人员全部开展HIV和梅毒检测。青羊区重疾指挥部成员单位、各医疗卫生机构、社区卫生服务中心积极开展预防艾滋病健康宣传，举办“12·1世界艾滋病日”等大型宣传活动。

结核病防治。青羊区落实《中国学校结核病防控指南》，开展密切接触者筛查，全年无聚集性疫情发生；积极组织开展“3·24世界防治结核病日”等宣传活动；全区全年肺结核患者治疗成功率、规范管理率、耐多药筛查率等均达目标要求。

血吸虫病防治。青羊区继续实施血吸虫病消除达标巩固工作，完成查螺、查病任务，结果均为阴性，血吸虫病消除巩固工作持续较好。

碘缺乏病防治。青羊区疾控中心组织开展200名8—10岁学生及100名孕妇的碘缺乏病监测工作，学生、孕妇的尿碘、碘盐含量监测结果均达到国家碘缺乏病消除标准。

疟疾防治。青羊区及时规范

处置输入性疟病例，严格按照规范开展病例调查、疫点处置，并指导患者完成全程规范化治疗周期。

慢性病防治。全区医疗机构共报送慢性病发病病例51 774例，其中恶性肿瘤23 657例、糖尿病8 694例、高血压10 833例、心脑血管事件8 590例。主要慢性病过早死亡率为10.60%。全区管理高血压患者54 160人，规范管理39 554人，规范管理率73.03%；管理糖尿病患者23 120人，规范管理17 847人，规范管理率77.19%。

【精神卫生】 不断完善精神疾病防治网络，建立健全辖区精神疾病防治管理体系，提升青羊区精神障碍疾病的预防、治疗和康复水平。持续加强患者报告、随访管理，积极开展患者救助工作。截至2020年12月31日，青羊区在册严重精神障碍患者3 766例，全区患者报告患病率4.45‰，本年度建档371份；全区年在管患者3 631例，管理率为96.42%；规范管理3 603人，规范管理率95.67%；面访3 572人，面访率94.85%。在册患者服药率90.02%，规律服药率80.93%，精神分裂症患者服药率92.11%，精神分裂症患者规律服药率83.30%。2020年共计发放阳光救助卡125张，入院救助86人，全部纳入社区管理。

2020年，青羊区累计应急处置121人、共计136人次；辖区具有精神障碍诊疗资质的六家医疗卫生机构患者报告共计337例（累计1 327例），出院报告182例（累计633例）。组织苏坡和文家社区卫生服务中心开展青羊区2020年精神卫生知晓率调查，结果表明普通人群精神卫生和心理健康知识知晓率为76.55%，中学生精神卫生和心理健康知识知晓率80.57%。

【卫生监督监测】 开展卫生健康综合监督工作，对全区737家医疗机构、1 422户公共场所经营单位、8家生活饮用水集中式供水单位、262家二次供水单位、1家涉水产品生产企业、1家消毒产品生产企业、58家中小学、117所托幼机构等进行全覆盖卫生监督，监督率100%。全面推行“双随机、一公开”监督，对执法检查对象名录库、执法检查人员名录库和任务清单维护更新，共完成监管单位30%数量的“双随机”监督抽检。

督导各医疗机构落实“分诊三关”“首诊三问”“院感三防”等新冠疫情防控措施，同时加强预检分诊、发热门诊、消毒隔离、医疗废物、污水处置、个人防护、疫情防控培训以及执业行为等日常监督检查，对4家发热门诊医疗机构、3家疑似病例定点收治医院、11家发热哨点诊室实施重点监督。对40家医疗机构开展传染病防治分类监督综合评价工作，其中优秀3家，合格37家。完成全区58所中小学的学校卫生综合评价，形成《2020年青羊区学校卫生综合评价效果评估报告》。卫计执法共受理举报投诉和查办上级移交线索161起，及时处理回复率为100%。

【医政管理】 加强医疗机构的管理，促进医疗卫生事业的发展，鼓励社会办医，优化全区医疗机构结构。坚持依法维护医疗秩序，全年处理医疗事故争议投诉1 231例，处理率100%。全年组织区属医疗机构开展医疗质量培训会4次，结合信访投诉情况督导医疗机构自查自纠，提升医疗服务水平。做好医疗乱象专项整治，发挥多部门联合优势，进一步加强医疗机构监管，促进医疗行业规范有序发展。

【中医药服务】 不断推进具有青羊特色的中医药健康服务体系建设。辖区内形成以青羊区中医医院为枢纽、11家社区卫生服务中心为支撑、22家规范化中医角为网底、258家民营中医医疗机构为补充，功能完善的中医预防、医疗、康复、保健服务体系；推进中医药人才队伍建设，组织7名医生参加中医类别全科医生转岗培训，报考师承及确有专长人员35名，报考确有专长医师人员33名，开展全区中医适宜技术培训6次；推进中医文化传承，在泡桐树小学、泡桐树小学西区、彩虹小学开设中医文化公开课，建成草堂小学“百草园”校园中医角。与成都中医药大学针灸学校联合开展岐黄讲堂。加强杜氏骨伤传承，逐步完善“川派中医药名家系列丛书（杜自明）”。在宽窄巷子举办“成都名中医流动车”进青羊大型中医药文化宣传活动，义诊人数300余人，免费发放配方中药80剂，发放中药宣传品500余份；深入机关、社区开展义诊和健康教育讲座，普及“治未病”知识，开展“三伏贴进机关”“三伏贴进社区”等活动10余场次。

推进中医医联体建设，青羊区中医医院与辖区7家社区卫生服务中心签订医联体协议，成都第一骨科医院建立骨科专科联盟。青羊区中医医院和成都第一骨科医院通过三级乙等评审。推进基层中医药服务高质量发展，完成2家“示范中医馆”和10家“规范化中医角”的提档升级，基层中医药服务量均保持在53%以上；推动中医特色“医养结合”养老服务均等化，居家健康服务管理80岁以上老年人及低保失独老人千余人。

【妇幼保健】 2020年全区孕产妇死亡率为0，婴儿死亡率为2.45‰，5岁以下儿童死亡率2.89‰，孕产妇系统管理率98.04%，儿童系统管理率为98.68%，孕产妇住院分娩率100%，孕产妇艾滋病、梅毒、乙肝筛查率100%，干预率100%。全年为2 501对拟婚对象提供一站式免费婚前医学检查服务，免费婚检率94.13%，为4 600名计划怀孕夫妇实施免费孕前优生健康检查，计划怀孕夫妇检查覆盖率达106.4%。

母婴安康项目工作。制定《成都市青羊区2020年产儿科质量检查工作方案》，对辖区内11家产儿科机构开展质量检查。与高新区联合完成孕产妇死亡评审1次，孕产妇危重评审2次，新生儿死亡评审4次。组织全区妇幼技能比赛；全年开展产儿科急救演练10次。

【爱国卫生】 结合新冠疫情防控、全国文明城市创建工作，做好国家卫生城市成果巩固等工作，以市民文明健康素养提升、城乡环境卫生整治、病媒生物防制、市场环境卫生整治和健康细胞工程建设等五大常态专项行动和“一月一主题”活动为抓手，发动、组织各部门、各街道在全行业、全领域开展以爱国卫生宣传和环境卫生大扫除为主要形式的爱国卫生运动，创造干净、整洁、优美的人居环境。督查居民院落、农贸市场、商场超市、交通枢纽以及医疗卫生机构890余次，制作发放健康教育宣传海报、手册、折页等各类资料55万余份。

开展健康青羊建设工作，免费向全区常住人口家庭派发“健康生活工具包”210　221个；建成健康街道1个，健康社区2个、健康单位6个；1个优秀案例荣获2020年“健康城市·年度十佳实践案例”。组织开展春秋两季灭鼠以及灭蚊蝇、灭蟑工作，病媒生物监测和密度控制均符合国家卫生城市标准。开展卫生创建活动，共向市上推荐省级卫生单位6家，推荐省级无烟单位10家。对全区原有的897个星级院落进行复查，巩固合格率达99.1%，新评定星级院落20个。黄田坝街道快活社区成功创建为市级病媒生物防制示范社区。

【科研和继教】 持续开展卫生技术人员公招，2016—2020年公开招聘254人（其中：中高级职称116人），实施人才引进15人。全区基层医疗机构共19名医生获得“华西妇儿联盟医生”认证，拥有专业全科医生163名。

【计划生育服务】 坚持计划生育基本国策。落实“全面两孩”政策，落实计划生育家庭奖励扶助、特别扶助制度，做实计生特殊家庭扶助关怀工作，积极帮助计生特殊家庭解决实际困难。稳步推进“计生家庭科学育儿”国家级试点工作，在全市率先开展3岁以下婴幼儿照护服务工作调研。被国家卫健委评为“全国计划生育优质服务先进单位”。

2020年度向符合条件对象900人发放计划生育家庭奖励扶助金86.4万元，向1 890人发放计划生育家庭特别扶助金1 749.024万元。青羊区卫健局、区残联联合持续实施青羊区独生子女四级伤残计划生育家庭扶助地方性政策，全年向170人发放独生子女四级伤残计划生育家庭扶助金138.72万元。

持续抓好计生特殊困难家庭就医和转诊绿色通道运行工作，全年向计划生育特别扶助对象提供37人次“两免”“五优先”服务；按照自愿原则，为1 820名计划生育特别扶助对象提供政策性无偿全科医生签约服务，建立个人健康档案。

持续实施全面两孩政策，多形式、多渠道开展全面两孩政策宣传，鼓励群众按政策生育。落实国家计划生育技术服务政策，全面推行知情选择，普及避孕节育和生殖健康知识，加强再生育计划生育技术服务保障力度。全年符合政策生育率达99.42%，二孩出生2 526人。

【职业健康】 完成辖区内25家职业卫生信息监测网络直报的督导、96家企业的现状调查、20家企业的工作场所职业病危害因素监测、122家放射诊疗机构的放射性疾病监测和44家放射诊疗机构的医用辐射监测工作。对全区228家(116家用人单位,112放射机构)用人单位开展日常卫生监督,已完成用人单位职业卫生基础建设164家,职业病危害项目申报的用人单位203家,职业病危害因素定期检测完成220家,检测率达到96%,劳动者在岗期间职业健康体检率达到90%;2家企业成功通过成都市职业健康示范企业创建评审;开展2020年职业健康监管人员培训3次,共培训监督执法人员53人,企业负责人、职业健康管理人员222人,培训率达95%;重点开展全区14家汽修行业尘毒危害专项治理工作、65家粉尘危害专项治理"回头看"工作及17家企业2020年夏季防暑降温工作。积极开展《职业病防治法》普法活动,通过监督检查普法和"2020年《职业病防治法》宣传周"主题宣传活动,在用人企业及学校普及职业病防治法,发放宣传海报132张,宣传资料2万份,宣传礼品3 790件,活动受众约2万人。

【老龄健康】 2020年,青羊区老年人口快速增长,具有青羊区户籍80岁以上高龄老人2.6万余人,百岁老人79人,已进入中度老龄化阶段。青羊区新一届老龄工作委员会明确31个成员单位的职责和区老龄委工作规则,继续巩固区、街、居三级老龄工作骨干和专(兼)人员队伍建设;全面落实"党政主导、社会参与、全民关怀"的老龄工作方针,着力完善体制机制,深入开展养老服务改革,老龄事业全面协调发展,成功创建"四川省第五轮敬老模范区"。围绕"提升健康素养,乐享银龄生活"主题,深化"医养结合",鼓励医院与养老机构协同融合发展,辖区养老机构与医疗机构签约率达100%,实现养老机构医疗服务全覆盖;实施四川省老年人心理关爱项目,成都第一骨科医院开展安宁疗护国家级试点;组织8家医养机构完成全国医养结合监测工作和网络培训,提高医养结合监测工作质量和水平;辖区90%以上医疗机构建立老年人挂号就医绿色通道;社区卫生服务中心为辖区8.2万余名65岁以上老年人建立健康档案,开展高血压、糖尿病、脑卒中等常见老年疾病筛查和干预;组建400余人的家庭医生团队,为49 319名65岁以上老年人提供家庭医生签约服务;免费为辖区60岁以上老年人提供肺炎疫苗接种服务,优先安排1万余名60岁以上老年人接种流感疫苗;组织开展以"弘扬养老孝老敬老传统,共建共享老年友好社会"为主题的2020年"敬老月"系列活动,开展人口老龄化国情教育宣讲活动,走访慰问高龄、贫困、空巢、特殊家庭、为国家做出重大贡献的老红军、老八路、战斗英雄、劳模等老人。

【对口支援】 2018—2020年,全区共选派44名医疗卫生专业人员,到甘孜州得荣县、炉霍县开展"传帮带"工作。区属医疗单位与受援医院建立协作关系,开展学习讲座、带教查房、手术示教等近2 000余次,开展新技术新业务34项,建立特色科室3个。

【卫生项目建设】 成都第一骨科医院"青羊新城院区"(青羊区医疗中心医院)按照三级甲等中医骨科专科医院标准设计和建造,项目总投资42 746.61万元,总建筑面积为75 461.11平方米。该院区位于IT大道和蜀鑫路、蜀清路之间,是青羊区第一所直属的"医教研"一体的三级乙等医院,立足于青羊新城,医疗保障能力覆盖青羊全域。2019年9月项目竣工并通过质监竣工验收,2020年底正式投入使用。

区政府投资约9 000万元用于区疾控中心迁建项目。该项目于2016年7月开工建设,项目地址位于成都市金辉路与蜀鑫路130号,占地4 000平方米,总建筑面积15 002平方米。2020年9月,新青羊区疾控中心建成正式交付使用,新建成的百级及万级洁净室、核酸检测实验室、艾滋病确证实验室、结核检测负压实验室、呼吸道及肠道致病菌检测等重点实验室,使青羊区具备开展新冠核酸检测、流感病毒核酸监测、结核检测、呼吸道及肠道致病菌检测等能力;食品安全风险监测、饮用水水质监测等能力将上升到一个新水平,大幅度提升青羊区疾病预防控制工作水平以及突发公共卫生事件应急处置能力和抗击新冠肺炎疫情的能力。

完成草堂社区卫生服务中心搬迁,推进府南金沙社区卫生服务中心基础设施改造,启动区中医医院和区妇幼保健计划生育服务中心迁建项目前期工作。

(蔡林熙)

金牛区

【概况】 2020年,金牛区有各级各类医疗卫生机构742个(包括驻区内中央、省、市、区的卫生机构),其中医院46个(含西部战区医院)、门诊部57个(含1家血透中心)、社区卫生服务中心(站)24个(其中:社区卫生服务中心14个,社区卫生服务站10个)、妇幼保健机构1个、疾病预防控制中心2个、卫生执法监督大队1个、个体诊所(医务室)609个、临床检测中心2个。建成国家级示范社区卫生服务中心1个(沙河源中心)、省级示范社区卫生服务中心3个(九里堤、荷花池、曹家巷中心)、省级中医特色社区卫生服务中心2个(沙河源、营门口中心);全国优质服务示范中心1个(沙河源中心)、四川省"优质服务基层行"达标推荐单位2个(沙河源、人北社区卫生服务中心)。2020年,全区人均期望寿命81.59岁,男性78.83岁,女性84.52岁。全区户籍人口76.82万人;出生人口5 654人,死亡人口4 488人,人口自然增长率为1.52‰;出生人口性别比为103:100(以上均按户籍人口计算),人口机械增长8 579人,人口出生率为7.36‰。

金牛区聚焦民生,提升品质,公共卫生基础设施建设有序推进。区委、区政府紧盯医疗基础设施建设,持续加大经费投入,近几年,卫生经费投入达到30亿元,仅区人民医院就投入6个多亿,建成集医疗、教学、科研、预防保健、急救为一体的综合性公立医院,加上区妇幼保健院的建成使用,有效提升金牛形象和品质。优化区内医疗资源布局,辖区内现有区属医疗卫生单位11个、社区卫生服务机构24个,全部达到标准化建设要求,开设21个预防接种门诊,引进银海眼科医院等高水平专科医疗机构,进一步优化区内医疗资源布局,全区基本建成覆盖全域、防控并重、便捷利民的公共卫生服务网络。

2020年金牛区传染病发病情况

项目	2019年发病数(发病率)	2020年发病数(发病率)
甲类	0	0
乙类	1 649例(135.50/10万)	1 349例(110.55/10万)
丙类	12 755例(1 048.07/10万)	2 927例(239.86/10万)

2020年金牛区基本医疗卫生情况(表)

项　目	单　位	2019年	2020年
总诊疗病人	万人次	1 177.28	1 029.18
住院病人	万人次	31.42	24.721 7
病床	张	13 211	12 522
每千人口平均占有病床(按户籍人口)	张	17.21	16.3
每千人口平均占有病床(按常住人口)	张	10.82	10.44
卫生专业技术人员	人	15 083	15 146
每千人口拥有卫生专业技术人员(按户籍人口)	人	19.65	19.7
每千人口拥有卫生专业技术人员(按常住人口)	人	12.36	11.97
执业医师、助理医师	人	5 619	5 673

续表

项　目	单　位	2019 年	2020 年
注册护士	人	7 340	7 398
每千人口拥有医生数（按户籍人口）	人	7.32	7.3
每千人口拥有医生数（按常住人口）	人	4.6	4.48
每千人口拥有护士数（按户籍人口）	人	9.56	9.6
每千人口拥有护士数（按常住人口）	人	6.01	5.84
执业药师	人	789	806
技师	人	757	733
其他（含见习人员）类	人	578	516
高级（正、副高）（占比）	人（%）	1 526（10.11）辖区	1 297（8.56）辖区
中级（占比）	人（%）	2 736（18.13）辖区	2 568（16.95）辖区
初级（占比）	人（%）	10 821（71.76）辖区	11 281（74.49）辖区

2020 年妇幼健康指标

年份	妇幼健康指标		
	孕产妇死亡率	婴儿死亡率	5 岁以下儿童死亡率
2019 年	31.89/10 万	1.75‰	2.39‰
2020 年	0/10 万	3.12‰	3.37‰
比对结果：孕产妇死亡率下降 31.89/10 万，婴儿死亡率上升 1.37‰，5 岁以下儿童死亡率上升 0.98‰			

【"十三五"发展成绩】　"十三五"期间，金牛区卫健局完成机构改革调整。顺利通过第五轮"四川省敬老模范区"创建、"国家卫生城市""国家慢性病综合防控示范区"复审，荣获"全国艾滋病综合防治示范区"和"四川省抗击新冠肺炎疫情先进集体"等荣誉称号。顺利通过"全国计划生育优质服务先进单位"省级评审，创建"首批全国儿童青少年近视防控适宜技术试点区"和"全国妇幼保健机构机制创新试点地区"。建成健康街道 5 个、健康社区 9 个、健康单位 19 个。建成市级"示范中医馆"6 家、区级"规范化中医角"17 家；省医院金牛区人民医院创建成为三级乙等综合性医院，区妇幼保健院创建成为三级乙等专科医院。务实开展医药健康产业化项目招引、落地、投建、达产各项工作，产业集聚效应不断显现，全区大健康产业"一园一城一街区"空间布局逐步形成。成都中医哮喘医院、成都保髋股骨头医院、成都七斛医院、成都存济口腔医院、成都美方健康等高端医疗服务项目相继建成并投用。成都康弘药业荣获全省首个"中国工业大奖"。成都健康智谷、成都创瑞银海医疗产业孵化器等平台打造建设效果明显，已成功孵化产业化项目 43 个。全区大健康产业企业（市场主体）近 2 200家，实现主营收入达 500 亿元以上。

【新冠肺炎疫情防控】　新冠肺炎疫情发生后，区委、区政府立即成立疫情防控领导小组和指挥部，各部门各司其职，密切协同，统筹协调，强化疫情联防联控，多措并举搞好物资技术保障，坚持"人物"同防和境外、境内并重，积极构建常态化防控和局部精准应急处置相结合的防控体系，做好疫情形势研判和专业风险评估，动态调整"外防输入、内防反弹"策略。严格入境人员全流程闭环管理,推进集中隔离场所精准管控,打好境外疫情输入防控持久战。极稳妥推进企业复工复产,形成全区统一指挥、行业部门、街道社区和基层群众广泛参与的强大防疫网络。同时根据防疫工作各阶段特点,及时深入研究,果断调整策略,紧盯重点人员、重点场所管控,确保金牛区疫情防控工作有力、有序、有效推进,并取得阶段性成果。

【医药卫生体制改革】 2020 年,金牛区坚持统筹推进深化医改与新冠肺炎疫情防治,把预防为主摆在更加突出位置,持续深化医疗、医保、医药联动改革,全面完成各项改革目标任务。全区公共卫生体系进一步健全,疫情防控更加精准。健康成都行动进一步深入。公立医院综合改革进一步深化,医疗服务能力不断提升。大力推进基层医疗卫生综合改革,切实推进分级诊疗制度落实,促进优质医疗资源下沉,医疗资源区域布局进一步优化。医疗行业、医保基金、药品耗材使用等综合监管进一步加强,医保制度改革进一步深化,医疗保障水平不断提升。药品供应保障体系进一步健全,医药服务更加规范。

【区域卫生信息化建设】 积极推动分级诊疗平台建设应用。平台功能全部上线,在九里堤、黄忠、营门口社区卫生服务中心联调试用,整体运行正常。全区 4 家区属公立医院和社区卫生服务机构电子健康卡改造应用全部完成,完成率 100%,累计发卡 53 253 张,累计使用56 646次。积极参与市级信息平台互联互通标准化成熟度国家“四甲”测评试点。对标测评任务,积极整合资源,严格推进落实,精心组织迎检。金泉社区卫生服务中心作为全市社区卫生服务中心唯一的代表现场迎检,获得专家组充分肯定。

【医疗机构监管】 按照国家、省、市关于防控新型冠状病毒肺炎疫情相关文件要求,金牛区卫生计生监督执法大队积极开展重点场所疫情防控监督检查,监督检查各类医疗卫生机构4 995户次,并对 6 个集中隔离观察点进行定期全覆盖检查;出动2 085 人次对 695 户医疗机构开展卫生健康系统行业乱象整治工作,约谈群众投诉较多的成都金牛时光丽格医疗美容门诊部等 5 家机构负责人。全年开展打击非法行医、医疗美容整治等专项工作,共计立案处罚 185 起,其中警告 161 起,罚款 49 起,罚没共 54.32 万元。

【无偿献血】 积极组织开展冬季、夏季应急献血活动,2020 年组织应急无偿献血1 534 310毫升。6 月 14 日,金牛区范围内开展“6・14 世界献血者日”宣传活动,各成员单位、街道办事处在本辖区、本单位人流集中的主要路段、街头、广场、公园、单位宣传栏等公共场所悬挂“6・14 世界献血日”“安全血液拯救生命”“献血,让世界更健康”等宣传横幅,广泛开展无偿献血社会宣传。

【卫生监督监测】 监督检查医疗卫生2 751户次、传染病防治3 796户次、放射诊疗 224 户次、职业卫生 336 户次、公共场所卫生1 442户次、学校卫生 774 户次、生活饮用水卫生 339 户次。公共场所、生活饮用水等完成“双随机一公开”监督抽检 207 户,完结率 100%,行政处罚 19 户,罚款金额 1.73 万元。完成市级住宿场所部门联合双随机 15 户,完结率 100%,行政处罚 1 户,罚款金额 0.1 万元。在完成国家、省市抽检任务的基础上,新增抽取游泳场所 13 户、集中式供水 15 户、集中空调 22 户,行政处罚 6 户,累计罚款金额 1.09 万元。全年完成城市供水水质第三方检测 760 户次。医疗卫生完成“双随机一公开”监督抽检 77 户,完结率 100%,行政处罚 10 户,罚款金额 0.5 万元。完成 28 户医疗机构传染病防治效果抽检工作,行政处罚 1 户,罚款金额 0.25 万元。完成 3 户医疗机构肠镜、4 户医疗机构血透、4 户医疗机构医用织物、19 家医疗机构美容手术器械监督抽检工作,合格率公示率均为 100%。

【职业卫生监管】 对全区 311 户职业卫生单位进行全覆盖监督检查,对检查中发现的未按规定组织从事接触职业病危害作业的劳动者开展上岗前职业健康检查、未组织劳动者进行职业卫生培训、发现疑似职业病人未按照规定报告等情况的 4 家用人单位进行行政处罚,其中警告 4 家,罚款 3 家共 16.6 万元。开展尘毒危害和防暑降温专项执法工作,对 14 家社区卫生服务中心、12 家医院、2 家职业健康检查机构、1 家职业病诊断机构、31 家用人单位开展监督执法检查。

【卫生监督执法】 全年完成行政处罚案件242件，其中一般程序105件、简易程序137件，警告171件、罚款126件，罚没金额83.3249万元。重大行政处罚6件，其中吊销《医疗机构执业许可证》2件、吊销《医疗机构执业许可证》核准科目1件、罚款数额较大3件，行政处罚案件率10.33%。开展打击非法行医专项行动9次，启动部门协同行动3次，将无证行医名单抄告属地街道办事处纳入日常巡查重点。查处非法行医案件3起，罚款金额15.5万元，没收违法所得0.8996万元，有效威慑不法行为和不法分子，净化辖区医疗市场秩序。

【中医药服务】 组织专家研究金牛区中医药传承创新发展现状，完成《成都市金牛区卫生健康局关于促进中医药传承创新发展的调研报告》。在新冠疫情期间复工复产中发挥中医药预防作用，累计熬制发放中药大锅汤96872人份，制作香囊、香薰包发放1080个。2020年度金牛区65岁及以上老年人和0—36个月儿童接受中医药健康管理率分别为70.47%和85.32%。基层医疗卫生机构中医诊疗量占比达50.94%。组织好金牛区2020年四川省传统医学师承和确有专长考核报名、四川省中医医术确有专长人员医师资格考核报名工作，共70名考生完成报名。累计完成213人中医师承备案。完成2个“示范中医馆”、10个“规范化中医角”的提档升级工作。着力打造枣子巷中医药康养文化基地，成功创建四川省中医药健康旅游示范基地。举办“成都名中医流动车”进金牛暨第三届“中国医师节”大型中医药文化宣传活动。参加成都市中医竞赛活动，金牛区获得成都市中药传统技能竞赛个人三等奖、适宜技术技能大赛个人三等奖，获得成都市中医经典竞赛团体二等奖、个人一等奖、个人优秀奖。

【疾病预防控制】 2020年，全区无甲类传染病报告，乙类传染病报告发病数1349例、发病率110.55/10万，丙类传染病报告发病数2927例、发病率为239.86/10万。全区共报告2起突发公共卫生事件(新冠肺炎)。全区23个预防接种门诊达到AA级以上标准，其中5A级门诊3个，4A级门诊4个，3A级门诊3个。新生儿建卡14851人，建证14851人，建卡率、建证率均为100%。本年度共完成生物制品接种653955人次，其中一类疫苗接种375856人次，二类疫苗接种278099人次。规范处置犬伤14100例，接种人用狂犬疫苗14100例，接种率100%，注射狂犬病免疫球蛋白822人。

【艾滋病防治】 2020年，金牛区进一步强化艾滋病综合防治体系建设。区防治艾滋病工作委员会办公室配备2名艾滋病防治兼职人员，金牛区疾控中心、区人民医院、区妇幼保健院“三条专业防治线”分别按照8人、4人、6人配备专业工作人员，“网底”社区卫生服务中心配备1名以上艾滋病防治专兼职人员，各街道社区也配备相应的防控人员。全区已建成初筛实验室15家、快检点32家、CD4检测实验室1家。医疗机构持续开展PITC(医务人员主动为就诊者和患者提供HIV检测和针对性的咨询)、自愿咨询检测、网络预约检测、社会组织/机构外展服务等多元化检测工作。15个社区卫生服务中心(站)均能提供艾滋病咨询检测服务。区疾控中心建成艾滋病确证实验室，区人民医院建成病毒载量检测实验室，基本构成以艾滋病确证实验室为龙头、初筛实验室为主干、快速检测服务点为前哨的艾滋病监测检测体系。

金牛区创建成为2019—2022年第四轮全国艾滋病综合防治项目示范区。落实区级1∶2示范区配套经费，根据本区疫情特点和资源优势，创建流动人群“‘3+4+1’让流动有爱无艾”防治新模式(3:宣传教育落实“3多”，多部门联合、携手防疫抗艾；多途径宣教、普及知识；多节点布局、扩大覆盖。4:监测检测实施“4检”，常态化流动人群检测；从业人群健康体检；流动人群哨点监测；建筑工地专项检测。1:患者追踪溯源完成“1追”)。对青年学生继续实行“校园学生健康无忧，关‘艾’心行动”防治模式；对中老年人群全面完善“知信行干预+综合服务”的宣传干预模式。

【结核病等疾病防治】 2020年，金牛区发现活动性肺结核351人，病原学阳性患者190人，耐多药肺结核患者6人。2020年共采集H7N9病毒环境监测标本23份，检出阳性8份，阳性率34.78%，主要检出有H5、H9亚型,均来自农贸市场白条鸡售卖店铺。2020年金牛区疟疾监测“三热病人”血检疟原虫410人,阳性5人(输入),阴性405人。2020年金牛区开展血吸虫病监测查螺77 200平方米,未查到有螺环境;查病500人,检测均为阴性。

【应急体系建设】 金牛区疾病预防控制中心内设科室7个。实验室建设情况为按照市级B类要求设备,检验设备达标率为65.02%,已配备有实时荧光定量PCR仪、流式细胞仪、蛋白免疫印迹仪、连续流动注射仪、液相色谱仪、离子色谱仪、气相色谱仪、原子吸收仪、原子荧光仪等大型仪器设备。先后建立艾滋病初筛中心实验室、结核实验室、军团菌实验室、霍乱实验室,并通过二级生物安全实验室备案。目前已开展理化、微生物、疾病检测,逐年扩展新项目,不断进行新方法验证与确认实验,检测能力取得明显提升,特别是分子生物学检测,已建立一支专业的PCR检测队伍,能够在应急事件中迅速开展核酸检测。区疾病预防控制中心、区人民医院、区妇幼保健院、区中医医院5家单位为全区基层医疗机构卫生应急能力建设提供技术支撑,全区基层医疗机构按要求开设腹泻、发热、犬伤门诊,开诊率达100%。

【基层医疗卫生服务】 加强医联体建设推进分级诊疗。依托省人民医院与区人民医院签订成都中医药大学附属医院、成都大学附属医院和成都军区总医院托管协议,形成紧密型医联体。同时,区人民医院与社区卫生服务中心签订合作协议,形成“1+1+N”紧密型医联体。依托成都中医药大学附属医院、成都大学附属医院和成都军区总医院3家区域内三级医院签订合作协议,形成“1+N”松散型医联体。目前,13家社区卫生服务中心、9家社区卫生服务站均签订合作协议,完成医联体建设。在2020年“优质服务基层行”活动中,人北社区卫生服务中心、西安路社区卫生服务中心被国家卫健康委评为“优质服务基层行”达标单位。

【妇幼卫生】 全面落实妇幼公共卫生经费,2020年投入新生儿疾病筛查经费372.85万元,耳聋基因筛查经费116.22万元,自愿免费婚检项目经费34.07万元,免费孕前优生健康检查经费67.0152万元。全年全区城乡孕产妇住院分娩率99.99%,孕产妇死亡率为0,婴儿死亡率3.12‰。免费婚检3 275对夫妇,完成目标任务102.34%,免费孕前优生健康检查5 635人,覆盖率109.63%。新生儿疾病筛查率达到99%以上,孕产妇、儿童系统管理率分别达到98%以上。按照《国家卫生健康委妇幼司关于印发妇幼保健机构机制创新试点地区名单的通知》,2020年12月底,金牛区被列为全国妇幼保健机构机制创新试点区。

【未成年人心理援助】 金牛区未成年人“一站式”保护中心于2020年12月15日在区妇幼保健院建成投入使用,该中心具备身体检查、体液提取、伤情应急处置、心理抚慰、同步录音录像等取证、救助功能。2020年12月25日,中共成都市金牛区委政法委员会等八家单位联合印发《性侵害未成年人刑事案件“一站式”取证救助工作办法(试行)》,同时区妇幼保健院制定了《未成年人“一站式”保护中心工作规范》,进一步落实院内工作机制,提升办事服务效率。

【近视防控适宜技术试点】 2020年11月,金牛区以首批“全国儿童青少年近视防控适宜技术试点区县”为契机,在全区范围内实施全民“眼健康”工程,首批试点区深入推进儿童青少年近视防控工作的落实落地。全覆盖建立儿童青少年眼健康档案,构建集视力筛查、科学预警、教育培训、科学矫治和效果评估于一体的儿童青少年近视防控体系,全区中小幼学生近视率得到有效控制,全民眼健康水平明显提升。

【爱国卫生】 大力开展爱国卫生运动和城乡环境整治行动,重点对背街小巷和老旧院落等重点区域和薄弱环节等进行综合治理,着力打造宜居环境。结合新冠肺炎疫情防控大力开展“周末卫生大扫除活动”,发动辖区居民参与院落和居家环境卫生大扫除,进一步促进院落环境卫生治理长效机制的建立。2020年,全区星级院落巩固合格率达到98%以上,新创建环境卫生星级院落18个,老旧院落巩固合格率达到95%以上。

积极开展以灭鼠为重点的病媒生物防制工作。2020年全区共计投灭鼠毒饵约16 680公斤、灭蚊蝇蟑螂药2 160公斤,投放灭鼠毒饵盒2 200个。全区“四害”密度控制在国家规定的标准范围内,顺利通过省、市专项工作评估验收。

积极推进健康细胞创建和全民健康教育。金牛区以健康街道、健康社区、健康单位建设为重点,筑牢健康城市建设基础。2020年开展健康细胞工程建设工作指导和督导10次,组织工作培训3次,共计培训280余人次;全年完成创建健康街道1个,健康社区1个、健康单位5个,健康家庭100个;创建省级卫生单位6个,无烟单位8个。组织编写除害防病的各类健康科普知识,印制宣传标语和宣传册,通过“健康金牛”官微等新媒体广泛宣传,提升市民健康素养。2020年,通过印刷品、手机推送、网站、微信公众号宣传防控健康知识覆盖352万余人次。开展健康教育讲师团适宜技术培训2次,培训130人次;全年开展讲师团活动200余次,受教人数3.6万余人次。

【计划生育优质服务先进单位创建】 2020年金牛区开展新一轮全国计划生育优质服务先进单位创建活动,以实施全面两孩政策为主线,不断完善生育支持政策体系,全面落实休产假待遇和女性生育后重返工作岗位等与群众密切相关的合法权益政策。推动3岁以下婴幼儿照护服务发展政策体系建设,推进3岁以下婴幼儿照护服务事业发展。不断完善人口监测和服务体系。落实计生家庭奖励扶助特别扶助制度,加大对计生特殊家庭扶持关怀力度。在工作创新、夯实基础、服务群众等方面抓改革、出成效,不断推动人口工作转型发展,全面提升金牛区计划生育服务管理水平,促进家庭幸福、社会和谐,有力地提升辖区群众的获得感和满意度。

【优生优育服务】 切实履行出生缺陷干预牵头责任,加大免费孕前优生健康检查宣传力度,进一步提高出生缺陷预防知识群众知晓率、免费孕前优生健康检查率和再生育家庭优生服务率。持续为辖区新婚夫妇、计划怀孕夫妇提供免费优生咨询、优生健康检查服务。

【落实全面两孩政策】 坚持广泛社会宣传与重点宣传相结合,群众对全面两孩政策知晓率达到85%以上。做好全面两孩政策解释,积极协调相关部门落实好生育假、护理假和生育保险等政策。引导群众依法生育、合理安排生育计划。2020年全区生育服务证登记办理共4 518例,其中一孩生育服务证登记办理2 968例,二孩生育服务证登记办理1 550例。

【计生家庭奖扶】 2020年,金牛区全部兑现计划生育“三金”。其中计划生育家庭奖励扶助对象3 414人,发放计生家庭奖励扶助金327.744万元;计划生育家庭特别扶助对象资格确认共计2 850人,发放计生家庭特别扶助金2 653.704万元;独生子女父母奖励对象7 921人,发放奖励金47.526万元。做好计划生育特殊家庭扶助关怀工作,开展经济扶助、养老扶助、医疗扶助和精神慰藉。

【计生特殊家庭服务】 提升服务群众能力,实施计生特殊家庭住院护理补贴保险项目。对各街道计生特殊家庭住院护理补贴保险进行理赔办理,2020年全区共计投保2 854人,居全市前列,截至12月底全区共完成保险赔付538件,赔付金额63.72万元,赔付率112%。有效提升计生特殊家庭的获得感。

【计划生育免费技术服务】 2020年,计划生育免费技术服务总量112例,其中“三查”1例,安环16例,取环84例,其他2例,全年无计划生育手术并发症鉴定。落实项目经费2.779 2万元。

【健康产业发展】 2020年,金牛区坚持错位发展、特色发展总体思路,围绕医疗服务(医疗美容)、中医中药、医贸流通、生物医药、健康养生和医械智能智造等发展重点,有序推进成都国际智慧健康城、金牛现代都市工业港、枣子巷中医药文化旅游特色街区、荷花池中药材专业市场等产业核心载体建设,贯通补强产业发展供应链与产业链,产业发展持续保持强劲势头,特色鲜明、优势突出的金牛大健康产业生态圈逐步形成。全区近2 000家大健康产业企业(市场主体)实现主营收入超350亿元人民币,为全区社会经济发展做出积极贡献。2020年,全区大健康产业开展招商投资洽谈活动112人次,赴广州、重庆、苏州、上海等开展招商引资活动8

次，对接洽谈产业化项目49个，其中，重点跟踪洽谈四川大学华西老年医学中心、青岛海尔生物科技、广州承葛生物、苏州阿思科力生物、华西GLP中心、广东中璟医疗、北京科大讯飞、中国医药集团、新希望蓝生脑科、北京通用环球医疗、云南赛德特等产业化项目11个，投资总额近200亿元。8月7日、8月28日分别成功主办、承办金牛区大健康产业推介会和第三届成都医美产业大会。四川中璟新健保科技、青岛海尔盈康科技、成都赛德特生物科技、四川绿药康瑞城科技等4个项目，被成功认定为2020年度成都市新签约引进重大项目。

【医养结合养老新模式】 推进医养结合服务工作。探索老年医疗护理服务和养老服务结合新模式，通过整合现有医疗机构和养老机构资源，满足居家、社区及机构集中养老等老年人群不同层面医疗护理服务需求。养老机构与周边医疗机构建立合作关系，为老年人提供治疗期住院、康复期护理、稳定期生活照料以及临终关怀一体化服务，8家二级以上综合医疗机构开设老年医学科，编制床位数3 480张。各基层医疗机构与45家取得《养老机构设立许可证》的养老机构建立合作关系，养老机构与医疗机构签约率达100%；支持养老机构设置医务室或护理站，5家养老机构经行政审批设立医务室；成都晚霞社会养老服务中心与五冶医院合作，在养老机构内开设老年病区，开展医养结合服务。15家养老机构设有医疗机构（双证），医养结合床位数1 924张。省第五人民医院金牛院区（华西医院老年医学中心）成功入驻，再次有力推动金牛区医养结合服务工作高品质发展。9月17日，接受四川省第五轮敬老模范县（市、区）考核检查组的考核验收。10月23日，四川省人民政府确定金牛区为四川省第五轮敬老模范区。

【医疗卫生建设项目】 2020年，新建黄忠、沙河源、五块石社区卫生服务中心相继投用；四川省建筑医院新院12月正式营运；区妇幼保健院二期工程、区中医医院建设工程、成都市第六人民医院金牛院区、成都市第八人民医院二期、成都中医药大学附属医院传承创新大楼项目相继开工建设。成都市第十一人民医院和成都新生堂妇产医院外迁，成都大学附属医院铁二院分院注销，新成立成都七斛血糖中医医院和成都康怡血液透析中心。

（邓开龙、刘清奎、李东枚）

武侯区

【概况】 2020年，武侯区以深化医药卫生体制改革为核心，以服务民生、病有适医为重点，强化医政医管和卫生行业监管，全力做好新冠疫情医疗救治，积极推动卫生健康事业可持续发展。年末，全区有各级各类医疗机构1 193家，医院97家（其中三甲医院11家、三乙医院2家、二甲医院7家、二乙医院3家），社区卫生服务机构29家，门诊部136家，诊所890家，其他机构41家。有注册执业医师（含助理医师）12 069人，其中注册中医执业医师（含助理医师）1 836人。

【“十三五”发展成绩】 “十三五”期间，武侯区居民健康水平居四川省乃至全国范围内较高水平。2020年全区人均期望寿命达81.78岁，高于全国平均水平4.48个百分点。全年无甲类传染病发生，乙类传染病发病数1 330例，发病率96.13/10万，低于全市发病率。婴儿死亡率为2.01‰，连续5年孕产妇死亡率维持0/10万人，优于四川省和成都市平均水平。

“十三五”期间，武侯区深入推进基层卫生综合改革。完善社区卫生服务运行机制，完成9家社区卫生服务机构新改建和4 820万元设施设备提档升级。做实做细家庭医生签约服务，全区组建116支家庭医生团队，签约服务覆盖常住人口39.79%。积极开展健康武侯建设，累计创建省级卫生单位50个、省级无烟单位74个，市级健康细胞36个。武侯区的健康型社区建设实践被评选为“成都市健康城市建设实践十佳案例”。疾病预防控制工作成效显著，顺利通过“国家慢性病综合防控示范区”复评，社区慢性病防治模式在“第八届全国慢病管理大会”做经验交流，成功创建“四川省免疫规划示范区”。推动计划生育工作转型发展，认真落实人口监测统计调查制度，全员人口库常住人口覆盖率和主要数据准确率达90.27%，流动人口重点信息反馈率、接受率、及时率均达95%以上。创建成为“全国计划生育优质服务先进单位”。构建中医药“15 分钟服务圈”,建立了12 家社区卫生服务中心,15 个社区卫生服务站的基层中医药服务网络,实现了社区卫生中医药服务区域全覆盖,顺利通过“全国基层中医药工作先进单位”复评。大力提升养老服务水平,推行助餐服务、智慧养老、适老环境向社区、家庭“嵌入”,为居家老年人免费提供各类服务及咨询,进行失能、失智老年家庭适老化改造。建立“长期照护险”护理员示训基地,“长期照护险”改革试点机构7 家。探索“1 + 1 + N”健康养老服务模式,依托社区卫生服务体系,推动社区卫生服务与社区养老、居家养老相结合,为全区 65 岁以上居家养老人群提供健康管理服务,服务率达 80%。2020 年,获四川省人民政府表彰的“四川省第 5 轮敬老模范区”称号。

【新冠肺炎疫情防控】 一是全面落实专业防控措施。开展重点地区来(返)蓉人员核酸采样检测7 868人、开展重点人员居家医学观察17 690人,实施对密接、治愈出院患者等2 117人的集中医学观察和14 453名入境人员的健康监测,累计报告境外输入确诊病例 64 例、无症感染者 25 例。二是全力开展医疗救治工作。区内各级各类医疗机构严格落实预检分诊、首诊负责制度,做到发热筛查“不漏一人”。设置 15 家发热门诊,累计接诊发热病人 14.88 万例。设置 2 家区级定点医院,规范确诊病例、无症状感染者诊治、转运,做到应收尽收。持续强化医疗机构感染防控,全区医疗机构零交叉感染。驻区医院、第三方检测机构建成 22 个核酸检测实验室,储备满负荷核酸日检测能力 5.2 万份,达到全人群检测能力建设要求。三是落实常态化疫情防控措施,全区统一建设标准化的社区卫生服务机构发热哨点诊室,并规范管理和运行。

【医政管理】 2020 年,区卫健局深化区属医院管理改革,推动武侯区人民医院、武侯区第三人民医院、武侯区第五人民医院 3 家区属医院终止与社会资本合作办医关系,推进区人民医院回归公立医院管理体制。开展全区卫生健康行业领域突出问题专项整治。加强抗菌药物管理,全年授予抗菌药物处方权 214 人,授予抗菌药物调剂资格 28 人。规范处理医疗纠纷,全年接待处理咨询 601 件、医疗投诉信访1 568件,受理医疗事故鉴定 15 起,现场处置医疗争议事件 23 次。做好大型活动的医疗卫生应急保障工作,全年组织医疗卫生应急保障219 次,出动救护车 173 台次,医护人员 600 人次。

【民营医疗机构管理】 实施《成都市武侯区医疗卫生服务体系建设和发展规划(2015—2020 年)》,鼓励社会资本投资兴办各类民营医疗机构,充分发挥民营资本资源配置调控作用。截至2020 年底,全区共有民营医疗机构1 141 家,占医疗机构总量的95.64%。其中,民营医院 74 家,占医院总量的76.29%。制订《成都市武侯区“民营医院管理年”活动实施方案(2020—2022 年)》,推动全区民营医院不断加强内涵建设、规范执业行为、提升服务能力和管理水平,保障医疗质量和医疗安全,促进社会办医高质量发展。

【无偿献血】 继续巩固固定献血者、成分献血者、稀有血型献血者、应急献血者和无偿献血志愿服务者 5 支队伍的长效志愿工作机制。组织 2 次无偿应急献血活动,4 500余人参加无偿献血,献血量8 021.4国际单位。开展“6·14 世界献血日”无偿献血宣传活动。在交通便利的二环路莱蒙都会广场门口设置献血屋,方便市民参与无偿献血。

【中医药服务】 全区形成了较为完善的基层中医药服务体系。完成晋阳和簇桥 2 家社区卫生服务中心完成成都市基层医疗机构“示范中医馆”、簇锦社区和金花桥社区卫生服务中心等 10 家“规范化中医角”提档升级。组织辖区 90 余名基层中医药人员参加“武侯区基层中医药适宜技术推广培训会”。

【卫生监督】 2020 年,区卫健局将日常监督与专项整治相结合,强化对医疗机构的医疗执业、放射卫生、传染病防治等工作的日常监督检查。全年出动监督员20 290人次,开展日常监督7 698户次。其中,传染病卫生专项检查共监督检查1 368户次,出动监督员4 104人次,车辆 547 台次,针对问题较严重的 25 家单位进行了不良执业行为记分处理,共计54 分。打击非法行医专项整治工作共计出动卫生执法人员416人次，车辆135台次，对辖区内中小学及其周边512家机构及药房进行了专项检查。7月8日组织驻区医院召开医疗机构疫情防控工作会议，共有69家驻区医院的相关负责人参会。11月13日组织召开武侯区2020年医疗机构放射卫生工作暨培训会，全区89家医疗机构的197名放射工作人员及学员参加了培训。按计划开展公共卫生、传染病防治、消毒产品、医疗卫生、计划生育监督抽检和“双随机一公开”抽检工作。共抽检326家机构，其中公共场所205户、生活饮用水1户、学校卫生14户、医疗卫生34户、传染病卫生29户、放射卫生35户、职业卫生4户，完结率100%、完成率83.38%，并按时完成了系统录入。2020年，重点对辖区范围内卡拉OK、歌舞厅、夜总会、电子游戏厅等文化娱乐场所，桑拿浴场等沐浴场所，美容美发场所，小歌舞厅、小旅店、小公共浴室、小美容美发等“四小门店”开展专项整治。共出动监督人员1 522人次，检查公共场所经营单位374户，其中小旅店205户、浴室32户、美容美发场所113户、歌舞厅及电子游戏厅10户、其他公共场所14户。完成666户次二次供水单位的检测、24户次现制现售水的检测、2020年1—4季度的管网末梢水抽样监测。4月21日，组织纳入监管的7家现制现售水单位(共计22人)参加“2020年武侯区现制现售水单位卫生培训会”，10月28日组织区内二次供水单位200余户的供管水人员开展生活饮用水培训。

对辖区学校及托幼机构进行548户次卫生监督检查。对成都市锦官新城小学、武侯区实验中学等14所学校的室内环境、灯光照明、课桌椅设置等进行了第三方抽检，对13户抽检不合格学校依法抄告至综合执法局。

【传染病防控】 2020年，武侯区无甲类传染病发生，全年报告“新冠肺炎”确诊病例15例，其中治愈14例、死亡1例，乙类传染病发病数1 330例，发病率96.13/10万，较上年下降4.39%，丙类传染病发病数3 212例，发病率232.16/10万，较上年下降74.83%。开展各类传染病散发病例处置326例，包括新冠及相关病例271例、布病21例、乙脑15例、流行性出血热7例、包虫病6例、克雅氏病3例、登革热2例、狂犬病2例、黑热病2例、重症手足口病2例、麻风病1例；处置学校、幼儿园常见传染病聚集性疫情108起。

【艾滋病防治】 健全“三线一网底”工作体系，指导416医院、区妇幼保健院开展抗病毒治疗和母婴传播工作。指导13家社区卫生服务中心推进社区HIV扩大检测。2020年，武侯区新报告艾滋病感染者201例，较上年下降22.1%，随访检测率97.04%、配偶检测率97.6%。完成HIV抗体初筛检测106.77万人，确认阳性882例。对1 965名病人开展免费抗病毒治疗，治疗覆盖率95.07%。

【结核病防治】 2020年，武侯区无学校聚集性结核病疫情发生。全区共发现登记活动性肺结核患者451例，活动性肺结核发病率35.59/10万。肺结核患者病原学阳性率(51.11%)、肺结核患者成功治疗率(97.96%)、病原学阳性患者密切接触者筛查率(100%)、患者总体到位率(99.71%)、患者规范管理率(99.74%)等各项指标均到达要求，圆满完成目标。

【狂犬病防控】 2020年，武侯区无狂犬病疫情发生，保持连续15年零发病。全区13家犬伤门诊共规范处置犬伤患者22 725例，注射狂犬疫苗22 725人份、狂犬免疫球蛋白4 405人份。

【免疫规划】 2020年，武侯区接种疫苗73.01万剂次，较上年增长12%，其中免疫规划疫苗20.73万剂次，非免疫规划疫苗52.28万剂次。严格执行非免疫规划疫苗挂网阳光采购制度，全年采购非免疫规划疫苗25类57.87万支，采购种类和数量居成都市首位。推进全区免疫规划信息化建设，截至2020年年底，39家接种单位全部纳入省级系统平台，所有疫苗接种全部实现扫码出入库和扫码接种。开展秋冬季多病共防工作，分步骤、分人群统筹推进重点人群流感和新冠疫苗接种，全年接种流感疫苗16万剂次、新冠疫苗3万剂次。12月24日，武侯区通过省卫生健康委组织的“四川省免疫规划示范区”验收。

【慢性病防控】 2020年，武侯区户籍人口全年报告死亡4 011人，报告年粗死亡率604.03/10万。全面推广慢病发病报告监测系统。开展派发健康生活工具包行动,截至9月25日,累计向居民家庭派发健康生活工具包306 890个,派发率84.78%;入户调查1 495户,电话随访1 518户,正确使用健康生活工具包1 613户,正确使用率54%。

组织开展成都市儿童口腔疾病综合干预项目,区内项目学校三年级学生总人数为11 363人,接受口腔健康检查10 390人,检查率为91.44%;龋患人数8 382人,龋患率80.67%;完成窝沟封闭7 365人,封闭牙齿22 357颗,封闭率64.82%。经抽样调查评估,目标学生口腔健康知识知晓率为98.08%,刷牙率为93.27%。继续开展中国癌基会癌症早诊早治项目大肠癌早诊早治工作。累计完成目标人群初筛1 716人,其中问卷调查和大便隐血检查均为1 716人次,筛查出阳性数612人,阳性率35%;直肠镜检500人,发现病例数20例,其中早期病例数18例,对发现的20例病例全部进行治疗和随访。完成中英减盐餐厅减盐干预项目终期评估。累计完成干预组和对照组共14家餐厅的140份菜品采样检测,280份消费者问卷、400余道菜品登记。在双楠、华兴社区圆满完成4 285名脑卒中高危人群的筛查和干预工作。

【精神卫生】 对所有在管的严重精神障碍患者进行危险性评估,将3级以上的患者专案登记并将名册交公安系统进行重点管理。截至年末,共登记严重精神障碍患者4 412人,管理4 248人,检出率4.06‰,管理率96.28%。实施"阳光救助"工作,免费救治患者77人,全面消除了"关锁病人"现象。继续开展四川省社会心理服务体系试点,在社区建立心理工作室、心理咨询室、谈话室等社会心理服务场所。在辖区部分中小学开展与四川大学华西医院合作开展基于三级预防模式的中小学生心理健康知识科普试点项目。

【职业病防治】 2020年,区卫健局对职业健康体检个案核心指标开展复核,审核个案数据3 785例。开展职业病危害现状调查、尘肺病患者随访与回顾性调查、职业危害因素现场调查,创建市级职业健康示范企业2家、职业健康基础建设达标企业103家。放射卫生工作,完成83家医疗机构职业性放射性疾病监测、45家医用辐射防护监测、6家非医疗机构放射性危害因素监测,对10个监测点位开展居民室内空气氡浓度监测。对全区6家职业健康体检、诊断机构网络直报开展指导检查。

【行政许可】 2020年,区卫健局受理行政许可现场勘查692件,其中公共场所428件、二次供水76件、医疗机构放射188件。

【爱国卫生】 结合新冠疫情防控工作,印发《关于开展爱国卫生运动主题活动的通知》,加强老旧居民院落、农贸市场等重点区域的环境卫生及疫情防控监管和督查,建立健全各项防病消毒制度,确保全区公共环境安全、卫生、整洁,从源头上切断疫情传播。组织开展春秋季灭鼠各1次、春夏季灭蚊蝇1次、秋季灭蟑1次。区卫健局、区文明办、区直机关工委、区教育局、区机关事务中心、区爱卫办六部门联合下发《关于深入开展无烟机关建设活动的通知》,全面启动办公区控烟工作。开展"星级院落"复评和评审活动,不断巩固和整治老旧居民院落环境卫生,对2019年评定的78个星级院落进行复评,合格率100%;对2020年申报的33个院落进行星级院落评审,合格率100%。

积极开展"健康细胞工程"建设,机投桥街道办事处创建为市级"健康街道";机投桥、万寿桥、半边街等3个社区创建为市级"健康社区";区人社局、区机关事务中心、区妇联、机投桥社区卫生服务中心、成都市武侯科技园小学、成都市机投小学校、成都悦诚有害生物防制有限公司等7家单位创建为市级"健康单位"。火车南站街道创建为区级"健康街道";长寿苑社区、桐梓林社区创建为区级"健康社区";火车南站街道办事处、四川盛唐建设工程有限公司等5家单位创建为区级"健康单位"。

【妇幼卫生】 强化妇幼健康网络建设,加强新冠肺炎疫情防控期间母婴安全管理工作,抓好基层妇幼保健培训、质量控制和产儿科能力建设,健全危重孕产妇及儿童急救、转会诊绿色通道,确保母婴安康。全区户籍孕产妇死亡率为0,孕产妇系统管理率98.10%,高危妊娠管理率100%,婴儿死亡率2.01‰,5岁以下儿童死亡率4.03‰,3岁以下儿童系统管理率98.06%,7岁以下儿童保健管理率98.5%。

2020年,全区完成艾滋病、梅毒、乙肝免费筛查27 018人,筛查率100%;HIV阳性产妇5人,孕早期干预5人,孕早期干预率100%,梅毒感染产妇78人,干预率100%,乙肝感染孕妇所生婴儿1 283人,免费注射乙肝免疫球蛋白1 283人,干预率为100%。城乡育龄妇女新增服用叶酸4 521人。完成农村妇女“两癌”筛查,其中宫颈癌筛查230人,乳腺癌筛查230人、完成率均为100%。加大出生缺陷干预工作力度,严重多发致残出生发生率3.12‰。落实自愿免费婚前医学检查,参检人数1 873.5对,婚检率93.79%。全年有2 900人参加免费孕前优生健康检查,目标人群覆盖率100%。开展孕妇学校546场、家长学校234场,覆盖人员35.39万人次,发放宣传资料35 274份。关爱女性生殖健康,在全区进一步推进开展流产后关爱项目。全区25家计划生育机构全面开展PAC工作,72人通过PAC咨询员考核并获得证书。启动更年期保健分级诊疗项目,构建社区卫生服务中心、武侯区妇幼保健院共同参与的更年期妇女保健模式。全年首次签发出生医学证明21 321份,换发161份,补发510份。在成都市妇幼健康技能大赛中获组织奖二等奖。

【基层能力提升】 武侯区推进“十三五”期间基层医疗机构硬件提升工程,2020年投入资金2 440万元,完成双楠社区卫生服务中心装修工程和3家社区卫生服务机构的设施设备配备。推进数据驱动的精细化管理,建立卫生健康数据管理平台,实现社区卫生运行数据、服务数据的实时监测分析;建设社区卫生在线绩效考核系统,建立数据驱动的服务质量、服务效率提升改进机制;完善“健康武侯”微信公众号功能,健全就诊挂号、诊间支付、报告查询以及健康知识推送等功能。全面落实基本公共卫生服务项目,规范实施家庭医生签约服务和老年人、慢性病患者、孕产妇、儿童、重精患者等重点人群的健康管理,免费签约服务覆盖40%常住人口,个性化签约服务74 509人次。武侯区数据驱动的家庭医生签约服务效率和质量提升工作在全市基层卫生工作会上做经验交流。

深化医联体建设内涵,与四川大学华西医院建立护理和儿童身高健康管理2个专科协同服务,在机投桥、簇桥、晋阳、望江路和红牌楼5家社区卫生服务中心试点。与四川大学华西医院、三六三医院等综合医院建立医联体,开展预约挂号、绿色通道转诊、专家下沉和社区卫生医务人员上挂学习。创新开展关于“主动健康和老龄化科技应对”和“医患微信生态互动”2个社区卫生应用型课题研究。开展“优质服务基层行”活动,机投桥、簇锦、玉林、金花桥和浆洗街4家社区卫生服务中心通过市级复核基本标准,红牌楼社区卫生服务中心通过市级复核推荐标准。

【基本公共卫生服务】 区卫健局持续推进公共卫生服务均等化建设,开展基本公共卫生项目培训12次,专项业务培训24次。13家社区卫生服务中心全年门急诊量为213.09万人次,公共卫生服务量213.2万人次,累计建立居民健康档案104.01万份,建档率95.69%;高血压患者已管理68 727人,其中规范化管理45 912人,规范化管理率66.80%;糖尿病患者已管理28 402人,其中规范化管理18 541人,规范化管理率65.28%;建立预防接种证87 413人,建证率100%;0—6岁儿童健康管理60 058人,健康管理率95.64%;新生儿访视8 286人,访视率99.14%;早孕建册7 175人,早孕建册率85.85%;产后访视8 188人,产后访视率97.97%。65岁以上老年人建立健康档案105 080份,其中健康管理69 521人,健康管理率55.42%。社区卫生服务机构基本药物阳光采购积分考核平均分108.59分,超过合格标准18.59分,惠民金额达2 607.02万元。

【社区卫生培训基地建设】 武侯区玉林、晋阳和红牌楼社区卫生服务中心等国家级社区卫生培训基地开展全国社区卫生机构国家级师资培训工作,2020年共培训学员73人。该基地作为四川大学华西医院和四川省人民医院的带教基地,共规范化培训全科学员226人;举办成都市第九期社区急诊急救技能培训班培训32名乡村医生骨干。

【计划生育服务】 武侯区严格落实计划生育奖励扶助、特别扶助和独生子父母奖励“三项制度”。做好计划生育特殊家庭扶助关怀工作,帮助特殊家庭解决生产、生活等“急难愁盼”问题。完成省市下达的全员人口覆盖率、全员人口信息准确率、便民服务登记数据与全员人口监测数据一致率达90%的相关业务目标。辖区全年出生人口8 838人，人口出生率12.76‰、自然增长率7.48‰、符合政策生育率99.76%。制订《成都市武侯区关于促进3岁以下婴幼儿照护服务发展的实施方案》。

【特扶家庭地方扶助】 2020年，武侯区核定计划生育家庭地方扶助对象1 633人，发放扶助金额347.93万元。为特扶家庭1 586人购买2020年度意外伤害保险，保险经费14.28万元。开展特扶家庭签约家庭医生“定制健康包”签约活动，签约1 231人，支出经费49.24万元。特扶对象859人参加健康检查，体检费34.36万元。支付特殊家庭成员殡葬服务补贴费用15人，共1.5万元。对10名因患重大疾病影响基本生活的计划生育特殊困难家庭扶助对象开展大病医疗救助，救助金额5万元，关注失能老人8人，发放失能扶助金2.88万元。

【计生激励政策兑现】 2020年，武侯区为2 419名国家、省、市计划生育家庭奖励扶助对象发放奖励金232.22万元；为1 592名国家计划生育家庭特别扶助对象、1名计划生育家庭手术并发症对象共发放特别扶助金1 324.58万元；为1 591名2020年国家计划生育家庭特别扶助对象补充发放2020年计划生育家庭特别扶助提标部分资金175.03万元；为3 791名独生子女父母发放奖励金22.65万元。为11名三结合户儿童购买2020年城乡居民医疗保险3 080元。

【特别扶助关怀】 建立和运行计划生育特殊家庭信息系统，为887户1 592人录入、维护基本信息。建立街道、社区干部双岗联系人制度，联系指定辖区特殊家庭887户1 592人。开展领导班子走访慰问19户29人次，全年累计发放慰问金及慰问品2.42万元。开展重大节日生日走访慰问887户1 592人，慰问7 960人次，共发放慰问金159.2万余元。区直属医疗卫生机构“两免五优先”医疗救助特扶对象2 680人次，资助特殊家庭参加养老保险53人，参保金额22.53万元。

（高 艳 李 伟 荣阳玲）

成华区

【概况】 2020年，成华区以全民健康促进工程为抓手，以深化医药卫生体制改革为重点，坚持“保基本、强基层、建机制”，推动卫生健康事业跨越发展，全年卫生事业投入43 900万元。全区有医疗卫生机构688个，卫生机构床位数7 026张。全区有卫生技术人员9 944人，其中执业医师3 241人、执业助理医师263人、注册护士4 155人。

【“十三五”发展成绩】 “十三五”期间，全区卫生健康事业改革创新成效显著，城乡居民健康水平大幅提升。一是健康成华建设初见成效。成功创建全国首批健康促进区、国家慢性病综合防控示范区、全国计划生育优质服务先进单位；成华“健康直通车”工程进社区案例成功入选全国健康促进典型案例。2020年底，全区居民健康素养水平达27.17%，超前完成《健康成都2030规划纲要》达25%以上的要求。二是持续推进医药卫生体制改革。以医联体建设作为医改突破口，分别与华西医院、华西第二医院携手组建“华西—成华城市区域医疗服务联盟”和“华西妇儿专科联盟”，探索出一条符合中心城区特点的分级诊疗新路径。截至2020年年底，与四川大学华西医院、省人民医院、市第二人民医院、市第六人民医院等省、市三甲医院组建15个医疗联合体，100%覆盖全区基层医疗机构。医联体建设工作获国务院医改领导小组督导组充分肯定，先后4次在国家卫健委组织的全国性会议上交流。三是优质医疗卫生健康资源快速提升。“十三五”期间，引进省级三甲医院1家，建成市级三甲医院1家，三级规模民营医院2家和国际医院1家；政府举办社区卫生服务中心由1家发展到9家，其中培育国家优质社区卫生服务示范中心3家(含全国百强1家)、省级社区卫生示范中心2家；1家社区卫生服务中心获评全国“基层医疗机构呼吸疾病规范化预防诊治体系与能力建设”优秀单位；创建成都市基层卫生培训基地1个。引进建成30万平方米规模、投资近50亿元的鹏瑞利国际医疗健康中心。四是卫生健康人才队伍质量显著提高。五年来引进医疗卫生人才700余人,培训专业技术人员年均3 000余人次,2020年全区卫健系统获省级先进个人2人、省劳模1人、市劳模1人、市五一劳动奖章5人、区级先进个人9人。六是公共卫生服务成绩显著。"十三五"期间,成功创建全国首批健康促进区、国家慢性病综合防控示范区、第四轮全国艾滋病综合防治城市示范区、四川省结核病防治示范区、免疫规划示范区、流动人口基本公共卫生计生服务均等化示范单位。2020年底全区每千人床位数达到10.46张、每千人医师数达到6.53人;婴儿死亡率下降至1.24‰,5岁以下儿童死亡率下降至2.18‰,孕产妇死亡率为0;人均期望寿命上升到81.55岁。

【新冠肺炎疫情防控】 在新冠肺炎疫情发生后,成华区进一步完善联防联控机制,区卫健系统充分发挥疫情防控"主力军"作用,坚持把人民群众的生命安全和身体健康放在首位,严格落实"外防输入、内防扩散"防疫措施,成功守住成都"东大门",打赢疫情防控阻击战。坚持常态化精准防控和局部应急处置相结合,及时有效处置"12·7"郫都关联病例疫情,打赢疫情防控遭遇战。成华区未发生一起境外输入关联病例、未出现一名医护人员感染、未向区外输出一次感染风险。境外人员服务管理、密切接触者隔离观察、核酸检测等防控工作多次得到市政府表扬,成华防控模式得到世卫组织考察组的高度评价,新冠病毒疫苗重点人群接种工作得到国家、省、市督导组的充分肯定。区卫健局被评为全省抗疫先进集体,疫情防控工作中涌现出大批先进集体和先进个人,其中有1个集体荣获省级表彰、4个集体获市五一劳动奖状、2个集体获市工人先锋号、16个集体得到区级表彰,2人荣获省级先进个人、1人获得省劳模、1人获得市劳模、5人获市五一劳动奖章、9人获得区级先进个人。

【公立医院改革】 持续深化公立医院改革,推进"华西—成华城市区域医疗服务联盟""华西成华妇儿专科联盟"合作,通过华西"造血式、定制化"技术输入,培养社区首席医生36名,年培训医务人员3 000人次。"华西—成华健康大数据管理中心"试点推行"一医一助"家庭医生团队一站式服务,将慢性病临床诊疗与社区管理有机结合,搭建远程动态血压监测系统,实现高血压患者的精准诊断与管理,承接省、市卫健委及华西医院培训200场,创建为成都市基层卫生培训基地。华西第二医院管理团队入驻区妇幼保健院,选派专职主任、学科主任、客座教授定期指导,多学科专家不定期巡诊,植入先进管理经验与业务技术,打通双向转诊"绿色通道",实现大病患者及时上转,妇科肿瘤患者下转支持治疗;完善联盟医生标准化培训、考核、认证体系,新培养联盟认证儿科医生3名、妇科医生1名,新建联盟儿科诊室2个,中心儿科诊疗量较联盟建立前增长72.4%,"华西妇儿专科联盟"建设成效初显。

【医疗资源配置】 2020年,成华区建成投用二仙桥、桃蹊路2个配套社区卫生服务中心,加快建设保和兴城嘉苑、白莲池、青龙新山、太阳公元等配套社区卫生服务中心,开工建设隆兴北四路、华翰路、青龙海滨等配套社区卫生服务中心项目,有序推进区人民医院、区妇幼保健院、区七医院3家区属医疗机构升级改造项目。市级三甲医院—市六医院成华院区建成投用和市二医院龙潭院区竣工,区域内的优质医疗资源有效增加。全区千人口病床数达8.89张。

【医疗卫生服务】 成华区区级专业医疗质量控制中心共有23个,新设置区级医疗质控中心2个,挂靠在区妇幼保健院,全年开展院感、药事管理、病历资料、血液透析等多项专项质控督导活动30次。成华区新增1家三级规模综合医院(成都东篱医院)、1家国际医院(成都鹰阁医院),成都新华医院升级为三级乙等综合医院,区第三人民医院经评审升级为二级乙等综合医院,区第六人民医院经评审升级为二级乙等老年病医院,优质医疗资源得以有效补充。区卫健局组织医院运营、医务管理、财务、院感、护理等10名专家对区三医院、区六医院开展巡查工作,对部分机构医师签名不完善、处方书写不规范、处方点评未公示、院内宣传不到位等问题,下达《卫生监督意见书》46份;联合区医保局开展成华区医疗行业突出问题专项治理工作,出动执法监督人员1 000人次,检查医疗机构850户次,警示约谈5户次,对1户民营医院不良执业行为记分4分,对全区医疗机构的不良执业行为累计记分64分;对38家医疗卫生机构开展医疗质量大检查活动,达到五星标准1家、四星标准6家、三星标准10家、不合格1家,对不合格医院实施约谈整改;42家局注册医院和社区卫生服务中心开展检查检验互认工作,互认3万人次。成华区组织市第六人民医院、区妇幼保健院、区疾控中心、区卫计监督执法大队开展对口支援丹巴工作,共选派24名技术骨干入驻丹巴支援1年,各单位参与短期支援12人次,开展"师带徒"62人次。

【基本公共卫生服务】 全区各社区卫生服务中心继续为辖区居民提供城乡居民健康管理、健康教育、预防接种、0—6岁儿童健康管理、孕产妇健康管理、老年人健康管理、慢性病患者健康管理、重性精神疾病患者管理、结核病患者健康管理、中医药健康管理、传染病及突发公共卫生事件报告和处理服务、卫生计生监督协管服务、免费提供避孕药具、健康素养促进14类国家基本公共卫生服务项目,各社区卫生服务中心建立电子健康档案91.39万份,健康管理0—6岁儿童6.84万人、高血压患者6.18万人、糖尿病患者2.52万人。双桥子社区卫生服务中心创建成都市基层卫生培训基地,承办成华区2020年基层卫生培训,组织全区100名社区卫生服务中心管理人员及医护人员进行理论与技能培训,进一步加提升基层医疗机构卫生人员服务能力水平。

【基本药物制度】 成华区认真实施国家基本药物制度,全区社区卫生服务中心实行基本药物网上公开采购及零差率销售,为就诊群众节约费用1 153万元。

【中医药服务】 通过专家培训、视频网络、远程教学等方式组织开展中医药适宜技术培训5期,培训150人次;组织区属医院和社区卫生服务中心(站)中医药医务人员进行《中医药法》知识培训和实操2次,参培人员70人次。开展中医药义诊宣传活动27场次,传播中医药法,覆盖医务人员、社区居民5 000人次;依托家庭医生签约服务,提升辖区重点人群中医药健康管理覆盖率,全年全区65岁及以上老年人健康管理率73.4%、0—3岁儿童中医药健康管理率83.1%,基层中医药服务量55.08%。区卫健局推动中医药参与疫情防控,各医疗机构为隔离点人员、企业复工人员、社区居民、派出所干警、医院职工等人群共计发放"大锅汤"7万份,中药防疫香囊3 500包,复工复产中医药防疫宣传手册12 000份;在公众平台上录制疫病防护灸与防疫香囊制作方法、推广"八段锦""太极拳"等宣传视频,2条短视频入选"学习强国";组织医疗机构工作人员练习中医养生功法并录制视频在医疗机构、社区街道进行播放,方便群众学习练习,增强群众免疫力。

【继教与科研】 区医学会开展继教培训9期,培训医务人员600人次,区级医学继续教育报名4 000人次,完成抗菌药物、精麻药品规范化管理知识培训600人次,辖区医疗机构取得发明专利授权4项;完成15名全科医师转岗及1名骨干全科医师、1名儿科转岗送培工作;开展医师定期考核补考工作,完成医师定考网上审核200人。

【传染病防治】 成华区加强传染病监测与报告管理,及时进行风险评估和预测预警,制定疾病防控应急预案方案40种,储备应急物资四大类315种。区疾控中心处置传染病预警信息488起,聚集性疫情及重点传染病疫情111起。全区急性传染报告发病率为146.22/10万,应急响应率100%,调查处置率100%;举办成华区第七届突发公共卫生事件社区应急处置基本技能比赛,全面提高应急队伍专业技术水平和应急处置能力。

【艾滋病防治】 加强"三线一网底"防控体系,细化防艾宣传教育、监测检测、治疗管理、母婴阻断、综合治理等防控措施,每月落实工作例会,每季度实施联合督导,推动艾滋病综合防治示范区工作。建成"快检、初筛、确证"完整的艾滋病检测发现体系,多举措推动扩大检测工作,实施主动进社区、进工地免费检测,推行45—65岁就诊病人免费检测,全区常住人口检测比例40.86%,基层医疗机构检测覆盖率22.31%;健全疾控机构与街道办事处协作配合机制,强化失访、不配合病人的追踪管理,落实应治尽治,提升治疗质量,抗病毒治疗覆盖率

94.67%、治疗成功率98.53%。区疾控中心全面落实预防母婴传播综合措施，孕产妇筛查率100%，孕期检测率达98.59%，孕早期检测率88.49%，感染孕产妇服药率100%，未发现儿童感染；持续开展源头治理，对抓获卖淫嫖娼人员实现100%检测，辖区公共场所安全套摆放率100%，无偿提供率100%；实施中华预防医学会基金项目2项。

【结核病防治】 全区结核病患者总体到位率98.8%，肺结核患者规范管理率100%，肺结核患者规则服药率100%，肺结核患者治疗成功率96.2%，病原学阳性肺结核患者密切接触者筛查率达100%，肺结核患者病原学阳性率55.1%。区疾控中心开展65岁以上老年人和糖尿病患者结核病筛查，筛查率分别为97.3%和95.4%，调查处置学校散发结核病疫情29起，全区无结核病暴发疫情发生。

【地方病防治】 对血吸虫病监测点查螺总面积6万平方米，开展血吸虫查病500人，发热病人筛查300人，未查出有螺面积和血吸虫病人。对北湖生态公园及周边水系环境开展钉螺监测，查螺总面积11.85万平方米，未查见钉螺；完成疟疾"三热"病人血检586人，血检率达总人口数的0.755‰；开展休根治疗1例、对境外输入的1例疟疾病例进行规范处置；完成1 000人土源性线虫监测任务；开展碘盐监测和儿童、孕妇尿碘检测工作，全区继续保持消除碘缺乏病状态，防治成果得到巩固。

【免疫规划】 2020年成华区完成国家免疫规划疫苗28.69万剂次，国家免疫规划疫苗接种率95%，接种重点岗位人员、小学生、60岁及以上老年人三类人群流感疫苗10.59万剂次，接种重点人群新冠病毒疫苗19 276剂次，国家免疫规划疫苗针对传染病发病率维持在较低水平，无暴发疫情发生。在产科医疗单位、犬伤门诊、预防接种门诊先后启用"四川省免疫规划信息系统"，引入"预防接种服务全程电子签系统"，在"一苗一身份，一人一追溯"的新型疫苗管理模式基础上，进一步优化流程，提升预防接种安全性和效率。

【慢性非传染性疾病防治】 持续巩固国家级慢性病综合防控示范区成果，加强慢病监测制度建设，落实各级质量控制，拓展死因和慢病监测渠道，死因监测工作被中国疾病预防控制中心慢性非传染性疾病预防控制中心评为全国先进集体。开展健康支持性环境打造，完成"健康细胞"点位58个、"健康家庭"500个及市级健康促进与教育示范基地1个，创新打造体验式儿童口腔卫生、学生营养、视力保护科普基地；完成派发健康生活工具包提升居民健康素养行动，开展各类卫生主题宣传活动20次，覆盖群众34.6万人次；参与西南区域自然人群队列研究项目重复调查、四川省肿瘤患者随访试点项目，提升慢病防控人员综合防治能力；1篇工作案例入编《四川省第一批慢病示范区案例精选集》，2篇工作案例荣获"2 020成都市健康城市建设实践十佳案例"；心脑血管疾病防控、窝沟封闭防龋熊猫医生主题动画宣传视频分别获得成都市2020年健康科普知识传播技能竞赛微视频比赛一等奖和二等奖；普通话和客家话"双语版"新冠防控健康教育宣传短视频在中国健康促进与教育协会主办的2020"金孔雀杯"春之声暨"战役情"健康传播文艺作品评选活动中获得"组织奖"；全国第五届"万步有约"职业人群健走激励大奖赛获得全国"进步奖"。

【精神卫生】 2020年，全区精神科门诊6 450人次、住院508人次，分别比上年下降21.58%、3.97%；实施重性精神障碍患者救助政策，开展住院患者"阳光救助"180人、门诊救助1 042人次，救助金额178万元；重性精神障碍患者报告患病率、年管理率、年面访率均达到规范要求。区疾控中心推进未成年人心理健康服务体系建设，签约加入成都市中小学"心理健康绿色平台"，建立心理危机干预转介绿色通道；组建心理咨询队伍、开通疫情防控心理热线，接受心理咨询500人次。新冠疫情发生以后，派遣1名心理专家赴武汉开展心理援助工作，开展集中医学观察点心理干预600人次，对防控一线医务人员、社区防控人员等工作者开展心理干预100人次。疫情期间，采取电话、视频随访、代开处方、送药上门等，为辖区精神患者提供关爱服务，受到全市通报表扬。组织开展"世界睡眠日""精神卫生日"等主题日义诊宣传活动,发放心理卫生宣传资料2万份,服务群众3 000人次。

【职业病防治】 深入开展尘肺病防治攻坚行动。以混凝土搅拌站等建材行业为重点,开展重点行业粉尘危害专项治理。区卫健局配合人社部门开展尘肺病重点行业工伤保险扩面专项行动。加强职业健康服务机构能力建设,推动3家职业健康检查机构完成省级备案。开展基础建设达标创建和职业健康示范单位创建工作,42家用人单位开展基础建设创建,累计覆盖率86%。完成2家职业健康示范单位创建。开展印刷行业尘毒危害专项治理工作,将7家印刷企业纳入专项治理范围,完成职业卫生基础建设创建工作;对全区85家企业开展重点监督,查处职业卫生违法单位2家、警告处罚1家,罚款1.1万元;组织开展职业病危害现状调查、重点职业病监测等6项主动监测工作,完成82家企业职业危害现状调查;通过网络报告调查重点职业健康档案7 379张、职业病病例卡片2张、疑似职业病10张、农药中毒17张;完成既往121例尘肺病例及334例尘肺病失访人员调查核实;组织各街道办事处和区级相关部门开展防暑降温和环卫工人职业健康监管工作,共检查商混站、印刷厂、铸造厂等用人单位24家,出动执法人员52人次,避免高温中暑事件发生。

【食品及环境卫生】 持续推进食品安全、饮用水卫生、公共场所监测及国民营养工作,完善"县—乡—村一体化"食品风险监测安全预警平台,全年上报食源性疾病病例信息2 039例、病原学检测信息506例;完成食品污染物及有毒有害因素样品检测183件;科学规范处置疑似食源性疾病事件20起;结合全民营养周、5.20学生营养日、食品安全宣传周等活动,广泛开展宣传,覆盖率100%。每季度开展"水十条"采样、检测,并定期将结果向社会公示,保障居民用水安全,全年共监测水样72件;对辖区内宾馆(酒店)、商场(超市)、游泳场(馆)、理发(美容)店、候车室等5类重点公共场所开展公共场所危害因素主动监测。

【学校卫生】 高度重视学校卫生监测及预防干预,开展学生近视等健康影响因素监测与干预,全年开展儿童青少年视力监测903名;对龋齿、肥胖、营养不良、脊柱弯曲异常等其他常见病进行监测干预,共监测学生817名。落实教学生活环境监测,开展分阶段针对性干预行动,做到学生常见病健康教育全覆盖;结合"爱眼日""学生营养日"等主题日,开展学校卫生专项督导,现场督导学校51所,覆盖率100%。对学生健康体检进行技术培训和质量控制,全年体检中小学生89 641人,采取针对性多样化干预措施预防,控制儿童青少年近视、肥胖等重要常见病发生发展。

【爱国卫生】 2020年,成华区7次召开全区爱国卫生专项工作推进会,安排部署巩固国家卫生城市成果工作,会同区市场监管局、区综合执法局、区住建交局等部门组成督查组,对街道进行暗访检查,下发督查通报4期、督办通知3期,确保整治见成效、工作达标准,建立健全国家卫生城市管理长效机制奠定基础,巩固和扩大国家卫生城市创建成果。科学开展病媒生物防制工作,在农贸市场、垃圾存放点、社区院落等设置固定毒饵站4 242个,投放灭鼠毒饵5 000公斤,免费为社区居民送14 100包灭蟑螂药。9月17日,成华区通过国家卫生城市省级病媒生物防制复审检查。评选出星级院落713个,其中3星级356个、4星级231个、5星级126个;评选出四川省都江堰市东风渠河道管理处等省级卫生单位3个,成都怡东酒店有限公司等省级无烟单位4个。

【健康促进】 以"三减三健的365天"为主题,突出重点、打造特色亮点,开展"三减三健"专项活动、"全民健康生活方式——少盐少油健康下厨"主题活动、开展"三减三健——减糖理念"小学主题班会、开展健康生活工具包派发工作,发放健康生活工具包25.24万户,派发率80%。实施儿童口腔疾病综合干预项目工作,完成4 689名儿童14 367颗牙齿窝沟封闭。组织为期50天的"万步有约"健走比赛。邀请健骨操队进社区开展"邀你共舞"健康骨骼主题活动,普及"三减三健"健康生活理念。印制发放《防范新型冠状病毒感染知识问答》《致成华区居民的一封信》等10种宣传资料85.23万份,编撰新冠健康科普知识微信公众号推文49

篇、微博20篇，制作七步洗手法、消毒药品配制与使用方法等健康技能视频4个，通过健康成华、成华融媒等网络平台进行推广，阅读量100万人次。组织动员全区居民参加网络初赛，并选拔区代表队参加全市“健康相伴文明同行”知识大赛决赛，获得第二名。《看不见的病毒听得见的声音——成华区发扬客家文化优势深化健康成华行动》《从校园到社区“云”运动掀起全民健身新热潮——成华区创新打造校园—家庭—社区“云”运动模式》2篇案例被评为“成都市2020年健康城市建设实践十佳案例”。

【健康驿站】 积极推动家庭医生团队进社区、进家庭，打造院落“健康驿站”16家，开设健康沙龙、健康厨房、健康自检等服务，将家庭医生签约和基本公共卫生服务项目有机融合，社区卫生服务中心派出家庭医生团队“定时、定点、定人”为群众提供“个性化”“零距离”的全程健康管理服务，促进群众建立健康生活方式。

【卫生监督】 对驻区791家医疗机构、125家放射诊疗单位和3家消毒产品生产企业进行监管，监督检查医疗卫生、传染病防治、放射卫生和消毒产品生产企业1 840户次，办结行政处罚64件、罚没金额20.63万元，对医疗机构给予不良执业行为处理65户次、记分226分，受理投诉举报211起、回复率100%。成华区打非办重点围绕“打击非法医疗美容”开展打击非法行医行动，出动执法人员1 720人次、监督检查医疗机构788户，监督检查美容养生场所46户、药房6户、打击无证行医点位19户、发放打击非法行医宣传册150份，查处非法行医案件19件，罚没金额10万元。

加强全区各级各类学校和幼儿园的卫生监督检查工作，在春秋两季开学期间，对全区各级各类学校和幼儿园开展传染病防控、生活饮用水管理、环境卫生等监督检查，共监督检查学校64所、幼儿园95所，出动执法人员636人次、下达卫生监督意见书318份，覆盖率100%。

【妇幼保健】 持续推进产儿科建设，强化产科质控和指导，落实母婴安全五项制度，提高高危孕产妇的管理和新生儿急救能力，强化高危孕情管理，保障母婴安康。全区全年开展孕产妇危重症评审4次，新生儿死亡评审2次，孕产妇死亡率为0，新生儿死亡率1.02‰，婴儿死亡率1.64‰，5岁以下儿童死亡率3.07‰，完成妇幼重点目标任务。加强孕产妇、儿童健康宣教及医务人员培训，开展线上、线下培训43次、培训4 600人次；开展全区新冠肺炎疫情常态化防控措施下母婴安全急救演练3次，确定区域应急助产机构，制定应急预案，确保紧急状态下孕产妇的安全，实现全区孕产妇、新生儿“零感染”。实施增补小剂量叶酸预防神经管缺陷，开展农村妇女“两癌”筛查项目，妇女常见病筛查覆盖率90.05%；实施免费婚检项目，完成婚检1 596对，婚检率90.27%；实施新生儿疾病筛查、新生儿耳聋基因筛查项目，新生儿疾病筛查率99.60%，耳聋基因筛查率100%；全面落实预防艾滋病、梅毒和乙肝母婴传播综合干预措施，全年全区孕早期检测率88.49%，孕早期用药率100%，艾滋病感染孕产妇所生婴儿抗艾滋病毒用药率100%，满6月龄儿童早期诊断率100%，满18月龄儿童艾滋病抗体检测率100%，全区未出现艾滋病母婴传播，荣获“四川省2020年度母婴安全保障工作成效突出集体”“成都市2020年度母婴安全保障工作成绩突出集体”称号。

成华区妇幼保健院继续创建“国家卫生健康委员会分娩镇痛试点医院”，提升和推广分娩镇痛技术，全年开展分娩镇痛1 242例，分娩镇痛率83.4%；举办2020年省级医学继续教育项目《四川省基层医院产科麻醉及分娩镇痛学习提高班》，70名学员参加培训。

【计划生育服务】 成华区认真做好新形势下计划生育服务工作，全面实施两孩政策，健全和完善新型计划生育公共服务体系，加大生殖健康保健、优生优育知识普及力度，落实流动人口服务管理、免费孕前优生健康检查、计划生育奖励金制度和计划生育特殊家庭扶助关怀政策，加强计划生育技术服务保障力度，增强计划生育家庭发展能力，促进3岁以下婴幼儿照护服务发展；开展人口统计数据监测，及时掌握出生人口动态数据。2020年，成华区出生人口6 673人，人口出生率8.37‰，比上年下降7.43‰，符合政策生育率99.9%，人口自然增长率3.17‰。采集流动人口基本信息5.74万条，查验婚育证明

1.23 万人次，向户籍地核查个案信息2 224条，通报避孕节育信息2 220条。全区办理生育登记4 890例，其中一孩生育登记3 178例、二孩生育登记1 712例。被国家卫生健康委评为“2018—2020年全国计划生育优质服务先进单位”。

【计生利益导向】 全面完成计划生育奖励扶助、特别扶助和独生子女父母奖励对象资格确认和资金发放工作。全区符合计划生育奖励扶助对象资格的1 861人、发放扶助金178.7万元，符合计划生育特别扶助对象资格2 331人、发放扶助金2 183.8万元，符合计划生育独生子女父母奖励对象资格的5 993人、发放奖励金35.9万元。开展计划生育特殊家庭扶助关怀服务活动，慰问计划生育特别扶助对象1.17万人次、发放节日和生日慰问金233.1万元，按400元/人·年的标准为868名扶助对象，提供健康体检服务共34.72万元，为85名扶助对象购买养老保险35.2万元，探视生病住院扶助对象618人、发放慰问金24.7万元，将1 452名60周岁以上扶助对象全部纳入居家养老服务，为786名扶助对象提供生病住院护理保险理赔服务78.7万元，及时提供各种暖心服务，为2 318名扶助对象建立基础健康档案，建档率100%。

【老龄健康】 加强老年人健康管理，创新医疗和养老服务工作。区卫健局指导成华区第六人民医院建立健全安宁疗护工作标准及规范，组织开展3期医护人员工作培训，完成“安宁疗护”试点工作，到专家及省市卫健部门领导好评。指导区内9家医养机构和23家养老机构，开展老年人家庭医生签约服务工作，签约65岁以上老年人6.03万人，签约率45.06%；开展老年人体格检查2.3万人，实施老年人健康状况评估2.9万人；开展老年健康大讲堂34期，服务老年人1 680人。区卫健局协调区司法局开办老年人法律援助站，开展法律宣传、法律援助和法律服务，设立“老年维权示范岗”59个、“老年优待服务窗口”107个、张贴宣传海报1 179张，围绕老年人赡养纠纷、住房财产纠纷及涉老社会保障问题，开展法律咨询活动30场次，增强老年群体维权意识，保障老年人合法权益。以全国医养结合示范地区创建为契机，区卫健局会同区市场监管局、区民政局等部门，制定基本公共服务标准规范，形成医养结合领域基本公共服务标准体系，开展“全国医养结合示范地区及社区医养联合基本公共服务标准化试点”创建。走访慰问同乐敬老院高龄老人、孤寡特困老人等，为3 351名九十岁以上老人发放慰问金68.1万元。组织老龄委成员单位志愿者1 373名，为老年人提供家政、照料、护理、信息咨询、心理疏导等服务。组织开展群众性老年文化体育活动。

成华区按照政府引导、市场驱动、深化改革、创新机制的基本原则，着力智慧健康养老关键技术产品研发、推广和应用，建设智慧健康养老服务平台，以标准化、专业化、多元化、社会化的方式，丰富智能健康养老服务产品供给，培育智慧健康养老服务新业务，推进智慧健康养老商业模式创新，探索智慧健康养老创新举措。12月18日，成华区被工业和信息化部、民政部、国家卫生健康委员会命名为第四批全国智慧健康养老示范基地。

【健康服务业】 全力推进医疗健康服务业发展，扶持社会资本投入医疗健康产业，依托成都鹏瑞利国际医疗健康中心，打造西南地区的“健康新高地”，已入驻新加坡百汇医疗旗下国际化高端品牌“成都鹰阁医院”、国际医疗健康中心的顾连康复医院、圣丹福整形美容医院等医疗机构，新入驻上海联影投资的影和医学影像诊断中心、小青草眼科医院、思俊外科和疤康门诊部等医疗机构。

（罗 岚 蒋 楠）

龙泉驿区

【概况】 2020年，龙泉驿区深入推进医药卫生体制改革，大力提升医疗质量和服务水平，辖区居民健康水平和人口素质明显提升，居民人均期望寿命达81.57岁，比上年增加0.31岁；孕产妇死亡率为0/10万；婴儿死亡率为2.55‰；人口自然增长率5.29‰。全区共有医疗卫生机构539个，其中医院25个（含省级公立医院3个，区直公立医院3个，其他公立医院4家，民营医院15个）、公立卫生院7个、社区卫生服务中心7个、村卫生站83个、社区卫生服务站2个、诊所（门诊部、卫生所、医务室)408 个,专业公共卫生机构 3 个(卫生执法监督机构 1 个,疾病预防控制机构 1 个,妇幼保健院 1 个),其他卫生机构 4 个。与上年比较,全区医疗卫生机构增加 23 个。全区医疗卫生机构实际开放床位数达5 173张(编制床位5 060张),其中,医院共4 565张、减少 67 张;妇幼保健院 166 张,减少 12 张;卫生院和社区卫生服务中心共 442 张。每千人口医疗卫生机构床位数 3.843 张(按常住人口计算)。全区卫生人员总数达8 927人,比上年增加 104 人。有卫生技术人员 7 602人,比上年增加 72 人。每千人口执业(助理)医师数 2.3 人,每千人口注册护士数 2.69 人(按常住人口计算)。全年总诊疗人次 644.67 万人次(其中民营医疗机构门诊 182.15 万人次),比上年度减少 22.97 万人次,全年住院收治病人 14.6 万人(其中民营医疗机构收治 2.93 万人),比上年度减少 0.51 万人。

【"十三五"发展成绩】 居民健康水平加速提升。2019 年底全区人均期望寿命 81.26 岁,较 2015 年增加 2.45 岁,比成都市人均期望寿命高 0.25 岁;2020 年婴儿死亡率 2.59‰,较 2015 年 4.04‰下降 35.89%;2020 年孕产妇实现零死亡;"十三五"期间,全区无法定甲类传染病和狂犬病例报告。医疗资源配置更加完善,医疗卫生服务体系不断优化。近 5 年来政府累计投入约 15 亿元,完成区一医院、区妇幼保健院迁建等 16 个建设项目。市、区两级财政共投入 2.2 亿元,15 个基层设施提升改造项目完工投运 9 个,投运前准备 4 个,在建 1 个,加快推进 1 个;完成诊疗设备提档升级项目 17 个;完成村卫生站公有化标准化建设项目 17 个,在建 2 个。目前全区各级各类医疗卫生机构共 543 家,较 2015 年增加 204 家,增长率 60.18%;共开放床位5 199张,较 2015 年增加 879 张,增长率 20.35%。医药体制改革持续深入。全区 4 家区级公立医疗机构成功与上级优质医疗机构组建 2 个综合医联体和 2 个专科医联体,其中区一医院持续深化与华西医院合作办医,拓展丰富"龙泉—华西"紧密型医联体内涵;区二医院与成都大学附属医院创新实施"科科合作",对口科室业务能力大幅提升;华西第二医院派出技术骨干任区妇幼保健院业务副院长,全面推行华西管理模式;中医专科医联体持续巩固深化。全区 4 家区级公立医疗机构全面实施取消药品、耗材加成、药品采购"两票制"。创新公立医院机构编制管理,在全区公立医院实行基本编制和员额相结合的编制管理方式。医疗服务能力不断强化。依托医联体推动区一医院高级卒中中心、胸痛中心建设。区妇幼保健院于 2016 年通过三级乙等妇幼保健院评审,区一医院于 2017 年通过三级乙等综合医院评审,区二医院于 2020 年通过二级甲等综合医院评审。五年来,新增市级及以上重点专科(学科)和建设项目 15 个,区级重点专科 15 个;建成成都市基层医疗机构示范中医馆 6 家。2020 年 1—11 月全区医疗卫生机构总诊疗人次 434.89 万人次,较 2015 年同比增加 102.42 万人次,增长率为 30.81%。医卫人才队伍明显优化。五年来,共引进医疗在编人员 331 人、编外人员 980 人,全区每千人口医师数 3.21 人,较 2015 年底 2.6 人提高 23.5%。截至 2020 年底,全区政府办医疗卫生机构本科及以上学历占比 65.18%,高级职称占比 18.51%,中级职称占比 43.05%。智慧医疗建设全面覆盖。在全市率先完成一体化基层医疗卫生信息系统升级改造,卫生执法管理过程实现全信息化,4 家区级医疗机构均通过四川省数字化医院等级评审,区妇幼保健院作为唯一一家县级医疗机构被授予"四川省智慧健康医疗服务示范单位"。共建共享成果普惠于民。五年来,卫生健康各项惠民举措共惠及3 002.43万人次,惠及金额36 139.25万元。建立地方性计生特殊家庭综合保障机制,提高特殊家庭特别扶助标准,五年来,共扶助4 776人次,发放地方性扶助金额1 433.1万元。

【党建和行风建设】 全面落实公立医院党委领导下的院长负责制,组织完成 4 家区级公立医院党委书记、院长的调整配备;聚焦人民群众反映强烈的问题,扎实开展卫生健康行业领域突出问题专项整治工作,组织各级医卫单位开展警示教育活动 105 场;督促各医卫单位健全完善药品遴选、采购、验收、使用、管理等工作制度。共计查找并整改问题 172 个。持续加大扫黑除恶力度,全年共计查处"黑诊所"、游医、假医、巫医等非法诊疗行为 12 起,行政处罚 4.6 万元。

【新冠肺炎疫情防控】 一是科学做好疫情防控指导。区卫健局履职尽责,科学调整防控策略。组织开展6次应急演练,扎实助推复工复产复学,对辖区5 612家单位1.6万人开展疫情防控卫生员培训,为2 221家工业企业、522家农业经营主体、241家建筑工地及其他小微企业提供"三送一帮"服务,为243所学校近30万师生提供疫情防控技术指导。二是全力提升医疗救治能力。成立多学科覆盖的区新冠肺炎医疗救治专家组,组建200余人的区级医疗救治梯队。快速改建4个集中收治点,设置床位120张。先后投入1 385.8万元用于医疗机构发热门诊硬件建设、方舱CT配备以及核酸检测能力建设。发热门诊累计收治4万余人次,八类重点人群核酸检测18.1万余人次。三是扎实开展入境乘客管理服务。区卫健局牵头组建专班,创新实行集中隔离点点长负责制,抓实抓细入境乘客管控服务,实现全流程闭环管理。2020年累计承接境外入境航班30架次、乘客4 011人,共拦截管控境外输入确诊病例14人、无症状感染者11人,未发生境外输入关联疫情。全区累计确诊4例,是成都中心城区确诊病例最少的区县之一,实现"无二代病例""无院内感染""无社区传播和聚集性疫情"佳绩。四是贯彻落实疫情防控一线医务人员关心关爱政策。2020年1—4月申报354人的临时性工作补助,共计471人次,补助金额18.555万元;向省市区等推报疫情防控先进集体和个人,受到通报表扬的集体20个,先进个人46名;按照人均5 000元标准落实核增医疗卫生机构一次性绩效工资总量工作,财政共计保障经费910.6万元。

【医药卫生体制改革】 积极促进优质医疗资源下沉。主动与华西医院、华西第二医院签订新一轮合作办医协议。在华西医院帮扶下,将区一医院建成功能齐全、服务一流、管理现代、群众满意的区域医疗中心,建设"华西—龙泉"分级协同医疗体系。在华西第二医院指导下,通过"挂牌子、建队伍、强专科"建好跨区域专科联盟。2020年,城市三级医院累计下沉专家1 352人次、区级医院下沉5 287人次、培训指导基层人员5 701人次。全面推进推行现代医院管理制度。印发实施《龙泉驿区建立健全现代医院管理制度实施方案》,确定区一医院、区妇保院为现代医院管理省级试点单位和实际试点单位,全面提升公立医院医院管理规范化、精细化、科学化水平。大力开展《中华人民共和国基本医疗卫生与健康促进法》的学习宣传活动,增强各级各类医疗机构和医务人员依法执业、规范执业意识。

【基本公共卫生服务】 做实做细基本公共卫生各项服务工作,城乡居民健康档案电子建档率95.06%,适龄儿童免疫规划疫苗接种率保持在95%以上,新生儿访视率99.53%,孕产妇产后访视率98.63%;高血压患者规范管理率60.28%,糖尿病患者规范管理率60.42%;严重精神障碍患者管理率95.96%;肺结核患者健康管理率100%;0—36月儿童中医药健康管理服务率79.33%。

【家庭医生签约服务】 组建120支家庭医生团队,积极推进基本公卫、基本医疗的相互融合和促进。积极开展"携手家医,同心抗疫"世界家庭医生日主题活动,深挖基层抗疫感人事迹,制作家庭医生签约服务网络媒体宣传6期,电视节目2期。会同区残联出台《成都市龙泉驿区残疾人家庭医生签约服务绩效考核办法(试行)》,参与残疾人的"互联网+辅助器具适配评估系统培训",完成800多人的互联网+辅助器具适配评估工作,实现精准适配。

【疾病预防控制】 2020年全区无甲类传染病报告,报告乙丙类18种,报告病例数5 194例,发病率548.88/10万;乙类传染病13种1 414例,报告发病率为149.42/10万;未发生暴发疫情或突发公共卫生事件,聚集性疫情规范处置率100%。进一步健全艾滋病全社会联防联控工作机制,艾滋病确诊实验室正式启动,实施扩大检测37.155 3万人次,艾滋病防治工作在全市作经验交流发言。抓实严重精神障碍治疗管理,全区严重精神障碍患者检出率4.17‰,规范管理率95.96%;完成农村肺癌早诊早治筛查和城市五癌早诊早治项目筛查;完成全国第五届"万步有约"职业人群健走激励大奖赛;高血压、糖尿病、心脑血管事件和恶性肿瘤四类慢病总发病49 905例,其中高血压24 471例,糖尿病15 733例,心脑血管事件6 104例,肿瘤3 597例;死因顺位中前五位分别是肿瘤、循环系统、呼吸系统、损伤中毒和消化系统疾病,前五位构成比为90.60%(3 616例)。持续深入开展扩大免疫规划工作,严格执行非免疫规划疫苗阳光采购,全区20家预防接种门诊AEFI报告及时率、准确率、监测覆盖率达到100%,疫苗可预防疾病监测覆盖率达到国家要求,国家免疫规划疫苗接种率达96.58%,乙肝首针及时率达98.37%,无接种事故和群体性接种反应发生;扎实推进预防接种门诊规范化建设,完成2家5A级、1家3A级预防接种门诊评审工作。健康环境监测。完成各类水样监测713份、食品污染物检测675项次,上报食源性疾病病例1 240例,完成病原学检测488份;为大运会场馆、大运村所在辖区开展饮用水监测、食品安全保障监测、四害密度监测及灭四害等工作。生活饮用水监测工作,完成各类水样主动监测378份,接受委托监测204份样品;完成公共场所危害因素监测工作;配合教育部门做好学校卫生综合监测。

【医政管理】 围绕"三个核心"开展医政医管工作,即疫情防控及医疗救治、全力恢复正常诊疗服务和深入开展卫生健康行业领域突出问题专项整治。实现医务人员零感染、院内聚集性疫情零发生。行业领域突出问题专项整治工作取得阶段性成效。持续加强血液管理和无偿献血知识的宣传及志愿者的招募工作;组织全区公民无偿献血11 065人次,采血总量15 963.05U,其中,应急献血7 673.15U,其他采集量(街头、高校、团队)8 289.9U。

【中医药事业】 区政府投资12.9亿元,按照智慧、现代、人文、中医药特色优势明显、西部一流的区县三级甲等中医医院标准迁建龙泉驿区中医医院,项目净用地87亩,建筑面积13.6万平方米,设置床位1 000张,2020年进入地上主体结构施工阶段,预计2022年10月底前竣工投用;2020年完成1个中医馆建设、2个示范中医馆和10个规范化中医角提档升级。

充分发挥中医药在应对新型冠状病毒感染肺炎中的作用,全区为奋战在抗疫一线的工作人员、来院患者家属、周边群众等免费发放预防呼吸道感染的中药"大锅汤"共计27 862份;派出中医医师和中药师参与指导企业复工复产,宣讲卫生健康知识,推荐中医预防方剂,指导饮食调养和运动、穴位保健,现场教授中医传统保健功法"八段锦"。

积极弘扬中医药文化。区卫健局指导龙泉驿区山泉镇小学编写《药香绵绵》校本教材,成立"青山药农""艾香袅袅""福气绵绵""药酒飘香""药香幽幽""皂香袭人"等六个社团,建立"本草园"中草药种植基地,带领学生探索中医药文化的奥秘。2020年龙泉驿区在"成都市基层中药传统技能竞赛"中获得团体一等奖,三名参赛选手:2人获得个人二等奖、一人获得个人三等奖;在"成都市基层中医药适宜技术技能大赛"中获得团体二等奖,参赛选手:1人获得个人一等奖、1人获得个人二等奖、2人获得个人优胜奖;在"成都市中医经典大赛"中获得团体优秀组织奖,2名参赛选手获得个人优秀奖。

【卫生监督】 2020年,龙泉驿区大力推进"智慧卫健"建设,建成餐饮具集中消毒单位、医疗废物、游泳池等重点单位24小时在线"智慧卫监"监管平台,积极探索开展职业卫生在线监管试点,持续提升监管能力和水平。加强综合监管体系建设,加快推进"双随机"工作。全年累计出动执法人员20 272人次,监督检查8 791户次;完成"双随机,一公开"监督抽检212家,完结率100%、公示率100%。全年完成行政处罚56件,罚没金额同比增长103%;罚款342 600元,没收违法所得398.1元,罚没金额同比增长209%;对24家医疗机构不良执业行为记分108分;处理投诉举报114件;全年未发生行政复议及行政诉讼。

【打击非法行医】 积极开展部门联动执法,全年联合公安、工商、食药监、乡镇社事办等部门开展联合打非活动2次,累计出动监督员和协管员2 978人次,车辆745车次,对11家违法医疗机构、6名违法医务人员进行行政处罚,共计办理17件行政处罚案,累计罚款133 000元。

【职业卫生】 按照"预防为主,防治结合"的方针,扎实推进尘肺病防治攻坚、尘毒危害专项治理、职业病防治能力提升等行动。2020年,出动监督员500余人次,对区内冶金、化工、建材、铅蓄电池、制鞋制革等用人单位进行全覆盖监督检查,累计监督检查企业211家,下达《监督意见书》211份,发放《职业病防治法》等宣传册500余份,《职业病防治职责告知单》500余份,责令23家用人单位进行限期整改治理,办理违反《职业病防治法》的行政处罚案件10件,其中简易程序7件,一般程序3件,罚款17.75万元。开展尘肺病患者健康状况核查工作,完成266名尘肺病重名失访人员核查随访和76例尘肺病人随访调查工作。免费开设用人单位负责人和职业卫生管理人员培训班,累计培训用人单位负责人和职业卫生管理人员3 000余人次,免费对122家经营困难企业开展职业病危害因素检测,对45家重点职业危害用人单位开展主动监测,完成800家用人单位职业病防治基础建设达标工作。开展健康企业和示范企业创建行动,指导四川一汽丰田成功创建省级健康企业,指导一汽富维安道拓和立邦涂料成功创建成都市职业健康示范企业。

【爱国卫生】 认真践行“大城市、细管理”的理念,通过强化协调联动、网格管理、社会参与“三大机制”,结合“巩固国家卫生城市”“城乡环境综合整治”“星级院落”等工作,加强长效常态管理。深入实施农贸市场、老旧院落、背街小巷等区域问题整改行动,全区城市环境面貌和人居环境持续改善。坚持环境治理与药物防治相结合,季节性集中防制与市场化运作相结合,专业队伍与群防群控相结合的防制策略,“四害”密度控制在国家标准之内,顺利通过省级病媒生物防制检查。2020年全区新创省级卫生村10个、省级卫生单位6个、省级无烟单位7个,全区省级卫生村覆盖率65%。新创建社区居民星级院落15个、农村星级卫生院落95个,星级院落巩固合格率达98%以上。大力开展健康教育和健康科普工作,全民健康素养促进行动,开展卫生厕所、公共场所控烟、健康生活工具包正确使用、病媒生物防制等系列培训宣传活动。完成4 500余户(次)户厕管护卫生指导,486户卫生厕所监测。累计派发健康生活工具包23.75万户,覆盖辖区常住家庭户80%以上,居民正确使用率达40%以上。

【健康促进】 全面落实“健康龙泉”战略部署,从建设健康环境、构建健康社会、优化健康服务、培育健康人群、弘扬健康文化等方面着力助推全区健康城市建设。一是补齐健康环境短板。创建市级园林式居住小区5个,推进5条背街小巷环境品质提升,1个城郊结合部环境边片整治。农村无害化厕所普及率达95%,全区生活垃圾无害化处理率达到100%。二是增强健康社会活力。实施“全民参保计划”,全区城乡居民养老保险参保率达96.8%;完成13个智慧安防小区建设,建成各类应急救援队伍23支。完成市级健康乡镇(街道)1个,健康社区(村)5个,健康单位3个;区级健康乡镇(街道)1个,健康社区(村)4个,健康单位5个。三是培育健康人群,开展全民健康素养提升行动。引导居民建立合理膳食、适量运动、戒烟限酒和心理平衡的健康生活方式,居民健康素养水平达到25%。落实健康副校长制度,将健康教育纳入学校教育内容。推动“一场一馆一池两中心”建设,形成城市社区15分钟健康圈,人均体育场地面积达到1.9平方米。以党政机关、学校、医疗卫生机构为重点,抓好无烟机关(单位)建设,完成6家省级无烟单位创建。四是厚植健康内涵,开设健康教育专题专栏,倡导正确的健康理念。充分利用网站、微博、微信公众号等渠道,为市民提供权威专业的健康素养信息。开展健康科普舆情监测,正确引导社会舆论和公众科学理性应对健康风险因素。

【卫生应急】 开展各类应急演练和培训,对群众开展急救知识培训达2 500余人次;顺利完成89起突发事件的医疗卫生救援工作,救治319人次;派出医护人员1 286人次,顺利完成“成都市第十四届运动会”和“成都市第九届残运会”等129次大型活动的医疗保障任务。

【科研和继教】 2020年共计引进事业编制人才125名,招录编外专业技术人员195人;完成卫生健康英才计划申报认定工作,新增认定D类人才4人,累计认定17人。龙泉驿区建成(汪忠镐)院士专家创新工作站1个,Re医学教育基地(樊代明)院士专家工作站1个;省级重点专科5个、重点专科建设项目2个,市级重点学科2个、重点专科3个、重点专科建设项目5个,区级重点专科15个;共培养省、市、区级学术技术带头人及后备人选29人,国家、省、市级学术组织任职176人次;获得各级科研课题28项(其中参与国际大型多中心合作科研课题1项、参与国家级科研课题2项、省级科研课题15项、市级科研课题10项)。获批国家实用新型专利19项(含国家发明专利1项)。发表学术论文306篇,其中SCI论文11篇、核心期刊论文46篇。各单位开展新技术、新项目500余项。区一医院获得亚洲医院管理金奖2项(作为一家区县级医院,两个医院管理项目同时获得金奖,在国内尚属首例)。获得国家级科研创新管理奖项1项,四川省医学科技奖2项。承担继教项目53项(其中省级20项,市级33项),完成全科转岗培训28名,全科转岗培训在培37名,住院医师规范化培训在培19人,全年参加培训的各类医务人员共4万余人次。

【妇幼保健】 龙泉驿区不断提高妇幼健康整体服务能力和水平。2020年全区助产机构6家,计划生育服务机构20家,开展"华西妇儿联盟"预约诊疗服务的基层医疗机构10家;全区孕产妇死亡率为0/10万;婴儿死亡率2.55‰,5岁以下儿童死亡率4.05‰;孕产妇住院分娩率99.99%;孕产妇系统管理率97.92%,3岁以下儿童系统管理率97.76%;出生缺陷发生率196.01/万;新生儿疾病筛查率99.32%。

龙泉驿区进一步完善龙泉驿区危重孕产妇及新生儿救治中心建设;区妇幼保健院成功创建三级甲等妇幼保健院;全面完成区内基层医疗单位妇女保健和儿童保健规范化门诊建设(2020年成功创建3家),大面洪河社区卫生服务中心成功创建5A级儿童保健规范化门诊。妇幼专科医联体建设。四川大学华西第二医院派驻优秀骨干陈慧担任龙泉驿区妇幼保健院业务副院长,截至12月31日,13名儿科医生获得"华西妇儿联盟"资质认证,开展诊疗服务63 489人次,通过绿色通道向华西第二医院直接转诊62名病情危重患儿。深化"寇小儿中医馆"合作模式,积极开展中医儿科诊治与带教培训工作,截至12月31日共计接诊5 803人次。

"妇幼阳光"工程。龙泉驿区全面实现妇幼惠民项目财政补助经费通过社会保障卡统一发放;全年妇幼阳光"十五免五助"项目免费服务16.69万余人次,区财政共投入妇幼惠民资金2 343.26万元。

【计划生育服务】 龙泉驿区全面落实计划生育基本免费技术服务项目,落实率达100%;全年免费发放避孕药具7.78万人次;免费计划生育技术服务192人次,免费生殖健康普查服务16 908人次,免费资金8.14万元。龙泉驿区2020年共出生7 369人,人口出生率10.6‰,人口自然增长率5.29‰,符合政策生育率99.54%。全年共现场办理生育服务登记共计4 870件。龙泉驿区为符合条件的计生奖励扶助家庭25 590人,兑现奖励金2 456.64万元;特别扶助1 591人,兑现扶助资金1 513.176万元;独生子女死亡家庭地方性特别扶助1 145人,兑现扶助资金343.5万元;特别扶助手术并发症310人,兑现扶助资金78万元;独生子女父母48 652人,兑现奖励金291.912万元。区财政全额资助符合条件对象255人购买城乡居民养老保险,参保金额140.97万元;为符合条件的计生特殊家庭585人资助购买城乡基本医疗保险和大病统筹医疗保险,资助参保金额47.7万元;对全区44户计生特殊家庭实施医疗救助,救助共计金额21万元;省人民医院东院计生特殊家庭再生育服务分中心,共有5个计生特殊家庭接受辅助生殖医疗技术,投入经费20.66万余,2020年成功再生育1户;龙泉驿区第一人民医院计生特殊家庭心理治疗分中心,持续为计生特殊家庭提供心理咨询和治疗服务。

幸福家庭活动创建。龙泉驿区按照"四大工程(科学育儿、养老照护、家庭保健、家庭文化)五项目标(文明、健康、优生、致富、奉献)九大行动"建设"幸福家庭·健康社区"。在洛带镇新"八角井"社区将"幸福家庭·健康社区"示范点提档升级,并在洪安镇洪福村新建"幸福家庭·健康社区"示范点。

出生人口性别比综合治理。通过加强联合执法力度,规范服务登记、发文建立有奖举报、强化监督检查,出生人口性别比综合治理工作成效明显,全区出生人口性别比108.05,处于正常值。

【婴幼儿照护服务】 龙泉驿区在区计划生育协会成立龙泉驿区婴幼儿照护管理中心,在区妇幼保健院成立婴幼儿指导中心；建立托育服务机构统计机制；印发《关于做好3岁以下托育机构新冠肺炎疫情防控技术的通知》。2020年，完成4家托育服务机构备案。

【老龄健康】 龙泉驿区进一步落实医养融合工作，确定市级安宁疗护定点单位1个，医养融合养老床位2 040张。发展老年人商业保险，为全区年满60周岁及以上的空巢（留守）、失能、低保老人、城乡特困人员、重点优抚对象、年满60周岁及以上计划生育家庭特别扶助对象、年满70周岁及以上的农村部分计划生育家庭奖励扶助对象购买老年人意外伤害险。

【卫生项目建设】 龙泉驿区优化调整《龙泉驿区医疗卫生设施布局规划（2019—2035年）》《龙泉驿区医疗卫生设施“补短板”项目计划表（2020—2025年）》。完成十陵社服中心改造等5项工程。加快推进区中医医院迁建等重大医卫建设项目11个。全年完成固定资产投资9.6亿元。大力推进基层硬件提升工程，完成13个基础设施提升改造项目、17家机构诊疗设备招标采购项目、18个村卫生站公有化标准化建设项目。加快推进锦欣龙华社区医养融合体、省医院国际医院、锦欣慢性病医院等已签约项目，其中：锦欣慢性病医院竣工投用。全年完成固定资产投资9.6亿元。

【信息化建设】 完成成都市区域卫生互联互通标准化成熟度四甲测评工作；全区电子健康卡卡管平台建成并投入使用，以二维码为主的电子健康卡，实现全区居民健康医疗服务一卡通；在《电子病历系统应用水平分级评价》工作中，全区三级医院均达到4级，二级医院均达到3级；在《四川省智慧医院评审》创建工作中，区一医院智慧医院评审达到一星；在网络信息安全建设工作中，龙泉驿区人口健康信息平台通过信息系统安全等级保护三级测评。

【对口支援】 实施对口支援甘孜县医疗卫生“传帮带”工程，全年派出23名驻点帮扶医务人员，接收甘孜县各级医疗机构2名业务骨干免费进修和跟班学习；2020年甘孜县孕产妇住院分娩率提升至97.01%，孕产妇死亡率由2012年的160/10万降低到零死亡，婴幼儿死亡率由27‰降低到1.57‰；包虫病发病率由2012年的122.95/10万，下降到目前的7.26/10万；甘孜县卫健系统近4年获得州级先进表彰。在龙泉驿区全力支援下，甘孜县全力打好新冠疫情防控阻击战，实现县域内疫情“零输入、零感染、零发生”。

（黄小影　陈鹏宇　陈　曦）

青白江区

【概况】 青白江区位于成都市北部，东邻金堂县、南连龙泉驿区、西接新都区、北与广汉市接壤。全区面积378.94平方公里，辖2个街道办事处，5个镇，户籍人口42.3万人。2020年，青白江区共有营业医疗卫生机构241个，厂矿及民营医院10个、村卫生站（室）119个、诊所等其他医疗卫生机构95个。全区实际开放病床3 902张，共有卫计人员4 407人，卫生技术人员3 466人，执业（助理）医师1 278人，注册护士1 540人。2020年全区总诊疗人次为267.94万人，其中门急诊人次253.32万人；入院人数10.45万人，出院人数10.5万人。2020年全区人均期望寿命81.67岁。全区出生人口3 273人，出生率为7.78‰，人口自然增长率0.5‰；死亡3 061人，死亡率为7.27‰，全年产妇数2 761人，活产数2 798人，住院分娩率100%，孕产妇死亡率0/10万，婴儿死亡率1.07‰，5岁以下儿童死亡率2.14‰。

【“十三五”发展成绩】 “十三五”期间，青白江区被国家卫健委确定为紧密型县域医疗卫生共同体建设试点县；顺利通过国家卫生城市复审，大同镇、福洪镇成功创建国家级卫生乡镇；成功创建为“四川省妇幼健康优质服务示范区”；建成省卫生健康监督现场执法培训基地；被确定为国民营养计划省级试点区；全区血吸虫防治工作通过省卫计委验收达到国家消除标准；科学应对新冠肺炎疫情，荣获四川省抗击新冠肺炎疫情先进集体；区人民医院成功创建三级甲等综合医院，与市二医院签订第二轮协议托管区人民医院集团；区中医医院与成都医学院签订《共建成都医学院附属中医医院合作协议》，顺利完成新址搬迁并投入使用；区妇幼保健院创建为“三级乙等”专科医院，与华西第二医院签订合作办医补充协议共建华西第二医院青白江妇女儿童医院，被评为四川省儿童早期综合发展示范基地；区疾控中心创建为二级甲等疾控中心；大弯社区卫生服务中心、清泉镇公立中心卫生院、红阳社区卫生服务中心通过"优质服务基层行"国家验收；清泉镇公立中心卫生院、红阳社区卫生服务中心获批社区医院建设省级试点。

【党建与行风治理】 制定2020年全面从严治党主体责任清单，明确工作重点，细化工作措施。定期召开党组会专题分析研讨党风廉政建设主体责任和反腐败工作推进情况，安排部署相关工作。对机关及下属单位进行全覆盖"四风"督查。采取集中学习教育读本、观看警示教育影片、典型案例互动式警示教育等多种方式强化党员领导干部廉洁意识。完成廉洁文化阵地建设1个；通过"亮身份、听民情、解民忧"坝坝会、设置流动接访意见箱、"大学习、大调研、大走访"活动等形式，广泛收集干部职工群众的意见和困难诉求；结合疫情防控工作持续开展形式主义、官僚主义整治工作。

通过医疗单位自查自纠，组织专家联合医保检查、质控检查，从投诉举报中摸排线索等方式，共摸排查出问题418个，针对发现的问题建立台账，全面系统分类处置。对问题突出单位集中约谈1次、分别约谈2家次；督促问题单位对责任人员沟通、谈话提醒117人次、批评教育38人次，经济处罚172人次；对发现的违法违规行为立案调查。区医保局对本区各医疗机构涉及的不合理用药、不合理检查、不合理使用耗材、违反"七吻合"情况进行约谈、限期整改、暂停支付医疗费用，总共追回违规金额11.39万元，要求相关医院共支付违约金19.9万元。

【新冠肺炎疫情防控】 新冠肺炎疫情发生后，青白江区按照"及时发现、快速处置、精准管控、有效救治"的工作要求，坚持常态化精准防控和局部应急处置有机结合，全力做好疫情防控工作。全区广大干部职工快速响应、科学作为，实施精准防控，及时有效遏制本区疫情，在全市率先降为低风险区。全区累计报告7例确诊病例、无症状感染者1例，自2020年2月5日起全区无新增本地确诊病例。

【医药卫生体制改革】 现代医院管理制度初步建立，区人民医院推进现代医院管理制度市级单项类试点医院建设；坚持取消药品加成，巩固破除以药补医改革成果，降低患者医药费用负担，完善公立医院运行新机制；公立医院不断提升医疗服务体系，纵深推进国家紧密型县域医共体试点建设；红阳社区卫生服务中心、清泉镇公立中心卫生院持续推进社区医院建设成效。基层医疗卫生机构诊疗量较上年同期增长3.49%，城市三级医院、区级医院向基层下沉优质资源1 033人次、下转患者6 624人次，就医秩序得到改善。

认真落实公立医院绩效考核工作要求，督促区人民医院按时间节点完成相关任务；加强以电子病历为核心的医疗机构信息化建设，组织区人民医院、区中医医院、区妇保院参加电子病历系统应用水平分级评价；组织辖区二级以上公立医疗机构参加国家医院满意度调查，以查促改，有效提升患者满意度和员工满意度。

规范完成义诊义检备案25件；组织辖区内两个医疗集团及其他医疗机构结合线上线下多种形式积极开展"服务百姓健康行动"大型义诊活动，进一步加强健康和医学知识的宣传普及，推行便民惠民措施，不断提高群众满意度，提升服务质量和服务水平；响应川渝两省"跨省通办"政策，开通青白江与重庆江北跨省通办义诊义检备案事宜，进一步拓展"跨省通办"范围和深度。

【医联体建设】 2020年7月7日四川大学华西第二医院全面托管青白江区妇幼保健院，青白江区妇幼保健院正式挂牌四川大学华西第二医院青白江妇女儿童医院，四川大学华西第二医院派出驻点管理团队任院长和业务副院长，同时选派两名妇产科专家担任区妇幼保健院学科主任开展业务指导。

【基本公共卫生服务】 两个医疗集团均成立公共卫生管理中心，着力整合资源，促进先进经验共享和优质人才流通。引入一体化智能化体检设备和掌上慢病随访设备，实现无纸化服务，切实改善群众就医体验。2020年，全区建立居民电子档案409 958份，电子建档率95.63%，老年人健康管理率70.72%,高血压患者规范管理率80.88%,糖尿病患者规范管理率74.27%。

【家庭医生签约服务】 积极探索个性化签约服务,制定全专结合高血压、糖尿病签约基础包和强化包,精准服务慢性病患者,“两病”患者签约率86.43%;在大弯街道引入一家诊所参与家庭医生签约服务,完善区域内家庭医生签约供给结构,诊所2020年服务210人次;2020年打造残疾人社区康复示范站6个,残疾人家庭医生签约率100%;家庭医生全人群签约率53.44%,重点人群签约率82.7%。

【慢病综合防控】 2020年开展儿童口腔疾病综合干预项目,口腔检查率96.91%,窝沟封闭率52.04%。全区高血压患者规范管理率80.31%;糖尿病患者规范管理率72.02%。开展全民健康生活方式行动,举办“915”减盐宣传周暨健康厨艺大赛活动、积极参与第五届“万步有约”职业人群健走激励大奖赛,培养健康生活方式指导员215名,打造健康社区、公园等支持性环境7处。2020年全区报告年粗死亡率6.89‰、高血压发病率1 407.00/10万、糖尿病发病率685.77/10万、心脑血管事件发病率446.78/10万、恶性肿瘤发病率348.91/10万。积极推进国家慢性病综合防控示范区复审工作。

【传染病防治】 2020年全区无甲类传染病报告;报告乙类传染病8种679例,发病率122.38/10万;报告丙类传染病5种1 035例,发病率186.55/10万。2020年全区共报告3起突发公共卫生事件相关信息报告,均及时规范处置;传染病自动预警信息系统预警信息及时响应率100%。

【艾滋病防治】 2020年HIV扩大检测191 359人次,占常住人口的44.63%,45—65岁男性检测23 953人,覆盖率32.64%;全区感染者和病人CD4检测率96.48%;抗病毒治疗覆盖率95.53%,治疗成功率98.90%;城镇居民、农村居民、青少年知晓率分别为95.33%、96%、97%;全区免费婚前医学检查女性HIV检测率、孕产妇HIV检测率均为100%,未发生母婴传播个案;赠送普高、职高在读生《抗击艾滋学生读本》1万余本。

【结核病防治】 不断巩固结核病综合防治示范区工作成效,2020年全区肺结核发病率35.52/10万、肺结核患者成功治疗率96.40%;加强实验室能力建设,定点医疗机构建成痰培养实验室,区疾控中心具备结核病分子生物学检测能力。

【免疫规划】 2020年全区适龄儿童国家免疫规划疫苗报告接种率98.46%。龙王镇卫生院、人和乡卫生院申报3A预防接种门诊复审。

【地方病防治】 完成血吸虫病监测任务,巩固全区血吸虫病消除成果;开展“4·26全国疟疾防治宣传日”活动,加强输入性疟疾疫情监测与处置,规范处置1例境外输入性恶性疟病例的疫点,完成1例境外输入性混合疟的伯氨喹休根治疗。开展“5·15防治碘缺乏病日”活动,持续做好碘缺乏病监测。

【精神卫生】 2020年全区严重精神障碍患者登记在册率5.14‰,年规范管理率96.10%,面访率95.91%,稳定率97.07%,规律服药率72.76%。全年收治阳光救助患者467例,其中新都区229例,青白江区238例;全年收治肇事肇祸患者180例;城市普通人群精神卫生知识知晓率72%,农村普通人群精神卫生知识知晓率51.5%。

【职业卫生】 2020年,全区圆满完成尘肺病攻坚行动工作目标,区内用人单位职业卫生基础建设达标261家,线上在管企业400家,完成职业病危害项目申报486家,申报数超过系统在管数;执行“三同时”并备案的建设项目18项,以现状评价报告代替“三同时”并备案的项目195项,合计完成备案213项,完成率53%;用人单位完成年度检测458家,完成率94%;接触职业病危害的劳动者总数8 521人,在岗期间职业健康检查人数8 350人,检查率达到98%;用人单位主要负责人和职业卫生管理人员的职业卫生培训率达到97%;完成尘肺病患者随访和回顾性调查253名(含协查患者16名);完成31家企业工作场所职业病危害因素现场调查和监测采样;完成职业病危害因素现状调查企业364家;完成复核2019年职业病危害因素超标企业13家;完成医疗机构、非医疗机构放射工作人员职业健康监护、医用辐射防护监测等调查50家;成功创建成都市职业健康示范单位1家。

【食品安全风险监测】 2020年全区开展食品样品监测185件,食品安全风险监测异常信息及时处置率100%;报告食源性疾病病例1 158例,报告聚集性食源性疾病2起,食源性疾病暴发事件及时处置率100%。

【义务献血】 有序组织开展39次应急献血,其中组织镇(街)开展35次、机关事业单位开展4次,共计2 661人参与,2020年累计献血4 459.05 U(目标量4 120 U),完成进度108.23%,保质保量地完成应急献血任务,被成都市卫健委通报表扬。

【卫生监督】 全年开展医疗卫生执法日常监督4 057次,共办理案件118个,罚没44.75万元。共检查公共场所1 817户次、医疗机构防疫工作检查2 240户次、中小学校开展复学前、后监督检查231户次;企业复工检查1 195户次;指导2户消毒产品生产企业转产、开展紧急备案,检查消毒产品生产企业32户次。对辖区内118家逾期未提出校验申请的医疗机构进行集中约谈并当场下达卫生监督意见书,要求做好自查自改、立行立改;开展非法行医专项整治11次,检查场所106个,查获、取缔无证行医场所4处,立案查处1起。开展住宿场所、集中空调、游泳场所、"四小"行业专项检查,持续开展城市供水水质第三方检测,并及时做好检测结果社会公布。分片区对企业负责人及职业健康管理人员开展职业健康法律法规及相关知识培训16余场次,开展普法宣传11次,发放便民告知卡1 850份,发放宣传资料900余份,培训企业职业卫生管理人员288人。

【中医药事业】 实施区中医医院新址搬迁,新院区于2020年9月投入使用,编制床位468张,开放床位520张,总建筑面积为42 770平方米。区人民医院完成成都市综合医院中医药示范单位建设,并于12月8日接受成都市卫健委验收检查。完成2家"示范中医馆"和10家"规范化中医角"的提档升级建设并接受市级验收。区中医医院老年病科、康复科提档升级,获批省级中医重点专科建设单位,区人民医院伤筋病和混合痔病、区人民医院集团城厢第一医院伤筋病获批市级中医重点专病建设单位。区中医医院开展中医诊疗技术项目10类57项,中医适宜护理技术10项,配置各类诊疗设备14类、89种;乡镇卫生院和社区卫生服务中心开展中医药服务项目20项以上,开展中医药适宜技术和推广技术10类以上,村卫生站所有村站均配置使用中成药,能开展4类以上的中医适宜技术服务。全区中医服务量达53.2%以上。

【爱国卫生】 立足爱国卫生薄弱环节和群众反映的热点、难点问题,结合日常工作,开展"六大常态专项行动"和"一月一主题活动";印发《青白江区爱国卫生运动"卫生大扫除"工作方案》,定于每月7日为全区卫生大扫除日;2020年宣传品制发累计97.82万份,张贴农贸市场宣传海报1 000余份,张贴爱国卫生居民宣传海报10 000余份。

【卫生应急】 切实做好卫生应急保障工作。有效处置"4·25"清泉龙洞4组天然气爆炸事件,最大限度降低人员伤亡。参与区级部门联合演练2次,对地质灾害隐患重点乡镇开展灾害卫生救援、紧急疏散等应急演练。共承担"两会""2020年国际樱花旅游文化节""中考"等大型会议活动医疗保障工作163次,累计出动医护人员682人次、救护车辆237车次。

【继教与科研】 全区卫健系统共发表学术论文80余篇,科普文章70余篇。2020年受新冠疫情影响,采取现场培训和视频直播或录播的方式共开展省级继教7次,市级继教17次,区级继教和院内培训80次,邀请广汉市卫健局开展青广同城卫生健康技能大赛4次(妇幼技能、急救技能、中医药适宜技术和全科医生临床技能大赛),并成功承办成都市疾控技能大赛。

【妇幼保健】 持续加强孕产妇保健和儿童保健系统管理、强化住院分娩和高危孕产妇管理,实施增补小剂量叶酸预防神经管缺陷项目,实施农村妇女"两癌"筛查项目。开展免费婚前医学检查2 758对,婚检率95.72%。免费孕前优生免费检查3 270人,目标人群覆盖率达到114.34%。孕产妇系统管理率98.22%,产前筛查率92.38%,7岁以下儿童健康管理率98.33%,3岁以下儿童系统管理率97.61%,6个月内母乳喂养率87.29%,新生儿遗传代谢病筛查率99.91%,新生儿听力筛查率99.85‰。

【计划生育服务】 依法实施计划生育“三项制度”,相关惠民惠农财政补贴资金通过“一卡通”全部落实到位,计划生育家庭奖励扶助享受对象13 325人,发放奖励扶助金1 279.2万元;独生子女父母奖励33 529人,发放奖励金201.174万元;计划生育家庭特别扶助1 373人,发放特别扶助金1 324.056万元;手术并发症12人,发放资金2.88万元;落实计划生育特殊家庭养老、医疗等扶助关怀资金400.12万元。利用“5·15国际家庭日”“5·29计划生育协会日”“7·11世界人口日”等活动为契机,大力宣传全面两孩、办事流程、生育假、护理假、打击“两非”等政策,发放宣传资料近万余份。

【流动人口卫生健康服务】 2020年全区共登记全员流动人口41 541人,其中,流出人口17 904人,流入人口23 637人,流动人口育龄妇女16 418人,其中流出7 973人,流入8 445人。积极实施流动人口“健康直通车”项目,华严小学校、至佳学校创建为流动人口健康促进示范学校。在人和学校开展主题为“暖冬行爱传递——‘卫’你守护”的留守儿童健康关爱活动。紧紧围绕流动人口的健康需求,开展流动人口健康宣传活动11场次,进一步增强流动人口的归属感。

【老龄健康】 联合区发改局、区经科信局等13部门制定《建立完善青白江区老年健康服务体系的实施方案》。积极发展居家医养服务,及时为居家老年人提供慢性病管理、身体康复、生活照料、心理支持等专业服务。全区医疗机构优化老年人就医环境和流程,建立老年人就医绿色通道,设立老年人优先就医人工服务窗口,努力消除老年人就医面临的“数字鸿沟”。开展老年健康宣传周活动,围绕营养膳食、运动健身、心理健康、中医养生保健等老年健康知识进行宣传。大弯社区卫生服务中心获“全国敬老文明号”称号。

【健康服务业】 2020年,全区民营医疗机构共10个,床位数833个,总诊疗人数208 782人,总收入15 349.8万元。积极对接医疗服务领域龙头目标企业或机构13家,全年共计报送健康服务业信息24条,完成非政府办医疗服务重点项目库2个项目报送,完成服务业固定资产投资目标任务4 816万元。

【对口帮扶】 青白江区对口支援帮扶九龙县卫健系统,2020年1月共派出卫生系统对口支援人员16名,其中副高人员1人、中级13人、初级2人,专业包括心内科医师、儿科医师等。2020年青白江区人民医院助力湾坝乡卫生院创建特色专科抢救室和清创室;青白江区妇保院为九龙县妇计中心升级打造儿童保健科,积极推动“九龙县新生儿听力筛查机构”的申请和创办;帮助九龙县开展包虫病筛查8 800余人次、结核病筛查10 000余人次、艾滋病筛查6 000余人次;开展诊疗活动1.3万余人次、手术280余例、会诊及疑难病例讨论130余次;开展新技术新业务30余项、学术讲座80余次、业务培训90余次、教学查房120余次。疫情期间,帮助开展新冠肺炎疫情常态化防控下的产儿科急救演练,完成九龙县2 020秋季儿童入学体检。

【基建项目设施建设】 2020年在建项目7个:青白江区妇幼保健院(四川大学华西第二医院青白江妇女儿童医院)迁建项目、区人民医院发热及急诊急救改造提升项目、青白江区大弯社区卫生服务中心改建项目、青白江区中医医院发热腹泻门诊新建业务用房项目、青白江区中医医院食堂新建项目、青白江区姚渡镇卫生院迁建项目、青白江区疾病预防控制中心新建项目。2020年已完工项目4个:青白江区中医医院迁建工程2020年9月完工并投运、青白江区精神病防治院(区心理健康中心)改建项目2021年2月完工并投运、城厢镇公立中心卫生院改(扩)建项目2020年1月完工并投运、青白江区清泉镇公立中心卫生院改建项目2020年12月完工。

(宋心怡)

新都区

【概况】 2020年,新都区常住人口155.85万人,各级各类医疗卫生675个,专业公共卫生机构3个,其他卫生机构2个。床位数6 577张,卫生技术人员8 926人,其中执业(助理)医师3 459人,注册护士4 168人。全年公立医疗机构门急诊480.91万人次、住院16.20万人次。

【"十三五"发展成绩】 "十三五"期间,新都区强化医疗卫生体制机制改革创新,探索具有新都特色的"两纵深、四联合"区域医联体发展模式。在区域内纵向建立中医药服务体系、康复医疗体系。公立医院治理体系进一步健全。组建公立医院管理委员会,代表政府履行办医主体责任。继续深化现代医院管理制度改革。大力实施医疗卫生服务设施建设"三年攻坚"行动。全区建立15个基层医疗卫生机构,组建以家庭医生为骨干,以护士、公共卫生人员、中医师或乡村医生等人员为基础的家庭医生团队163个,实现辖区内村(社区)全覆盖。计生服务高质量推进。大力开展计生服务"三结合"工作,全区39个政府部门共同协作,每年帮扶近200户计划生育困难家庭和计划生育特殊家庭。持续优化人才服务环境,拓宽人才引入渠道,"十三五"期间引进卫生专业技术人才89名。在中医药人才管理上,大力推行"区管镇用"机制,40多名中医药人才下沉到基层。"十三五"期间,新都区出台《成都市新都区国家中医药综合改革试验区建设实施方案(2016—2020年)》,获批国家中医药综合改革试验区,率先推出"成都名中医中医馆电子地图"。深入推进"健康直通车"工程,大力推进健康服务进大学、进地铁、进家政、进军营、进护工、进保安、进农贸市场、进社区的"九进"工作模式。新都区"健康直通车"工程进社区案例入选国家卫生计生委流动人口司流动人口健康促进典型案例。

【新冠肺炎疫情防控】 医疗救治:按照国家卫健委《关于完善发热门诊和医疗机构感染防控工作的通知》文件要求,截至2020年12月31日,新都区人民医院、区中医医院、区妇保院、区二医院、区三医院、成医附院、省革命伤残军人医院、成都北新医院、成都新都西桥医院均完成发热门诊改造建设并运行。截至2020年底,全区发热门诊隔离病房达108间,累计就诊人数78 193人,留观人数2 433人;核酸检测能力建设。为全面落实"加强基础防控,实施全域体检"的疫情防控工作指示,做好大规模人群核酸检测准备。成立以新都区人民医院为主体,第三方检验机构为补充的新都区城市核酸检测基地,"平时"每日核酸检测能力达1万份,"战时"每日核酸检测能力可达3万份。全区10家二级及以上医疗卫生机构均建成核酸检测实验室,满负荷每日核酸检测能力可达2.49万份。同时,检测基地积极与市域内外第三方检测机构签订核酸检测协议储备,确保应急状态下,第三方检测机构保障全区每日单检量不低于15 000份。截至2020年12月31日,累计核酸检测"应检尽检"254 022人次和"愿检尽检"80 560人次。不断提升重大疫情救治能力,改造完成隔离病房44间,负压病房9间,配备救护车3辆;构建"区—院—科"三级专家会诊机制;组建区应急医疗救治队150人;建设后备医院。区人民医院石板滩分院储备床位200张(其中ICU床位10张)。在区人民医院新院区收治疑似患者达到床位数的50%时或接受市卫健委指令启动区级定点医疗机构时,区卫健局立即启动整体腾空区人民医院石板滩分院应急预案,为救治确诊及疑似患者做好准备。入境人员管理服务。按照成都市新冠肺炎疫情防控指挥部境外疫情输入防控机场现场组统一部署,全区于2020年8月1日开始承担新冠疫情期间机场入境人员管理服务工作。截至2020年12月31日17时,我区已承担23批次接机任务,共接到入境人员2 793人(外籍68人),已分流2 593人(外籍68人),共排查出确诊病例4人,无症状感染者12人。目前,尚在医院隔离诊疗4人,集中隔离观察196人,其中海龙山庄隔离观察189人,桂湖大酒店隔离观察7人。未发生境外输入关联病例。

【医改工作】 深化公立医院综合改革,全面推进新都区人民医院建立健全现代医院管理制度国家级试点,新都区中医医院、新都区第二人民医院建立健全现代医院管理制度市级试点工作。组建公立医院管理委员会,代表政府履行办医主体责任;出台公立医院岗位设置管理试行办法,解决“编制瓶颈”对专业技术岗位竞聘的限制;开展公立医院薪酬制度改革试点,为试点医院核增不纳入绩效工资总额管理的改革绩效工资;建立取消药品加成政策亏损性动态补偿机制,每年通过核定上一年度实际产生的药品销售额计算下一年度政府补偿经费。现代医院管理制度改革试点经验在国家医改经验培训班,省、市医改工作推进会和《国务院深化医药卫生体制改革领导小组简报》《四川改革专报》《成都改革》《成都医改专刊》等交流推广。

新都区深入开展紧密型县域医共体试点建设,着力构建优质高效的整合型医疗卫生服务体系,基层服务质量和能力显著提升,门(急)诊人次基层占比较试点前增长7.24%,初步形成“小病在基层、大病到医院、康复回基层”的就医格局。一是调结构、补短板,高起点重塑整合型服务体系。成立区医共体管理委员会,统筹改革推进。组建3个服务中心,提供专业支撑。构建3个医共体,整合医疗卫生服务。二是增供给、强保障,高标准重构医共体保障机制。强化财政支撑保障作用,投入1 610万元用于区域医共体信息化平台建设。构建党建引领的内部治理结构,为医共体建设夯实组织保障。优化人才使用机制,缓解基层人才不足与服务能力需要提升的矛盾。三是重质量、提能力,高水平推动医共体细精管理。在各医共体内组建财务运营、医保结算、信息管理等内设机构,逐步实现医共体内统一管理。发挥指标导向作用,设定27个指标,建立医共体医疗质量控制管理体系,统一医共体质控标准和质量管理要求。促进医共体内用药衔接,各医共体牵头医院充分考虑自身和成员单位医务人员用药习惯和特点,形成以基本药物为主导的“1 + X”(1为国家基药,X为非基药)用药模式。优化和规范医共体单位用药结构,制定统一的药事管理制度,加强处方点评,规范药事服务流程,促进科学合理用药。四是深内涵、优服务,高质量推动医共体创新发展。发挥优势,探路中医医共体。巩固县乡中医药一体化改革创新成果,所有镇(街道)卫生院、社区卫生服务中心均按统一标准建设中医药服务区。补齐短板,大力推进镇村一体化管理。将村卫生站纳入医共体统筹建设,推动村卫生站标准化建设,实行规划、组织、人员、药械、业务、信息、财务、绩效“八统一”管理,将条件成熟的53所村卫生站纳入镇村一体化管理,开通社保刷卡支付功能。按照“1 + 3 + N”(即牵头医院专科医生 + 基层医疗机构全科医生、公卫人员、护士 + 乡村医生、计生专干、妇女主任等)模式组建163个家庭医生签约服务团队,以慢性疾病规范管理为突破口,通过信息化技术实现服务流程规范化、绩效考核科学化。2020年全区签约38.1万人,签约服务率42.07%,重点人群签约率达82.35%。

【健康扶贫】 对理塘和营山实施医疗卫生对口帮扶,共派出15名专业技术人员对口支援甘孜州理塘县、南充市营山县卫健系统。通过“一对一”手把手带教,开展新技术新项目,切实做好“传、帮、带”工作,留下带不走的技术,全面提升理塘县、营山县医疗服务质量。组织理塘卫健系统人员分别开展“基层适宜技术培训”“急诊急救及相关设备操作培训”“执业证资格考试和职称晋升考试培训”等相关业务培训。同时,还帮扶营山县中医院于2020年10月顺利通过全国基层中医工作先进县的评审。

【医政管理】 建成区域心电中心,开通远程医疗,实践“基层检查 + 区级医院诊断 + 城市医疗专家疑难会诊”模式。依托全区27个医疗质量控制中心强化医疗机构、从业人员、医疗技术应用等医疗服务要素规范化管理。根据实际制定临床路径管理病种,2020年按临床路径出院管理的出院人数28 541例。推进同级医疗机构检验检查结果互认,全年检查检验结果互认共计10 965人次,派出业务骨干到基层医院1 368人。2020年全区参加无偿献血10 920人次,献血总量398.42万毫升,其中,组织应急献血3 789人次,献血总量141.31万毫升。

【中医药事业】 加强中医药体系建设。区中医医院被列为成都市推进现代医院管理制度建设试点单位,新增4个“成都市级重点专科建设单位”;基层医疗机构强化“两馆一角”内涵,开展3个“示范中医馆”、10个“规范化中医角”

提档升级建设。加强校地合作。区政府和成都医学院签订战略合作协议,区中医医院成为成都市医学院第一附属中医医院。促进中医药传承创新发展。举办"成都名中医流动车"进新都暨《中医药法》实施三周年大型中医药文化宣传活动;区内中医诊所备案达59家;推荐32名中医医术确有专长人员参加考核。区中医医院与重庆市渝北区、大足区、九龙坡区中医院分别签订战略合作协议,推动成渝两地中医药事业协同发展。推进国家中医药综合改革试验区建设。成都市卫健委批准区中医医院牵头"成都市中医治未病专业医疗质量控制中心"工作,启动新都区"治未病中心"建设;基层医疗机构设立"治未病工作室";开展3项省级治未病相关科研课题研究。推进紧密型县域医共体建设。区中医医院与6家镇(街道)卫生院、社区卫生服务中心组建紧密型医共体。举办新都区基层中医药适宜技术技能大赛,获成都市基层中药传统技能竞赛个人一等奖、成都市基层中医药适宜技术竞赛个人三等奖;基层中医药服务量占比达53%;中医药参与的家庭医生签约服务团队157个,提供中医治未病签约服务371 776人次;全区老年人中医药健康管理率达70.28%,0—36个月儿童中医药健康管理率达84.31%。中医药积极参与新冠疫情防控。发放中药预防大锅汤73 200人份,印发中医药疫情防控知识宣传单53 345份,制作中医药防控疫情知识宣传专栏89个;完善中西医结合医疗救治机制,5名专家组成中医防治专家组;主动对接辖区内重点企业,以不同形式开展中医药服务,为企业复工复产提供帮助。

【公共卫生】 传染病防控。2020年,全区无甲类传染病发生,法定乙类传染病报告发病率156.64/10万,比2019年同期减少26.46%。全区累计报告新冠确诊病例9例(其中本地病例2例,境外输入7例),无症状感染者10例(其中本地病例1例,境外输入9例),报告1起突发公共卫生事件(首发新冠病例);乙类传染病发病率为156.64/10万;丙类传染病发病率为388.45/10万,报告发病数前十位病种为手足口病、其他感染性腹泻病、流行性感冒、梅毒、乙肝、肺结核、艾滋病、丙肝、流行性腮腺炎、淋病。组织全区345所中小学校(含幼儿园)新聘任的175名"健康副校长"进行专题线上培训,增强学校疫情防控队伍专业技能。落实学校复课联合督导工作,上半年对3所高校、84所中小学(公立63家、私立21家)、245所幼儿园(公立4家、私立241家)、129家培训机构的进行开学评估;下半年对全区各高等学校、公民办中小学、职校、特校共计102家进行秋季开学督导。

艾滋病防治。区级配套艾滋病防治项目经费181.12万元,较去年减少78.59万元,达到人均2元(不低于1元)。2020年1—12月,新都区抗病毒治疗覆盖率达97.91%(91%),位居全市第2位;病毒载量检测比例达97.71%(95%),位居全市第8位;病毒抑制率达97.69%(95%),位居全市第13位;20天内治疗率达85.95%(65%),位居全市第3位;CD4检测比例达98.04%(90%),位居全市第2位;配偶检测比例达97.23%(85%),位居全市第6位;检测覆盖率达54.04%(32%),位居全市第5位;基层检测覆盖率达19.60%(10%),位居全市第15位;孕早期检测率86.88%(80%)。围绕"检测发现"这一艾滋病防治核心策略,结合实际,以落实院内PITC为核心,主动为12类人群提供HIV检测。1—12月,各级医疗机构共完成HIV检测48.94万人次,已完成全年任务量。

结核病防治。2020年,对282名因症就诊者、324名病原学阳性患者的密切接触者、2 166名HIV感染者、94 256名老年人、22 675名糖尿病患者开展结核病筛查。总体到位率99.16%(96.5%),病原学阳性率为64.64%(50%),耐药肺结核高危人群筛查率100%(95%),新病原学阳性患者耐药筛查率98.90%(70%),耐药肺结核患者纳入治疗率100%(70%),耐药患者成功治疗率100%(70%)。继续开展第三轮省级结核病综合防治示范区创建工作,对学校托幼机构开展结核病防控工作培训,及时规范处置39起学校结核病疫情。

血吸虫、狂犬病及地方病。建立健全监测网络体系,巩固全区血吸虫病消除达标成果。2020年1—12月份累计完成查螺面积11 338 882平方米,占全年目标任务113.39%;累计灭螺面积3 225 003平方米,占全年目标任务107.5%;询检查病5.02万人次,人群普查25 017人次,粪检查病1 209人次,扩大化疗3 634人次,流动人口监测21 219人次,达任务数106.1%。加强犬伤门诊规范化建设和运转督导,落实24小时应诊服务,做好犬伤规范处置和狂防健康教育,配合医保部门做好犬伤处置费用报销政策宣传与执行。2020年1—12月,新都区共接诊犬伤患者14 396例,对所有患者均进行伤口规范化处理,犬伤规范处置率为100%,Ⅱ级、Ⅲ级疫苗接种率100%,并为其中1 092名Ⅲ级提供免疫球蛋白接种。2020年6月5日,发生一起一犬伤多人事件,经及时有效处置,未发生社会舆情影响。加强疟疾疫情监测,实现发热病人血检乡镇、社区医疗机构全覆盖(发热病人血检人数占辖区人口数的0.5‰以上),2020年1—12月份新都区医疗机构未诊断疟疾病人,其他医院诊断1例新都辖区疟疾,及时规范进行疫点的处置。完成2020年碘缺乏病监测工作,300份居民盐样检测结果,本次检测发现3份非碘盐,碘盐覆盖率99.00%,盐碘合格率97.31%,合格碘盐食用率96.33%;8—10岁学生尿碘检测结果:200份尿样中位数为233.44ug/L;对该200名8—10岁的儿童开展甲状腺B超监测,其中8名学生甲状腺肿大,甲肿率为4.0%;100份孕妇尿样中位数为127.85ug/L。

免疫规划。积极推进预防接种门诊规范化建设,新都区共有19家预防接种门诊,其中3家AAAAA级预防接种门诊,1家AAAA级预防接种门诊,12家AAA级预防接种门诊,AAA及以上预防接种门诊达84.21%,超过全市平均水平,已实现疫苗接种信息全程可追溯。在新冠疫苗防控期间,严格落实预约接种制度。积极严格推进接种上岗证培训考核,提高接种人员业务素质,保障接种安全、有效。开展"4·25"全国儿童预防接种宣传日活动。

精神卫生。开展重性精神病人线索调查,加大重性精神疾病患者检出力度。截至12月31日全区严重精神障碍患者登记在册人数4 119人,管理3 940人,管理率95.65%(95%),规范管理率95.46%(90%),服药率86.23%(70%),规律服药率68.88%(70%),精神分裂症治疗率83.76%(80%),精神分裂症规律服药率64.87%(80%),重性精神病人参保率100%。

慢性非传染性疾病管理。报告高血压患者管理55 803人,任务完成率97.22%,其中新发病例6 487例,报告发病率778.61/10万;糖尿病患者管理23 421人,任务完成率102.72%,其中新增6 088例,报告发病率730.72/10万。开展儿童口腔疾病综合干预项目工作。全区已完成口腔健康检查人数为13 954人,口腔健康检查率为93.12%。对自愿参加的5 933名儿童第一恒磨牙实行免费窝沟封闭,共封闭19 780颗牙齿,窝沟封闭率为41.45%。开展死因监测、重点慢性病发病和儿童伤害监测,推进肿瘤随访工作。

食品风险监测和食源性疾病监测。2020年,全区共监测食物污染物及有害因素309件样品,其中省级监测样品103件,市级监测样品206件,任务完成率达100%。食源性疾病网络报送工作顺利开展,全区共有6家哨点医院,共计报送1 422例。

饮用水卫生监测。2020年完成对全区38个水龙头水监测点开展"水十条"监测,共计检测水样152份,合格152份,合格率100%,任务完成率100%,全区"水十条"监测工作现已全部完成。枯、丰水期主动监测:枯水期共计监测水样52件,合格51件,合格率98%。其中出厂水2件,合格2件;管网末梢水40件,合格40件;二次供水5件,合格5件;农村散式供水5件,合格4件。丰水期共计监测水样52件,合格52件,合格率100%。其中出厂水2件,合格2件;管网末梢水40件,合格40件;二次供水5件,合格5件;农村散式供水5件,合格5件。

卫生检测检验。区疾控中心开展流感、禽流感、手足口、诺如、霍乱和食物中毒等核酸检测,细菌性传染病相关信息与菌株收集、菌株复核上送、数据填报、疫情调查处置,完成辖区内流感哨点和禽流感、手足口等监测任务,全年无检测检验质量事故和安全事故发生,参加省市质控比对成绩均合格。全年年共完成食品检测371份(风险监测212份、主动监测85份、学校食品74份)、饮水574份、公共场所139家、游泳池检测55家,健康体检48 266人、院感及托幼机构16家、工地检测49家、职业卫生检测9家。尿碘监测300份,盐碘监测300份,结核167份(涂片培养97份、Xpert检测70份),麻疹、风疹27份,疟原虫1份,HIV检测49 309份(扩大检测43 764份、VCT258份、CD 41 853份、确证实验241份,尿液检测3 193份),血吸虫检测血检1 049份、粪检319份,压螺12 614只,禽流感病毒检测74份、流感病毒检测30份、手足口病毒检测33份、诺如病毒检测242份,应急突发卫生事件处置52起。

【妇幼保健】 2020年全区基层医疗机构创建妇女保健规范化门诊15家门,创建率达到93.8%,儿童保健规范化门诊15家,创建率达为93.8%,其中,其中,3A级以上机构4家(市级复核通过),达到26.7%。2020年,全区管理孕产妇14 917人,其中高危孕产妇11 040人,高危率74.01%,管理重点高危1 624人,其中红色高危28人。启动区级产科危重孕产妇急救22人。孕产妇系统管理率98.01%。孕产妇死亡1例,死亡率8.16/10万,婴儿死亡率1.22‰,5岁以下儿童死亡率2.12‰,5岁以下儿童死亡率持续下降,保持低位。2020年建卡孕妇8 837人,HIV检测率100%,管理HIV阳性孕妇33人,管理HIV阳性母亲所生儿童9人,实现儿童零艾滋目标;优化婚前、孕前、孕期、产时和产后服务流程,提供免费婚检6 854人,提供免费孕检5 147人。新增叶酸服用人数5 343人,完成宫颈癌筛查5 040例,乳腺癌585人,产前筛查7 361人,新生儿先天性疾病筛查7 754例,新生儿听力筛查7 755例。全年共办理出生医学证明8 134份。首发7 869份。

【卫生监督】 扎实推行“双随机、一公开”监管模式,继续强化事中事后监管。共对266家单位实施监督抽检,任务完成率100%,上报及时率100%,公示率100%,对监督抽检不合格的37家单位施行政处罚。

严格开展专项整治、严查违规违法行为。全年共开展各类专项整治20余起。对700余家医疗机构开展医疗乱象及卫生健康行业领域突出问题专项整治工作整治;开展打非联席会4次,打非联合行动36次,检查集贸市场100个、社区街道180个、有证医疗单位600户次,以医疗美容为打非工作重点,检查医疗美容及生活美容机构300多户次,查处取缔无证行医单位及摊点15个,立案6起,罚款4.17万元;联合区文化体育和旅游局、区公安分局对全区9家住宿业公共场所开展部门双随机监管工作;主动与区教育局、市场监督管理局、各镇(街道办)配合完成全区98所学校和225所托幼机构春、秋季开学前学校卫生专项检查,圆满完成中、高考卫生保障;对2014年以来未开展过学校卫生综合评价的20所中小学校进行学校卫生综合评价;开展汛期生活饮用水卫生专项监督检查,继续开展2020年水质三方检测工作,共检测水样318个,合格率100%,其中,检测集中式供水水样122个,合格122个,合格率100%,检测二次供水水样180个,合格率100%,检测现制现售水水样16个,合格率100%。

积极组织用人单位的负责人或管理人员进行职业病危害项目新申报系统和职业卫生安全知识培训6次,培训人员1 000余人次;开展四川省矿山、冶金和化工行业领域尘毒危害专项治理及成都市尘毒危害专项治理;立案查处7起职业卫生案件,罚款45.6万元。

继2019年在5家室内游泳馆安装游泳池水质综合在线监测设备后,2020年继续在2家室内游泳馆安装游泳池水质综合在线监测设备,实现池水指标实时自动监控。

畅通举报投诉渠道,加大行政处罚力度。全年受理举报投诉138起,处理率100%,回复率100%;查办案件一般程序113件、简易程序93件,罚款78.32万元,办案占比达8.12%,案件量较2018年提高30%,处罚金额提高129.8%,无因行政处罚不当而引起的行政复议和行政诉讼。

【爱国卫生】 开展卫生创建,提升城市形象。(1)抓好“国卫”创建工作。截至2020年底,全区所有乡镇率先在全市实现全域创建为省级卫生乡镇。2020年荣获全国爱卫办命名表彰。(2)注重提升卫生村、卫生单位水平。截至2020年底,全区共创建120个省级卫生村,比例达到66.67%,年底将新申报清流镇均田社区等16个省级卫生村和区行政审批局等16个省级卫生单位,申报区经信局等14个省级无烟单位的创建工作。(3)抓星级院落创建复评。2020年,城区新创建星级院落11个(全区星级院落将达到324个),农村新创建农村星级卫生院落38个(全区农村星级卫生院落将达到373个)。(4)开展市级病媒生物防制示范单位(商品房物管小区3个、安置房物管小区3个、农贸市场1个、餐饮店5个、酒店2个、医院1个)创建的创建工作。9月通过四川省对新都区巩固国家卫生城市病媒生物专项复审(全区21个点位)。(5)积极开展控烟宣传活动,2020年度所有的区级部门、镇街机关、学校、医院全面创建为无烟机关,区经信局等14个单位创建省无烟单位(省级无烟单位将达到131个)。(6)在全区范围内掀起开展"防疫有我,爱卫同行"为主题的第32个爱国卫生月活动热潮。(7)加强农村改厕的宣传、培训、监测等工作。全区农村18.81万户,2020年须改厕14 076户,已改造完成11 918户(镇街核减2 158户)。11月13日顺利通过市人居办对全区农村人居环境整治的验收考核。

开展"1个健康示范街道,5个健康示范村,5个健康示范单位,100户健康家庭"的健康细胞工程建设。申报的十佳案例有2个案例入围20强,其中新繁街道的《认真落实"三个步骤",织就健康乡村梦想》获网络投票第一名。组织全区9个镇(街道)开展农民健康知识大赛,清流镇代表队获得区级决赛第一名。11月27日清流镇代表队代表新都区参加成都市健康相伴文明同行知识大赛,荣获三等奖。为提升居民健康素养和培养市民养成"限盐限油"的良好生习惯,向全区常住人口家庭户免费派发"健康生活工具包",2020年,面向全区81.07%的常住人口24万家庭户派发"健康生活工具包",现有的家庭66%在使用派发工具包,有47.14%的家庭能正确使用工具包,居民健康素养达30%以上。

【计划生育工作】 实施"全面二孩"政策,2020年全区出生8 161人,人口自然增长率达3.77‰,符合政策生育率达99.53%。全员流动人口15.12万人,其中流出1.45万人,流入13.67万人,开展3岁以下婴幼儿照护服务工作,截至2020年底完成网上备案8家。2020年全区完成母婴室创建点位35个,配置率100%。处理违法生育0例,征收社会抚费0元。在全市率先试点避孕药具免费发放网络地图,打造免费避孕药具发放区、镇(街道)、村(社区)、医院(社区卫生服务中心)三级服务体系,全区共有220个免费避孕药具发放网点,安装70台第二代身份证刷卡避孕药具领取智能机,206台避孕药自取箱,8台二维码避孕药具机,免费避孕药具发放率达95%以上。

严把资格确认关口,全面落实国家计划生育利益导向"二项制度",完成农村计划生育家庭奖励扶助对象资格确认47 828人和计划生育家庭特别扶助制度对象资格确认2 759人,共计发放扶助金7 216.94万元。

稳步开展新都区计划生育特殊家庭扶助关怀工作,严把资格确认关口,有效落实经济扶助、再生育扶助、养老扶助、医疗扶助、安居扶助、社会扶助、走访慰问七个方面14项扶助关怀政策,共计扶助19 871人次、发放扶助金770.4万元。

【老龄工作】 强化调研,摸清老年人医养需求。多措并举,全力以赴做好老年人疫情防控。积极开展老年健康西部行项目。联合区民政局,对照医养结合示范机构评估指标,切实加强红星老年病医院和恒轩医院的督促指导和完善提升,做好迎接省卫生健康委和省民政厅的评估验收准备工作。积极开展四川省老年人心理关爱试点项目,指导试点东环路社区内常住65岁及以上的特殊老年人开展心理健康相关的调查、评估、干预。扎实推进国家级"安宁疗护"试点机构建设,新都区中医医院成功通过"国家级安宁疗护试点机构"验收。总投资1 033万元(市老协专项资金20万、区财政专项资金200万、区老协补助33万、村和社区自筹780万元),努力推进村(社区)老年活动中心建设。2020年12月39个村(社区)老年活动中心经核查验收,全部合格达标。坚持共建共享整合好资源,39个中心与日间照料共建的有31个,占79.5%,实现节约财力和资源整合效益最大化。10月12日,成都市老协在新都区召开"加强基层老年人活动场所建设经验交流会",与会人员实地参观斑竹园街道的华桂村、安桥村、石坝社区老年活动中心,对新都区老协抓村(社区)老年活动中心建设工作予以高度评价。

重阳节,区老协在黄桷树广场举办"爱成都迎大运暨成都市第十九届老年艺术节新都分会场、新都区第六届村(社区)老年文体健身项目"展演。各镇(街道)也以分会场的形式举办"庆重阳"活动,共举办65场次,参演人员4 300余人、观众36 500余人，159个村(社区)老协组织展演，占村(社区)总数88%，参演人员13 000多人，观众达8万多。

认真开展《老年人权益保障法》宣传教育和“敬老月”活动。举办防诈骗知识、《民法典》等专题讲座275场，11 800多名老年人参加，印发宣传资料4 600份、挂图400张、标语700多条。“敬老月”期间，各基层老协走访慰问困难、高龄、空巢老人6 686人，175个村(社区)老协组织志愿者3 433人结对帮扶困难、残疾、失能、高龄老人2 242人，70个村(社区)老协召开孝亲敬老表彰会，表彰好公公、好婆婆、好儿媳713人，23个村(社区)老协重阳节期间，举办坝坝宴让全村老人欢度自己的节日，弘扬传承中华民族的优良美德。

(何　昆　张　吉　孙　军)

温江区

【概况】 2020年，温江区各级各类医疗机构573家，驻温医疗机构3家，驻温检验所6家；公立医疗机构20家(包括公立医院7家、卫生院8家、社区服务中心5家)，民营医院19家，村卫生室148家，社区卫生服务站10家，门诊部18家，诊所、卫生所、医务室344家，专业公共卫生机构3家，其他2家。共有开放床位6 270张，每千人口床位数为11.18张(按常住人口计算)；卫生技术人员7 542人(含驻温医疗机构)，卫技人员数7 542人、执业(助理)医师数2 857人、注册护士数3 532人；2020年，全区各级各类医疗机构总诊疗人次为600.77万人次，出院病人为16.36万人次。

【“十三五”发展成绩】 “十三五”以来，温江区成功创建新一轮全国计划生育优质服务先进区、全国计划生育基层群众自治示范区、全国基层中医药工作先进单位、全国流动人口动态监测调查工作优秀单位、连续五轮获得四川省敬老模范区称号，获得全国智慧健康养老应用示范基地称号，优质通过国家卫生城市复审。“新家庭计划”、计生特殊家庭扶助关怀、卫生健康多元化监管、智慧健康养老等多项工作经验获全国推广。在全省率先开展“互联网+家庭医生电子签约”服务，组建家庭医生团队93支，签约率达42.72%，居全市前列。全面实施取消药品和耗材加成政策。顺利通过国家卫生城市成果复审，成功创建4个国家级卫生镇(街道)，创建省级卫生镇1个，省级卫生村(社区)21个，创建省级卫生单位12个，省级无烟单位9个。积极推进“国家级健康促进区”创建，建成健康机关18个、健康镇(街)6个、健康村(社区)61个、健康家庭300个、健康步道1条、健康主题公园1个；完成“健康到温江”指标体系编制，制定“健康到温江”实施计划。

【新冠肺炎疫情防控】 在全市率先组建疫情防控专家委员会，率先开展准流行病学调查，率先实行核酸+肺部CT“双检测”。持续做好入境人员闭环管理，加强重点行业重点人群和外环境核酸检测。2020年底有12家核酸检测机构，检测能力居全市首位。组建核酸采样队伍326支、流行病学调查队伍85支，储备应急核酸采样点196个；组建195人的医疗应急队伍，设立发热门诊3个，哨点诊室17个，梯队救治医院(点)5个，储备救治床位620张。

【健康温江建设】 创建“国家健康促进示范区”，通过省级验收；推进健康细胞建设，创建市级健康镇(街)2个、市级健康单位5个、市级健康村(社区)2个、市级健康家庭200个。

【卫生健康综合监管】 开展医疗服务多元化监管试点工作(全省唯一区级试点单位)；以医疗服务多元化监管为依托，探索“智慧监管”模式，开展各类专项整治12次，“双随机”抽检完成率达100%；持续推进信用监管，完成414家医疗机构评定，实施“互联网+医疗监管”，在10个镇(街)卫生院(社区卫生服务中心)公共区域安装监控设备，重点监控医闹等突发公共事件，提高应急处置能力。

【公共卫生服务】 温江区城乡居民健康档案规范化电子建档502 203份，电子健康档案建档率96.15%。免费孕前优生健康检查目标人群覆盖率102.65%，孕产妇住院分娩率100%，婴幼儿死亡率2.26‰。

【健康服务业】 争取省卫健委允许依托实体医疗机构开设互联网医院实行“一挂多”差异化政策，即：可依托一家实体医疗机构设立多个互联网医院，争取到2020年新增乙类大型医疗设备配置调剂指标5个(其中：CT3台、直线加速器1台、核磁共振1台)，福美医学影像诊断中心、锐视医学影像诊断中心重点项目大型医疗设备配置需求得到解决。争取到外国医师来华短暂行医许可事权下放温江区，老年人失能(失智)预防干预试点国家级项目、四川省健康医疗大数据(温江)应用基地省级项目、老年健康服务信息整合与分析省级项目、安宁疗护试点市级项目纷纷落地温江，市五医院获批“国家高级卒中中心”，区人民医院获批“国家健康管理学科建设与科技创新中心”为健康产业发展增添新动能。

【区域协作】 加快推进自贸区温江协同改革先行区建设，完成“成都生物材料出入境一体化协同监管平台”模块设定，开辟疑难病患者直通博鳌乐城绿色通道，推动海南博鳌乐城先行区“四个特许”政策向温江区辐射，完成进口急需新药申报流程梳理；积极推进成渝双城经济圈建设，与巴南区卫健局开展常态化合作；积极打造智慧医疗应用场景，建成网络医院5家，完成投资2.8亿元。

【中医药服务】 组织开展温江区基层中医药适宜技术竞赛活动，并从优胜选手中遴选6人组队参加市级大赛，获团体三等奖、个人奖项2项。组织参加成都市基层中药传统技能竞赛荣获三等奖，成都市中医药经典竞赛荣获优秀组织奖。区人民医院成功创建成都市综合医院中医示范单位，对2家“示范中医馆”、10家“规范化中医角”提档升级，以创促建提升基层医疗机构中医药服务能力。开展温江区第二批中医师承教育工作，在全区范围内邀请15名有丰富临床经验的中医专家为指导老师，遴选45名有一定中医专业理论和实践基础的继承人，通过带教跟师学习，传承中医专家临床经验或技术专长，培养中医临床骨干人才。

【爱国卫生】 在全区组织开展健康素养知识竞赛，组织队伍参加市级知识竞赛；确保“四害”密度控制在国家标准之内，组织开展全区农村户厕改造提升技术培训会，发放农村改厕宣传资料13 500份。金马街道按照《国家卫生乡镇(县城)标准》，启动国家卫生乡镇创建工作；2020年全区创建市级健康镇(街)2个、市级健康单位5个、市级健康村(社区)2个、市级健康家庭200个；创建区级健康镇(街)1个，区级健康单位4个，区级健康村(社区)3个，区级健康家庭100户；新建省级卫生村4个，省级卫生单位5个，省级无烟单位7个，星级院落7个，农村星级卫生院落5个。

【人才队伍】 秉承“实用”“管用”“好用”选人用人导向，选拔任用科级干部4名，晋升竞聘管理岗位15人；做好全区卫健系统事业单位新进人员招聘工作，2020年实现卫生健康人才总量、结构、素质“三提升”，依托公开招聘、“蓉漂人才荟”、订单定向生等形式招聘各类急需紧缺卫生专业技术人员21名，其中副高及以上人员8名；围绕岗位职责考评的指标设置、考评实施、结果运用等环节，精心设置、认真筹划，完善制度办法，促进岗位职责考评工作顺利运行；牵头抓好卫健事业单位班子及成员日常考察考核完成2019年度下属事业单位主要负责人台账考核工作；2020年共为6名专家及5名镇(街)医疗卫生机构急需成熟型人才兑现住房补贴53万元；组织开展2020年专业技术岗位竞聘上岗工作，2020年有8家单位陆续开展本年度的专业技术人员竞聘上岗。

【人口及老龄事业】 2020年人口自然增长率5.44‰，出生率10.45‰；发放计划生育奖励扶助资金2 578.944万元，发放率100%；建成母婴室17个；被省政府认定为第五轮省级敬老模范区，持续开展四川省卫生健康委老年健康服务信息整合与分析项目的试点工作，亲睦家老年医院作为安宁疗护试点机构接受成都市卫健委验收；成功举行温江区孝亲敬老好家庭、好公民表彰会暨庆重阳文艺演出活动，评选出2020年孝亲敬老好媳妇、好女婿、好公婆、好岳父母、好公民共95名，在现场为他们颁发奖状和奖金。

【红十字会工作】 形成《成都市温江区红十字会改革实施方案》，通过区政府常务会审议通过；与温江区人民医院合作建设红十字应急救护培训基地；开展社区应急救护知识普及培训60期，培训

1.5万余人次；全年举办急救员培训班28期，培训合格急救员1 339名；完成全区红十字应急救护师资年度考核和注册工作，组织全区应急救护师资参加各类救护师资培(复)训；开展应急演练5次，在全市急救员大赛中荣获优秀组织奖。利用学雷锋纪念日、“5·8世界红十字日”、防灾减灾日、世界急救日等节点，组织志愿服务队，通过义诊、理疗、心理疏导、宣讲等形式进行宣传，全年开展各类红十字社区宣传活动10次，受益群众60 000余人。其中，开展无偿献血和防艾宣传，发放宣传资料10 000余份，实现无偿捐献2 216人，献血量达792 830毫升。对3例遗体与器官捐献志愿者先进个人和先进事迹进行表彰宣传，完成500名登记志愿者的免费体检。帮助2 628人完成遗体和器官志愿捐献登记。

【卫生项目建设】 进一步优化《成都市温江区医疗卫生资源布点规划》(2017—2035年)，全年包装储备项目3个；有序推进前海人寿妇儿综合体、省精神医学中心等项目；区医院、金马镇中心卫生院新院区顺利投用，完成万春镇中心卫生院改造等基层医疗机构提升项目5个；完成5个村(社区)卫生室(站)公有化、标准化建设。

(张颇如)

双流区

【概况】 2020年全区拥有医疗卫生机构591家，其中区属医疗卫生机构17家，村(社区)卫生站110家，驻区及民营医疗机构464家。实际开放床位数5 749张、每千人床位数7.05张，医疗卫生技术人员7 779人、每千人口卫技人员数9.55人，省、市级重点专科14个(含在建)。区内有三级医院5家(区一医院、区中医医院、区妇幼保健院、市七医院、司法警官医院，其中区中医医院已成功创建为三甲)，三级乙等疾控机构1家(区疾控中心)，全国百强社区卫生服务中心、社区医院2家(西航港、九江社区卫生服务中心)，国家级“群众满意乡镇卫生院”6家。区属医疗卫生机构出院人次381.61万人次。区属医疗卫生机构出院人次8.51万人次。2020年共完成822次医疗保障，其中参加医疗保障医务人员为1 288人次，救治人数319人次。推进全区卫生事业健康发展。主要卫生健康指标：双流区人均预期寿命达81.63岁；户籍孕产妇死亡率为0，婴儿死亡率1.28‰。

【“十三五”发展成绩】 卫生健康投入稳步增加。区财政投入从“十二五”期间的16.85亿元增加到“十三五”期间的22.91亿元。医疗卫生服务能力显著增强。区中医医院成功创建“三甲”，挂牌“成都中医药大学附属医院双流分院”；区一医院挂牌“四川大学华西空港医院”，由四川大学华西医院深度领办；区妇幼保健院成为华西附二院和成都妇女儿童中心医院联盟医院；区二医院成功创建“二乙”。2020年，全区医疗机构总诊疗人次629.16万，总出院人次12.37万，较“十二五”末分别增长39.93%、16.8%。公共卫生服务能力不断提升。各项基本公共卫生服务项目全面落实，计划生育服务深度拓展，各项关怀扶助政策全面落实，出生人口性别比保持均衡。“十三五”期间，人均预期寿命从78.23岁增加到81.16岁；2020年，孕产妇死亡为0，婴儿死亡率1.54‰，持续保持在低位水平。重大疾病防控能力持续巩固。区疾控中心创建为三乙疾控机构，区、镇、村三级传染病防治网络进一步健全，传染病监测、报告、防控工作规范开展，无霍乱、非典、人禽流感等急性传染病暴发，率先在全省实现血吸虫病传播消除达标，狂犬病连续10年保持零发病，艾滋病、结核病等重点传染病防治工作处于全市前列，新冠肺炎疫情防控取得阶段性重大胜利。爱国卫生健康促进初见成效，建成国家卫生城镇6个，覆盖率达66.67%，省级卫生城镇覆盖率达100%；建成省级卫生村101个、省级卫生单位146个、市级健康单位44个。“十三五”期间，双流区成功创建为全国妇幼健康优质服务示范区、全国首批健康促进试点区、国家慢性病综合防控示范区、四川省第五轮敬老模范区，通过国家基层中医药工作先进单位复评。

【新冠肺炎疫情防控】 新冠肺炎疫情发生以来，区卫健局作为牵头部门，充分发挥专业作用，紧扣“外防输入、内防反弹”，突出国际机场入境口岸重要节点，坚持“人物同防”“多病共防”，落实早发现、早报告、早隔离、早治疗“四早”措施，扎实开展疫情监测、流行病学调查、症状人员诊治、居家医学观察、境外输入防控、专业防控指导等工作。开展疫情监测、疫情研判、流行病学调查、隔离医学观察、症状人员诊治等疫情防控工作，累计派出5.4万人次医护人员在机场、交通路口排查99.5万人次，对2.8万名重点地区来双人员进行流行病学调查、分流，核酸检测26万人次，实施隔离医学观察2.44万人次，重点场所消杀1 210万平方米，预警监测2.4万条，诊治发热病人7.2万人次，救治确诊病例39例。2020年1月24日首次接收斯里兰卡入境航班以来，区卫健局牵头率先在全市探索建立“入境—酒店—社区”的全流程环节管理模式，并在全市推广。累计管理服务入境航班1 802个，管理服务入境旅客19 518人，成功拦截境外输入确诊病例17例、无症状感染者23例，未发生一例本地关联病例。同时，坚持“人物同防”策略，实施入境货物严格检测管控，把好“进口关”“入市关”和“市场关”。

疫情防控宣传和舆论引导。编印机关单位、学校及托幼园所、企业工厂、大型超市、集贸市场、车站和酒店等系列防控知识指南；印发防控宣传资料21万份，制作防控宣传动画视频11部，推送宣传视频24部，邀请华西专家电视讲座2次；培训各行业社会卫生员7 000余人次，组织33名具有资质的心理咨询师组成“心理危机干预工作队”，开通心理援助热线，提供7×24小时在线服务。

指导促进复工复产。成立“复工复产企业新冠肺炎疫情防控指导专班”，全面参与辖区内企业复工复产指导，为双流区外出务工或到双流区就业的人员体检并办理《健康随访表》《四川外出人员健康申报证明》《从业人员预防性体检健康证》7.8万人次。派出医务人员、疾控人员500名到626家企业、工地、商超、宾馆等指导疫情防控。与区教育局联合印发《成都市双流区学校防控新冠肺炎疫情确保开学安全的工作预案》等，开展17培训，5次区级演练，指导驻区高校、中小学、幼儿园共218家学校疫情防控、复课验收。

秋冬季疫情反弹防控遭遇战。全区准备500个应急采样点位、5 160名核酸采样检测工作人员、15个隔离酒店3 161个房间、按照满负荷运行30天标准储备应急防疫物资，做到人员物资、风险监测、隔离场所、医疗保障、检测能力“五个到位”。

对外驰援。2月21日，区中医医院3名医务人员组成“成都市双流区中医医院援鄂医疗队”，与成都市援助湖北医疗队汇合集结，一同赶赴湖北疫情防控一线；4月3日，3名医务人员安全返回双流。12月7—12日，双流区分5批次553名医务人员支援郫都、成华，共采样92 821份，其中双流区检测52 805。

全区共确诊病例20例（省外输入3例、境外输入17例）、无症状感染者24例（省外输入1例、境外输入23例）。开展现场流行病学调查排查2.8万人次（其中病例、疑似病例、无症状感染者现场流行病学调查97例；调查、追踪、管理密切接触者1 303人、密切接触者的密切接触者93人、一般接触者557人；协助公安等部门开展风险地区抵双人员调查1 120人；对重点地区返/来双人员开展排查、管理18 038人次）。

【医药卫生体制改革】 持续推进医药卫生体制改革五大制度建设和重点领域改革。落实药品耗材采购政策，执行国家基本药物制度，让利群众5 600万元。推进分级诊疗制度建设。强化医疗保障制度，落实医疗服务价格动态调整政策，推进按疾病组分值付费（DRGS）。

【公立医院综合改革】 持续推进区级公立医院综合改革，落实党委领导下的院长负责制，加强现代医院管理制度建设。3家区级医院借力部省级医院优势，提升管理和技术水平。区中医医院成功创建为三级甲等中医医院，区一医院、区妇幼保健院正式启动三甲创建。2020年，区级质控中心从25个增补到33个，组织召开60余次质控培训，20余次现场业务指导，实现全区医疗质量、技术操作同质化、规范化。开展儿童医疗卫生服务改革与发展试点工作，15家公立医疗机构均能开展儿科诊疗服务。

【医联体建设】 与四川大学华西医院、四川大学华西第二医院、成都中医药大学附属医院、成都市妇女儿童中心医院、成都市第一人民医院、成都市第二人民医院、成都市第七人民医院7家部、省、市三甲医院组建综合医联体，实现全区基层医疗卫生机构全覆盖。进一步巩固和完善分级诊疗制度,落实急慢分治,推动防治结合,规范和优化转诊流程。部省级医院派驻管理团队和学科团队,开展教学查房484次、授课带教3 876人次、指导高难度手术376台,发表论文628篇,新开展省级科研项目25项、新技术91项,其中11项新技术(全喉切除术,反肩关节置换手术等)填补双流地区技术空白。

【医疗基础设施建设】 制定《卫生健康事业第十四个五年发展规划(2021—2025年)》《医疗卫生资源布局规划(2019—2035年)》。2020年,完成黄龙溪卫生院和西航港社区卫生服务中心提升改造项目。区妇幼保健院二期业务楼工程、区精神卫生保健院和迁建公兴社区卫生服务中心工程主体完工,进入装饰装修。黄甲社区卫生服务中心进入主体施工阶段。启动西航港社区卫生服务中心(白家院区)和彭镇卫生院提升改造。积极配合省疾控中心、市七医院推进省公共卫生综合临床中心、市七医院天府院区三期工程。3月20日,区一医院启用新院名"成都市双流区第一人民医院/四川大学华西空港医院",整体搬迁至双流区东升街道城北上街120号,占地约137亩,总建筑面积约21万平方米,规划床位1 500张,开放床位1 100张,正式启动三级甲等医院创建。12月开业试运行的成都市精神卫生中心是全省六大区域精神卫生中心之一,共有编制床位208张。在建的成都京东方医院是按照三级甲等标准修建的现代综合医院,占地354亩,建筑面积38.5万平方米,开设床位数2 000张。

【信息化建设】 完成全区11家基层公立医疗机构信息系统升级改造工作,完成对新冠初期各种数据采集的信息化支撑,建成视频会议系统,指导区内各医疗机构全面使用省免归信息系统、核酸检测信息系统。

【人才引育】 培育在职正高19名、副高55名。柔性引进国医大师(院士)1人(石学敏)、省名中医1人(梁超),引进编制内副高级及以上卫生专业人才11名。通过合作办医和医联体建设等形式引进好华西医院、华西医院第二医院、成都中医药大学等部省级医院高级管理人才5名、学科主任17名(区一医院11名、区中医医院2名、区妇幼保健院4名)、临床一线专家36名(区一医院29名、区中医医院2名、区妇幼保健院5名)。与54名2020年、2021年毕业的医学院校毕业生签订招聘协议(其中博士研究生4名、硕士研究生44名),面向社会公开招聘编制内医务人员18名。

【学科建设】 2020年申报建设省级中医重点专科2个(区中医医院儿科和肺病科),市级中医重点专科单位3个(区中医医院重症医学科、区一医院中医肛肠科和区二医院中医骨伤科)市级重点专科单位1个(区妇幼保健院儿童保健科)。截至2020年12月底,全区已建成省级重点学科(专科)6个,市级重点学科(专科)4个,并有省级重点学科(专科)建设单位2个,市级重点学科(专科)建设单位7个。

【卫生应急】 积极开展新冠肺炎疫情防控工作,完善监测预警、快速响应、全员核酸应急检测、联防联控、紧急救援5个方面工作机制,组建100人的应急医疗救治队伍、1 600人的应急采样队伍、108人的核酸检测队伍、87人的流调队伍、30人的防疫消杀队伍。累计开展新冠肺炎疫情防控知识等各类应急知识和处置培训12 000余人次,组织参加新冠肺炎应急演练8次。

【中医药服务】 继续开展"城乡中医药一体化",下派10名中医药人员到基层医疗卫生单位,开展学术指导讲座和业务查房等工作,不断提升基层服务能力。"市级示范中医馆"提档升级3个,"规范化中医角"提档升级10个;共有中医师承带教老师10名,学员33名。开展各级各类中医药文化宣传39场次,提供咨询服务3 271余人次,发放宣传资料12 716余份。全区中医药服务量占总服务量53.6%,65岁以上老年人中医药健康管理率72%,0—3岁儿童中医药健康管理率75%。新冠疫情发生以来,参与疫情防控中医药人员207人,熬制大锅汤43 130人份,采用非药物疗法服务1 813人次,发放中医药疫情防控宣传单19 652份。中医参与治疗确诊患者1人,疑似患者17人。

【家庭医生签约服务】 2020年,

做好 A 包的基础上,巧推 B、C、D“三类服务包”服务内容更加丰富。全区累计签约344 342人,签约率43.38%。(其中重点人群签约198 014人,签约率85.47%;残疾人签约11 637人,签约率95.46%;计生特殊家庭签约1 358人,签约率100%。)

【传染病防控】 全年无甲类传染病报告;报告乙类传染病14种1 671例、死亡19例(艾滋病18例、新冠肺炎1例),报告发病率183.22/10万,较上年同期(198.57/10万)下降7.73%;报告丙类传染病5种3 418例,无死亡病例,报告发病率为374.77/10万,较去年同期(995.80/10万)下降62.37%。

【艾滋病防控】 2020年双流区全人群艾滋病检测覆盖率达49.67%,基层检测覆盖率达23.2%、CD4检测比例达94.51%、配偶检测比例达93.87%、抗病毒治疗覆盖率达94.83%、治疗有效率达98.7%、病毒载量检测率达97.4%、孕早期检测率达90.74%、孕早期用药率达100%、感染孕产妇抗病毒用药率达100%,圆满完成目标任务。

【结核病防控】 区财政局将结核病防治工作经费纳入财政年度预算,全面足额落实区级配套经费38.17万元。各镇卫生院、社区卫生服务中心结合基本公共卫生服务开展老年人、糖尿病人等重点人群结核病主动筛查工作,共筛查65岁以上老年人36 241人,糖尿病人筛查13 135人,病例密切接触者筛查2 676人次,筛查均未发现肺结核患者。

【狂犬病防控】 实现10年狂犬病“零发病”,无一犬伤多人事件发生。2020年全区15家公立医疗机构犬伤门诊共接诊犬伤患者15 181人次,日均接诊41人次;接种狂犬疫苗15 181人次,疫苗接种率100%;注射狂犬病免疫球蛋白1 596人次(Ⅲ级犬伤暴露8 359人次),免疫球蛋白使用率19.03%。

【免疫规划】 全区适龄儿童免疫疫苗接种率96.10%(应种338 356针次,实种325 170针次),新生儿首针乙肝疫苗及时接种率93.99%。规范预防接种门诊管理,全区12个镇(街道)的13个预防接种门诊全部实现数字化门诊,其中5A级3个、AAA级7个,2A级1个。继续开展60岁及以上户籍老年人肺炎疫苗接种工作,2020年60岁及以上户籍老年人肺炎疫苗完成接种4 130人,接种率3.99%;开展各类人群的流感疫苗接种,共接种流感疫苗近10万剂次;开展重点人群新冠疫苗紧急接种工作,2020年共接种新冠疫苗8 000剂次。

【血吸虫病防控】 全年累计查螺1 087 310平方米,累计药物灭螺777 020平方米。人群监测查病7 085人次,查出血清学阳性68人,均用吡喹酮进行扩大化疗。本地人群监测300人,查出血清学阳性2人,流动人群血吸虫病监测224人,查出血清学阳性4人。开展血吸虫病风险监测,钉螺监测46 400平方米,查出有螺面积5 480平方米,对检获的446只钉螺全部进行环介导等温扩增技术检测,无阳性钉螺;钉螺输入调查,40 000平方米,未查见钉螺,野粪调查,未检获;打捞80千克漂浮物未查见钉螺。

【地方病防控】 2020年无本地疟疾病例发生,境外输入3例疟疾病例,疫点均规范处置,及时处置率100%。对200名8—10岁学生开展甲状腺肿大检查,甲状腺肿大率小于国家标准,盐碘合格;40岁以下育龄妇女、孕妇、哺乳妇女及0—2岁婴幼儿、8—10岁儿童等五类重点人群603份尿样尿碘监测,尿碘合格。在协和、金桥、黄甲、公兴、西航港5个镇街开展土源性线虫病和肝吸虫病感染率调查,共采样1 000人粪便,查出感染者8人,其中蛔虫感染3人,钩虫感染5人,肝吸虫检测阴性,8名感染者全部进行免费驱虫治疗。

【精神卫生】 对严重精神障碍患者实施阳光救助,共救治184人。1 409名患者享受“830”区级门诊药物治疗补助政策。196名精神分裂症患者通过专科医生复核诊断,符合长效针剂注射要求,享受区级“长效针剂”项目治疗补助。截至2020年底,全区报告严重精神障碍患者3 209例,报告患病率4.04‰。2020年全年在管患者3 082例,管理率96.04%;规范管理率95.7%;在册患者服药率为91.21%;在册患者规律服药率76.57%;精神分裂症患者服药率为90.81%,规律服药率75.68%;居家患者病情稳定率98.33%;面访率95.79%。

【慢性非传染性疾病防控】 2020年四类主要慢性病早死概率为11.41%,较2019年下降10%,较2015年下降33.96%。恶性肿瘤死亡率173.43/10万,心脑血管疾病死亡率164.67/10万,慢性下呼吸道疾病死亡率87.39/10万,糖尿病死亡率22.94/10万。

【卫生监督】 加强卫生综合监管,完成国家"双随机一公开"抽检231家,完结率100%。完成城市管网末梢水、二次供水、现制现售水水质抽检357个,合格率100%。

【爱国卫生】 双流区东升街道已纳入成都市国家卫生城市范畴,黄甲街道、怡心街道、黄水镇、黄龙溪镇、永安镇已成功创建为国家卫生乡镇,全区国家卫生城镇覆盖率达66.67%;2020年全区紧紧围绕"防疫有我,爱卫同行"主题,广泛开展"第32个爱国卫生月"宣传活动,结合疫情防控普及健康教育知识,组织开展爱国卫生知识网络有奖问答,并推选典型案例参加市爱国卫生优秀征文讲述活动。全区共印发爱国卫生宣传资料370余万份,电视报道4条,微信公众号宣传28条,微博原创450条,发布新闻稿件53件。

全年落实病媒生物防制工作经费36万元。黄甲街道在全市率先启动病媒生物示范街道创建工作,辖区范围内鼠、蚊、蝇、蟑螂控制水平达到国家规定的B级标准。全区2020年创建1个病媒生物防制示范街道、3个病媒生物防制示范商品小区、3个病媒生物防制示范安置小区、1个病媒生物示范农贸市场、5个病媒生物防制示范餐饮店、2个病媒生物防制示范酒店、1个病媒生物防制示范医院。切实加强四害密度监测,确保"四害"密度控制在国家规定的C级标准以内。制作下发20 000余份病媒生物防制宣传手册、40 000余份病媒生物防制宣传用品,全面普及病媒生物防制相关知识,提升群众健康素养。

【健康促进】 以"健康细胞工程"建设为抓手,以社区、机关、医院、学校、企业、家庭等单位为重点,全力改进自然环境、社会环境和健康服务,全面普及健康生活方式,2020年,全区新创市级健康细胞8个,市级健康家庭100户,打造健康基地1个。九江、彭镇启动国家卫生乡镇筹备工作,力争下一周期成功创建为国卫乡镇。圆满达成"健康生活工具包"派发项目目标,全区2018—2020年累计派发健康生活工具包164 464份,累计派发率达80.03%。

【妇幼保健】 2020年全区孕产妇系统管理率98.11%、3岁以下儿童系统管理率98.12%、孕产妇死亡率0/10万、婴儿死亡率1.28‰、5岁以下儿童死亡率2.02‰、新生儿疾病筛查率99.86%,新生儿听力筛查率99.80%,婚前医学检查率88.68%,免费孕前优生健康检查目标人群覆盖率102.3%,完成6 347人宫颈癌、6 501人乳腺癌筛查。区妇幼保健院接受创建"三级甲等"妇幼保健院省级评审。

【计划生育】 2020年办理生育服务证6 445件,办证及时率100%,生育登记率100%。出生人口6 445人(其中一孩4 896人,二孩2 670人),人口自然增长率6.22‰,符合政策生育率99.82%,无失独家庭上访。2020年,双流区荣获全国计划生育优质服务区称号。

【奖扶政策】 2020年双流区符合计划生育家庭奖励扶助条件对象21 403人(其中国家奖扶19 735人,省奖扶1 558人,市奖扶110人),计划生育特别扶助对象1 430人,独生子女父母奖励对象35 649人,双流关爱对象346人,通过社会保障卡兑现资金3 946.9万元,打卡发放率、发放到位率均达100%。

【关怀扶助】 对计划生育特殊家庭实施医疗救助、养老救助、社会救助等方面的政策,全年共投入384.5万元。全区特扶对象均有双岗联系人,每月按时入户走访和每周电话慰问。2020年发放特扶人员传统节日及生日慰问金143万元。有效落实"两免五优先"政策,计生特殊家庭就医"绿色通道"畅通、家庭医生签约率100%。

【托育服务和母婴室建设】 对全区43家社会办3岁以下婴幼儿照护服务机构进行摸底清理建档,发放备案和卫生管理告知书,对20家托育机构开展卫生评价,完成备案4家。全区建成标准化母婴室61个,使用面积1 005平方米,服务15万余人次,发放优生优育等健康宣传资料,5万余份。

【老龄健康】 “敬老月温暖重阳”走访慰问老人3.37万人次，发放慰问金或购买慰问品价值229.52万元。“智慧助老”服务1 042次，防范电信诈骗、老年维权活动宣传34场，老龄化国情教育“六进活动”191场次，老年文艺活动134场次，惠及老人7.64万人次。2020年10月，四川省人民政府办公厅发文认定双流区为“四川省第五轮敬老模范区”。

承接国家试点项目“家庭视角下老年女性的积极与健康老龄化”顺利结题。胜利桂花、金桥岷江两个村纳入国家老年心理关爱项目试点。2020年12月完成《成都市双流区“十三五”老龄事业发展规划》终期评估，通过专家组论证“十三五”老龄事业发展目标任务基本完成。

老年健康促进。举办2020年“健康双流·老年健康知识大讲堂”系列讲座活动117场，发放健康知识手册2 000余本，惠及老年人30 360人。承接四川省暨成都市“2020年老年健康西部行·老年健康宣传周”活动启动仪式，举办义诊93场次，发放宣传资料5 000余份，惠及群众1.67万人次。

【医养结合】 2020年，黄龙溪镇卫生院被确定为双流区第一家公办医养结合试点机构。投入财政资金300余万，对16间房间进行改造，设养老床位32张。区中医医院被授牌为成都市安宁疗护试点机构，10月通过专家组现场验收，安宁疗护建设和服务管理能力被评定为二级。双流天仁医院通过“四川省医养结合示范机构”市级初评。

【对口支援】 选派19名医务人员赴巴塘开展对口支援工作，5名医务人员帮扶凉山州脱贫攻坚工作。

（毛　霏）

郫都区

【概况】 郫都区面积438平方公里，下辖7个街道和3个镇。截至2020年底，常住人口139.09万人，全年人口出生率13.69‰，人口自然增长率4.46‰。全区人均期望寿命达81.50岁；婴儿死亡率2.77‰，孕产妇死亡率为0。2020年底，医疗卫生机构共607家，卫生健康人员8 400人，实有病床5 424张，门诊总诊疗人次679.06万人次，入院人次17.13万人次。共实施医疗卫生建设项目15个，其中续建7个，新开工8个。区中医医院、363医院犀浦院区、安德街道卫生院、友爱镇卫生院完成搬迁并投用。郫都区成为国家第四批智慧健康养老示范基地。区人民医院与成都医学院合作共建成都市医学院第三附属医院。成功签约成都医学院与区人民政府关于促进教育医疗卫生事业发展战略合作项目。

【“十三五”发展成绩】 “十三五”期间，郫都区顺利通过全国基层中医药工作先进单位复审和国家卫生城市第七次复审，先后获评成都市医改工作成效明显区(市)县、成都市“国卫”巩固工作先进单位、成都市健康城市建设先进单位。分别与成都中医药大学合作共建第三临床医学院/附属第三医院，与四川大学华西医院、华西第二医院签署联盟型医联体合作共建协议，区中医医院成功创建为三级甲等中医医院，区人民医院成功创建为三级甲等综合医院，区妇幼保健院获“三乙”授牌，区第二人民医院通过“二甲”复评。截至2020年底，郫都区医疗卫生机构共计607家（其中医院22家、专业公共卫生机构3家、基层医疗卫生机构579家、其他医疗机构3家），较2015年增加185家。卫生健康人员8 400人（其中：卫生技术人员7 016人，高级专业技术人员437人，中级专业技术人员1 036人），较2015年增加2 520人。实有病床5 424张，较2015年增加1 793张。2020年门诊总诊疗人次679.06万人次，较2015年增加86.97万人次。入院人次17.13万人次，较2015年增加2.82万人次。

【党建和行风建设】 持续推进中巡、市巡反馈问题整改落实，启动党组织建设暨党员干部作风整顿行动，查找问题234个，完成整改113个。开展卫生健康行业领域突出问题专项整治行动，制定印发《成都市郫都区卫生健康行业领域突出问题专项整治工作方案》，提出“152＋X”工作机制。发现问题1 002个，完成整改999个，查处案件2例，新建修订完善各项制度165个，退还医保费用100.6万元。通过治理，全系统药占比由2019年5—12月的36.06%下降到33.25%；耗材使用比由8.04%下降到7.5%；群众满意率由2019年的92.85%提升到94.76%。2020年7月在全系统公立医疗机构中启动建设群众满意的“清廉医院”创建工作。区中医医院、区人民医院、团结街道卫生院、安靖街道卫生院4家单位达到卫生健康系统“清廉医院”创建要求,区纪委监委授予区中医医院“清廉医院”称号。

【新冠肺炎疫情防控】 集中隔离观察。累计接到入境航班23个,全程闭环管理入境人员3 354人(外籍378人),累计发现确诊病例8例、无症状感染者5例,管控境外输入病例密切接触者148例。全年对1 632名入境人员和8 868名中高风险等重点地区来郫人员进行居家管理。针对密切接触者和入境人员集中隔离酒店进行现场督导120余次。

确诊患者救治。2020年1月新冠肺炎疫情发生以来,郫都区人民医院作为市级定点医疗机构,共收治新冠病例45人,整个诊疗过程中医务人员零感染,疫情防控工作取得阶段性成果。

率先完成城市核酸检测基地建设,大规模核酸检测工作开展能力提升。全面落实“应检尽检”“愿检尽检”,累计开展常态化新冠病毒核酸检测37.91万人次,抗体检测5.40万人次。开展农贸市场、大型商超进口冷鲜食品、从业人员和环境新冠病毒核酸检测,共检测样本7.2万份;成立海霸王市场疫情防控专班,每周对海霸王市场进口冷链食品从业人员和环境进行新冠病毒核酸检测,共检测样本1.7万份,结果均为阴性。

隔离点安全管理。区指挥部启用8个酒店作为集中隔离酒店,完善集中隔离酒店卫生防疫、医废处置、消毒、隔离管理等工作制度,规范酒店管理台账,建立日报告工作机制。委托第三方公司负责隔离酒店消毒工作。定期对酒店的内外环境、工作人员进行采样检测,共采样1 103份,结果均为阴性。及时对人员清空的酒店进行彻底消毒和采样评估。

防控督查。组织开展全区医疗卫生机构和4户集中隔离医学观察点的新冠肺炎疫情期间传染病防控专项检查。共检查医疗卫生机构和集中隔离医学观察点1 530户次。“12·7”后累计巡查各级各类医疗机构3 030户次,下达监督意见书1 061份,张贴医疗机构通告702份,张贴温馨提示578份。

“12·7”突发新冠肺炎疫情防控。迅速处置“12·7”新冠肺炎本土疫情,及时诊断、报告、治疗12例确诊病例和1例无症状感染者,管理密切接触者192人、次密接739人,全区开展全员核酸检测共计1 698 569人,对8个临时封控场所和5个中风险地区实行封闭管理和解封评估。加强突发公共卫生事件应急体系建设,举办新冠肺炎疫情演练6次。

疫苗接种。切实做好秋冬季流感疫苗及新冠肺炎疫苗接种工作,截至12月31日为四类重点岗位人员、小学生、60岁以上老人等三类重点人群接种流感疫苗8.33万支。2020年12月以来郫都区制定第一批、第二批新冠疫苗接种方案,召开两次区级协调会、两次技术培训会和全覆盖指导,12月29日起扎实推进九类重点人群新冠病毒疫苗接种工作。

疫情防控督查。成立专项督查组,聚焦责任落实、物资管理、院感防控等监督重点,开展监督检查150余次,扎实推动各级、各项疫情防控措施落实落细。

【基本医疗卫生与健康促进法宣传贯彻】 制定宣贯方案和“谁执法谁普法”普法责任制清单,分解目标任务明确重点,通过专题讲座、专家辅导、会前学法等形式开展宣传。5月29日邀请全国知名卫生法学专家石滨老师举办卫生健康系统《基本医疗卫生与健康促进法》专题法制讲座。

【基本公共卫生服务】 1月开展区级基公卫及家医半年评价,5—6月开展区级日常评价,7月开展区级年度评价并迎接市级年度评价,荣获第一。

【家庭医生签约服务】 组建家庭医生服务团队118支,签约34.83万人,签约率40.64%,签约重点人群18.79万人,重点人群签约率76.87%。2020年市级考评中荣获成都市基公卫及家医签约服务目标完成先进奖项、绩效考评全市第一。

【公立医院综合改革】 推进医院精细化管理,实施第三方患者满意度调查,将结果纳入绩效考核;加强医院及科室财务成本管控,将成本收益指标纳入绩效薪酬考核。贯彻国家基本药物制度,落实药品集中采购,每年节约药品采购资金上千万元,切实减轻患者用药负担。2020年9月1日起,在全区各级医院全面实行“电子健康卡”应用,实现全区就医诊疗、结算、信息查询等诊前、诊中、诊后各个应用场景“一码通用”。

【医共体建设和分级诊疗】 探索实施医共体建设,牵头制定《成都市郫都区紧密医疗卫生共同体建设试点实施方案》,结合基层医疗卫生机构新(改、扩)建项目及街道(镇)区划调整实际,先行试点6家医疗机构组建区人民医院—安德街道卫生院、区中医医院—友爱镇卫生院和区第二人民医院—唐昌镇第二卫生院三个紧密型医共体。2020年,医联体覆盖村卫生室(站)177个,人才资源下沉2 907人次,城市三级医院下沉人员1 785人次,区级医院下沉人员1 122人次,医联体内上挂学习培训人员9 552人次。

【医院基础设施建设】 完成《成都市郫都区医疗卫生资源布局规划(2019—2035年)》和《成都市郫都区国民经济和社会发展第十四个五年规划纲要》医疗卫生健康章节编制。郫都区人民医院于2020年2月23日成功晋级为国家三级甲等综合医院。区中医院建设,占地60.2亩,投资3.2亿元,建筑面积70 000平方米,设置床位800张,10月完成搬迁并正式投用。街道(镇)卫生院建设:安德街道卫生院迁址新建项目占地34亩,投资9 751万元,建筑面积16 000平方米,设置床位160张。友爱镇卫生院迁址新建项目占地20亩,投资3 614万元,建筑面积5 157平方米,设置床位70张。村卫生室公有化标准化建设,完成104家村卫生室公有化标准化建设。363医院犀浦院区建设。占地58.4亩,投资6亿元,建筑面积80 000平方米,设置床位500张,7月正式投用。

【卫生信息化建设】 持续推进完成成都市健康医疗大数据平台郫都区试点单位(第二阶段)建设;积极推动郫都区全民健康信息平台诊所系统接入工作;指导郫都区中医医院成功通过互联网医院评审。

【中医药发展】 基层中医药服务能力提升。2020年,全区65岁以上老年人中医药健康管理目标人群覆盖率达到66.28%,0—36个月儿童中医药健康管理目标人群覆盖率达到82.9%,基层中医药服务量达到51.49%。充分发挥中医药独特优势,促进中医抗疫。做到隔离点人员中药全覆盖,安排部署基层医疗机构积极开展中医药大锅汤服务,为辖区内居民、医务人员、病患及家属等提供中药大锅共计3.68万人份。

【卫生应急】 完善指挥决策、监测预警、应急处置、物资储备、科技和信息化支撑五个系统,逐步形成突发公共事件应急体系和突发公共事件紧急医疗救援体系,举办卫生应急培训班2期,制作培训资料3万余份,培训卫生应急人员4 000余人次。卫生应急救援演练2次。

【学科建设】 建成省级重点专科5个,其中中医专科4个(肺病科、肾病科、康复科、骨伤科),西医专科1个(心内科)。省级重点专科在建单位3个,均为中医类(老年病科、中医妇科、重症科);建成市级重点专科2个,市级重点专科在建单位4个。已建成和已取得建设单位的市级以上重点专科共14个,中医院肺病科已取得国家基层重点中医专科建设单位资格。

【人才队伍】 2020年,全区区级医疗机构共有编外人员1 739人,较2019年底新增180人;街道(镇)卫生院(社区卫生服务中心)共有编外人员1 264人,较2019年底增加36人。

【传染病防治】 医疗单位共报告传染病卡3 969张。2020年郫都区无甲类传染病发生,法定乙类传染病发病率146.12/10万,控制在250/10万以下的目标范围内。

【慢性病防治】 居民健康档案电子建档率为96.34%;高血压患者管理5.12万人;糖尿病患者管理2.21万人;65岁以上老年人健康管理率为65.54%。

【艾滋病防治】 建立艾滋病防治“三线一网底”工作模式,全力开展防艾攻坚工作。HIV抗体筛查343 336人次,检测覆盖率达40.06%、抗病毒治疗覆盖率94.66%、患者随访检测率98.28%,孕产妇孕期检测率99.71%,孕早期检测率94.87%。成功承办成都市“携手防疫抗艾,共担健康责任”“世界艾滋病日”主题宣传活动。

【结核病防治】 发现并治疗肺结核患者293例,65岁以上老年人肺结核筛查率、糖尿病患者肺结核筛查率达100%,HIV感染者结核病筛查率达96.73%;非结防机构报告的肺结核或疑似肺结核患者总体到位率达98.61%;肺结核患者成功治疗率达95.74%。

【免疫规划】 国家免疫规划疫苗接种率98.55%,新生儿乙肝疫苗首针及时接种率94.82%,3A级以上预防接种门诊10所,占比为58.82%。

【血吸虫病防治】 完成春秋两季各流行村历史有螺地区的螺情监测工作。全区共计查螺面积104 690平方米,查出有螺面积7 500平方米。系统抽样调查1 703框,有螺框数11框,捕螺总数11只,活螺11只;压检钉螺11只,阳性率0.00%。2020年郫都区全年无血吸虫病人。

【精神卫生】 145名享受门诊救助的患者均建立病历卡并完成服药;全区累计"阳光救助"入院患者196人,出院患者192人。

【卫生监测】 完成市政管网末梢水监测215件,二次供水单位水样监测20件,监测"农村户通工程"水样18件;开展食品风险监测294件。在20个行政村,100户居民、7所学校中开展环境危害因素监测;开展改厕评估550户,开展粪便无害化监测126户。

【妇幼卫生】 发放叶酸12 410瓶,新增服用人数4 645人,叶酸知晓率99.13%,服用率98.31%,依从率84.87%。新生儿疾病筛查7 691人,筛查率为99.88%。新生儿听力筛查7 691人,筛查率为99.88%。农村妇女常见病筛查和"两癌"检查。开展妇女病筛查63 590人,筛查出的宫颈癌和卵巢癌患者均进行及时治疗。完成宫颈癌检查4 497人、乳腺癌筛查2 358人。

【义务献血】 2020年郫都区完成应急无偿献血17 589.75 U,3 517 950毫升,完成率为107%,应急献血继续稳居全市前列。

【依法行政】 动态调整361项行政权力事项相对应的责任清单。开展疫情防控法律法规宣传培训。严把合法性审查,实施合同备案25份,开展合法性审查并出具法律审查意见书13份。网络理政平台共接件2 259件,回件率100%,群众平均满意度96%以上。

【双随机抽检】 2020年领取国家双随机任务234户,完结率100%,完成率93.59%。对抽检不合格的7户单位实施行政处罚,并在"中国·成都"网站进行公示。完成省双随机1户、完成市双随机检查任务14户。

【执法监督】 全区993户公共场所经营单位实现全覆盖督查,对大专院校、中小学、幼儿园疫情防控管理开展检查1 245户次。加强对全区105户饮用水单位的督查。会同第三方检测机构每月开展城市供水第三方水质检测。双随机、专项检查及日常监督检查相结合,共监督检查放射诊疗机构58户、职业健康检查机构2户、放射技术服务机构和职业卫生技术服务机构各1户。开展打击非法行医12次。按照《医疗机构不良执业行为记分管理办法》《医务人员不良执业行为记分管理办法》规定分别对29户医疗机构、10名医务人员给予记分。查处医疗、公共场所、职业卫生违法案件64件。

【爱国卫生】 区创卫办先后召开巩固国卫城市成果工作会议3次。8月接受成都市组织的交叉暗访。组织全区所有国卫、省卫镇开展卫生城镇巩固的交叉暗访。区财政配套30余万元用于重点场所的除四害药物消杀和密度监测。聘请PCO公司在建成区拉网式布设毒饵盒,对500余个居民院落、餐饮集中街道、公园绿地、公厕、垃圾中转站等重点区域开展除四害服务。发放病媒防制宣传资料3万余份。创建市级病媒生物防制示范点15个。9月通过国家卫生城市复审病媒生物控制专项考核。

【健康促进】 "健康郫都"建设。扎实开展"周末卫生大扫除活动""深入开展爱国卫生运动推进健康成都建设的系列活动"等活动,助力新冠疫情防控。成功创建省级卫生村13个、省级卫生单位4个、无烟单位6个,市级"健康细胞"19个,其中健康镇(街道)2个、健康村(社区)7个、健康单位10个、市级健康家庭200户。完成健康工具包派发宣传任务,年度派发8.4万份,3年累计派发22.6万户。举办2020年健康相伴文明同行知识大赛。《用夜跑感知公园城市气息，诠释健康生活方式》获评“2020 年健康成都实践十佳案例”。农村改厕。打造安德街道云丰村“农村改厕健康教育示范点”。印发宣传资料 8 万余份、宣传礼品 3 千余份。完成 550 户使用半年以上的户厕现场调查、126 户粪便无害化监测。荣获“成都市农村户厕改造提升健康教育宣传二等奖”。控烟行动。开展第 32 个世界无烟日主题宣传活动，6 个单位创建为省级无烟单位。医疗单位室内工作场所和公共场所禁烟覆盖率达 100%。

【计划生育服务】 “全面两孩”政策实施。2020 年生育登记 5 294例，全部实行夫妻双方承诺制办理。其中网上自主登记5 128例，比 2019 年增加3 560例。2020年38 885位独生子女父母享受奖励金 233.31 万元。

【计生家庭奖励扶助】 为35 957位奖励扶助对象发放扶助金 3 451.87万元，为2 155位符合条件的对象人发放特别扶助金 2 059.584万元。

【计生特殊家庭扶助关怀】 发放计生特殊家庭对象春节、端午、中秋、重阳、生日慰问金 334.62 万元，比 2019 年增加 50.055 万元。为1 410位计生特殊家庭对象购买城乡居民医疗保险 114.915 万元，比 2019 年增加 67 人，增加 0.76 万元。为1 480位计生特扶对象进行免费健康体检，比 2019 年增加 75 人。

【健康服务业】 2020 年 7 月，区人民政府与成都医学院关于促进教育医疗卫生事业发展战略合作项目成功签约。搭建与重点民营医疗机构沟通交流平台，建立走访服务机制，全年走访民营医疗企业数 20 余家。11 家民营医疗单位纳入成都市健康服务业重点项目库，西南兵工成都医院纳入省健康服务重点项目库。

【老龄健康】 全区二级以上综合医院均设置老年科，床位共计 300 张；医疗机构均开设老年人绿色通道，新增 1 家医养结合医疗机构。区人民医院设置安宁疗护床位 52 张。办理省市老年优待证 880 本。

（陶　为）

新津区

【概况】 2020 年，新津区有各级各类医疗卫生机构 170 个，其中，医院 10 家（区人民医院、中医医院、第二人民医院，6 家民营医院，岷江颐养居康复医疗中心），专业卫生机构 4 个（疾病预防控制中心、卫生计生监督执法大队、血吸虫病防治站、妇幼保健医院），基层医疗卫生机构 155 个，其他卫生机构 1 个。总计编制床位2 554张，卫生人员总数3 401人，其中执业（助理）医师1 013人，每千人口执业（助理）医师数 3.01 人；注册护士1 262人，每千人口注册护士数 3.74 人；乡村医生 71 人。2020 年，新津区卫生健康局履职尽责、勇于担当，坚持一手抓疫情防控，一手抓卫生健康事业发展，各项重点工作落地落实落细，健康新津建设迈上新台阶。

【“十三五”发展成绩】 “十三五”期间，在区委、区政府的领导下，全区卫健系认真贯彻新时期卫生健康工作方针，锐意进取，圆满实现了“十三五”卫生健康各项目标。全区居民人均期望寿命达到 81.34 岁，婴儿死亡率下降到 1.46‰，连续 18 年孕产妇“零”死亡。“十三五”期间全区医疗卫生财政投入资金累计 10.91 亿元，是“十二五”的 1.73 倍，其中，区级公立医院财政年投入从 1.27 亿元增加到 2.44 亿元，增长 93%，财政投入占公立医院总收入比重由 7.58% 增至 7.95%。基本公共卫生服务经费补助从人均 55 元增至 84 元。2016 年，新津被确定为四川省综合医改示范县；2019 年，新津被确定为全国紧密型县域医疗卫生共同体建设试点县，央视《朝闻天下》4 次报道全区卫生健康工作，公立医院综合改革工作连续 3 年获国家卫健委感谢表扬；全区已成功创建国家卫生镇 2 个，省级卫生镇（街）、村（社区）覆盖率 100%，省级卫生单位 43 个，市级健康单位 15 个，健康医院 10 个，健康学校 7 个，健康企业 3 个，健康公园 1 个。2020 年，荣获“国家卫生县城”。

【新冠肺炎疫情防控】 新冠肺炎疫情发生以后，新津区卫健局严格落实新冠疫情防控部署要求。第一时间成立防控工作领导小组，迅速完成新冠肺炎确诊/疑似患者定点医院、后备定点医院、密接者集中隔离医学观察点、发热门诊留观病房的设置和改造。分梯队储备750名医务人员，进行统一调配，组织4名医疗卫生人员驰援武汉。制定新冠肺炎疫情快速响应预案、新冠病毒核酸检测应急预案，成立多部门流行病学联合调查队和镇街流调协查组。规范设置发热门诊（发热哨点诊室）、预检分诊，优化感染性病区、发热留观病区、入境旅客排查病区建设，制定定点医院腾空方案并组织演练。做好应急医院建设准备和方舱医院搭建准备，完成前期改造和相关物资储备。开展爱国卫生和多病共防，推动防控工作从“以人为主”向“人、物、环境并重”转变，构建医防融合健康管理服务新体系。全系统广大党员干部发挥先锋模范作用，开展交通卡点、检疫站（点）人员排查，筑牢外防输入的前沿防线。累计排查出入津人员70余万人次，接收双流机场57个国际航班6 418人，为学校、企业、社区培训疫情防控卫生员1 200余人次，发热门诊患者、新入院患者、陪护人员、医疗机构工作人员实现检测率100%，新冠肺炎疫苗接种2.2余万人次。全区未发生1例本地传播和医院感染，荣获省级表彰3项，市级表彰14项。

【医药卫生体制改革】 2020年，县医改领导小组制定《新津县深化医药卫生体制改革近期重点工作任务》，组建以区人民医院、中医医院为牵头医院的2个紧密型县域医疗卫生共同体，推进县级公立医院综合改革国家级试点和全国紧密型县域医疗卫生共同体建设试点，持续开展建立健全现代医院管理制度市级试点，医共体内的基层医疗卫生机构门（急）诊人次增长1.7%、住院人次增长2.4%。制定《成都市新津区促进诊所试点工作方案》，简化诊所准入程序，纳入信息化管理的诊所6家，加入医联体体系的诊所3家。

【公立医院综合改革】 2020年，区卫健局制定《新津县县级公立医院人事薪酬制度改革实施方案》《成都市新津区公立医疗卫生机构后勤服务管理办法（试行）》《医疗设备采购管理办法（试行）》等相关文件，创新公立医院编制管理办法，实行岗位绩效工资总额管理、院长年薪制、基本编制和员额结合的人员总量控制等政策。完善现代医院管理制度，制定完善公立医院章程制定方案。

【经费保障】 新津区2020年医疗卫生总收入12.28亿元，其中，财政补助收入3.88亿元，事业收入6.92亿元。总支出为11.41亿元，其中事业支出9.08亿元。

【医疗基础设施建设】 2020年，区卫健局完成编制《成都市新津区医疗资源布局规划（2019—2035年）》，已通过相关会议审查，并备案入库。启动区人民医院及传染病区迁建项目，完成区中医医院、妇幼保健医院搬迁投运。完成6个基层医疗机构基础设施改造项目、30家村卫生室公有化标准化建设项目。

【医疗卫生服务】 建立多学科远程会诊平台，通过衔接华西、省医院等三级医疗优质资源，县级医院开展远程会诊占院外会诊达到98%，远程医疗服务量较上年同期增加20%。成立18个医疗质量控制中心，49个质控分中心，制定《新津县医疗服务质量检查方案》，质控范围覆盖县级、基层及民营医疗机构。参与国家满意度调查，住院满意度、门诊满意度及职工满意度得分均超过全国、全省平均水平。建立47支家庭医生团队，开展家庭医生签约服务，优先满足全区65岁以上老年居民、慢性病患者、产妇、儿童的健康管理需求。区120共接急救呼救电话25 088次，调派救护车5 640车次，救治伤病员4 539人次，处置各类突发事件77起。全区平均急救反应时间为13.61分钟，相比国家标准15分钟提速1.39分钟。在“互联网+健康新津”平台“在线医生”栏目，为11 281人提供健康咨询服务，客服回复共计31 327条。2020年，区卫健局整合基本公共服务项目12项，为群众免费提供居民健康档案、预防接种等基本公共服务，制作健康专题宣传栏83个，举办健康讲座274次，开展健康教育咨询活动4.31万人次，

【信息化建设】 2020年，新津区全区实现电子居民健康卡“一码通用”，实现就诊全流程识别。以2家医共体牵头医院为主体，分别建立区人民医院互联网医院和区中医医院互联网医院，整合公立医院互联网服务流程，规范互联网诊疗活动，为居民提供个性化、

定制化健康服务。完善“健康新津”公众平台，利用家庭医生小程序精准、连续监测居民健康状况。落实《电子病历系统应用水平分级评价管理办法》，区妇幼保健计划生育服务中心电子病历系统应用水平分级评价达 4 级，区人民医院、中医医院、志辉医院电子病历系统应用水平分级评价达 3 级。

【人才培养】 2020 年，区卫健局通过引进人才，公开考核招聘紧缺卫生专业技术人才 34 人、“蓉漂”研究生 1 人、医学定向生安置 1 人。全区住院医师规范化培训招生 6 人，其中紧缺专业招生 2 人。全区获批省级继教项目 2 项，市级继教项目评审立项 17 项(系统 9 项)(含新申报 9 项)，全年继续医学教育培训4 904 人次，审核授予学分4 382 份。卫生、中医药副高级职称评审通过 26 人，正高级职称评审通过 4 人。组织 7 名学员参加全科医生转岗培训，选派医疗骨干 12 人参加全科师资培训，完成 24 名学员结业证书的发放。

【疾病预防控制】 2020 年，全区无甲类传染病报告，共报告乙、丙类传染病 14 种1 084例，报告发病率 320.97/10 万，发病前五位的病种为手足口病、梅毒、流行性感冒、肝炎和肺结核，共占 86.81%。区卫健局改造疾控中心实验室，更新补充检验检测设备，完善质量控制体系，提升实验室检验检测质量和水平，扩增实验室检测项目。建设信息化平台，运用大数据分析，为疾病防治提供循证依据。推进国家级慢性病示范区复评，新冠肺炎疫情防控流调采样累计出动 759 人次，报告确诊病例 13 例(其中 11 例为境外输入)，无死亡病例。共计采集标本5 883份(其中境外抵蓉来津人员2 389人次，中高风险地区及重点地区来津人员 903 人次，从业人员 64 人次，“两会”保障工作人员 68 人次)。

【精神卫生】 开展严重精神障碍患者筛查，累计录入系统严重精神障碍患者2 227例，除去死亡患者后，年末在册患者1 946例，报告患病率(即“患者检出率”)为 5.88‰，全区年在管患者1 864例，年管理率为 95.8%，年规范管理率为 95.6%，在册患者服药率为 87.1%，精神分裂症服药率 85.5%。全年阳光救助严重精神障碍患者 174 名，严重精神障碍患者参保率 100%，阳光救助患者社区管理率达 100%。

【中医药事业】 2020 年，新津区持续实施软硬件能力提升，区中医医院被确定为三级乙等中医医院，医院肺病科、骨伤科被确定为四川省中医重点专科建设单位；区人民医院中医康复科被确定为成都市中医重点专科建设单位。区中医医院丁松、陈宏伟被确定为第七批四川省中医药管理局学术和技术带头人，区人民医院陈科被确定为第七批四川省中医药管理局学术和技术带头人后备人选。5 项中医药科研专项课题获省中管局立项。完成 2 个示范中医馆、10 个规范化中医角升级建设。为弘扬中医药文化，区中医医院设立“健康直播间”“中草药花园”，传播中医药健康知识，营造中医药文化氛围。

【爱国卫生】 2020 年，新津区创建国家卫生县城、金华镇、安西镇、兴义镇创建国家卫生镇，并被全国爱卫办命名。创建省级卫生单位 7 个、省级无烟单位 11 个。国家卫生镇覆盖率 28%，省级卫生镇街、村社覆盖率 100%。创建市级健康镇 1 个、健康村社 4 个、健康单位 11 个，健康家庭 82 户，新津区《慢病防控营养助力》获成都市十佳健康实践案例。全年免费派发健康生活工具包 4.4 万套(目标任务 11.7 万套)，累计派发 11.7 万套，派发覆盖率 80%。完成市级病媒生物防制示范点建设 15 个。开展第 32 个爱国卫生月主题活动，《卫生院落到健康街道》评选为成都市“防疫有我，爱卫同行”讲述群众身边的爱国卫生优秀故事。组织全区开展爱国卫生“卫生大扫除”活动、一月一主题活动，发布微信微博 20 余条、爱国卫生科普宣传折页、倡议书 2 万份；利用电视、LED 屏进行宣传，制作宣传标语 100 余条。开展无烟机关(单位)建设，联合文明办、县教育局、生态环境局、县文体旅局、县妇联、团县委等在第 33 个世界无烟日共同发布“保护青少年远离传统烟草产品和电子烟”倡议书，制作宣传展板、宣传牌 50 多个、宣传资料2 000 多份。

【行政审批】 推进“仅跑一次”改革，向社会公布“仅跑一次”事项，全年共承接行政审批承诺件

358 件,即办件 51 件,按时办结率、现场办结率、群众满意度均达到 100%。

【妇幼保健】 完成农村妇女“两癌”筛查工作,宫颈癌筛查4 001人,乳腺癌筛查1 623人,完成免费婚前医学检查1 359对,孕前优生健康检查 841.5 对。实施新生儿疾病免费筛查2 310人,筛查率99.8%,耳聋基因筛查2 198人,筛查率 95%。住院分娩率 99.9%,孕产妇死亡率 0,婴儿死亡率1.46‰,孕产妇系统管理率98.1%,儿童系统管理率 98.2%。

【人口和计划生育管理】 2020年,区卫健局紧紧围绕人口监测与计划生育家庭发展工作,抓政策规范,抓开拓创新,抓服务关怀。以促进人口均衡发展和统筹解决人口问题为核心,促进区人口监测与计划生育家庭发展工作有效、健康、持续发展。全区出生人口2 493人,人口自然增长率0.52‰,符合政策生育率 99.2%。出生人口性别比为 101.54。区卫健局发挥计生协会群团组织优势,促进计生协会动员计生特殊家庭参加“心灵彩虹”电话咨询和专家现场义诊,共计 31 人次参加。组织关怀计生特殊家庭协会志愿者队伍,对全区 49 周岁以上的特殊家庭1 557人,开展帮扶活动。共有双岗联系人3 114人,“双岗”联系人覆盖率达 100%。全区 17 家公立医疗机构开通计生特殊家庭就医绿色通道,开展计生特殊家庭节日慰问,建立计划生育特殊家庭社会扶助制度,对年满 49 周岁计生特殊家庭免费健康体检。建立三级预防突发事件预警机制,建立计生特殊家庭工作台账,及时解决计生特殊家庭合理诉求,得到群众的认可和好评。推进计生特殊家庭住院护理补贴保险工作,为全县1 557人计生特殊家庭做好住院护理补贴保险工作。承接国家 2020 年第五次中国城乡老年人生活状况抽样调查试调查工作,为抽样调查提供基础数据支持,得到国家老龄协、国家计生协调查组的肯定。

【落实全面两孩政策】 实行生育登记服务制度,开通生育登记网上预约、办理服务。全年办理生育登记共2 028例,其中一孩生育登记1 210例,二孩生育登记 818例。无符合法律法规再生育申请审批。遗失补办、损毁补办《独生子女父母光荣证》967 本。

【计生特殊家庭关怀扶助】 建立区、镇(街道)、村三级联系人制度,开展精准扶助。全区共计投入217.2 万元用于计生特殊家庭扶助关爱工作。开展“春节、端午、中秋、重阳、生日”五个重大节日计生特殊家庭慰问工作,发放慰问金 153.88 万元。建立计划生育特殊家庭社会扶助制度,对全区 49 名计生特殊家庭突发困难实施社会扶助,扶助资金 4.9 万元。对全区符合一次性购买养老保险的 13 人实行定补,发放定补 18.25 万元。对全区符合年满 70 周岁计生特殊家庭失能老人 4 人进行补贴,发放失能护理补贴 1.44 万元。对全区年满 49 周岁计生特殊家庭人员1 291名实行免费健康体检,共计 38.73 万元。公立医疗机构的家庭医生为计生特殊家庭提供医疗卫生入户走访、健康知识宣传咨询、预防保健、康复指导和必要的心理干预等健康服务。建立区、镇(街道)、村三级预防突发事件预警机制。建立计生特殊家庭工作台账,及时解决计生特殊家庭合理诉求,对排查到的独处老人,重病对象及时跟进,实施重点关怀,联系人每天上门看望一次,避免不幸事件的发生。

【计生家庭奖特扶政策】 全区符合奖励扶助条件共计25 106人,兑现奖励金额2 410.176万元,全区符合特别扶助条件共计1 696人,兑现扶助金额1 600.944万元,全区符合独生子女父母奖励金条件共计 22 192 人,共计兑付资金 133.152 万元。按照规定实行“一卡通”发放。

【人口统计数据监测】 2020 年,区卫健局每月定期召开人口统计例会,对各镇(街道)卫健办人口统计人员、村计生干部业务进行学习培训。对全区人口监测数据摸底排查和清理补充,全员人口信息系统人口数据完整性、逻辑性均达到省数据质量评估标准。

【婴幼儿照护服务】 2020 年,区卫健局牵头起草并以区政府办文件印发《成都市新津区关于促进3 岁以下婴幼儿照护服务发展的实施方案》通过强化组织领导、协作配合、示范引领和宣传引导四个方面的工作措施,促进建立完善新津区婴幼儿照护服务发展政策支持体系、规范管理体系和服务供给体系,保障3岁以下婴幼儿照护服务发展各项目标的实现。

【老龄健康】 2020年,新津区共有3家医养结合服务机构,已纳入医保定点。医养结合机构中开展养老服务的医疗机构有2家,设立医疗卫生机构的养老机构有1家。医养结合机构床位总数488张,其中,医疗床位148张,养老床位340张,医养结合服务人员202人。建立合作关系的医疗机构与养老机构17对,建立合作关系的医疗机构与日间照料中心65对。

(倪　平　黄　庆　田　刚)

简阳市

【概况】 2020年简阳市共有卫生健康机构545所,其中政府办医疗卫生单位40所,执法大队1所,疾病预防控制中心1所,药具管理站1所,牙病防治所1所,单采血浆站1所,民营医院10所,门诊部3所,私人诊所175所,医务室9所,村卫生室303所。医疗机构总资产24.89亿元,其中固定资产13.5亿元,开放病床6 343张。有各类卫技人员5 939人,执业(助理)医师2 142人;其中正高级职称92人,副高级职称504人,中级职称1 687人,初级职称2 257人。

【"十三五"发展成绩】 "十三五"期间,简阳市居民健康状况持续提升,全市居民平均期望寿命达到77.62岁;孕产妇死亡率为0,较"十二五"期末下降20.04/10万;婴儿死亡率2.14‰,较"十二五"期末下降1.76‰。医疗服务体系不断完善、医疗质量不断提升。2019年简阳市中医医院三级甲等中医医院评审合格,实现简阳市有双三甲的目标。截至"十三五"期末,全市每千人口床位数8.8张,每千人口拥有执业(助理)医师数为2.88人,每千人口拥有注册护士数为3.29人,每万人口全科医生3.6人。从2004年起持续保持全国中医药先进单位称号。健康扶贫成效显著,2016、2017、2018年连续三年脱贫攻坚省级绩效考核优秀,被四川省委省政府评为"脱贫攻坚'五个一'帮扶先进集体"。

【新冠肺炎疫情防控】 新冠疫情发生以来,简阳市明确定点救治机构,积极做好医疗救治工作,成功治疗本地2名确诊病人和成都市下转的18名确诊病人。按标准指导、监督市人民医院、市中医医院、禾丰中心卫生院和空分医院完成发热门诊建设。制定《简阳市医疗机构、个体诊所、药店疫情防控全面体检工作方案》,进一步"查漏洞、补短板",明确诊所、医务室、门诊部一律不得接诊发热患者。积极推进核酸检测基地建设。建成以市人民医院为龙头,市中医医院、市妇幼保健院、禾丰中心卫生院、简阳空分医院等具备核酸检测资质的医疗机构为主体、第三方检测机构为补充的核酸检测体系,达到"平时"1万份/天以上,"战时"3万份/天以上的目标。严格执行医疗机构重点人群核酸检测。2020年,全市共完成26余万人次的核酸检测工作。

夯实"外防输入"工作,3月2日,成立新冠肺炎疫情防控机场工作专班(工作专班下设10个工作组,每个工作组2名成员),严格落实入境人员体温检测、集中隔离、闭环转运及居家观察等防控措施。截至2020年12月31日,累计对境外返简375人,严格落实"14+7+7"防控政策,未发生一例因境外输入导致本地感染及复阳事件。

新冠肺炎疫情发生后,选派12名医疗骨干驰援武汉。12月7日郫都区新冠肺炎疫情发生后,先后选派四批次医护队伍共计512人次支援郫都区、成华区、高新区等地开展核酸检测采样工作,累计核酸检测采集8万余人次。

组织开展100名医疗救治队新冠肺炎医疗技术专项培训,制定《简阳市应对秋冬季新冠肺炎疫情定点医院腾空应急预案》并进行演练。组建专家组,组织开展新冠病毒疫苗接种相关知识培训,接种点医疗机构和保障医疗机构200余人参加专业技术培训。

【行风治理】 制定《简阳市卫生健康行业领域突出问题集中整治工作方案》,以处方(医嘱)点评为重点,深入开展自查自纠和线索摸排,发现问题线索399条,院内处理人员261人(其中114人被诫勉谈话,144人被院内通报批评及经济处罚,3人被不良执业行业记分),处罚金额37 272.64元。

【医药卫生体制改革】 不断丰富医联体建设形式。2020年,县域内就诊率达到96.1%(国家医改办统计口径)。通过紧密型医共体建设,重新深度整合县域医疗服务资源。分别依托市人民医院、市中医医院成立2个医共体。形成县乡一体、以县托乡,以乡带村、分工协作、三级联动、高效运转的医疗卫生服务新体系。简阳市医联体建设情况及工作成效先后在《健康报》《中国新闻网》等刊物、媒体上刊发。

全力推进县级公立医院改革。市人民医院、市中医医院制定法人治理结构建设实施方案,市人民医院纳入成都市现代医院管理制度试点单位,县级医院与47所基层医疗机构签订双向转诊协议,预留号源和床位,设置绿色通道。2020年度县级医院为下级医疗机构预留门诊号源12 397个,预留住院床位265张,基层医疗机构上转4 680人次,县级医疗机构下转1 104人次,市人民医院、市中医医院、简阳空分医院等二级以上医疗机构数字化医院通过率达67%。

【医疗服务质量管理】 提升医疗质量管理水平,全市成立56个质控分中心。2020年质控分中心共开展督查工作58次,学术会议32次,参加培训的医务人员达2 500余人。加强医疗机构等级建设。简阳市禾丰中心卫生院二级乙等医院复审合格,标志着简阳市医疗机构等级建设工作再上新台阶。开展抗菌药物处方权、调剂权培训工作,持续做好抗菌药物临床管理。加强护理人力资源配置,持续实施优质护理服务,二级以上医院优质护理服务病房开展率达70%以上。

【中医药发展】 发挥中医药产业扶贫优势。一是充分发挥中医药在健康扶贫中的优势,全力助推脱贫攻坚。组织名中医深入贫困村免费义诊、康复、保健,普及"治未病"知识,2020年共义诊、巡诊救治病人7 032人次,贫困人口全部接受免费健康体检服务,大病集中救治9 694人,家庭医生签约59 517人,发放宣传资料6 852份。贫困患者中医药治疗率达100%。二是坚持把对口支援同健康扶贫结合起来,市中医医院对口支援甘孜县中藏医院和武胜中医医院等边远贫困山区,与25家基层医疗机构签订对口帮扶协议,帮助基层建设中医重点专科,开展中医适宜技术,实现"一院一专科"。共下派专家1 950人次,接收进修1 107人/天,远程会诊人次385人次。

加强名医馆、中医馆、中医角等"两馆一角"建设,全市社区卫生服务中心、乡镇卫生院均设置中医科、中药房,建成"示范中医馆"5个、建成"规范化中医角"100个。对5个"规范化中医角"进行提档升级。开展基层适宜技术竞赛。2020年,简阳市组织选拔4个代表队,参加成都举办的相关知识竞赛,获得二个团体二等奖,三个团体三等奖,两个个人二等奖,两个个人三等奖。

【健康扶贫】 实施医疗结对帮扶机制。落实"一村一团队",确定"一人一医生",健全"一人一档案",实行"一月一随访",确保"一季一上门"。以三级医院为核心,依托"医联体"组建基层医疗服务团队171个,与105个贫困村和109个非贫困村建立结对医疗服务,实现医疗服务全覆盖。对贫困人口医疗报销比例进行明确,贫困患者县域内住院政策范围内费用报销95%、门诊报销90%。2020年,为贫困人口联网结算43.76万人次,共计报销1.88亿元。投入卫生扶贫救助基金263.3万元,救助贫困人口706人次。通过医保报销、卫生扶贫救助、医院减免、民政救助,确保贫困患者住院、门诊医疗费用个人自付控制在10%以内,杜绝因病致贫。

【卫生监督】 抓实卫生健康行业综合监督,以专项监督为契机,加强规范医疗执业行为监管,积极宣传医疗卫生相关法律法规。以新冠肺炎疫情防控为重点,加强各级各类医疗机构疫情防控监督检查,全面督导医疗机构预检分诊、发热门诊、医疗废物处置、消毒隔离、医务人员职业防护等重点环节运行情况,形成上下联动、立体防控的良好工作氛围。大力推进"智慧卫监"工作,在全市6家二级以上医疗机构全面推进"互联网+医废监管"在线监测系统建设项目,实现实时动态监控医疗废物动向,提升监管效能。建立健全"一单两库",完成2020年"双随机"监督抽查任务,任务完结率、公示率达100%。持续推动落实医疗机构自我管理主体责任,组织全市医疗机构开展依法执业自查、签订依法执业承诺书比例达100%。加大行业监管力度,整治行业乱象,联合相关市级部门开展打击非法行医专项整治行动2次。市卫计监督执法大队荣获“简阳市新冠肺炎疫情防控先进集体”称号、2020年第一届“成渝双城杯”暨成都市第三届“蓝盾杯”卫生健康监督执法技能竞赛团体二等奖。全年共监督检查9 100余户次,共办结行政处罚案件144件,其中,办结一般程序行政处罚案件51件,简易程序处罚案件93件,罚没金额共计38.19万元,调查受理投诉举报46起,移送司法机关2件,没收药品及医疗器械若干,有效规范简阳市医疗市场秩序。持续推进卫健系统“七五”普法工作,制定学法计划,开展法律进医院活动,落实重要时间节点专项普法任务。规范内部案卷评审,提升执法案卷制作水平。职业病防治工作以落实责任、强化指导、加强监督、提升能力为抓手,扎实开展职业病防治法宣传周,重点行业尘毒危害专项整治,扎实推进示范单位创建、基础建设达标工作,持续做好重点行业职业病危害项目、职业病危害因素检测、职业健康检查、职业卫生培训等,督促用人单位进一步提高职业病防治意识和管理水平,全面夯实简阳市职业病防治基层基础。

【无偿献血】 2020年,简阳市参加无偿献血13 598人次,完成献血任务总量4 631 600毫升(23 158个U),超额完成成都市下达的22 410个U的目标任务。无偿献血量持续保持成都市领先水平。

【征兵体检】 抽调16所医疗机构的55名专业技术精湛的医务人员参加2020年的征兵体检工作,共上站体检1 586人,普检1 586人,特检1 220人。体检合格550人,送兵408人,无一人责任退兵,圆满完成征兵体检工作任务。

【医疗保障】 积极筹备第31届世界大学生夏季运动会(简阳赛区)医疗卫生保障工作。2020年派出医务人员341余人次,救护车125余台次,圆满完成简阳市委、市政府重大会议、中高考等各类医疗保障220次。

【公共卫生】 2020年简阳市国家免疫规划疫苗接种率97.64%,新生儿乙肝疫苗首针及时接种率96.19%,报告接种率、规范化接种率均达上级要求。0—6岁儿童预防接种建证(卡)率100%。圆满完成儿童口腔疾病综合干预项目工作任务。完成口腔检查人数7 010人,口腔健康检查率97.27%;实施窝沟封闭3 156人,窝沟封闭率43.81%,封闭牙齿数达到5 085颗。完成2020年中财项目血吸虫病监测点和市级监测点各项监测工作任务,全年无急性血吸虫病发生。圆满完成成都市政府下达简阳市的贫困白内障免费复明手术150例任务。在慢病主题宣传日全市累计设立宣传点209个,悬挂横幅181条,发放各种宣传资料21 700份,发放支持工具及礼品1 323份,开展讲座37场,接受宣传的人数达9 881人次。创建健康单位1家,健康主题公园1个,健康社区1家。新招募健康生活方式指导员201名,全年累计完成居民健康生活方式指导23 365人次。

【传染病防治】 2020年全市无甲类传染病报告,乙丙类传染病报告2 554例,发病率470.04/10万,与2019年相比下降10.67%。乙类传染病报告1 094例,发病数与2019年相比下降15.46%。丙类传染病报告1 460例,发病数与2019年相比下降66.13%。

【艾滋病防治】 2020年简阳市进一步提升防艾工作水平;全市人群检测覆盖率为45.99%,艾滋病患者抗病毒治疗覆盖率为96.30%,病毒载量检查率为97.80%,抗病毒治疗成功率为98.50%。

【基本公共卫生服务】 全市承担国家基本公共卫生服务项目工作的乡镇(中心)卫生院33所、社区卫生服务中心4所,村卫生室303个(无社区卫生服务站),村卫生室从业人员777人。截至2020年底,简阳市共建立健康档案64.68万份,健康档案建档率96.86%。儿童健康管理3.76万人,产妇健康管理0.51万人,老年人健康管理5.45万人,高血压患者管理4.24万人,糖尿病患者管理1.68万人。严重精神障碍患者规范管理率97.32%。0—6岁儿童预防接种建证(卡)率100%,65岁以上老年人和0—36个月儿童中医药健康管理服务率分别为74.46%、78.13%。

【家庭医生签约服务】 2020年,简阳市共组建家庭医生团队138

个，累计服务31.62万人，签约率达47.3%。覆盖老年人、孕产妇、儿童、残疾人、计生特殊家庭和贫困人口等重点人群，重点服务高血压、糖尿病、结核病等慢性疾病和严重精神障碍患者。重点人群签约19.05万人。5月19日在第10个“世界家庭医生日”，简阳市各医疗卫生单位通过广播、电视、“蓉家医APP”、线上健康讲座、LED、宣传海报、宣传画册、微信、QQ、短信等多种形式进行广泛宣传，积极宣传家庭医生签约服务的内容、方式和意义，同心抗疫先进事迹，守护健康感人事迹，关心关爱基层医务人员，引导居民签约续约。此次宣传活动共计6 000余人参与，发放宣传资料和折页2 000余份，悬挂宣传横幅30余条，张贴宣传海报80余张，提供健康咨询1 000余人次。

【优质服务基层行】 贯彻落实“以基层为重点”的卫生健康工作方针，通过开展“优质服务基层行”活动，通过优化流程，改进质量，实现基层医疗机构高质量发展，增强居民获得感。5月13日，“优质服务基层行”活动正式启动，市卫健局多次组织医联体上级单位（市人民医院、市中医医院）专家组现场指导、重点帮扶11家迎检单位。10月28日，简阳市云龙中心卫生院、简阳市镇金中心卫生院，简阳市红十字平泉中心卫生院，简阳市三星中心卫生院，简阳市太平桥镇卫生院顺利通过成都市级复核。

【优化村级医疗资源配置】 9月初全面启动优化村级医疗卫生资源配置工作，10月底顺利完成。通过本轮调整，简阳市村卫生室由564个调减为303个，调减46%，共注销村卫生室261个，设置延伸服务点180个，用力取得村级医疗卫生资源整合与方便群众就医“最大公约数”。

【乡村卫生服务一体化管理】 8月1日正式启动乡村卫生服务一体化管理工作。截至年底，26个村卫生室已完成乡村卫生服务一体化试点工作。通过建立乡村一体化管理体系，发挥基层卫生资源效益，为农村居民提供安全、有效、便捷的初级卫生健康服务。

【爱国卫生】 简阳市以“防疫有我，爱卫同行”为主题积极开展“五大常态专项行动”和“一月一主题活动”等一系列爱国卫生运动。利用集中宣传、走村入户、进学校、进医院、进机关等方式，通过发放宣传资料、现场咨询等形式，开展健康教育及控烟宣传，广泛宣传健康生活方式，制作健康教育宣传栏600余个，发放控烟知识宣传折页2万余份。创建成都市级健康单位4个、健康乡村2个、健康乡镇1个；省级卫生镇9个，省级卫生村（社区）81个，省级卫生单位11个，省级无烟单位15个；2020年简阳市成功创建国家卫生城市。

【健康促进】 结合第33个世界无烟日宣传活动，共张贴宣传海报2 708份，各类宣传覆盖13.52万人次。市卫生健康局、市精神文明建设办公室、市直属机关工委、市教育局、市机关事务服务中心、市爱国卫生运动委员会办公室联合开展无烟机关建设活动，101个单位积极参与无烟单位创建。

农村居民健康素养知识竞赛。在全市各乡镇（街道）进行宣传、动员，内容为健康城市建设、“健康素养66条”等相关知识。各乡镇（街道）通过开展健康知识讲座、重点培训、竞赛等形式层层筛选，11月27日简城街道办代表简阳市参加成都市“健康城市共建共享”知识竞赛荣获“优秀组织奖”。

【计生与家庭服务】 2020年，计划生育协会紧紧围绕中心大局，充分发挥触角作用，积极开展新冠肺炎疫情防控、成都市青春健康教育项目和“5·29”会员日、防治艾滋病等活动，不断扩大协会影响力。2020年度被评为成都市计划生育协会目标考核先进单位。开展简阳市庆祝中国计生协成立40周年暨“5·29会员活动日”，发放免费避孕药具500余份，各类计生宣传资料2 600余份，活动礼品600份。慰问失独家庭、贫困计生家庭和农村“三留守”8户。结合“青春战‘疫’”市级青春健康教育项目，对家庭困难、综合表现优异的25名学生开展关爱慰问及助学帮扶活动，带去书包、笔记本、书籍、健康支持包和助学金等。

【计生奖励扶助关怀】 2020年简阳市共确认计划生育家庭奖励扶助对象28 600人（国奖26 827人，省奖1 586人，成都市城镇奖励扶助187人），特别扶助1 532人

(子女伤残488人,子女死亡1 044人),手术并发症95人(二级2人,三级93人),独生子女父母奖励20 464人,共发放资金4 367.28万元。2020年计生特殊家庭住院护理保险参保1 913人次,保费年382 619.13元,理赔12万。2020年简阳市农村独生子女投保8 459人,16.91万元。2020年该计生特殊家庭意外伤害保险项目承保人数1 512人(次),120元/人,保费18.14余万元。

【人口监测与家庭发展】 人口监测与家庭发展工作以全面两孩实施为契机,以增进家庭和谐幸福为主线,紧紧围绕全市卫生健康中心工作,推动计划生育工作由管理为主向服务家庭为主转变。2020年简阳市期末总人口933 746人,出生7 932人,死亡6 892人,育龄妇女227 504人,人口自然增长率1.10‰。出生人口性别比为104.96。

【托育服务】 印发《简阳市促进3岁以下婴幼儿照护服务发展工作实施方案》,明确指导思想、基本原则、发展目标以及主要任务,确保婴幼儿照护服务发展政策措施落地落实见效。对辖区所有托育机构进行全面摸底排查两次,指导辖区完成国家卫健委人口家庭司关于托育服务供给状况问卷调查,做好婴幼儿照护服务工作培训,指导1家托育机构成功备案。

【红十字会工作】 全市104个会员单位、2 000余人次和100名志愿者迅速行动参与疫情防控工作。发放疫情防控宣传单4万余份,50余人次协助卡口监测点人员监测入境人员。推送官方微博5 092条,发送微信12 163条。全年接收疫情捐款5 125 088.4万元(其中捐武汉1 586 639.4万元,捐四川地区简阳3 530 874.00万元)。接收物资价值961 353.30元。主动接受社会监督,获得四川省红十字会两项表彰。

积极推动"三救"救护员培训459人,普及培训910人。1名抗击新冠疫情的护士罹患白血病后,市红十字会立即发起募捐,帮助筹集医疗费20万元。协助政府应急部门参加防灾、救灾巡逻值守35次,参与志愿者52名。为4名白血病患儿提供帮助,1名先天性唇裂患儿申请嫣然基金救助。组织开展"三献"工作宣传15场,发放宣传单5 000余份,受益15 500人次。发动社会力量参与脱贫攻坚。对17户贫困结核病人,6户特殊原因致贫返贫的群众进行救助,帮助2所贫困村卫生室募集扶贫定向捐赠。

【老龄事业】 简阳市老龄工作服务中心为市政府直属事业单位,工作人员参照公务员管理。核定事业编制4名,设主任1名,副主任1名,内设综合科,中层正职1名。2020年市老龄中心加强基层老年协会建设,建有市级老年协会1个、镇(街道)老年协会22个(覆盖率100%)、村(社区)老年协会291个(覆盖率100%),调解涉老纠纷140余件。打造新市街道、镇金镇、三星镇、云龙镇四个镇街老年协会建设示范点,在简城街道安象街社区、射洪坝街道东滨路南段社区等5个村(社区)老年协会实施成都市老协第四期为老服务项目。

市老年大学开设书画、古筝、葫芦丝、声乐、二胡等14个专业,培训学员2 600余人次;6月30日,成都老年开放大学简阳分部挂牌成立;市老年大学先后3次参与四川电视台《我们正年轻》《我们的大学》栏目拍摄;12月14日,市老年大学被国家卫生健康委、全国老龄办授予全国"敬老文明号"称号。新建镇(街道)老年学校10所,截至年底,全市已建成镇(街道)老年学校17所,村(社区)老年学习点115个,全年培训学员9 995人次。

组织开展"敬老月"走访慰问活动,全市走访慰问百岁、高龄和困难老人3 895人,发放慰问金(品)28.85万元;积极开展为老志愿服务,全市参与为老志愿服务1.14万人次,惠及1.36万名老年人。组织开展"老年健康西部行"活动,举办老年健康知识讲座2场,400余名老年人聆听;组织开展涉老健康、政策法规宣传,发放各类宣传资料2万余份;全年办理老年优待证1 507个。

组织开展成都市第十九届老年艺术节简阳分会场活动,组织镇(街道)、市级涉老团体开展老年文艺进社区活动149场,惠及观众3.01万余人次。

【对口支援】 派出80人次参加对口支援工作。市人民医院支援大竹县人民医院、茂县人民医院,中医医院支援甘孜县中藏医院、武胜县中医医院,市妇幼保健院支援朝天区保健院、昭化区保健院，全部完成支援任务。县域内薄弱地区的对口支援工作共下派109人。

【健康产业】 2020年，简阳市卫健局先后前往江苏艾迪尔医疗科技股份有限公司、海天集团、巴中骨科医院等3家大型企业、机构就投资健康服务产业项目相关事宜洽谈5次，形成意向项目2个(数字健康城市产业联合体四级体系搭建项目、成都生命科学城项目)，落地项目1个(成都成简骨科医院成功签约)，圆满完成简阳市投资促进工作暨“百日擂台赛”活动任务，社会资本投资总额5亿元。市妇幼保健院妇女儿童急救中心、市疾控中心迁建、东溪中心卫生院项目竣工；市精神病医院项目主体竣工；市人民医院完善三甲功能、市中医医院康复治疗中心、市妇幼保健计划生育服务中心综合住院大楼项目有序推进；3家社区卫生服务中心(乡镇卫生院)建设项目竣工投用，17家乡镇卫生院建设项目有力推进。

(李　燕)

都江堰市

【概况】 2020年，都江堰市将19个乡镇(街道)，调整为11个乡镇(街道)。撤销中兴镇、玉堂镇建制，设玉堂街道；撤销向峨乡、蒲阳镇建制，设蒲阳街道；撤销永丰街道建制，调整幸福街道行政区域范围，将原永丰街道联盟、友爱、永丰、新联、永寿、石马社区划归幸福街道管辖；撤销永丰街道建制，调整奎光塔街道行政区域范围，将原永丰街道民丰、民主社区划归奎光塔街道管辖；撤销胥家镇建制，调整天马镇行政区域范围，将原胥家镇整体划归天马镇管辖；撤销崇义镇建制，调整聚源镇行政区域范围，将原崇义镇整体划归聚源镇管辖；撤销柳街镇建制，调整石羊镇行政区域范围，将原柳街镇整体划归石羊镇管辖；撤销大观镇、安龙镇建制、调整青城山镇行政区域范围，将原大观镇和原安龙镇整体划归青城山镇管辖。

都江堰市2020年年末户籍户数24.77万户，户籍人口62.22万人，常住人口70.28万人，城镇化率62.09%。全年出生人口5 520人，死亡人口4 673人，人口自然增长率1.31‰。2020年都江堰市人均期望寿命81.85岁，男性期望寿命79.48岁，女性期望寿命84.36岁，2020年人均期望寿命较上年有所提高。全年无孕产妇死亡，婴儿死亡率1.93‰，5岁以下儿童死亡率3.59‰。无甲类传染病报告，乙、丙类报告发病率304.78/10万。都江堰市有各级各类医疗机构468家，其中：三级甲等综合医院1家，三级甲等中医医院1家，三级乙等妇幼保健机构1家，二级甲等综合医院3家，二级甲等专科医院2家，二级乙等综合医院1家，二级乙等专科医院1家。都江堰市卫生人员8 291人，其中：卫生技术人员6 714人，执业医师(助理)2 301人，每千常住人口9.55人卫生技术人员、3.33人执业(助理)医师。实有床位数7 081张，每千常住人口10.07张。出院人数21.037 1万人，较上年下降12.76%，总诊疗人数491.525 5万人次，较上年下降12.91%。都江堰市卫生健康局荣获四川省委、省政府“四川省抗击新冠肺炎疫情先进集体”、成都市总工会“新冠肺炎疫情防控专项五一劳动奖状”、成都市爱国卫生运动委员会办公室、成都市卫生健康委“国卫县城(乡镇)创建复审工作先进单位”和“健康细胞(街道、乡镇、社区、村、单位)创建工作先进单位”、都江堰市委市政府目标绩效考核先进单位、都江堰市人民医院感染性疾病科“工人先锋号”等荣誉称号。都江堰市卫生健康局黄芳、都江堰市疾控中心杨立宏荣获成都市总工会“新冠肺炎疫情防控专项五一劳动奖章”。都江堰市卫生健康局黄芳、都江堰市人民医院胡蝶和王乐朋、都江堰市第三人民医院余登蓉、都江堰市中医医院郑恩康、都江堰市第二人民医院杨勇及都江堰市疾病预防控制钟欣获成都市抗击新冠肺炎疫情先进个人荣誉。

【“十三五”发展成绩】 “十三五”期间，都江堰市人均期望寿命从“十二五”末的79.35岁提高到2019年的81.3岁。都江堰市人民医院、市中医医院成功创建三级甲等医院，市妇幼保健院成功创建三级乙等医院，市二医院、市三医院成功创建二级甲等医院；启动市人民医院、市妇保院二期项目建设，完成玉堂镇卫生院迁建和柳街、虹口、青城山、中兴卫生院扩建，完成23家基层医疗机构维修改造，新建公有化、标准化村卫生室137家；建成卒中中心、胸痛中心等国家级中心5个,省级重点专科7个,成都市重点专科4个;区域卫生信息平台达到四级甲等标准。通过全国基层中医药工作先进单位复审。成功创建国家卫生城市,创建国家卫生镇3个、省级卫生镇4个、省级卫生村69个、省级卫生单位22个,改厕25 609户。

【党风廉政建设】 二级以上公立医疗机构基本落实党委领导下的院长负责制,规范《公立医院章程》,规范设置公立医院内设机构党组织。健全民办医疗机构党组织,新建党支部4个。修订完善系统内"三重一大"实施细则,开展重点行业领域突出问题治理,召开行业系统治理坝坝会48次,加大"大处方、泛耗材"整治力度,梳理问题307个,整改问题255个,查处121人,处罚金额20余万元,查处套取医保基金案例4起。

【新冠肺炎疫情防控】 疫情发生以来,牵头制定《关于进一步做好新冠肺炎疫情常态化防控工作的通知》《秋冬季疫情防控体系建设》《提高核酸检测能力应急预案》《都江堰市应对秋冬季新冠肺炎疫情应急预案》等规范性指导文件50余个。都江堰市建成5家发热门诊、47个发热哨点、7个发热诊室、3个集中医学隔离观察点,1家定点收治医院、1家后备收治医院及多学科专家组为支撑的防治队伍。推进市人民医院负压病房和核酸检测基地建设。建成7家PCR实验室,组建2 013名采样和76名核酸检测人员队伍,具备5天70万人的核酸检测能力。常态化开展重点场所、重点人群、重点行业监测预警,常态化开展医疗机构、诊所防控监督检查。严格管控入境人员和国内中高风险地区来(返)都江堰市人员,组织各类专群力量9万余人次,全面加强卫生检疫、流行病学调查、密接者追踪、重点人员分类管理、隔离治疗、重点人群核酸检测等工作,开展集中医学隔离322人、居家医学观察7 376人、重点人群核酸检测207 145人次、密接者追踪179人。都江堰市各医疗机构按照日最大消耗量3个月物资进行储备,委托第三方机构完成30天疫情防控物资的滚动储备,完成5天70万人核酸检测的物资储备。组织开展疫情防控应急场景演练和桌面推演、全员核酸检测桌面推演、紧急48小时腾空市人民医院桌面推演、妇幼保健机构秋冬季疫情防控桌面推演。对一线重点人员开展新冠肺炎疫苗接种工作,对老年人、妇女儿童等重点人员开展流感疫苗全覆盖接种工作,持续开展新冠肺炎疫情宣传工作,通过各类媒体平台发布信息350余条,印刷资料19类,发放宣传资料共27.431万份。开展新冠肺炎疫情培训与指导862余次,覆盖幼儿机构100余所。

针对疫情防控工作中暴露出的公共卫生短板,结合"十四五规划",完善《都江堰市关于完善重大疫情防控体制机制健全公共卫生应急管理体系的实施方案》《都江堰市突发公共卫生事件应急预案》等工作机制,不断强化公共卫生服务体系和服务能力建设。选派13名医护人员驰援武汉,圆满完成援鄂援黑援外医疗队员和援鄂警察休整疗养任务。"12·7"郫都区疫情发生后,都江堰市快速反应,紧急启动应急预案,确保都江堰市无一例输入性病例。

【区域卫生规划】 修改完善《都江堰市医疗卫生资源布局规划(2019—2035年)》,编制《健康都江堰2030行动纲要》,完成《康养都江堰》课题研究,拟定《都江堰市"十四五"卫生健康事业发展规划》,注重各项规划的前瞻性、战略性和协同性,统筹促进医疗卫生资源优化布局,将沿江、青城山、龙池、聚源卫生院列入试点实施区域中心卫生院建设,逐步实现区域内卫生院业务、绩效考核、药械供应保障、行政、人事、资产财务等"八统一"管理。

【医院建设】 都江堰市人民医院、市妇保院二期扩建项目开工建设。完成玉堂镇卫生院迁建、青城山和柳街及虹口卫生院扩建、135家村卫生站改扩建。启动都江堰市中医医院、市疾控中心二期项目建设。推进中兴镇卫生院扩建、23家镇卫生院和社区卫生服务中心改建及华瑞、宏惠社会办医项目建设。

【信息化建设】 推进医共体、家庭医生签约、远程会诊、诊间支付等信息系统提档升级,全域卫生信息平台初步达到四级甲等水平。

【中医药发展】 编制都江堰市《国家中医药健康旅游示范区规

划》。促进中医药与旅游深度融合,推动隐秀尚庭、六善、豪生、心越等高端酒店朝康养转型,在酒店融入中医药文化,开展“道温泉”“五行汤池”等中医养生保健服务,推出有地方特色的中医养生餐等健康旅游产品。将中医药融入林盘产业发展,在都江堰市石羊镇七里诗乡、青城山镇问花村打造林盘诊所2个,促进一三产业互动。以海蓉药业为载体,积极推进中医药小镇建设。

【传染病防治】 2020年都江堰市无甲类传染病报告,报告乙、丙类传染病发病20种,2 142例,报告发病率304.78/10万,较上年报告发病率下降54.63%。报告乙类传染病发病14种1 058例,报告发病率150.54/10万,较上年下降2.94%。报告丙类传染病6种1 084例,报告发病率154.24/10万,无死亡病例报告。2020年报告死亡病例38例,均为艾滋病,报告死亡率5.41/10万。

【免疫规划】 都江堰市国家免疫规划适龄儿童(0—6岁)建卡、建证率98%以上。乙肝首针及时接种率99.23%,各疫苗接种率均98.17%以上。开展春节期间返乡儿童疫苗查漏补种工作,查验人数31 372人,有证人数31 372,需补种国家免疫规划疫苗2 269人次,实补种2 173人次,补种率95.77%。都江堰市小学、托幼机构预防接种证查验率达100%。

【艾滋病防控】 现存活艾滋病感染者/病人2 387例,其中病人1 325例,报告感染率3.43‰。2020年新增病例284例,新报告的艾滋病病毒感染者及病人中死亡14例。

【狂犬病防治】 犬伤暴露患者7 571人,规范处置7 571人,犬伤患者处置率100%;人用狂犬病疫苗接种7 435人,人用狂犬病免疫球蛋白接种1 144人;开展禽流感外环境监测,采集外环境样品108份,检出阳性标本31份,标本阳性率28.70%。

【慢性病防治】 都江堰市建立电子规范化城乡居民健康档案669 212份,居民健康档案建档率96.03%;管理高血压患者44 202人,规范管理高血压患者35 050人,规范管理率是79.30%;管理糖尿病患者档案17 515人,规范管理糖尿病患者12 246人,规范管理率是69.92%。

【精神卫生】 登记在册严重精神障碍患者3 182人,检出率4.56‰。对3 070名患者开展社区管理,管理率96.48%,规范管理率96.35%,其中:2 840人在接受服药治疗,服药率89.25%,规律服药率76.43%,精神分裂症服药率86.33%。开展医疗惠民1 834人次,“阳光救助”住院救助240人,“阳光家园”托养精神残疾人50人,“特困”1 390人,“低保”660人次。

【职业卫生】 完成280家企业粉尘危害摸底调查。开展职业性尘肺病人随访调查,完成对268例尘肺病人调查,调查率80.9%。完成24家重点行业、重点企业职业健康危害因素检测。完成5家非医疗机构放射工作单位放射工作人员及射线装置调查,对68家医疗机构放射工作人员及射线装置调查,开展非医疗机构放射工作场所现场监测1家,完成城乡14个点位地表γ剂量率调查、水源水总α、总β放射性监测11件、食品放射性核素监测5件、17个空气氡浓度监测点位放射性本底调查。

【卫生监测】 开展食品污染物及有害因素监测336件,食品安全监测合格率为97.3%。食源性疾病病例监测1 136例,病例病原学检测518例,阳性检出率为6.18%。完成都江堰市6.2万中小学学生健康体检,对4所学校儿童青少年视力筛查,筛查儿童青少年1 200余人。监测医疗机构82家次,采集样品562件,监测指标1 500余项,合格率93.9%;监测托幼机构52家,采集样品298件,监测指标1 000余项,合格率98.1%。监测集中供水、农村分散式供水、学校自备水、城市二次供水、城市自建设施供水水质376件,合格357件,检测合格率94.9%。对11个镇街开展“水十条”水质监测,监测水样104件,监测指标达3 744项,合格率为100%。

【卫生监督】 对都江堰市2 508家纳入卫生监督管理的单位进行监督检查,其中:公共场所1 063家(其中住宿场所293家、美容美发516家、沐浴〈足浴〉场所88家、游泳场所15家、其他151家);医疗机构534家,疾病预防控制机构1家,单采血浆站1家;各级各类学校167家,涉水产品生产企业8家,现制现售水10家,集中式供水单位18家,二次供水单位18家,餐饮具集中消毒单位2家,各级各类职业卫生单位686家。"双随机监督抽检"171家,对18个城市供水检测点开展卫生监督和供水水质检测,双随机监督抽检100%。

【行政执法】 全年实施行政处罚54起,罚款38.49万元,没收违法所得4.5512万元,罚没款43.0412万元。较上年行政处罚罚没款增长81.5%。对都江堰市36家医疗机构进行不良行为记分,总记分50分。

【爱国卫生】 完成都江堰市国家卫生城市复审省级技术评估。制定都江堰市《深入开展爱国卫生运动强化城乡环境综合治理工作方案》。建成国家级卫生镇3个,省级卫生镇4个。建成成都市级健康镇1个,成都市级健康社区13个。对天马、石羊镇4个村进行蝇蛆密度、臭味监测,粪便无害化监测,粪稀样品120份,粪大肠菌值合格率40%,沙门氏菌、血吸虫卵检测合格率100%。

【健康促进】 开展"健康细胞工程"创建培训2次,参会人员351余人。都江堰市健康城市建设领导小组办公室9月举办都江堰市健康促进县(区)工作培训会。邀请成都市专家进行健康城市建设及健康促进区培训2场。开展健康教育与健康促进针对性培训1场。制作健康教育宣传资料50余种、健康教育宣传栏12期,开展公众健康咨询活动12900余次及健康知识讲座6127余次,开展健康素养活动2次、特色健康教育活动3次。在都江堰市电视台开设3分钟"健康都江堰"专栏。在都江堰健康报、有线电视台等大众媒体开展健康科普宣传12次。

【妇幼卫生】 2020年都江堰市户籍活产数3623人,建卡人数3591人,产前检查3589人次,检查覆盖率99.06%;系统管理3552人,系统管理率98.04%;高危人数2565人,高危管理率100%;剖宫产3191人,剖宫产率60.75%。无孕产妇死亡。7岁以下儿童系统管理率98.55%;高危儿521人,管理率100%;5岁以下儿童死亡13例,死亡率3.59‰;婴儿死亡7例,婴儿死亡率1.93‰。橙色以上高危孕产妇381人,管理率100%。产科急救3例,专家到现场急救2例,均抢救成功。举办专题培训12期,培训700余人次,进行业务指导100余次。叶酸应服用5276人,实际服用5184人,叶酸服用率为98.26%,知晓率98.96%。都江堰市有育龄妇女133041人,其中HIV阳性育龄妇女266人,艾滋病感染孕产妇25例,已终止妊娠20例,成功转介3例。宫颈癌检查8032例,乳腺癌检查3035例。新生儿疾病筛查5243人,筛查率99.81%;新生儿听力筛查5244人,筛查率99.83%。耳聋基因筛查4800人,筛查率90.11%。3311对男女进行免费婚前医学检查,检查率92.59%。

【计生服务】 都江堰市农村计划生育家庭奖励扶助(国扶)上年资格确认28806人,实际发放28777人,因特殊原因29人未发放。都江堰市农村计划生育家庭奖励扶助(省扶)上年资格确认2449人,实际发放2446人,因特殊原因3人未发放。都江堰市城镇奖扶上年资格确认200人,实际发放199人,因特殊原因1人未发放。都江堰市计划生育家庭特别扶助2020年资格确认2762人,实际发放2761人。

【健康产业】 编制《健康都江堰2030行动纲要》,完成《康养都江堰》课题研究。推进华西五粮液大健康中心、东软教育健康医疗科技实训基地等项目建设,孙思邈康养文化小镇获批四川省中医药健康旅游示范项目。

【对口支援】 都江堰市人民医院、中医院、二医院、妇幼保健院、三人民医院、疾控中心及阿坝州林业中心医院开展对口支援,派到薄弱地区医务人员74人,派到康定市、平武县、珙县脱贫地区医务人员26人。

(曾守贵)

彭州市

【概况】 2020年,彭州市土地面积1421平方千米,4个街道办事处、9个镇,年末常住人口80.94万人,全年人口出生率7.39‰,人口自然增长率0.01‰。2020年,全市医疗卫生机构561个。其中三级甲等医院1所,三级乙等医院2

所，二级甲等医院3所，二级乙等医院3所，二级甲等疾控中心1所。全市卫生从业人员总数7 103人，其中卫生技术人员6 463人；执业（助理）医师总数2 469人，注册护士3 349人。全市医疗机构拥有床位6 911张。全市城乡居民人均期望寿命81.97岁，孕产妇死亡率20.76/10万，婴儿死亡率2.08‰。彭州市卫健局认真贯彻落实健康中国战略，顺利通过国家卫生城市巩固工作省级复查；成功创建国家计划生育优质服务先进单位与四川省中医药产业发展示范县；市人民医院、市妇计中心顺利接受三甲评审工作；实现疫情发生至今零感染、零本土病例。全市卫生健康工作稳步发展，群众就医获得感不断增强。

【“十三五”发展成绩】 2020年彭州市人均期望寿命81.97岁，较2015年增加3.85岁，比成都市人均期望寿命高0.45岁；2020年婴儿死亡率2.08‰，较2015年2.19‰下降0.11‰。“十三五”期间，全市无法定甲类传染病和狂犬病例报告。制定《彭州市医疗卫生服务体系规划（2015—2020年）》。五年来，彭州市政府累计投入约4.3亿元，完成彭州市第二人民医院扩建项目等2个建设项目。成都市及彭州市两级财政共投入1.93亿元对基层医疗卫生机构进行硬件提升。不断优化医疗卫生服务体系，医疗资源配置更加完善。目前全市各级各类医疗卫生机构共561家，较2015年增加70家，增长率14.3%；共开放床位6 911张，较2015年增加1 574张，增长率29.5%。全市建成省级重点专科5个，省级中医重点专科建设单位1个，成都市级重点专科建设单位10个（中医类7个）。2020年全市医疗卫生机构总诊疗人次566.99万人次，较2015年同比增加78万人次，增长率为15.95%。医卫人才队伍明显优化。五年来，共引进医疗高层次人才109人，全市医师4 484人，较2015年底4 135人提高8.4%。截至2020年底，全市公办医疗卫生机构本科及以上学历2 299人，占比45.34%，高级职称391人，中级职称1 328人。

“十三五”期间，荣获国家卫生城市、国家级妇幼健康优质服务示范县、四川省医疗信息化应用示范县、四川省中医药产业推进工作先进集体、四川省计划生育家庭特别扶助工作先进集体，成功入选全国农村“厕所革命”九大典型范例。彭州市中医医院成功创建为国家三级甲等中医医院。彭州市第二人民医院建成成都医学院第一附属医院彭州分院。

【党风廉政建设】 在医师节期间开展系列评先推优活动，树立行业新形象，积极营造风清气正的良好氛围。大力开展卫生健康行业领域突出问题专项整治、行业作风建设专项行动工作，着力解决卫生健康行业存在的“大处方、泛耗材”等突出问题，通过线索摸排及联合督查共发现问题265项，均按进度落实整改。印发《彭州市医疗机构巡查工作实施方案（2020—2022年度）》，深入开展医疗机构巡查工作，推动全市医疗机构持续加强党风廉政建设，促进医院高质量发展，着力改善医疗卫生服务能力，持续推进健康城市建设，为彭州加快践行新发展理念的立体山水公园城市贡献坚实的健康力量。

【新冠肺炎疫情防控】 新冠肺炎疫情发生以后，彭州市卫健系统全员响应、迅速行动。2月21日组建支援湖北医疗队，选派12名队员星夜驰援、奔赴一线，承担起武汉市武昌医院重症病区医疗救治工作，共管理危重、危急重症病人22人。规范设置发热门诊和定点医疗机构；紧急推动感染科、负压病房等硬件建设；强化“外防输入，内防反弹”，扩充隔离场所容量，设置入境人员集中隔离场所4处、房间472间，密切接触者隔离场所2处、房间147间。做好境外返彭人员的服务管理，确保入境旅客“从舱门安全到家门”，接、管、送各个环节科学运转、高效闭环。完成19个航班3 327名旅客隔离观察任务，报告确诊病例和无症状感染者20例。提升核酸检测能力，建设完成核酸实验室8家，投用核酸实验室7家，统筹储备79人的核酸检测人员队伍、1 000人的核酸采集人员队伍。目前，日最大核酸检测量达1.5万人份。强化医疗救治保障，确定新冠肺炎定点收治医院1家、后备医院1家，储备30天满负荷运转所需应急物资，并组建由109人的医疗救治应急队伍，已准备救治床位80张、重症监护床位8张。12月7日郫都区发生新冠肺炎疫情后，累计派出270名医务人员支援郫都区核酸采集和检测工作，采集44 181人次，圆满完成支援任务。加强宣传引导共印发《新型冠状病毒防控知识之权威10问》等35种相关防控宣传资料累计71.39万份，通过三大运营商发送健康宣教短信643.2万条，制发《新型冠状病毒感染的肺炎公共预防指南之公共场所预防篇》等微信633条，制发原创科普微博829篇，，提升公众的防控意识。全力保障复产复学。为抵蓉和离蓉人员提供健康状况证明服务，累计发放健康证明50 897份。

【**医药卫生体制改革**】 分级诊疗制度建设进一步夯实。持续推进城市医疗集团、县域医共体、专科联盟和远程医疗协作网建设，结合对口支援服务薄弱地区工作，增加下沉专家人员数，切实将优质医疗资源下沉落到实处，帮助基层医疗机构提升综合服务能力。新加入城市医疗集团1个，新组建专科联盟2个，全市公立医疗机构医联体建设覆盖率100%。医联体内城市三级医院共下沉专家583人(天)，县级医院下沉人员3 838人(天)，医联体内上挂学习培训人员5 719人(天)；向上级医院转诊患者2 573人次，下转患者量719人次。深入推进医疗机构综合能力提升，全市已建成省级重点专科5个，2020年新增省级中医重点专科建设单位1个；成都市级重点专科6个，成都市级重点专科建设单位3个(其中，2020年新增成都市级重点专科建设单位2个)，彭州市级重点专科23个；市人民医院胸痛中心圆满完成国家胸痛中心认证现场核查；四方医院成功创建二级乙等医疗机构；市人民医院、市妇计中心圆满完成省卫健委“三甲”现场评审。持续完善质控体系建设，保障医疗质量和安全。全市已建成各医疗质量控制中心16个，质控小组10个，基本实现对全市所有医疗机构及专业的医疗质量管理与控制网络全覆盖。改善医疗服务成效进一步凸显。通过持续推进预约诊疗服务、远程医疗建设、临床路径管理、检查检验结果互认、日间手术服务、重点专科建设、公立医院绩效考核等工作持续在全系统推进改善医疗服务。继续参加“改善医疗服务行动2020全国医院擂台赛”，市人民医院、市妇计中心在已评选的主题中一举斩获9项大奖，其中“最具价值案例”4个、“优秀案例”5个，市人民医院“构建和谐医患关系”主题案例，荣获主题决赛银奖，并晋级全国总决赛。

【**医疗卫生硬件提升**】 加大医疗卫生基础设施建设，为全面提升城市综合配套服务能力，补齐全市医疗服务设施短板，对市第二人民医院、市妇计中心、市中医医院、市人民医院、市公共卫生医疗救治中心、市疾控中心进行建设，医疗卫生机构建设项目总占地面积约374亩，新增建筑面积约28.53万平方米，购置医疗设施设备约4.1亿元，增设床位2 040张，总投资约26.94亿元。年底市第二人民医院扩建项目竣工；市妇计中心住院综合楼扩建项目完成附属用房建设；市中医医院新院建设项目开工建设。市公共卫生医疗救治中心建设项目、市疾病预防控制中心建设项目、市人民医院城南院区感染病区扩建项目和彭州市人民医院金彭西路院区扩建项目开展项目前期工作，进行项目规划方案设计。“十三五”基层医疗卫生机构硬件提升工程按计划顺利推进，基层医疗卫生机构硬件提升工程基础设施提升改造项目共22个，完工18个、主体施工2个、施工图设计2个；村卫生室公有化标准化建设项目共229个，现已全部竣工。全市镇卫生院、社区卫生服务中心总床位数达到1 739张。100%的镇卫生院、社区卫生服务中心高质量达标，100%的村卫生室房屋实现公有化和标准化建设。基层医疗卫生机构通过改善房屋建筑条件、提高设施设备配置、美化服务环境等方式，进一步提升基层医疗卫生机构硬件品质。

【**中医药发展**】 传承发扬，持续推动中医药事业稳步增进。加强中医重点专科建设。市中医医院中风病确定为四川省中医重点专科(专病)建设单位。市中医医院肛肠科、市人民医院康复科等全市5家医疗机构7个科室确定为成都市中医重点专科建设单位。完善中医药服务体系。彭州段氏中医骨科医院创建二级乙等中医骨伤医院，已顺利通过专家组现场检查，评审结果已公示。开展中医馆、中医角提档升级建设。全市3个“示范中医馆”、10个“规范化中医角”开展提档升级建设，按计划完成建设任务。加强中医药适宜技术推广培训。依托市中医医院不断加强基层常见病多发病中医药适宜技术推广培训,创新培训形式,把理论培训、操作训练、针对病例的综合处置训练有机结合,夯实基础,提升基层中医药服务能力。2020 年全市参加成都市卫健委、成都市中医管理局、成都市总工会主办的“成都市基层中医药适宜技术技能大赛”荣获团体一等奖,参赛 6 名队员 5 人获奖,其中 3 人获二等奖,1 人获三等奖,1 人获优胜奖。2020 年全市成功创建四川省中医药产业发展示范市、县。完成《彭州市中医药健康产业发展规划》编制任务。通过规划的编制重新认识全市中医药健康产业的优势,梳理三产联动整合资源的工作思路。落实范锐平书记来彭调研对彭州大力发展中医药健康产业的指示精神,积极争取上级部门对全市中医药健康产业支持。《彭州市人民政府关于恳请支持彭州中医药健康产业发展的函》得到省中医药管理局高度重视。省中医药管理局通过考察天府中药城重点企业和幸福科技园,表示将大力支持全市中医药产业发展,帮助天府中药城联系相关企事业单位加强对外推广。大力发展中医药健康旅游业。推动花溪谷康养基地积极申报四川省中医药健康旅游基地。花溪谷康养基地顺利通过成都市卫健委、成都市中管局专家组初评。

【公共卫生】 2020 年彭州市无甲类传染病报告。报告乙类传染病 11 种,报告发病数1 094例。积极推进创建第三轮四川省结核病综合防治示范区工作。结核病综合防治体系服务能力明显提升,新发现肺结核人 269 例。组织的结核病百千万志愿者服务宣传团队再获国家级优秀志愿者团队称号。慢性病防治。2020 年,全市初步形成具有彭州特色的慢性病综合防控模式。死因监测按系统疾病分类,循环系统疾病、肿瘤、呼吸系统疾病、损伤和中毒、消化系统疾病居前五位。血吸虫病防治。2020 年实有钉螺面积1 135 060平方米,全市完成查螺8 022 913平方米,查出有螺面积549 214 平方米,捡获钉螺9 107只,未发现感染性钉螺;反复巩固药物灭螺3 442 917 平方米;完成人群查病人79 412次(其中询检法筛查51 241 人次,免疫学查病28 171人次),完成发热病人风险监测1 275人,对免疫学检测阳性人员全部进行病原学查病,未发现血吸虫病病人;完成治疗及人群扩大化疗 134 人次。

【爱国卫生】 营造健康氛围,美化城乡环境。结合新冠肺炎疫情防控,发挥新时期爱国卫生运动的防疫堡垒作用,引导 80 万群众适应新冠疫情“新常态”并主动参与到爱国卫生运动中。持续巩固国家卫生城市创建成果,全市顺利通过成都市级暗访评估、成都市级技术评估及四川省级技术评估,获评成都市“国卫县城(乡镇)创建复审工作先进单位”。深入推进健康细胞工程建设,2020 年全市新创建 1 个健康街道(乡镇)、1 个健康社区(村)、6 个健康单位(企业、机关、学校、医院)、20 个健康家庭已完成前期准备工作。阻断病媒传播风险。针对春秋季病媒传播高发季节,落实全市范围病媒生物防制专项行动,年底前完成今年 15 个单位病媒生物防制示范点的创建目标任务,有效提高居民防病意识。优化健康服务,提升健康水平。完成“十三五”艾滋病、地方病、寄生虫病、血吸虫病防治规划评估,各项指标达到标准。作为重点疫区,全市新增 5 个市级监测点位,不断优化市、镇、村三级网络血吸虫病防治管理模式,连续 27 年未发现当地感染的病人。启动国家慢性病综合防控示范区创建,有序推进四川省第三轮结核病综合防治示范区创建,顺利完成四川省第二轮艾滋病综合防治示范区验收,全市被评为成都市“传染病防控、结核病防治、艾滋病防治、慢性病防治、精神卫生工作先进单位”。提升健康素养,培育健康人群。推动“互联网 + 医疗健康”。全面开展电子健康卡应用,停用原有各类院内就诊卡,实现全市就医诊疗、结算、信息查询等各个应用场景“一码通”,为居民提供便捷就医诊疗服务,在疫情期间有效防范医患交叉感染。全市累计发放电子健康卡 30.9 万张,“健康彭州就医通”关注人数14.2 万人。稳步推进“健康生活工具包”派发和使用工作。推进彭州市国民营养计划工作,营养技术人员、社会卫生员协同开展合理膳食行动,提高居民健康水平。加强健康教育。搭建“线上 +线下”宣传平台,通过《健康彭州》电视节目、“健康彭州”微信公众号等渠道,引导群众树立正确的健康理念,提升全民健康素养。依托市疾控中心及讲师团技术力量,积极开展健康宣教工作,全市共开展健康巡讲活动 20 场次。2020 年中央电视台新闻频道以《关爱精神障碍人群，护佑心理健康》为题目对彭州市精神卫生工作成效进行报道。

【卫生监督】 在线监测餐饮具集中消毒单位，实现智慧监督。推进卫生计生移动执法终端使用，提高规范化水平。全面完成学校、宾馆、美容美发、游泳馆等重点场所监督抽检任务，积极协同开展打击非法行医等工作。完成重点公共场所监督检查 698 家，下达监督意见书 698 份。对非法行医保持高压态势，打击非法口腔诊疗窝点、黑诊所等 15 处，有力净化医疗环境。

【妇幼健康】 实施片区协作，强化业务管理。在全市 22 家基层医疗卫生机构中组建 5 个片区骨干团队，通过现场观摩学习、片区交叉检查等方式提升团队业务水平，由片带面地提高妇幼保健工作服务的整体水平。开展一体化产房建设，优化产科服务模式。装修改造一体化产房（住院、待产、分娩、产后康复一体化），以家庭化温馨舒适环境为基础，提供 6（产科医师、护士、助产士、麻醉师、导乐师、新生儿医师）对 1（一名孕产妇）的特色服务，突出人性化服务和家属全程陪伴，进一步提升孕产妇分娩体验。改善医疗服务行动计划工作，提升群众就医获得感。加强基础设施建设，积极推进住院综合楼扩建项目、发热门诊、核酸检测（PCR）实验室建设，提升硬件服务水平。同时积极创建三级甲等妇幼保健机构，打造乳腺专科和产后康复、儿童康复、中医康复等特色品牌专科。妇女女儿童健康水平显著提高。2020 年 8 月四川省卫健委发布《关于 2018 年全省三级妇幼保健机构绩效考核结果的通报》，彭州市妇计中心名列全省第三，仅次于四川省妇幼保健院、成都市妇女儿童中心医院，县（区市）三级妇幼保健机构排名全省第一。2020 年成都市百万职工技能大赛妇幼健康技能比赛中，彭州市荣获第一。2020 年 9 月选送参赛案例《伟大的母爱无需贴上疼痛的标签》荣获进一步改善医疗服务行动计划 2020 年全国医院擂台赛“最具价值案例奖”。

【计划生育服务】 做好婚检、孕检“一站式”服务，高标准高质量婚检、孕检全覆盖，完善全面两孩政策配套，提前谋划全面两孩政策实施后新增人口的入托、入学工作，彭州市投入资金 7.88 亿元，新（改扩）建公立学校、幼儿园 48 所，新增学位 15 300 个。稳步推进国家计划生育优质服务先进单位创建工作。持续做好计划生育特殊家庭关怀工作，4 个传统节日和生日慰问计划生育特殊家庭人员 2 659 人，每人 200 元的慰问金，共计 265 万元；局领导春节走访慰问对口联系特殊家庭人员 16 户，每人 1 000 慰问金及慰问品，共计 1.6 万元。并发症 10 人，每人 600 元慰问金和慰问品，市领导走访慰问计划生育贫困家庭 8 户，每人 800 元慰问金及慰问品，共计 8 000 元；端午节集中慰问特殊家庭人员 2 659 人，每人 200 元的慰问金，共计 53.18 万元。开展计划生育特殊家庭走访慰问活动，倾听群众的困难和诉求，切实帮助计划生育特殊家庭解决生活、医疗方面困难。

【婴幼儿照护服务】 协调市级相关部门、镇（街道），有序推进婴幼儿照护服务工作。截至 10 月底，全市共有注册托育机构 94 家，指导注册托育机构完善相关备案准备工作，已成功备案 1 家。指导市妇计中心打造 3 岁以下婴幼儿照护服务示范机构，依托儿童早期发展示范基地相关功能，引领彭州市婴幼儿照护服务事业发展。该机构系我省首家事业单位性质的托育机构，现已完成在编制部门的注册，正在积极投入改建。

【老龄健康事业】 2020 年，全市共有医养结合服务机构 7 家，全部纳入医保定点。全市医养结合机构中，开展养老服务的医疗机构有 6 家，设立医疗机构的养老机构 1 家。医养结合机构床位总数 983 张，其中，医疗床位 411 张，养老床位 572 张。鼓励医疗卫生机构与养老服务机构本着“就近便捷，互惠互利”的原则，通过合作共建、对口支援等形式，签订“医、护、养”长期合作协议，强化合作，组建内涵丰富的医疗养老联合体。全市建立“医疗机构 + 养老机构”联合体 148 个。

【人才培育】 加强对外合作，与上海瑞金医院等单位建成 3 个远程医疗协作平台，建成覆盖全市基层医疗机构的区域医学影像、区域心电远程诊疗系统。市中医医院建成中医住院医师规范化培养基地、市妇计中心建成院内护士规范化培养基地，天彭社区卫生服务中心建成成都市基层卫生实用技能培训基地。开展柔性引才新举措，2020年引进2个省级重点学科团队、3名三甲医院主任医师；培育正高9名，副高52人，高层次人才总数达535人，2020年培养的卫生高级专业技术人才总数在各区县排第一。2020年，全市全科医生转岗培训13人，住院医师规规范化培训送培6人；获批省级科研课题1个、省级卫生适宜技术推广项目1个、成都市级以上重点专科10个；备案二级生物安全实验室10个。

（谢美雪）

邛崃市

【概况】 2020年邛崃市共有医疗卫生机构446家，其中医院21家（公立医院2家，民营医院19家），专业公共卫生机构3家（卫生监督执法大队1家，妇计中心1家，疾控中心1家），基层医疗卫生机构23家（社区卫生服务中心1家，卫生院22家），门诊部7家，诊所155家，村卫生站237家。全市共有床位5 140张，其中市级医疗卫生机构床位1 998张，全市每千人口床位数8.3张。全市执业医师（执业助理）1 562名；注册护士1 857名。每千人口执业（助理）医师数2.5人，每千人口注册护士数3.0人。全市有万元以上设备2 943台，其中10—49万元的设备476台，50—99万元设备74台，100万元以上的设备57台。

【“十三五”发展成绩】 “十三五”期间，邛崃市成功创建“四川省慢性病综合防控示范区”。持续深化医药卫生体制改革。2019年邛崃市被确定为全国县域紧密型医共体建设试点县，构建以市医疗中心医院、市中医医院为“龙头”的双医共体，成立两个健康管理集团。分级诊疗制度全面建立，县域就诊率达到91.67%，基层就诊率达到60%。市医疗中心医院、市中医医院、市妇幼保健院成功创建“三乙”医院。全市学科建设取得显著成效，建成成都市重点专科2个，立项四川省重点专科1个，成都市重点专科8个；立项省级科研项目4个，成都市级科研项目13个。中医药服务能力全面提升，2019年邛崃市被评为“全国基层中医药工作先进单位”。四川省中医药管理局、四川省文化和旅游厅确定“天府红谷，耕读桃源”为四川省中医药健康旅游示范基地。妇幼健康和人口发展工作稳步推进。荣获省、成都市“母婴安全保障工作成效突出集体”“成都市人口监测统计工作先进单位”“全国计划生育优质服务单位”。健康邛崃建设再上台阶。邛崃市获评2018—2020周期国家卫生城市。羊安街道、冉义街道、天台山镇、南宝山镇成功创建国家卫生乡镇，平乐镇、夹关镇成功通过国家卫生乡镇复审。老龄健康服务体系建设初见成效。被四川省人民政府评为“四川省敬老模范市（县）”；15家镇（街道）卫生院、民营医疗机构与辖区18所养老机构建立双向转诊医养合作关系，为老年人提供医养结合服务。组建家庭医生团队，通过“无偿公共服务+有偿签约服务并行”的契约式服务方式，为邛崃市7万多名65岁以上老年人开展签约服务。医疗卫生基础设施提档升级。投资0.39亿元建设的市妇幼保健院住院楼及辅助用房建设二期工程项目已投入使用；投资1.9亿元实施基层医疗卫生机构硬件提升工程，完成卧龙镇卫生院迁建、文君社区卫生服务中心建设项目，完成桑园镇、南宝山镇卫生院等18个卫生院改扩建工作，完成25个卫生院设备设施提档升级，完成170个村卫生室公有化标准建设。

【新冠肺炎疫情防控】 第一时间对体温监测异常的湖北回邛人员及密切接触者落实管控。10天时间完成土地坡传染病院区建设，调集精锐医疗资源实施紧急救治，对患者做到“一人一案”个性化诊疗、“一人一方”中西医结合治疗。2月25日本地病例“清零”，3月11日转为低风险区。先后筹建5个集中隔离医学观察点，建立隔离酒店常态化运行机制。完成邛崃市城市核酸检测基地建设工作，确保平时达到5 000份以上，应急时达到30 000人份/天。3家市级医院完成PCR实验室建设任务，形成“疾控+医院+第三方”筛查机制。制定《邛崃市新冠肺炎疫情防控应急预案》，建立常态化疫情应急处置和不同场景不同情形防控应对培训机制，完成3轮社会卫生员培训1 962人次。成立复工复产企业疫情防控指导专班。组织900余人次深入150家企业、130家公共场所现场指导;组织疾控专业技术人员指导镇(街道)消毒140次,开展各类场所、单位消毒22万平方米。在23个基层医疗卫生机构规范设置"健康服务工作站",帮助务工人员安全有序返岗,为7.6万余人提供全省统一的健康证明;在微信平台开通健康证办理预约服务,为邛崃市园区企业、公共场所3.1万名务工人员提供健康证办理。完成全市144所托幼机构、中小学、培训机构第二轮防疫卫生员培训;成立4个工作组,对复学的高中、初中和小学进行现场督导并开展复学评估;配合学校组织实施应急演练;为教育系统配置口罩、医用纱布垫、额温枪、消毒液(片)、隔离衣等物资,保障学校防疫需求。

【医共体建设】 按照"六大中心、两个打包、八个统一"总体思路,制定《邛崃市紧密型县域医疗卫生共同体建设试点方案》,成立医共体管理委员会,制定"三张责任清单",组建医共体改革监测评价工作专班,搭建医学影像、远程心电、远程会诊、医学检验、消毒供应、病理检验6大中心。开展远程可视会诊85次,完成集中阅片92 516例、心电会诊19 266例,远程培训104次。医共体内跨机构、跨区域、跨部门信息互联互通,强化乡村两级医疗卫生机构信息收集研判,实现双向转诊、处方流转、医卫联动、便民服务、质控管理、医保使用等数据的信息化分析和实时有效监管。2020年全市医联体内人才下沉8 730人次,上挂学习9 465人次。双向转诊2 557人次:上转479人次、下转2 078人次,县域就诊率90.40%。

【互联网+医疗】 投资900万实施医共体信息化建设项目,对基层医疗机构进行医疗信息化软硬件提升,建立医共体信息化平台,支撑医共体试点改革,建设"健康邛崃"微信公众号,逐步实现统一线上就医入口。建立邛崃市县级电子健康卡卡管平台,全市公立医疗机构完成电子健康卡系统改造工作,发卡量4万余张,推进全市就医"一卡通"。市级医疗机构开通线上发热门诊,非急诊分时段预约诊疗率达70%左右,线上发热门诊服务9 947人次;市疾病预防控制中心开通网上预约办理健康证业务,实现办证预约全覆盖,方便企业复工复产。

【医院等级提升】 2020年,邛崃市中医医院完成"三乙"中医医院创建,顺利挂牌;邛崃市妇幼保健计划生育服务中心完成"三乙"创建,顺利挂牌。邛崃市三家市级医疗机构实现三级全覆盖。市医疗中心医院启动"三甲"创建工作,邛崃市第二人民医院启动"二乙"医院创建工作;东华医院完成"二乙"医院创建,顺利挂牌。

【医疗质量控制】 成立48个质控分中心,规范病历管理、护理文件书写;各医院成立医院感染管理领导小组,专人负责,严格执行各项操作规程,保障医疗安全。

【基层优质医疗服务】 在"优质服务基层行"活动中,2020年2家卫生院达到推荐标准,8家卫生院达到基本标准。

【家庭医生签约服务】 组建家庭医生团队113个,主动服务25 350人次。辖区内常住人口签约177 614人,签约率达44.86%;重点人群签约153 683人,重点人群签约率达80.14%。

【义务献血】 全市共计献血量11 277.5单位,其中应急献血献血量5 087.6单位,确保临床用血100%来自无偿献血。

【健康体检】 受理全市健康体检指引单发放32 004人,健康体检合格健康证打印31 806人,受理各级医疗卫生健康体检人数为1 887人。

【基本药物制度】 实现全市公立医疗卫生机构和村卫生室基本药物制度全覆盖,全年公立医疗卫生机构通过集采基本药物金额达17 088.53万元,国家基药达8 848.56万元,基药占比51.78%。全面实施药品和耗材零差率销售,组织专家对全市医疗机构的药械采购工作进行考核2次,定期通报各医院药械采购情况。

【中医药发展】 全面完成2个"示范中医馆"、10个"规范化中医角"提档升级建设任务。市中医医院与各基层医疗卫生机构建立中医医共体,设置基层指导科,共下沉到基层开展中医药指导工作816人次;组织中医药专家下乡进行6次义诊和科普宣传活动,免费诊治患者320人次,发放中医药知识宣传资料2 901份;开展中医药“六进”知识讲座10次、大型中医药适宜技术培训4次。市医疗中心医院针灸科、中医男科通过成都市在建重点中医专科的评审。市医疗中心医院王林获评四川省第七批学术和技术带头人后备人选。开展邛崃市第三批名老中医药专家学术经验继承工作,通过中医传统师承的方式培养中医药继承人。全年护理人员分层级进行中医药知识和中医操作技能培训共9场、1 741人次参加,中医操作技能培训共计1 464人次参加。在2020年成都市基层中医药适宜技术技能大赛中,邛崃市荣获团体三等奖,市中医院罗漫天荣获个人三等奖,临邛社区卫生服务中心周杰、市中医院刘克泓荣获个人优胜奖。在成都市基层中医药传统技能竞赛中,临邛社区卫生服务中心李泽菲荣获个人三等奖。在成都市中医药文化知识竞赛中,市医疗中心陈晓洋获得第二名,并代表成都市参加四川省中医药文化知识竞赛。

【传染病防控】 全年全市无甲类传染病报告,报告乙丙类18种,报告病例数1 813例,报告发病率292.89/10万,与去年同期比下降53.61%。全年报告乙丙类死亡病例23例(全部为艾滋病),报告死亡率3.72/10万。

【计划免疫】 儿童基础免疫报告接种率:乙肝疫苗接种13 468人次,接种率99.35%;卡介苗接种3 953人次,接种率99.85%;脊灰疫苗接种14 786人次,接种率98.61%;百白破疫苗接种15 112人次,接种率98.68%;麻腮风接种5 023人次,接种率达99.62%;A群流脑疫苗接种10 093人次,接种率97.02%;乙脑疫苗接种5 435人次,接种率97.14%;甲肝疫苗接种6 202人次,接种率96%。儿童加强免疫报告接种率:百白破疫苗接种6 089人次,接种率97.25%;麻腮风疫苗接种5 718人次,接种率97.58%;乙脑疫苗接种5 861人次,接种率97.31%;脊灰疫苗接种6 326人次,接种率94.8%;A+C流脑疫苗第一针接种6 857人次,接种率97.18%;A+C流脑疫苗第二针接种5 177人,接种率96.86%;白破疫苗接种5 289人次,接种率96.83%。全市60岁及以上户籍老年肺炎累积接种86 647针次,累计接种率为57.42%。

【艾滋病防治】 全市共完成艾滋病病毒抗体检测228 770次,筛查覆盖率36.96%;针对各类高危人群(暗娼、男男、吸毒者、性病就诊者等),每月进行艾滋病防治知识宣传和干预检测,共检测1 592人次,检出阳性20人。对抓获的117名卖淫、嫖娼人员强制进行HIV检测,确证2名阳性(非既往)。对所管辖感染育龄妇女和男性单阳家庭育龄妇女进行孕情监测,全市艾滋病感染育龄妇女142例,孕情监测覆盖率87.65%。

【结核病防治】 全年检查可疑结核病患者342例,查出结核病人225例,均按规定化疗方案进行治疗,其中有178例患者进行免费治疗。

【狂犬病防治】 全年无狂犬病报告发病。犬伤门诊共接诊犬伤患者6 039人次,比2019年(6 175人次)减少2.20%;接种狂犬疫苗6 037人次,疫苗接种率为99.97%;犬伤患者的犬伤规范处置率为100%。

【地方病防治】 血吸虫病防治:共计询检5.154 5万人,询检阳性人数121人,血检2.617 7万人,血检阳性321人(已进行扩大化疗),对血阳者及重点流行村人群开展粪检1 812人,无粪检阳性。疟疾防治:共计对373人(发热病人)进行疟原虫血样实验室检查,全市疟疾报告病例0例。碘缺乏病防治:完成100名孕妇尿碘监测工作和邛崃市2020年度4 251名新生儿甲低筛查TSH结果的收集工作。布病监测:全年采集血清标本390份,检出布病抗体阳性7人(其中有1人为历史阳性人员),阳性率1.79%,低于上年。

【慢性非传染性疾病防治】 全市审核慢病卡片24 245张,其中高血压卡片7 959张,糖尿病卡片4 579张,心脑血管事件卡片5 734张,肿瘤卡片5 459张,儿童伤害监测卡片277张。全市居民健康档案电子建档率93.66%,高血压患者管理任务完成率98.89%,糖尿病患者管理任务完成率93.13%,老年人健康管理率为57.85%,老年人体检率57.87%。

【精神卫生】 全市严重精神障碍患者在册人数2 671人,报告患病率4.32‰;年在管患者2 649人,管理率97.00%；规范管理率96.78%；在册患者服药率为81.17%，规律服药率为60.46%，精神分裂症服药率78.26%。

【卫生应急】 修订完善《邛崃市新冠病毒核酸检测应急预案》《邛崃市洪涝灾害卫生应急预案》等各类预案。根据新冠疫情防控情况，组织6次新冠疫情应急演练。

【监督执法】 整顿各级各类医疗机构违法违规执业行为，重点打击各类无证行医、无证擅自从事医疗美容诊疗活动及“两非”等行为，下达《卫生监督意见书》330份，对无《医疗机构执业许可证》开展诊疗活动的5家“黑诊所”、2家使用非卫生技术人员、1起非法实行计划生育手术等违法行为的医疗机构和个人进行立案查处，共计罚款18万元，没收违法所得154元。

【爱国卫生】 2020年邛崃市成功创建国家卫生城市，平乐镇、夹关镇复审通过被重新确认为国家卫生乡镇，8月南宝山镇、冉义镇、羊安镇、高何镇被命名为国家卫生乡镇。市人民检察院等22个单位成功创建省级卫生单位。高埂街道石子村等34个村（社区）成功创建省级卫生村。中共邛崃市委城乡社区发展治理委员会等11个单位成功创建省级无烟单位。组织开展春秋季灭鼠，夏秋季灭蚊蝇、灭蟑工作，做好病媒生物防制，确保“四害”密度控制在国家规定的C级标准以内。引进第三方防制机构，开展公共区域病媒生物防制工作。农村户厕改造。邀请专家进行户厕改造专题技术培训。结合“世界厕所日”等相关主题日，大力宣传改厕工作。组织专业人员参加成都市爱卫办举办改厕赛课评比，荣获三等奖。完成户厕建筑卫生调查表120份，户厕蝇蛆密度和臭味监测120户，对100座户厕进行抽样监测。

【健康促进】 在“世界睡眠日”“世界无烟日”“世界精神卫生日”等宣传日，组织各镇街卫生院（社区卫生服务中心）在广场、农村集市、社区等场所开展健康教育活动，共发放各类宣传资料40万余份，咨询人数33 202人次，宣传品31 580件；为全市常住人口家庭户免费派发“健康生活工具包”190 858套，覆盖率92.69%；组织开展邛崃市2020年健康相伴文明同行知识大赛；4月开展“防疫有我，爱卫同行”爱国卫生月主题宣传活动；开展关于公民健康素养66条健康巡讲活动。

【妇幼卫生】 2020年全市出生人口4 920人，符合政策生育率99.29%；死亡人口5 227人，人口自然增长率－0.46‰；全年办理生育服务证4 235件、换证18件、补证10件。

全市户籍产妇4 191人，活产4 241人，早孕建卡4 187人，早孕建卡率99.9%；孕产妇系统管理4 124人，系统管理率98.42%，筛查出高危孕产妇3 354人，追踪管理3 354人，高危孕产妇住院分娩3 354人。孕产妇死亡率为0。常住孕产妇活产3 982人，产后访视4 185人，产后访视率98.68%。全市0—6岁儿童数36 239人，健康管理35 620人，系统管理率98.29%；3岁以下儿童14 650人，健康管理14 370人，系统管理率98.09%。完成全市77所托幼机构的视力筛查工作，筛查33 221人次儿童，覆盖率91.67%，视力不良检出人数儿童378人，不良检测率7%；婴儿死亡10人，婴儿死亡率2.36‰，5岁以下儿童死亡12人，死亡率2.83‰。新生儿疾病筛查。两家助产机构活产3 783人，进行新生儿遗传代谢性疾病筛查3 764人，筛查率99.50%；新儿听力筛查3 760人，初筛率99.39%；耳聋基因筛查4 618人，筛查率100%，其中耳聋基因携带者175人，包括药物性易感耳聋基因携带者24人。

【计划生育服务】 全年全市登记结婚对象5 800人，完成免费婚前医学检查5 064人，婚检率87.31%；完成免费孕前优生健康检查对象3 536人，目标覆盖率109.8%。

【计生奖励扶助】 享受计划生育家庭奖励扶助49 923人，发放奖励扶助金4 792.608万元；享受计划生育家庭特别扶助2 221人（其中：伤残675人，死亡1 546人），发放特别扶助金2 146.272万元。全市享受独生子女父母奖励32 682人，发放奖励金196.092万元。

【计生特殊家庭扶助关怀】 联系16户计生特殊家庭，发放慰问金1.6万元；建立“双岗”联系人制度，累计走访1.2万余人次，发放慰问金222.7万元；为1对失独特殊家庭夫妻做1次试管婴儿辅助生育发放补助金1.047 9万元；

为失独特殊家庭成功再生育1例发放补助金1万元;为符合补贴政策的计生特别扶助对象433人按城乡居民养老保险最低缴费标准补助养老保险金43.67万元;为全市特别扶助对象提供每人300元的健康体检服务,全市参加体检1 552人,体检费用46.56万元;为特别扶助对象生病住院自费费用较高且家庭经济困难的给予医疗救助6人,发放救助金3.74万元;为特别扶助对象购买住院护理补贴保险,全年理赔351件,赔付金额35.79万元;落实计划生育特殊家庭家庭医生签约服务;对持有"计划生育家庭特别扶助证"的对象实行"两免""五优先",全年共服务对象1 116人次;为2户计生特殊困难家庭住房存在安全隐患的发放危房重建扶助金4万元。

【人才队伍】 赴外开展"蓉漂"招聘工作,考核招聘医学院校急需紧缺高素质硕士研究生,引进12名医学硕士研究生,新签订农村订单定向医学生3名,公开招聘卫生类事业人员22名,引进支医志愿者13名,西部志愿者3名;为基层引进紧缺编外人员11人;市级医疗机构在人员总量控制下,自主招聘编外卫生技术人员144名。依托医联体建设开展周末磁场柔性引才工作,累计柔性引进省、成都市三甲医院47名专家到邛崃市开展门诊、培训和技术指导服务。

【老龄事业】 2020年6月底邛崃市创建四川省第五轮敬老模范县(市、区)通过成都市初评,9月接受省卫健委评审,10月被四川省人民政府办公厅评选为第五轮敬老模范县(市)区。

【对口支援】 选派13人对口支援九寨沟县,参与手术80余例,诊疗400余人次;组业务培训30次,帮扶双河镇中心卫生院23人考取执业(助理)医师。指导九寨沟医疗卫生机构新冠肺炎疫情院感防控、发热哨点诊室布局等工作。对口支援非贫困地区共计下派46人。全年有13名卫生专业技术人员在成都市脱贫攻坚专项奖励中获奖,其中嘉奖12人,记功1人。

【基层卫生基础设施建设】 完成文君社区、卧龙镇、高何镇等5个卫生院(社区卫生服务中心)基础设施提档升级改造;开展水口镇卫生院基础设施提档升级改造,完成工程量的45%。邛崃市第二人民医院新建项目、邛崃市中医医院迁建项目、邛崃市传染病医院项目、邛崃市疾病预防控制中心改扩建项目均开工建设。

(郑智竭　李萌月)

崇州市

【概况】 2020年崇州市土地面积1 089平方公里,街道办事处、镇数15(个),年末常住人口66.67万人。共有各级各类医疗卫生机构535家。全市医疗卫生机构核定床位数5 802张,实际开放床位数6 396张。卫生专业技术人员5 806人,其中执业(助理)医师2 054人,注册护士2 667人。公立医院具有研究生学历62人,本科学历1 271人,大专学历1 085人,专业技术职称正高级94人、副高级511人、中级职称1 893人。2019年全市医疗机构总诊疗人数505.83万人次,门急诊491.32万人次,入院18.29万人次,全市卫生资源利用状况呈现良好势态。

【"十三五"发展成绩】 "十三五"以来,崇州市卫生健康系统以习近平新时代中国特色社会主义思想为指导,坚持以人民为中心的发展理念,紧紧围绕中心、服务大局,以深化医改为主线,以提高人民群众健康水平为目标,以强化公共卫生体系建设、完善运行机制为重点,以推进信息化建设为手段,扎实做好各项工作,医疗服务水平稳步提升,重大疾病防控、中医药服务能力不断增强,城乡居民健康水平持续提高,各项工作取得新进展、新成效。"十三五"期间,崇州市成功创建四川省妇幼健康优质服务示范市、通过全国基层中医药工作先进单位复审、市妇幼保健院成功创建四川省儿童早期综合发展示范基地、市人民医院成功创建三级甲等综合医院、崇州市通过创建国家卫生城市技术评估考核、崇州市卫健局获新冠肺炎疫情防控成都市五一劳动奖状。

【新冠肺炎疫情防控】 持续做好对重点地区来(返)崇人员排查工作,2020年12月7日郫都区发生新冠疫情以来,累计对郫都、大连、北京等中高风险地区来(返)崇人员做核酸检测658人(均为阴性),其中集中管理348人。累计对境外返崇人员实行居家健康监测144人。

完善新冠病毒核酸检测应急工作方案,对协同联动、检测能力、人员摸排和组织、安全保卫、采样点位、采样人员储备和物资保障等进行梳理,以镇街、村/社区为单位详细规划采样点位306个,扩大培训采样人员951人,确保应急情况下开展大规模核酸检测工作。

规范入境人员管理。充实市级隔离酒店管理专班力量,组建隔离酒店垃圾转运专班,新启用天府怡园集中隔离点位,对启用隔离酒店实施24小时规范化、闭环式服务管理,每周开展隐患排查,并实行销账式管理。截至12月31日,累计接机24批次、3 730人;累计核酸检测阳性50人,均已按规范处置转运。

持续对市场环境及从业人员、外卖快递从业人员,监管场所、文化娱乐场所、养老机构、学校幼儿园、医疗机构等场所和人员开展监测、抽检,累计检测环境样本近400份,人员3.94万份。

强化重点场所人员的健康监测和管理,医疗机构严格落实入口和出口通道设置规定,严格执行病区管控、陪护探视制度和"应检尽检"工作,加强对医院就诊患者、陪护"体温检测+亮码+核酸检测"等管理措施。截至12月31日,全市各医疗机构累计开展核酸检测15.6万余份,累计检测IgM抗体507份;紧急制定崇州市重点人群新冠疫苗接种工作方案和异常反应医疗救治实施方案,积极筹备新冠疫苗接种各项准备工作。截至2020年底第一批2 490支疫苗已接种完毕。

对全市各级各类医疗机构,个体诊所、门诊部开展督查整改,对不符合规范要求的责令整改,下达监督意见书,并对个别医疗卫生机构进行立案处罚。崇州市卫健局获新冠肺炎疫情防控成都市五一劳动奖状。

【县级公立医院综合改革】 继续推进深化医改综合试点工作,市人民医院现代医院管理制度单项试点和薪酬制度改革试点、市中医医院章程制定试点工作顺利推进。全面实施公立医院药品集中采购和高值医用耗材网上阳光采购,药品网上采购率达100%。严格落实药品流通领域"两票制"改革和"4+7"联合采购,有效压缩中间环节,降低虚高药价,药占比下降到30%以内。医疗联合体和对口支援机制有效建立,市级医疗机构分别与25家基层医疗机构组建医联体,基本形成"基层首诊、双向转诊、急慢分治、上下联动"的新型分级诊疗格局。县级公立医院综合改革进一步深化,医院绩效评价体系基本建立,现代医院管理制度规范运行,市人民医院成功创建三级甲等综合医院,市中医医院顺利通过三级乙等中医医院评审。

【智慧医疗建设】 积极推进智慧医疗建设。在"健康崇州便民应用平台"开设"防疫专区"开展"互联网+医疗健康"服务助力抗疫,推进"健康崇州"服务平台完善和应用。截至12月底,"健康崇州"关注量超过19.1万人。在公立医疗机构推进电子健康卡建设应用工作,并实现取代就诊卡"无卡"就医。推进线上支付建设,29家公立医院实现线上医保卡、微信、支付宝结算支付。以信息技术整合区域内医疗卫生资源,破解就诊难题,改善患者就医体验。用"互联网+医疗健康"方案替代线下排队,让一系列便民应用走进市民生活。其中"健康崇州(微信)服务平台"在同类级平台建设中处于省内第一、国内领先水平,关注应用已超过19.1万人,通过平台线上支付近200万笔,金额超过8 100万元,网上预约挂号占比超过50%。运行以来,多次接受省内外各级领导、代表、部门考察学习。2018年5月,"健康崇州便民医疗服务平台"入选中国医院协会信息管理专业委员会组织的全国医疗互联网应用典型案例,获颁"大众推荐奖"。有序推进市级医院电子病历评价四级建设,三家市级医院全部完成电子病历评价四级建设和测评。

【医疗基础设施建设】 积极鼓励社会资源办医,落实设置审批放宽限制的相关政策。"十三五"期间硬件提升工程规划建设面积51 030平方米(其中有7个卫生院迁建),目前已经完成文井江镇卫生院、王场卫生院、济协卫生院、元通镇卫生院风貌改造和扩建项目并投入使用;街子镇卫生院迁建项目已竣工。城南社区卫生服务中心新建项目、白头镇卫生院、崇平、隆兴镇卫生院迁建项目正在进行主体施工。其他卫生院迁建、扩建及风貌改造项目年底陆续开工建设,预计2021年全面完工。完成24家卫生院和2家社区卫生服务中心设备采购、安装,共投入资金2千万元。完成89家村卫生室标准化公有化建设项目;2020年31家村卫生室已开工建设。

【家庭医生签约服务】 截至2020年12月底,全市家庭医生共签约281 808人,签约率42.37%,重点人群签约177 740人,签约率86.18%。高血压患者规范管理率86.64%,糖尿病患者规范管理率84.93%。

【妇幼卫生】 全面落实母婴安全行动,重点加强孕期保健、风险筛查、风险评估及孕产妇分级分类颜色管理,创新实施贫困家庭高危孕产妇救助和免费产前诊断项目,全力保障母婴安康。两家助产服务机构均建成崇州市危重孕产妇救治中心和危重新生儿救治中心,实现全市基层医疗卫生机构妇女保健和儿童保健规范化门诊100%全覆盖。市妇幼保健院电子病历系统应用水平达4级标准,先后与四川大学华西第二医院、成都市妇女儿童中心医院、成都市第五人民医院在医院管理、人才培养、技术下沉等方面开展妇幼医联体合作,全面提升崇州市妇幼健康服务能力。1—12月,全市活产数4 868人,孕产妇死亡率为0,婴儿死亡率2.47‰;孕产妇系统管理率97.07%。免费婚前医学检查3 863对,婚检率93.04%;免费孕前优生健康检查4 260人,占全年目标人数覆盖率103.9%。

【人口计生工作】 全面贯彻执行两孩政策。1—12月共出生人口5 109人,人口出生率7.24‰,符合政策生育率99.41%,均达到指标要求;完善全员人口数据,提高全员人口数据质量;计生协会在春节、端午节、中秋节和重阳节等传统节日走访慰问计生困难家庭;审核确定崇州市计划生育家庭奖励扶助对象54 272人、特别扶助对象2 795人,完成扶助金发放工作。

【公共卫生服务】 全市无甲类传染病报告,1—12月乙类传染病10种974例,报告发病率146.47/10万。全市0—6岁儿童建卡建证42 556人,建卡建证率100%;国家免疫规划疫苗实种123 578次,接种率99.62%。

重点疾病预防控制到位。截至2020年12月,全市建成5个HIV初筛实验室,35个快速检测点。艾滋病总体处于低流行态势,存活的感染者和病人数控制在1 900人以内,存活的感染者和病人控制在目标范围之内。新发现艾滋病感染者/病人359例,目前累计在治1 779例;治疗肺结核患者201例;全市犬伤患者7 074人均得到及时规范处置。重性精神障碍患者规范管理率95.4%,服药率83.75%。

【卫生城市和健康城市建设】 崇州市成功创建3个国家级卫生乡镇,9个省级卫生乡镇,创建无烟单位127个。创建国家卫生城市工作通过技术评估。经国家考核组现场审核和查阅资料,崇州市达到《国家卫生城市标准》,通过技术评估考核。国家技术评估通报问题分解下发到涉及的部门和街道,要求各单位建立健全城市管理长效机制。

【卫生监督】 落实依法治市和法治政府建设有关工作。行政处罚案件共119个,一般程序19个,简易程序100个。共处罚金12.45万元,没收违法所得0.506 5万元。其中医疗40家(一般程序9家,简易程序31家);学校6家简易程序;公共场所64家(一般程序5家,简易程序59家),生活饮用水一般程序1家,职业卫生7家(一般程序3家,简易程序4家),放射1家一般程序。

【医疗保障服务】 先后出动医护人员367人次,救护车107辆次,保障政府重大活动及各项公共事务的安全平稳开展。

(赵　霞)

金堂县

【概况】 金堂县地处成都平原东北部,2020年面积1 156平方公里,辖6个街道、10个镇,2019年末常住人口72万人(2020年暂未公布)。2020年,全县出生8 321人,出生率8.98‰,死亡6 613人,人口自然增率1.84‰,符合政策生育率98.81%,全县出生人口性别比为106.99,人均期望寿命79.8岁。2020年末,全县共有医疗卫生机构474个。其中:公立县级综合医院3个,中医医院、妇幼保健院、卫生计生监督执法大队、疾病预防控制中心、金堂县第四人民医院各1个,社区卫生服务中心(卫生院)23家,村卫生室306个;其他综合医院4个,专科医院11个;其他医疗机构121个。全县编制床位6 282张,开放床位6 955张,每千人拥有床位7.7张;有医疗卫生从业人员6 379名,其中卫生专业技术人员4 954名,每千人拥有卫生专业技术人员5.48人。

2020年,金堂县卫生健康局以党的建设为统领,以人民健康为中心,在抓好新冠肺炎疫情防控工作的同时,推动全县医疗卫生领域高质量发展。成功创建全国慢性病综合防控示范区;被全国爱国卫生运动委员会授予国家卫生县城称号;被市委、市政府授予成都市抗击新冠肺炎疫情先进集体称号;被四川省人口和计划生育领导小组评为2019年全省计划生育家庭特别扶助工作先进集体;被成都市总工会授予成都市五一劳动奖状;被市对口支援藏工作领导小组评为2019年对口援藏先进集体;被成都市爱国卫生运动委员会办公室、成都市卫生健康委员会联合评为国卫县城(乡镇)创建复审工作先进单位;被成都市计划生育协会评为2019年计划生育协会目标考核优秀单位;被成都市卫生健康委员会评为2019年度医疗卫生监督先进单位、2019年度传染病防治和职业卫生监督先进单位、2019年卫生健康综合监督工作先进单位;被成都市卫生健康委员会、成都市总工会联合授予2 020成都百万职工技能大赛组织奖。

【"十三五"发展成绩】 "十三五"期间,投入8亿元实施县中医院二期、基层医疗机构硬件提升工程等项目,新增床位1 367张,每千人拥有床位7.7张,同比2015年增长0.92张。深入推进医药卫生体制改革,先后与四川大学华西医院等6家城市三甲医院深化合作办医,创建省级重点学科4个、市级重点学科5个、县级重点学科18个,县一医院、县二医院成功创建三级乙等综合医院,县妇幼保健院成功创建三级乙等专科医院,被评为"四川省儿童早期综合发展示范基地";完成县疾控中心改建项目,成功创建二级甲等疾控中心;成功创建四川省结核病综合防治示范区,血吸虫防治达到国家消除标准;创建国家卫生镇4个,省级卫生镇实现全覆盖、获国家卫生县城、国家慢性病综合防控示范区命名。先后获新一轮全国计划生育优质服务先进单位、全国基层中医药工作先进单位、全国妇幼健康优质服务示范县、国家智慧健康养老示范基地等荣誉。

【党的建设】 严格落实公立医院党委领导下的院长负责制,扎实开展"大学习、大调研、大走访"活动,领导干部到联系点讲党课10场次。开展"争当战疫先锋、筑牢健康堡垒""党组织和党员双示范"等行动,"红色引擎+"党建创新项目获评县"十佳机关党建品牌",县一医院党委获全市第三批"蓉城先锋"十佳示范基层党组织命名。主动发声,原创发布信息、文章355篇,学习强国等主流媒体刊发转载93篇,制作的医美视频、摄影作品等荣获国家级奖项3项、市级奖项5项。开展"卫生健康行业领域突出问题"等专项整治,受理纪检监察类信访举报25件,立案4件,给予党纪处分3人,在系统内形成有力震慑,系统政风行风进一步转变。

【新冠肺炎疫情防控】 通过交通防疫检测卡点监测和居家健康监测,排查群众上百万人。对密切接触者、具有流行病学史人员等重点人群实施分类精准管理,截至12月31日,累计报告实施医学观察44例,集中留观1 167人(不含入境航班人员),报告核酸检测阳性人员8例。实施入境人员"14+7+7"管理服务措施,截至12月31日,全县共管理服务接机入境航班19批、2 362人,报告核酸阳性人员11例。对市级定点收治医院(县一医院)实施感染科楼隔断密封改造,组建定点医院救治MDT团队,搭建5G远程会诊系统,2月28日,收治的12名确诊病例(其中:本地8例后期转成都3例、外地转入4例)全部治愈出院,严格落实院感防控措施,医护人员及普通就诊病人"零"感染。成立工作专班,为复工、复产、复学提供疫情防控专业指导,采取"定点+上门""线上+线下"的方式办理健康证明10.8万份。支援郫都疫情防控,协助郫都区完成46 062人份的核酸采样任务。严格落实市委十项基础防控工作要求,完成5家发热门诊、23家基层医疗机构发热诊室(哨点)标准化改造,完成5家核酸检测实验室建设,储备核酸应急采样场所310个、采样人员905名,对密切接触者、医务人员、冷链食品工作人员等重点人员以及隔离场所等重点环境进行核酸采用检测,截至12月31日,累计开展核酸检测19.5717万批次。

【医药卫生体制改革】 与华西医院、市妇儿中心医院开展第二轮合作办医,引进市三医院、市六医院、成都中医药大学附属医院合作办医。依托医联体建设,县精神病医院、金堂仁爱医院创建为二级乙等医院,县二医院接受三级乙等医院评审验收,县三医院接受二级甲等医院评审验收。31家公立医疗机构参与国家“4+7”试点城市药品集中采购和使用工作;全面落实取消药品加成补助343.33万元,下拨市县级医联体建设专项资金246.03万元。受疫情影响,相较于2019年,县级医院门诊增幅-16.08%,住院增幅-14.36%,乡镇卫生院(社区卫生服务中心)诊疗量平均增幅-10.24%。深化分级诊疗,县域就诊率90.50%,上转患者3681人次,下转患者1217人次,下转率超过30%。

【卫生项目建设】 有序推进总投资4.3亿元的“十三五”基层医疗卫生机构硬件提升工程,完成26家村卫生室的公有化和标准化建设和9个基层医疗卫生机构的基础设施提升改造。总投资2.8亿元的金堂县中医医院二期工程建设项目主体完工,总投资9.1亿元的金堂县第三人民医院迁建项目(传染病区建设项目)完成选址,启动总投资13亿元的淮洲新城三级综合医院建设项目,总投资1.94亿元的疾控中心迁建项目及总投资5.2亿元的金堂县一医院二期项目建设已完成方案设计。

【医政管理】 在县级医疗机构挂靠成立县级医疗质控小组46个,实施医疗质量督导管理,开展行业领域突出问题专项整治,实施优质护理服务示范工程,县级医疗机构优质护理服务病房比例达91%。

【信息化建设】 “互联网+”智慧健康信息系统升级改造完成总体的85%,区域内所有医疗机构接入县三医监管平台,公立医疗机构全部实现线上预约挂号、缴费、报告查阅等便民服务。推广使用电子居民健康卡,已累计发放电子居民健康卡129582张,累计用卡量125.7928万人次。依托城市三级医联体和区域医疗中心平台,实现“基层检查、中心阅片诊断”等远程医疗服务,累计开展远程诊疗575例,区域影像诊断3272例。

【基本公共卫生服务】 全面推行居民健康档案三格化管理,建立居民健康档案680476份,建档率95.30%,其中电子健康档案679719份,电子建档率95.20%。高血压、糖尿病规范管理率分别为63.98%、65.47%。组建家庭医生团队173支,有效签约296431人,有效签约率41.52%,其中重点人群签约171336人,有效签约率81.11%。

【疾病预防控制】 2020年无甲类传染病报告,乙类传染病发病率175.71/10万。国家免疫规划基础免疫接种率为97.13%,强化免疫接种率为92.85%。建立健全防艾“三线一网底”体系,新发现HIV感染者和艾滋患者443例,现存活感染者、患者1785例,晚发现率38.71%,同比下降10.68%。报告肺结核患者和疑似肺结核患者421例,追踪到位415例,总体到位率98.6%。精神障碍患者在管3479人,免费救助严重精神障碍患者275人,严重精神障碍患者社区管理率达96.46%。开展食品风险监测、饮用水卫生监测、学校膳食营养指导、儿童口腔疾病干预。6月2日,金堂县被确定为国家级慢性病综合防控示范区。

【监督执法】 对各级各类医疗机构、供水单位、重点公共场所及学校等进行疫情防控指导1100余户次。组织打击非法行医、打击“两非”、学校卫生监督、职业病防治监督、消毒产品专项检查、尘毒专项治理和尘肺病防治攻坚检查、托幼机构检查等专项整治行动21次。完成131家单位国家“双随机”监督检查,完成住宿场所、游泳场所、商场和透析用水、医疗废水等24个项目113个点位的抽样检测;常态化开展城市供水水质第三方检测工作,完成120个点位管网水42项常规分析检测,94个点位二次供水22项水质分析检测,现制现售水54个点位14项水质分析检测,全年2次(枯水期、丰水期各一次)管网水106项全分析检测。2020年,立案查处一般程序违法案件26件、简易程序违法案件128件,罚没金额20.732万元。

【中医药发展】 成立金堂县中医治未病中心,完成县、乡两级医院中医科、中药房规范化建设,建成中医类省中医重点专科2个,获选四川省第三批拔尖中青年中医师1人,获选"四川省名中医"1人,全县65岁老年人、0—3岁儿童接受中医药健康管理率分别为63.24%、74.35%。

【爱国卫生】 开展病媒生物防制等8项专项整治行动,持续改善人居环境。对901户改厕农户进行入户调查和现场检测,现场采样150份(户),完成对改厕乡镇和农户的技术培训、健康宣传、效果评估等工作。全国爱国卫生运动委员会命名金堂县为国家卫生县城,金龙镇、转龙镇、五凤镇、云合镇为国家卫生镇,清江镇为复审国家卫生镇;创建省级卫生村3个、省级无烟单位1个、农村星级院落3个。深入推进健康细胞工程建设工作,创建健康镇2个,健康村(社区)4个、健康机关2个,健康单位4个。

【卫生应急】 参与成都市卫健委卫生应急演练,完成院前急救9 600余人次,完成2020中国·金堂成渝双城铁人三项赛公开赛、2020龙泉山城市森林公园·中国哲学小镇五凤溪第六届山地马拉松赛等大型活动卫生应急救援保障工作,参与应急救援医护人员300余人次、现场救护200余人次。

【学科建设】 有力推进重点专科建设,2020年,县中医医院脾胃病科、糖尿病科被遴选为省级中医重点专科建设单位,县一医院医学影像科、县二医院心血管内科被遴选为成都市医学重点专科建设项目,县中医医院康复医学科、老年病科被纳入成都市中医重点专科建设单位,县一医院痔病被纳入成都市中医重点专病建设单位。县一医院通过中国卒中中心联盟第五批综合卒中中心认证,县妇幼保健院成功创建成都市中医药工作示范单位。

【人才队伍】 集中组织赴省内外双选会13场次,招聘编内卫生人才60名,签约定向生5人,招募支医志愿者15名,通过医联体建设柔性引进城市三级医院专家24名,深化卫生人才"县管院用",累计派出86名县级医院骨干人才到乡镇医疗机构挂职服务,送培住院医师规范化培训18人、全科医师转岗培训38人,举办继续教育培训15场次、培训医务人员2 591人次,有力提升基层医务人员业务水平。指导5名专业技术人员申领住房租赁补贴,协调解决防疫一线医务人员子女入园入学12人,审批防疫一线医务人员临时性工作补助42.375万元、防疫津贴14.470 5万元,免下派锻炼晋升职称22人、优先聘任专业技术岗位22人。

【妇幼健康】 全面实施妇幼健康服务项目,全年免费婚检夫妇3 637对,孕前优生健康检查已婚待孕夫妇2 342对。为育龄群众开展生殖健康普查136 392人次,宫颈癌筛查4 055人,乳腺癌检查4 011人,已婚育龄群众享受基本技术服务落实率100%,孕产妇住院分娩率99.97%,孕产妇系统管理率98.11%,儿童系统管理率98.14%,新生儿遗传代谢性疾病免费筛查率99.47%、听力筛查率97.15%,孕产妇死亡率为0,婴儿死亡2.70‰,5岁以下儿童死亡率4.22‰。

【计划生育服务】 稳妥实施全面两孩政策,2020年全县出生人口中政策内一孩4 956人,政策外一孩9人,政策内二孩3 254人,政策外二孩1人,政策内多孩12人,政策外多孩89人;办理生育登记2 680例,其中一孩生育登记1 517例,二孩生育登记1 163例。兑现计划生育奖励扶助、特别扶助和独生子女父母奖励金3 581.352万元,受益6.621 2万人。扶助关爱计划生育家庭,兑现计划生育特殊家庭和农村部分计划生育奖励扶助对象扶助关怀资金385.23万元。

【职业卫生】 完成国家哨点(240家)和市级哨点(101家)职业病危害因素现状调查,职业病危害因素申报272家,职业病危害因素定期检测14家,职业性放射性疾病监测、医疗卫生机构医用辐射防护监测、非医疗机构放射性危害因素监测完成率100%。尘肺病患者信息核查本地患者29人,协查省外78人,现存活尘肺病患者16名。85家企业完成职业健康基础建设,3家企业创建为成都市职业健康示范企业。

【老龄健康】 2020年接受健康管理老人42 149人,家庭医生签约老人61 216人。推动医疗机构与养老机构深度融合,医疗养老资质双证齐全机构4家,提供医疗床位453张,养老床位126张;23家医疗机构与19家养老机构、169家日间照料中心签订医疗服务协议。推进老年医学科规范化建设,4家二级及以上综合性医院设立老年医学科,县一医院、赵镇社区卫生服务中心纳入成都市安宁疗护试点,启动国家“老年健康西部行”暨老年心理健康关爱项目,2020年9月,金堂县赵镇三江社区“暖心家园”项目作为四川省推荐的唯一典型代表在全国交流推广。

【义务献血】 深入学校、乡镇、单位开展无偿献血知识和政策宣传,发放无偿献血知识手册8 000余份、设置展板50张、悬挂横幅40条,接受无偿献血知识咨询7 000余人。招募固定自愿无偿献血队伍4支。设立三星大学城、淮口、赵家、竹篙、爱心服务站等街头固定无偿献血点。全年共采集无偿献血者4 836人次,献血量7 858.95个单位(1 571 790毫升),临床用血量7 220个单位(1 444 000毫升)。组织开展春、秋季应急献血共采集量5 651.25个单位(1 130 250毫升)。临床用血退费1 109人次、退费金额889 630元。

(张　艺)

大邑县

【概况】 2020年,大邑县共有各级各类医疗卫生机构443个。全县有卫生计生人员5 323人,其中卫生技术人员4 359人,编制人员数为1 089人。全县医疗卫生机构实有床位4 693张,每千人口医疗卫生机构床位数9.11/千人口(按2019年常住人口51.49万人计算)。2020年全县所有医疗卫生机构门急诊人次数为3 194 929人次,其中急诊人次数为119 521人次,入院人数为147 900人,出院人数为147 754人。

2020年共出生3 729人,出生率6.95‰,死亡4 061人,死亡率7.57‰,自然增长人数－332人,自然增长率－0.62‰,符合政策生育3 696人,符合政策生育率99.12%。全县违法生育33人,其中:一孩9人,二孩1人,三孩23人,出生人口性别比110.92。

【“十三五”发展成绩】 “十三五”期间,顺利完成血吸虫病消除达标、国家中医药先进单位复审,顺利创建“国家卫生县城”。县卫健局获得国家、省、市、县各类表彰奖励104项,连续五年获得市卫健委完成目标先进单位,连续4年获得市卫健委综合监督工作先进单位,连续5年获得县级目标任务先进单位,2017年获得市政府2014—2016年度爱国卫生工作先进集体,2020年获得省委省政府抗击新冠疫情先进集体。实施“优质服务基层行”行动,3家公立卫生院达到国家推荐标准,9家公立卫生院达到国家基本标准,王泗镇公立卫生院成功创建四川省社区医院。

【党风廉政建设】 一是落实从严管党治党主体责任,推动党风廉政建设与履行职责互融共进。坚持廉政建设和业务工作“两手抓、双促进”,全系统制定党风廉政清单76份。把党风廉政建设融入疫情防控,未出现私领乱用和违规调拨现象。二是积极配合完成县委巡察工作。三是深入开展重点行业领域突出问题系统治理,着力解决卫生健康行业存在的“大处方、泛耗材”等突出问题。四是强化培训教育。全县狠抓党员政治思想教育,分别为165名党组织书记、党务工作者举办业务能力提升2期。对22名党员发展对象和22名预备党员进行党的理论知识培训。“七一”期间,组织党员开展集中学习、党性党史教育、警示教育等575人次,开展书记讲党课18次。今年7月,县医院门诊支部和县医院党委分别荣获成都市委组织部“蓉城先锋”示范基层党组织和先进基层党组织称号。五是围绕疫情防控,牢牢掌握意识形态工作领导权话语权。疫情期间,加强舆情监控,主动回应社会关切,正确引导舆论。通过话题讨论、网上评论等形式解疑释惑、积极引导,处理网络舆情共178条;强化对来信来访办理,全年信访受理697件,办结率100%,做到件件有着落,事事有回音。

【医德医风建设】 全县围绕卫生健康行业领域突出问题,以查纠违反医疗卫生行风建设“九不准”和杜绝行业“潜规则”三十条为重点。从思想认识、统筹协调、信息公开、执纪问责四个方面再添措施再严要求。实施医疗机构不良执业行为记分和医务人员不良执业行为记分,管住机构管住人员。落实“三医监管”,严督事中严查事后。紧盯“四个重点”,抓住关键抓出成效。惩治“五种乱象”,堵住漏洞弘扬正气。维护公立医院公益性,保障人民群众健康权益,促进公立医院高质量发展。

【新冠肺炎疫情防控】 全力打赢疫情阻击战。一是紧急响应,系统全员做到“三超”。面对突如其来的新冠疫情,大邑县卫健局党政班子紧急响应、迅速部署,带头示范、抓细抓实。全员始终做到“超时工作、超常效率、超严纪律”。二是精心研判,防控措施力争“三先”。发生疫情的前两个月里,局班子每晚都要召开专题会收集情况,精心研判,提出决策建议,做出疫情防控具体措施。其中“扩大密切接触者调查范围、延长集中隔离时间、加大核酸检测次数与增加CT检查”三项工作均先于国家、省、市具体布置之前展开。通过及早实施这几项措施,及时发现并确诊收治后续8名新冠病例,入境人员确诊新冠19名,无症状感染者31名,有效阻止疫情再扩散。三是落准落细,联防联控实现“三无”。大邑卫健主动出击,把中央、省市县做出的疫情防控、医疗救治等决策部署的各项具体措施落细落实到每一个环节,强化部门、镇街协作,联防联控,成效显著,全系统2 600余名医卫人员,先后分别参与卡点排查36个、集中隔离128人、居家隔离2 854人、隔离治疗122人,卫生员培训1 610人次,出具复工证明6万张,指导复学37所、复课学生42 509人,指导、监督企业复工1 000余家,实现“疫情无扩散、防控无漏洞、复工复产无倒退”。四是常态防控,入境乘客服务确保“三到位”。县卫健局主动担当,按要求做好接机和乘客管理工作。成立工作专班组,并申请县级专项资金保障,确保人、财、物保障到位;制定大邑县针对入境乘客管理的多个配套方案,确保接机工作、点位管理、人员分流送离等各项工作全部精准到位;对入境乘客实施集中隔离,做到闭环式管理,开展健康监测,对身体异常人员,及时安排专车转运至定点医疗机构隔离治疗,确保精准防控到位,此项工作得到市机场专班组的高度肯定。五是郫都有难,昼夜支援实现“三及时”。2020年12月7日,郫都区疫情发生后,全县连夜及时召集医疗队伍,及时配备医疗物资逆行出征,前后分三批共组织261名医务志愿者前往郫都支援,及时协助核酸采样工作,累计完成5.1万余人核酸样本采集任务。

全面加强新冠医疗救治。一是抓实医疗救治。建立预检分诊制度、发热病人分类诊疗机制、专家会诊机制,配备感控督察员共计218名,抽调全县医务骨干32名成立县级专家组,组建138人的应急医疗救治队伍,发热门诊患者、新入院病人、新入院病人陪护人员、医务人员核酸检测率100%。截至2020年底,定点医院筛查确诊病例8人,入境人员确诊新冠和无症状感染者19人和31人,均按要求转运至成都市公共卫生中心救治。二是强化院感防控。规范预检分诊和发热门诊工作,完成3家医疗机构发热门诊标准化建设,其余37家医疗卫生机构均按照发热哨点诊室标准进行改扩建。加强病房管理,严格陪护、探视制度。做好医务人员、患者及陪护人员体温检测和核酸检测“应检尽检”工作。组建医疗救治医务人员梯队,落实培训。三是发挥网底哨点作用。落实基层医疗机构疫情防控主体责任,规范健康管理措施。制定《关于新冠肺炎疫情发热患者分类诊治管理办法》,完善《新冠肺炎疫情发热患者分类诊治流程图》,全县97家诊所(门诊部)、283家村卫生室严格落实《医疗机构传染病预检分诊管理办法》,按照属地化管理的原则,若发现发热患者,及时报告所属乡镇公立卫生院(社区卫生服务中心),并登记患者身份信息,联系所属乡镇公立卫生院(社区卫生服务中心)转运到发热门诊(哨点诊室)进行筛查。截至12月底,全县已完成3轮全覆盖式的排查。四是加强督查督导。由局机关、执法大队、疾控中心组成督查组每日对各医疗机构进行防疫专项督查;县级院感质控分中心定期对各医疗卫生机构进行全覆盖的督察指导。

【医疗卫生改革】 围绕县域医共体建设、现代医院管理制度、公立医院薪酬制度改革3项市级试点,深入推进医疗卫生改革各项工作。

持续深化公立医院综合改革,强化绩效考核。加强家庭医生签约服务,启动社会办医参与签约服务。强化医疗卫生行业综合监管,建立联席会议制度,推进“双随机”抽查,强化“三医”监管。持续推进分级诊疗制度落实,住院患者县域就诊率达到89.0%。

【县域医共体建设】 有效发挥“龙头”作用,县人民医院远程影像阅片中心、远程心电会诊中心,大大方便基层患者就诊。组织开展30个常见病种、质控、急诊急救等技能培训,牵头医院专家下沉服务272人次,组织开展院感、护理、麻醉、急诊急救、超声、放射等专项质控督导10余次,基层服务能力得到持续提升。深入实施“优质服务基层行”活动,王泗、新场2家乡镇公立卫生院达到推荐标准,安仁、晋原、苏家、鹤鸣、三岔、沙渠、上安7家乡镇公立卫生院(社区卫生服务中心)达到基本标准。

【人才队伍建设】 一是启动“首席名医计划”。制定《大邑县“首席名医计划”实施办法》,将在全县医疗机构遴选10名行业拔尖人才予以重点扶持和培养,建立“首席名医工作室”,开展学科(专科)建设、人才培养、学术交流等,加快提升全县医疗技术水平和学术水平。二是实行人员总量控制,规范编外人员招聘和管理。所有公立医疗机构全面停止自行招聘编外人员,由县卫健局统筹安排面向社会的公开招考。三是积极开展编内公招和高层次人才引进工作。全年公招编内人员48人,引进高层次人才引进14人。

【医政与医疗服务】 全面推进“五大中心”建设。按照胸痛中心标准版要求提升改进胸痛中心;按照国家标准规范化加强卒中中心、代谢性疾病管理中心(MMC)、创伤中心及胃癌早筛早治中心建设,力争2021年通过四川省卒中中心联盟认证并申请国家卒中中心认证,未来3年完成“五大中心”建设。

【信息化建设】 远程影像、心电中心为基层诊断影像34 751例,心电12 280例。通过微信预约挂号247 967人次,线上支付612 735人次,结算金额10 500万元。督促各医疗机构完成区域卫生信息互联互通标准化成熟度四级甲等测评相关工作。新建基层医疗卫生机构物资库房管理系统(二级)、新建县域双向转诊系统。共计办理电子健康卡17 954张,电子健康卡使用27 313人次。实施基层医疗卫生信息系统上云及三级等保项目,目前系统业务已迁移至云平台。

【中医药服务】 一是已完成悦来、王泗镇公立卫生院2家“示范中医馆”及全县10家“规范化中医角”的提档升级。二是提高重点人群中医药健康管理覆盖率。开展老年人和儿童等目标人群的中医药健康管理等服务。截至2020年底,65岁及以上老年人和0—3岁儿童中医药健康管理率分别达到76.13%、81.99%%,中医服务量达57.9%。三是在全县范围内开展第二轮中医医联体建设。望县中医医院与全县21个乡镇卫生院及111个村卫生站签订中医医联体协议,组织下派16名医生定期到医联体单位开展中医医联体工作。四是开展中医文化宣传。开展中医药“六进”活动10次,教授居民穴位按摩方法、中医养生小妙招,促使居民掌握中医基本保健知识。五是发挥中医药在疫情防控中的积极作用。26家医疗机构为辖区百姓和复工企业发放中药大锅汤剂39万余份。

【基本公共卫生服务】 一是免疫规划各类疫苗接种率达97.85%,无预防接种差错事故发生。二是结合家庭医生签约服务强化糖尿病、高血压等慢性病管理,完善居民健康档案,高血压患者规范管理率79.58%,糖尿病患者规范管理率75.75%。三是加快推进家庭医生签约服务,实行电子签约。鼓励个体诊所加入家庭医生团队共同开展签约服务;有需求的残疾儿童和持证残疾人、计生特殊家庭签约服务实现应签尽签,重点人群签约率达85%。四是实施儿童口腔综合干预项目。对全县3 940名三年级学生进行口腔检查,窝沟封闭达65.83%。五是开展基层病种和手术培训,提高基层医疗卫生机构的业务水平和服务质量。

【学科建设】 大邑县人民医院自2017年启动胸痛中心建设,旨在做到覆盖全县域以及辐射周边地域,为辖区群众提供高效、及时、科学的救治服务。与县120指挥中心、基层公立卫生院、成都市第五人民医院签署胸痛患者双向救治协议,确保患者享受到及时科学的诊疗服务。强化重点学科(专科)建设。志昌骨科医院康复科、望县中医医院老年病科确定为省级重点专科建设单位。县人民医院医学检验科、骨科申报2个市级重点专科。

【爱国卫生】 一是全面启动健康城市村镇建设,积极开展"健康细胞工程"创建,圆满完成健康街道(沙渠街道);健康村、社区(沙渠街道东岳社区、王泗镇庙湾村);健康单位(大邑县卫生健康局、王泗镇公立卫生院、沙渠镇学校、成都珉田科技有限公司)创建工作;二是切实做好健康生活工具包派发,提升居民健康素养,全县常住人口家庭户179 500户,截至2020年底共计派发148 000户,派发率82.45%,完成全年目标任务。三是积极开展无烟机关创建,组织全县84家机关单位进行无烟单位建设,创建工作小组按照创建无烟单位的验收标准,采取实地查看、查阅资料、随机抽查对申报单位进行综合考评打分,除镇(街道)党政机关外,全部符合无烟机关建设标准,建设达标率100%。

【疾病预防控制】 一是传染病防控成效明显,2020年,无甲类传染病发生和流行。共报告乙类传染病815例,报告发病率158.28/10万。二是重大疾病防控措施有力。暴露人群狂犬疫苗接种率100%,无狂犬病疫情发生;深化"三位一体"的结核病防控策略的落实,结核病转诊率、追踪率、系统管理率、密切接触者筛查率均为100%;免费救助严重精神障碍患者,做到应救尽救,社区管理率96.69%。三是全面推进艾滋病防治工作。加强镇(街)、部门的沟通与协调,落实"三线一网底"工作机制,落实艾滋病"四免一关怀"政策,继续实施"安全有一套"推广行动,加大艾滋病防治宣传力度。

【依法行政】 对全县医疗机构、公共场所、饮用水单位、学校等进行全面的监督检查,覆盖率达100%,未发生重大卫生安全事件。开展医疗废物管理、医疗污水处置管理专项行动。集中开展打击非法行医、民营机构专项整治、医疗机构医用织物洗涤消毒、托幼机构、打击"两非"等专项行动。

【妇幼卫生】 强化孕产妇和儿童系统管理,充分发挥县妇幼保健院和县人民医院产儿科急救点职能,孕产妇、儿童系统管理率均达98%以上;高危孕产妇管理率100%。孕产妇死亡率为32.28/10万,婴幼儿死亡率为2.91‰。新生儿疾病筛查率为99.7%,听力筛查率为99.88%。免费孕前优生健康检查1 420对,免费孕前优生健康检查率101.4%。婚前医学检查2 941.5对,婚检率94.58%。艾滋病、梅毒和乙肝检测率100%。完成3岁以下婴幼儿照护工作示范点创建,代县政府草拟《大邑县促进3岁以下婴幼儿照护服务发展实施方案》。

【计生奖励政策兑现】 完成2020年奖励扶助、特别扶助对象的相关工作及特别扶助金兑付工作,荣获四川省计划生育家庭特别扶助工作先进集体。

【流动人口计生服务】 加强流动人口服务管理。协助做好农村留守儿童和妇女、老年人、残疾康复等关爱服务体系建设工作,与新场镇、悦来镇人民政府携手开展关爱留守儿童主题活动3场,共计共发放书包50个,资金帮扶贫困母亲、孤残留守儿童20名,共计人民币10 000元,物资(健康关怀包或煮蛋器等)20套。

【人口监测】 高质量完成国家人口与家庭动态监测5个样本点目标问卷200份调查审核。完成全员人口系统及国家统筹平台上撤乡并镇的区划调整工作,全员人口信息准确率达90.6%。

【特别扶助关怀】 全面落实"双岗"联系人制度、家庭医生签约服务、就医绿色通道服务、重大节日走访慰问、特别扶助金兑现"五个全覆盖";落实县乡领导联系特殊困难家庭制度,建立完善扶助关怀信息系统,系统录入率100%。持续开展"心灵彩虹"项目,组织基层心理导员对有需要的特殊家庭对象提供心理关怀服务。

【老龄工作】 老龄工作有序推进。一是确定四川省革命伤残军人大邑休养院申报四川省医养结合示范机构,等待省市验收。二是开展多种形式敬老、爱老活动。开展健康义诊20场次,老年健康知识宣传7期,健康知识讲座15次。三是开展老年人"重阳、春节"慰问活动,总计慰问困难老人、百岁老人150余名;四是开展老年健康西部行暨老年健康宣传周活动。组织各镇(街道)、医疗机构、养老机构推进医养结合服务、健康宣教、老年诊疗服务等专题活动33次,发放资料3 000余份,700余人次参与。

【对口支援】 一是做好对口支援贫困地区传帮带。在2018—2020年,共派41名专家到松潘县县级医疗卫生机构及中心卫生院开展为期三年的"传帮带"医疗扶贫工作。二是做好对口支援薄弱地区工作。2018—2020年期间,全县已备案管理县级医疗卫生机构对口支援薄弱乡镇基层的医卫人员数已达160人。

(黄兴华 周 琴)

蒲江县

【概况】 2020年,全县公办医疗卫生机构19个,其中,县级10个,基层9个。另有县卫健局指导机构1个:蒲江县计划生育协会;代管机构1个:蒲江县老龄事务服务中心。2020年全县村(社区)卫生站(卫生服务站)101个,校医务室4个,诊所(门诊)39个;民营医院5个(1个综合,4个专科)。卫生人员2 420人,其中卫生技术人员2 034人。2020年全县注册医师(助理)923人,护士1 059人,每千人口医师3.45人(按《蒲江统计年鉴2020》中人口数26.75万人计算,下同),护士3.96人。卫生机构实有编制床位数1 839张,实际开放床位2 238张,每千人口编制床位6.87张,实际床位数8.37张。病床使用率72.03%,其中县级3家医疗机构病床使用率81.55%。全年的门急诊1 607 383人次,住院78 345人次。全县出生2 471人,出生率为8.9‰,死亡2 114人,死亡率7.6‰;人口自然增长率为1.3‰,符合政策生育率为99.1%,出生人口性别比为107。全县户籍孕产妇死亡1人,死亡率56/10万;户籍婴儿死亡5人,婴儿死亡率2.82‰;户籍5岁以下儿童死亡10人,5岁以下儿童死亡率5.64‰。全县人均期望寿命82.20岁。全县无甲类传染病报告,乙丙类传染病报告发病率317.68/10万。蒲江县城再次被确认为"国家卫生县城",县卫健局获评全省全市2019年度母婴安全保障工作成效突出集体、成都市对口支援藏区工作先进集体、国卫县城创建复审工作先进单位,2019年医联体建设工作考核名列全市第一,县第二人民医院成功创建为二级乙等医疗机构,3家医疗机构达到"优质服务基层行"推荐标准,县疾控中心检验科、2名医务工作者分别获得全市"新冠肺炎疫情工人先锋号"和五一劳动奖章,2家医疗卫生机构和7名卫生健康工作者分别获得省、市级"新冠肺炎疫情防控先进集体"和"先进个人"荣誉称号。

【"十三五"发展成绩】 "十三五"时期,蒲江县被确定为全国紧密型县域医共体建设试点县、四川省结核病综合防控示范区,再次被确认为"国家卫生县城""全国基层中医药工作先进单位",血吸虫病防治达到消除标准。蒲江县卫健局获评全省、全市母婴安全保障工作成效突出集体、成都市对口支援藏区工作先进集体等称号。鹤山社区卫生服务中心获评"全国优质服务示范社区卫生服务中心",大塘公立中心卫生院等6家基层医疗机构获评国家级"群众满意的乡镇卫生院"。2020年,全县城乡居民人均期望寿命达到82.2岁。2016—2019年,户籍婴儿死亡率从3.37‰降到2.02‰,户籍孕产妇死亡率连续4年为0。"十三五"时期,蒲江县人民医院整体迁建和人民医院康复中心及配套设施建设项目顺利施工。启动县第二人民医院迁建工作。全面实施基层医疗机构"十三五"硬件能力提升工程,已完成9个改扩建工程和81个村站公有化建设。投入1 010万元全面完成14个乡镇(社区)卫生院诊疗设备提档升级。引进专业技术和管理人员329人,卫生中医药高级职称人数从62人增加到155人,正高级职称卫技人员实现零突破达到10人,硕士研究生及以上学历人数从4人增加到16人。每千常住人口医疗卫生机构床位数、执业(助理)医师数、注册护士数分别增加0.1张、1.1人和1.67人。顺利实施成都市第三人民医院第三轮托管县人民医院,建立市级重点专科1个,在建市级重点专科2个,1人被确定为四川省卫健委学术技术带头人,1人被确定为四川省卫健委学术技术带头人后备人选,建立全国首批、全省首家县域慢病健康管理中心。医联体内实现远程医学影像、远程心电诊断和实时视频会诊系统运转正常。县域内就诊率持续稳定在90%以上,基本实现“大病不出县”。依托县级公立医院设立县域胸痛、卒中、危重孕产妇/新生儿、“治未病”等中心,1家中心卫生院达到二级乙等综合医院水平,3家基层医疗机构达到“优质服务基层行”活动推荐标准。持续开展以家庭医生签约服务为抓手,推进基本医疗、基本公共卫生和健康管理三融合工作。县疾控中心达到二级甲等标准,PCR实验室建成投用,县人民医院建成发热门诊和PCR实验室。艾滋病、结核病、狂犬病等达到防控目标,血防“蒲江模式”全省推广。全县建成预防接种5A门诊1家,3A门诊6家。无甲类传染病报告,乙类传染病发病率控制在116.86/10万。全面开展新冠肺炎疫情防控工作,2020年,蒲江县无确诊、疑似病例和无症状感染者。4家医疗机构纳入市县急救网络医院,平均急救反应时间从2016年的18分钟提速至14.44分钟。人口服务不断创新完善,稳妥实施“全面两孩”政策,推进婚检、孕前优生健康检查“一站式”服务。人口自然增长率为2‰,符合政策生育率为99.1%,全面落实计划生育家庭奖特扶政策。加快推进医养结合服务,二级及以上综合医院老年医学科设置率达100%;全县96个日间照料中心均与乡镇医疗卫生机构签订《医养结合共建协议》,基层医疗卫生机构均与所在地养老机构建立“1对1”协议合作关系。

【行风整治】 2020年,开展卫生健康行业领域突出问题专项整治,查处大处方、泛耗材、管理缺位及服务乱象等行为36个,谈话提醒4人。修订完善《蒲江县公立医疗卫生单位编外人员管理办法(试行)》《蒲江县公立医疗卫生单位领导班子人员选拔任用实施意见(试行)》《进一步加强医疗机构高值医用耗材临床应用管理实施方案》等制度17项,严格程序提拔任命8名年轻干部,公开招聘、考核招聘和校园招聘医疗卫生人才127人。开展警示教育7次,编发廉洁短信6期,签订不收不送“红包”承诺书7.2万余份。强化社会监督,妥善处置各类信访投诉101件,及时办结率100%。开展疫情防控、巡视巡察问题整改、行业领域突出问题专项整治、工作作风明察暗访62次,印发督查通报14期,诫勉谈话2人,谈话提醒17人次。

【新冠肺炎疫情防控】 新冠疫情发生以来,县卫健局主动承担防控组、医疗救治组和综合协调组重任,及时监测汇总、分析研判,制定各方不同阶段防控方案,为指挥部决策指挥、统一调度当好参谋助手。组织41名卫生精干力量成立医疗救治专家组,及时组织会诊排除可疑病例;组织6名流行病学、检测、消杀、应急管理等专业人员成立防控专家组;组织27名防控专家、治疗专家成立应急处置队。开展应急处置69起,出动应急队伍300余人次,追踪管理新冠肺炎患者的密切接触者28人、接回入境等重点人员180余人,开展环境消杀100余次,采集与检测1 800余份人员和环境样本(其中包含入境人员、重点地区返蒲人员、支援郫都医务人员、冷链市场经营储存环境、市场从业人员等),参与场所技术指导120余次,发放各类健康宣教10万余份。组织新冠肺炎疫情防控、社会卫生员、疫情处置专业人员等培训30余次,各项演练10余次。12月8—12日先后派出应急队伍支援郫都区、高新区扩大核酸检测采样工作,出动医务人员320余人次,共完成38 878人次咽拭子样本采集。强化疫情防控宣传引导,第一时间向全县人民发出《致全县返乡人民的一封信》,及时普及传染病防治知识;公开“一部电话”,落实专人负责解答群众疑惑;会同县委组织部、县委社治委、县教育局等部门和镇(街道)发出《致武汉返乡回蒲人员一封信》,并通过电视媒体、宣传栏、LED、微信公众号等方式及时科普防疫知识。强化防控基础设施建设。设置发热门诊3个、诊室4个,建设发热留观室37间。在定点医院县人民医院和后备医院县中医医院设置隔离病房41间。按照全市医学观察点不低于300人要求,设置集中医学观察点5个,配置观察室353间。强化紧急物资保障,落实专人负责医疗应急物资管理和调配,保障医疗机构防护有力、防疫有序。推进县人民医院、县中医医院和县第二人民医院新冠病毒核酸检测实验室能力建设,县人民医院和县中医医院具备新冠病毒核酸检测能力。规范诊疗秩序,个体诊所、村卫生室、医务室全部在督查备案后复工复产,严格落实首诊负责制和预检分诊制度,未发生一起院内感染事件。蒲江全年一直保持新冠肺炎疑似、确诊和无症状感染者“零病例”。

【医药卫生体制改革】 2020年，落实党委领导下的院长负责制，建立医院内部决策、执行、监督相互协调治理机制和管理机制。继续取消县级公立医院药品和耗材加成，同步调整医疗服务价格2 000余项。建立财政对县级公立医院的基本建设、学科及人才、公共卫生服务、突发事件应急保障等8个方面的政策保障。县级公立医院全部实施薪酬制度改革，科学核定2021年公立医院工资绩效总额。通过医共体内部实施“大科制”“大部制”和乡村“八统一”一体化打通县、乡、村三级管理。实施县域慢病诊疗、培训、药品、转诊一体化管理，实现“健康监测—诊疗咨询—家医签约—任务派单—随访管理”闭环服务，推动县域44%的门特慢病患者留在基层，2020年基层总诊疗人次占比达57.26%。针对慢病人群实施“县级直管、县乡共管、乡管村访”管理模式，率先探索面向基层开展的“专家定向带徒”，解决基层骨干医师匮乏等问题。建立全县移动支付平台，推行诊间付费就医模式，搭建“双向转诊”联办应用平台，实现转诊患者信息互通全覆盖。继续完善县域远程会诊、心电、影像、超声、消毒供应中心职能，累计开展“基层检查、上级诊断”服务47余万人次。推行上级医院和同级医院检查检验结果互认累计27万余人次。完善“24小时服务中心”职能，提供双向转诊、入院检查、病床调配、出院回访等连续服务，累计服务人次达10余万人次。

【县域医共体建设】 蒲江县持续深化县域医共体建设，以县人民医院为牵头医院，统筹县乡村，构建“1+1+N”模式医共体，县中医医院、县妇幼保健院、县疾控中心分别牵头建立城乡中医药一体化、妇幼保健一体化、全民健康管理中心，形成“一体两翼一支撑”建设格局，探索建立服务、责任、利益、管理共同体。县域分级诊疗构建基本形成，县人民医院县域龙头作用进一步强化，大力开展三、四级手术，县域就诊率达91.34%，基本实现“大病不出县”。基层医疗机构整体借力提升，1家中心卫生院成功创建二级乙等综合医院，3家基层医疗机构达到“优质服务基层行”推荐标准，2家基层医疗机构达到基本标准。9月，国家卫生健康委卫生发展研究中心专家对蒲江县医共体试点工作进行调研，充分肯定相关试点工作；10月，全省县域医共体工作培训会上，蒲江县作经验交流发言。蒲江县医共体案例在“2020年改善医疗服务行动全国医院擂台赛”中获得“最具价值案例”。

【城乡医疗改善工程】 2020年，蒲江县人民医院整体迁建和人民医院康复中心及配套设施建设项目已完成基础工程，并于12月底完成主体结构二楼建设。白云乡、甘溪镇、成佳镇、朝阳湖镇、鹤山镇公立卫生院和寿安社区卫生服务中心业务用房改扩建项目已完成并投入使用；截至12月底，大兴镇公立卫生院迁建项目已完成主体竣工验收，继续进行内部装修及总平工程；西来公立中心卫生院复兴分院改扩建项目已完成房屋加固，正在进行内部装修；寿安公立中心卫生院迁建项目已完成可行性研究报告编制。截至12月底，蒲江县第二人民医院感染性疾病科新建项目已取得可行性研究报告的批复。

【人才队伍与科研】 全县1 490余人参加远程继续医学教育，140余人参加在职学历教育，780余人参加省、市各级技能培训、技术推广。57人到三级医院进修，基层医疗单位选派43名卫技人员到县级医院进修学习。依托县人民医院县级全科医生转岗基地开展全科医生转岗培训13名，接收新学员5名。20名卫技人员通过高级职称评审（其中副高16名，正高4名），发表学术论文45篇，科普类文章52篇。县人民医院李俊芳被确定为四川省卫健委学术技术带头人，李凯被确定为四川省卫健委学术技术带头人后备人选。考核招聘18名急需紧缺卫技人员，赴医学院校考核招聘卫技人员10人，“蓉漂人才荟”招聘硕士研究生2人；为乡镇卫生院签订订单定向医学生12名。县中医医院骨伤科申报确立成都市重点专科，脾胃病科申报确立《中西医结合治疗胃食管反流病的临床疗效观察》科研项目，西来公立中心卫生院申报确立“项痹”（颈椎病）重点专病建设。县疾控中心在国家血吸虫病监测点寿安镇插旗山村继续开展血防科研项目。

【医政与医疗服务】 2020年,蒲江县第二人民医院顺利通过二级乙等综合医院评审。组织开展“优质服务基层行”活动,鹤山社区卫生服务中心、大塘、西来公立中心卫生院达到推荐标准,天华社区卫生服务中心、朝阳湖镇公立卫生院达到基本标准。组织开展冬季和夏季应急献血19次,成功献血人数2 161人,献血量739 770毫升(3 698.85U)。做好全县重大社会活动医疗保障工作19次,出动医护人员105人次,车辆17台次。开展行政调处医疗纠纷8起。完成2020年普通高校招生体检工作和征兵体检工作任务。在朝阳湖镇公立卫生院白云分院新改建公厕1个。

【中医药服务】 持续推进市县乡村中医药一体化管理,县中医医院与10家基层医疗卫生单位签订《县域医共体城乡中医药一体化建设合作协议书》,下派30名中高级职称专家到基层医疗机构指导工作。健全完善中医药服务体系,提升中医药服务能力。2人参加中医医术确有专长人员医师资格考核,1人取得中医专长资格证书。组织95名中医药人员参与疫情防控。实施新冠肺炎预防服药,熬制大锅汤1.6万余人份,非药物疗法2 600余人次,发放中医药疫情防控知识宣传单(手册)10 000余份,指导发布“肺经保健操”等科普视频。县乡医疗机构开展“一人一方”院内制剂,推出临方调配中药15种,实施临方调配2万余人次。选派2名副高级医师到泸定参加对口支援。完成2家单位示范中医馆提档升级和10家村卫生室中医角规范化建设。基层中医药服务量达53%以上。全县35个家庭医生团队全部配备中医师(中医类别全科医师),签订中医治未病有偿服务包750个,老年人中医健康管理率75%,儿童中医药健康管理率77%。县中医医院设置适宜技术推广基地,培训603人次,推广中医药适宜技术12项。组队参加成都市基层中药传统技能竞赛,获团体二等奖,西来公立中心卫生院李适才获个人一等奖。遴选6名选手参加成都市中医适宜技术技能竞赛,县中医医院强浩、西来公立中心卫生院杨汉忠获三等奖。按照全国中药资源普查工作领导小组办公室安排,与四川师范大学生命科学院完成全县中药资源普查。

【疾病预防控制】 积极开展重大传染病项目工作。严格落实艾滋病防治各项措施,2020年新报告蒲江县现住址艾滋病感染者和病人76例,其中感染者61例,艾滋病病人15例,既往艾滋病病毒感染者本年转化为艾滋病病人10例。累计报告现存活艾滋病感染者和病人671例,其中,艾滋病病人284例,感染者和病人累计死亡255例。检查可疑结核病患者236例,查出肺结核病人79例,均按规定化疗方案进行免费治疗。全年审核确定传染病卡片830张,全县无甲类传染病报告,报告乙丙类传染病12种830例,报告发病率317.68/10万,报告发病数较2019年下降54.44%。开展血吸虫病防治工作,累计查螺面积1 308.419万平方米,查出钉螺面积79.92万平方米,捕获钉螺17 373只,实有钉螺面积为128.155万平方米。对全县12个乡镇历史可疑环境进行氯硝柳胺3次灭螺367.188万平方米。对全县所有血吸虫病流行乡镇开展查病工作,询检50 679人,询诊阳性381人,血检27 096人,查出血阳213人,粪检1 713人,未发现血吸虫病病人。对重点流行村病人进行扩大化疗4 234人。开展突发公共卫生事件监测与处置,处理传染病预警信息59条,处置聚集性疫情18起,无突发公共卫生事件发生。地方病防治监测碘盐300份,居民合格碘盐覆盖率是100%,尿碘监测300份,全部合格。疟疾血检200人次,未发现疟疾病人。全县无狂犬病疫情,规范处理伤口2 735人,狂苗接种2 735人。实验室检测水质样品257件,合格率100%;食品风险监测样品检测128件,合格率100%;检测食源性疾病样品21件,合格率100%;检测公共场所样品801件,合格率100%;检测餐具180件,合格率为100%;结核病痰涂片复检139张,阳性痰培养23人份;禽流感病毒检测40份;手足口样品检测24份;风疹麻疹样品检测1份;诺如样品检测19份;艾滋病VCT检测68人,对HIV确诊病人CD4+和CD8+T淋巴细胞检测共635人次。

【家庭医生服务】 2020年,家庭医生签约人数为110 205人,签约率42.19%,其中网上签约100 892人;重点人群数为86 188人,签约人数为76 017人,签约率为88.20%;累计建立248 646份居民健康档案(包含

0—6岁儿童档案),其中规范化电子档案建档数248 646人份,建档率为95.19%;预防接种实际建卡17 784人,建卡率99.84%;0—6岁儿童数15 504人,接受1次及以上随访的0—6岁儿童数15 254人,完成1次及以上访视的访视率98.39%,0—36月龄儿童中医药健康管理服务5 018人,中医健康管理率77.827%;出院后28天内接受过产后访视的产妇数为1 881人,产后访视率98.90%;65岁以上老年人在管数为22 676人,建档人数为42 741人,管理率为75.23%,中医药健康管理22 417人,中医健康管理率74.37%;健康体检22 676人,老年人体检率为75.23%;高血压患者应管人数为16 600人,在管患者数16 676人,高血压健康管理任务完成率100%;糖尿病患者应管人数为6 600人,在管患者为6 619人,糖尿病患者健康管理任务完成率100%,糖尿病患者规范化管理率为80.30%;严重精神障碍患者新建档58人,年度在册患者人数1 248人,患者检出率为4.77‰,在管患者1 219人,管理率97.68%,规范管理1 216人,规范管理率97.44%;协助开展巡查次数4 840次,共报告事件或线索次数12次,卫生监督协管信息报告率为100%;报告法定传染病151例,报告率为100%,及时报告数151例,及时报告率为100%;基层医疗机构均完成无烟机构建设,任务完成率为100%,通过50种形式宣传中国公民健康素养知识,任务完成率100%。

【妇幼保健】 2020年,全县产妇总数1 758人,建卡1 758人,建卡率100%,孕产妇系统管理1 740人,管理率98.19%。住院分娩和新法接生率100%。全面开展预防艾滋病、梅毒、乙肝母婴传播工作,实施"逢孕必检,逢阳必阻",全年在蒲江县助产机构建卡孕产妇1 675人,孕期接受"三病"检测1 675人,检测率100%。全年发现艾滋病感染孕产妇3人,终止妊娠3人;上报8例已分娩梅毒感染产妇,均接受规范治疗;发现乙肝表面抗原阳性产妇48人,分娩活产婴儿48人,均免费注射乙肝免疫球蛋白。开展出生缺陷防治工作,实施增补叶酸预防神经系统缺陷项目,全年免费发放叶酸6 310瓶,领取叶酸人数1 803人,新增叶酸服用人数1 803人,叶酸服用率达98.55%。加强出生缺陷监测工作,蒲江县产科执业机构全年活产新生儿1 684人,新生儿听力筛查1 683人,新生儿听力初筛率99.94%;新生儿遗传代谢性疾病筛查1 681人,新生儿遗传代谢性疾病筛查率99.82%;新生儿耳聋基因检测1 671人,新生儿耳聋基因检测率99.23%,发现基因突变79人,基因突变检出率4.73%。继续推进自愿免费婚前医学检查项目、免费孕前优生健康检查项目和农村妇女免费"两癌"检查项目,全年完成宫颈癌筛查5 500人,完成乳腺癌筛查657人。提升儿童保健工作质量,全年7岁以下儿童15 385人,保健管理15 296人,保健管理率99.42%;3岁以下儿童6 450人,系统管理6 343人,系统管理率98.34%。

【信息化建设】 2020年,紧急部署远程会议系统,降低人群聚集被感染风险,组织开展视频会议30余次。推进"双向转诊"平台在医共体内全面应用,依托平台实现市、县、乡三级转诊1 362人。完成基层医疗卫生信息系统升级改造项目。完成医保高血压、糖尿病报销HIS接口升级改造。完成医共体单位HIS系统与国家CDC国卫健康云平台对接。推进医共体乡村一体化建设,将基层医疗卫生信息系统延伸到40个村卫生站。推进信息系统安全备案测评工作,县人民医院HIS、PACS、EMR系统通过二级等保备案,县妇幼保健院HIS、LIS系统通过二级等保备案,县第二人民医院HIS系统通过二级等保备案,县中医医院按照计划推进。

【爱国卫生】 2020年,新建市级健康镇2个、健康村(社区)7个、健康单位5个。巩固国家卫生县城(镇)创建成果,组织开展省级卫生创建工作,新建省级卫生村(社区)21个、省级卫生单位3个。持续开展城乡环境卫生综合治理,开展院落环境卫生整治,提升老旧院落整体清洁卫生水平,新建星级院落10个,原有星级院落巩固合格率达到98%。切实改善农村居民院落环境卫生,将整治行动覆盖面扩大到所有镇、村,全县新建农村星级卫生院落80个。配合农业农村局做好农村改厕工作。坚持环境治理与药物防治相结合,季节性集中防制与市场化运作相结合,专业队伍与群防群控相结合的防制策略,全面做好病媒生物防制工作。强化公共场所控烟工作,全面推进无烟环境建设,加强控烟宣传教育,新建"省级无烟单位"4家。围绕

"五大常态专项行动"、突出"六项一月一主题活动",扎实开展爱国卫生运动。

【行政许可与监督执法】 2020年,县卫健局窗口办结各类行政审批事项1 308件。推进"双随机、一公开"监管工作,建立"一库两单",双随机抽查户数62家,抽查发现问题的户数0家,抽查结果及时公示。办理行政处罚案件48件,处罚金额108 665元。严厉打击非法行医,开展4次联合打非行动和12次专项打非行动,依法取缔非法行医摊点8起,下达监督意见书45份。全年出动卫生监督员和协管员570人次,车辆110台次。推动卫生法治建设,制定推行行政执法公示制度、行政执法全过程记录制度、重大行政执法决定法制审核制度。结合营商环境建设,对新经济、新业态、新模式实施"三张清单"制度,依法编制"从轻处罚事项清单、减轻处罚事项清单和不予处罚事项"清单并予以公示。按照信用体系建设的要求,开展"诚信建设万里行"活动。加强法治培训学习宣传,编制《蒲江县职业卫生普法读本》,组织各类培训学法活动24次,抓住卫健行业纪念日和特殊时间节点,加强卫健法律法规和卫健系统法治建设成果宣传,发放宣传资料2.6万余份。

【职业病防治】 2020年,积极推进职业健康监管和职业病防治工作,组织开展企业尘肺病调查、职业卫生培训,督促用人单位在岗人员职业健康体检和用人单位工作场所职业病危害因素定期检测,完成尘肺病人回顾性调查。职业卫生培训率达96%,用人单位在岗人员职业健康体检率达92%,工作场所职业病危害因素定期检测率达90%。结合"尘毒"专项治理对医药化工企业进行专项检查督导,加强企业职业卫生管理主体责任、规章制度、防护设施等方面工作,出动卫生监督员95人次,检查企业54家,对其中5家给予警告,1家给予罚款10 000元的行政处罚。

【卫生应急】 2020年重新调整和组建县级4支卫生应急专业队伍:医疗救援卫生应急队伍、突发公共卫生事件防疫队伍、中毒处置卫生应急队伍、突发急性传染病救治卫生应急队伍。组织开展突发公共事件卫生应急救援演练和疫情防控卫生应急演练。落实新冠肺炎疫情预警、监测,加强新冠肺炎疫情联防联控和应急处置工作,制发《蒲江县完善重大疫情防控体制机制健全公共卫生应急管理体系的实施方案》等工作方案、预案。院前急救调度指挥能力稳步提升,启动西来、朝阳湖2家卫生院入网建设,平均急救反应时间(从患者打入呼救电话至救护车到达现场的平均时间)14.44分钟,同比提速0.96分钟。

【基本药物制度】 在全县公立医疗机构中基本药物配备使用金额占药品总金额的比例:县人民医院超过45%,县中医医院超过40%,县妇幼保健院超过35%;各社区卫生服务中心、乡镇卫生院超过55%,村卫生室超过65%。开展短缺药品信息直报、谈判药品使用情况检测和药品耗材违规行为专项排查工作,配合县医保局实施国家组织药品集中采购工作。对全县医疗机构组织开展不合理用药督查,规范医疗机构诊疗行为和合理用药行为;加强个体诊所和村卫生室使用抗菌药物和静脉给药服务管理。进一步规范药品不良反应、医疗器械不良事件和化妆品不良反应报告和监测。

【对口支援】 2020年,蒲江卫健系统6家医疗卫生单位17名医务人员参与对口支援泸定县工作。县人民医院帮扶泸定县冷碛镇中心卫生院完成近十年来首例外科手术,县妇幼保健计划生育服务中心指导泸定县妇计中心开展中断十多年的产科业务,冷碛镇中心卫生院在县第二人民医院支援人员的帮扶下顺利开展首例剖宫产手术。各对口支援单位先后分别向泸定县受援机构捐赠药品、医疗设备和宣传资料等,价值4.6万余元。5名蒲江医务人员在凉山州通过控辍保学、贫困户帮扶等方式开展脱贫攻坚综合帮扶工作。县级医院选派45名医务人员支援蒲江县域内的乡镇卫生院、社区卫生服务中心和民营医院工作。

【计划生育服务】 全县8个乡镇、街道均设置有计划生育办公室,并配置至少1名计划生育专干,全县93个村(社区)均有计划生育工作人员。严格落实生育服务登记制度,2020年共办理生育服务登记1 871例。全年婚前医学检查1 485对,免费孕前优生健康检查894对。全县共确定7家免费定点机构为广大育龄妇女提供免费计划生育技术服务。发放免费避孕药具14 535人次,免费避孕药具发放服务已婚育龄人群覆盖率达95%,免费避孕药具随访服务已婚育龄人群覆盖率达70%以上,免费计划生育基本技术服务落实率100%。继续开展流动人口计生服务,全县流出人口33 718人,其中育龄妇女12 734人,流入1 913人,其中育龄妇女740人。流动人口入库率95%以上。

【计生奖励扶助政策】 扎实开展奖励扶助和特别扶助工作,奖励扶助对象16 544人,2020年累计发放扶助金2 423.08万元,全部实现"一卡通"平台精准发放。2020年,独生子女父母奖励对象为16 563人,发放独生子女父母奖励金99.38万元,兑现率100%。落实计划生育特殊家庭扶助关怀工作取得实效,为特别扶助895人发放扶助金834.86万元;落实再生育扶助,为1个再生育家庭补助资金1万元;落实养老扶助,为计生特殊家庭307人购买城乡养老保险,落实资金25.59万元。为13名失能对象和年满70周岁生活不能自理对象每人每月发放300元的失能补贴,落实资金4.68万元;落实医疗扶助,为计生特殊家庭895人建立健康档案,建档率100%,为598人进行健康体检,落实体检资金19.2万元,对533名计生特殊家庭对象购买医疗保险,落实资金22.88万元;开展社会扶助,落实"双岗"联系人制度,开展春节、端午、中秋、重阳、生日走访慰问活动,落实走访慰问金89.5万元。开展圆梦助学,为3名计生特殊家庭大学生发放助学金1.5万元。落实保险扶助,为895名计生特别扶助对象落实住院护理保险补贴,2020年理赔案件103件,理赔人数103人,共计赔款金额为13.24万元。

【老年大学】 蒲江县老年大学位于县城体育活动中心,总面积约300平方米,有学员834人,全年县财政拨款10万元,是四川省A级老年大学。2020年,机构改革后,设有镇(街道)老年学校8所;全县村(社区)老年教育辅导站93个,村(社区)日间照料中心增挂老年学习辅导站93个,学员总计26 590余人,县老年大学负责对各分校(辅导站)进行指导。

【老年人协会】 2020年,蒲江县老年人协会拥有会员44 318人,占全县老年人口的75%,活动场所在县城虹桥体育活动中心,年活动经费10万元,纳入县级财政预算。全县8个镇(街道)和93个村(社区)建会率100%,登记或备案率100%。9月22日,成都市老年人协会成立20周年系列座谈会之加强乡村老协组织建设经验交流会在蒲江召开,市老协会长侯雄飞出席会议并讲话;10月20日组织1 000余人参加2020年全国重阳登高绿道健身活动。县老年协会组织基层老协参与空巢、留守等困难老年人的关爱服务,组织2 090余人(次)开展邻里守望,受益人数达6 500余人(次);组织开展老年人防诈骗宣传,2.2万余人受到教育;开展老龄化国情教育100余场次,7 500多人听讲。各级老协组织组建93支老年文艺(体)团队,组织开展各类文化体育活动260余场(次),极大丰富农村老人精神文化生活。

【老年人权益保护】 针对镇(街道)、村(社区)区划调整的实际,调整充实8个镇(街道)、93个村(社区),以及7个县级成员单位的老年维权小组,确保老年维权工作有机构、有队伍,维权纠纷能得到及时、有效地化解。2020年全县各级老年组织受理各类维权案件417起,涉及714人(次),办结率达100%。

【老年人优待】 全县各级部门扎实做好老年优待工作,全年为213名60周岁以上老年人办理老年优待证。对蒲江县户籍且年龄在80周岁及以上的老年人发放高龄津贴,2020年共发放高龄津贴94 712人次,累计发放资金638.74万元。为老龄人员提高医保报销比例;做好长期照护保险关爱老龄群体工作,2020年全县长期照护保险全年累计支付2 294人次,长照险基金支付276.2万元。文化旅游部门落实老年旅游优惠政策;人社部门及时做好养老金调整、发放工作;为符合条件取得养老服务技能等级证书的人员落实技能提升补贴。

(江　波)

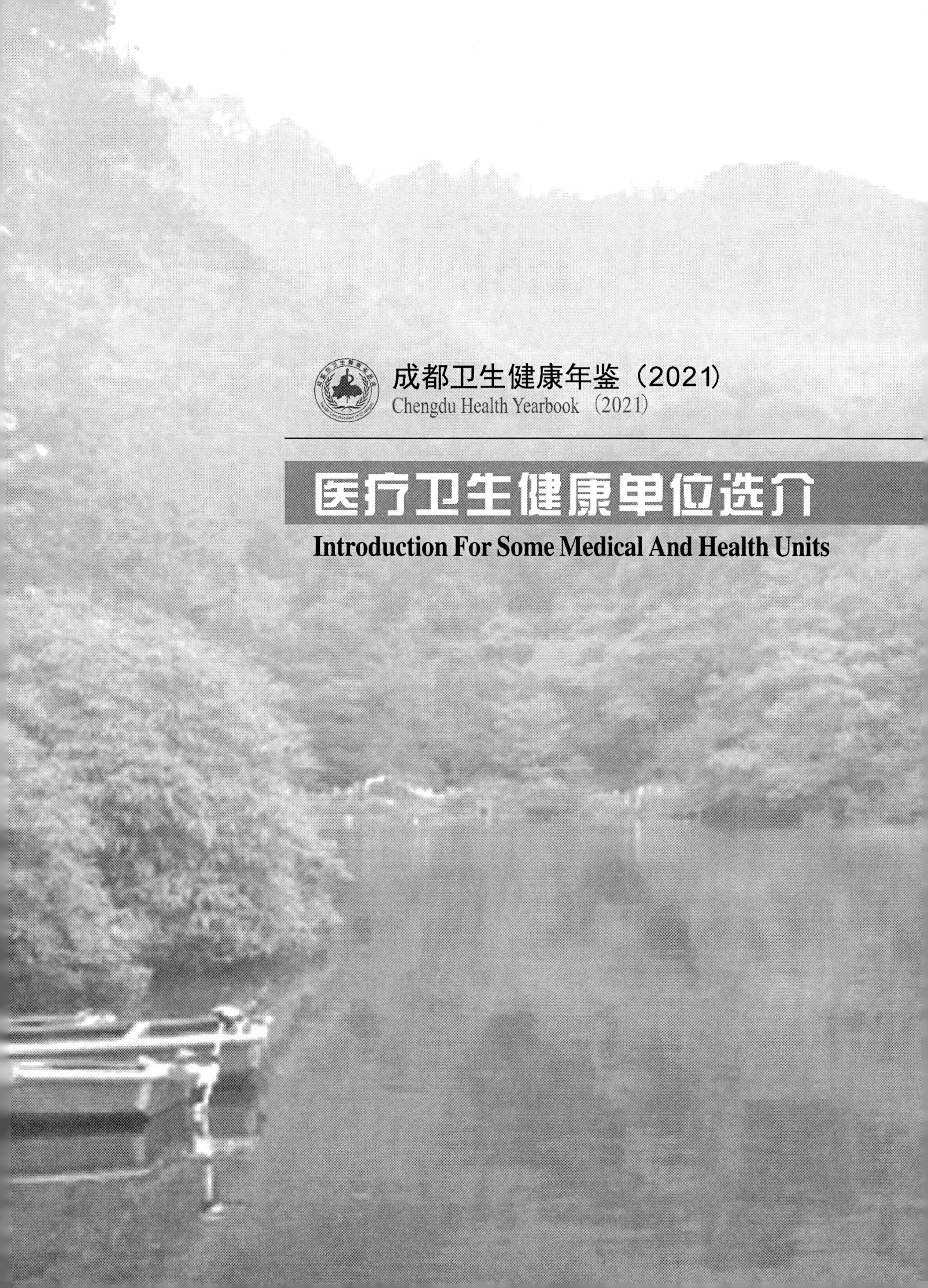

医疗卫生健康单位选介

Introduction For Some Medical And Health Units

部、省级医疗卫生健康单位

四川大学华西临床医学院（华西医院）

【概况】 2020年，华西临床医学院（华西医院）在职职工10 985人，其中正高职称451人，副高职称643人。

【新冠肺炎疫情防控】 六个“第一时间”打赢疫情防控阻击战。

第一时间快速响应。2020年1月16日制定应急预案，1月17日启动三级预检分诊，开设2个24小时开放的发热门诊，1月22日院长李为民率专家团队赴广安市指导四川省首例确诊病例救治工作，1月25日（大年初一）全院结束休假返回岗位，正式进入战时状态。仅用10天时间改建出300张床位的独立诊治中心。全国率先建立“三通道”“三个分开”院内防控机制，实现院内“零漏诊”，病患及医护人员“零感染”。

第一时间快速募集防控物资。面向全球募集防控物资，接受海内外各界及校友捐赠抗疫医疗物资673批次、超70万件，有力保障了院内医护人员、12批援外医疗队及联盟医院的防控物资供应。

第一时间火线驰援武汉市。共派出5批次，175人次医护技管人员赶赴武汉市一线，负责7个病区、259张床位，累计收治重症、危重症患者667人；全国首创重症分区精准治疗模式，创下高治愈率、低死亡率的佳绩；在四川省统一部署下派出69人规模的医护队伍整建制接管成都市公共卫生临床医疗中心重症病房，接管后重症患者“零死亡”；医务人员19人分赴新疆维吾尔自治区、黑龙江省、青岛市、北京市、西藏自治区等地支援国内防控。

第一时间开展应急科技攻关。1月25日启动院内科技攻关，1月28日获准省科技厅第一批10项攻关应急项目；国内第一时间发表医疗、护理、管理方面的《华西紧急推荐》。作为四川省医疗救治专家组组长单位制定《诊疗方案》《防控手册》等10余个指南，制作关键防控技术指导视频30余个，在四川广播电视台、成都广播电视台、四川交通广播、《大众健康报》等媒体播放，覆盖上亿人次。联合清华大学自主研发国内首个快速检测试剂盒，能在1.5小时内一次性检测新冠病毒在内的6种呼吸道常见病毒，疫情初期及时投入武汉市一线；自主研发病毒抗体快速检测试剂盒应用于四川省基层医院和四川援鄂医疗队。魏于全院士牵头的首个昆虫重组蛋白新冠疫苗进入Ⅱ期临床试验。

第一时间5G技术支撑疫情防控。全国首次建立5G远程多学科、多地会诊模式，累计开展远程5G新冠重症、危重症患者会诊344例次，使得四川省在成都市以外地市（州）无一例患者死亡，获世卫组织专家点名称赞。

第一时间援助海外抗疫。自3月11日起先后派驻3批次、19位顶级专家赴意大利、埃塞俄比亚、吉布提、阿塞拜疆指导疫情防控，是援助国家最多的医院；向格鲁吉亚政府捐赠自主研发快速检测试剂盒等物资；通过远程平台与意大利、西班牙、莫桑比克、圣多美和普林西比等国家海外同道分享抗疫四川经验、中国智慧。

【新技术推广】 成人活体肝脏移植。率先在国内开展并完成最多成人间活体肝移植，完成国内第一例双供肝肝移植、国际第一例尸体部分肝加活体部分肝合成肝移植、国际第一例布加综合征活体肝移植。肝移植花费国内最低，疗效优异，处于国际先进、全国领先水平。2020年共计开展肝移植手术144例，其中活体移植17例，DCD127例。

肾脏移植技术创新。作为我国最早开展肾移植的单位之一，从1978年9月开展第一例肾脏移植至今，开展肾脏移植手术5 000余例，最长移植肾有功能存活超过40年。近3年，肾移植年手术量平均超465例。2020年共计开展肾移植，491例，其中活体移植269例，DCD222例，肾移植总例数以及活体肾脏移植例数均位列全国第一。从2010年至今，活体肾移植例数每年全国第一（2018年除外），ABO血型不合肾移植第一，供者腹腔镜切取手术超过1 500例，居全国第一。机器人辅助肾脏移植例数全国第二。肾移植患者换肾后1年、5年生存率在98%、95%以上，达到国际领先水平。

【特色学科】 2020年，临床医学学科ESI（EssentialScienceIndicators,基础科学指标)学科继续保持在“国际顶尖”(全球前1‰)行列,截至2020年11月排名世界320位(较2019年提升42位)、国内第9位。“2020软科中国最好学科排名”四川大学护理学排名第一,进入中国顶尖学科。华西医院在2 398家参评全国三级公立医院绩效考核的单位中,位列综合第二名,考评等级为A++。

现有国家重点学科7个:呼吸系病学、普通外科学、外科学(胸心外科)、外科学(骨科)、内科学(消化系病)、肿瘤学、影像医学与核医学。国家重点(培育)学科2个:精神病与精神卫生学、麻醉学。

【医学教育】 本科教育。推进五类“金课”(一流课程)建设,获评国家级一流线下课程2门、国家一流虚拟仿真实验项目1项、省级一流线下本科课程3门。获中华医学会医学教育分会“2019年度医学教育和医学教育管理百篇优秀论文”三等奖4篇。获第五届四川省高校青年教师教学竞赛(医科组)三等奖1项;获全国高校(医学类)微课教学比赛一等奖、二等奖、教学设计奖、优秀组织奖各1项,鼓励奖4项;获第二届人卫慕课在线课程与教学资源比赛(本科组)微视频一等奖、教学课件二等奖各1项。

研究生教育。研究生发表SCI论文1 146篇,占全院52.3%。新增博导59人,硕导164人,导师总数890人(博导370人,硕导520人)。

学生竞赛获奖。学生牵头的“心视界—心血管全息诊疗智库”项目在第十二届“挑战杯”中国大学生创业计划竞赛“科技创新和未来产业”赛道中获金奖。在第六届中国“互联网+”大学生创新创业大赛中获省赛金奖5项,银奖6项,铜奖2项;国赛环节获银奖2项,铜奖1项。

在校生人数及毕业生就业情况。2020年在校生6 301人,招收学生1 584人,毕业1 344人。2020届毕业本科生545人,升学率57.61%(其中出国、出境2.38%),医疗卫生单位就业率18.71%,企事业单位就业率7.33%。八年制毕业生59人,医疗卫生单位就业率96.61%。2020届毕业研究生743人(博士264人、硕士479人),就业率99.73%,其中医疗卫生单位70.66%,高等教育单位(含升学)21.94%,企事业单位5.38%,出国(境)1.75%。

毕业后教育。2020年招录住院医师558人,四川省专科医师129人,国家试点专科医师40人,规培技师/药师245人,规培护士522人。2020年参加四川省住院医师规范化培训结业考试首次通过率97.45%。程南生、梁宗安分别获2020年度全国住院医师规范化培训“优秀住培基地负责人”“优秀指导医师”称号。2020年招收进修学员共计2 613人。

【科研工作】 科技影响力继续位居国内榜首。在中国医学科学院2020年(2019年度)“中国医院科技量值(STEM)”综合排名中连续第七年位列全国第一;学科排名中,麻醉学、护理学、泌尿外科学、急诊医学位列全国第一,重症医学排名第二,神经病学、精神病学、肿瘤学、胸外科学排名第三。

推进科技创新平台建设。获省发展改革委批准组建四川省精准医学产业创新中心,获四川省知识产权服务促进中心批复四川省知识产权市场化运营示范基地。

获准项目。获准科技部项目36项,经费10 677万元。国家自然科学基金获准数连续十年破百,186项居全国医疗机构之首,获批经费8 898万元。获准省部级课题320项。全年获准各级各类纵向课题798项,获批经费34 839万元,新签横向课题1 068项,合同经费52 663万元,总科研经费87 502万元。

科技成果获奖。作为牵头单位获省部级及以上科技成果奖7项:获国家科技进步奖二等奖1项,实现学院/医院12年来进步奖再突破;四川省科技进步奖一等奖1项、二等奖2项、三等奖2项,中华医学科技三等奖1项。发表SCI论文1 861篇,20分以上8篇,10分以上64篇,5—10分221篇,B以上98篇。2020年最新全球医疗机构“自然指数”(NatureIndex)排名蝉联中国第一、升至世界第26位。见下表。

2020 年四川大学华西医院获省部级及以上科技成果奖一览表

序号	项目名称	第一完成人	申报奖项	获奖等级
1	肺癌早期精准诊断关键技术的建立与临床应用	李为民	国家科学技术进步奖	二等奖
2	癫痫耐药新机制与防治关键技术	周　东	四川省科技进步奖科技进步类	一等奖
3	腰椎间盘突出症微创治疗关键技术体系的建立与应用推广	曾建成	四川省科技进步奖科技进步类	二等奖
4	医学健康管理科普作品创新开发及传播示范	彭星辰	四川省科技进步奖科技进步类	二等奖
5	多模态超声在慢性肝病及肝脏移植中的综合应用	罗　燕	四川省科技进步奖科技进步类	三等奖
6	胸腹部肿瘤精确放射治疗的研究与应用	王　辛	四川省科技进步奖科技进步类	三等奖
7	脓毒症新治疗和预后评估策略——脓毒症器官保护和免疫调节基础与临床应用	康　焰	中华医学科技奖	三等奖

成果转化。申请专利666项,其中申请发明专利387项(含国际专利17项);授权专利289项,其中发明专利73项(含国际专利授权2项)。转让/许可成果56项,合同金额共计6.85亿元。

(何　宁　白　蓓)

四川大学华西第二医院(四川大学华西妇产儿童医院)

【概况】 2020年,医院在职职工3 641人,其中正高级师资124人,副高级师资198人,博士生导师87人,硕士生导师138人。

【“管理兴院”实现新突破】 推进医院发展与国家新医改政策相融合,探索现代医院管理制度建设,加快实现就医流程智能化、临床服务规范化、运营管理精细化、决策分析科学化及区域协同多元化,保障医院管理质效持续改进。医院完成国家首次三级公立医院绩效考核并获妇幼专科第1名,通过四川省首家互联互通标准化成熟度五级乙等测评,被授牌为四川省两家之一的四川省四星智慧医院。

【医疗工作】 学科建设。持续探索华西医学合作发展新模式,与四川大学华西口腔医院合作开设儿童口腔门诊,新建妇幼中医科门诊,更好地满足区域妇女儿童的“一站式”医疗服务需求。聚焦行业发展前沿,成立生殖平台管理部,开启生殖大平台建设,获批四川省人类生育力保存质量管理中心,实现生殖全链条管理。把握学科发展动态,打造基于产前诊断的医学遗传学科,引领学科发展。瞄准健康战略,成立妇儿保健部,推进更年期保健特色专科门诊诊疗和国家孕产期保健特色专科、国家新生儿保健特色专科申报与获批,华西妇幼医学正式向妇幼保健领域拓进。医院院长刘瀚旻新任国家卫生健康委时间生物学重点实验室主任。

医联体建设。持续推进以华西妇幼专科联盟和远程医疗协作网为主体的层次清晰、功能完善的医联体服务体系建设。截至2020年年底与省内外99家医院签订医联体战略合作协议(其中紧密型医联体医院新增2家达到8家,松散型医联体医院新增18家达到91家)。华西妇儿联盟成效凸显,为成都市10万余人次轻症儿童提供线上预约、标准化看诊及直付结算体验;基层总诊疗共6万余人次,其中722人次按路径上转至医院继续治疗。

获批国家儿童区域(西南)医疗中心。9月,国家卫生健康委批准重庆医科大学附属儿童医院与医院联合建设国家儿童区域(西南)医疗中心,长期制约医院发展的学科建制不全问题得到解决。

提升医疗服务质量持续改善患者就医体验。坚持技术创新引领,四川省第一例第三代试管婴儿在医院院诞生。增设急诊

EICU、儿童心血管科 CCU,进一步提高重症救治能力。持续优化病种结构,重症病例数占比再次提升。锦江院区获批爱婴医院称号。推进特色门诊(已开设 52 个)建设,MDT 新增 8 个病种,微信服务号新增线上门特办理、门诊手术室预约等服务,累计用户 240 万人,线上缴费超 20 亿元。践行“一站式”服务理念,成立患者服务中心,实现 20 项业务的全面整合。基于国家公安系统人脸信息库的三维识别技术,实现产科号人脸识别挂号全覆盖。在西南地区率先上线集中预约平台,患者多科室多检查预约仅需 15 秒。强化“BESTWISH”优质护理模式,设立示范病房 16 个。上线 SPD(供应链管理)药品闭环管理系统,成为省内首家上线智慧药房管理系统的医院。在国内率先开展延伸化药学服务体系建设。

【新冠肺炎疫情防控】 成立新冠肺炎疫情防控工作小组,建立三级预检分诊体系,加强发热门诊和隔离病房及手术室建设。重塑应急响应与指挥系统,职能部门与各临床医技科室实现联防联控。搭建应急救援梯队,其常年备战状态及响应激活模式被写入医院管理流程。线上线下分期分批多次开展员工新冠肺炎疫情院感防护培训。有效处置多次疑似新冠肺炎患者的流行病学调查、在院紧急处置和密切人员管理等。发布有关新冠肺炎院感防控的规章制度近 40 项。经省卫生健康委批准,成为新冠肺炎儿童省级定点收治医院,并开展新冠病毒核酸检测确诊工作。选派 26 名医护人员参加四川省第八批援湖北省医疗队驰援武汉市,累计收治患者 92 人(含危重症 35 人);1 名院感专家赴贵州省、上海市及新疆维吾尔自治区参与国家级督导;3 名检验人员赴北京市增援核酸检测;中国医学科学院医学生物学研究所与医院国家药物临床试验机构合作开展新型冠状病毒灭活疫苗 I 期临床试验。

【医学教育】 教学工作。完成本科教学4 296学时。发表教学论文 67 篇,参与编写教材 8 本。招收全日制研究生 115 人,接纳外校实习生 203 人。

人才建设。新增硕士研究生导师 39 人,博士研究生导师 11 人。

培训与继续医学教育。招收规范化培训学员 582 人。获批继续医学教育项目 88 项,其中国家级 53 项。医院儿科、妇产科两个专业基地被评为住院医师规范化培训重点专业基地。首次接收西藏自治区委托培养住院医师规范化培训学员。首次开展心电图技师规范化培训工作。首次开展临床药师紧缺人才培训工作。首次完成四川省儿科护理专科护士培训基地招生。正式授牌“长照·助产”ALSO 挪度培训中心暨全国首家示范性基地,并推进 AHA/ECC 课程培训中心建设。

推出全国首个公立医院全生命周期职业生涯规划品牌“筑浪”。7 月,推出全国首个公立医院全生命周期职业生涯规划品牌“筑浪”,建构起包含临床、科研、教学及管理能力提升、“厚播”“厚明”计划等的六位一体项目体系,课程面向高潜力人才、中层后备干部、中层干部、院级后备干部等,培训 400 人次。

【科研工作】 获批课题 207 项,其中国家重点研发计划 6 项、国家自然科学基金 20 项。到校科研经费共计8 094.55万元。获四川省科技进步奖二等奖 1 项、三等奖 1 项,中国科技产业化促进会科技创新奖二等奖 1 项,成都市医学科技奖应用研究类二等奖 1 项。发表论文 1 049 篇,其中 SCI344 篇。获准授权专利 110 项,其中发明专利 7 项、实用新型专利 94 项、外观设计 1 项、软件著作权 8 项。完成技术转让签约 1 项、实施许可签约 2 项、作价入股签约 1 项、技术合作开发 2 项。

【聚焦妇幼健康产业多维度拓展】 以华西妇幼健康科技有限公司为健康产业投资和管理平台,落地多项大健康和科技转化项目。卓越儿童发展中心落地成都市高新区,体检中心落地成都市天府新区和锦江区。成立全资子公司四川华西妇幼护理服务有限公司,全年服务院内患者超5 800人次。同成都市锦江区人民政府深化合作关系,加速打造成都市锦江区大健康产业生态园区。推动“基于 5G 的生物安全监控管理平台”“细胞药物”与“细胞治疗技术”产业平台、骨龄检查平台、精子质量检查平台实现科技成果转化。

【交流合作】 在线上医院专家配合中国援外医疗队,远程培训莫桑比克马普托中心医院医务人员新冠肺炎疫情防控知识和经验。通过妇幼人才振兴计划资助员工院外进修和培训204人。

（谢沁宜）

四川大学华西口腔医学院（华西口腔医院）

【概况】 2020年，华西口腔医学院（华西口腔医院）教职工1 031人，其中高级职称196人。

【医疗工作】 华西口腔医院急诊人次较2019年增加76.40%，出院患者手术占比、三四级手术占比、微创手术占比分别上升2.47、5.07、0.04个百分点，DDD值下降7.72。

加强医疗技术分类管理，重点管理临床新技术、高风险技术和限制类医疗技术。2020年通过临床新技术25项，开展限制类医疗技术6项，2项临床治疗方案被国际权威指南引用推荐。新开设锦江门诊部，成立舒适治疗中心、麻醉门诊，开展“智慧门诊”“家庭口腔医生”和“口腔健康管理”特色服务。牵头开展“健康四川行动计划”口腔健康促进专项行动，制定并推进四川省口腔健康行动方案，在国内率先探索建立特色化规范化的华西口腔分级诊疗模式和口腔家庭医生服务模式。华西口腔专科联盟单位216家，覆盖30个省（市、自治区）。在国家卫生健康委发布的全国三级公立医院绩效考核成绩单中，成绩考评等级为A。在国家卫生健康委主办的2020年改善医疗服务行动计划全国医院擂台赛全国总决赛中，获全国银奖、全国铜奖、西南赛区价值案例和西南赛区优秀案例。在四川省卫生健康信息技术暨应用交流大会上，华西口腔医院获智慧医院二星级授牌。

【新冠肺炎疫情防控】 第一时间成立以院长和党委书记为组长的新冠肺炎疫情防控工作领导小组。在重大突发公共卫生事件一级响应期间，医院是全省唯一承担收治口腔疑难重症患者任务的医疗机构，实现全院医护患者“零感染”。制定《四川省新型冠状病毒感染肺炎疫情防控期口腔医疗机构诊疗指南》，组织10余名专家在全球线上会议中分享华西口腔“抗疫”经验。加强抗疫队伍建设，包括预检分诊队伍、出入院服务队伍、老年患者服务队伍、在线咨询队伍、感控监督员队伍、志愿者服务队伍等，成立“战疫心理专业工作组”，组织725名教职工加入四川省医疗救治力量梯次储备库。推进“互联网＋医疗”新服务模式，为患者开通免费在线咨询服务，累计服务超3万人。撰写制作抗疫科普文章、视频等60余篇。派出病理科姚莉洪参加四川省核酸检测紧急支援队支援北京市疫情防控，姚莉洪被四川省医师协会授予“二零二零年最美战役检验人”称号。全面运行24小时口腔急诊，急诊科获疫情防控专项省级青年文明号称号。《健康报》以《党建引领聚合力众志成城战疫情》为题报道医院院抗疫先进事迹，抗疫短视频《2020，特别的课堂》入围教育部“教师风采短视频”。

【医学教育】 2020年，本科生招生231人，华西口腔医学院毕业497人，截至2020年年底在校学生2 368人。

响应教育部“停课不停学”号召，稳步推进线上教学，春季学期共有36门次课程实施线上教学。同时，协调联动，力保教育帮扶不断线，通过课程直播、在线小组讨论等多种方式为西部地区高校如西藏大学、西北民族大学等高校口腔医学院的本科生提供远程同步教学。《口腔正畸学》《牙体牙髓病学》《儿童口腔医学》获批国家级一流本科课程，《新生研讨课》等4门课程获批四川大学课程思政榜样课程。上线6项虚拟仿真实验教学项目，启动13项虚拟仿真实验的建设项目，助力学生打破时空界限自主学习。口腔医学智慧教学实验室建设项目获批中央高校改善基本办学条件专项资金项目。获批全国首批“口腔数字化技术”双学士学位复合型人才培养项目，与英国玛丽女王大学牙学院开展口腔医学技术双硕士培养项目。配合完成教育部高教司“双创”示范基地三年行动计划项目结项工作并通过验收。

【科研工作】 获准各类纵向科研项目145项。获四川省科技进步奖一等奖1项、高等学校科学研究优秀成果奖自然科学二等奖1项、中华口腔医学会科技二等奖1项、华夏医学科技三等奖1项。

【学术期刊】 主办的两本英文期刊——*IntJOralSci* 和 *BoneRes*，持续被SCI、PubMed等世界著名数据库及中国科学引文数据库、中国核心期刊遴选数据库等国内重要数据库收录。根据2020年SCI发布的2019年引证报告（JCR），*IntJOralSci* 影响因子3.047，连续8年保持在相关学科专业分类的Q1区（前25%），被评为中国高校杰出科技期刊，并入选中国精品期刊展；本年度科睿唯安发布2019年期刊影响因子，*BoneRes* 以11.508位列学科领域第二名，同样位列Q1区，进入国际一流期刊行列。*IntJOralSci* 和 *BoneRes* 获中国最具国际影响力学术期刊，这是IJOS连续8次、BR连续5次获该称号。《国际口腔医学杂志》被评为中国高校优秀科技期刊，《华西口腔医学杂志》被评为中国高校百佳科技期刊。

【交流合作】 举办四川大学第七届青年学者云论坛华西口腔分论坛、“医学+”全球青年学者交叉学科云论坛学科分论坛、华西口腔第三届青年学者论坛等学术会议、2020年度新年学术报告会等国际国内学术会议。

【获批设置国家口腔医学中心】 国家卫生健康委下发《关于设置国家口腔医学中心的通知》，正式批复在四川大学华西口腔医院、北京大学口腔医院、上海交通大学医学院附属第九人民医院设置国家口腔医学中心。

（院长办公室）

四川大学华西公共卫生学院（华西第四医院）

【概况】 2020年，华西公共卫生学院（华西第四医院）在职职工984人，其中硕士生导师40人，博士生导师25人，享受国务院政府特殊津贴者6人。

【医疗工作】 华西第四医院总诊疗305 774人次，其中体检66 071人次，门诊总诊疗239 703人次，出院19 442人次，入院19 349人次，病床使用率76.9%，平均住院日10.4天。外派医疗扶贫2人、组织义诊8次，开展院际会诊1 783次，院内会诊9 615次，多学科讨论26次。成功备案核酸检测实验室，备案国家级限制类医疗技术3项，省级1项；评审医疗新技术/新项目35项；参与突发公共卫生应急医疗处置40余次。

消化团队完成全省第一、二例内镜下直肠路NOTES保胆取石术；放射科新增核磁共振（MRI）——广泛应用于临床的全身扫描，适用于人体断层成像；9月病理科正式开科，开展国内外大型医院开展的主要病理诊断业务；心脏内科开展PCI介入治疗；伤口造口门诊年接待疑难伤口量约200余例，疑难造口约100余例，成为全国肠造口联盟委员单位、四川省院内VTE防控联盟护理联盟成员单位。

11月，医院作为四川省中毒医学救援队承建单位正式获批成立，队伍由省卫生健康委统一调用，承担省内外重特大或特殊较大食物中毒事件和急性职业中毒、化学品泄漏等突发事件的紧急医学救援任务。

2000年度签约医联体19家，与成都市青羊区卫生健康局、高新区管委会整体签约。举办线上远程培训共24期，涵盖30家社区卫生服务中心和9家基层医院的医务人员实时参与累计超过6 000人，社区专家门诊带教、查房、病例讨论共计72人次。

医院项目“基于AI和大数据的职业健康管理解决方案”获2020年数字中国创新大赛—智慧医疗赛道暨第四届智慧医疗创新大赛全国总决赛二等奖。“基于AI与分科诊疗大数据的智慧体检系统”入选2020第二届中国智慧健康医疗大会智慧健康医疗创新实践应用案例优选创新榜单，并获中国医院管理协会2020医院新兴技术创新应用典型案例优秀奖和网络人气奖。

【新冠肺炎疫情防控】 启动应急预案，成立疫情应急预案组织机构和院疫情工作小组，通过科学预防和临床诊疗，保障疫情防控机制正常运行；严格执行预检分诊流程和隔离制度、实行疫情防控日报制度和值守制度，加强物资保障力度、完善捐赠接收流程，加强培训保安、保洁等人员。

2月2日，医院重症和呼吸专业12名医护人员参加四川省第三批援湖北省医疗队奔赴武汉市。援鄂医疗队接管武汉大学人民医院东院六病区，是武汉市六个重症新冠肺炎收治点之一，医院急诊科/ICU主任、门诊二支部支部书记杜宇担任六病区临时科主任，带领第三批医疗队60余名队员接管六病区40余张重症床位的医疗救治工作。根据病情分区救治，合理分配护理力量，加强精细化管理，并推动治疗关口前移，最大限度地提高治愈率。

疫情防控期间学院教师主动承担社会责任,发挥专业特长,参与疫情研判、疫情预警,参加省疫情防控新闻发布会,活跃于《光明日报》、光明网、人民网、央广网等各大官方媒体平台,及时向公众提供科普,发挥智库作用。栾荣生教授参加四川省委组织的专家座谈会,向四川省委书记彭清华报告四川省疫情趋势分析以及防控效果评价;参加四川省人民政府省长尹力主持的新冠病毒疫情省指挥部会议,根据国内外疫情形势和学校防控工作提出建议。裴晓方教授带领9人团队,向省卫生健康委提供约3万字的专题报告《冠状病毒83年回顾历史总有启示》,并在专家会上提出"关注粪便排毒的风险";并在《光明日报》发表文章《学校教育,应强化学生的卫生健康素养》。

学生志愿者在做好个人防护的基础上,分批参与协助省卫生健康委、省疾病预防控制中心、成都市疾病预防控制中心等单位的疫情防控工作,从事数据分析和在线咨询等工作,参与数据分析、在线咨询、守关防疫志愿服务250余人次,累计志愿服务时长2300余小时。

【医学教育】 学生获奖。本科生团队项目"红纽扣——艾滋病基层医疗帮扶项目"获第十二届"挑战杯"中国大学生创业计划竞赛全国铜奖。

招生与就业。招收博士生24名、全日制硕士196名、非全日制硕士13名;招收2021年推免硕士研究生66人,招收硕博连读研究生13人。截至2020年6月,2020届本科生深造率56.22%。截至2020年11月30日,2020届本科生就业率82.23%,博士研究生90%,硕士研究生87.80%。

继续医学教育。9月,举办国家级继续医学教育项目"安宁疗护新进展"培训班,200余名来自全国各地各级医院的骨干护士和安宁疗护专委会委员参与培训。11月,与四川省预防医学会劳动卫生与职业病防治分会共同主办国家级继续医学教育项目"职业性尘肺病的诊治新进展"及"2020年劳动卫生与职业病防治分会学术年会",省内外100余名职业病防治专业技术人员参加会议。

【科研工作】 获批国家自然科学基金9项(面上项目6项和青年项目3项),批准总经费398万元;获批省科技厅项目10项,批准总经费195万元;获批省卫生健康委项目4项,批准总经费8万元;获批成都市科技局项目8项,批准总经费150万元。

(党政办公室)

四川省医学科学院·四川省人民医院

【概况】 2020年,医院在职职工7 088人(含直属单位),其中专业技术人员6 095人,高级职称人员1 059人,管理人员217人,工勤人员776人。

【医院管理】 医院在2018年三级公立医院绩效考核中排名第99位,属于前10%的116家医院之一,评级A+。全面清理医院现行管理制度和流程,编制2020版《工作制度汇编》,持续优化职工一站式办事平台,管理服务效能进一步提升。推进内部控制体系建设,强化预算制度建设,不断完善绩效考核体系和绩效管理系统,信息化建设有序推进。持续优化招标采购制度流程,招标采购内控管理日臻完善。固定资产账实相符率达97%以上。

【医疗工作】 医院门急诊(含城东院区)400万人次,出院13.9万人次。手术11.6万台次,三四级手术比例36.2%,同比提升2.2%,微创手术占比22.8%,国家标准的Ⅳ级手术占比27.45%,增长2.82%,RW ≥ 2的比例为12.92%,同比提升2.25%,手术患者平均住院日从9.4天降低到8.7天。日间手术开展病种200余种,占比26.54%,增长2.24%。DDDs由2019年的51.03降至2020年48.88。

不断优化患者服务,试点智慧病房管理系统,建成病案无纸化系统,实现慢性病全病程管理,为特需病员提供"一站式"协助就医舒适贴心服务,优质护理覆盖率100%。开展TAVI(经导管心脏瓣膜置换术)25例,成功实施全国首例上市人工心脏(左心室辅助系统)植入手术,全年开展器官移植手术共计139例,成为全国器官移植最全的医疗机构之一。加快建设互联网医院,全年活跃用户量127.8万,总有效订单量105 059单。开展基层对口帮扶,下派对口支援医务人员168人。畅通双向转诊流程,建立专科病种转诊目录。持续优化远程医疗,完成远程会诊1 475例,组织远程教学、国际性会议等200余场。优化医联体布局，加强院地合作、院企合作，新增紧密型医联体成员单位5家。主动落实成渝双城经济圈战略决策，与重庆市人民医院签订《两院发展一体化战略框架合作协议（2020—2025年）》。加强应急队伍建设和应急能力提升，完成国家（四川）紧急医学救援队的换届及培训。

【新冠肺炎疫情防控】 成立医院新型冠状病毒感染的肺炎防控应急指挥中心，安排部署全院疫情防控工作，先后派出110名医护人员驰援武汉市、北京市、新疆维吾尔自治区、云南省、甘孜藏族自治州、广安市，以及埃塞俄比亚、吉布提。疫情防控进入常态化后，加快恢复正常诊疗秩序，严格落实"三圈层防控"和首诊负责，营造安全可靠的就医环境。

【医学教育】 深化医教协同，医学院临床医学专业学位硕士研究生和口腔医学学术学位硕士研究生首批招生。全年招收电子科技大学医学院及联合培养院校博士研究生14名、硕士研究生268名，招收本科生76名。加强规范化管理全院2 294名规范化培训在培学员，住院医师、护士、药师、专科医师规范化培训结业合格率分别为92.87%、99.23%、100%、89.47%。

以学科建设为主线，向全球公开招聘学科带头人、PI、优秀博士后、优秀博士等。推进各级人才申报，1人入选百千万人才工程国家级人选，7人入选四川省"千人"计划，5人入选"天府万人计划"。

【科研工作】 科研立项223项，同比提高23.89%，立项科研经费提高119.32%。获国家自然科学基金资助21项，立项数创医院历史新高；获国家重点研发计划子课题1项，国家级科研项目资助总经费同比提高255.33%。新冠病毒快速检测试剂盒等八项技术发明成果转让创医院历史新高。

【行业影响和社会评价】 在2020年发布的复旦医院排行榜医院综合排名第84名，上升11位，健康管理和临床药学进入全国十强，分别位居全国第4位、第8位；肾脏病、检验医学、超声医学获专科声誉提名。

（杨 晶）

四川省肿瘤医院

【概况】 四川省癌症防治中心·四川省肿瘤医院（电子科技大学医学院附属肿瘤医院）·四川省肿瘤研究所始建于1979年，是一所集肿瘤预防、治疗、康复、科研、教学为一体的三级甲等肿瘤专科医院和科学研究所（癌症防治中心），医院有武侯院本部和天府院区两个院区。天府院区（四川省肿瘤诊疗中心）占地135亩、规划床位1 200张，项目一期完成主体工程，二期项目完成深基坑土石方挖掘，四川省肿瘤诊疗中心质子治疗中心项目完成招标工作。

2020年，医院在职职工1 907人，其中高级职称322人。

【医疗工作】 医院门急诊523 092人次，门诊预约挂号率95.55%，住院44 329人次；住院手术12 674人次，其中三、四级手术占比94.17%，微创手术占比35.23%，开展日间手术224例。全年完成放疗5 958人次，常规化疗23 891人次，日间化疗2 289人次。

肿瘤MDT体系建设。完善肿瘤MDT（多学科诊疗）体系建设，医院14个MDT团队共讨论疑难病例370例。扩大疑难危重诊疗服务范围至197种疾病。

新技术。全年申报新技术28项，通过技术和伦理讨论18项，转常规技术5项。备案国家级限制类手术5项，开展限制类技术462例。

学科建设。病理学获省医学重点学科立项，超声医学重点学科接受验收评审，肿瘤护理学、妇科肿瘤学、腹部肿瘤外科3个重点学科接受动态评审，医院省医学重点学科达到14个。

改善患者就医体验。推行医保支付方式改革，做好省本级DRGS支付方式改革相关工作。电子健康卡上线，实现"无卡就诊、扫码就医"。开展银医合作，推进"住院直通车"和"诊间支付"功能，上线门诊转住院小程序、医技计费智能审核系统、安全平台，启用移动护理PDA系统，筹建5G放疗云平台。

【癌症防治】 依托全省病案首页系统四川省全民健康信息平台，打造全省肿瘤随访登记大数据服务平台，已覆盖全省6 000余家医疗卫生机构，接入逾800万份肿瘤患者病案首页数据。持续推广早诊早治适宜技术，全年全省癌症早诊早治项目任务量扩增至

28.92 万例，覆盖全省 21 个市(州)，60 个县区，县区覆盖率 33%。全省癌症筛查和早诊早治优秀项目点共计 53 家。作为全国首批试点省份，承担国家“紧缺人才培训项目”的“慢病健康管理—癌症筛查与早诊培训项目”，为基层培训 200 余名“癌症预警医生”。

【新冠肺炎疫情防控】 医院成立领导小组，先后 14 次召开专题会议科学有序部署落实各项疫情防控工作，提出“两个全力保障”要求。快速改造发热门诊，严格三区两通道、三级预检分诊，根据风险等级将院内划分为四级防控区域，采取不同防控措施。全面落实首诊首问负责制，优化门诊及住院管理流程，严格落实一患一陪伴及探视制度。建立疫情防控全方位信息报送和监测分析体系。不断完善医院核酸检测能力，建立快速检测系统，做到高危人群、患者及陪护应检尽检，多轮核酸检测全院职工及第三方服务人员，设置发热病人检查专用 CT 一台。派员参加四川援鄂医疗队。加强常态化疫情防控，多部门联合开展秋冬季疫情防控实操演练。截至 2020 年年底，共完成核酸检测 8.1 万余人次，发热门诊预检分诊 680 人次，留观 460 人次，隔离 8 人，实现“医护零感染、病人零感染”。

【医学教育】 教学与人才建设。牵头电子科大医学院申报放射医学、预防医学两个本科学科。作为高等院校合作单位，2020 年新增硕导 43 人、博导 1 人，全院拥有硕导 112 人、博导 13 人。引进中山大学肿瘤防治中心林桐榆教授为医院院长，引进神经外科、医学检验、病理科等多名学科带头人。林桐榆教授、张国楠教授获“国之名医”称号，1 人获“天府学者”特聘专家称号，获评省卫生健康委学术技术带头人 6 人、省卫生健康委学术技术带头人后备人选 18 人、四川省青年科技奖人才 2 人。

继续教育与培训。申报国家级继教项目 15 项，省级继教项目 3 项。完成第三届中法高级培训班的语言培训及考试工作，部分学员赴法后期培训。选派 11 名卫生管理干部参加干部培训班。选派 23 名卫生专业技术人员到国内知名医院进修培训。

【科研工作】 科研立项 71 项，其中省部级以上课题 44 项。立项经费2 113.43万元。获科技奖 7 项。发表中文论文 428 篇，其中 SCI108 篇。作为主编/主译参编书籍 5 部。获授权专利 133 项，其中发明专利 6 项，成功转化 2 项。新开展药物临床试验 55 项，累计在研项目 143 项。临床试验项目立项总经费4 058万元。

（院长办公室）

四川护理职业学院附属医院(四川省第三人民医院)

【概况】 四川护理职业学院附属医院(四川省第三人民医院)由原成都航天医院和原四川护理职业学院附属医院于 2020 年 7 月合并组建而成。航天院区占地 100 亩，总建筑面积约43 391平方米，其中医疗用房39 339平方米，辅助用房4 052平方米；沿山路院区为租赁场地，占地面积4 950.67平方米、建筑面积8 320平方米、医疗用房面积7 900平方米。全院设临床科室 27 个、医技科室 12 个，床位 1 480张。在职职工 942 人，其中卫生专业技术职称 821 人。

2020 年 6 月 11 日成立四川护理职业学院附属医院(四川省第三人民医院)合并移交领导小组及推进工作专班；7 月 2 日正式办理领取事业单位法人证书；7 月 14 日举行四川护理职业学院(四川省第三人民医院)揭牌仪式；8 月 4 日省卫生健康委下发的《四川省卫健委关于四川护理职业学院附属医院新增编制床位的批复》同意编制床位达到1 480张；10 月 12 日，医院通过三级综合医院执业登记暨互联网 + 医院现场评审，成为成都市龙泉驿区首个互联网 + 医院；10 月 28 日取得四川护理职业学院附属医院(四川省第三人民医院)《医疗机构执业许可证》；11 月 3 日，财政部批复同意成都航天医院资产、财政经费和财务管理关系划转四川省管理；12 月 18 日，四川航天技术研究院和四川省卫生健康委员会正式签订成都航天医院移交确认书，至此两院改革移交工作圆满完成。

【医疗工作】 医院门急诊 417 933人次，手术6 812台次，出院 21 445 人次，病床使用率 66.5%。平均住院日 8.7。中药饮片使用金额 303 439.66 元，使用金额占比 0.4%，中成药使用金额10 785 817.32元,使用金额占比14.29%。

医院感染管理。制定新冠肺炎疫情防控相关工作制度、预案、工作流程等50个。每日下沉防控一线,现场检查和技术指导,时刻查漏补缺,梳理存在问题。预检分诊前移、隔离病房与发热门诊分区管理、暂停高风险诊疗操作、对来院人员流行病学调查等一系列防控举措。感控团队开展多种形式的专项培训工作,在预检分诊、重点部门、发热门诊、隔离病房等相关部门开展感控要点与个人防护用品正确穿脱使用培训;覆盖式培训全院所有人员新冠肺炎感控知识点,深入重点科室一对一培训,反复强化全员感控意识,共培训21场次,1 139人次。针对物业管理薄弱环节,加强环境清洁消毒、高频接触物体表面清洁消毒的监管力度,关注细节管理,全院范围开展抽样检测高频接触物体表面清洁状况,梳理物业管理问题及整改意见反馈物业主管部门,强化消毒隔离措施的落实,确保环境清洁消毒执行到位,确保医院零感染。

护理管理。组织护理人员参加新冠肺炎疫情防控工作,先后调配多岗位护理人员71人次;安排发热门诊轮转人员11批,共56人次;选派2人到成都市公卫中心新冠肺炎收治病房支援培训2人。制作防控各类记录表格4种,完善病区管理制度,修订住院患者/陪护新冠肺炎防控知情告知书、住院患者陪护新冠肺炎疫情流调表4次。加强疫情防控措施落实,制定专门的日查、周查、月查督导检查表,完善手卫生设施67处。在全院护理人员中开展与新冠肺炎相关的线上线下培训25个。

重点专科建设。消化内科通过成都市医学重点专科建设项目验收,成为该院首个市级重点专科。

体检工作。受新冠肺炎疫情影响,体检工作从5月1日正式开展,全年体检146 170人次,收入为2 195万元,同比增长16.1万元。

【新冠肺炎疫情防控】 全年共收治11例疑似新冠病毒感染者。12月9日以来,应成都市龙泉驿区大规模新冠采样抽调,抽调医院医务人员共计26人,分别前往成都市郫都区、成华区采集核酸,应急后备人员120余人。

【医学教育】 举办省级继教项目3个,市级继教项目3个全院医务人员继续医学教育达标率99.41%。选送22名业务技术骨干到国内知名医院进修学习,外派4名医生参加四川省住院医师规范化培训。

【科研工作】 完成成都市卫生健康委科研结题1项。获学院级自然科学与技术类立项课题41个,其中重点课题10个,一般课题31个。

发表论文12篇,其中SCI一篇,科技核心统计源期刊4篇。

（办公室）

四川省第四人民医院

【概况】 2020年,医院在职职工546人,其中高级职称103人。

【医疗工作】 医院门诊178 172人次,急诊20 952人次,入院11 591人次,出院11 645人次,手术2 139台次,病床使用率60.5%,平均住院日10.3天,病床周转21.6次。

提升医疗服务能力。对标国家三级公立医院绩效考核指标,围绕行业领域突出问题专项整治,着力强化医疗“三监管”及院内医疗督查结果运用,持续改进医疗质量安全。

开展新技术。完善心脏介入治疗,开展神经介入治疗等新技术35项。

专科建设。深化与四川大学华西临床医学院/华西医院合作,建立肿瘤内科、肾内科2个专科联盟。加强重点专科能力建设,9月13—14日,呼吸与危重症医学科承办“2020年四川呼吸与睡眠疾病诊治进展学习班”。呼吸与危重症医学科被评为PCCM规范化建设睡眠单修基地、四川省引才引智示范基地合格单位。

医联体建设。持续加强与16家基层医疗机构合作,提供远程心电判读服务1.5万人次。

干部保健服务。履行干部保健职能,完成保健任务28批次,巡诊65次,保健7 300余人次。

充分利用“互联网+医疗”,为群众提供线上健康指导、问诊咨询等服务,满足人民群众疫情期间健康需求。

【新冠肺炎疫情防控】 强化党建引领。坚持用党建引领抗疫工作,成立新冠肺炎疫情领导小组,组织相关部门全面启动突发公共卫生事件Ⅰ级响应，建立疫情防控工作会、疫情日报等机制，召开专题工作会议40余场，制发各类通知文件200余份，落实上级疫情防控部署要求，充分调动和凝聚党支部和广大党员同心抗疫。

驰援武汉市。全院近300名医务工作者主动请战，16名医护人员分3批次紧急驰援武汉市。

科学防控。全面落实"四早"措施，坚持三级分诊制和首诊负责制；实行"三通道"，多次优化预检分诊布局流程，规范发热门诊建设，建立核酸检测实验室；强化疫情防控应急管理，建立健全应急预案，演练30余场；加强院感防控督导，全覆盖实施人员培训及排查，培训150余次，排查9 000余人次。

物资、资金、信息、安全、后勤、宣传等防控保障。院党委协调200余万元的急需医用药品及防疫物资，争取疫情防控专项资金近300万元，组织299名党员干部、职工为支持新冠肺炎疫情防控工作捐款3.77万元；按要求做好援鄂医疗队迎送工作，召开欢迎援鄂英雄凯旋座谈会，安排援鄂队员轮休和体检，全面落实薪酬待遇、补贴补助、职称评聘、生活保障等方面关心关爱举措。全年共接诊急诊、发热病例14 936人次，排查病例1 533例，其中疑似7例，隔离留观6例，确诊1例，全院工作人员及患者零感染。

【医学教育】 选送3人参加省卫生健康委中青年干部人才递进培训班、高层次人才专题研修班。选派骨干专业技术人员赴四川大学华西医院进修、学习近150人次。组织3批88人参加职工素质培训班、北大管理人才培训班、DRGs付费方式改革调研。开展"如何增加科室有效收入""DRGs支付下病区绩效管理"等远程直播培训3期，培训500余人次。

【科研工作】 科研立项3项。发表论文33篇，其中核心期刊论文10篇。获国家发明专利1项，国家实用新型专利证书2项。

【健康扶贫】 调研指导。医院领导班子专题研究扶贫工作17次，班子成员先后赴凉山彝族自治州喜德县、雷波县和南充市高坪区指导扶贫工作17次。

健康扶贫推进。选派5名骨干医务人员组成对口支援"传帮带"医疗队，赴凉山彝族自治州喜德县人民医院开展为期一年的医疗帮扶工作。诊疗患者4 700余人次，开展新技术新业务49项，培训医护人员1.2万人次。开展义诊活动6次，服务患者3 000余人次。

驻村帮扶。继续向喜德县洛都村、高坪区红光村选派驻村干部4名，开展党组织结对共建、产业发展、基础设施建设等帮扶工作。

帮扶资金落实。通过"以购代捐"，捐赠药品、设备、防疫物资，捐助贫困大学生等方式，落实帮扶资金共计99万余元。如期完成扶贫任务，通过国家脱贫攻坚普查和省上检查，在定点帮扶工作成效考核中综合评价为"好"，4名驻村干部均记功。

（办公室）

四川省第五人民医院（四川省老年病医院、四川省老年病研究所）

【概况】 2020年，医院在职职工349人，其中正高12人、副高58人、中级106人。编制床位256张，开放床位228张。

金牛院区项目建设。4月29日，与成都市金牛区签署合作协议，后续又签订"项目补充协议"，明确建设用地具体面积及土地位置，完成项目建议书和可行性研究报告编制工作，土地进入划拨准备工作。

【医疗工作】 医完成门急诊130 995人（次），同比下降22%；中医骨伤、推拿、针灸门诊5 671人（次），会诊723人（次）；中医内科门诊9 822人（次），会诊283人（次）；调配中药饮片71 596付，同比下降8.4%；中成药金额占比13.13%，同比下降4.87%，中药单方饮片占比4.47%，同比增长72.56%；出院病人4 918人（次），同比下降24%；病床使用率70.3%，同比下降20%；平均住院11.9天，比去年缩短了0.7天；平均住院年龄69.6岁，最大105岁；药占比38.05%，同比下降2%；门诊处方抗菌药物使用率11.73%，同比下降52.91%；住院患者抗菌药物使用率为43.11%，同比下降8.45%。

特色学科。①加强老年学科建设，立足老年病医院定位，将现代老年医学新理念根植于临床工作中，优化老年患者就医流程，打造安全、友善、适宜的老年患者就医环境；采用老年综合评估、共病管理、多学科团队管理及连续性整合诊疗等工作模式，最大程度维持和恢复老年患者的功能状态，改善老年患者的生活质量；加快老年综合评估门诊和老年特色门诊的建设和宣传，开展生前预嘱、临终关怀等服务；举办省级继续教育项目“老年全程照护培训班”。②加强骨科学科建设，继续推进以“以病人为中心”的老年退行性骨病多学科团队管理模式建设，开展高龄髋部骨折患者手术绿色通道、高龄脊柱退变性疾病患者微创手术、骨关节与退变性疾病关节镜下治疗等特色服务，全年完成脊柱手术、膝关节镜手术、髋关节置换术、骨折内固定术等骨科手术66台，手术量与2019年持平，但手术结构优化，三、四级手术占68%，病人平均年龄提高。③加强消化内镜平台建设，组建营养支持管理小组，针对老年患者开展营养筛查、营养评估、营养干预。9月通过中国老年医学会验收，获老年营养示范病房称号。④加强全科学科建设，经省卫生健康委审批，新增诊疗科目全科医学。

新技术推广。超声科、普外泌尿病区、干部病区等科室开展彩超引导下经会阴前列腺穿刺术、实质脏器占位病变超声造影检查、超声引导下甲状腺穿刺活检术、超声引导下乳腺穿刺活检术、药物负荷超声心动图等新技术。口腔科和急诊科合作针对罹患全身系统性疾病和高龄拔牙患者开展心电监护拔牙，成功完成71例，平均年龄80.6岁。

医联体建设。8月，聘请四川大学华西医院骨科付维力教授为医院骨科学主任；11月，聘请四川大学华西医院耳鼻喉头颈外科一级专家、博士生导师郑芸博士为医院耳鼻喉科学科主任，旨在提升医院骨科手术水平，打造治疗老年性耳聋、老年性眩晕方面的特色。华西医院派出20个科室170位医生轮流到医院坐诊，其中副教授以上占50%以上，专家累积服务门诊病人100 998人次，其中耳鼻喉科门诊接近3万人次，心内科门诊超1.5万人次，疼痛门诊超1万人次。实现华西医院优质资源前移和下沉。

【新冠肺炎疫情防控】 全面保障。加强院内防护物资管控，做好防护物资保障，不断优化预检分诊通道、隔离病房设置以及病区门禁系统。

强化培训。开展分类分层全员防控知识培训及考核，全年组织线上线下培训28次、线上理论考核2次和穿脱隔离衣、手卫生实操考试，并开展援鄂储备医疗队专项培训。

突出重点。制定医院《新型冠状病毒感染防控方案》及多项管理规定，修订《防控应急预案》2次，组织召开新冠肺炎疫情防控工作应急、协调会议15次，研究解决防控工作重点和问题，院内“通道”再造3次、“流程”再造8次，完善相关标识标牌，完成5例疑似新冠肺炎感染者接诊处置工作。抓好三级预检分诊，加强病区管理，做好全员健康状况监测，及时整改落实省、市、区卫生执法督导检查反馈意见，加强重点岗位、重点环节的日常巡查与监督，确保相关工作落实到位。

科普宣传。公告医院疫情防控动态，营造抗疫氛围，做好舆情监测与应对，传播先进事迹，通过官网、官微发布相关文章46篇。

【老年友善医院创建】 按照“十三五”发展目标和年度工作计划，继续推进创建老年友善医院，依照评审标准医院从“组织支持、医护服务、物理环境”等方面不断加强自身建设，对照《老年友善服务规范》组织5次自查自评，开展2次创建认可度调查，多次召开创建工作沟通协调会及培训会，不断完善创建工作。制定《关于老年友善医院评审验收迎检工作方案》及相关工作安排，派出人员观摩重庆市老年病医院评审验收工作。9月2日，经全国老年友善医院评审专家现场评审，医院通过验收，成为全国第三批、省级首批老年友善医院。

【医学教育】 新进23人，在岗职工增长2%，专业技术人员增长2%，本科及以上学历增长5%。医务、护理、院感等部门组织院内业务讲座、培训、学习61次。选派17名医、护、技业务骨干到四川大学华西医院或其他三甲医院进修培训。选派2人脱产1个月参加四川省卫生健康委第七期中青年干部人才递进培训班，选派1名主任中医师参加卫生健康委组织的专家培训班，组织院领导、全体中层干部及业务骨干60人参加2020年台湾医院精细化管理与高龄友善照护实战培训班。

【科研工作】 科研课题《探讨老

年性骨质疏松性骨折患者的多学科诊疗模式》《以药学门诊签约为基础的慢病管理模式在2型糖尿病患者中的构建及应用》《老年骨科术后VTE预防的药学评估》通过四川省保健委员会、四川省医学会科研课题立项。发表论文12篇,其中核心期刊1篇。

【交流合作】 7月,与台湾联新国际医院共同举办四川省老年病医院与联新国际医院策略联盟阶段性回顾与展望暨后疫情下医院经营新思维与高龄照护发展(远程)研讨会,组织两岸三地专家就后疫情时代下老年医疗服务模式的转换、四川省老年病医院建设、老年医学研究所筹备等课题交流、探讨。

11月,与重庆市老年病医院签署战略合作协议,共同探索医养结合工作模式、规范照护人才培养,促进医养资源、人才、技术、信息等要素在区域内交流共享,旨在推动川渝老年病医院协同发展、成渝地区双城经济圈建设。

(袁　果)

四川省妇幼保健院·四川省妇女儿童医院

【概况】 2020年,医院在职职工1 112人,其中高级职称209人,中级职称359人,初级职称423人。省学术技术带头人2人,省卫生健康委学术技术带头人6人,省学术技术带头人后备人选2人,省卫生健康委学术技术带头人后备人选9人。

天府院区建设项目。该院区一期工程主体结构完成90%,超额完成年度目标任务,在11个省级医疗卫生重点项目中排名第一。

【妇幼公共卫生工作】 全省妇幼健康核心指标持续改善。1—12月全省孕产妇死亡数、5岁以下儿童数、婴儿死亡数分别比2019年减少19例、562例、419例。按前三年漏报率校正预计全年孕产妇死亡率约为(15—17)/10万,婴儿死亡率约为(4—5)‰。1—12月全省艾滋病母婴传播率3.67%,先天梅毒报告发病率8.92/10万,完成各项目标任务。

开展妇幼健康促进专项行动。举办各类培训班34期,现场培训4 700余人,网络培训32 000人。年度累计派出下基层开展质控、业务指导工作等260余人、累计开展工作780余人天。建立全省产前筛查培训标准题库。开展育龄妇女、孕产妇、儿童、出生缺陷管理业务模块建设。

开展妇幼健康扶贫。持续实施贫困地区妇幼健康服务项目。1—12月,全省共为贫困地区27.58万名6—24月龄婴幼儿免费提供营养包,营养包发放率82.80%;先天性结构畸形救助项目全省申请1 528人,救助925人,拨付救助金1 026.04万元。

预防母婴传播工作。印发《关于做好新型冠状病毒感染疫情防控期间预防母婴传播工作的通知》等文件。每月召开预防母婴传播领导小组会议。完成凉山彝族自治州艾滋病防治和健康扶贫攻坚第一阶段终期评估。全年孕产妇孕早期接受HIV抗体检测率92.03%,HIV感染产妇孕早期抗病毒治疗率95.75%,HIV感染产妇所生婴儿抗病毒治疗率100%。

【医疗工作】 医院门急诊882 780人次,出院26 107人次,床位使用率76.70%,住院分娩8 914人次,住院手术台次10 331,平均住院日5.33天。医疗保健业务收入56 004.61万元,中药收入115.65万元。

医疗保健质量安全管理。临床路径管理率为54.42%,无新发医疗纠纷赔偿,危重抢救成功率≥99.5%,非计划重返手术率0.04%,住院患者31天非计划再入院率1.25%,甲级病案率99.94%,剖宫产率41.53%,非医学剖宫产率2.68%,新生儿窒息发生率0.77%,新生儿产伤发生率0.05%,无孕产妇死亡。

改善医疗保健服务。互联网医院正式上线,提供线上医疗保健服务1 023人次。门诊预约诊疗率63.56%,提高8.11%;分时段预约就诊率100%,预约后平均等待时间缩短为26.37分钟;预约诊疗有效时间由15天延长至30天内。制定《日间手术管理制度》,日间手术占择期手术10.10%。

新技术推广。开展新技术新项目48项,其中诊疗重大新技术2项。筹建儿童创伤急救中心,开展小儿脊柱外科手术、小儿心脏胸腔镜手术、新生儿产时手术、胎儿宫内治疗等新技术。为促进小儿内科亚专科发展,小儿内科分设为小儿呼吸和小儿消化/神经两个亚专科。小儿胃肠镜开展良好。该院成为省内首家成功加入国家儿童医学中心(上海)心血管专科联盟的医疗机构,成功开展儿童心血管介入治疗 22 例，较 2019 年增长 175%。第三代试管婴儿(PGT)通过国家辅助生殖技术管理专家组现场评审，正式运行。医疗美容资质获批。

学科建设。新增妇产科为省医学重点学科(乙级)立项，该在建省医学重点学科 10 个，完成学科验收 6 个。获国家卫生健康委更年期保健特色专科建设单位、孕产期保健特色专科建设单位。

专科联盟建设。新签 7 家成员单位，总数 60 家，另覆盖 8 家社区卫生服务中心。

对外合作。与 22 家医疗机构签订远程会诊协议，开展义诊、会诊等远程服务 80 余次。拓展对外合作业务，新签订项目 7 个，持续运营项目 9 个，为医院创收约2 347万元，同比增长 103%。响应国家成渝双城经济圈战略，与重庆医科大学附属儿童医院专家团队开展深度协作，聘请该小儿消化、呼吸、重症医学三个专业专家担任医院学术主任，加入该院牵头的“西南儿科”联盟、“西南儿外科”联盟。

【新冠肺炎疫情防控】 院内新冠肺炎疫情防控。成立疫情防控领导小组、专家小组，全年共召开领导小组会 15 次。多次召开院长办公会、党委会专题研究疫情防控工作。制定疫情防控各项制度、流程、方案 30 余项。严格落实三级预检分诊、住院病区管理制度。加强发热门诊和核酸检测能力，发热门诊就诊患者、住院患者及陪护人员核酸检测率 100%。开展高风险岗位人员每周一次核酸检测，其他岗位人员每月一次核酸检测。修订完善《医院出入口管理制度》等 6 项。全面落实发热病人专区管理，接诊发热患者29 183人次。全年完成新冠核酸标本检测71 315份，举行防控知识培训 26 次。

全省妇幼保健机构新冠肺炎疫情防控。建立全省母婴安全台账管理制度，强化孕产妇定点医院建设，加强对口帮扶与指导三州母婴安全工作，及时出台技术方案。组织编印《四川省妇幼保健机构新冠肺炎感染与防控技术指南(试行)》《四川省妇幼保健机构新冠肺炎感染与防控质控标准(试行)》，并组织全省妇幼保健机构开展感染与防控工作自查和市级质量控制。

【医学教育】 教学工作。承接临床、检验、护理等专业实习生共 229 人。

人才建设。新增成都医学院临床专硕导师 9 名，公共卫生管理专业硕士研究生导师 3 名。现有临床专硕导师共 18 名，其中 14 名硕导完成硕士研究生招录工作，在培临床专硕 25 名。

规范化培训与继续医学教育。2020 年在院规范化培训学员 200 名，三类规培结业考核首次理论考核通过率、结业考核率均为 100%。新增四川省儿科专科护士培训基地，省级基层产科医师培训基地。全年接收进修 607 人次。医学实验中心和技能培训中心初步建成。完成医学实验中心基础平台及临床技能培训中心建设。举办完成国家级继教项目 4 项、省级继教项目Ⅰ、Ⅱ类共计 104 项，新申报立项 2021 年国家级继教项目 8 项。

【科研工作】 申报各级各类纵向科研项目 83 项，获立项 15 项，同比增长 15.4%，其中省部级课题立项 5 项，同比增长 150%。横向课题 21 项，同比增长 200%，获资助经费 39.29 万元。发表论文 152 篇，其中 SCI 收录 20 篇，核心期刊及以上 103 篇。每百名卫技人员发表科技核心期刊及以上的论文 11.7 篇，同比增长 31%。授权国家实用新型专利 5 项。编写专著 8 部。完成临床试验机构及专业网上备案工作，已启动 9 项临床试验工作，到账 18.6 万元。

(行政办公室)

成都医学院

【概况】 2020 年，学校专任教师 1 110人，其中硕士生导师 383 人，副高以上专业技术职称近 505 人。

【医学教育】 教学工作。完成 200 个教学班的教学任务安排和 10 000余名学生选课工作。受新冠肺炎疫情影响，春季学期开展为期 12 周线上教学，开课13 819门次，课程开出率 87.14%，13 个基地教学理论班开课 627 门次，开出率 92.07%。立项建设首批校级“线上线下混合式”教学模式改革项目 12 项，确立校级本科教改项目 93 项。获批省级创新创业教育示范课程 2 门，省级应用型示范课程项目 4 个，获四川省第五届高校青年教师教学竞赛二等奖 1 项、三等奖 2 项。成为“四川省高等教育学会应用型本科专业委员会委员单位”。

除1名士兵专项计划外，全额完成8个专业共403名研究生招生计划，遴选新增硕士研究生导师86名。获评“四川省2020年度研究生招生考试目标责任完成先进单位”。组织评估现有8个硕士学位授权点所在的学科。举办“锦欣杯”成医首届研究生创新学术交流论坛，首次开展研究生科研创新基金项目申报工作，开创性建成本校同等学力申硕课程网课平台，全面实现同等学力申硕人员第一阶段课程学习网络化。

中医学专业通过教育部审批，纳入本科一批次招生。“医学影像学”“生物制药”获批为2020年省级一流本科专业建设点。成为四川省博士学位授权立项建设“重点培育”单位，临床医学硕士学位，生物与医药、公共管理、农业硕士专业学位通过省学位办审核公示。

学生工作。2020年在校学生13 566人，其中硕士研究生765人、普通本科生11 844人、普通专科生957人。截至2020年8月31日，总体就业率85.24%。切实规范疫情防控常态化下学生请销假流程，开发学生外出管理系统。完善智慧学工系统，完成网络迎新工作。105人获四川省大学生综合素质A级证书。评选国家奖助学金3 618人，涉及金额1 259.74万元。发放疫情防控专项资助，选修课学生手机流量补贴，资助金额48.33万元。1名教师获“第六届全省高校辅导员年度人物”提名。获首届西部高校医学生创新思维与实验技能大赛一等奖2项、三等奖2项。

人才建设。引进博士、副高及以上人才15人；职称评审通过62人，其中正高13人、副高18人、中级31人。获批四川省千人计划领军人才项目1人、青年人才项目1人，四川省学术与技术带头人2人，天府万人计划天府科技菁英1人，四川省卫生健康委学术技术带头人3人、后备人选5人，“西部之光”访问学者1人。送培博士2人、博士后进站2人、国内访问学者1人，国内各类学术交流访问约80人次。组织78名新教师岗前培训，44人获高校教师任职资格。举办教师教学专题工作坊4期，参培200余人次。筹办“医学教育创新发展”线上专题系列培训5场，累计培训1 000余人次。

【科研工作】 国家级项目立项10项，其中国家自然科学基金项目9项，国家社会科学基金项目1项。获批教育部人文社科项目1项，中国科学技术协会青年人才托举项目1项，省科技厅项目25项，省社科联项目2项，厅局级项目45项，其他类别项目9项，共获资助经费约725万元。获中国中医药研究促进会科技进步一等奖1项、四川省科技进步三等奖2项、中国医药教育协会科学技术奖科技创新二等奖1项。发表科技论文被SCI、EI、CPCI、A&HCI等收录近100篇，被中文核心期刊、中国科技核心期刊(统计源期刊)、CSSCI和CSCD期刊收录近200篇。获专利授权11项、软件著作权登记6项、办理专利资助申请7件。

【交流合作】 深化“厅市共建”，与成都市郫都区、新都区、简州新城、高新区等地方人民政府加强校地合作；与成都医疗健康投资集团有限公司等4家企业开展合作交流；与四川省卫生健康信息中心签署战略合作框架协议并落地实施具体项目。与成都市新都区成立“成都医学院基础教育联盟”，共建成都医学院附属高级中学、附属初级中学、附属幼儿园。与四川省退役军人事务厅建立合作关系。规范运行教育发展基金会，通过公开募集、定向宣传等方式，获社会各界、校企合作单位等资金137万余元。组织6名学生参加由德国拜罗伊特大学主办的暑期线上培训项目。8名学生被“2020年新加坡护理医科奖学金项目”录取。

【新冠肺炎疫情防控】 划拨70万元专项党费支持抗疫工作，组织全校1 191名党员为疫情防控捐款12.36万元。刊发战疫前线、抗疫日记等防疫新闻近300条，优秀典型报道、防疫卫生健康知识等推文600余条。《人民日报》、新华社等媒体发布学校抗疫新闻190余篇。学校获批成都市科技局新冠肺炎防控专项应急项目2项、成都市社科院哲学社会科学“新冠肺炎疫情防控”专项1项。

【健康扶贫】 发挥资源优势，开展医教帮扶、智力帮扶、产业帮扶、特色帮扶，对口帮扶巴中职业技术学院。开展帮扶项目和帮扶工作54项，投入扶贫经费和物资334.2万元，组织实地帮扶21次。

2名驻村干部分别被乐山市金口河区、甘孜县评为“2020年脱贫攻坚暨乡村振兴先进个人”“优秀援藏干部”，学校被省委省政府评为“2019年度先进定点扶贫省直部门（单位）”，被中共四川省委教育工作委员会评为“2019年度全省高校定点扶贫先进单位”。

（发展规划处）

成都医学院第一附属医院

【概况】 2020年，医院在职职工1 535人，其中高级职称218人。享受国务院特殊津贴专家3人，省及省卫生健康委学术技术带头人16人、后备人选27人，“天府名医“2人、省卫生健康首席专家1人，领军人才5人。开放床位1 800张。

【医疗工作】 医院门急诊病人69.09万人次，出院病人4.89万人次，手术13 749台次，床位使用率92.6%，平均住院日10.0天。

重视优势学科建设。麻醉学和儿科学获批省医学重点学科立项建设，全院省级医学重点学科/专科达15个。医学影像学、心血管病学和呼吸病学完成动态评估检查，内分泌代谢病学接受验收评审检查。

全面加强技术建设。新开展省级限制类医疗技术1项、院内新技术新项目29项。2020年出院患者手术占比、微创手术占比、四级手术比例分别为28.11%、16.91%、26.90%。

强化质量安全问题分析。通过定期召开医疗质量与安全分析会，动态梳理分析医疗质量安全相关问题，针对发现的问题及时制定改进方案，形成全院共同参与、齐抓共管质量安全的氛围，质量管理成效持续提高。

落实医疗“三监管”要求。针对医疗“三监管”平台反馈的不合理用药等情况，及时组织院内自查，并按照医院内部管理规定处罚。全年累计接收平台反馈问题13次，疑似问题线索29条，较2019年问题线索量下降40条。

强化院内感染控制。落实感控督查员工作制度，全院共配置感控督查员47名，全部由副护士长兼任，强化感控分级管理，建立医院感染防控长效机制。

加强药事管理。2020年药占比25.27%，同比降低2.75%；住院抗菌药物使用率45.22%，同比降低3.93%；住院抗菌药物使用强度37.74DDDs，同比降低7.66DDDs。中医药治疗率54.02%，中医药技术使用率42.6%，中药饮片用量42 509.95千克，同比增长5.27%，销售额544.05万，同比增长5.69%；中成药用量358 968盒，同比降低27.96%，销售额1 288.10万元，同比降低22.24%。

提升急诊急救水平。加强急诊急救能力建设，卒中中心通过国家脑防委现场验收，并授予高级卒中中心单位；胸痛中心通过中国胸痛中心联盟认证，并授予胸痛中心（标准版）单位。

医联体建设。与北京阜外心血管病国家研究中心签约成立成都医学院第一附属医院心血管病技术培训中心，新签约四川省林业中心医院、新都区第三人民医院等5家医联体、专科联盟单位，正式挂牌马尔康分院、彭州分院。全年共选派专家475人次到医联体单位开展专科共建、临床带教、业务指导、教学查房等工作。组织召开医院第3届医联体大会，与医联体成员单位及兄弟单位共同分享医联体建设经验。

应对DRGS医保支付方式改革。2020年12月临床路径入径率86.38%，同比增长52.83%；2020年病案首页合格率96.39%，同比增长1.96%；门诊次均费350元，同比增长12.44%；住院次均费1.33万元，同比增长4.66%；成都市医保住院病例自费率37%，与上年持平；医院年终模拟测算数据在按项目付费的基础上增加利润356.6万元。

【新冠肺炎疫情防控】 作为省市区三级定点收治新冠肺炎患者医院，坚持双线作战，同心抗疫。①坚守院内阵地。第一时间制订应急预案并及时修订完善，全年共组织召开专项防控工作会35次，制（修）订70项工作制度、85个防控流程，完成三通道、特殊科室流程再造，严格落实三关、三问、三防，严防院内交叉感染。先后投入500余万元改造扩建隔离病区，现有负压病房10间，隔离病房28间，发热留观病房18间，以及独立的污水排放和处理系统。加强院内防疫人员调配，全力做好院内疫情防控。全年共接诊发热病人11 524例，收治发热患者1 064例，疑似患者50例，确诊15例，完成78 347份核酸标本检测。②支援疫情前线。抽调3批次共计27名医务人员参加四川援鄂医疗队支援武汉，1人支援成都市公共卫生临床医疗中心，5人援京援疆援滇参与核酸检测。③保障学校正常复学复课。梳理成都医学院应急处置流程,制订相关制度、流程和预案,并参与组织应急演练。共处置发热等异常情况学生301人次,未发现疑似或确诊病人。④牵头新都区疫情防控。院长刘罡任成都市新都区疫情防控专家组组长、副院长周鹏任MDT专家组组长,参与新都区疑难病例会诊60余人次,接收转诊患者39例。组建川视宾馆境外归国人员医学隔离观察点,制定防控方案、流程,组织应急演练,完成归国人员疫情防控及确诊患者收治工作。

【医学教育】 教学工作。①完善教学管理体系。设立专项绩效,配备各系系主任助理,协助系主任做好教学管理相关工作;完成基层教学组织改组,改组后临床医学院下设1个教学实验中心,28个教研室,14个课程组。②加强专业建设。获批新专业中医学,成立中医学系下设中医基础、中医经典、中医临床、中医专科四个教研室,2020年9月以一本招生招收第一届学生。医学影像学获批四川省一流专业建设点,筹建临床医学专业医学美容方向。

招生与就业。2020届共有本科毕业生879人,就业率79.18%;毕业研究生78人,毕业75人,就业率94.73%;招收本科生1 096名、研究生189人。

规范化培训与继续医学教育。儿科、麻醉科专业基地获批2020年度住院医师规范化培训重点专业基地,组织192名考官完成全省619名考生考核工作。举办国家级继教项目5项、省级继教项目4项。招收住培学员93人、专培学员10人。该院全国住院医师规范化培训业务水平测试成绩在全国763家综合性医院中排名第23位,在四川省综合性医院中排名第1位。

【科研工作】 获批立项科研项目119项,其中国家自然科学基金2项,四川省科技厅项目10项。获四川省科学技术进步奖三等奖2项,四川省医学科技奖二等奖1项,中国中医药研究促进会科技进步奖1项。发表论文共365篇,其中SCI论文82篇。获授权专利18项。

(陈丹丹)

中国医学科学院输血研究所

【概况】 2020年,输血研究所在职职工169人,其中享受国务院政府特殊津贴5人,省部级人才3人,硕士及以上学历73人,高级职称28人。

【新冠肺炎疫情防控】 成立“新冠肺炎康复者恢复期血浆治疗新冠患者临床研究”科技攻关项目组,先后派出6名科技骨干随四川省援湖北省医疗队赴武汉市开展科技攻关,研究成果得到国内外的广泛赞誉,为新冠患者救治提供了科技支撑。协助中国医学科学院医学生物学研究所在成都市开展“新冠疫苗”一期临床评价研究。

【医学教育】 招生与就业。招收博士/硕士研究生17名。2020届17名毕业生全部就业。获评院校优秀毕业生2名,硕士国奖1名,硕博学业奖学金21名。

人才建设。遴选所内5名优秀青年人才列入培养计划,引进归国青年人才1人,推荐中国医学科学院北京协和医学院准聘长聘教师人选进入答辩流程1人(未能入选),完成各级各类人才项目申报工作共计14人次。完成专业技术资格7人次(正高2人、副高5人)申报及省卫生健康委交叉互审工作。组织开展中高级专业技术职务聘任评审,拟聘正高1人、副高3人。

【产业合作】 挖掘应用型科研成果并及时启动转化,新型血液病原体灭活产品预期明年进入产品注册申报,抗A、抗B血型定型试剂技术成果以许可形式与迈克生物达成转化合作。与中国医学科学院放射医学研究所、成都市第二人民医院建立战略合作,为干细胞研究、临床输血等科研技术与临床应用的紧密结合搭建资源共享、集成攻关的平台。2020年度下属科技型企业销售收入和利润都取得较大幅度增长。

【科研工作】 获批项目14项,立项金额1 211.7万元。签署横向合作协议21项,到账经费848.7万元。全年在研项目43项,到账经费2 251.9万元。新增3个联合实验室。发表论文59篇,其中SCI35篇、中文核心期刊24篇。获授权发明专利授权2项,实用新型专利1项。

依托科技部常规援外项目“老挝献血人群新发再发病原体

筛查体系的建立及应用”，与南宁市中心血站联合线上培训老挝采供血机构人员。

【行业促进】 承担国家卫生健康委委托项目《国家血液安全报告(2019年)》的编撰工作和《单采血浆站质量管理规范》等4个规范性文件的制修订工作。完成《“十四五”血站服务体系建设和发展规划纲要》，上报《全国血液安全舆情监测周报》(共51期)。协助四川省卫生健康委开展单采血浆站和脐血库监督执法核查，完成《2020年四川省血液安全监督执法核查报告》；组织开展采浆点试点验收工作并完成相关报告。开展全省血站核酸检测实验室室间质量评价、全省血站HIV待复检样本确证检测等工作。承办中国输血协会第十届输血大会，创建中国预防医学会血液安全分会并承办2020年中国血液安全大会。

(行政办公室)

成都中医药大学附属生殖妇幼医院

【概况】 2020年，医院在职职工152人，其中执业医师52人、注册护师35人、药师9人、检验技师11人，其他卫生技术人员4人、其他技术人员5人、管理人员26人、工勤技能人员10人。在编职工32人、合同制职工106人、返聘及临聘职工14人。

完成省级公益二类事业单位法人资格登记，解决了建院30多年来无独立主体地位从而制约医院发展的关键性问题。获省发改委《成都中医药大学附属生殖妇幼医院业务用房改造》立项批复及政府债券支持，项目按计划实施。

【医疗工作】 2019年12月1日—2020年11月30日，门诊78 645人次，辅助生殖周期804个；总收入4 079.68万元，同期相比下降率28.03%；住院部床位使用率65.6%；住院病历甲级率100%，处方合格率99.69%；无菌手术切口感染率及麻醉死亡率均为零。

医疗质量管理。坚持每周医疗工作会、每月医疗质量检查、科主任工作会及不定期专项检查。制定2020年度“三基三严”培训计划及考核实施方案并实施。按省卫生健康委要求，做好艾滋病、梅毒、乙肝母婴传播工作并组织实施。继续开展再生育服务，并同成都市青白江区及天府新区续签失独家庭再生育协议。

提升管理质量。定期进行环节质量控制，并组织临床科室质控人员交叉对住院病历进行终末质量抽查。不定期从LIS系统中抽查病历书写的及时性、治疗的合理性以及病情告知的有效性，病历归档时限，发现缺陷按照医院制定的“医疗缺陷管理办法”，处罚；全年印发“医疗缺陷整改通知”43份，及时反馈给相关科室督查改进。参加省级以上医疗业务管理培训、视频会议培训、三医监管培训、卫生执法综合监管培训、新型冠状病毒专项培训等20余人次。根据相关依法自查管理办法要求，制定医院依法执业自查工作制度及实施方案，并严格按照法律法规及相关条款依法执业；对“智慧卫监”上报涉及的科室进行系统培训，并要求各操作员按照要求进行相关自查工作。按照省卫生健康委《医疗技术临床应用管理办法》《医疗机构手术分级管理办法》《四川省医疗技术临床应用管理实施细则》文件要求严格管理，新技术及新项目按照相关准入制度进行院级审核，并及时追踪管理。

新项目开展。新增小针刀技术、强脉冲光子治疗技术、经尿道膀胱镜膀胱异物取出术、宫颈锥形切除术、宫颈环形电切术、子宫颈截除术、宫颈肌瘤剔除术、盆腔子宫内膜异位病灶电灼术、陈旧性会阴Ⅲ度裂伤缝合术、无创射频缩阴治疗、妇科射频治疗、ICSI联合卵母细胞体外激活技术、卵母细胞透明带激光打孔技术降低ICSI后退化率新技术，以及不育基因检测等新项目。调研开设中医肛肠科的条件，拟2021年开展中医肛肠业务。

【新冠肺炎疫情防控】 2020年年初，新冠肺炎疫情暴发，医院组织制定《关于新型冠状病毒感染的肺炎防控应急预案》《新冠肺炎疫情期间普通病区管理手册》《新冠肺炎医院防控手册》，要求全院职工认真学习，强化防控意识，掌握防控管理流程；组织制定感控相关的制度，并设置预检分诊点，规划通道，优化感控流程，定期督导检查各科室落实情况；及时传达国家、省、区卫生健康委组织的新型冠状病毒肺炎防控培训会议精神，及时组织学习相关文件并考核。与第三方核酸检测机构签署新冠核酸送检协议,严格把控标本采集中的防控措施。完成全院医务人员新冠核酸检测,按要求对所有住院病人及陪护人员入院前完成新冠核酸检测;保证医保住院患者的新冠核酸检测正常医保报销。结合上级部门下发系列新冠防控系列文件精神,制定医院《新冠肺炎疫情期间普通病区管理手册》及《新冠肺炎医院防控手册》,加强院级管控,强化全院防控意识,及时规范管理流程。

【科研工作】 新立项课题16项,国家自然科学基金项目1项,2020年高层次留学人才回国资助项目1项。四川省科技厅项目3项,WHO项目1项,成都市科技局1项,杏林学者科研提升计划9项,立项经费合计164.5万元(其中13项课题结题)。申报四川省科学技术奖提名项目1项。

发表82篇,其中以第一作者、通讯作者发表SCI论文38篇,参与SCI论文撰写3篇,CSCD期刊论文3篇,北大核心3篇。授权外观设计专利3项。

完成并向世界卫生组织提交WHO合作中心2019年度详细报告,完成并向国家卫生建康委世界卫生组织在华活动管理系统提交2019年中、英文年度摘要报告;完成并提交2020年WHO合作中心年度在线电子报告;启动医院与WHO第八合作周期再认证申报工作。

【拓展宣传】 运用微信平台宣传。与省卫生健康委员会宣传教育中心、12 320媒体宣传平台合作,配合制作完成医疗科普"健康四川"直播节目共8档期,总点击量30 000次以上。

(院长办公室)

成都中医药大学附属医院(四川省中医院)

【概况】 2020年,医院在职职工2 318人,其中高级职称383人,中级675人,初级926人。

【医疗工作】 医院门急诊服务217万人次,出院5.36万人次,手术3.03万台次,平均住院日11.8天。

专科专病建设。新增7个省级重点专科,获批四川省中医药防治重大疾病中心项目10个,被评为2020中国中医医院最佳临床型专科和最佳研究型专科5个科室。新建临床科室2个和治疗中心2个,新增专病门诊15个。牵头成立四川省第一支中医紧急医学救援队。承接中医药治疗艾滋病试点项目,开展中医药治疗艾滋病方面的科学研究。

医联体建设。签约成都市龙泉驿区人民政府和乐至县人民政府,领办成都市金牛区曹家巷社区卫生服务中心。2020年医院共派出医联体干部6名。通过医联体的运营,骨科、普外等科室绩效排名有效提升。

中医传承教育。获批3个四川省中医经典传承中心,完成在建国家及省级名中医工作室建设任务。推进中医药高层次人才培养基地建设,开展培训项目19项,培训省内外学员达1 000余名。承接四川省卫生健康委人才培养项目,助力省民族地区基层卫生紧缺医技人才建设。获批全国2020年度中医住培重点专业基地。

【新冠肺炎疫情防控】 第一时间启用发热门诊、发热病房,建立三级预检分诊体系,在四川省中医系统率先开展核酸检测。全年诊治发热病人6 768名,隔离收治发热患者73名,开展核酸检测10.5万人次。牵头制定全省中医药防控技术指南,参与全省医疗救治指导。派出32名医护人员援助湖北省,3批检验人员先后赴北京市、云南省、新疆维吾尔自治区开展核酸检测工作。通过外派专家、远程会诊指导埃塞俄比亚、吉布提、卡塔尔、欧洲六国、葡语系国家等中医药抗疫工作。承担省第一批应对新冠病毒科技攻关应急项目2个,开展新冠2号、3号紧急研发及疗效评价工作,研发"川方1号"中药协定处方,中西医结合治疗,援鄂期间实现病区176例新冠肺炎患者(其中重症、危重症患者51例)零气管插管、零有创呼吸机使用、零ECMO使用。

11月,医院入选国家中医疫病防治队伍和疫病防治基地依托中医医院。

【医学教育】 组织推荐申报各类专家共计338人次,新增各类专家65人,获荣誉称号3项。全职引进第八层次人才2名,专职博士后进站2名。

【科研工作】 获纵向课题资助165项(其中国家级课题12项,部省级课题40项),横向课题资助

23项，到院科研总经费约4 000万元。获省部级科技进步奖2项，其中四川省科技进步奖一等奖1项。发表中国卓越期刊论文37篇，北大核心期刊论文229篇，SCI论文300余篇，最高影响因子9.48。申报发明专利17项，申报使用新型专利9项，成果转化2项，转化金额302万元。

筹建代谢性疾病中医药调控四川省重点实验室，通过省科技厅评审。深化国家中医药临床研究（糖尿病）基地建设，推进四川省中医药循证医学中心和临床医学中心建设。新建药物临床试验生物样本分析实验室，入选国家药品不良反应监测哨点联盟医院，完成药物临床试验机构和22个专业网上备案。

【交流合作】 续签中国—黑山中医药中心合作协议，完成四川省—白俄罗斯戈梅利州合作协议中医药合作方案建议。与香港中文大学中医学院签署《成都中医药大学附属医院与香港中文大学医学院中医学院中医教学合作备忘录》。启动“天府云医·海外惠侨远程医疗站”工作，并持续推进其前期建设。

【健康扶贫】 医院连续两年被评为定点扶贫先进省直部门（单位），定点帮扶工作成效考核综合评价被省委办公厅、省政府办公厅通报为“好”。驻甘孜藏族自治州泸定县磨西镇磨岗岭村驻村工作队队员曾红被省委、省政府表彰为“脱贫攻坚一线优秀扶贫干部”。

（办公室）

四川省第二中医医院（四川省中医药科学院中医研究所）

【概况】 2020年，医院在职职工650人，其中高级职称107人，中级172人。

国际针灸体验中心建设项目完成竣工验收投入使用，新增床位217张，医院总建筑面积25 900平方米。

成华院区建设。6月3日，省中医药管理局与成都市成华区人民政府签订《共建四川省第一中医院合作框架协议》。7月3日，医院同成都锦城华创置业有限责任公司签订《四川省第一中医院项目建设合作及租赁协议》，建设项目正式启动。项目预计2021年3月完成初步设计、2021年10月开工建设，2023年12月投入使用。

根据疫情常态化防控要求，医院PCR实验室建设完成并取得增设二级诊疗科目许可，投用后该院具备核酸检测能力。

疫情期间紧急开通互联网医院，为65名医师办理CA证书，增加备案诊疗科目，打通从患者问诊、医生诊断、电子处方、药品审方、远程配送等全流程服务通道。

完成院内结构化电子病历、内外网隔离改造建设、排队叫号等10个信息化项目建设。获省卫生健康委5G创新项目专项资金100万元与四川大学计算机学院等高校研究机构合作开展医学影像人工智能研究。

【医疗工作】 医院门诊20万人次，出院1.2万人次，急诊8 713人次，手术3 175台次，床位使用率62.69%。门诊中药处方比例69.69%，门诊中药饮片比例39.55%，门诊患者中药饮片使用率50.02%，出院患者中药饮片使用率71.93%，中药收入占药品收入比例53.89%，中药饮片收入占药品比例37.47%。生产使用29个医院制剂品种，制剂调剂使用合作单位11家。

规范医疗行为。运用医疗“三监管”，发现疑似问题线索48条，最终认定不合理用药18条，不规范病历书写问题1条。根据《医务人员不良执业行为积分管理办法》，追究出现乙级病历和“三监管”不合理线索的19条认定问题的16名医生的责任。

加强病历质控。持续环节质控和终末质控，针对首页填写、依法执业、围手术期管理、会诊制度执行以及输血/血液制品使用前相关检查和文书的签署加强质控检查力度。

发挥中医护理特色优势。优化中医护理方案和中医护理适宜技术操作规范。实施中医护理技术项目52项，落实中医护理方案60个，中医护理方案实施率100%。

优势中医专科建设。肺病科、中药临床药学2个省中医重点专科获批“四川省中医重点专科（专病）”建设单位，杜琼书骨伤经典传承中心申报成功四川省中医经典传承中心建设单位，不孕病、水肿（肾病综合症）疾病申报成功四川省重大疾病中医药防治中心建设单位，杜氏骨伤疗法（成都中医正骨疗法）入选成都市第七批非物质文化遗产名录。

医联体建设。医联体签约单位总数172家,健联体签约单位19家。接收各单位转诊病人2 822人,其中省人民医院转诊病1 192人,其中手术病人680人。完成四川大学华西医院脑卒中学科、急诊学科、康复医学学科等9个联盟合作协议签订。与松潘县人民医院探索紧密型医联体建设,协助松潘县人民医院成立ICU、分化骨科独立开科,与康复科、肛肠科、乳腺科全面开展医疗协作。

【新冠肺炎疫情防控】 按照上级部署,建立健全职责明确、行为规范、运转有效的指挥体系、疾病防控体系、医疗救治体系、舆情监测体系、后勤保障体系及督导检查体系,坚持联防联控,领导班子成员主动担责,靠前指挥,研究制定防控工作方案,成立由党委书记、主持行政工作的副院长为双组长的疫情防控领导小组,统一指挥调度医院疫情防控工作,确保上级部门各项决策部署落到实处。

1月25日—2月21日,医院分别派出三批援鄂医疗队、队员共计21名,在全省中医医院中派出支援人数排名第二。第一批医疗队所在病区实现中医药使用全覆盖;第二批医疗队所负责病区实现零死亡、零轻症转重症、中医参与率100%。

对照国家卫生健康委实时更新诊疗方案、防控方案和相关流程,制定修订医院各类防控方案及流程。通过各种渠道全力采购、调配所需应急防护物资,同时统一集中归口管理全院防护物资。院内采购防护、消毒物资、红外线监测设备合计60.06万元,为援鄂医疗队购买10批次共约9万元的生活物资,收到上级部门有偿调拨防护物资14批次,共计10.7万元。制定下发《四川省第二中医医院接受公益事业捐赠管理办法(试行)》《疫情期间接受捐赠物资发放管理暂行办法的通知》,规范受赠物资发放,疫情期间,收到社会捐赠物品110批次,捐赠收入84.23万元,其中现金16.82万元。医院"芪香益气解毒颗粒"纳入《四川省新型冠状病毒感染的肺炎中医药防控技术指南》"中医药治疗(成人)"的"医学观察期"推荐中药院内制剂。疫情以来,累计出库12 000袋,其中支援武汉市1 790袋,向阿曼苏丹国捐赠2 500袋。向医务人员、患者及家属、社区居民和25家单位发放"预防呼吸道传染病中药大锅汤"45 000余人次,配发中医药预防香囊1 664个。

【医学教育】 再次获批为国家第三批中医住院医师规范化培训基地。拓展与西南医科大学、成都医学院、成都体育学院等高校合作,共同培养"双师型"人才,50余名医务人员成为各高校兼职教师。

推荐申报各类专家人才100余人次,省级技能工作室3个。引进人员64人,其中专业技术人员58名,硕士19人。

【科研工作】 申报科研项目129项,立项75项,到账经费522.14万元。

【交流合作】 第二批驻阿曼医疗队7名队员坚守岗位,持续推动开展中医药"一带一路"任务,全年接诊患者4 967人次,推拿按摩941人次,蜂疗181人次。驻阿曼医疗队服务对象在2019年13国基础上增加南非、叙利亚、孟加拉国、阿富汗、沙特等国籍病员。

(办公室)

四川省中医药科学院(四川省中药研究所)

【概况】 2020年,科学院在职职工217人(含编制、聘用),其中高级职称91人,中级41人,初级49人。

国家中医药传承创新工程项目完成主体建设80%。四川省中医药转化医学中心及成果转化生产基地建设项目可行性研究报告报批。线下名医馆体验店完成设计和装修招投标。与四川省第二中医医院签订《四川省名医馆互联网诊疗系统建设合作框架协议》,线上名医馆互联网建设系统和接口设计工作有序进行。

【科研工作】 一、科研项目。申报各级各类课题74项,项目指南建议17项(条)。获纵向项目立项60项,到款4 338万元。新签横向项目54项,到款833万元。新签挂名协议1项,到款14万元。通过验收项目30余项,科研成果登记10余项。

二、科研平台建设。获批国内首个"中医药转化医学四川省重点实验室"和"四川省道地药材形成原理与品质评价工程研究中心"。中医药转化医学中心第三方医学检验实验室取得《医疗机构执业许可证》，成为四川省中医药系统首家以基因组学、转录组学、免疫组学等生命组学检测为特色的第三方医学检验实验室。“抗病毒中药活性筛选与评价平台”“实验动物质量检测平台”试运行，基于《中国实验动物学会团体标准》建立针对小鼠肝炎病毒等4项快速检测技术。“扩大无菌级小鼠的适用范围”通过验收。生物安全三级实验室建设项目入选《四川省疾病防控救治能力提升三年行动方案（2020—2022年）》。创新建立西南地区最大的药用菌种质资源库，保藏整理、整合药用菌菌株415株、菌株资源实物2 075份，保存菌株图像475幅，完成170份药用菌种质资源的ITS条形码鉴定和菌种分子生物学复核。加快推进“重大中药新药创制与产业化”研究，联合四川省第二中医医院与四川省中医药大健康投资公司推进共建中药新药研发中试试验平台建设。《中药药理与临床》入选《世界期刊影响力指数（WJCI）报告（2020科技版）》期刊。

三、科技奖励、专利及专著。获四川省科技进步奖一等奖1项、三等奖1项。授权发明专利19项。发表论文55篇，其中北大中文核心期刊论文31篇。出版专著3部。牵头完成《四川省道地药材高质量发展示范项目建议书》《川药产业振兴工作推进方案》，参与完成《川药产业技术攻关路线图》。

【成果转移转化】 以无形资产作价入股的四川省姜黄大健康科技有限责任公司、四川苏仕康医学生物有限责任公司完成工商登记注册。挖掘药用菌种质资源与共享平台，签订技术服务或成果转让等合同8个，研发并上市药用菌精深加工新产品19个。新签灵芝发酵物提取新工艺及用途、竹荪提取物科技成果转让合同7个。加强中医药转化医学理论与应用研究，完成川产道地药材姜黄等大健康产品开发10个、川产道地药材认证标准研究5项。

【中药资源普查工作】 2019年课题组全面开展普查工作，2020年组建中药资源大县专项调查、资源物种不足县专项调查、指定物种专项调查和菌类、动物、矿物药资源专项调查。中药资源物种数，由2 344种增加到6 425种，数据一致率由22%提升到57%，指定特有物种补采1 124种。发现新种4个、新分布5个、稀有濒危种3个。出版《四川省中药资源志要》《道地药材生产区划》等专著3部。四川省第四次全国中药资源普查保存圃通过国家中医药管理局验收。

【中医药治疗艾滋病研究】 “基于邪气正安思想探索愈疡胶囊联合HAART促进HIV感染者免疫重建、延缓发病的前瞻性临床研究”与“针对低依从性HIV感染者中西医协同治疗方案的临床研究”完成患者招募入组，进入临床观察阶段。“健脾温阳解毒法对HAART所致药物性腹泻的临床研究”项目完成数据收集。开展省科技厅杰出青年科技人才项目“探讨中西医结合治疗HIV感染者的肠道微生态及其分泌物和肠黏膜损伤标记物的研究”。

【川派中医药名家研究】 继续开展“川派中医药名家临床经验及学术思想系列整理研究”，完成第四批四川省名中医文献著作收集整理。

【中医药地方标准建设】 完成全省2020年度地标项目推荐评审，立项10项。全省标准化专业技术委员会通过省市场监管局的考评，组织专家结题验收四川省中医药管理局2019年度标准化研究项目，通过验收12项。2020年度中医药标准化研究项目立项15项组织实施。组织专家协调推动标准化示范基地（川芎）项目实施。组织ISO国际标准提案项目2次网上预答辩演练，1次TC249/WG1线上国际标准会议。

【医学教育】 获批省级中医药继续教育项目1个。实施职工能力提升项目，开展理论培训课堂12次、实践课堂3批次，组织30岁以下青年职工现场教学1次。

全年推荐各级各类专家共计103人次。获批第十三批四川省学术和技术带头人3人、四川省高层次人才计划3人、四川省中医药院士后备人选1人、2020年“西部之光”访问学者1人、第十四批省卫生健康委学术技术带头人后备人选1人、第七批四川省中医药管理局学术和技术带头人3人及后备人选6人，二级岗位专家1人，四川省抗击新冠肺炎疫情先进个人2人、四川省中医药传承创新发展先进个人3名。

【交流合作】 新签框架合作协议12个,新签产业技术分院框架合作协议2个。联合珠海澳大科技研究院等立项的“抗病毒中药活性成分评价关键技术研究及应用”项目进展顺利。联合云南省开展中药资源普查,联合广西壮族自治区共同争取科技厅资助开展川桂合作项目。与重庆市有关企业、科研机构签订系列战略合作协议,联合川渝两地多家单位申报的首批川渝联合实施重点研发项目“川渝道地药材品质保障关键技术研究与应用”“川渝道地药材绿色种植技术研究与应用”获立项。

【新冠肺炎疫情防控】 紧急成立专项科技攻关组,集中全院优势科技资源,紧急筛选推荐8项临床应急可用的中医药产品和9项培育孵化科技研究项目。开展“新冠肺炎中成药筛选评价及临床一线急需用药研发”等4项应急攻关项目。“治疗呼吸道传染病和新冠肺炎的组分中药新药——黄酯胶囊的研制”获成都市科技局重大科技创新项目“新冠肺炎防控专项”立项资助。及时筛选出预防新冠肺炎“中科1号方”“中科2号方”向社会发布,并委托加工生产汤剂、膏滋剂、中药包、中药香囊,发放职工及街道社区等抗疫一线人员。

【中医药产业扶贫】 派出科技特派员20人,赴36个县、40个贫困村,推广新技术17项,开发新产品6个,引进新品种6个,直接服务农民6 200人,带动1 147户4 500多人脱贫。

(院办公室)

四川省骨科医院

【概况】 2020年,医院在职职工1 004人,其中高级职称104人,中级143人。

天府新区医院建设主体结构工程完成100%,装饰装修完成90%,安装工程完成90%。

【医疗工作】 医院门诊59万人次,急诊8.4万人次,入院2.6万人次,出院2.6万人次,手术18.5万台次,Ⅲ、Ⅳ类手术占比63.02%,急诊手术2 894台次,日间手术705人次。平均住院日10.4天,病床平均周转次数30.1。中医治疗率99.12%,非药物中医技术治疗人次占医院门诊总人次57.65%。实行临床路径管理55个病种,实施临床路径7 692例,占全院出院人数的36.50%。

医疗质量及安全不断加强。①坚持“该中就中,该西就西”的医疗理念,实施“专科精细化+MDT一体化”诊疗模式,进一步提升专科诊疗水平和综合医疗救治保障能力。坚持问题导向,围绕医院医疗质量和安全管理的薄弱环节,添措施、补短板、强弱项。开展临床、医技科室全覆盖的核心制度督查,修订完善医疗核心制度5项。②启动住院总(临床质控员)运行病历质控工作。住院总医师与质控医师共同把关科室出院病历、运行病历。修订全院手术分级目录,手术授权新晋专业技术职称医师。全年医院共收到省卫生健康委反馈疑似信息47条,其中疑似不合理耗材使用30条、疑似不合理药品使用17条。最终被省医疗“三监管”委员会判定为不合理药品使用1例,处理对涉事医生和科室负责人。

专科联盟工作。2020年,医院骨伤专科联盟成员116家,成员单位覆盖全川,并辐射甘肃省、山东省、重庆市、云南省等省市。

重点专科(学科)建设。四川省医学重点学科骨科(脊柱外科)获省卫生健康委正式立项。足踝病科、正骨科等8项获批省中医重点专科(专病)建设项目。四川省医学重点学科运动医学建设项目完成验收,完成四川省医学重点学科上肢创伤科建设项目动态管理评估和四川省医学重点学科(麻醉学)科技影响力评价。

卫生应急工作。10月,派出队员64名参加由省卫生健康委、重庆市卫生健康委、四川省国防动员委在甘孜藏族自治州康定市联合开展的2020年川渝高原卫生应急暨国防动员联合演练。11月,医院取得承建国家(四川)中医应急医疗队高原分队资格。同月,国家中医药管理局认定医院为国家中医紧急医学救援队伍和紧急医学救援依托中医医院。

工作室工作。成功立项2020年四川省博士后创新实践基地,成立张世明、虞亚明等10个名中医药专家传承工作室,接收医院19位优秀青年中医药继承人。2020年8月,医院被中国体育科学学会确定为“运动处方师培训基地”。12月,医院被四川省医学会、四川省体育科学学会、四川省中医药学会确定为“四川省体医融合基地”。

中医药传承创新工作。推动四川省中医经典传承中心项目中医运动医学传承中心和四川省中医药防治重大疾病中心项目膝骨关节炎(膝痹)工作。加强郑氏伤科药物学术体系的传承与创新,制剂中心被评为四川省中医药传承创新发展先进集体。制定《郑氏骨科流派工作室任务书》,成立中医护理方案实施管理小组及中医特色护理管理小组,全院开展中医护理技术 20 项。坚持中西医并重开展新技术,将郑氏骨科思想、技术、药物与现代医学技术不断融合,2020 年通过新技术论证的项目 7 项。开展运动促进健康工作,开设运动干预门诊和慢性病运动健康管理门诊,开展代谢性疾病的运动防控。

【新冠肺炎疫情防控】 按照省卫生健康委、省中医药管理局要求,建立医院新冠肺炎应急防控救治体系。统筹协调全院力量开展院内防控体系建设,加强院内通道管控,预留临时隔离病房,在最短的时间内建立发热门诊并投入使用。开展新冠病毒核酸实验室建设并投入使用。

按照省委、省政府援助湖北省抗击新冠肺炎疫情的部署,积极、高效、有序派出 16 名医护人员驰援湖北省武汉市疫情防控。医疗队共收治新冠肺炎患者 192 例,其中重症患者 77 例,圆满完成支援武汉市抗疫任务。

【体育保障服务】 为国家飞碟队、竞走队、花样滑冰队、冬季两项队、跳台滑雪队等国家队及四川省队提供医疗服务 5 500 余人次。

【医学教育】 举办国家级中医药继教项目 1 项,四川省继教项目 4 项、四川省中医药继教项目 2 项,共 900 余人次参加。全年招收进修生 111 人次。全年接收成都体育学院、成都中医药大学、西南医科大学等共 11 所医学院校专业实习学生共 400 余人次。2020 年下半年医院通过四川省骨科专科护士培训基地评审。

以全国老中医药专家学术经验继承项目、全国中药特色技术传承人才培养项目、全国中医药创新骨干人才培养项目以及四川省干部保健青年骨干人才培养项目等 11 个项目为抓手,推进骨干人才和高层次人才培养。加强青年手术医师培养,制定《青年医师手术基本能力手显微外科临床培训方案》,完成第一、二批青年手术医师培训任务。

【科研工作】 立项课题 43 项,获资助经费 112.9 万元。“郑氏伤科在运动性伤病防控中的应用”获 2020 年中国中医药研究促进会科学技术进步二等奖。发表论文 218 篇,其中 SCI20 篇,核心期刊 121 篇。获专利 14 项。

【医院行业影响力不断扩大】 在 2020 年中国中医科学院中医药信息研究所联合中华中医药学会医院管理分会发布《基于中医药特色优势和科技影响力的中医医院评价研究报告(2020 年)》《基于中医药特色优势和科技影响力的公立地市级及以上三级中医医院 TOP100(2020 年)》中,医院排名第 84 位,全国入围专科医院 3 家(眼科 1 家、骨科 2 家)。

【健康扶贫】 全年共投入资金 15 万元,用于实施定点帮扶项目。开展两批次扶贫产品以购代捐活动,共购买价值约 1.8 万元的巨峰葡萄、青脆李、土豆等农产品。组织医疗专家赴医院帮扶的“三县四村”开展义诊和健康宣教 12 场次,义诊服务 500 人次,为当地群众捐赠价值约近 3 万元常用药品。落实帮扶巴中市巴州区第二人民医院措施,为其免费培训业务骨干;协调项目经费 150 万元,为马尔康市中藏医院信息化建设提供技术和资金支持。

(办公室)

四川省中西医结合医院

【概况】 2020 年,医院在职职工(含在编、聘用)759 人,其中高级职称 106 人、中级 265 人。

高新医院建设。一期工程争取到中央专项资金 1 亿元、地方政府债券 1 亿元下拨到账户,资金链闭合。9 月 28 日,一期工程取得施工许可证;10 月 1 日,项目全面施工。截至 2020 年年底地下室基础施工完成 100%,预计 2021 年 6 月主体封顶。二期工程主要建设高新医院教学、培训、学术交流、健康体验、行政管理等用房,同时兼具中医药国际交流中心功能。建筑面积 2 万平方米,项目总投入 1.7 亿元,建设期 18 个月。二期工程获省级财政支持 5 000万元。概念方案设计及可行性研究报告由报省发展改革委批复立项,申报国家重大项目建设。

新川中医馆开业。7月18日,新川中医馆正式开馆,为高新医院入驻高新南区前哨,填补周边区域三甲中医院优质资源下沉空白。

【医疗工作】 医院预约挂号占门诊总挂号人次的17.34%,同比提高3.7%;挂号人次同比下降11.73%,出院人次同比下降18.21%;药品收入(含中药饮片)占业务收入的36.98%;中药饮片收入占药品收入的29.04%,占业务收入的10.74%;总收入同比增加9.09%。

学科建设。6月8日,肾病科、脑病科、针灸科、老年病科获批省级重点专科建设单位,省级重点专科(专病)达11个。

干部保健。全年派出10批次20人次干部保健人员执行省卫生健康委指派的省"两会"项目等重大任务医疗保障。3人被四川省保健委员会表彰为四川省保健工作先进个人(医疗保障方面),干部保健部被表彰为全省干部保健工作先进集体。

【新冠肺炎疫情防控】 完善组织,统一部署。第一时间成立由党委书记、院长任总指挥的疫情防控指挥部,南北两区独立建制联防联控办公室,承担2院区、1家属院的联防联控任务。

流程再造,补足短板。反复整改"三通道"南区13次、北区8次,持续优化发热门诊流程、病区流程、病历系统、医疗废物处置流程等工作。10天改建完成新冠肺炎预留病区。紧急筹建基因扩增(PCR)实验室并于11月9日通过验收,实现新冠病毒核酸自主检测。2月15日医院南北区成为新冠肺炎疑似病例定点收治医院。

全院培训,加强演练。通过线上、线下多形式、分层次、分批次培训,确保医务人员第一时间准确掌握感染防控知识。全院共培训15次,培训2 500余人次,实现全院全员覆盖。制定疫情防控应急预案,先后组织3次新冠肺炎可疑病例收治应急演练和病区封闭控制应急演练。

迎接检查,严督实查。组成院内督导检查60余次,专项大检查10次。接受上级部门督查40余次。

科学管控,及时上报。建立专家会诊机制。组织疑似病例专家会诊26次,判定疑似病例10例,排除疑似病例19例,判定确诊病例1例。专人负责排查工作,严格执行日报告和零报告制度,完成3次全院人员大排查3 041人次,共同生活居住的家人4 893人次,有密切接触的亲戚朋友1 179人,未发生1例医务人员感染、非战斗减员事件。

持续作战,常态防控。坚持应急处置与常态化防控相结合,坚持每日感控督查员排查漏洞,补齐短板,持续强化疫情防控的各项工作措施。落实核酸检测"应检尽检"工作,核酸检测发热门诊患者、新入院患者及有呼吸道症状的患者、陪护,每月核酸检测全院职工,每周核酸检测高风险岗位工作人员。

提前预判,做好应急准备。完成防疫物资储备,保障3个月使用量。组建援助医疗队、流调小组、院内专家、核酸采集等应急队伍8支,保证疫情突发事件的应急需要。

【科研工作】 申报各级各类课题项目73项,获批立项31项,完成17项科研项目结题。

联合成都市武侯区肖家河社区、金牛区驷马桥社区开展新冠肺炎疫情中医药社区防控科研攻关工作。纳入研究病例1 800例,采用3个协定处方干预中药防控。为抗疫提供中医药应急服务,为构建"关口前移,重心下沉,早期介入,全程干预"的新冠肺炎中医药防控体系提供数据支持。

发表SCI论文3篇,核心期刊32篇。

【交流合作】 11—12月,组织参与国家中医药管理局国际合作司2020年中医药国际合作专项公开招标,有序推进"中国·西部中医药传承创新国际交流基地""中国—俄罗斯中医药中心(喀山)"建设。

【健康扶贫】 持续推进帮扶凉山彝族自治州普格县大槽乡大槽村、阿坝藏族羌族自治州阿坝县垮沙乡哈木措村。医院领导先后13次带队下乡调研指导,在党建引领、卫生健康、产业发展、封村防疫等方面助力脱贫,两个村的贫困户脱贫的"一超六有"和贫困村脱贫的"一低七有"全部达标,通过国家、省级、州(县)级的各类检查。在大槽乡中心小学开展"中医药进校园"讲座,在垮沙乡中心校开展汉语教学。医院领导与贫困学子结对帮扶6对，私人资助学杂费5 000元。开展“普格高山乌洋芋”消费扶贫活动，认购4 000斤价值2万元。

（行政办公室）

成都中医药大学

【概况】 2020年，学校教职工2 228人，其中专任教师1 655人，副高以上专业技术职称937人，博士生、硕士生导师910人。

学校有19个学院、38个本科专业，现有一级学科博士学位授权点3个、二级学科博士学位授权点21个，有一级学科硕士授权点7个、二级学科硕士学位授权点49个，有博士后流动站3个。

【医学教育】 教学工作。加强课程思政与思政课程建设，成立课程思政教学研究中心，获评省级“课程思政”示范专业1门、示范课程7门、示范教学团队2个，全年新增思政专业教师32人、辅导员23人。“双万”建设成效显著，获国家级一流本科专业建设点4个、省级一流本科专业建设点6个，获批首批国家级一流本科课程5门、省级一流本科课程9门，8门慕课顺利上线国际慕课平台。创新创业获佳绩，获批省级创新创业示范课程2门，获第十四届iCAN国际创新创业大赛中国总决赛金奖，获创新创业国家级奖励20项、部省级奖励29项，在省级“互联网+”比赛中获1金4银8铜、省级“挑战杯”大赛中获4金4银8铜，获金奖数创近年新高。复学复课有序开展，编印《复学心理健康指南》，制定“七案七制”组织2万余名学生返校复课，作为全省首所开通心理咨询热线高校开展心理团辅覆盖308个班级1万余名学生；依托“掌上金课”保障教学运行，开通网络课程14 473门次、学生在线学习750 165人次、实现100%在线教育教学。

招生就业。2020年全日制在校生25 346人，其中普通本专科在校生21 212人、研究生在校生3 747人（其中博士研究生611人）；2020年普通本专科招生5 135人、研究生招生1 454人（其中博士研究生199人）；2020年普通本专科毕业4 845人、研究生毕业874人（其中博士研究生91人）。2020届毕业生首次就业率89.9%，高出全省平均就业率4个百分点。

人才建设。全年引进高层次人才13人。国医大师刘敏如、廖品正担任首批中国中医科学院学部委员，入选“岐黄工程首席科学家”1人、入选“青年岐黄学者”4人。获四川省医学领域首位“科学技术杰出贡献奖”，引进的外国专家首次入选“金沙友谊奖”。27人获评四川省学术和技术带头人，1人获评四川省教书育人名师。

【科研工作】 申报各级各类项目1 969项，获国家级立项57项；到位科研经费1.35亿元，争取项目合同经费1.13亿元。获四川省科技进步一等奖2项、二等奖1项、三等奖2项。发表高水平论文22篇。获专利授权111项、著作权11项、专利转化2项。完成70项横向项目合同签订，到位经费1 086.8万元。经穴效应多学科交叉创新团队入选国家中医药管理局中医药多学科交叉创新团队，学校ESI排名上升38位。西南特色中药资源国家重点实验室成为国家科技创新体系的重要组成部分，学校作为全国唯一双试点中医药院校入选“赋予科研人员职务科技成果所有权或长期使用权试点单位”和首批国家知识产权试点建设高校。

【交流合作】 系统推进国际交流合作，外交部授予学校一定出访来访外事审批权，成为国家留学基金委2020年国际组织实习项目受理单位；与英国基尔大学合作办学，与塔吉克斯坦国立医科大学筹建传统医药中心；成立“关爱海外校友”工作小组向海外分校分院协会等捐赠“爱心抗疫包”并投放诊疗指南。推进校地校企合作，全年签订校地校企合作协议14份，接受社会捐赠到位经费800余万元，落户全国第一家华为医学ICT学院，与教育部学校规划发展中心签署合作协议推动中医药产教融合创新发展。

（朱　迁）

成都中医药大学附属医院针灸学校（四川省针灸学校）

【概况】 2020年，学校教职工300余人，其中高级职称32人，中级35人，初级121人。

【医学教育】 专业建设。完成中医护理、中药制药2个拟新设专业的申报备案工作。开展省级示范专业(中医康复保健)项目建设工作,编制《项目建设方案》《项目建设任务书》,并成功获批建设。

教学管理。完成全年142个中高职在校班级的、成人教育5个班级的日常教学工作。疫情期间,推出"停课不停学"网络教学模式,复课复学后适时调整教学计划,按要求完成中高职各专业、教学班教学任务70 580学时,实训教学13 877学时,成人教育1 200学时。实现中医康复保健专业授课教师教学督导全覆盖,安排教学督导共计224人次,专家督导综合效果评价90.9分(满分100分)。全年学生评教综合效果平均分4.90分(满分5分)。

竞赛获奖。举办第十四届"明日之星"针灸推拿技能大赛、第十四届"南丁格尔杯"护理技能大赛、第四届"至道杯"康复技能大赛、第四届"远志杯"中药传统技能大赛及第四届"精诚杯"临床技能大赛。在四川省首届中医药职业教育大学生创新创业大赛中,学校《万众创新之"技能大师工作室实用养生产品"研发及应用》项目和《大众创业之"天韵中医养生堂"项目建设方案》分获二等奖、三等奖,2名教师获省级"优秀指导教师"称号。在"川体集团杯"四川省首届"云健身"网络运动会——"鹤舞云端"健身气功争先赛,分获秀鹤组——健身气功·八段锦集体赛——等奖、翔鹤组—健身气功·八段锦集体赛一等奖。

实习就业。2020年,学校临床实习学生分别到四川省中医医院、四川省骨科医院、四川省第二中医医院、四川省中西医结合医院、成都市肛肠医院、广汉市中医医院、绵阳市中医医院、汶川县中医医院等40余所医院参加临床针灸实习。完成2 650人的毕业生工作,直接就业1 150人,升学1 261人,就业率91%,对口就业率90.4%,升学率93.5%。

学生资助、表彰工作。完成8 799人次的国家免学费及551人次的建档立卡贫困生申报工作。完成5 048人次的国家助学金和430人凉山彝族自治州州外资助拨款发放工作,总计407.83万元。完成204人新冠肺炎疫情防控期间学生专项困难补助发放工作,总计2.42万元。为295名贫困学生发放冬衣补助,总计4.43万元。为3名特困生发放一次性补助,总计0.6万元。发放勤工助学金,总计5.18万元。

人才建设。柔性引进6名高层次专业学术领军人才。组织召开现场招聘工作会12次,招聘录用人员共计25人。开展学校职称评审工作和2020年管理岗位晋升及聘任工作,2人晋升七级管理岗位、1人晋升八级管理岗位。获批省级技能大师工作室1个。3位教师获2020年度"高新工匠"称号,1位教师获"高新工匠之星"称号,7位教师获学校第二届"师德标兵"称号。

【职业技能培训鉴定】 完成校内学生共计314人次的美容师职业技能培训与鉴定,287人育婴员全市统考鉴定,高新校区346人次、龙泉校区337人次小儿推拿专项技能培训鉴定。完成554人次中医康复理疗师的相关组织与培训工作。参加"1+X"证书老年失智照护线上培训,"1+X"证书母婴护理职业等级证书师资、考评员培训工作。

【中医药基层适宜技术推广】 举办"2020年四川省基层常见病多发病中医药适宜技术推广项目师资培训",覆盖全省18个市(州)的140个县(区)。在中医药适宜技术相对薄弱地区的8个县开展中医适宜技术推广项目培训。完成凉山彝族自治州、阿坝藏族羌族自治州、甘孜藏族自治州中医适宜技术培训。完成自贡市中医院四个项目的理论及临床指导。组织4名专家指导督导甘孜藏族自治州康定市、泸定县、阿坝藏族羌族自治州马尔康市、汶川县等10个单位中医内科、针灸、康复、治未病科相关项目的开展和培训情况。

【深化校、地、企合作模式】 与2所高职院校合作"3+2"高职教育,搭建学生成才"立交桥"。与四川何氏骨科医院、新津肿瘤医院、邛崃福利医院等开展院校合作,探索校院合作、医教协同、现代学徒制试点。与凉山彝族自治州卫生健康委合作订单定向委托培养本土化中医药基层人才3个班共计191人。与好医生药业集团有限公司、成都圣爱中医馆有限公司、福正同承有限公司等5个企业签订合作协议,开展"订单班"、师资互派、技术交流等合作项目。学校牵头筹建四川省中医药健康服务学会中医康复保健产教融合分会。

【健康产业建设】 2020年,学校实训实习基地新增中医康复(妇产康复)实训项目。该基地与四川省中医院国际病房、神经外科及普外科等开展系列合作,为社会人员提供养生康复服务5 000人次。

【新冠肺炎疫情防控】 贯彻各级政府和教育主管部门关于疫情防控工作要求,制订新冠肺炎疫情防控工作应急预案,按照各级疫情防控文件要求和会议精神,落实各项防控措施。制定和完善《学校春季学期新型冠状病毒感染的肺炎疫情防控工作预案》(校办字〔2020〕8号)、《学校新冠肺炎疫情防控期间的教学组织与管理工作方案》(校办字〔2020〕10号)、《学校新型冠状病毒感染肺炎群防群控工作技术方案》等指导性文件。制订《学生晨、午、晚"三检"制度》《学生因病缺勤病因追查与登记制度》《学生复课证明查验制度》《学生健康管理制度》《环境卫生检查通报制度》《健康教育制度》《通风定期消毒制度》等,编制《新冠肺炎疫情防控相关文件资料汇编》,以指导疫情防控各项工作有序、科学开展。

按照相关文件要求,学校在春季学期开学前全面摸排及追踪返校师生,开展隐患排查整治、防控物资储备、环境卫生整治、食堂就餐安排、人员培训、防控演练等工作,并开展全面自查,及时将相关数据和信息报送各级各部门。按照属地管理原则,根据教育、卫生、疾控、街道办等部门的管理和指导,平稳开展各项防控工作。始终把维护好8 000余名师生身体健康和生命安全作为头等大事来抓,落实责任、关口前移、多措并举、严加防控,打好疫情防控攻坚战。

(学校办公室)

成都中医药大学第三附属医院

【概况】 2020年,医院在职职工164人,其中高级职称20人,中级36人,初级45人。

根据中共四川省委编制委员会《关于设立成都中医药大学第三附属医院的通知》(川编发〔2019〕116号文),2020年8月,完成变更成都中医药大学第三附属医院事业单位法人证书,成为四川省中医药管理局管理的公益二类事业单位。

建设目标。依托学科优势、发挥针灸推拿康复特色,明确以针灸推拿、康复医疗、老年医学为优势特色的新型康养结合三级甲等中医医院,以及同步建成四川省城市康养示范基地为建设总目标,形成"特色引领、重点突出、以点带面"的大专科、小综合建设理念、"6+5,2+N"建设战略目标。

【医疗工作】 医院门急诊82 425人次,入出院829人次,病床使用率35.49%,平均住院日9.89床天。

中医药服务。①在住院病区开展中医药治疗,住院中医药治疗率47.89%。②2020年中医药门诊诊疗47 963人次,住院病人应用中医药服务397人次;中医药服务量占总服务量53.03%。③开展针灸、推拿、康复训练、中药熏蒸、药物敷贴、牵引等38种中医非药物疗法技术应用,诊疗17 718人次。④开展中药药物配方和中成药诊疗服务,并提供中药煎煮和膏剂、丸剂、散剂加工技术服务。中药饮片处方5 078张,中成药处方17 011张,中药及中成药处方占处方总数的24.37%。⑤运用中医药为65岁以上老年人、0—36个月儿童、慢性病患者开展中医健康管理,其中65岁以上老年人接受中医药健康管理服务6 710人,0—36个月儿童接受中医药健康管理服务人数708人,高血压、糖尿病中医药健康管理2 899人;高血压中风干预服务42人次;应用中医药技术和方法开展健康管理的孕产妇人数198人;中医体质辨识的居民健康档案管理累计建档6 710人;开展其他中医药健康管理服务的种类3种;开展中医药防治传染病工作。⑥中医药宣传。开展中医健康知识讲座4次,健康咨询活动5次。在四川省公安厅、中国电信四川分公司等单位建立长期定点家庭医生签约及中医药服务工作,全年服务25次,受益300余人。

【新冠肺炎疫情防控】 组织领导和制度规范。严格按照上级部门要求和统一部署,成立防控应急工作领导小组并完善组织体系,先后制定疫情期间防控工作方案、病区管理制度、社区防控工作规范、捐赠防控物资及专项资金管理办法等疫情防控管理规章制度。制定应急处置模拟演练方案,开展人员培训、应急处置演练,2020年开展线上、线下新冠疫情防控专项培训和应急演练10

余次,参加培训1 000余人次。

条件建设。及时启动防控应急预案,优化工作流程、落实工作部署,按照疫情防控要求不断完善通道设置,发热诊室建设。医院发热诊室诊疗处置发热患者112人次,联合第三方机构开展新冠病毒核酸检测4 401余人次。

联防联控。居家医学观察628人,转运密切接触人员集中观察35人;专班值守高速路口和火车西站医学观察72 393人;机场境外人员排查4次,排查体温异常人员8人;酒店专班医学观察366人;开具外出务工人员健康证明1 447人次;参加四川省中医药管理局及成都市青羊区核酸检测采样培训合格42人次,院内专业技术人员核酸采样培训45人次;支援成都市郫都区核酸采样35人次,共计采样2 586余人次。

发挥中医药优势。熬制中药大锅汤累计服务7 918人次,持续推出自制防疫香囊服务1 370余人。制定新冠肺炎中医药居家防控方案,摄制功法、针法、灸法、耳针、皮肤针、穴位按压疗法等中文、日文、葡萄牙文、英文语言视频。

【医学教育】 教学工作。培养临床见习生2人次,实习生72人次,中医针灸推拿专业进修医师1名。

院内培训。2020年举办各类线上及线下讲座及培训50余次,参与培训共计1 500余人次,内容涵盖新冠肺炎疫情防控知识、法律法规、麻醉药品管理、抗菌药物合理应用、中医药相关知识、《处方管理办法》、医院感染等基本技能及专业知识。举行卫生应急演练2次,消防演练1次。

外派学习培训。选派医护人员西学中学习2人。选派200余人次参加四川省、成都市及成都市青羊区组织的各级各类专业培训学习,包括核酸采样、流调消杀、中医适宜技术、基本公共卫生服务管理规范、急诊急救等项目。

中医药人才培养。注重中医药队伍人才培养,选送参加中医药健康管理县级培训11人;医院组织临床医务人员中医药知识与技能培训11余人次,培训工作纳入年度继续医学教育范围予以考核。

继续医学教育学分管理。根据继续医学教育学分管理要求,严格学分审核,共计90余人,以强化能力培养和保障医务人员的职称晋升条件建设。

【科研工作】 立项省科技厅重点研发项目1项,到位经费50万元。发表SCI论文1篇,核心期刊5篇。

(办公室)

四川护理职业学院·四川省卫生学校

【概况】 2020年,学院有专兼职教师600余人,附属医院4所,省内外见习实习基地142个,产教融合基地60个。学院占地面积近900亩,有成都、德阳两个校区。

基础建设。2020年6月12日德阳校区图书馆、4号综合实训楼完成竣工验收,6月28日完成消防线下验收工作,12月2号、3号教学楼完成竣工验收。启动德阳校区2、3、4号学生公寓项目、四川省医养健康技能培训、培养基地项目以及2食堂项目可研编制工作,其中2、3、4号学生公寓项目于2020年12月30日取得德阳市发展改革委核准批复。完成两校区810万元的暑假维修项目,初步竣工验收大运会场馆改造项目,开展体育馆周边环境品质提升项目。

【医学教育】 教育教学。申报预防医学专业(国控专业)和医疗设备应用技术专业(省控专业),完成15个专业人才培养方案的修订工作,推进省级现代学徒制和医养结合创新创业人才培养模式的改革和实践,开发"1+X"证书配套在线开放课程。申报四川省首届教师教学创新团队。获批四川省医学重点学科——护理学(老年照护)和四川省儿童智能康复重点实验室。

教学资源开发与管理。组织教师参与国家职业教育护理专业群资源库与助产专业群资源库建设。完成与老肯医疗科技股份有限公司校企合作教材《医疗消毒供应概论》的编写。完成5门院级在线开放课程建设工作,《基础护理技术》获批国家级精品在线开放课程。推进"课程思政"建设,组织召开"课程思政"专题会议。加强"课程思政"教学团队建设,组织"课程思政"相关培训。申报成功2020年普通高等学校省级"课程思政"示范课程4门。开展教材专项检查工作。组织首届全国教材建设先进个人评选的申报推荐及教材编写工作,21名教师参编教材。

实习基地建设和管理。组织完成实习基地初期与中期巡查工作,落实3 000名2020届实习生工作;考察并新增15家实习基地。

招生就业。招生3 849人,其中大专生3 807人(含退伍军人等群体36人),中职学生42人。毕业4 705人,其中大专生4 016人,中职学生689人。2020年就业率95.34%,2020届特殊群体毕业生就业率100%,就业对口率83.39%,376名学生升入本科院校学习。2020年学院有全日制学生10 000余人。

学生工作。开展新生入学爱国爱校、心理健康与生命安全、疾病防控等主题教育。落实奖助学金工作,全年获各类奖助学金4 949人次,金额共计736.894万元。

共青团工作。召开"学代会"和"团代会"。全院表彰39个优秀团支部、546名优秀团员及101名优秀团员干部。开展社团活动,学生社团72个,参与或开展校内外线上线下活动共计1 643次,参与102 974人次。开展宪法日、十九届五中全会精神系列主题团日和班会、征文比赛、辩论赛等活动。

志愿者工作和社会实践工作。注册师生志愿者5 000余人。德阳校区志愿者团队获德阳市第33个世界艾滋病日活动优秀组织奖。全院320名学生参加新冠肺炎疫情防控工作。创新开展2020年暑期"三下乡"社会实践活动,其中3支队伍获评"2020年成都市大中专学生志愿者暑期文化科技卫生'三下乡'社会实践活动优秀团队奖",学院团委获优秀组织奖。

四、人才建设。全年引进人才54人,聘用客座教授4人。加强教师培养培训,2名教师参加博士学习,2名教师硕士学习。组织校内外各级各类培训4 000余人次,邀请校外专家到校讲学及线上专题培训10人次,38名新教师参加高校新任教师职业技能培训。完成33名教师中高级职称晋升工作。

【职业教育培训】 开展合格村医培训项目,培训270学员。开展2020年全省老年医疗护理骨干培训项目,培训来自全省20余个市州三级甲等医院医疗护理骨干360名学员。完成3期德阳市乡村医生职业能力提升培训任务,培训学员420人。开展基层医疗卫生机构医院感染管理培训班项目,四川省21个市(州)基层医疗卫生机构医务人员约15 000人次参与线上学习。完成小儿推拿培训任务,培训学员24人,德阳市人社局考核合格率100%。完成德阳市人社局198名学员育婴员四级培训任务,合格率100%。完成2020年健康管理师培训项目,培训学员100人。完成四川省职业院校护理专业"双师型"名师工作室2020年研修班培训工作。

申报成功国家卫生健康委医疗护理员考评工作站。申报成功四川省高技能人才培训基地、德阳市高技能人才培训基地及德阳市19项职业技能培训,获批项目建设资金300余万元。申报成功2020年双师型国培基地并落实培训工作,培训学员23人,参训率100%。

开展"1+X"老年照护初级试点班培训、失智老年人照护初级试点班培训、母婴护理中级试点班培训、幼儿照护中级试点班培训,共计培训500余人。完成90名学生SYB创业培训工作。

【产教融合】 6月19日上午,学院承办"加强产教融合助力精准就业"工作会议,来自省内外21家知名企业和医院代表参会。学院与成都顾连芒果科技有限公司合作开展"成都顾连芒果儿童康复创融基地班";与重庆护理职业学院牵头成立成渝双城经济圈现代护理教育联盟,学院担任理事长单位。

【实训实践基地建设】 建立以VR和虚拟仿真为主校内实践教学基地,开展实践教学活动。2020年学院成为四川卫生党史馆思想政治实践教学基地。获批2020年德阳市高技能人才培训基地新建项目单位、2020年度四川省高技能人才培训基地新建项目单位。

【科研工作】 院级人文社科类课题立项52项,院级自然科学与技术类课题立项28项。院级课题结题69项,组织、协助厅局级以上课题结题14项。发表论文184篇,其中SCI3篇、中文核心期刊4篇、科技核心期刊11篇。获授权发明专利1项。参编教材52本,其中主编、副主编各10本。院刊《四川卫生职业教育》出刊4期。

【宣传工作】 启动融媒体中心、

校史馆建设工作。全年制作完成校园节目20余期。制作抗击新冠疫情志愿者纪录片《社区战疫天使在行动》1部。制作《高原最美格桑花托起健康扶贫梦》视频1部。调整学院官网版面，发布各类信息530余条，中国网、四川教育、《大众健康报》等媒体采纳150余条；官方新浪微博账号建立话题管理机制，发布信息400余条；官方微信平台发布信息200余条；抖音账号发布95个短视频，累积播放量600万，累计点赞7万条。其中学院微博账号获“2020四川教育政务新媒体高校微博影响力奖”。加强舆情监测管理力度，采购舆情监测软件对网络平台，如：贴吧、论坛、QQ群等，实行24小时网络舆情监测，全年无重大舆情事件发生。

【交流合作】 组织开展中德中日项目的招生宣传、班级管理等工作，协助办理2019级16名学生出国资料准备。组建29人德国萨克森公益教育集团“F + U”项目班，做好日常管理及见习等工作，完成培训教学任务。

【后勤安全保障】 食堂管理。开展2次师生代表“食堂开放日”活动，开展“厉行节约杜绝浪费”“光盘打卡行动”“美好食光”系列以粮食节约为主题的活动。

改善师生生活环境。两校区学生宿舍安装空调1 218台，教学区和学生宿舍安装直饮水机144台，成都校区办公区洗手间安装热水设备。

【新冠肺炎疫情防控】 成立由院长、党委书记为组长，其余党委委员及相关部门负责人为成员的新冠肺炎疫情防控工作领导小组，全面开展学院疫情防控工作。建立健全两校区三级联防联控工作机制，实行分校区防控责任人制，将责任落实到人，各工作组履职尽责，按照责任分工有序开展各项工作。根据国家及属地疫情防控相关要求，结合学院实际，及时制订并完善“七案七制三流程”。严格落实“日报告”“零报告”制度。建立疫情防控专题网站，向师生普及宣传健康理念和疫情防控知识，及时宣传学院疫情防控创新做法、师生战疫先进典型和感人事迹。防控专题网共发布各类信息450余条，开展“致敬最美逆行者”征集活动，制作向抗疫逆行者致敬MV《最初的梦想》，制作致敬在线网络教学师生MV《春天的您》，制作疫情防护指南示教片2部，制作并发布防疫知识抖音短视频28部，制作各类防疫宣传展板30余版。成立四川护理职业学院抗击新冠肺炎爱心志愿服务队，服务助力学院所在社区抗疫。

【健康扶贫】 依托壤塘籍“9 + 3”毕业生组建“川护壤巴拉健康服务志愿队”，创新健康扶贫模式，服务贫困县4.7万人。学院连续两年获四川省委、省政府表彰的定点扶贫先进单位。

【张先庚被评为全国疫情防控最美志愿者】 2月4日，院长张先庚教授以个人身份号召组建“四川护理职业学院抗击新型冠状病毒肺炎爱心志愿服务队”并召开第一次志愿服务队大会。8月26日，中央宣传部、中央文明办召开推进学雷锋志愿服务工作电视电话会议，表彰2019年度全国学雷锋志愿服务“四个100”先进典型和疫情防控最美志愿者，张先庚获全国疫情防控最美志愿者称号，在全国100名疫情防控最美志愿者中四川省仅2人获此称号。

（党政办公室）

四川省疾病预防控制中心

【概况】 2020年，四川省疾病预防控制中心在编职工690人，其中专业技术人员601人，内设9个职能部门和16个专业部门。截至2020年12月31日，领导班子由主任吴先萍，党委书记古熙，副主任张灵麟、周久顺，纪委书记李皎，副主任唐雪峰、钟波、张丽组成。

【新冠肺炎疫情防控】 在疫情防控阶段，通过六个“强化”打赢疫情阻击战。强化技术指导，收集、汇编、制定各类技术方案、指南和指引104个，指导基层科学防控。开展“三个全覆盖”培训，累计培训90余万人次。派出5批118人次驻点指导联络市（州）工作。完成湖北省、北京市援助，以及意大利、埃塞俄比亚、吉布提援外任务。强化监测报告，及时监测、收集上报个案信息、流调表。强化流行病学调查，组建专业流调团队，精准分析传播链、管理密切接触者、提出防控建议等，共梳理70余条传播链。强化疫情研判，助力政府及时调整防控措施，助力

"复工、复产、复学"。强化实验室检测,最大限度提升检测工作能力,指导、考核全省实验室检测工作。强化舆情监测与宣传教育工作,利用传统媒体和新兴媒体多渠道宣传教育,引导舆论,消除恐慌,增强抗疫信心。强化科学研究,申报成功国家自然基金、省科技厅等多项课题,首次获批12项地方标准,撰写论文43篇,参与核酸检测试剂研发和四川省移动核酸检测车设计。

在常态化疫情防控阶段,立足传染病防控三个环节,时刻应对疫情。制定《四川省疾控机构新冠肺炎常态化防控技术预案》等常态化防控方案,赴基层并肩作战,打赢"郫都区疫情歼灭战"。①及时管控传染源。严格落实"四早",扩大监测范围,多渠道开展人群和环境监测。提升核酸检测能力,制定、发布《大规模核酸检测指导意见》,从技术层面指导各地部署落实大规模核酸检测。该中心基本实现单检1万份/日的检测能力。②严格切断传播途径。严格入境人员闭环管理;强化精准流调与快速处置,郫都区疫情做到了半小时响应,一小时到场。在全省进行分片区扁平化包干管理,精选组建新冠肺炎常态化应急处置小队5支,轮班值守。根据疫情与舆情发展,有针对性地加强健康教育和健康促进,微信公众号累计发布疫情防控相关文章630篇,阅读量约493.5万。③全面保护易感人群。加强秋冬季、元旦、春节疫情防控,制定防控方案和应急预案。强化人群流感、肺炎和新冠疫苗接种,多病共防,开展2次新冠病毒疫苗紧急采购,共采购到满足需求的疫苗330万支,截至12月底,全省共接种8.02万人,10.81万剂次。加强防护物资储备,按照不低于7天用量实物储备,建立定期滚动补充、更新和轮替机制,确保防疫人员安全。

【传染病疫情报告】 2020年,全省21个市(州)通过"国家疾病监测网络直报信息系统"报告法定传染病32种,报告发病309 473例,死亡3 618人,报告发病率、死亡率分别为369.52/10万、4.32/10万。与2019年相比,报告发病率下降43.36%,死亡率下降13.92%。甲乙类传染病中无鼠疫、霍乱、传染性非典型肺炎、脊髓灰质炎、人感染高致病性禽流感、白喉、人感染H7N9禽流感发病和死亡病例报告,其余22种报告发病164 173例,死亡3 618人。与2019年同期相比,发病率下降7.41%,死亡率下降12.99%。报告发病数居前五位的病种依次是:肺结核、乙肝、梅毒、艾滋病、丙肝。报告死亡数居前五位的病种依次是:艾滋病、肺结核、乙肝、狂犬病、丙肝。丙类传染病中无丝虫病病例报告,其他10种丙类传染病报告发病145 300例,无死亡病例报告。与2019年同期比较,报告发病数下降60.39%。

【重大疫情和突发公共卫生事件应急处理】 贯彻落实《全国疾病预防控制机构卫生应急工作规范》,全面提升突发公共事件卫生应急处置水平。建立四川省传染病防控高原应急队、四川省传染病防控应急队,中心现有应急队6支,92人。开展省内、跨省、跨区域联合培训演练,提升协调联动处置能力。截至12月底,共派出27批、62人次工作人员参与各市(州)新冠肺炎疫情流行病学调查与督导、凉山彝族自治州西昌市一例俄罗斯输入新冠阳性检测者、泸州市纳溪区永宁街道一例境外输入新冠肺炎无症状感染者等事件的处置工作,疫情均得到及时有效控制。

【免疫规划】 免疫规划信息管理系统覆盖18个市(州),2020年12月底实现全省全面覆盖。疫苗相关疾病监测工作有序开展,全省国家免疫规划疫苗报告接种率均在94.14%以上。凉山彝族自治州雷波县Ⅱ型VDPV(疫苗衍生脊髓灰质炎病毒)循环事件防控工作取得阶段性成效,完成结案报告。全省免疫规划疫苗的分发、管理工作有序开展。

【艾滋病防控】 全力推进凉山彝族自治州艾滋病防治和健康扶贫攻坚行动第一阶段工作,继续派出2名专业技术骨干驻点指导工作,试点新报告病例溯源调查,围绕攻坚核心指标任务,先后派遣60余名技术骨干赴凉山彝族自治州开展现场指导,覆盖4个重点县71个乡镇,科学评估该州艾滋病防治和健康扶贫攻坚第一阶段行动效果。按期开展全省138个国家级哨点和32个省级哨点监测工作,指导市(州)开展疫情网络直报和疫情分析。推进实验室网络建设,现场指导和验收筛查实验室15个和确证实验室6个,截至12月底,全省已经建立艾滋病检测实验室5 673个,共完成常规检测24 350份。继续开展宣教干预、感染者管理及病人治疗等工作,全面启动第四轮国家级艾滋病综合防治示范区工作。

【结核病防治】 推动"十三五"结核病防治规划及遏制结核病行动计划年度工作,较好完成年度目标任务。全面提升防治工作质量,优化监测报告,强化专业培训,在10个市(州)及其重点县区开展培训指导及实验室质控工作。持续推进耐多药防治、TB/HIV双重感染防治、学校结核病防控等重点领域工作。规范抗结核药品管理,开展结核病健康促进。截至2020年12月底,全省共报告肺结核与疑似肺结核患者49 695例,肺结核报告发病率59.58/10万。

【寄生虫病防治】 加强血吸虫病、包虫病等重点寄生虫病监测和防治工作技术指导。63个血吸虫病流行县(市、区)中60个县(市、区)达到消除血吸虫病标准,实现十三五规划目标。甘孜藏族州石渠县包虫病综合防治试点通过终期评估,患病率从12.09%下降到5.75%,形成的"两抓四管六结合"石渠经验模式在全国推广,为藏区包虫病防治起到了良好的示范作用。

消除后疟疾监测工作、土源性线虫病防治和媒介生物防治等工作有序开展。

【慢性病防控】 加强死因监测、肿瘤随访登记、伤害监测、慢阻肺监测、心脑血管事件报告、慢性病营养监测等工作,参与编撰《四川省慢性病防治状况报告》。推动慢性病综合防控示范区创建,已创建国家级慢性病综合防控示范区28个(覆盖率15%),省级慢性病综合防控示范区52个(覆盖率28%)。组织27个县市区1.7万人参加全国第五届"万步有约"健走激励大奖赛项目,省疾病预防控制中心获省级组织管理三等奖。开展全国儿童口腔疾病综合干预、老年心理关爱、中国农村地区癫痫防治、脑卒中高危人群筛查和干预、心血管病早期筛查与综合干预等项目工作,强化贫困地区慢性病防控,促进贫困地区健康生活方式养成。

【地方病防控】 开展全省地方病防治项目管理、防治技术网络培训、技术指导督导和评估全省地方病项目地区39个县区各地方病防治项目工作。完成终期评估全省地方病防治专项攻坚行动执行情况,评估结果显示全省100%(183个县)的县保持消除碘缺乏危害状态,全省所有23个燃煤污染型氟中毒病区县均达到控制标准,控制率100%,其中19个县达到消除标准,消除率82.61%,全省所有32个大骨节病病区县均保持国家消除标准,消除率100%,全省所有55个克山病病区县均达到国家消除标准,消除率100%。

【卫生监测检测】 环境卫生。做好四川省学生近视及其他重点常见病和健康影响因素监测与干预,开展环境健康风险评估试点,推进城乡饮用水水质监测、农村环境卫生监测、公共场所健康危害因素监测、空气污染(雾霾)对人群健康影响监测与防护等监测工作。

食品卫生。组织开展食品安全风险监测、农村义务教育学生营养监测、人群合理膳食指导、食物成分监测等工作,申报成功《食品安全全国标准食品添加剂松香季戊四醇酯》修订。

职业卫生。完成职业病及职业危害因素监测信息系统上线及运行,开展64家职业卫生技术服务机构现场检测能力评比和实验室比对。参与放射卫生技术服务现场审查,完成总放水样、能谱样检测、医用放射治疗设备性能检测等工作。卫生监测检验暨包虫病防治中心建设项目主体施工全面完成,其中P3实验楼完成功能验收,累计完成投资18 791.5万元。四川省公共卫生综合临床中心项目开工建设,完成投资12 249万元。

【科研工作】 申报获批20余项科研课题、41个继教项目,首次获批12项地方标准。"四川省口岸疫病疫情监测"省重点实验室、艾滋病确认实验室省医学重点实验室,以及现场流行病学、血吸虫病流行病学省医学重点学科通过动态评审。

【培训与技术指导】 完成2019年度基本公共卫生服务项目省级绩效评价,开展项目培训,现场技术指导42个县(市、区)的84个基层医疗卫生机构。在重点行业全面建立社会卫生员制度。继续做好疾控机构等级评审工作,完成6个疾控机构现场评审和复评审工作。切实履行爱国卫生技术指导职责，技术指导14个申请创建国家卫生城市，完成7个爱国卫生城市省级复审。开展疾控人员培训，协助省卫生健康委完成“三个全覆盖”培训，全面启动中央抗疫国债提升基层疫情防控能力项目三大培训，完成“疾控大培训”，组织培训流调、检验、基层公共卫生员以及其他人员(卫生员)62.7万人次。启动省级现场流行病学第四期和公卫医师规培第二期培训工作。

（吴　镝）

四川省卫生和计划生育监督执法总队

【开展新冠肺炎疫情防控卫生监督攻坚战】 2020年1月19日，四川省卫生和计划生育监督执法总队(以下简称省总队)成立传染病防控应急工作领导小组，组建工作小组，制定《省总队传染病防控应急工作方案》。针对不断变化的防控形势，先后开展8期疫情防控培训，并将授课内容上传至四川智慧卫监平台，供全省各级卫生监督员观看学习，提升执法能力。紧急开发利用四川智慧卫监平台新冠肺炎数据录入模块，统一全省各级在平台录入疫情防控检查内容，为信息化检索和分析数据提供有利支撑。截至2020年12月底，全省累计出动卫生监督人员73.02万余人次，监督检查医疗机构、重点公共场所、学校、集中隔离医学观察场所等点位21万余户次，检查发现问题5万余户次，下达《卫生监督意见书》19万余份，行政处罚违法行为941件。

【医疗“三监管”相关工作深化推进】 三监管线索核查任务和责任追究工作。截至2020年12月，全省三监管平台接入医疗机构7 000余家。省总队调查核实医疗“三监管”合法性指标疑似问题线索375条，其中移交相关卫生计生监督执法机构处理疑似违法问题线索10条。

参与三监管合法性指标规则库建设。组织医学、法律、卫生执法等专家起草22项技术的合法性指标监管规则。

【双随机一公开提速增效】 2020年，全省共承担任务17 363条，关闭任务1 947条，任务完成率89.92%，完结率100%；省总队共承担抽检任务106条，完成监督任务95条，任务完成率89.62%，完结率100%。通过随机监督抽查，行政处罚违法行为1 844件，罚款115.03万元。

【智慧卫生监督初现成效】 医疗废物在线监管加速推进。截至12月31日，全省二级及以上医疗机构999家已全部接入，接入率100%。起草《四川省卫生、生态环境医疗废物全流程在线监管建设方案》上报省卫生健康委。

自查系统应用推进。制作操作指南，省总队组织完成7家单位线上试点运行，并于10月启动委管单位执业资质线上自查，17家机构完成该项目自查；12月，根据省卫生健康委要求再次组织委管单位开展限制类技术依法自查，截至12月10日，全省有537家医疗机构通过智慧卫监平台开展依法自查。

开发学校、单采血浆站自查模块，并根据业务需求修改完善软件。

信用管理模块完善。新增医疗机构及医务人员信用评价表，完善医疗机构不良执业行为记分管理，开发医务人员不良执业行为记分及医务人员抵扣不良记分学习模块。

【探索“执法＋”综合监管模式】 推进“执法＋质控”“执法＋行业协会”“执法＋专家”模式，通过专家参与随机监督抽查、日常监督、案件查办、专项整治、咨询论证等，强化专家技术支撑，提高精准执法水平。共组织30余人次专家参与案件办理或案件论证，联合专家开展现场检查约70户次。与省临床输血质控中心、省血液安全管理中心、省输血协会、省医学会互相授课交流，提高专业水平。

【中医卫生监督能力提升】 编制《四川省中医药监督实训基地建设方案》。举办中医药首席监督员培训班。与甘孜州支队合作开展四川省藏医发展与机构监管现状分析项目研究。

【食品安全标准管理】 利用省政务服务一体化平台加强食品企业安全标准备案工作。截至2020年12月16日，完成食品标准备案前公示2 502件，政务服务网核对食品企业标准备案登记材料件

4 200件次，完成食品安全企业标准备案登记表备案后公开2 105件，信息公开54件。

继续做好食品安全国家标准跟踪评价工作。对需要跟踪的9项标准在执行过程中各指标和技术要求的可操作性和实用性提出修改意见，向省卫生健康委报送2020年四川省国家调味品标准跟踪评价总结。组织各市（州）摸底调查全省酒类企业包括原酒生产企业，初步收集1 464家酒类生产企业的本底资料，听取企业执行酒类标准的意见和建议。

【专项工作】 尘毒危害专项治理工作。省总队先后编印并下发《四川省职业卫生执法指南（2020）》《重点行业职业病危害识别与控制》《职业卫生知识概述》等专业书籍，组织培训班，提升全省职业放射卫生执法能力。截至10月底，实现全省21个市（州）95%的县（市、区）实现职业卫生"零执法"突破，75%的县（区）级监督执法机构有职业卫生立案。

医疗机构乱象专项整治。四川省卫生健康委员会做好卫生健康领域突出问题整治相关工作，及时完成工作方案及情况报告。派员参与省卫生健康委专项调查，针对存在问题向有关单位发出监督意见书。全省重点专项整治检查医疗机构1.3万余家，处理违法违规行为1 399起。

人类辅助生殖技术检查。在全省13家获准辅助生殖机构和1家精子库开展拉网式检查。检查未发现代孕、非法买卖配子合子胚胎等严重违法违规行为，未发现擅自进行非医学需要的性别选择及牟取不当利益违法违规行为。全省13家辅助生殖机构质控管理、安全管理、伦理运作均有较大提升，全部建立患者身份信息识别管理系统，在重点部门安装了实时监控设备。

学校卫生监督检查。省总队印发《关于2020年学校卫生专项监督检查工作方案的通知》。会同四川省教育厅、省疾病预防控制中心在全省15个市（州）的100家中小学校、托幼机构及高校的学校卫生工作开展监督执法检查。在中高考前夕，下发《关于加强高考中考期间卫生监督管理工作的通知》，联合省疾病预防控制中心督导检查7个市（州）及县区的19家高考考点、8家中考考点及12家公务员考试考点和8家考生住宿场所。

消毒产品监管工作。全省各级卫生计生监督机构在全省范围内紧急开展消毒剂生产企业应急抽检。抽样29个生产企业，11个经销单位，52个使用单位的134个产品；调查统计省直管医疗机构使用消毒剂情况，并根据调查统计情况抽检使用的63种四川省内18家消毒剂生产企业生产的消毒剂。

核酸检测机构纳入常态化监管。1月1日—11月10日，全省各级卫生监督机构共开展核酸检测机构生物安全监督检查1 047户次、病原微生物实验室生物安全管理监督检查4 802户次。

【查处违法违规行为】 省总队查处案件27件，罚款金额57.7万余元，接待处理举报投诉案件81件。向市（州）卫生监督机构移交案件16件，罚款53万余元，督办案件7件，罚款3.8万元，指导办理案件34件，罚款46万余元。

【卫生监督培训和项目研究】 2020年，省总队组织各级各类培训40余期，培训4 800余人次。在四川智慧卫监平台上传培训视频21期，参与培训9 158人次。省总队共承担国家卫生健康随机监督抽查工作机制研究、医疗机构分级分类监督模式研究等6个国家级项目和四川省学校卫生在线自查指标体系项目1个省卫健委委托项目，完成公共场所卫生相关规范评估项目4个国家级项目，其余项目正在有序开展。

【对口支援】 三年来，向全省贫困地区综合医疗机构、中医、妇幼、疾控、监督机构共下派5 219名支援人员。45个深度贫困县如期摘帽，健康扶贫取得决定性胜利。

（吕 瑾）

四川省卫生健康政策和医学情报研究所

【概况】 2020年，在职职工45人（含编制、聘用），其中高级职称4人，中级13人，初级28人。

【政策研究与决策咨询评估】 完成政策研究项目。全年承担5项政策研究委托项目，包括3项政务调研课题，涉及医改、妇幼、"智慧药房"三个方面；2项横向委托项目，涉及成都市三级公立医院绩效考核和公立医院质量评价指标体系研究。完成《2019年度四川区域医院“中国医院科技量值(STEM)”分析报告》等3个排行榜分析研究报告,研究完成四川省6个省重点学科的科技影响力评价报告。

开展考核评估项目。完成四川省综合医改试点省和四川省“十三五”医改规划评估,完成2019年度全省公立医院综合改革绩效评价考核。创新开展成都市新都区人民医院等6家医院高质量发展和卫生技术评估项目。开展托育机构能力评估,组织研究形成《四川省托育机构设置标准(试行)》和《四川托育机构管理规范(试行)》,开展21个市(州)托育服务现状调查,摸清托育服务机构现状,为下一步促进托育机构规范健康发展奠定基础。启动医疗服务行业行风政风治理情况调查评估和四川省医养结合示范机构评估,完成6个样本村计划生育奖特扶服务项目开展绩效评价。

做好重大政策决策咨询。组织完成《关于改革完善重大疫情防控救治体系的若干意见(送审稿)》《四川省创建全国医养结合示范省实施方案》等9个重大文件专家论证和风险评估,提高重大决策科学性、可行性。为委机关多个处室提供情报和咨询服务,包括协调“珈言一号”方舱设备评价标准专家咨询和现场调研等27项。

推进医院绩效考核。①完善工作机制和考核平台。完成全省公立医院绩效考核平台的主要模块建设并通过验收;创新制订与三级公立医院的“标化法”形成互补的二级公立医院绩效考核指标体系“区间法”的评分细则,该评分细则对于完善考核指标体系具有重要意义。②提升绩效考核参与度。该所自2019年参与全省三级公立医院绩效考核以来,已从三级西医公立医院扩展到二级西医、二级和三级中医公立医院,基本实现综合医院全覆盖。2019年四川省考核工作获全国排名第9,该所在全国会议上受到多次表扬。

规划编制项目。从2019年1项增加至12项,实现数量、范围、质量“三大突破”,理县、蒲江县、成都市金牛区、雅安市等地多个项目受到当地高度评价。各类政策研究和评估评价项目增加至20项,同比增长81.8%。

【科研与医学教育管理】 科研项目管理。①委管科研课题组织管理。组织申报委管科研课题2 945项,推荐立项340项。集中启动课题验收结题。②所内科研综合管理。全年组织受理全所科研项目申报7项,获批立项6项,获批项目经费26万元;其中首次申报成功国家级项目——中国科协2020年高端科技创新智库青年项目《县域层面公共卫生预防机制研究》,四川省社科规划2020年重大课题研究项目《四川应对重大公共卫生事件体制机制建设研究》获立项,实现在社科领域研究“零的突破”。省科技厅软科学课题研究项目《深化医药卫生体制改革推进健康四川建设研究》经成果评价被评定为国内先进水平。

科研平台建设。①省级医学重点学科(实验室、专科)建设管理。组织全省申报医学重点学科(实验室、专科)221项,较2019年增长19%,推荐立项66项;完成验收评审和动态管理会议答辩223项,选取开展现场调研指导14项,覆盖7个市(州)14家医疗机构。②医学重点学科(实验室、专科)影响力评价。涉及全省6个专业领域,61家单位,110个重点学科(专科)。完成成都市5个市级重点学科/专科影响力评价。

推进成果转移转化。持续开展全省卫生健康适宜技术推广。组织申报适宜技术推广项目510项,较2019年增长42%,推荐立项50项。指导适宜技术推广基地和项目单位开展适宜技术推广80期,培训基层医务工作者3.7万余名。

临床研究管理。督导调研全省医疗卫生机构干细胞/体细胞临床研究开展和伦理委员会备案情况,完成全省医学伦理委员会机构年度备案登记。联合省药监局备案审查干细胞/体细胞临床研究备案项目。

开展评审评选项目。首次承担全省孕产期保健、更年期保健以及新生儿保健特色专科评选工作。首次开展市(州)级科技项目评审服务,完成广安市医学重点专科立项和动态管理评审、成都市重点专科影响力评价专家同行评议、自贡市卫生计生系统科研课题立项评审。完成民族地区重点专科项目建设验收现场评审。协助开展《四川省健康扶贫工作成效及长效机制研究》重大创新课题评审,组织委直属单位第十五届四川省青年科技奖推荐等重大评审(调研、咨询)活动。

医学教育管理。完善四川省涉医专业评审指标,修订8个专业指标+1个通用指标,完成33所院校2021年拟新设50个专业设置评审。举办藏区县高压氧舱操作人员专业技能培训和民族地区基层卫生技能竞赛省级决赛,增强基层医疗卫生服务综合能力,促进全省健康扶贫攻坚任务的圆满完成。完成定向医学生管理平台建设,推进诚信教育和履约管理,加强88个贫困地区专科生引进。

【期刊与查新咨询服务】 编辑出版期刊。①编辑出版《中国计划生育和妇产科》。全年共刊发12期287篇文章,其中基金论文131篇,基金论文比46%;有5篇论文获中国医师协会2020年度优秀论文奖。②编辑出版《四川保健》。出刊4期,面向省直厅级及以上干部发放13 400册。④编辑出版《四川艾滋病防治信息》。出刊5期,进入大学校园开展防艾宣传教育活动。④完成志书年鉴编撰工作。完成《四川省志·人口和计划生育志(1986—2005)》修改、《四川卫生健康年鉴》编辑等相关工作。

查新咨询服务。全年完成国内、国内外医药卫生科技查新及其他专题咨询项目707项,出具国内外科技论文查收查引检索证明264项,完成查收查引英文论文990余篇、中文论文1 660余篇,其中涉及江苏省、贵州省等多个外省市项目,学术不端论文查重120余项。开展第三方科技成果评价突破100项。

【新冠肺炎疫情防控】 四川省启动新冠肺炎疫情应急响应后,抽调干部职工17人参与委应对新冠肺炎疫情领导小组科研攻关组、重点保障组、援鄂医疗队协调保障组、综合工作组等工作为期3个月,至今仍有4人坚守在一线岗位。

助力疫情防控科技攻关。充分发挥全省卫生健康科技管理职能作用,协助创新资源统筹调度,推进解决资金保障、科研立项、人员选派、技术支持等方面的问题,助推科研攻关组成功争取专项资金7 150万元,在5大研究领域定向支持39个应急项目。

聚焦疫情联动学术抗疫。《中国计划生育和妇产科》紧急设置新冠疫情期间孕产妇防感染管理专栏,组织刊发《新型冠状病毒肺炎孕妇剖宫产术中的感染防护体会》等多篇防感染、重管理的学术论文,为临床救治提供支撑。

追踪新冠肺炎疫情研究情报。共上报新型冠状病毒肺炎文献报告83份,涉及国内外相关文献等信息近1 000条,为上级部门科学决策、完善疫情应对措施提供重要参考。

(办公室)

四川省医疗卫生服务指导中心

【概况】 2020年,四川省医疗卫生服务指导中心在职职工53人,其中在编职工47人,聘用6人。在编职工中副高职称12人,中级12人,初级12人。

【新冠肺炎疫情防控】 派出2名同志紧急驰援武汉,21名人员参与省卫生健康委抗疫指挥部工作。指导省级医疗质控中心制定22份相关救治方案和指导意见。动员挂靠学(协)会出台会费减免、期刊免费征订等优惠措施,向四川省援湖北省医疗队捐赠价值近10万元生活物资,动员会员单位向援湖北医务人员捐献价值近200万元药品和物资。

【医学考试考核】 进一步提高医师资格考试服务能力,推动12个医考国家基地建设,探索实施残疾考生考试方法,首次组织医学考试"一年两试",全年完成医师资格考试4.49万余人,通过率60%以上。持续推进电子化注册工作,全省医师在册总数近29万人、护士在册总数38万余人、医疗机构总数8.6万余家,注册激活率均在98%以上。

【医学教育培训】 继续医学教育工作。申请国家级继续医学教育项目474项,批准省级继教项目1 814项,备案批准项目227项,其中基础类项目28.17%,提高类项目60.65%,前沿类项目8.52%,公共卫生类2.66%。实施基层减负措施,首次开放远程继续医学教育Ⅱ类学分项目的备案管理。

毕业后医学教育工作。启动重症医学科专业基地建设,新建重症医学科专业基地2个;开展国家住培重点专业基地遴选,设置住培重点专业基地10个。建立匹配基地容量使用率的调整机制和关联培训质量的末位淘汰制,年度动态调整基地,截至2020年年底全省设置五类211个培训基地，培训容量近4.4万人。建立住培基地管理质量监测季通报制度，委托省医师协会开展住培、专培和药培基地督导评估，委托省护理学会开展护培基地督导评估。全年分三批次统筹安排招录计划，调控住培招生结构，首次将重症医学科、急诊科、临床病理科纳入紧缺专业招生范畴，五类培训招收1万余人，住培结业理论考核合格率达到92.3%，首次超过全国平均水平。

【社会组织管理】 落实日常监管指导职责，指导32家委管社会组织做好年检，协助完成13家委管社会组织的专项审计，制定《省医疗卫生服务指导中心挂靠社会组织监督管理职责分工》，理顺挂靠学会协会管理机制。编印《社会组织政策法规汇编》，召开委管社会组织财务管理培训班、负责人管理能力提升培训班。

【医疗质量管理】 进一步完善质量控制体系，扩大省级质控中心专业范畴，新增门诊管理和日间手术质控中心；强化质控人才队伍建设，调整变更专家163人，新增专家179人；拟定《四川省省级质控中心质量数据分析报告汇编（2019年）》，从专业结构、过程和终末三个维度进行横、纵向分析评估，展现全省现阶段医疗服务与质量安全现状。强化医疗技术监管，起草制定《四川省限制类医疗技术临床应用规范化培训实施细则（试行）》，持续做好限制类医疗技术备案管理，全年新增12家委属、委注册医疗机构39项次限制类医疗技术备案，截至2020年年底共409家医疗机构开展国家级、省级限制类医疗技术应用。协助卫生行政部门完成“一法两规”编制，协助开展医疗纠纷预防与处置管理办法地方性法规立项工作，组织开展“十三五”医疗机构设置规划和护理发展规划评估，协助编制“十四五”医疗机构设置规划、护理事业发展规划。

【医疗机构监管】 有序有力开展医疗机构评审，修订完善评审工作手册、专家抽取管理办法等，调整妇幼评审专家库成员，通过培训、考核，最终298名评审专家合格入库。全年完成39家公立医院、20家社会办医疗机构、47家妇幼保健机构现场评审评价工作，以及7家脱贫摘帽妇幼保健机构现场指导工作。抓实抓细医疗“三监管”裁定判决，完善医疗三监管裁定判决流程体系，形成裁定判决标准化工作流程、规范化专家意见表述方式，全年共组织开展9批次裁定判决，处理疑似问题线索2 620条，不合理判决969条，不合理率36.98%。

【健康服务业发展】 草拟《四川省护理员服务规范地方标准》，制定《医疗护理员培训机构设置标准》《医疗护理员培训教材大纲》《医疗护理员培训工作方案》及工作流程。草拟《老年照护服务标准》《老年照护服务质量评价标准》。

【医学期刊管理】 理顺期刊管理体制，完成主办单位变更等事宜。推进期刊电子化，完成两本杂志采编系统维护升级服务采购，并拟于2021年1月正式上线。全年《四川医学》刊登论文307篇，核心影响因子0.454（排名第33），《实用妇产科杂志》刊登论文265篇，核心影响因子0.989（排名第3），两本杂志影响力和学术水平得到提升，其中《实用妇产科杂志》入选全国医学高质量科技期刊目录，并入选《中国学术期刊影响因子年报》最高区Q1区。

【健康扶贫】 持续加大壤塘县斯跃武村扶贫支持力度，开展支部共建、提供健康保障、建设志愿服务队伍、实施以购代捐农产品收购，开展捐资助学等，深化腾都驿站、特色民宿、花椒油加工等产业发展。全年组织义诊4次，开展支部共建3次，购买农副产品9.3万元，爱心援助7.2万元。斯跃武村被壤塘县人民政府确定为乡村振兴示范村，壤巴拉党员先锋志愿服务队斯跃武分队被省精神文明办评选为2020年度“四川省十佳志愿服务组织”。

（办公室）

四川省卫生健康信息中心

【概况】 2020年，中心在编职工29人，其中高级职称7人，中级12人，初级9人。

【新冠肺炎疫情防控】 研发应急调度平台。按照省政府安排部署，快速研发并上线运行“四川省应对新冠肺炎卫生应急调度管理平台”，构建集疫情监测、资源监测、疫情处置、医疗救治、健康服务、调度管理“六位一体”的应用体系,打通全省各级卫生健康行政部门、226家定点救治医院、5 700余家医疗卫生机构,利用大数据技术多维度分析、预测疫情为及时调整防控策略提供科学支撑。平台获中华人民共和国国家版权局颁发的软件著作权登记证书,四川省利用平台开展疫情防控工作的做法两次被国家卫生健康委规划司作为典型案例在全国转发,以平台为原型申报的应用案例获《中国数字医学》杂志社评选的"全国医疗信息化防疫抗疫优秀案例"一等奖。

远程协同调度管理和会诊系统。利用云计算、5G等信息技术优势,建立覆盖全省226家定点救治医院的统一远程协同调度管理和会诊系统,统筹调度四川大学华西医院、省人民医院等省级优质医疗资源,形成快速调度、多方参与、全域会诊、共同协作的省市县三级远程会诊运行机制,完成重症、危重症患者远程会诊143例次,开展省内医疗机构远程教学培训180院次。

开展线上服务。统筹全省互联网医院和各级各类互联网医疗服务平台,面向公众开展新冠肺炎免费在线医疗服务,普及防护知识,解答群众疑惑、回应群众关切,为145余万人次提供各类线上线下医疗健康便民服务。配合省大数据中心开展外出务工人员健康申报、海外川籍人员疫情信息咨询服务等工作。该中心报送的大数据抗疫案例入选四川省大数据中心组织编撰的《四川省大数据战疫蓝皮书》。

健全信息共享机制。按照"多源采集、跨行关联,共享调度、实时交换,采集治理、闭环管理,数据分析、支撑决策"的原则,建设四川省重大疫情综合防控信息平台,实现跨区域、跨部门、跨机构的数据采集及信息共享。平台完成基础功能开发,并在省卫生健康委启动试用。

提供技术支撑。根据疫情防控工作需要,抽调职工参与数据收集、数据分析、简报编纂、技术服务等疫情防控相关工作。

【卫生信息化建设】 标准测评成果显著。编制《全民健康信息批量采集交换中间库标准(第二部分医疗服务)》《四川省健康医疗大数据共享应用指南》和《四川省医疗健康区块链应用规范》,其中《全民健康信息批量采集交换中间库标准(第二部分医疗服务)》《四川省健康医疗大数据共享应用指南》以团体标准发布,为规范全省全民健康信息平台数据交换和传输,推动健康医疗大数据治理、分析和应用提供指导。组织开展国家医疗健康信息互联互通标准化成熟度测评,全省共13家机构通过2019年度互联互通标准化成熟度测评,其中五级乙等1家,四级甲等10家,在测评等级和通过数量上均创历史新高。启动四川省智慧医院评审工作,全省35家医疗机构通过评审。

信息平台发挥实效。依托省级人口健康信息平台(一期),实现出生医学证明、传染病直报等省级烟囱系统对接以及6个国家直管系统业务数据回流,并支持省政府电子证照归集和向市级平台回流相关数据,为全省卫生信息互联互通、信息共享奠定坚实基础。持续推进医疗"三监管"平台(三期)建设,构建事前、事中、事后医疗监管应用系统及配套支撑体系。"搭建四川省医疗机构、医务人员、医疗行为监管平台"入选第三届数字中国建设峰会创新应用典型案例和全国"互联网+医疗健康"典型案例,获国家卫生健康委通报表扬。"四川省医疗机构、医务人员、医疗行为信息化监管平台建设与应用"在2020首届数字四川创新大赛政务大数据应用赛中获"十佳案例"。

大数据建设应用持续推进。组织编制《四川省健康医疗大数据应用管理办法》,并于6月30日在全国率先发布。配套出台《四川省健康医疗大数据共享开放指南》,加快四川健康医疗大数据共享开放,推动全方位、跨领域的应用合作。12月四川省健康医疗大数据(温江)应用基地揭牌并启动建设。整合群众医疗就诊和个人健康数据,建立全人全程的个人智能健康档案,从疾病预防、疾病治疗、医疗花费、健康管理等多个维度形成基于个体的健康画像,进一步提升群众个人健康管理水平。

"互联网+医疗健康"服务快速发展。完善"天府医健通"省级医疗健康服务平台,全面推动医疗机构启用电子健康卡,全省累计发放电子健康卡3 215余万张,在挂号、就诊、缴费、报告查询、取药等全流程累计用卡5 493余万人次,338家二级以上医疗机构实现"脱卡就医"。发展互联网医院,全省审批设置48家互联网医院,累计提供网上预约挂号8 685.8万人次，线上支付1.42亿人次，检查检验结果在线查询1.3亿人次，开展网络咨询、网络复诊和电子处方等服务125万人次，完成远程会诊、远程影像诊断、远程心电诊断1 073.45万人次。完善省互联网医疗服务监管平台，104家医疗机构、5 000余名医务人员完成网上备案，118家医疗机构开展互联网医疗服务数据信息对接。编写《四川省“5G＋医疗健康”远程应用体系建设方案》，协调推动三大电信运营商加快二级以上医疗机构5G网络覆盖，加快打造技术先进、功能完备、运转高效的“5G＋医疗健康”远程应用体系。编制《四川省电子处方流转平台建设方案》，确立相关业务流程及接口标准，基本完成省级电子处方流转平台研发。总结四川省“互联网＋医疗健康”经验，两篇“互联网＋医疗”国务院办公厅约稿被采纳。

统计分析更加高效。加强依法统计相关政策宣贯，配合省卫生健康委修订2021版《四川省卫生健康统计调查制度》。强化统计数据分析与利用，编制《四川省医疗服务与质量报告（2019）》《四川省住院医疗服务DRGS分析评估报告（2019年度）》《川渝地区卫生事业发展情况彩绘》等专题分析报告。实施《2019年度四川省健康产业增加值核算》项目，首次在非经济普查年度测算健康产业增加值，创新开展《2019年度四川省医疗卫生服务业中医药增加值测算》项目，首次建立中医药增加值测算方法，对理清中医药增加值做出有益探索。研发推广“卫生健康数据分析与决策支持云平台”，对历年卫生健康统计大数据进行分类汇集、科学建模和深度挖掘，60家卫生健康行政部门和医疗机构申请试用，广泛应用于医院日常管理和医疗质量监督。完成DRGS应用平台优化和升级维护，与四川省医疗保障局、四川省医疗保障事务中心建立互联互通共享机制，共同推进全省医疗保险支付方式改革。

基层信息化更加坚实。完成四川省健康档案云平台研发，6月人口监测功能在全省全面应用，管理人口9 000余万人，协同采集出生医学证明、分娩登记、死因监测、奖励扶助、便民服务等数据760万余条；12月公卫及家医签约功能在自贡市全面启用。根据《四川省紧密型县域医疗卫生共同体信息化建设指南（试行）》完成医共体业务协同集成平台规划和研发，在成都市新都区医共体信息化建设、基层系统与健康档案云平台医卫联动等项目中发挥重要作用。建设涵盖全省1 200余万老龄人口的老龄健康服务信息管理系统，10月在成都市温江区、自贡市大安区展开试点，完成老年失能评估1.4万余人次。巩固拓展基层系统及其产品形态，推进医疗卫生机构云管理信息系统（诊所版、医院版）试点应用，7家民营医院和诊所正式使用。完成四川基层医生教育培训和管理网一期建设，并协助相关单位试点应用。

【运营推广】 探索开展产品服务运营推广工作，设置专门运营推广师岗位，梳理潜在对外服务项目，结合中心发展规划和工作实际，制定天府医健通、卫生健康数据分析与决策支持云平台宣传推广计划，并对外推广。与四川省保险行业协会、西经管理研究院等各类单位开展合作，不断提升中心行业影响力，打造品牌竞争力。

【内部治理】 中心全面完善内控体系建设，邀请省内知名专家授课指导，引进专业机构协助制定详细实施计划，组织完成内控风险调研，形成风险评估报告，建立风险数据库，梳理内控风险点187项，建立单位层面和业务层面内控制度9项，并制定内部控制风险评估工作方案，保障经济活动管理“规矩”完整建立。全面开展绩效改革系列工作，出台《中心岗位管理办法》《员工入职培训管理办法》，健全职工职业发展通道。制定岗位系数测算方案和奖励性绩效分配方案，确定各岗位系数，于6月正式执行。完成初、中、高级职称聘用，促进职工不断提升自身素质和能力。细化项目管理，梳理建立项目台账，按照项目管理规范组织开展项目论证、比选和验收等工作，确保各项目规范有序实施。

【健康扶贫】 在定点扶贫壤塘县长河村发展预备党员2名、后备干部2名、致富带头人2名，村便民服务代办点为民办实事300余件，利用党组织结对共建契机组织村干部和致富带头人赴红色教育基地和民族用品加工园区开展“悟初心记使命，走出去引进来”培训学习活动。先后资助17.5

万元修建村委活动室,购买黑白花公牛、缝纫设备,为村幼儿园捐赠 DVD、图书和教具,以壮大村集体经济、增强基层党组织能力建设、培养致富带头人为突破口,扎实开展脱贫攻坚工作,完成 2020 年全国脱贫攻坚普查任务和省级脱贫攻坚成效实地考核。

(刘晓莉)

四川省卫生健康委员会人才服务中心

【概况】 2020 年,中心在职职工 24 人,其中在编 8 人,聘用 16 人。

【人才培养】 管理干部培训。举办委(局)第七期中青年优秀人才递进培训班、第六期高层次人才专题研修班、基层医疗卫生机构管理人员能力提升培训班(两期)、深贫县卫生健康管理干部培训班、三州对口支援人员帮扶能力提升班等 5 类共 8 期培训班,培训管理干部843 人。

进修培训。印发《关于进一步落实全省临床医师规范化进修管理工作的通知》(川卫人〔2020〕2 号)。3 月、9 月,完成两批次2 128人进修招生工作。

【人才评价】 安全组织考试评审。做好因新冠肺炎疫情延期的考试工作,组织一线人员考试报名 971 人;完成全省卫考130 229人,护考52 449人,人才评价考试1 115人,军队考生 458 人的考试组织工作。组织完成四川省 2020 年卫生健康行业职业技能鉴定工作,共计三批次,考生63 447人。

卫生职称评审。完成 2020 年度卫生高级职称评审工作,高级职称评审会议参评6 509人,经四川省卫生高级职称评审委员会评审,通过5 827人。

人才评选工作。完成第十四批省卫生健康委学术技术带头人及后备人选工作,全省共推荐符合条件的学术技术带头人候选人 547 人,学术技术带头人后备人选候选人 685 人,经专家组评议,评选出学术技术带头人 276 人,学术技术带头人后备人选 337 人。完成第四批四川省民族地区基层卫生优秀人才评选工作,全省共推荐符合条件的四川省民族地区基层卫生优秀人才 197 人,评选出第四批四川省民族地区基层卫生优秀人才 100 人。

【人才交流】 网络招聘、举办卫生人才现场招聘会。为促进全省医疗卫生人才引进和流动,助推新冠疫情防控及成渝双城经济圈建设发展,先后联合丁香园、重庆市卫生人才交流服务中心、成都市卫生人才中心开展全省医疗卫生人才云聘会、西部医药卫生人才交流会、“蓉漂人才荟”重庆医科大学专场招聘会等线上线下招聘会,300 余个机构参与,提供2 448个岗位,参会 4 万余人。承办第 23 届全国医药卫生行业人才招聘会西部专场(线上),发布招聘岗位1 980个。

【推进专家服务】 联合省专家服务中心,组织 24 名卫生项目专家实施“四川省专家服务团助力成渝经济圈建设走进内江活动”工作。举办四川省医疗卫生专家国情省情研修班,组织 36 名专家开展赴泸州市开展研修活动。会同省人才办开展“医疗卫生专家进医院”活动,先后组织 42 名专家开展医疗卫生专家小金行、长宁行、昭化智力帮扶活动,助力医院高质量发展。

【助力川渝双城经济圈战略】 与重庆卫生人才交流中心签到框架合作协议,强化川渝地区卫生健康人才互动合作长期战略。协调完善区域卫生健康人才引进、培养、配置、使用、激励与保障等配套性举措,实现卫生健康人才合作与竞争有机统一,避免招才引智的无序性和盲目性,为推动成渝地区双城经济圈建设提供卫生人才保障。“双百”卫生人才进修项目纳入 2021 年重点工作。

【卫生人才评选评价改革】 协助起草《“天府万人计划”天府名医项目入选者考核管理暂行办法》,强化人才评选政策支撑。协助起草《关于进一步关爱激励医疗卫生人员在新型冠状病毒肺炎医疗救治和疫情防控工作中担当作为的通知》,印发《关于对卫生高级专业技术职务任职资格评审有关问题的解释》。举办全省卫健系统职称政策培训班 2 期,指导全省卫生健康系统人事干部准确把握最新职称政策,疏通职称评审疑点难点。

【政策项目研究】 与成都中医药大学合作开展四川省公立医院薪酬制度改革工作监测,撰写年度分析报告。协助总结四川省落实“十三五”卫生健康人才规划相关工作,与四川大学华西公共卫生学院合作，推进四川省“十四五”卫生健康人才发展规划研究并出具报告。

【人才服务平台建设】 完成高级职称评审系统软件著作权登记。配合做好行业网站整合工作，进一步加强网络信息安全，整合建设四川省卫生人才服务管理平台，高效应用各类卫生人才信息资源。

（张 垒）

四川省卫生健康委员会国际交流中心

【概况】 2020年，中心在职职工25人，其中本科14人，硕士10人，涉及葡语、英语、法语和日语等语言类专业人才12人。

【中非对口医院机制建设】 按照国家卫生健康委安排部署，制定《四川省中非对口医院合作机制落实方案》，加强医院远程会诊和经验交流，围绕传染、呼吸、重症等8个重点专科建设，提升非方医院综合能力。促进四川大学华西医院、四川省人民医院、西南医科大学附属医院和川北医学院附属医院4家医院对口莫桑比克、圣多美和普林西比、佛得角、安哥拉、几内亚比绍5个非洲葡语国家相关医院开展合作，成为全国对口国家和医院最多的省份。

【卫生援外管理】 按照省政府统一部署，保障在外6支医疗队防疫物资，及时统计掌握医疗队在外防疫物资库存及使用情况；修订完善并上报四川省承派的6个国家派遣援外医疗队议定书（基础稿），完成四川省2020年援外医疗队预备队员选拔管理工作，举办2020年首批援外医疗队预备队员（援莫桑几内亚比绍、佛得角医疗队）出国前为期5个月的语言、党性教育等综合技能培训。联系疾控、院感、呼吸等领域相关专家为医疗队开展新冠肺炎远程视频培训19次，远程专家会诊1次。受新冠肺炎疫情影响，经过半年期的补充准备，实现援圣多美和普林西比医疗队轮换及远程监督交接工作。在常规工作基础上，加强医疗队新冠肺炎疫情期间防疫、抗疫管理，建立医疗队疫情防控日报（零报告）制度；建立医疗队院感联系制度，每周编制援外医疗队院感周报（含物资统计报表）；建立医疗队关心关爱制度，加强派员单位、队员及科室之间相互沟通与联系，编制关心关爱半月报及工作月报。在重大节假日开展向在外队员及其家属慰问行动，寄送防疫爱心包等。

第15批援圣多美和普林西比医疗队获圣多美和普林西比卫生部颁发的荣誉证书，第22批援莫桑比克医疗队队长金涛被评选为第三届“健康四川—大美医者”，几内亚比绍国民议会向第17批援几内亚比绍医疗队队员吴昊、黄何颁发白色奖章。在中国驻圣多美和普林西比大使馆领导下，援圣多美和普林西比医疗队援助圣多美和普林西比国家卫生部搭建2家方舱医院。全国卫生援外工作座谈会暨培训班在四川省举办并作经验交流。

【卫生外事宣传】 完善中心网络宣传平台，将后台数据迁移至中心官方微信平台，完成中心官微平台栏目改版升级、CII葡语平台。通过中心官微发布新冠肺炎疫情防控最新政策、国际国内疫情资讯、四川省援外医疗海外抗疫工作、抗疫先进集体/人物故事共计120余条。制作发放《四川卫生国际合作与援外医疗》2期、《世界卫生动态》4期、《四川援外医疗“非”一般的担当》等宣传资料。向委宣传处投稿宣传6支援外医疗队工作，配合《人民日报》《四川日报》《健康报》等主流媒体宣传报道四川援外医疗队海外抗疫。

制作《川医妙手 回春世界》四川省援外医疗44周年专题纪录片，并在2020年卫生援外工作座谈会上展播。推选的中国（四川）第22批援莫桑比克医疗队队长金涛被评选为第三届“健康四川—大美医者”。完成献礼第三个“中国医师节”暨2020年“健康四川—大美医者”集中宣传活动中“四川特色中国经验走向世界”环节CVR短片筹备工作。

【新冠肺炎疫情防控】 2020年，中心与四川省疾控中心、四川大学华西医院、四川大学华西公共卫生学院、四川省人民医院以及电子科技大学共同加入全省新冠肺炎疫情防控“六位一体”研判小组，定期会商研判疫情发展趋势，商定防控政策、应对预案和重大措施。坚持重点关注世界卫生组织发布的新冠肺炎疫情有关信息，及时翻译和整理世卫组织每日疫情报告、技术指南和新闻报道，特别是翻译《新型冠状病毒

(2019－NCOV):战略防范和应对方案》《针对2019冠状病毒病学校预防和控制的重要信息和行动》等13项重要技术指南,编写41期《冠状病毒病(COVID－19)疫情最新简报》,截至2020年12月底,翻译超过70万字的资料。收集整理境外疫情情况,每日报送《国际暴发疫情案例》。

(综合科)

四川省计划生育协会

【概况】 2020年1月21日,中共四川省委机构编制委员会《关于省计生协会机关增设内设机构的批复》(川编发〔2020〕8号)"同意省计生协会机关增设组织宣传部,增核处级领导职数1正1副,所需编制内部调剂",并明确职责。省计生协会机关现有办公室、家庭服务部、组织宣传部3个内设机构。

截至2020年年底,四川省计划生育协会机关在编人员17人,其中正处级领导干部2人、副处级领导干部2人(其中1名同志为一级调研员,2名同志均保留正处级领导职务待遇)、一级调研员1人、二级调研员1人、四级调研员1人、一级主任科员人名、工勤人员1人。

【组织建设】 2020年年初,组织召开省计生协会四届二次理事会,改选副省长王一宏担任会长,调整增补第四届理事会理事和常务理事。在省卫生健康委党组的支持下,增选省计生协会副秘书长2名。

【推动市(州)、县(市、区)计生协会改革】 2000年初印发《关于统筹推进计生协会改革工作的通知》,发出市(州)、县(市、区)计生协会改革动员令。年中开展专项调研,向省卫生健康委主要领导和省政府分管领导报送《关于全省计生协会改革推进情况的报告》,与省卫生健康委联合印发改革进展通报,抄送各市(州)政府,加大督促力度。10月组织召开全省计生协会改革推进座谈会,交流、分享各地改革工作举措及经验,加强会商和指导力度。截至2020年12月31日,全省17个市(州)出台计生协会改革方案。

【关爱计生特殊(困难)家庭】 继续开展计生特殊家庭住院护理补贴保险工作,省级财政全额预算投入3 040.8万元,为152 040名纳入特扶体系的计生特殊家庭成员购买住院护理补贴保险。指导6个县(市、区)承建中国计生协会"暖心家园",组织17个市建设省级"暖心家园"共18个,通过组织开展集体过生、健康讲座、心理咨询、文娱活动等多种服务,努力提高他们的幸福感、获得感和安全感。首次开展扶持社会组织参与计生特殊家庭帮扶服务项目工作,确定全省11家符合条件的社会组织实施帮扶服务,不断探索服务计生特殊家庭帮扶的新路径。各级计生协会坚持在元旦、春节、老年节(重阳节)等节前走访慰问计生特殊(贫困)家庭,送去慰问金和慰问品。

【开辟参与农村社会治理新途径】 落实《中国共产党农村工作条例》赋予计生协会参与农村工作的新任务,协助省卫生健康委开展民族地区生育秩序整治工作。在凉山彝族自治州、甘孜藏族自治州、阿坝藏族羌族自治州举办生育秩序整治宣讲员培训,通过宣讲员开展群众性宣讲6 213场(次),直接受众25万余人,辐射影响120余万人,引导和树立依法生育意识,推动民族地区生育秩序进一步好转。

【主动融入健康中国建设】 落实中国计生协会八届五次全国理事会强调的"主动融入健康中国行动,把更多资源下沉到基层"新要求,在青春健康教育、生殖健康教育、艾滋病防治宣传教育等健康领域,针对高校学生、凉山彝族自治州艾滋病重点地区群众和农村群众三类重点群体分别开展青春健康高校项目、艾滋病防治宣传教育项目和农村留守妇女儿童艾滋病防治宣传教育项目,送去宣传品和艾滋病防护产品。与新媒体合作开发微信小程序,开展"让舌尖健康成为'新食尚'——2020年四川省健康中国家庭健康主题推进活动",引领健康饮食新风尚。

【探索开展婴幼儿照护服务】 印发《关于建设省级优生优育指导中心的通知》,支持和引导各地承接项目。安岳县承建省级优生优育指导中心;绵阳市承建"中国计划生育协会优生优育指导中心"项目,打造绵阳市妇幼计划生育服务中心,探索社会化、专业化、市场化优生优育指导,并带动基层,辐射周边医疗机构,促进婴幼儿健康成长。2020年5月15日，国家卫生健康委首次在北京市、上海市、成都市共同直播国际家庭日宣传活动，主办四川分会场"婴幼儿照护我们在行动"直播，活动吸引超过750万网友观看。

【专题调研推动相关政策制度健全】 围绕重点工作，深入基层开展专题调研，形成调研报告，特别是有关计生特殊家庭住院护理补贴保险工作的调研报告，受到省卫生健康委党组和驻省卫生健康委纪检监察组的高度重视，已将有关问题纳入重点行业领域突出问题系统治理工作，对完善政策起到了推动作用。

【宣传教育】 深耕以家庭生活报为主的传统媒体阵地，充分运用省计生协会网站、微信公众号等宣传阵地，宣传党和政府的重大政策、重要工作和有关会议精神，呈现各级计生协会工作。在家庭生活报刊出"计生协之窗"8期；省计生协会微信公众号和网站全年累计发布信息430余条，其中多条被中国计生协会、省卫生健康委采用。践行全媒体理念，联合《家庭与生活报》推出和投放《爱，要有一套》主题快闪MV，提高计生协会工作的社会知晓度。

【新冠肺炎疫情防控】 成立省计生协会疫情防控工作领导小组，建立落实24小时值班值守、疫情防控工作信息报告等制度。抽调11名党员同志直接参加省卫生健康委疫情防控工作。动员组织会员及志愿者协助基层党委政府开展体温监测、入户摸排，宣传教育等疫情防控工作。争取中国计生协会防控专项补助资金20万元，全额用于为参加一线防控工作的基层会员购买口罩等防护用品，组织看望慰问一线防控工作人员及其家属代表。

【健康扶贫】 指导监督旺苍县、什邡市等地承接的中国人口福利基金会"幸福工程——救助贫困母亲行动"项目的建设，总结推广项目实施经验，不断拓展计生协会参与扶贫帮困的路径。指导汶川县承接中国计生协会扶贫发展项目。主动对接中国人口福利基金会和北京善佑福利基金会，筹措慈善资金，争取"福佑母婴"项目在川落地。

（办公室）

四川省卫生健康委员会机关服务中心

【概况】 2020年，中心编制职工7人，聘用58人。

【新冠肺炎疫情防控后勤保障】 制定《委机关服务中心新冠肺炎疫情防控后勤保障工作方案》，成立委机关服务中心新冠肺炎疫情防控后勤保障工作领导小组，设立综合协调、物资储备、生活保障、宣传印刷、车辆保障、会务保障、人员出入管理、物业服务等八个工作组，全面落实后勤保障工作任务。实行临时工作证制度，做好出入委机关办公区人员体温检测、登记工作，累计检测32 937人次。遇春节、端午、国庆等节假日，全面落实外出轨迹排查制度，强化委机关安全管控。制定中长期食材物资储备规划，规范食堂储藏室、主食库、操作间管理，对食品加工安全操作进行流程再造。严格落实分时段错峰分散就餐制度，组建"红色服务队"，保障就餐162 771份，到成都双流国际机场贵宾厅设置热食供应点，为援湖北医疗队精准保障热食1 331人份。保障应急、加班方便食品9 872件。3月份以来，援鄂、援疆、援滇医疗队员陆续返川，后勤保障小组全面做好横幅、鲜花、车辆保障等工作，安排专人参与欢迎活动，并将部分队员护送至隔离休整点。出台《新型肺炎疫情防控期间物资采购与供应保障管理暂行办法》，规范行为、提高效率，紧急采购办公设备办公用设备83台、办公家具101件、消毒液及免洗手消毒凝胶用品242桶。严格落实车辆保障"双人制"值班值守，全面完成WHO专家考察组访川、指挥机关赴道孚县疫情防控等车辆保障，累计出车3 000余台次，总行程24万余公里。结合指挥机构各类电视电话会议、网络视频会议等实际情况，及时增配更换有线话筒、控制主机及配套设施。保障会议1 341次，32 569人。针对停车难问题，协调地面停车位51个。

【固定资产管理】 完成2019年委机关和该中心固定资产年报填报工作、2020年度新增固定资产系统录入及条码张贴工作。做好该中心2020年度新增210项资产系统录入及条码张贴工作。先后共接收委机关4辆划拨汽车资产，核销委机关1辆汽车资产。核算2020年度委机关和该中心固定资产每月折旧额。出台《四川省卫生健康委员会机关服务中心固定资产管理暂行办法》，验收2019年委机关固定资产盘点清查项目及专项审计报告。开展委机关和该中心2020年度固定资产实物清查盘点。分两批次完成210台国产电脑的验收及发放工作。完成委机关2020年和2021年通用办公设备和家具配置计划审核，已草拟《四川省卫生健康委员会机关固定资产管理暂行办法（送审稿）》待委机关党组会审议。

【规范公车运行】 落实《四川省党政机关公务用车管理实施办法》，出台《四川省卫健委公务用车管理办法》《四川省卫健委机关服务中心驾驶员管理办法》，严格落实定点维修、定点加油、定点保险等规定，实行公休日、法定节假日定点停放制度。规范公务用车加油申请和报批程序，加强驾驶员管理，严控费用支出，严禁公车私用。2020年，为委机关配备公务用车1辆，更新公务用车2辆。

【保障机关有序运转】 加强通信设备巡查，发现问题和故障及时响应，尽快排除。健全制度确保委机关邮件、报刊杂志及时分发到位。针对缠访、闹访人员，制定详细的安全保卫方案，责任落实到人头。创新职工文化活动，联合创建机关文化活动阵地，坚持每周三次为干部职工提供保障服务。

【安全生产工作】 协助督促全省卫生健康系统和委直属单位全面落实安全生产主体责任，建立健全安全生产防控长效机制，预防和遏制卫生计生系统重特大安全生产事故发生。出台《四川省卫生健康委员会安全生产监管职责清单》，编印《四川省卫生健康系统行政部门安全生产监管职责清单参考模板（1.0版）》《四川省卫生健康系统医疗机构安全生产管理责任清单参考模板（1.0版）》《四川省卫生健康系统非医疗机构安全生产管理责任清单参考模板（1.0版）》，指导全省各级卫生健康行业行政部门和卫生健康机构制定安全生产清单。成立两个暗访检查工作组，分别由委领导带队，暗访检查委直属医疗卫生机构；21个市（州）卫生健康委员会相应成立暗访检查组，暗访检查定点收治医院、社区门诊、留观场所等重点防疫单位的消防、医疗安全等。集中开展安全隐患排查整治，以治安保卫、火灾防控、防汛减灾、危化品安全使用、特种设备安全管理等重点，开展卫生健康机构安全隐患集中整治。全面推进安全生产专项整治三年行动。宣传安全生产政策法规、安全常识、先进典型等，全面普及安全知识。全省卫生健康系统开展网络课堂培训1 019场，参与22 316人次；在报刊、广播、网络、新媒体等平台开设专栏专题68个；发布先进典型、经验做法和成果等工作专题报道29个；组织观看典型事故案例剖析警示教育片796场，观看人数115 435人；参加安全打榜直播2 001人次；参与抖音“我是安全明白人”话题634条微视频；参与新浪微博“身边的安全谣言”话题1 272条。组织委机关干部职工安全生产培训及逃生体验。举办全省卫生健康系统安全生产培训班。

【设施管理维护】 完成委机关消防视频监控改造项目、防水管道维修改造项目、节能监控平台室改造项目和802、901、902、1301等办公室零星维修项目、委机关14楼应急指挥中心办公用房改造项目、屋顶绿化改造项目的政府采购招标工作、食堂维修改造项目资金申报评审工作。完成玉林办公区中转库三楼办公室改造项目、综合楼维修项目，完成人南办公区综合楼维修改造项目、古楼（办公区）地面维修恢复项目。

【优化行政环境、会务服务】 督促物业公司清洗委机关各处室窗帘、空调滤网，坚持不定期集训门岗安保人员，办公区域花卉、绿色植物摆放工作到位，委机关大楼周围花木修剪保持整齐、美观。

【膳食服务】 建立食堂财务往来资金统收制度，建立食堂财务往来账目，该中心设食堂会计和出纳，规范财务管理。明确相关岗位职责，层层监管，杜绝财务管理风险。加强食堂食品安全管理，指定公司配送，验收员、库管员严格进行验收，做到所有食材可溯源。坚持生、熟食品保留样品，并记录。专人验收各种货物进行，登记在册。根据可领料数量签发，科学、合理地贮存食品，冷菜库、粮食库、调味料库经常盘点、清库。每周制定营食谱表，创建健康营养食谱档案。加强人员技能培训，前后分两次由该中心领导带队赴省政府、成都市政府、省电信局机关食堂学习。10月厨师队伍在宜宾市学习十天，提升厨师的技能，提高伙食质量做到营养科学搭配。开展创建营养健康信息宣传和开展反铺对张浪费节约粮食系列活动。

【节能减排工作】 完成2019—2020年委直属单位省第四人民医院、省第五人民医院和四川护理职业学院成功创建省级节约型公共机构示范单位。指导省人民医院完成节水型单位创建工作。委机关节约型机关创建，通过省机关事务管理局初评。完成委机关生活垃圾分类的收运、委机关及直属单位的能耗统计报送等工作。与上年同期相比，委机关公共机构人均综合能耗同比下降35.49%，人均水耗同比下降16.47%，单位建筑面积能耗同比下降3.09%。

【档案管理】 加强档案移交、数据化管理、销毁，规范录入、借(查)阅工作流程，严格执行保密制度。移交普件1 000余件，党组会材料385件，会计凭证152册，新冠肺炎资料449件。2020年共提供档案利用人次180人次、利用件次323件次、复印各种资料2 393张、利用资料3册。全面检查委机关档案的数量和保存状况，规范使用管理程序、购置防虫、防霉药并按时放置和喷洒，适时开启除湿机等。完成档案统计年报工作。

（办公室）

四川省卫生健康宣传教育中心

【概况】 2020年，中心在职职工61人，其中高级专业技术职务11人，中级专业技术职务23人，初级专业技术职务8人。

作品《叮当告诉你新冠肺炎等传染病防控知识系列》获“2020健康科普作品微视频优秀作品”。

作品《家庭如何预防新型冠状病毒肺炎》获深圳新冠肺炎防控科普作品创作大赛(影音视频类)“优秀奖”。

作品《功夫医生》获“2020第五届健康中国微视频大赛优秀音乐作品奖”“全国卫生健康影像大会暨健康中国文化周2020金舟杯公益宣传片短视频金奖”、“2020见证四川”市县新媒体优秀传播案例“原创视频奖”。

作品《致敬向“疫”而行的你》在第30届中国电视金鹰奖四川地区评选“电视综艺节目”类一等奖。

作品《1463》获全国卫生健康影像大会暨健康中国文化周“纪录片类铜奖”。

微电影《彩虹之上》获“第五届健康中国微视频大赛十佳作品”“2020金舟杯全国卫生健康影像大会暨健康中国文化周大赛微视频类铜奖”。

微电影《地裂》获全国卫生健康影像大会暨健康中国文化周大赛微视频类银奖。

作品《我们全村67户296人全部脱贫了》在“我家的故事——脱贫攻坚奔小康”短视频征集展示活动中获“网民作品”三等奖。

作品《新冠肺炎老年人防控要点》获“深圳新冠肺炎防控科普作品创作大赛参赛纪念证书”。

作品《出门在外应该如何预防新型冠状病毒》获“2020健康科普作品微视频(音频类)”入围作品。

广播节目《疫情期间宅家预防新冠肺炎必读》获“2020年新时代健康科普作品征集大赛音频类入围奖”。

抗疫公益MV获“白衣天使大爱人间——致敬中国医护优秀诗词与歌曲评展活动优秀组织奖”。剪辑的抗疫歌曲《日出》实景版视频获四川省优秀战“疫”歌曲第二名、视频《我们都爱你啊》获四川省原创公益音乐作品第三名、视频《重新起航》获四川省优秀战“疫”歌曲第七名。

【新冠肺炎疫情防控应急宣传】 参与省卫生健康委疫情防控工作。抽调16名宣传骨干加入省卫生健康委应对疫情领导小组工作，选派3名应急宣传员分别随第一、二、八批四川援鄂医疗队赴武汉开展一线宣传报道工作。联合川内媒体记者，成立援湖北医疗队前方宣传组，自主采写新闻稿件、图片近500篇(张)，被全国党政主流媒体转载报道共600余条(其中《“一线抗疫英雄谱”佘沙:心怀感恩支援抗疫》《东西部健康检测互认，四川打通返岗“堵点”》在央视新闻联播中播出)。

多领域、跨行业联动抗疫宣传。联合交通运输厅、经济和信息化厅中小企业中心，将自主编创的科普宣传折页和挂图52份印制15万张在全省各市区县的工厂、交通要道、农民工专列、专车张贴分发，联合省委宣传部、省广电局建立“新冠肺炎科普知识库”，将自主编创的科普稿件400余篇，通过百度网盘提供给全省21个市(州)的183个县卫生健康委(局)、广播电视局，利用农村广播“村村响”反复播放，联合省委宣传部、四川音乐学院、省人民医院等单位制作抗疫公益MV30首，全网累计播放曝光量1 000万次，联合四川大学华西医院、中国医师协会、省应急科研攻关项目组和成都电视台等单位共同制作科普文章和短视频23部推广传播，邀请巴蜀明星李伯清、叮当、陈家浦，麻花、廖健、万喜、马维维、贾真等人制作科普快板、顺口溜、艺人讲科普等战疫文艺作品47个，邀请文艺界专家、媒体代表召开抗疫科普宣传座谈会，探讨抗疫宣传工作思路，联络川籍明星团队开展“川籍明星与援鄂医疗队员连线”送祝福活动、“情系前线因为有你”三八节慰问活动，掀起全社会关心关爱一线医务工作人员的正能量氛围，联络承办由省委宣传部指导，省卫生健康委和四川广播电视台联合主办的《致敬向疫的你》主题晚会，在四川卫视、新闻频道、四川观察APP同步直播，协调组织、参与编辑由省卫生健康委、省文联等主编的《四川省优秀战役歌曲集》书籍和歌碟、《四川省卫生健康系统抗疫主题诗歌精选》书籍、《战疫纪实》书籍及网络故事，联合川报观察、腾讯大成网、省红十字会、四川科伦集团开展网上“全民抗疫知识有奖问答”活动。

疫情防控宣传。制作疫情防控广播音频333条、绘画作品52幅、疫情通报68条、科普视频100条、川医援鄂战地日记41条，通过中国西部健康网、微信、微博、今日头条、网易号、大鱼号、抖音、快手、爱奇艺、喜马拉雅、腾讯视频等新媒体平台发布文章和视频2 572篇(条)，阅读量2 962.1万，通过百度云向各市(州)卫生健康部门共享疫情防控科普作品，下载量4千余次。

12320卫生热线舆论引导。春节前夕紧急召回轮休咨询员，在全国率先启动7×24小时人工咨询服务，截至2020年12月底解答疫情咨询14 486件，回复群众留言5 130件，回访群众来电4 303件，实施心理援助1 790件，处置疫情投诉建议185件，梳理上报群众焦点问题273条，咨询服务满意率99.21%，同时联合四川省心理热线96111、成都市心理热线96008，为群众提供24小时人工心理援助服务，开发疫情查询系统，提供最新资讯、疫情地图、定点医院、线上免费问诊、申报自查等服务，开展健康证明专线服务，解决群众办理困难。

典型人物宣传。面向委直属单位、市(州)卫生健康委收集先进集体材料和个人材料，向省委宣传部报送428个先进典型，向国家卫生健康委宣传司和疾控局报送50个先进典型，同时与四川广播电视台合作，在“四川观察”APP平台开启“医务工作者面孔”栏目，推出23期“封面”人物，在《四川新闻》《今日视点》等栏目播出专题新闻28条，按照省委宣传部要求，提供30张抗疫公益宣传照片，在全省21个市(州)的地标建筑126个点位，通过广告媒介滚动宣传展示，开展援鄂前线医务工作者“我想对你说”爱心传递活动，筛选出197组人物制作成19个视频在抖音、快手等平台发布，联合四川新华文轩向汉阳方舱医院的四川医疗队治愈出院患者捐赠3 200册图书。

【健康科普】 健康科普宣讲活动。先后在自贡市、阿坝藏族羌族自治州、甘孜藏族自治州、凉山彝族自治州等市(州)开展“小手牵大手健康一起走”健康知识进校园系列宣讲活动8场，受益5 000余人。

普及心理健康知识。在《大众健康报》开设心理健康专栏，刊发科普知识文章20余篇。

完成国家妇女儿童母婴提升项目。在全省范围内，针对家长、医护人员开展儿童抽动症、多动症健康知识讲座10余场。

宣传干部业务素养培训。举办全省卫生健康媒介素养培训班培训卫健系统宣传干部120余人次。

策划制作健康科普宣传作品。以常态化疫情防控形势下大众的日常防护措施、健康生活习惯等内容为主题，创作防疫科普文章、视频和动漫宣传作品，面向全媒体平台发布。

【新闻广播电视宣传】 摄制播出四川广播电视台公共乡村频道《健康四川》栏目专题节目全年52期(累计专题片、科普节目、新闻动态、公益广告等219部/条)合计1 300分钟；四川广播电台新闻频率《健康四川》栏目52期节目合计520分钟。

省人民医院合作，制作电视节目《医生来了》全年104期2 600分钟在四川电视台新闻频道中播出。

在成都广播电台经济频率热门节目《小刚方言》中播出健康脱口秀节目160期合计480分钟。

全年搜集中央、省内主流媒体主要报道制作16期视频新闻，刻制成碟并在委机关大楼播出。

【新媒体宣传】 通过《健康四川12320》网站、微信、微博、委网站健康科普平台等，全年共编辑并发布卫生健康信息5 434篇/条，点击量6 700余万次。同时通过今日头条、抖音、网易、爱奇艺、喜马拉雅、腾讯视频、大鱼号等新媒体平台发布健康科普信息12 637篇/条，总阅读量1.18亿。

【12320卫生热线宣传】 构建"健康四川12320"融媒体。搭建"健康四川12320融媒体宣传服务平台"，整合"天府医健通"、省"96111"心理援助热线等卫生行业资源，开发制作"12320宣传服务"微信小程序，集中为群众提供健康科普、预约挂号、互联网医院、心理咨询、戒烟干预、非急诊转院咨询等综合服务。

行业监管和健康咨询服务。强化全省21个市(州)和委处室、直属单位以及医疗机构的联络协作机制，为省政府一体化政务服务平台卫生健康知识库提供政策法规和相关知识，加强12345政务服务热线"一键通办"机制，加强行业监管和健康咨询服务。

开展"五进入"和"防艾青春行"活动。坚持12320宣传"五进入"，全年面向医院、社区、校园、养老院和乡村社区开展宣传活动12次。举办第三届"12320防艾青春行"活动，开展征集主题曲歌词、签到答题、游戏活动，微博话题词《防艾青春行》阅读量2亿次，讨论量1.5万次。

【社会活动宣传】 承办由省卫生健康委主办的"四川省民族地区健康促进专项行动"启动仪式、"四川省妇幼健康促进行动"启动仪式、"2020年国际家庭日"中国宣传活动、四川卫生党史馆开馆仪式、"第三届健康四川—大美医者"宣传活动。承办由中国人口宣传教育中心主办的"国际女童日"文艺宣传活动。组织第五届"点亮一盏灯照亮一家人"健康知识上高原暨"名医走基层"活动。策划和推进"第六届传承光荣守护生命"微电影评选展播活动。

【健康促进与教育】 建设健康科普专家库。围绕健康四川18个专项行动，建设涵盖25个医学类别110名专家的第二届健康科普专家库。修订《四川省健康科普专家库管理办法》，完善专家库管理考评机制。邀请专家撰写科普、疫情防控文章、拍摄视频、开展宣讲活动，在健康四川、健康四川12320官微等平台发布。

建立健康科普资源库。探索"专家投稿+网络采集"模式，形成多学科、多形式的科普资源库，供全省健康科普工作进一步利用。截至2020年年底搜集科普文章18类共计600余篇。

政务课题研究。按照委宣传处工作安排，开展《四川居民健康素养水平提升研究》《突发重大公共卫生事件宣传工作研究》课题研究，联合四川大学华西公共卫生学院、四川省疾病预防控制中心健康教育所成立专家工作组，撰写完成调研报告。

【健康扶贫】 发展集体经济项目。投入帮扶资金56万元，帮助普格县永安乡洛乌村发展山羊养殖、蜀宣花牛养殖、食用菌基地建设，截至2020年年底累计收益6.9万余元，村民人均纯收入约11.3元，建卡户每户分红300元，实现洛乌村全员脱贫摘帽。

基层组织文化建设。先后投入帮扶资金，打造和规范化建设洛乌村党群服务中心，受益农户1 862余人。

指导抓好洛乌村基层党建工作。组织农民夜校120期，培训村民700余人次，宣传脱贫攻坚政策、禁毒防艾知识和卫生健康知识。

（办公室）

四川省卫生健康委员会项目管理中心

【概况】 2020年，中心编制14人，实有21人，其中在编人员10人，招聘11人。

【卫生健康项目建设】 健全完善项目监管制度。编印《工程建设项目审计》《政府采购》等相关资料，进一步规范和完善卫生建设项目监管制度，指导全省卫健系统依法依规管理项目。不断优化信息化监管手段。

克服新冠肺炎疫情影响，先后组织省发展改革委和省卫生健康委相关处室现场督导调研21个市(州)及委直属单位项目。

组织工程领域巡视整改，编写完成《2020年卫生健康系统工程建设领域专项巡视整改工作报告》。派员参加"工程总承包及工程项目管理疑难问题解析与实务操作""第二届妇幼健康天府论坛学术大会项目管理"等专题培训，国家监管中心组织的联合监管调研。

【卫生健康中长期规划监测】 全面监测《"健康四川2030"规划纲要》《四川省"十三五"卫生计生事业发展规划》《四川省医疗卫生服务体系规划(2015—2020年)》2019年度实施情况。通过实地调研、收集资料、专题访谈等方式，全方位监测规划制定的目标任务、主要指标、重大项目进展情况，获取大量第一手资料，完成三份监测报告。

【盖茨基金会凉山项目】 结合项目三年目标任务制定年度工作计划，围绕提升项目乡镇医疗卫生机构服务功能、探索建立激励机制、细化项目重点环节、加大项目现场督导力度、加强项目资金使用监管等方面提出全年工作方案，层层落实责任。

【四川卫生党史馆如期开馆】 成立建设专班，坚持日报告、周总结、周例会制度，随时掌握进度和存在的问题，督促施工方按时保质完成施工，确保了党史馆按时开馆。

【民族卫生课题研究报告初步完成】 组织成立专家团队，依托专业技术力量调研、评估和分析研究民族地区卫生事业，提出以实施"五大行动"为主的十年行动计划目标任务和重点工作，编写完成三份课题研究报告(征求意见稿)，并多次征求市(州)及有关部门意见，为实施第二轮民族地区卫生发展十年行动计划提供重要决策依据。

【执法监督机构规范化建设】 编制完成《四川省卫生健康监督机构规范化建设执行图册》，为全省执法监督机构规范化建设提供重要技术支持。

(刘　宇)

四川省药械临床使用监测与评价中心

【概况】 2020年，四川省药械临床使用监测与评价中心在职职工24人，其中副高级职称1人，中级2人，初级2人。

【药械监测评价】 2020年，按照国家卫生健康委提出的促进合理用药工作从建立完善药品监测体系、组织开展药品综合评价、建立专家库完善药事管理与药物治疗学委员会制度、加强合理用药培训合作以及搭建药械监测基础平台等方面提出建议及承担相关工作；起草报送《关于四川省抗肿瘤药品临床使用监测工作方案》；与省药监局不良反应监测中心合作开展药品不良反应信息核实分析。参与四川省短缺药品日常监测、信息核实、评估和反馈等监测预警工作，综合分析全省短缺药品信息，编制省级短缺药品基础清单。

【申报课题项目】 先后派员到江苏省、山东省、湖北省、湖南省、上海市等试点省(市)学习药品综合评价管理。组队赴遂宁市、内江市、凉山彝族自治州开展药械临床使用综合评价调研，并与四川大学华西药学院共同申报省科技厅"典型处方药在国家组织药品集中采购政策实施前后临床使用情况的监测评价""凉山地区抗感染药物治疗实施效果评价及临床路径优化研究及政策建议"2个课题项目。

【交流合作】 与国家卫生健康委药具管理中心、卫生发展中心、中国循证医学中心、ISPOR华西分会开展交流合作。参与国家药械监测评价相关方案政策的拟定、研讨。与华西医院在成立药械临床使用监测与评价研究中心(院)、课题申报、平台建设、数据共享、以及开设药械临床使用监测与评价工作杂志专栏等方面达成合作意向框架。与省肿瘤医院、西南医科大学附属医院、内江中医医院、遂宁市中心医院、遂宁市中医医院、凉山州第一人民医院等医疗机构就加强合理用药、药械临床使用综合评价交流探讨，初步达成开展药械临床综合评价的合作意向。

10月，围绕成渝双城经济圈建设，形成成渝地区双城经济圈建设献计献策金点子2条。

【新冠肺炎疫情防控】 1月28

日，中心全体职工结束休假返岗待命，主要领导在岗值守；1月31日、2月1日，先后派员赴9个市（州）22家定点医疗机构督查调研紧缺防护物资供应保障及储备情况。派出13名干部职工参与委疫情防控指挥部工作；建立疫情值班、监测、报告等制度。9月，与欧盟中国商会医用耗材委员会共同举办体外诊断产品监测评价与政策交流座谈会，聚焦疫苗研发、生产、使用、评价各环节，围绕新冠肺炎救治、疫苗需求和防治效果评价等方面展开针对性研讨。

（杨 虹）

四川省老龄健康发展中心

【概况】 2020年，四川省老龄健康发展中心通过调入、公招等方式壮大职工队伍，职工总数达到15人（编内12人、编外3人），培养选拔副科长3人。成立工会，选举工会委员3人和经审委委员1人。中心支部、行政、工会三支队伍初步建成。

【健康宣教活动】 建设宣教平台。链接传统媒介，运用新媒体技术，建设中心官方网站和"四川老龄健康"微信公众号，常态化开展人口老龄化国情省情和老龄、老龄健康政策措施宣传，普及老年健康科学知识，2020年在中心官网发布信息178条、微信公众号推送146条。制作《"新冠肺炎"老年人防控要点》《"新冠肺炎"养老机构防控要点》2个动画微视频，在健康四川官微、四川手机报、抖音等媒体宣传新冠疫情防控知识，各种新媒体平台点击播放量累计17万余次。

开展主题宣教。①承办四川省老年健康促进专项行动启动仪式。专项行动领导小组组长沈骥等领导出席启动仪式，邀请四川省健康形象大使李伯清和专家董碧蓉教授、张艺宏研究员宣讲老年健康、运动养生等科普知识，现场开展老年健康咨询、老龄政策宣传等活动。②开展老年健康宣传周系列活动。以"提升健康素养，乐享银龄生活"为主题，邀请梁宗安等10名专家，围绕新冠肺炎疫情防控、老年人如何做到"五个好"等，在省广播电视台连续5天开展"专家做客直播间"活动，直播视频在"四川之声981"公众号上的浏览量30.8万人次，在"川广新媒体"抖音号浏览量1万多人次，视频在"健康四川官微""四川老龄健康"上同步直播；组织志愿者参加在成都市双流区举办的线下宣传活动，发放宣传资料300余份。③开展"敬老月"暨老年健康饮食宣传系列活动。组织开展孝老爱亲宣传、老年合理膳食倡议、老年人饮食制作技巧演示点评等现场宣传活动；协助委机关看望慰问高龄、困难老人；组织志愿者到成都晚霞社会养老服务中心看望慰问百岁老人代表，为老人举办"温馨生日会，情暖老人心"集体生日会；联合成都中医药大学附属生殖妇幼医院等单位，组建老龄健康志愿者服务队，在成都市玉林社区老年公寓开展"情暖重阳"健康宣传、咨询义诊等志愿服务活动。

丰富宣教形式。编印《四川省老龄健康文件汇编（2015—2019年）》2 000套，分发到21个市（州）和183个区（市、县）；定制采购老年健康宣传品1 800个、防疫包套装2 200份；在中心官网设立老年健康宣传周、敬老月活动专栏，及时推送老龄健康相关政策措施、工作动态和活动信息；赴攀枝花市、雅安市等地开展全省医养结合宣传片现场拍摄，剪辑制作并在中心微信公众号上推送20个老年健康科普微视频。

【建立体系】 建立智力支持体系。组建中心专家库，首批邀请来自四川省42家单位的行政管理、公共管理、医学、人口学等20多个专业的108名专家入库，召开专家库成立大会，向受聘专家发放聘书。

建设规范标准体系。参与国家卫生健康委在四川省开展的老年健康服务信息整合与分析项目试点。开展全省老年人的健康服务需求和基层对老年健康服务信息管理系统建设需求调查，组织专家编制《四川省失能老年人健康管理服务规范》《四川省失能老年人健康管理技术规范》，协助开展老年健康服务管理信息系统建设，为成都市温江区、自贡市大安区的170余名技术人员开展老年人失能筛查评估试点师资培训和老年健康服务信息管理系统操作培训，督促指导两个区开展老年人失能筛查评估等试点工作。组织专家团队开展《四川省老年友善医疗机构创建评估标准》编制工作。

推动健全服务体系。调研省老年大学；在全省6个市（州）、10个县（市、区）开展老年健康服务体系和医养结合工作调研评估和业务指导；与川南经济区医养结合一体化发展联盟联合举办医养结合技能大赛；在成都市金牛区开展老年健康服务需求调查研究，为金牛区完善老年健康服务体系提供决策依据；协助委机关开展全省“敬老模范县”考核验收工作，参与制定验收标准、考核组织和15个县（市、区）的现场考核、暗访工作；承办2020年全省老龄工作暨老年健康服务体系建设培训班，为265名卫生健康管理人员开展老龄和老年健康、医养结合工作培训；负责全省护理需求评估员培训及考核工作，举办两期护理需求评估员培训班，为1 300余名二三级医疗机构医护人员开展老年人能力评估和护理需求等级评定知识培训；升级优化《四川省老年人优待证》制作系统，制作发放优待证20万套；协助做好老年健康权益保障服务工作。

（综合科）

市级医疗卫生健康单位

成都市卫生计生监督执法支队

【概况】 2020年，在市卫健委的坚强领导下，市卫生计生监督执法支队以习近平新时代中国特色社会主义思想为指导，深入贯彻落实党的十九大和十九届四中、五中全会精神，围绕国家、省、市重大决策部署，在落实疫情防控工作的基础上，圆满完成各项工作任务。全市卫生监督执法机构共开展监督检查92 518户次，总体监督合格率98.23%，共抽检健康相关产品类样品37 395件，抽检合格率91.56%。全市共办理行政处罚案件2 518件，罚（没）款1 007.59万元，其中市支队共办理处罚案件141件，罚（没）款223.44万元，罚（没）款金额较2019年增长40%，有力维护市民健康权益。支队被评为2019年度成都市对口支援藏区工作先进集体，支队党委被市委市政府评为成都市抗击新冠肺炎疫情先进集体。

【“十三五”发展成绩】 “十三五”期间，在市卫健委的坚强领导下，市卫计监督执法支队坚持围绕中心、服务大局，切实履行监管职责，有力维护行业秩序，超额完成卫生计生监督工作规划的主要指标任务。即全市医疗卫生机构监督覆盖率超90%、农村集中式供水安全巡查乡镇覆盖率超90%、学校卫生综合评价覆盖率超80%、公共场所卫生量化分级管理覆盖率超80%、国家双随机监督抽检占被监督单位比例达12%、监督执法业务应用系统使用率达100%。

贯彻依法治市精神，规范行政执法行为。落实行政执法公示、执法全过程记录和重大执法决定法制审核“三项制度”。从严把控执法办案程序，深化移动执法终端和执法记录仪应用，确保规范公正文明执法。强化案卷审查和稽查指导，办案质量显著提升，“十三五”期间全市12例案件被评为国家、省级优秀典型案例。深化“放管服”改革，加强事中事后监管，高标准开展“双随机一公开”监督抽检，2017年至今累计领取双随机“国抽”“省抽”任务15 100条，按时完结率和公示率均达100%。打造双随机“成都模式”，实现分层级、分专业、分区域的市级双随机任务制定，探索开展市级部门联合双随机。

拓展执法深度广度，推进精细智慧监管。紧跟卫生监督工作发展趋势，不断深化执法领域和手段。适应行业发展和民生需求，推进学校卫生和医疗机构传染病分类综合评价、公共场所量化分级管理，拓展“微整形”、现制现售水等新业态监管，开展医疗质量、规范120救护车等专项整治，深化医疗美容“PRP”新技术、严重精神障碍发病报告等监管领域，推动“粗放式”执法向“精细化”监管转变。完善市监管信息系统，形成许可、监督、处罚管理“闭环”，开发“医疗机构不良行为记分”“网上预审批系统”等特色子系统，丰富应用功能，在餐饮具集中消毒企业、放射卫生等领域率先探索应用在线监测监管技术，实现实时、动态、预警式监管。

切实维护行业秩序，卫监影响持续扩大。加大违法违规行为查处力度，开展夜间错时执法，确保全方位、全时段监管无盲区。办案力度实现跃升，2020年全市办理行政处罚案件2 518件，罚（没）款1 007.59万元，分别是2015年的5倍和6.6倍，其中市本级罚（没）款223.44万元，是2015年的12.5倍。高度重视对外宣传，持续密切媒体合作，建立门户网站、官方微信、官方微博自媒体阵营,采用多维度、强输出的宣传模式,主动拉近与市民的距离,切实提高卫生监督带给群众的获得感。

深化信息互通共享,服务城市发展大局。持续推动卫生监督工作为城市经济发展服务。圆满完成中日韩峰会、西博会、世警会等百余次重大会议(活动)卫生保障任务,有力护航“三城三都”建设。卫监核心数据实时接入市智慧治理中心,累计发送相关数据7万余条,助力城市“智慧管理”与领导科学决策。融入信用体系建设,向企业信用系统发送行政许可、处罚数据25万余条,初步实现多部门跨地区信用奖惩联动,在医美、消毒产品、血透等领域试点开展信用监管。

【坚持党建引领】 市支队党委坚持抓党建、强核心,把准“进”的方向。加强理论武装,落实上级决策部署,持续巩固“不忘初心、牢记使命”主题教育成果,引导党员干部增强“四个意识”,坚定“四个自信”,做到“两个维护”,推动中央大政方针、省委、市委和委党组工作要求在支队落地落实。围绕“关键少数”,压实管党治党责任,加强领导班子建设和基层党组织建设,顺利召开党员大会选举产生新一届党委,成立第一届纪委。深化全面从严治党、党风廉政建设和反腐败工作,制定主体责任清单,完善主要领导履行“第一责任人”,其他班子成员落实“一岗双责”的工作机制,确保“两个责任”落到实处。建言“十四五”,谋划卫监发展方向,深入学习党的十九届五中全会精神,开展“大学习、大调研、大走访”活动,收集意见建议和问题诉求43条,将完善卫监体系建设、创新监管方式、深化成渝协作等重点工作内容纳入“十四五”规划。

【新冠肺炎疫情防控】 新冠肺炎疫情发生后,全市卫生监督机构认真履行监督管理职责,全力做好疫情防控督查。迅速响应,全域出击。四川省启动突发公共卫生事件Ⅰ级响应后,支队带领全市卫监部门迅速响应,依法科学防控,强化统筹协调与属地管理相结合的原则,全面开展疫情防控督导检查工作。

精准监管,把控关键。以督查“周计划”为抓手,细化检查任务,适时调整重点,紧扣医疗卫生、公共卫生两大重心,围绕医疗机构院感防控、实验室安全,公共场所人群防控、环境及物品消毒、集中空调使用等关键环节,对全市各级各类医疗机构、疾控机构、核酸检测机构、车站、宾馆、商场、学校等重点场所的疫情防控工作进行全面督查,累计检查单位4.6万余户次,为市民健康安全筑牢卫生监督屏障,支队院感专项督查行动获得分管副市长的肯定性批示。

严格执法,高压震慑。以执法高压态势倒逼相关单位自觉落实主体责任,规范疫情防控工作开展,疫情防控期间全市共查处各类违法案件2 266起,处罚(没)款620.23万元。

担当有为,榜样引领。市支队医卫大队被评为省级三八红旗手先进集体、传职大队被评为市级“工人先锋号”,向青、杨云杰等同志获市级抗击新冠肺炎疫情先进个人、市“五一”劳动奖章等荣誉。

【强化内部管理】 修制度、重管理,锻造“强”的队伍。修订完善支队管理制度,编制印发《职工手册2020版》,奠定内部管理基础。抓好纪律作风建设,强化思想政治教育,通过选树先进和警示教育相结合,激发干部干事创业热情,提高拒腐防变意识,加强执纪监督,确保权力运行规范。落实稽查指导,全覆盖开展内部稽查和层级稽查,督促执法工作规范开展。

【狠抓能力提升】 多举措、提能力,练就“能”的本领。持续以赛促学,举办执法技能竞赛,特邀德阳、眉山、资阳同仁参赛,采用以案说法、现场办案、模拟舆情处置等形式提升执法人员实战能力。聚焦办案提质,落实法制审核制度,市本级共审查合议一般程序案件123件,集体讨论重大案件9件,市支队承办的1例行政处罚案件被评为国家优秀案例。强化培训提能,全年组织集中培训8期,培训监督员735人次,开展外出培训10人次,接收区(市)县学习进修2人。深化“造血式”帮扶,继续选派业务骨干赴甘孜、阿坝两州四县驻点“传帮带”,开展现场带教423次、理论授课44次,真正为当地培养一支撤不走的卫监执法队伍。

【加强主动宣传】 新形式、拓领域,树立“优”的形象。继续密切媒体合作,主动宣传扩影响。开展疫情防控、游泳场所监督等新闻宣传活动，接受红星新闻“战疫录”专题采访，全年获媒体正面报道17次。支队报送的《做好职业病防护，幸福千万家》节目，被评为《998法治大讲坛》2020年度优秀法治节目。坚持守好“两微一网”，自媒体宣传再发力。支队网站发布信息1 559条，官方微博发文1 414条，阅读总量163.4万余次，官方微信发文308条，阅读总量14万余次。积极紧随“短视频”潮流，宣传效果更突出。拍摄制作抖音短视频8条，并在市卫健委“官抖”上发布，短视频“援藏工作人员的一天”获得第四届“大美医者”微视频大赛三等奖。

【深化信息化应用】 增功能、广应用，实现“智”的管理。完成信息报告统计工作任务，全年向国家卫生监督平台发送报告卡15.8万余张，发送成功率99.6%。继续优化“二级平台”，完成省系统“涉水产品库”等模块迁移，增设云主机防护及日志审计安全软件，“二级平台”更完善、更安全。升级市支队OA系统，开发手机客户端功能，构建“掌上”办公模式，新增合同审批等管理模块，提高内部管理质效。推进医疗废物在线监管，全市三级医疗机构接入率100%，二级医疗机构接入率93.3%，超额完成省卫健委目标任务。

【高质量完成“三重”任务】 全面完成“双随机”。2020年，全市共领取国家“双随机”任务4 651条，完结4 651条，按时完结率100%，公示率100%。首次开展市级部门联合“双随机”，共抽取任务174条，按时完结率100%。深化职业卫生监管。圆满完成“尘毒”专项治理，对全市清理出的550家矿山、冶金等行业本底开展检查1 474户次，覆盖率100%，各区县均实现办案“零”突破，全市共办案171件，拟处罚款330.41万元。推广“放射卫生监督管理系统”。完成系统开发，在17家单位初步试点成功的基础上扩大试点范围，将委发证放射诊疗医疗机构全部纳入系统，共接入相关单位85家，录入数据1万余条。启用在线培训考试系统，完成在线考试5 218人次。

【服务城市发展大局】 积极参与大运会筹备，完成大运会公共场所、生活饮用水卫生监督相关方案草拟，协助大运会智慧卫监平台规划和搭建，选派2名业务骨干到大运会执委会开展工作。助力“智慧城市”治理，累计向成都市智慧治理中心发送行政许可、处罚及“双随机”监督抽检数据74 017条，建立“二级平台”医疗机构本底数据资源池，定期采集外部数据交叉比对提高准确性，为城市治理提供可靠数据支撑。融入信用体系建设，向企业信用系统发送行政许可、处罚数据22 832条，探索信用监管在卫生监督领域的应用，指导并协助开展医美机构、消毒产品、血透机构信用监管试点。信息建设纳入医联工程，市支队积极争取政策支持，智慧卫监平台建设被市政府纳入全域成都医联工程建设总体方案，推动卫生监督信息化建设步入快车道，助力公共卫生监测评估和决策管理能力提升。

【唱好成渝双城记】 签协议，奠基础。市支队积极主动与重庆市卫生健康综合行政执法总队联系对接，签订《成渝地区双城经济圈卫生健康执法战略合作框架协议》，为深化交流合作奠定基础。

同执法，协办案。选派2批次执法人员赴重庆市开展“你点名，我监督”异地交叉执法，联合检查医美机构、游泳场所13户。协助重庆总队对我市金牛区1户跨省涉水产品案件涉案单位开展实地核查，护卫成渝两地市民健康安全。

办论坛，开新局。隆重举办成渝地区卫生监督论坛，来自重庆、成都、德阳、眉山、资阳卫监机构代表140余人参会，与会人员就公共卫生、医疗卫生、职业卫生领域的执法经验及典型案例进行深入交流，成渝卫监机构主要负责人发表主旨演讲，就下一步两地在人才资源共享、执法办案联动、科研课题协作等方面的密切合作达成共识，为成渝卫监携手护航双城经济圈建设育合作先机、开发展新局。

【圆满完成各专业监督】 公共场所卫生监督。开展无证无照专项整治，共排查单位12 113户，督促无证单位办证或关停并转2 636户。落实公共场所安全套推广，四大类公共场所监督覆盖率100%。在疫情特殊背景下，圆满完成省市“两会”、创交会等76次重大会议（活动）卫生保障任务。

生活饮用水卫生监督。加强市政水厂监督检查，及时处置疫情期间华侨城商业区管网末梢水安全隐患等饮用水安全事件。开展水质第三方检测，全市共检测管网末梢水、二次供水、现制现售水6 956点次，合格率 99.96%。落实涉水产品监管，全市涉水产品生产、经营单位监督抽检合格率100%。

学校卫生监督。开展学校卫生专项检查，对全市各级各类学校、托幼机构督查覆盖率100%。开展学校卫生综合评价，评价合格及以上的占 99.32%。圆满完成中高考、“公考”等卫生保障任务。

医疗（中医）卫生监督。开展医疗服务秩序常态监管，全市检查医疗机构18 666户次，覆盖个人和其他场所4 145户次，查处案件520件，向公安部门移交非法行医案件4件。深化医疗行业精细化监管，围绕严重精神障碍患者报告、大型医用设备配置等领域首次开展专项行动。继续开展“医疗三监管”，现场核查问题线索481条。

传染病卫生监督。保障消毒产品卫生安全，组织区县核查已备案消毒产品安全评价报告456个，发现虚假报告29个，撤销备案并严肃查处涉事企业2家。完成医疗机构传染病防治分类评价781家，评价优秀、合格单位占98.21%。加强餐饮具集中消毒服务单位监管，对22家单位全覆盖抽检，检测合格率93.91%。

火车站地区卫生监督。守好疫情防控重要关卡，强化直管公共场所监管，纠正违规行为 76起，对入住站前地区宾馆的 3.1万余人次进行体温监测。承担火车站地区部门值守任务，落实联防联控机制，协助做好到站列车旅客健康申报。圆满完成春运卫生保障工作。

【卫生健康许可审批】 开通疫情防控相关审批“绿色通道”，新办消毒产品生产企业卫生许可 66件。推进审批服务更加便民，“最多跑一次”实现率100%，承诺提速率达65%。结合职责做好创建国家食品安全示范城市相关工作。完成轨道交通建设项目卫生审查任务。

（陈百灵）

成都市计划生育协会

【概况】 机构变迁。成都市计划生育协会成立于 1984 年 8 月，1989年7月12日，成都市机构编制委员会明确“市计生协会配备事业编制五名（纳入事业编制管理），其办事机构挂靠市计划生育委员会，所需经费从计划生育事业费中列支”（文件编号：成机编【1989】214号）；2006年11月6日，中共成都市委组织部成都市人事局《关于印发〈成都市＜中华人民共和国公务员法＞实施方案〉的通知》（成人发〔2006〕19号）文件明确成都市计划生育协会等12个单位为“纳入参照公务员法管理的人民团体和群众团体机关”；2008年7月3日，中共成都市委组织部《关于批准成都市总工会等15个单位参照公务员法管理的通知》（成组通〔2008〕63号）批准成都市计划生育协会为13个“参照管理的人民团体和群众团体机关”之一；2015年11月25日，中共成都市委机构编制委员会《关于印发〈成都市计划生育协会机关主要职责内设机构和人员编制规定〉的通知》（成机编〔2015〕42号），明确“成都市计划生育协会（简称市计生协会）是协助党和政府做好人口和计划生育工作的群众团体，是党和政府联系育龄群众的桥梁和纽带。”

主要职责：（一）按照国家、省、市关于人口和计划生育工作的方针、政策，拟定和实施计生协会工作规划。协助政府有关部门贯彻《中华人民共和国人口与计划生育法》和其他相关法律法规，推动人口和计划生育工作。（二）指导和实施计生协会组织建设。依据法律法规开展与计划生育相关的服务活动。（三）反映会员在生殖健康、计划生育、幸福家庭等方面的诉求，依法维护会员和会员所联系的广大育龄群众的合法权益。（四）宣传普及有关性与生殖健康、计划生育、避孕节育和预防艾滋病的科学知识，引导群众树立科学、文明、健康、进步的婚育观念。（五）开展国内外交流与合作，根据授权负责全市幸福工程相关事宜。（六）承办市委、市政府和中国计生协会、省计生协会交办的其他工作。内设机构：市计生协会机关设1个内设机构，即综合部。负责文电、信息、机要、档案、干部人事、财务和后勤等日常工作；承担重要活动和来信来访的组织协调，督办重要事项；拟定工作发展规划和年度计划；起草印发综合材料和文件，开展理论研究；负责机关党建、干部教育培训；组织和指导开展人口计生法律法规及科普知识宣传教育；负责项目工作规划的组织实施和监督评估；指导开展生育关怀行动及生育、生活、生产服务活动；组织开展幸福工程的相关工作；开展国际交流与合作，承办国际救援项目的策划和实施。编制人员：市计生协会机关事业编制5名，现有在编工作人员5人，退休人员4人。

2020年，全市计生协会系统围绕国家、省计生协和市卫健委新型冠状病毒防控工作主线，全市计生协会系统守初心、担使命，积极参与疫情防控工作的同时，认真贯彻党的十九大精神，主动融入健康中国战略，推动计生协会系统改革，深化落实"六项重点任务"，全面推进各项目标任务落实。2020年，承接中国计生协(副部级)项目4个，省计生协(副厅级)项目4个，市本级开展项目18个，全年共计争取国家、省计生协项目资金38万元；有序开展计生特殊家庭住院护理补贴保险工作，"心灵彩虹"项目工作，全面完成省、市各项目标任务。

【党风廉政建设】 2020年，成都市计划生育协会认真贯彻落实《党内政治生活若干准则》和《党内监督条例》，落实党风廉政建设"一岗双责"责任，落实重大事项报告制度，做到党风廉政建设与业务工作同部署、同落实、同检查、同考核。自觉贯彻执行中央八项规定和省、市的有关规定精神。坚持"两会一课"、民主生活会制度，履行一岗双责，组织党员干部学习《关于党政领导干部保密工作责任制的规定》《中华人民共和国政府信息公开条例》《中华人民共和国民法典》《中国共产党基层组织选举工作条例》《中华人民共和国基本医疗卫生与健康促进法》等法律法规，学法懂法用法，坚守法制底线，廉政底线。

【新冠肺炎疫情防控】 一是提高认识、统一思想。向全市计生协会员、志愿者、工作者发出《倡议书》，动员各级计生协会理事、会员和志愿者参与到基层社区、村(居)疫情防控工作中去，带头普及疫情防治知识，引导公众正确理解、积极配合、科学参与疫情防控，协助做好疫情防控"最后一公里"工作。全市计划生育协会系统在防疫工作中，参与社区联防联控工作人员约240人、会员及志愿者约5 000人。二是积极协调、重点防控。加强重点区域的防控指导，暂停中国计生协"失独家庭帮扶"项目点和都江堰、金堂县国家计生协"暖心家园"项目点等人员聚集区集体活动，通过"心灵彩虹"项目热线电话为计生特殊家庭开展疫情防控宣传工作，发挥心理咨询专家团队的作用，对重点人群进行心理干预。三是落实制度、强化保障。严格落实值班制度，市计生协班子成员主动放弃春节休假，积极参加疫情防控工作，两名同志在隔离期离岗不离职，通过网络办公，主动参与防疫工作。一名领导干部积极参加成都市卫健委防疫情输入工作。走访慰问家庭数100个，走访慰问失独家庭数10个，慰问一线医护人员50人。

【生育关怀】 2020年，全市计生协慰问困难计生家庭、贫困母亲、孤残留守儿童1 000余人，投入经费35万余元。全市计生协系统全年共开展主题宣传活动共开展主题宣传活动80场次，发放宣传资料3.6万余份，发放避孕药具约4千余盒，义诊2.5万人次，解答咨询2万余人次。

【青春健康教育】 2020年，全市计生协积极争取中国计生协、省计生协项目，以项目促工作，争创西南石油大学(新都区)、四川师范大学(锦江区)等2所高校为中国计生协2020年度青春健康高校项目点；电子科技大学实验中学(高新区)、四川西南航空职业学院(金堂县)、四川省成都市财贸职业高级中学校(金牛区)、四川省蒲江县职业中专学校(蒲江县)、四川简阳中学(简阳市)、邛崃市临邛街道(邛崃市白鹤九年制义务学校、邛崃市强项中学、邛崃市前进小学、邛崃市西桥小学、邛崃市北街小学、邛崃市文昌幼儿园、绿漪幼儿园)等12所大中小学、幼儿园、街道为市级青春健康教育项目点。举办青春健康教育师资培训，培训市、县级青春健康教育师资、志愿者80余人。

【基层组织建设】 2020年，调研指导乡、村和大学、企业计生协组织建设，全市建立市级计生基层村(居)自治示范项目点2个，投入经费4万元。

【流动人口服务】 2020年，做好"五星级"流动人口计生协示范点的建设工作，全市建立市级计生流动人口示范项目点1个，投入经费2万元。金堂县被确认为中国计生协2020年新市民健康行动项目点,争取经费10万元。

【计生特殊家庭帮扶】 积极争取中国计生协(副部级)项目,认真实施计生特殊家庭“暖心行动”。成都市温江区获批为中国计生协“暖心家园项目示范点”,拨付项目资金8万元;中国计生协2018年“暖心家园”都江堰项目点、2019年“暖心家园”金堂县项目点获国家补助资金共计4万元。

平稳实施计生特殊家庭住院护理补贴保险项目。积极与中国人寿成都分公司合作,成立保险工作领导小组,联合召开项目培训会,每季度召开一次联席会议,印制“计生特护保险服务指南”,多种方式广泛开展宣传保险项目。2020年,为全市41 360名计生特殊家庭投保,投入保费831万元,理赔10 176件,赔偿金额1 107万元,赔付率133%。受到群众好评,全年无上访事件。持续开展计生特殊家庭“心灵彩虹”项目。接听和拨打服务对象电话量达1 000人次以上;将“心灵彩虹”项目电话咨询(网络)、专家团队心理抚慰和心理危机紧急干预等项目向龙泉驿区、温江区和新都区延伸,在温江区第三人民医院建立成都市计生特殊家庭心理卫生分中心,完成“心灵彩虹”项目基层服务网络搭建;联合一医院、四医院、八医院、医学信息所和计生保障中心开展专家下基层为失独家庭进行中医、老年病、心理等方面的咨询服务4次,基本实现服务广大计生特殊群众的目标。

【志愿者活动】 成都市计划生育协会系统围绕“壮阔四十年奋进新时代”主题开展“5·29会员活动日”宣传服务活动。共开展主题宣传活动80场次,发放宣传资料3.6万余份,发放避孕药具约4千余盒,义诊2.5万人次,解答咨询2万余人次,慰问困难群众500余户,慰问留守儿童200余人,发放慰问品、慰问金价值约35万元。

【计生协会改革】 召开计生协会改革推进会,传达国家、省计生协改革有关会议精神;积极推进《成都市计划生育改革方案》印发。

【干部队伍建设】 2020年,成都市计划生育协会坚定与以习近平同志为核心的党中央保持高度一致,学习贯彻习近平新时代中国特色社会主义思想,扎实开展“大学习、大讨论、大调研”活动、组织对不作为及“懒散拖”问题专项整治,开展扫黑除恶治乱专项斗争,开展重点问题专项治理工作。共组织到基层调研4次,明察暗访5次,走访群众50余人,召开座谈会3次。着力整治慵懒散拖、不作为、慢作为、乱作为等问题,切实改变工作作风。

(刘　叶)

成都市中西医结合医院(成都市第一人民医院)

【概况】 成都市中西医结合医院(成都市第一人民医院)是一所以中西医结合为特色的“三级甲等”综合医院。始建于1942年,原名“成都市立医院”,是成都市第一所市级公立医院。医院为首批“全国重点中西医结合医院”,国家级中医住院医师规范化培训基地、国家和省级全科医学临床培训基地,是5所大学的教学实习医院及临床医学院。医院由位于高新区万象北路的南区和青羊区红星路一段的北区组成,占地面积8.4万平方米(125亩),建筑面积21万平方米,现有编制床位2 400张,开放床位约3 000张。医院现有一级科室26个,二级科室81个。国家级中医重点专科4个(康复科、内分泌科、心血管内科、呼吸内科)。国家级中医区域诊疗中心4个(呼吸内科、儿科、血液病科、心血管科)。国家级中医药科研实验室3个,省级重点学(专)科16个,市级重点学(专)科16个。“全国名中医传承工作室”3个,“四川省名中医工作室”6个。医院职工2 847人,其中高级职称367人,博士和博士后112人,硕士486人,省、市名中医51人,享受政府津贴专家16人,研究生导师60人。全国中医临床优秀人才2人,中药师承人才2人,四川省卫生健康领军人才1人。2020年医院获省、市医学科技三等奖2项;获得专利27项。2020年医院门急诊245.37万人次,出院6.19万人次,手术2.92万台次。医院在2020年度“艾力彼中医医院100强”排名第34位。

【党建和党风廉政建设】 医院始终把党的政治建设摆在首位。坚持党委总揽全局的核心地位,以党建引领医院中心工作,发挥党委把方向、管大局、做决策、促改革、保落实的领导作用。全面落实党委领导下的院长负责制,把党的卫生方针政策贯穿立院兴院全过程、医院改革发展全领域,2020年召开党委会48次,院长办公会30次,组织中心组学习12次,进一步提高科学决策、民主决策、依法决策水平与执行力。强化党委组织建设,提升组织战斗力量。2020年11月召开中共成都市第一人民医院第七次党员代表大会,选举产生医院新一届党委和纪委。完成党总支9个,党支部59个的规范设置,将支部建到科室上,强化抓党建的主角意识和主体责任。2020年7月举办临床管理干部暨党务干部培训班,84名干部参加,把党建工作的政治优势和组织优势进一步落实在医院发展优势上。扎实推进党风廉政建设,进一步正行风、育新风。实行院领导分片包干负责,对临床科室党风廉政建设实现全覆盖驻点督查。全院职能科室负责人、临床医技科室主任和护士长都按要求签订《全面从严治党主体责任书》,完成2019年度医院党政领导干部述责述廉,全院所有干部职工均签订《廉洁承诺书》。履行社会责任,践行公益使命担当。2020年完成医疗保障任务68项,派出人员286人次,驻会救护车136辆次,院外公益培训10次。

【新冠肺炎疫情防控】 医院按照四川省、成都市疫情防控工作部署,防控精准施策,牢牢守住抗击疫情主战场。2020年完成6个"援一线"(援鄂、定点医院、区县医院、社区、机场和郫都),截住2个四川省首例(第1例武汉输入和第1例境外输入病例),实现2个全无(无1例疑似患者漏诊,无1例医护人员感染),总结2套防控经验("12233"综合防控方案和"5411"精准防控方案)。医院疫情防控工作受到各级领导高度肯定,被四川省委省政府表彰为"四川省抗击新冠肺炎疫情先进集体",是成都市级单位中唯一获此殊荣的综合医院。有序推进复工复产,奋力夺取"双胜利"。2020年1—12月门急诊245.37万人次,其中急诊患者19.59万人次,出院患者6.19万人次;完成住院手术2.92万台次,其中三四级手术量占住院手术量79.56%。关心关爱医务人员,落细落实激励政策。加大医务人员尤其是一线抗疫人员的绩效保障。为13名援鄂医务人员办理专属保险,医院领导带队逐户上门慰问,为队员家属送上慰问信,发放慰问金等。为援鄂家属提供免费爱心食堂饭菜。完成医院新冠肺炎疫情防控一线医务人员每月临时性工作补助的申报和发放工作。疫情期间,依法依规对接各项社会化服务,为一线医务人员提供夜间时段免费滴滴出行3 412人次,免费发放共享单车卡780张。配置"抗疫职工加油站",为一线医务人员免费提供食物、水和水果,做好医院一线抗疫人员的后勤保障工作。组织医院援鄂人员和疫情期间获奖人员参加成都市委办公厅开展的"走进东部新区,共谋城市发展"党群共建活动。

【公立医院绩效考核】 成医院坚持"以公益性为导向,以成本核算为基础,以各项规章制度为准则,以平衡记分卡为方法"的综合性绩效考核。在精确的成本核算结果基础上,通过分解医院战略发展目标,分临床、医技、职能类别选取不同关键业绩指标,形成以公益性为导向,体现按劳分配,优劳优酬,兼顾公平,向临床一线、高技术、高风险岗位倾斜的绩效分配方案。充分考虑重症医学科、儿科、产科、急诊科等科室的公益性与特殊性,并结合科室自身情况不断修改并完善,为推动学科发展给予绩效支持。结合2020年医院工作量受新冠肺炎疫情影响实际,每月对绩效方案进行修订调整,始终保障一线医务人员绩效水平,同时对各层次、各类别人员绩效情况进行统计分析,开展绩效信息化工作,满足精细化管理需求。

【远程医疗与医联体建设】 医院积极开展远程会诊、远程诊断、远程诊查、远程监测等远程医疗。2020年与13家医联体的成员单位及3家对口支援单位之间100%开展远程医疗服务。与高新区第三人民医院、德格县人民医院、雅安市名山区人民医院建立远程会诊、远程教学等7大平台,开展远程放射疑难会诊100余例,每周进行远程教学。与四川大学合作建立成都地区首家"互联网+全数字病理诊断中心",完成远程疑难病理会诊36例。心功能科与高新中和社区卫生服务中心、双流二医院等单位建立"24小时远程心电会诊",2020年完成远程心电会诊40 000余例,诊断疑难危重病例12 000余例，成功抢救多名危重症患者。与都江堰市中医医院建成“远程数字DR会诊中心”。加强医联体内涵建设。2020年有医联体单位66家，双向转诊单位163家。精准推进国家级试点项目——高新区网格化城市医联体建设，制定《高新区—市中西医结合医院网格化城市医联体国家级试点工作实施方案》，做好54名优秀“青苗人才”的培训储备工作，下派7位临床专家到高新6家社区卫生服务中心，挂职“社区服务中心副主任”。

【医疗质量监管】 成都市中西医结合医院进一步巩固医疗质量闭环管理机制。对临床开展“七查”（自查、互查、抽查、季度查、年终查、突击查、专项查），加强环节质量；将质量考评意见和结果反馈至科室、对象，并进行公开追踪点评，抓好终末质量。正式启动科室医疗质量管理标准化建设。质管部牵头制定科室质量管理指标体系；妇产科牵头正式启动手术SOP项目建设工作。优化就医流程。以患者为中心、以问题为导向，设立“一体化服务中心”，优化门急诊布局流程，进一步改善患者就医体验。2020年医院开展135个病种的临床路径管理，其中中医临床路径病种数49个；临床路径管理患者覆盖面达53.48%，临床路径管理患者33 996人，入径率89.53%，完成率99.07%。2020年11月，参加2020年“寻找最佳医疗实践，进一步改善医疗服务行动计划”第六季全国医院擂台赛。医院作为西南赛区代表参赛，凭借优秀的案例和精彩的讲解脱颖而出，项目《携手呼吸全程管理》获第六季全国擂台赛（城市类）主题获得金奖（第一名），项目《5G + 中医药技术—科学抗疫的倍增器》获得第六季全国擂台赛（城市类）抗疫特别案例奖，同时获得西南赛区价值奖、优秀奖、人气奖共10个奖项。医院8个项目入选“进一步改善医疗服务行动计划”全国擂台赛，获得10个奖项（包括金奖、抗疫特别案例奖各1个）。

【卫生应急】 医院积极推进卫生应急指挥协调管理机构的建设。完善各种突发公共卫生事件应对处置机制，修订《卫生应急工作规范》；健全公共卫生事件应急调查处理标准操作规范和技术方案；党委书记和院长亲自安排部署，定期召开全院大会，针对近期应急医疗工作，逐一提要求、抓落实。党政班子深入全院科室调研督导应急医疗工作，查找薄弱环节，找准问题根源，确保医疗应急工作取得实效。2020年组织开展各种卫生应急演练28次，参与四川省、成都市重要会议及重大活动医疗保障任务61项，派出人员254余人次，驻会救护车120余辆次。应急队伍建设及急诊急救工作进行提档升级，新增补充普通病床单元30张、监护病床单元10张、除颤起搏监护仪1台，普通监护仪10台，全自动洗胃机2台。

【精准扶贫与对口支援】 成都市中西医结合医院继续对甘孜州德格县人民医院、石渠县藏医医院和凉山州雷波县中彝医院三所贫困县县级医疗机构进行对口支援“传帮带”工程，派出16名队员和1名托管院长执行对口支援“传帮带”工程。2020年受援机构实现“九个第一”，帮扶德格县人民医院取得甘孜州第一个开科运行的现代化ICU、第一家独立儿科住院部、第一个县医院官网和微信公众号、第一家获得继续教育学分授予资质县医院、第一个儿童保健门诊、第一家线上藏汉双语孕妇学校、第一个高压氧舱、第一家“微信活血库”、第一个血透室的成绩。受援机构能力建设提档升级，帮扶石渠县藏医医院建成住院部HIS系统，成功创建二甲。开展“善地救心”专项活动，2020年医院心脏外科组成“走进德格贫困先心病患儿联合义诊”团队，分4批次完成符合条件的43名患儿的心脏手术。央视《朝闻天下》《人民日报》《人民网四川省频道》对医院精准扶贫给予专题报道。

【对外交流与合作】 受新冠疫情影响，2020年医院暂未派出人员赴海外参加研修学习及邀请海外专家来医院开展学术交流活动。通过与美国哈佛医学院附属布莱根和妇女医院STRATUS医学模拟中心的线上交流，引入国际先进的医学模拟教育理念、方式，同时医院在STRATUS的协助下，按照国际标准设计并建成医学模拟中心，完成医学模拟中心教师的遴选及培训，拟定与美国哈佛STRATUS同质化的医学模拟教师培训课件。医院在线上开展的外事活动均，严格《中共成都市委外事工作委员会办公室关于规范管理线上外事活动的通知》（成外事函〔2020〕29号）要求，请示报告，规范审批程序，没有发生一起违规违纪外事活动。

【中医特色服务】 医院积极传承发扬中医药特色，大力推进中医药能力提升，2020年医院成立“中医药核心工作组”，开展《中医药法》实施三周年宣传活动，多次召开会议研讨推进中医药能力提升。医院将呼吸科、内分泌、肛肠、心内、肿瘤、神经内科作为第一批中医特色科室，征求专病项目方案。讨论制定“中医优势病种标书”，从申报书、评定标准、目标管理等多个维度进行评价，计划各科室设6—10张中医经典病床。开展“中医专病项目”擂台赛，完善《“中医专病项目”实施工作方案》并向第一批中医特色科室下发。推动四个国家级中医区域诊疗中心建设，配合儿科成功申报“四川省王静安儿科传承中心”。组织专家讨论中医适宜技术推广方案，收集医疗类适宜技术20项、护理类适宜技术20余项，安排专家编写6个常见病种的中医适宜技术手册。开展名中医进病房工作，四川省“名中医”王晓东主任进驻肿瘤科，为中西合璧治疗肿瘤患者开辟新的路径。2020年9月与成都中医药大学合作，推进成都中医药大学附属中西医结合研究院落地医院，聘请陈香美院士为研究院院长，拟定研究院管理体系，项目管理制度和人才培训方案，搭建高水平学科建设平台。积极做好“成都名中医流动车”进基层活动，2020年组织开展“名中医流动车”活动7次，安排中医药专家50余人次参加义诊活动，服务基层群众约1 000人次，为基层老百姓提供丰富多样的中医药健康文化产品展示及中医药特色诊疗服务。

【科研与专科建设】 医院注重提升学科能力。2020年完成重点学科建设工作，修改完善重点学(专)科的相关管理文件，对重点学(专)科从人才引进、设施设备投入、绩效发放等方面给予政策保障。梳理相关流程，规范开展重点学(专)科管理工作，特别是重点学科管理，经费规范使用。按计划推进重点学(专)科申报、验收、动态评估、专科影响力评价工作。2020年新立项四川省医学甲级重点专科1个。成都市医学重点学科2个、成都市中医重点专科2个、成都市中医重点专病2个。完成四川省西医甲级重点专科验收1项、成都市级西医重点学科验收1项。完成四川省医学重点学(专)科动态评估2个，成都市医学重点学科动态评估1个。2020年医院共发表文章370篇，A类杂志占论文总发表数的30.8%，其中以第一作者或通讯作者并署名医院的SCI文章共40篇，影响因子总计99.887分。第一作者或通讯作者并署名医院的北大核心文章18篇，科技核心文章56篇。2020年申报各级各类课题193项，累计立项45项，其中国自科立项1项(青年基金)，四川省科技厅立项2项(含苗子工程1项)，成都市科技局立项4项，四川省卫健委立项9项，成都市卫健委立项12项，四川省医学会立项10项，高新医学会立项1项，成都中医药大学立项5项，成都医学院立项1项，立项金额达122.1万元(不含市卫健委立项12项)。2020年申请9项实用新型专利。2020年完成四川省医学科技奖项推荐2项、成都市医学科技奖推荐2项。

【信息化建设】 医院信息化建设提档升级。2020年完成智慧医院建设整体方案；推出“在线诊疗、药品配送”等服务；全面推行门诊诊间支付服务，诊间覆盖率100%；增设共享自助服务，包括共享轮椅、自助售袋机、自助复印等，让患者少跑路。完成电子居民健康卡应用、环境改造等相关工作，患者可通过微信公众号、自助机、人工窗口三种途径获取电子居民健康卡，电子健康卡在院内可全流程闭环使用。成都市全民健康信息平台已通过国家医疗健康信息互联互通标准化成熟度测评四级甲等测评。积极推进智慧医院建，已取得互联网医院牌照资格，有序推进互联网开展的前期准备工作。医院在抗疫过程中，部署5G远程影像设备，开展5G武汉方舱医院远程中医会诊，推行5G在医疗行业的应用场景。全院实现“互联网+医疗废物”在线监管，对医疗废物收集、交接、转运、暂存等全流程进行规范管理。

【社会公益事业】 医院圆满完成政府指令性公益任务，义诊、突发事件医疗救治、对口支援等任务及时办理率达100%。2020年参与四川省、成都市重要会议及重大活动医疗保障任务61项，派出人员254余人次，驻会救护车120

余辆次。2020年1月16日成功拦截新冠肺炎四川省"首例确诊病例"和"首例输入病例",制定一系列综合防控措施,获得四川省委省政府"抗击新冠肺炎新进集体"称号。

【医院文化建设】 医院积极推进文化建设,挖掘提供特色亮点工作线索,通过医院官网、微信公众号、微博和抖音平台,开设工作动态、一心向党、抗击疫情、名医名院、脱贫攻坚、职工摄影展等主要专题栏目,2020年共发布稿件530余篇,人民日报、央视新闻、新华社、四川日报、成都日报等国家、省、市媒体转载350余次,成都发布、四川省中医药管理局、成都市卫健委官网转载120余次。其中《天府名医——王莉:笃行千里为中医药走出国门》《脱贫功坚——邓光洪:医病又治"贫"的援藏医生》,在中共中央宣传部"学习强国"平台上进行报道。2020年结合主题日,开展宣传工作。在第三个"中国医师节"对医院评选的好医生及"一心一疫"特别奖获奖医生进行广泛宣传,营造全社会尊医重卫的和谐氛围。在国庆节期间开展"大美医者凝视2020"主题摄影比赛,收到优秀作品上千个,评选出获奖选手68个,塑造医院文化,增强医院核心凝聚力。专题开展"5·12护士节""7·1党旗飘扬映初心""讴歌医生·致敬医者""国庆节·我和我的祖国"征文比赛,收到参赛作品481篇。在成都市卫健委举办的第四届"成都榜样·大美医者"微视频大赛中,医院报送的《中医文化传天下》荣获宣传片、创意片一等奖,《医生的告白》荣获纪录片、专题片三等奖,医院荣获最佳组织奖。

【基建项目建设】 成都市中西医结合积极推进医院项目建设,2020年完成医院急救中心和感染科建设项目(五期工程)招标采购工作,抗疫特别国债资金2 000万元按照合同约定已完成款项支付。五期项目于2020年10月13日发布施工、监理标段招标公告,11月9日招标产生施工、监理中标单位,11月18日完成施工、监理合同签订,11月下旬完成专项债券2 000万元支付,目前项目已开工,已完成临设搭建,开展三通一平等工作。

(吴　江　罗红宇)

成都市第二人民医院

【概况】 成都市第二人民医院,是一所集医疗、教学、科研、预防、保健、康复为一体的国家三级甲等综合医院。始建于1892年,由加拿大基督教会医学传教士创办,原名福音医院,后又称四川红十字会福音医院、仁济医院,是西医入川原点、四川红十字运动发源地和第一家红十字医院,也是四川大学华西医院的前身。为"全国文明单位"、全国总工会"模范职工之家"、全国卫生系统"卫生文化建设先进单位"、全国"改革创新医院""改善服务创新医院""改善医疗服务示范医院""红十字模范单位"。

医院共有庆云院区、龙潭院区、草市分部,庆云院区及草市分部业务区占地面积约40亩,龙潭院区占地面积约60亩。共有编制床位2 600张,临床科室37个、医技科室8个、医辅科室2个、党务机构5个、行政管理机构15个。截至2021年4月,全院职工3 253人,其中高级职称477人,博士后7人,博士118人,硕士710人;国务院和市政府特殊津贴12人,省市学术带头人33人。

现有四川省医学重点学(专)科9个,乙级重点学科有皮肤科、呼吸内科;甲级重点专科有烧伤整形科、心血管内科、骨外科、康复医学科、麻醉学、介入放射学(神经方向)、肿瘤科。成都市医学重点学(专)科17个(皮肤科、烧伤整形科、肝胆胰外科、介入放射学、康复医学科、内分泌科、麻醉科、疼痛科、护理学、老年医学科、神经内科、神经外科、肿瘤科、医学影像科、胸心外科、医疗美容科、中医皮肤科);成都市高水平临床重点专科1个:皮肤性病学。国家级诊疗中心7个(胸痛中心、卒中中心、心衰中心、房颤中心、消化系统肿瘤多学科协作组、前列腺癌诊疗一体化中心、脂肪性肝病诊治中心)、市级质控中心6个、多学科诊疗中心25个、市级研究所2个(皮肤病研究所、烧伤病研究所)、市级康复中心1个、省属适宜技术(慢病类)推广基地1个。

医院为重庆医科大学附属成都第三临床学院、遵义医科大学非直属成都附属医院,与成都医学院共建"成都医学院·成都市第二人民医院医美学院";为国家住院医师规范化培训基地、四川省专科医师规范化培训基地、四川省护士规范化培训基地、四川省专业技术人员继续教育基地、成都市专业技术人员继续教育基地、川北医学院、成都中医药大学临床教学基地；成都市全科医师转岗培训基地；内科、外科和皮肤科是遵义医科大学联合培养硕士点。

医院拥有数字化手术室系统、正电子发射及X射线计算机断层成像系统（PETCT）、超高端双源CT、医用电子直线加速器（LA）、核磁共振成像仪（MRI）、车载CT、DSA（数字减影血管造影设备）、数字减影血管造影X线机、数字乳腺X线摄影系统、ECMO、基因测疗仪、病理扫描、全流程信息管理系统及远程会诊平台、荧光腹腔镜、三合一口腔X射线数字化体层摄影设备、钬激光治疗仪、在体反射式共聚焦显微镜（皮肤CT）等现代化高端仪器设备。

近年来，医院致力于开展高水平对外交流合作，主动融入国家“一带一路”建设，实施“成渝经济圈”战略，瞄准国际顶尖医疗机构或特色医疗机构，以专科合作、远程医疗协作等方式，与丹麦VIA大学、以色列阿苏塔医疗中心、日本明治药科大学、中国医学科学院等国际国内院校共建研究平台、高端医疗人才培养基地、医学模拟教育培训中心和研究院、所，形成国际、国内合作网络，现为“中国医学科学院皮肤病医院成都疑难皮肤病会诊中心”“肿瘤放疗精准康复技术中心”“肿瘤放射防护与康复联合实验室”，并与成都医学院共建“医美学院”。

129年来，医院以廉洁、安全、稳定为基本，紧紧围绕“三满意一发展”办院思路，注重皮肤、烧伤专科特色发展，心脏、康复等多学科重点发展，将患者看得了病，看得起病，看得好病作为医院最大的公益长期坚持，着力开展全面落实年高质量发展“十大工程”，努力建设全国一流、西南领先，人文传统深厚、学科特色鲜明、环境优美舒适的“百年仁济”知名品牌医疗联合体。

【“十三五”发展成绩】 “十三五”以来，医院在市委市政府及市卫健委党组的领导下，改革发展取得明显成效。一是党的领导全面加强。医院坚决贯彻落实新时期公立医院党的建设工作要求，全面落实党委领导下的院长负责制，创新性的在全省公立医院中首次打造智慧党建系统，把党的领导贯穿到医院治理各环节。二是供给能力大幅增强。医院门急诊量从168万人次增长到233万人次，增幅39%。出院人次从6.1万人次增长到7.7万人次，增幅26%。医疗设备总值由2亿增长到12亿，涨幅500%，在市级医院中首家实现患者大型检查当天申请当天检查完成。三是患者就医更加实惠。药占比由33.8%下降到23.8%；百元耗材占比由28.4%下降到26.2%；门诊次均费用230.5元，住院例均费用13 728.9元，在同级医院中处于较低水平。四是医疗技术水平持续提升。治愈好转率增长0.6个百分点；疑难危重占比增长1.6个百分点；病死率降低0.5个百分点；新开展的37项技术达到国内领先、80余项技术达到省内领先。手术台次由1.8万台次增加到2.7万台次。日间手术由1 689台增加到3 156台次。五是高端人才数量创历史新高。职工人数由2 140人增至近2 900人，增幅35.5%；博士数量由39名增至125名，其中博士后7名。护理硕士由2人增至40人，学科技术带头人及后备人选由10人增至22人。正高专家由58人增至76人，副高专家由272人增至404人。医院人才引育工作作为市级医院先进代表在市政府进行专门报告。六是学科建设全面发力。省级重点学（专）科由4个增长到9个，市级重点学科由6个增长到17个，成都市高水平临床重点专科1个。SCI论文从每年2篇增长到63篇。特别是烧伤整形科进入中国医科院科技量值专科排名前57名，在市级医院中尚属首次且是唯一。七是公立医院改革成效显著。在2019年的国家公立医院绩效考核中，医院综合指标评价位居成都市第一名。八是医患满意度进一步提高。2018年、2020年，医院患者满意度、员工满意度均位于全省三甲综合公立医院前列。九是公益性更加凸显。积极参与“8·8”九寨沟地震等近40次突发事件应急救援工作。完成“省市两会”“世警会”等重大活动保障任务40余次；投入扶贫资金3 500万元，连续两年被中共四川省委、省政府评为定点扶贫先进单位。十是品牌美誉度逐步增强。CCTV《新闻联播》《朝闻天下》《纪录东方》栏目对医院高质量发展进行专题报道。

【党建工作】 高举党建旗帜，在政治灵魂上实现新飞跃。一是全面加强党的领导。顺利完成“两委”换届改选工作，成立医院发展委员会，修订完善领导班子议事规则和决策机制，确保决策的科学化和专业化。全年共召开党委会53次，决策并落实事项574项。二是扎实开展主题活动。持续转化不忘初心、牢记使命主题教育成果；扎实开展“大学习、大调研、大走访”活动，形成调研报告11篇，提出意见和建议23条。三是顺应改革需求新增内设机构。成立组织人事部、统战部、宣传部等专门的党务部门，单独成立医联体办公室、互联网办公室、精准扶贫办公室、学科建设办公室，将医疗保险办公室提升为正科级，确保新医改政策落实落地。四是不断加强思想政治教育。通过“线上＋线下＋实践”打造立体学习阵地。党委书记讲党课2次，组织中心组学习会24次，开展党务干部专题培训3次，打造《仁济党建》宣传刊物，丰富党建文化内涵。五是夯实党支部建设。在原有10个党支部的基础上扩建到62个党支部，设置10个党总支，打造支部特色品牌57个；以智慧党建为载体，深入推进“三型”“三化”党支部创建活动，有效推动支部特色品牌创建与科室中心工作融合发展。六是加强党风廉政建设。制定推进全面从严治党、党风廉政建设和反腐败工作方案；对药品、卫生材料采购过程等进行现场督查136次；对全院职工排查风险点483个，制定548条防控措施，不断健全廉政风险防控机制。党建工作被《健康报》专题报道。

【新冠肺炎疫情防控】 新冠疫情发生以来，医院把疫情防控作为首要任务，第一时间成立领导小组，第一时间启动应急预案，第一时间进入战时状态，最终实现零漏检、零漏报、零感染、零死亡的疫情防控目标。一是院外驰援显大爱。派出39名医务人员援助湖北、简阳、道孚、公卫中心，赴北京、新疆、云南协助开展核酸检测。成立6支博士巡回宣教队下社区联防联控，有力做好社区、定点、疫区、医联体和政府协同。二是院内防控织密网。下发22个疫情防控文件；梳理防控流程40余个；严格通道管理，改造发热门诊，加强感染性疾病科建设，紧急采购防疫设备设施及物资1 000万元；核酸检测最高日检测量（混检）达4万人次。截至12月31日，共筛查发热病人27 688人，确诊病人37人，累计开展核酸检测168 910例。三是外防输入不放松。承担锦江区境外返蓉接机、筛查工作，累计接收境外航班高风险返蓉人员共182人，其中疾控反馈核酸检测阳性29人。四是关心关爱树典型。有效落实疫情防控医务人员关心关爱措施，编印抗疫画册《同心战疫》《战疫先锋》等，拍摄《最美时光》抗疫MV。6人荣获成都市“五一劳动奖章”，2人荣获“成都市抗击新冠肺炎疫情先进个人”称号，1人荣获四川省抗击新冠先进个人，急诊科和院感科荣获市总工会“新冠肺炎防控专项工人先锋号”，医院荣获成都市总工会新冠肺炎疫情防控专项“五一劳动奖状”；院党委荣获“成都市抗击新冠肺炎疫情先进集体”称号。

【医院管理】 一是提升服务优势。2020年，预约挂号率达72.1%，同比增加18.4%。预约患者平均等候时间13.3分钟，同比减少1.7分钟；开设延时门诊、夜间门诊、节日门诊、博士门诊，顺利实施电子健康卡上线及实名制挂号就诊，打造智能“健康角”，添置导诊“机器人”，建立24小时回访投诉中心，开展患者回访调查2 000余人次。门诊患者、住院患者满意度在市级综合医院中排名第一。二是提升智慧优势。推进信息化提档升级，按时完成信息系统上线和电子健康卡工作，稳步推进智慧医院建设及5G应用场景示范；积极推进互联网医院建设，顺利完成执照申领，上线29个科室345名医生，服务范围覆盖13个省及直辖市，是成都市第一家市级医院投入运营的互联网医院。三是提升格局优势。持续推进“一院两区一分部”融合发展，成立龙潭医院综合推进领导小组和运行筹备综合推进工作领导小组，设置综合办公室现场驻点办公，完成人员储备1 000余名，完成CT、MRI等需配合工程进度的医疗设备采购，并一体推进多院区间的信息互联建设，构建高效的“双轮驱动”建设机制。四是提升运营优势。组织召开全院以及分片区的复工复产专题工作会，梳理问题77条，每周推送医院《复工复产运营周报》，针对科室运营问题形成专科运营分析约360份；修订完善财务制度47项、内部审计管理制度6项、管理办法4项，独立审核经济合同716份，同比增长55.6%，组织第三方会计师事务所对2019年443份经济合同进行审计。确保医院经济运行合法合规,运营管理取得实效。五是提升保障优势。投入700万元进行院容院貌改造,完成GCP中心、4号楼外墙、老供应室、多学科会诊室、庆云院区路面等重点改造项目,持续推进厕所革命,进一步优化就诊环境;投入6.9亿元配置更新医疗设备,医疗设备总值达到12亿元,在市级医院中首家实现患者大型检查当天申请当天检查完成。六是提升凝聚力优势。召开职代会6次,看望生病职工113人次,为109名生病职工办理理赔工作,组织开展春节游园、职业礼仪培训、人际关系与压力调释培训等特色活动;职工对医院实行院务公开和职代会的总体满意度为95.93%。在国家满意度调查中位居市级综合医院第一名,极大提升职工凝聚力和幸福感。

【医疗业务】 技术能力提升与医疗监管两手抓,在能力建设上实现新飞跃。一是增强技术实力。实施三、四级手术、日间手术和新技术绩效考核制度,开展日间手术3 068台次,占住院择期手术比同比增长0.75%;开展新技术、新项目50余项;平均住院日9.4天,同比下降0.1天;CMI值1.03,同比提高0.11;手术并发症发生率0.16%,同比下降70%。二是提升安全实力。建立健全安全监管机制,整合“医疗三监管”系统与DMIAES系统、赛思系统、艾登数据助手及省首页统计报表,强化“四合理”督查及单病种、临床路径管理,修订法律法规汇编6本及管理手册23本。2020年,召开全院医疗缺陷专题会4次,上线临床路径病种256个,入径率58.86%;完成处方点评比例17.756%;医疗投诉量同比降低2.6%;三医监管疑似问题线索同比下降80%。三是增强公益实力。2020年,有效处置突发事件15起,妥善救治伤病员43人;参与省市“两会”等重大活动医疗保障12次;精心选派55名医疗队员和6名驻村队员开展精准扶贫工作,对口支援医疗队开展诊疗2万余次。精准扶贫工作荣获成都市扶贫攻坚先进集体,央视《新闻联播》进行报道。

【改革与发展】 创新医院优势,在公立医院改革上实现新突破。进一步完善现代医院管理制度,制定医院章程,梳理完善工作制度662项、岗位职责258项;持续推进三级公立医院绩效考核,考核成绩位居市级公立医院前列;有效落实医保专项系统治理;加大与锦江区网格化医联体建设,选派302名医务人员下沉基层指导工作,双向转诊同比增长100%。医院喜获中国医院院长网主办的“星耀中华·最具成长力中国医院改革之星”荣誉称号。

【科研教学】 重视学习与科研,在学习型、研究型医院建设上实现新飞跃。一是增强学科实力。与中国医学科学院签订战略合作协议,与成都医学院共建“医美学院”。2020年,新增省医学重点专科1个、市级医学重点学科4个;皮肤科获市高水平临床重点专科立项。科研立项51项,同比增长264%;神经内科课题成功立项国家自然科学基金青年项目,实现国家级科研项目零的突破。发表SCI论文63篇,同比增加70%。二是支持培训。支持职工外出培训418人次、攻读博士5人、外出进修35人。

【人才建设】 重视人才选拔与培养。坚持党管人才,将人才工作作为“一号工程”。一是广纳贤才,多渠道、全方位加大人才引进力度。2020年底,职工总数达2 842人,同比增长20%;博士总数达125人,同比增长19%;其中博士后7名;硕士总数达792人,同比增长31.5%;其中护理硕士40人,同比增长100%。正高职称达到76人,同比增长10%;副高职称达到404人,同比增长5%;高端人才数量创历史新高。二是强化干部队伍建设。严格按照干部选拔程序,从医院实际需要出发,选拔任用中层管理人员89人次,调整任职26人次。医院人才引育工作作为市级医院的先进代表在市政府会议上进行专门报告。

【文化建设】 医院投入近2 000万将龙潭院区文化建设作为亮点工程统一规划实施,并坚持“文化制度共建共管、文化传统共源共享,文化氛围共培共促”的建设原则,将文化建设上升为医院战略,让“仁济精神”更好地发扬传承。一方面,统一文化设计。在院区改造中统一文化装饰规划、设计,将共同的历史文化元素融入医院建筑和景观,营造文化氛围;另一方面,凝聚文化共识。在员工入职时进行历史文化培训，日常加强宣传和教育，以统一的服务理念和共享的历史传统凝聚全院职工的文化共识，强化百年仁济品牌形象。

（王旭阳　雍晨铭　吴海燕）

成都市第三人民医院

【概况】　成都市第三人民医院始建于1941年，是一所集医疗、科研、教学、预防、保健和康复为一体的国家三级甲等综合医院，为四川省九大区域医疗中心之一，也是市级医疗机构中唯一的省级建立健全现代院管理制度试点医院。现为西南交通大学临床医学院和附属医院、重庆医科大学附属成都第二临床学院和西南医科大学非直属教学医院。医院占地面积138亩，编制床位1 250张，开放床位1 900张，现有职工2 769人，其中博士125人、硕士483人，高级职称397人，省突出贡献专家2人，国务院和市政府特殊津贴获得者15人，四川省及省卫生健康委学术技术带头人及后备人才33人。现拥有成都市高水平临床重点专科建设项目3个，省级医学重点学6个，省级临床重点专科7个，市级重点专科20个，国家住院医师规范化培训基地18个，市级医疗质量控制中心23个，质控中心数量居市级医院之首（接近总数的50%），附设成都市心血管病、肿瘤、神经疾病、呼吸疾病和消化系统疾病研究所5个，并成功创建四川首家以钟南山院士命名的工作站。2019年，成为国家呼吸系统疾病临床医学研究中心分中心和国家老年疾病临床医学研究中心协同网络核心单位；2020年成为国家疑难病症诊治能力提升工程联盟中心。

【"十三五"发展成绩】　"十三五"期间，作为建立健全现代医院管理制度省级试点单位，医院着力增强核心竞争力和精细化管理水平，全面完成现代医院管理试点工作任务。一是健全外部治理体系，明确医院权属关系，实行"党委领导下的院长负责制"，院长作为独立法人具有自主经营权和决策权。二是全面加强公立医院党的建设，党委发挥"把方向、管大局、做决策、促落实"的领导作用，规范设置党务内设机构，把支部下沉在科室、设置在专业，将党的领导融入医院治理各个环节。三是持续优化内部管理制度。制定医院章程，深化依法办院，完善议事决策制度；成立医院发展委员会等19个专家委员会，积极发挥专家治院作用。健全财务资产管理，推行专科运营助理工作模式，逐步推行RBRVS绩效分配模式，促进收入分配更加科学公平。2019年三级公立医院绩效考核26项指标居市级公立医院第一。

作为四川九大区域医疗中心之一，医院以建设高水平区域医疗中心为目标，不断加强学科建设，持续提升服务质量，促进分级诊疗。一是明定位，打造高危疑难病症诊治基地。制定《学科建设规划》《学科提升计划》，设立1.2亿元学科专项资金，着力推进学科内涵发展。成功挂牌国家疑难病症诊治能力提升工程联盟中心、全国首批罕见病诊疗协作网定点医院；成功创建钟南山院士工作站，成为国家呼吸系统疾病、消化系统疾病临床医学研究中心分中心，先后挂牌国家胸痛中心示范基地、房颤中心示范基地、中国心衰中心、国家高级卒中中心；牵头23个市级医疗质量控制中心。设立人才发展基金，打造医学人才引育基地。五年来，新增博士52名、硕士176名；新增省、市重点学（专）科19个，累计建成省、市级重点学（专）科及实验室33个，呼吸科、心内科和普外科成功立项为成都市高水平临床重点专科；发表文章1 515篇，其中SCI文章284篇，最高影响因子为15.2；获得国家自然科学基金8个，获得国家、省、市科技奖励16项，科研成果居市级医院首位。二是强质量，通过建立全面质量管理体系，推进医院治理体系和管理能力现代化，利用DMIAES和DRGs管理工具建立医院－科主任－医疗组长－个人的线上监管系统；深化MDT多学科联合诊治模式，推行主诊医师制试点工作，在复杂心脏病变、肺部疑难疾病、卒中急救等方面形成特色优势，重度脊柱畸形矫正术难度和矫正效果国际领先，CMI值居全省第四、全市第一。医院相继荣获"中国医院质量管理奖卓越奖""改善医疗服务行动示范医院""中国和谐医患先锋医院"等多项荣誉。三是优服务，通过优化就医体验、拓展服务范围、创新服务模式、改善健康大环境等多种途径，拓展医前、医后服务，实现从"单一诊疗"向"防治并举"延伸，从"疾病诊治"向"健康管护"延伸,着力提升患者就医获得感。四是拓外延,发挥区域医疗中心引领作用,推进分级诊疗制度落地生根。现已建立蒲江、都江堰、金堂、邛崃4个跨区域紧密型医联体;与20家医疗机构共建心电、放射、超声等项目远程协作网;牵头成立呼吸、消化、神内等14个专科联盟,逐步形成医院托管、网格化城市医联体、远程医疗协作、专科联盟等多种形式医联体,构建整合型医疗服务体系。

医院高度重视人文医院建设,通过"智慧医院"和"温度医院"建设两大法宝,着力打造人文医院品牌。一是夯实信息化基础体系建设,加快智慧医疗推广运用,成为四川地区首家获医院信息互联互通标准化成熟度测评"四级甲等"的医疗机构;以患者为中心,"物联网应用"为载体,积极探索"互联网+健康医疗"服务新模式、新业态,构建覆盖诊前、诊中、诊后的线上线下一体化医疗服务模式,"互联网医院"正式上线。二是着力打造人文医院建设典范。打造大美公园医院,开设健康步道、健康乐园,健康科普长廊、历史文化墙及专家人才墙,助力医院品牌文化建设;推广运用CICARE标准化沟通模式,彰显高品质人文关怀,实施"护理SOP"标准化项目,建立规范、科学的标准护理服务体系,切实拓宽精细化服务半径。先后推出感动中国人物梁益建、大美医者李国平、最美带教老师周鸿、全国抗疫先进个人刘之超等多个先锋模范人物等。

【党的建设】 一是以党建引领,推动现代医院管理制度、三级公立医院绩效考核的发展,实现党建与医院改革发展同谋划、共部署、齐推进。二是旗帜鲜明地把党的建设摆在首位,认真落实中央、省、市加强公立医院党的建设各项重点任务,有效落实"党委领导下的院长负责制",充分发挥院党委把方向、管大局、做决策、促落实领导作用,获省委组织部党建调研组好评。三是召开医院第十次党员代表大会,完成"两委"换届工作,规范设置党务工作机构,夯实党建推动业务发展的组织基础。倡导全院全员全面"五个多一点"亲民温馨服务,"温度医院"党建品牌受到成都市委组织部的关注报道,院党委荣获"成都市先进基层党组织"荣誉称号。四是着力推进党风廉政建设工作,梳理岗位廉政风险点893个,制定防控措施1 228条;深入开展卫生健康行业突出问题的系统治理,创办"警钟长鸣"栏目,开展"掌上警示教育"。

【新冠肺炎疫情防控】 一是第一时间成立疫情防控工作领导小组,以守护人民群众健康为己任,带领全院党员干部职工上下一心、携手奋战。二是集结并组建成都市属公立医院首支医疗队驰援湖北,选派骨干团队驻守金堂、甘孜、市公卫中心,援京援滇开展核酸检测。三是建立完善院内联防联控体系,规范设置发热门诊、隔离病房,建立疫情常态防控长效机制,完成发热门诊和PCR实验室改建,持续提升核酸检测能力。四是牵头制定《成都市医疗机构新冠肺炎防控风险排查清单》等指导文件,对22个区市县展开现场督导,促进全市疫情防控同质化。医院荣获成都市新冠肺炎疫情防控专项五一劳动奖章、成都市抗击新冠肺炎疫情先进集体。多个科室和个人荣获国家、省、市抗疫先进个人、工人先锋号、五一劳动奖章等荣誉称号。

【综合改革】 一是全面完成现代医院管理制度试点工作,以三级公立医院绩效考核为契机,补短板、强弱项,引入RBRVS绩效评价体系,与DRGS有机整合促进医院管理提质增效。2020年医院CMI值为1.18,较去年同期增长0.06个百分点;RW值>1.786 2的构成比,同比上升1.14个百分点。二是成立医疗与价格管理部,持续推进按病组分值付费工作,2020年医院整体模拟支付情况略有结余。三是严格选人用人,根据实际岗位需求及医院发展,对52个正副职及护士长等管理岗位分期分批开展干部选拔任用工作,医院干部选任的工作机制和流程作为模版在全市卫健系统推广运用。四是不断拓展医联体建设,深化分级诊疗,在成都市22个区(市)县医联体建设考核中,市三医院蒲江医联体名列第一。

【学科建设】 一是加强高水平学科建设。成功创建国家标准化心脏康复中心和"国家高级卒中中心",挂牌国家疑难病症诊治能力提升工程联盟中心,成为国家消化系统疾病临床医学研究中心四川分中心;此外,心血管内科、呼吸内科、普外科成功申报成都市高水平临床重点专科建设项目。二是夯实"学科提升计划",新增省级重点专科 1 个,市级重点学科 3 个,科研课题立项 41 项,在市级医院位居第一。发表论文 309 篇,其中 SCI 文章 98 篇,创历史新高;住院医师规范化培训水平考试排全省第三名。四是打造高水准创新应用平台。启用现代化、数字化、智能化模拟医学教育培训中心;成功取得国家医疗器械和药品临床试验机构(GCP)资质。学科现状见下表。

学科建设	数量	名称
成都市高水平临床重点专科建设项目	3 个	普外科、呼吸与危重症医学科、心血管内科
省级医学重点学科	6 个	心血管内科、神经内科、呼吸与危重症医学科、消化内科、眼科、实验医学研究部
省级临床重点专科	7 个	普外科、重症医学科、肾脏内科、病理科、超声医学科、麻醉科、药学部
市级医学重点学科	20 个	骨科、泌尿外科、心脏大血管外科、神经外科、耳鼻咽喉头颈外科、口腔科、麻醉科、普外科、呼吸与危重症医学科、心血管内科、消化内科、神经内科、重症医学科、肾脏内科、急诊科、全科医学科、实验医学研究部、超声医学科、病理科、护理部
市级研究所	5 个	心血管病研究所、肿瘤研究所、神经疾病研究所、呼吸疾病研究所、消化系统疾病研究所
市级质控中心	23 个	呼吸内科医疗质量控制中心、护理质控中心、药事管理质控中心、心血管疾病控制中心、肾病质控中心、临床检验质量控制中心、医学影像质控中心、消化内科质量控制中心、神经内科质控中心、普外科质量控制中心、眼科质量控制中心、急诊急救质量控制中心、重症医学质量控制中心、放射治疗质控中心、临床营养质量控制中心、口腔医疗质量控制中心、全科医疗质量控制中心、心脏大血管外科质量控制中心、外周介入诊疗医疗质量控制中心、神经外科医疗质量控制中心、泌尿外科医疗质量控制中心、病案质量控制中心、医院感染质控中心
其他		国家呼吸系统疾病临床医学研究中心分中心、国家消化系统疾病临床医学研究中心四川省分中心、国家老年疾病临床医学研究中次年协调网络核心单位、国家胸痛中心、房颤中心示范基地、中国心衰中心、国家标准化心脏康复中心、国家高级卒中中心、全国首批罕见病诊疗协作网、国家疑难病症诊治能力提升工程联盟中心

【医疗业务】 2020 年,医院年门急诊1 407 815 人次,出院63 613 人次,住院手术31 915台次,三、四级手术24 458台次,受新冠疫情等因素影响,分别下降 8.63%、0.95%、4.84%和 1.85%。平均住院天数 9.86 天,同比增长 0.66 天;药占比 21.97%,同比下降 13.98 个百分点;百元医疗收入(不含药品收入)消耗卫生材料 31.22 元,同比增长 0.44%;业务收入 16.39 亿元,同比增长 1.07%。

【医疗质量】 一是着力推进主诊医师负责制,积极推动各疾病中心建设,新设胃肠微创/减重中心、血管通路中心、肺癌一体化诊疗中心、疑难房颤中心、乳腺中心。二是着力提升国际医疗服务能力,建成国际医疗服务病区,配齐医护人员和设施设备,明确工作职责和医疗流程,国际医疗服务工作稳步推进。三是着力建设急救体系,以卒中中心、房颤中心、胸痛中心、创伤—休克中心和 5G 医疗急救体系为抓手,提升医院急救能力,牵头发布成都市脑卒中急救地图,形成覆盖全市的快速、精准、高效的脑血管疾病救治网络。四是着力发展核心技术,聚焦疑难疾病和危重病种提升疑难重症诊疗能力,引进第四代达芬奇手术机器人系统,成立机器人微创手术中心,截至 2020 年底,开展达芬奇手术 80 台。

【医疗服务】 一是优化双向转诊患者入院流程,开通双向转诊绿色通道,成功转诊入院人次增加 1 598人次,增长 103.16%。二是改善诊疗环境,住院综合楼、全科基地全面投运,完成妇产科、儿科回迁和急诊、体检等区域装修改造、院区道路修缮等工作。三是打造特色导视系统,完善院内外标识和彩色路面导航标识,方便患者就医。四是引进第三方护理员管理公司,组建一体化 MDT 优质陪护团队,试点开展“白 + 黑”“单病种”“团队模式”等多元化陪护服务,打造“无陪”病房,显著减轻患者家属负担。五是开展“心”“馨”“新”创新项目为服务加温,如拓展床旁语音提示功能,每日定时开展渗透式健康宣教。六是首创健康科普讲堂,推出“博士来了”名医讲堂等健康促进项目,自编《医问》《回声》等医患沟通小剧本,多种方式提升患者健康素养,增进医患互信。

【智慧医院】 一是通过智慧医院二星级评审,推动互联网医院建设,“成都市第三人民医院互联网医院”正式上线。二是在市级医疗机构中率先启动门诊电子票据服务,推动门诊挂号全预约,推广使用电子健康卡,进一步优化在线服务流程。三是启动基于互联网的医联体诊疗中心建设,智慧医疗 5G 远程超声诊断场景应用落地,完成得荣县医院远程影像系统建设与实施。四是上线护理电子病历系统,借助技术途径整合各种资源,切实提高医疗护理质量。

【医院管理】 一是推动“创新提能年”“质量提升年”落实落地,启动持续性管理创新项目征集活动,调动全院智慧促发展,共征集 33 个创新项目。二是深入推进“三重”工作,改扩建项目一期项目实现年内开工目标;统筹推进卫生健康行业突出问题专项整治行动;扎实完成大型医院巡查工作;落实药品集中采购和使用试点工作。三是加强万元收入能耗管理。在用能面积增加 101.99% 的情况下,用水量同比降低 19.9%,总能耗支出较同比仅增加 31.63%。四是持续推广 CICARE 标准化沟通项目,开发标准化沟通培训课程,每季度策划“角色互换”体验活动,开展可视化沟通,加强全流程管理,实现患者满意度、职工满意度双提升。

【获奖情况】 2020 年,市三医院荣获“人文管理创新医院”“2020 年度母婴安全保障工作成效突出集体”“年度十佳公益行动力医院”“年度人文创新医院”2020 年中国医院竞争力“省单医院 100 强”“成都市抗击新冠肺炎疫情先进集体”“工人先锋号”“年度公益风云榜 TOP100 强”“四川省卫生健康系统先进集体”“拥军优属先进集体”“优秀组织奖”等奖项,顺利通过智慧医院创建评审,获评为二星智慧医院,并在 2020 年度市级公立医院年度目标绩效考核中排列第一名。

(邹静斐　王丽军)

成都市第四人民医院

【概况】 成都市第四人民医院(又名成都市精神卫生中心、电子科技大学成都脑科学研究院临床医院)建院 112 年,是一所集医疗、教学、科研、预防、康复、心理咨询及心理治疗于一体的大专科小综合大型三级甲等精神病专科医院(精神卫生机构)。是全省六大区域精神卫生中心之一、成都市精神病与精神卫生质量控制中心、成都市未成年人心理咨询中心及成都市精神卫生司法鉴定中心,2020 年增挂“四川省中西医结合精神卫生中心”。医院为一院两区,分别是营门口院区和九江院区,营门口院区开放床位 1 465张,设有 18 个临床科室和 10 个医技医辅科室。在岗职工 942 人,其中高级职称 103 人,中级职称 137 人,初级职称 640 人,有博士研究生 23 人,硕士研究生 159 人,心理治疗师 194 人。2020 年成功立项 5 个国家自然科学基金项目,不仅创医院立项国家级课题历史之最,且申报 6 项、成功 5 项,获批率高达 83%。在研课题 35 项,其中国家级 2 项。2020 年发表医院署名 SCI 文章 164 篇,中文期刊论文 110 篇。九江院区(成都市心理健康中心),位于双流区草金路 105 号,主要提供心理卫生服务,于 2020 年 12 月开业试运行。九江院区共有编制床位 208 张,开展三类专业门诊,四个亚专业诊疗中心和五项特色检查治疗。市四医院在 2019 年中国医院科技量值精神病学排行榜中位列全国第 8,稳居中西部地区精神专科机构第一。2020 年成功申报为成都市高水平临床重点专科。

【“十三五”发展成绩】 2017 年,医院正式成为电子科技大学成都脑科学研究院临床医院,标志着医院由临床型医院向研究型医院转型。挂牌“成都中医药大学附属成都市第四人民医院/中西医结合精神卫生中心”,挂牌“遵义医科大学附属成都市第四人民医院”,挂牌“四川省中西医结合精神卫生中心”。

医院率先成立中西部地区专科医院中首家精神医学研究室。成立脑疾病研究中心，邀请尧德中教授担任主任，打造11个科研团队。在“2019年度中国医院科技量值(STEM)”精神病学排行榜中位列全国第8，是成都市唯一入选该榜单的市级公立医院，也是中西部地区排名第一的精神卫生专科机构。2020年，成功获批博士后创新实践基地，建立起本科—硕士—博士—博士后完整的科研教学体系。2020年，成功筹建成都市高水平临床重点专科——精神病学。

人才结构持续优化。成功签约KeithMauriceKendrick、PedroAntonioValdesSosa、尧德中、李凌江等11名外籍院士、长江学者、国家千人计划入选者、行业翘楚为医院客座教授。引进特聘教授15人，先后建立起以陈华富、KeithMauriceKendrick、BenjaminBecker等教授为核心的研究专家团队。2020年与全国主委、湘雅二院李凌江教授共同建立心境障碍科研团队，与北京大学陆林院士、华西医院李涛主任洽谈临床专家团队组建。

医院不断提高医疗服务质量，业务指标大幅增长。与“十二五”末相比，开设床位1 450张，增长24%；门诊人数372 458人次，增长82.71%；入院人次10 897人次，增长55.87%；设各专业诊室共计29个，增长107.14%。增加重症医学科，增设中医门诊、记忆门诊、特需心理门诊、儿少情绪障碍门诊等特殊门诊，拓展心身疾病科业务，增加抑郁失眠门诊、心理咨询、心理治疗诊室数量，综合体系得到进一步完善。重点开展CT、MRI、MECT、经颅磁刺激治疗、心理CT、脑功能治疗技术、脑电生物反馈技术等特色诊断、治疗技术。

推动分级诊疗体系建设，实施双向转诊制度。接收下级医院转诊的患者331例，下转1 028例。积极推进以按病种分值付费为重点的复合型医保支付方式改革，进一步完善按人头、按床日付费政策，成功将“经颅磁重复刺激治疗”纳入成都市基本医疗保险目录报销，减轻群众就医负担。大力开展预约诊疗服务，增设诊间预约方式，平均预约率已达88%，大大提升了人民群众就医体验感和获得感。

“十三五”期间，医院先后建设并启用了门诊综合楼，分批改建了第一、二住院楼，攻坚克难取得九江新院区国土证和房产证，九江院区计划在“十三五”末投入使用，医院“一院两区”格局正式确立，建筑面积7.5万平方米、编制床位数1 673，年收治住院患者万人次以上，年门诊量到达35万人次以上。积极响应“东进”战略，在全市完善公卫体系建设大背景下，策划包装市精卫中心新建项目，项目选址暂定成都市东部新区，占地200亩。

“十三五”期间，完成全市精神卫生重要指标：全市严重精神障碍“危3”率持续控制在0.01%—0.03%，在全省领先；连续5年无肇事肇祸重大案(事)件发生。2016年5月组建省内第一家“1+3N”模式的精神卫生医疗联合体(简称精联体)，建立精联体内部的分级诊疗及培训机制。牵头组建心理应急救援队伍，承担全市心理危机干预救援任务。《人民日报》专题报道医院对口援助西藏自治区精神卫生远程会诊平台，肯定医院从单纯治疗向预防和康复延伸的健康扶贫模式。

【党建引领】 医院全面加强党的建设。全面实行公立医院党委领导下的院长负责制。严格执行“党委领导下的院长负责制执行情况报告制度”。完成党委换届选举，组织开展32次党委会和6次中心组学习，持续深入开展“不忘初心、牢记使命”主题教育，确保思想政治建设工作落地落实。扎实抓好党风廉政建设和反腐败工作。做好常态化督促检查，严肃监督执纪问责，开展廉政约谈和走访考察，现场监督检查202次，发现问题72个，提出改进建议90条。

【新冠肺炎疫情防控】 医院在疫情之初，立即成立疫情防控领导小组，共组织召开二十二次疫情防控会，根据各项管理规定做出疫情防控管理各项决策。发布疫情防控简报29份。医院把牢前线关口。预检分诊104万余人，接诊发热病人1 242余人次；发现并上报3例疑似新冠肺炎病例。完成PCR实验室建设，检测标本近7 510例；加强工作人员管控，制定《市四医院工作人员个人防控管理办法》，该管理办法早于政府公开出台相关政策一周以上。严格病房管理，先后建立隔离病房、隔离过渡观察病区，制定发热病区—隔离过渡观察病区—普通病区的收治流程，实现院内“零感染”。守护心理健康。主动开通成都市免费心理援助热线“96008”,接听热线7000余条,发送心理抗疫公益短信1000余万条。通过广播、网络、现场等多种渠道,提供紧急心理危机干预服务,服务人群覆盖国际国内800余万人次。派遣援鄂先锋,先后派出两批共12名心理专家随四川省第七、八、十批援鄂医疗队出征,执行援鄂救治任务。据中央电视台等权威媒体报道,医院派出援鄂心理专家为四川省首例。分享抗疫经验,立项成都市科技局疫情相关专项基金1项,相继在国际国内学术刊物刊出疫情防控SCI学术论文8篇,是省内唯一向全球分享抗疫经验的精神专科机构。

【深化医改】 医院持续推进医改工作。在门诊设立“分级诊疗办公室”专门负责协调双向转诊工作。设置“分级诊疗便捷服务窗口”。在门诊大厅、挂号室、候诊室、入出院处、医保结算窗口公告分级诊疗宣传信息。与15家精联体内医院签订双向转诊协议,设立双向转诊绿色通道。接收上转患者274人次,均为精神科危急重症或合并严重躯体疾患病例;下转37 201人次。到基层医院指导1 032人次。教学查房120余次、示教26次,专题学术讲座14次,培训基层医务人员2 200余人次。开展远程会诊13人次。

【对口帮扶】 医院持续开展精准帮扶及对口支援。先后派驻11名高年资精神科主治医师、1名高年资内科主治医师、3名精神科主管护师、2名主管药师进行对口支援,共诊治基层患者21 000余人次,教学查房120余次、示教26次,专题学术讲座14次,培训基层医务人员2 200余人次。选派专家20人次赴雅安市、眉山市、甘孜州康定市等地区开展10期精神科专题巡回讲座暨巡回医护联合查房,培训共计829人次。制定《严重精神障碍管理治疗对口帮扶管理办法》,对口帮扶金牛区、青羊区、武侯区和高新区基层医疗卫生机构。2020年累计向金牛区、青羊区、武侯区和高新区(部分)基层医疗卫生机构派出点对点技术指导精神科执业医师及精神科注册护士共267人次,因疫情原因,其中技术指导采取线上健康指导和电话随访指导61人次。累计技术指导2 028人,药物调整665人,开展健康讲座20次,参加人数共417人。为下级医院预留门诊号源数累计18 000个,占总号源数比例4.6%;预留住院床位数29 250张,占总床位数比例32.1%。开展援藏扶贫。组织7批专家28人次赴甘孜州藏区8市(县)开展严重精神障碍患者社区管理服务援助工作,筛查400例患者,诊断262名精神障碍患者,精神障碍残疾鉴定50例,用药指导220人。

【重精管理】 医院牵头全市严重精神障碍患者管理及技术指导工作,全市在册患者71 899例,报告患病率4.40‰,规范管理率95.53%,在册患者服药率为88.99%,工作指标持续增长,在全省领先;组织专家组对全市22个区(市)县开展严重精神障碍患者管理服务项目评价工作。选派1人作为省级培训讲员,对全市基层精防人员进行远程视频授课。并对全市22区(市)县开展线上质控,对“危3”患者、面访率、患者报告卡建档情况等进行追踪分析。开展重精患者阳光救助工作,全年收治入院阳光救助患者402例。组织举行成都市2020年阳光救助工作例会2期,并对2家医院共26名救助患者开展现场质量控制。

【心理服务】 医院精心打造成都市心理健康中心,顺利完成九江院区工程建设项目,已于12月开业运行。院区位于双流区草金路105号,开设床位208张,主要提供心理卫生服务。九江院区开展三类专业门诊:专科医疗门诊、心理咨询/治疗门诊、特需门诊。四个亚专业诊疗中心:睡眠医学中心、心身医学中心、儿少心理中心、情绪障碍中心。五项特色检查治疗:心理测评、睡眠监测、心理咨询/治疗、神经调控治疗、儿童康复训练。成都市第四人民医院助力打造“成都市中小学心理健康绿色平台”,与成都市教育科学院签署《共建“成都市中小学心理健康绿色平台”战略合作协议》,为全市中小学生心理健康保驾护航。

【学科建设】 医院持续强化高水平临床重点专科建设工作,制定《临床医学重点学科建设与管理工作方案》。2020年物质依赖科成功立项成都市医学重点学科;精神病学成功申报为成都市高水平临床重点专科,且专科排名全市第一,每年可获1 000万元的建设资助。

【科研教学】 医院通过在科技创新领域的不断发展，医院取得历史性突破，荣获“2019 年度中国医院科技量值(STEM)”精神病学第八名，稳居中西部地区精神专科机构第一。2020 年成立脑疾病研究中心，邀请尧德中教授担任主任，打造 11 个科研团队。2020 年发表医院署名 SCI 文章 164 篇，中文期刊论文 110 篇，期刊论文发表数占卫技人员数的比例为 37.33%；成功立项 5 个国自然项目，不仅创医院历史立项国家级课题之最，且申报 6 项、成功 5 项，获批率高达 83%。完善教学体系。2020 年正式挂牌“遵义医科大学附属成都市第四人民医院”，与遵义医科大学共建精神医学本科专业；2020 年成功获批四川省博士后创新实践基地。至此，医院已经建立起本科—硕士—博士—博士后完整的科研教学体系。

【人才培养】 医院强化干部人才支撑。签约精神病学领域国务院津贴教授李凌江为医院特聘教授，并成立专家工作站。引进博士研究生、留学硕士研究生、副高职称等 9 名高层次人才；引进、招聘高学历、高职称专业技术人才共计 39 人。5 名同志成功入选第十四批四川省卫生健康委学术技术带头人后备人选。为激励职工提高英语水平、英语素养，促进医院国际化合作进程，出台《关于职工通过国际英语水平考试成绩认定与奖励办法(试行)》。

【临床救治】 医院积极扩大诊疗范围。增设睡眠专家门诊、儿童心理发育门诊等特需门诊，心理咨询中心开设个案管理工作室。开创三个省内第一：成立四川省第一个专门针对成瘾性疾病的成瘾医学门诊、第一个精神专科医院 ICU、第一个治疗酒精所致震颤谵妄患者的精神科治疗病房——震颤谵妄治疗中心。200 种精神科疑难危重症诊疗覆盖率 100%，57 种精神科关键技术已开展 55 种。持续提升医疗质量，临床心理科获得国家卫健委 2020 年中国医院院长改善医疗服务论坛“群众满意的科室”；“柔韧圈”在第八届全国医院品管圈大赛中获得全国三等奖。

【卫生应急】 医院完善相关建设和配套设施，建设过渡隔离病房及方舱 CT，改建入院分诊通道及发热门诊，形成发热患者就诊闭环管理；成功建成 PCR 实验室，并经上级批准审核投入使用，扎紧新冠疫情防控篱笆墙。加强培训学习，开展现场和线上培训共计 42 次，累计培训10 000余人次；组织理论竞技考试 14 次、穿脱防护用品考核 200 余人次，创新开展“世界手卫生日暨新冠肺炎防控知识分时段竞答活动”，医务人员参与率超过 95%。加强物资储备，通过多种渠道全力保障防控急需解决的防护用品，受理捐赠项目 28 起，捐赠物资共计34 103件，严格按照上级要求完成资质审核、审批、登记等相关手续。

【信息化建设】 医院集成平台与医院大数据中心完成建设；“两地三中心信息系统”进入项目实施阶段；互联网医院通过检查；电子病历系统应用水平分级评价达四级。上线 ICU 重症监护系统、院感软件、心理 CT 云平台。完成成都市心理健康中心信息系统建设，双院区信息做到互联互通。

【文化建设】 医院在全国精神卫生防治技能竞赛中荣获情景演练二等奖和团体二等奖；在四川省首届精神卫生防治技能竞赛上荣获团体一等奖；在国家卫健委主办的进一步改善医疗服务行动计划——全国医院擂台赛上获优秀案例奖；在第二届“成都骄傲 · 大美医者”微视频大赛荣获宣传和创意片二等奖；“临床躯体症状的心身医学分类及诊疗共识”荣获华夏医学科技奖；荣获第十五届四川省青年科技奖。

(陈蓉璐　丁珊珊)

成都市第五人民医院

【概况】 成都市第五人民医院始建于 1938 年，是一所历史悠久、文化底蕴丰厚，以微创技术和老年病综合治疗为特色的集医疗、教学、科研、预防、保健、康复、急救于一体的国家三级甲等综合医院，是成都中医药大学附属第五人民医院/第二临床医学院，国家级爱婴医院、国家标准版胸痛中心、国家标准版心衰中心建设单位、高级卒中中心、四川省人类辅助生殖机构设置规划单位、成都妇幼健康区域指导西部分中心单位，国家临床药物试验基地，医疗服务辐射成都西部区域 10 余个县市，覆盖人口约 600 万。医院包含三区(综合医疗区、老年医疗区、教学园区),三所(中国成都—法国蒙彼利埃医疗中心老年疾病研究所,成都市老年疾病研究所、成都市肿瘤防治所)。

医院建筑面积21.1万平方米,编制床位2 250张,开放床位2 180张。2020年在新冠疫情的影响下,医院积极复工复产,达到门急诊151.2万人次,出院8.2万人次,住院手术5.3万台次。

截至2020年12月,职工2 527人,博士及博士后48人,硕士441人,高级职称351人。国家中医药管理局西医学习中医优秀人才研修项目培养对象1人,四川省学术和技术带头人后备人选1人,四川省卫健委学术技术带头人2人(杨永学、何朗),四川省卫健委学术技术带头人后备人选6人,四川省中医药管理局学术技术带头人2人,四川省中医药管理局学术技术带头人后备人选1人,四川省临床技能名师1人,四川省中医药局拔尖中青年中医师1人,四川省名中医2人,四川省"新时代健康卫士"8人,成都市卫健委学术技术带头人1人,成都市卫健委学术技术带头人后备人选4人,成都市名中医1人。

医院学科设置齐全,拥有临床科室30个,医技及辅助科室15个,行政职能科室30个,成都市高水平临床重点专科2个(老年病科,肿瘤科)。四川省重点专科及建设项目8个(泌尿外科、妇产科、心血管内科、重症医学科、呼吸与危重症医学科、医学影像科)。成都市重点学科及建设项目13个(微创外科、普外科、重症医学科、老年病学科、内分泌科、临床药学、神经内科、骨科、医学影像学、消化内科、神经外科、麻醉科、临床护理)。成都市中医重点专科2个(肛肠科、康复科)及成都市中医重点专病2个(中医科腹痛病、肺胀病),是国家药物临床试验机构(GCP)(包括老年病、内分泌、肿瘤、呼吸四个专业)。

医院发挥科教研优势,在成都西部为培养卫生人才发挥引领作用,是国家住院医师规范化培训基地、国家临床药师规范化培训基地、国家药物临床试验机构,四川省护士规范化培训基地,四川省全科医师转岗培训基地,2019年挂牌成为成都中医药大学附属第五人民医院/第二临床医学院,是西南医科大学、川北医学院等高等院校的实习基地。

医院建立健全医院管理信息系统,实现HIS、LIS、CIS、PACS系统建设,建立和完善全时段、全方位预约服务,预约率达60%以上,实现与市区域卫生信息平台的对接,建立医联体单位的远程影像、远程心电会诊平台,筹建并即将上线信息化集成平台及数据中心。

医院医疗设备总值7.08亿元,拥有德国西门子MAGNETOMVida3.0T磁共振成像系统、美国通用医疗GERevolutionCT 256排螺旋CT、德国西门子ARTISpheno飞龙全数字化通用型平板血管造影系统、英国医科达ElektaAxesse医用直线加速器、佳瑞航医疗JC200D聚焦超声肿瘤治疗系统(海扶刀)、三星麦迪逊HERAW10高端四维妇产彩超机(超声诊断仪)等。

2020年,面对突如其来的新冠肺炎疫情,在委党组坚强领导下,医院坚持疫情防控和复工复产两手抓,较好地完成全年工作任务。获得83个奖项,其中国家级20项,省部级29项。2019年三级公立医院绩效考核全国综合医院排名176名,较2018年上升49名,进入全国前13%,全省排名第9名,全市排名第1名,获成都市抗击新冠疫情"先进集体",2020年市卫健委目标绩效考核获市级医院第二名。

【"十三五"发展成绩】 "十三五"期间,医院坚持党建引领,狠抓内部管理,着力提升医疗质量和服务能力,积极履行社会责任,为保障人民群众健康做出积极贡献,取得优异的成绩。一是优质资源加快集聚,服务能力显著增强。编制床位增至2 180张,门急诊157万人次,出院8.18万人次。建成市级医院首批国家级标准版胸痛中心、高级卒中中心和首家综合医院生殖医学中心。2019年三级公立医院绩效考核全国综合医院排名176名,进入全国前13%,全省排名第9名,全市排名第1名。二是人才引培成效突出,学科教学成绩斐然。引培博士47人,4名中干成长为院级领导。新立项省市医学重点专科/专病19项,升级省级重点学科1项。立项国家自然科学基金2项(基于自噬调控探讨维药异叶青兰总黄酮对高血压大鼠冠脉微循环障碍的影响及机制研究、半胱氨酸白三烯受体1及其拮抗剂在肝星状细胞和肝纤维化中的作用机制研究),实现国家自然科学基金课题立项“零突破”。获国家药物临床试验机构认证。挂牌成为成都中医药大学附属第五人民医院,成为唯一一家通过本科临床医学专业认证的市级医疗机构。连续多年获得四川省规培技能竞赛三等奖和二等奖。三是基础条件提档升级,软硬件切实改善。新建8.9万平方米现代化门急诊住院综合大楼,6大楼宇完成改造。建成信息集成平台和运营、临床、科研三大数据中心,通过国家医疗信息标准化成熟度互联互通四级甲等测评和四川省二星级智慧医院评审,电子病历应用水平分级评价达标四级,信息化智慧化水平处于市级医院前列。四是员工幸福指数持续提升。真心关爱职工,大幅提升职工收入,职工人均年收入增幅6.16%,建立系统内第一家职工健身房,职工满意度达到87.52%,超过全国、全省、全市平均水平。

【党建和党风廉政建设】 一是认真贯彻落实党委领导下的院长负责制。充分发挥党委把方向、管大局、做决策、促改革、保落实的领导作用,党委会审议“三重一大”事项122项。进一步完善党政领导班子分工。全院各党支部书记参与科室“三重一大”事项40余次。成立医院发展委员会,进一步发挥专家咨询把关作用,完善医院质量与安全管理委员会等21个委员会章程、组织架构和议事规则,及时向市卫健委报送医院落实党委领导下的院长负责制推进情况。二是抓实党风廉政建设,强化全面从严治党政治责任。落实党风廉政建设责任。将党风廉政建设摆上医院重要议事日程,与中心工作同部署、同落实、同考核。层层传导压力,从院班子到普通员工层层签订责任书、廉洁承诺书。开展党风廉政建设和反腐败工作部署会暨廉政约谈视频会议,全院中层干部及重点科室、重点岗位员工150余人参会。党委领导班子成员开展分管科室负责人日常党风廉政建设约谈。纪委书记带队深入一线科室开展廉洁风险防控专题研讨会,受教育员工300余人次。开展廉洁教育17次;日常谈话人1 287次,问题约谈27人次;廉洁视频培训4次;开展普法讲堂12次;发送廉政警示短信12条;重要事项监督226次。三是以查促改,顺利完成大型医院巡查。根据2020年大型医院巡查工作要求,全面部署,认真落实。印发2020“大型医院巡查”工作方案,成立7个自查督查小组开展4轮督查。成立6个迎检小组主动配合迎检并圆满完成迎检工作,发现问题35条,制定整改方案立即逐条整改。目前23条已整改完成,12条为持续整改。四是严格落实专项治理与纠正行业不正之风。将卫生健康领域突出问题专项整治工作和纠正医药购销领域和医疗服务中不正之风工作结合起来,做到同安排、同部署、同落实。成立专项整治工作专班和8个工作组,建立主题月机制,每月一个专项整治主题,切实扎实推进专项整治。开发“运用人脸识别系统助力医药代表规范化接待和全过程管理的探索与实践”课题,获市卫健委好评。

【新冠肺炎疫情防控】 一是反应迅速,建立疫情防控工作体系。成立以党委书记、院长为组长的疫情防控工作领导小组,设9个工作小组,召开防控核心小组会102次。二是全力支援,选派6批次35名医务人员赴湖北武汉和郫都区人民医院、市公卫中心援助,其中17名医疗队员赴武汉抗击疫情,奋战45天,诊治和管理各类新冠肺炎患者6 943人次,所有人员安全返川。派出6批次共29名核酸检测人员分赴北京、新疆、云南、郫都区等地支援核酸检测。三是及时开展复工复产,帮助近30家企业,31个社区、小区和学校建立防控体系,服务量突破1万人次。获得市级医院首家互联网医院资质,网络问诊咨询量达千余人次。成为市级医院2020年唯一一家通过国家卫健委互联互通四级甲等测评的医院。在全省首家运用“智能门禁系统”用于疫情防控,获新华社等20余家媒体报道和近30家医院参观学习,广受好评。代表市卫健委参加成都2020网络理政案例获“十大创新案例”。

【医疗业务】 运营指标:全年业务收入同比增长1.52%;门诊次均费用同比增长6.70%;住院例均费用同比增长4.35%;门急诊人次同比减少2.67%;出院人次同比减少4.14%;手术同比增长6.48%。

质量指标:平均住院日8.1天,同比下降0.22天;日间手术3 876例,同比减少15.32%,占择期手术量的18.01%。临床路径入径率55.2%,临床路径完成率85.79%。CT检查阳性率 91.19%，MRI 检查阳性率 94.56%。CMI 值 1.06，同比增加 0.04，DRGs 达652 组。

科研教学：科研课题立项 32 项，国家级和省部级 3 项。获科研经费资助 103.5 万元，同比增长 59.48%，科技成果鉴定 5 项。发表论文 75 篇，其中 SCI10 篇。组织开展 127 名住院医师参加住院医师规范化培训理论结业考核。

2020 年开展 20 项临床试验项目，同比增长 122%，其中 BE/Ⅰ期药物临床试验项目 9 项，Ⅱ—Ⅳ期药物临床试验项目 9 项，其他临床研究 2 项。合同金额2 900.36万，同比增长 170%。

【医联体建设】 城西医联体成员单位已达 114 家，与 92 家单位签订远程心电合作协议，68 家单位正式开通心电会诊。新增远程会诊和影像医院 9 家。远程会诊 10 例，普通心电 709 例，动态心电 1 797例，CT 4 735 人次，MRI 1 212 人次，DR569 人次。接收上转 4 569人，同比增长 15.73%，其中医联体上转 2 646 人，增长 6.44%。医院下转16 292人，同比增长1 299.66%，有效推进分级诊疗，实现共赢。

【质量与服务】 一是提升医疗质量管理，保障医疗安全。制定《2020 年医疗质量持续改进方案》等 7 个工作方案。完善患者临床评估体系，修订首诊负责制度等44 个医疗质量安全管理制度。成立手术质量与安全管理委员会，聚焦术前、术中和术后关键环节监管，进一步规范术前讨论、手术安全核查、术中叫停、术前术后主刀访视等。加强围手术期的标准化、规范化管理，首台手术准时开台率升至 98.35%，全年未出现围术期差错事件。围绕“两高”患者，持续加强医疗质量与安全管理。创新建立重点病种“积分制”管理模式，为未来 4 年医院病种提质升级开启新格局。以信息化手段全力推进 VTE 防治项目，量表评估率达 59.5%，为接受全国 VTE 防治联盟评审做好准备。二是聚焦典型聚类案例，降低医疗差错发生率。以医疗安全不良事件管理为抓手，开展业务院长医疗质量与安全管理查房 31 次，先后对全院出现的聚类和典型事件开展质量追踪专题会，持续不断的减少医疗差错，医疗纠纷较去年同期下降 48%。三是搭建救援平台，提高医疗救治能力。成功建成国家高级卒中中心、成都市院前医疗急救培训基地及成西创伤中心暨中毒中心急救联盟，生殖医学中心成功试运行。心脏中心学科融合进展顺利，建立 TAVR 重大培育技术 MDT 团队，并成功开展 3 例 TAVR 手术，技术达国内先进水平。开展 86 项新技术、新项目，数量创新高，包括国家级新技术 1 项，“猫眼侧方腰椎融合技术”“正向内膜下重回真腔技术”等省内先进技术 13 项。四是聚焦投诉难点痛点，持续提升患者满意度。制定“减少投诉，提升满意度”院长工程项目建设方案、暖心活动计划、投诉监管责任书，并分步落实。成立一站式慢病服务中心，开放 100% 号源至医院预约池，进一步扩大门诊就诊预约比例，将门诊检验项目报告时限公示上墙。在门诊设置一站式服务“现场投诉点”，第一时间解决患者不满和投诉，多次并举提升患者就医感受，投诉点解答咨询近 800 余件，及时办理投诉近 80 余件。病历复印窗口前移到门诊大厅，开通网上预约复印邮寄病历，服务量达1 710 人次。围绕缩短检查等待时间，查找原因，落实整改，加强考核。超声、医学影像和内镜住院检查预约等候时间均小于 2 天，门诊检查均当天完成，切实提高患者满意度。今年，医院医患各项满意度指标明显提升，均超过全国和省、市行业平均水平。

【内部管理】 以“标准化管理年”为契机，聚焦医院发展重点难点，推出三重工作 6 项，院长工程 11 项，重点工作 16 项，组织召开专题推进会 5 次，完成“三重”工作推进情况报告，得到委领导肯定，全面持续提升医院精细化管理水平。

一是以标准化管理为基石，不断提升精细化管理水平。围绕行政管理、诊疗技术操作、服务流程标准化 3 个项目，以制度建设、诊疗操作和服务流程标准化为抓手，持续提升医院精细化管理水平。汇编完成 9 册 557 条制度。引入病组分值付费管理思路，以日间手术病种管理模式为依托，对病组平均住院日、例均费用、检查检验占比等指标设定区间值，实现病种标准化同质化管理。从院区、病区内环境入手，推行“9S 管理”，开展标准化病区建设。

二是重塑医院组织架构，夯实组织和人才队伍。根据公立医院党建工作相关文件要求及医院实际,设置6个党务部门、23个行政职能部门以及45个业务科室。修订或完善《中层管理干部选拔聘任管理办法》等40项制度。推进重点管理岗位干部的轮岗交流与培养锻炼,完成药剂等12个重点岗位中层干部轮岗及两批次中层干部选拔任用工作。通过公招、定向招聘、自主招聘等方式录用253人,其中博士8人。

三是深化改革,推行绩效分配方案2.0版。持续深入推进绩效改革工作,以"提质增效"为核心,以三级公立医院绩效考核指标体系为导向,提高服务质量和服务效率为目标,引入病种分值付费相关参数,充分调动医务人员积极性,构建2.0版绩效分配体系。方案自2020年1月落地实施以来,整体运行平稳。

四是持续提升精细化管理水平。以"提质增量"为核心,围绕医保支付方式改革,提高服务质量和服务效率为目标,医院绩效改革2.0版落地实施,"三维一体"精细化医院管理体系已初步搭建完成并正式上线实施。从提升服务能力、控制医疗质量、优化病种结构、充分调动员工积极性4个维度建设。在总额控制下按病组分值付费支付制度下,医院实现正向盈余。

【学科建设】 作为成都中医药大学附属医院,顺利完成教育部对成都中医药大学临床医学专业本科认证工作,教学工作受到专家组和成都中医药大学领导的充分肯定和高度认可。老年医学科、肿瘤科正式授牌成为全市首批高水平重点专科建设项目。获批省医学重点学科1个、省医学重点专科建设单位1个、市医学重点学科建设单位3个、市中医重点专科2个、中医专病中心2个。全科医学科获2020年度国家住院医师规范化培训重点专业基地。

【精准扶贫】 医院党政主要领导带队4批次共18人次赴色达、泸定推进帮扶工作,派驻专家20名帮助对口支援单位诊治患者33 214人次,开展各类培训讲座727人次,示范手术375台次、新技术44例。资助65万元用于对口支援单位产业扶贫、学科建设。帮助泸定县人民医院2个专科、色达县医院1个专科通过州级重点专科评审。

【公益职责】 尽职履职,圆满完成医疗保障任务。圆满完成成都马拉松,中国足球协会甲级联赛疫情防控和医疗卫生保障,新冠疫苗接种医疗应急保障,派驻马拉松医疗保障85人,中甲联赛医疗保障20人。

(孟嵘　周宏伟　吴皓然)

成都市第六人民医院

【概况】 2020年成都市第六人民医院按照"一院三区"发展规划,秉承"一体化管理、差异化发展、同质化服务"建设理念,设有沙河院区(建设南街16号)、东虹院区(东虹路39号)、泉水院区(在建中)三个院区以及老年医学(安宁疗护)为特色的青龙场病区(致强路247号);此外,还设有医养结合为特色的资阳分院及康复理疗为特色的广汉分院。2020年在保证医院新冠疫情安全前提下,全面推进各项工作,以三个"强化"推进医院党建(架构、意识、廉政),四个"统一"促进两院整合(制度、考核、资产、文化),三个"院区"规划有序推进,四个"立足点"推动学科发展(学科、基地、外引内培、人才),三个"积极"丰富科研成果(课题、继教、论文),"三个重视"确保医院良性运转(绩效、巡查、管理),三个"保质"彰显公立医院责任担当(支援、保障、扶贫)。尤其是发生新冠疫情后,院党政领导高度重视,全院进入战时状态,争分夺秒全力严防严控,同时兼顾开展普通诊疗,2月18日率先全面复工,4月20日东虹院区按时开业,12月6日泉水院区项目正式开工建设。在2020年新冠肺炎疫情援鄂抗疫工作中,被四川省医院协会颁发《援鄂抗疫先锋》荣誉证书;院党委被中共成都市委、市政府授予成都市抗击新冠肺炎疫情先进集体;急诊科(发热门诊)、耳鼻喉科(隔离病房)、放射影像科荣获成都市工人先锋号;援鄂人员王振华荣获四川省抗击新冠肺炎疫情先进个人;高光霞、李恬、向娟、王振华、罗浩荣获成都市五一劳动奖章;急诊科副主任向娟被中共成都市委、市政府授予抗击新冠肺炎疫情先进个人。

成都市第六人民医院 2020 年主要指标、床位、人员情况

	2020 年	增减%		2020 年
门诊总量(人次)	398 369	-5.2	开放床位(张)	1 200
急诊总量(人次)	87 035	-5.0	全院在职人员(人)	1 602
入院人数	29 752	-20.9	专业技术人员	1 483
出院人数	30 065	-19.8	高级	221
住院手术(人次)	9 677	+3.6	中级	545
病床使用率	76.4	-16.8	博士(人)	10
平均住院日(天)	11.8	3.1	硕士(人)	168

【"十三五"发展成绩】 十三五期间,医院医、教、研水平整体得到提升,空间拓展得以实现,基本完成预期的五年目标。"十三五"是市六医院跻身"三甲"行列的第一个五年,全院各部门按照《成都市第六人民医院发展规划(2016—2020 年)》,认真落实医药卫生体制改革政策措施,全面改善医疗服务,推动医院高质量发展,多项工作取得较好成绩。

积极推进公立医院改革。共成立医联体单位 18 家、医共体 1 家,牵头组建专科医联体 7 个,创新建立党建医疗联盟 1 个,加入上级专科联盟 10 个,双向转诊合作单位 102 家,双向转检合作单位 82 家,辐射成华区、金牛区、新都区、金堂县等 16 个区域。

实现空间局限的突破。2018 年市十一医院并入市六医院,医院设立"一院三区"发展规划。

着力提升医疗服务能力。一是鼓励开展新技术、新项目,平均每年申报并通过的新技术新项目 50 项,实现规划目标。二是提升疑难危重患者管理能力,围绕疑难危重病人的收治和管理推出一系列改善措施,三、四级手术占比平均每年增长 8%、危重患者比例也有一定提升。

大力推进学科建设。共拥有省级重点学(专)科 3 个,市级重点学科 7 个。

扎实提升科教水平。共举办国家级继续教育项目 9 项、省级 83 项;发表论文 909 篇,其中,SCI28 篇、核心期刊 252 篇。同时多项科研成果获省、市医学科技进步奖。作为省护士规范化培训基地,实现社会招生,获批省专业技术人员继续教育基地、全科医生转岗培训基地,同时挂牌复旦大学附属中山医院全科医学成都中心。被国家卫健委评选为"示范卒中防治中心"。

大力推进信息化建设。一是在成都市级公立医院率先实现移动互联网服务平台上线,实现线上就医全流程服务,并作为医院代表参加国际会议中心召开的"首届互联网 + 医疗创新创业大会"。二是建立院内 OA 系统,完成自动化、无纸化办公工作;医院新微信服务号正式切换使用;统一医技预约平台正在试运行;HIS 系统升级项目、HRP 项目、智慧门诊银医合作项目、电子健康卡等项目均按时间节点推进。

【党建和党风廉政建设】 修订医院章程及党建工作制度,成立医院发展委员会,建立党委书记、院长沟通制度,完善党委会、院长办公会、"三重一大"议事规则;完成 4 个党务机构设置及职责划分,调整支部设置,沙河、东虹两院区共建有党支部 47 个,团支部 8 个,驻巴塘、丹巴援藏医疗队成立临时党支部;11 月医院党委、纪委换届;创新基层党建与保和街道签订党建结对共建协议;制定中心组学习计划及党员学习教育计划,通过中心组学习会、党委会、支部"三会一课"等形式,运用"蓉城健康先锋""学习强国""青年大学习""青春脑航员"等载体开展集中学习与自学,强化思想政治意识;2020 年召开党委会 60 次、中心组学习会 12 次,党委班子、院领导到所在支部讲党课 40 次;组织党员 94 人分批次赴苍溪、阆中红色教育基地培训,开展"党课开讲啦·蓉城先锋"讲课比赛,为党员、团委委员、团支部书记购买学习书籍1 686册。

医院 2020 年召开全面从严

治党、党风廉政建设和反腐败工作会议,党政领导与班子成员、中层干部签订党风廉政责任书,开展党风廉政建设主体责任集体约谈;党委书记听取班子成员全面从严治党、党风廉政主体责任落实情况汇报,对班子成员进行约谈;梳理全面从严治党主体责任清单,将党风廉政建设目标任务与业务工作同部署、同检查、同考核。

【新冠肺炎疫情防控】 按照国家、省、市领导指示,第一时间成立以党委书记、院长为组长的新冠肺炎疫情防控领导小组,于1月17日制订《成都市第六人民医院新冠肺炎应急处理预案(试行第一版)》现已更新至第十二版;在党委书记、院长带领下,召开疫情防控专题会议31次,其中工作例会33次,按照国家、省、市文件精神部署医院医疗救治具体工作:设置人员三通道,改造发热门诊,完善制度、职责及流程,实行全员培训、应急演练,建立协调机制,合理调配岗位人员及时开展诊疗工作,加强网格化督导及正面的舆论导向宣传;坚持发热门诊、隔离观察病房24小时运行;调配300名医务人员进入应急准备状态,组建呼吸与危重症医学科、急诊科、儿科、放射影像科、检验科等29名专家组成10个专家组,2020年全年针对新冠肺炎疑似病例,共组织院内专家会诊335次,参与现场会诊专家1 340人次。2020年12月7日成都发现本土新冠肺炎,做好院内防控的同时,分批次派出医务人员先后赴郫都区、成华区华都云景台小区、成都理工大学、西南财经大学等地进行核酸采样4 800人次,同时组建一支两百人应急队伍随时待命。2020年共派出援湖北医疗队员1名,援成都市公卫中心人员3名,云南瑞丽3名,赴滇医疗队员完成12 000份标本监测。从新冠疫情开始,医院52名"健康副校长"每月一次至成华区各中小学开展复工复学现场指导培训78次。2020年医院全年已诊治11 574例发热患者,完成新冠核酸检测52 701例,留观病例555例,其中确诊新冠肺炎患者20例,均已转至定点医院治疗。

【两院整合】 按照成都市政府决定,成都市第十一人民医院整体并入成都市第六人民医院,市六医院从四个"统一"促进两院整合:

统一管理制度。制定统一的《成都市第六人民医院制度汇编》,于2020年4月1日起正式执行。

统一考核标准。调整目标绩效考核指标,采用同一套指标体系进行年度考核;两院区统一绩效分配方案。

统一资产账务。逐步完成两院财务报表HIS系统合并工作,完成合并财务报表。

统一文化氛围。对原两院的院刊、院报、官网、官微等宣传平台进行整合,对相关标识标牌、宣传展板的设计风格进行融合,建立统一的两院区文化宣传体系。

【项目建设】 2020年有三个项目建设。东虹院区改建项目:2019年9月10日项目动工;副市长敬静多次听取项目进展汇报,并到现场督查;2020年1月市六医院成立新冠疫情防控领导小组,做好疫情防控的同时准备复工;期间成都市卫健委、成华区政府、区卫健局等领导多次到工地检查;疫情期市六医院协助施工单位做好疫情防控,2月10日取得成华区复工许可开始全面复工;3月19日成都市重点项目建设领导小组对成华院区项目现场协调解决各项问题,使土建、装饰及安装工程完成100%;3月30日市卫健委党组成员、副主任董勇一行到成华院区实地调研;3月31日完成消防验收和质量验收,按期完成建设任务;4月10日市卫健委党组书记、主任谢强到现场调研开业前各项准备工作;4月20日,成华院区正式开业。11月30日完成施工结算。

金牛(泉水)院区新建项目:项目位于金牛区沙河源街道友联村六组、十一组,总建筑面积为136 655 ㎡,拟建医院编制床位900张;概算总投资129 749.48万元,资金来源为特别国债7 700万元,其余申请市财政预算安排或通过地方政府专项债券;项目8月25日已通过泉水院区规划局报规方案及泉水院区土规会外立面方案,现已取得泉水院区规划条件和红线图;10月26日概算批复,11月28日施工招标完成,12月6日正式开工。

沙河院区感染病区建设项目:沙河院区感染病区筹备工作有序开展。

【医疗管理】 医疗管理部门实行常态医疗质量安全检查和巡查,

发现问题及时整改，举行科主任例会对科室情况进行通报；开展多学科联合诊疗工作，提高对疑难危重患者的服务效能，保证医疗安全，参加会诊医务人员320人次，其中消化内科2例，肝胆外科5例，重症医学科4例，神经内科4例，胃肠外科4例，妇产科3例，肾内科2例，呼吸内科、心内科、神经外科各1例；推进VTE(肺栓塞和深静脉血栓形成)防治小组建设，6月19日举办VTE防治能力建设项目启动仪式，9月医院副书记、副院长带队参观乐山市人民医院VTE防治项目建设；科学化管理抗菌药物(AMS)，有344个医师具有本院处方权，其中297个医师具有非限制性抗菌药处方权，241个医师具有限制性抗菌药处方权，47个医师具有特殊级抗菌药处方权；2月12日更新调整特殊使用级抗菌药物会诊权名单，具有特殊使用级抗菌药物会诊权的科室5个，医师11个，举行抗菌药物工作小组管理会议介绍《关于加强抗菌药物合理使用征求意见稿》；完成疑似问题自查整改报告上传21个科室80条疑似问题，专家现场检查抽查问题14份，认定不合理问题3条，已对相关科室进行督导，并启动责任追究；医务部组织对所有临床、医技科室进行相关法律法规培训及典型案例分析讲解，1—12月与科室沟通65次，培训400人次，1—12月纠纷诉求金额总数4 242 166元，实际赔付608 535元，实际赔付额度减少597%，挽回医院损失3 633 631元；1—12月上报医院安全不良事件543例，超额完成国家规定317%；实验室建设，3月完成细胞分子遗传实验室备案，4月PCR实验室通过临床基因扩增检验实验室登记备案，5月完成二级生物实验备案；6月8日成都市卫健委同意医院开展新型冠状病毒核酸检测；制订《成都第六人民医院母婴安全急救演练实施方案(2020版)》，于7月21日组织全院开展妇产科妇幼相关疫情应急演练，再次优化流程、总结演练成果及改进措施，确保疫情期间的母婴安全；9月1日东虹院区二级计划生育服务通过评审；1—12月份新技术开展34项，总人次3 848人次，总费用6 362 305元；1—12月完成各项卫生应急保障工作21次，党校医疗保障208次，派出工作人员264人次，突发应急事件处置或临时指令性任务完成率100%。

【护理管理】 2020年依据等级医院评审、大型医院巡查等标准，修订护理部制度、流程、应急预案、临床护理常规、专科护理技术操作规程及护理岗位设置与岗位说明书；按计划完成全院22个病区17个特殊护理单元护理质控工作，督查项目40项，35项全院总体各单项条目落实率≥90%；进行护理单元目标考核；开展以“新天地，新征程—引领之声：护理世界健康”为主题的“5·12”护士节系列活动；现有护理专科门诊10个，共接诊患者4 362人次；家庭化新生儿延伸服务837人次；对外消毒服务涵盖成华区、锦江区、高新区及双流区的部分社区卫生服务中心和私立医院共28家，收益826 578.34元；护士问卷调查平均满意度90.17；持续优化和改进护理病历系统、医院安全(不良)事件报告系统；“护理学专业”顺利通过市重点学科评审；1人被确定为四川省卫生健康委员会第十四批省卫生健康学术技术带头人后备人选；成功申报省级课题2项：其中四川省卫生健康委员会适宜技术推广项目《压力性损伤的防治在基层医院在推广应用》，立项编号20SYJS30；四川省中医药管理局课题《药浴治疗慢性肾脏病技术操作规范化研究》，立项编号2020LC0018；1—12月共发表论文87篇，其中A类期刊5篇，B类期刊82篇；派出外出参会学习68人次，其中国家级3人次；外出进修10人，其中专科护士1人；招收26名护士规范化培训学员，其中本科4名、大专22名；接收护理实习生173名，其中本科19名、大专121名、中专33名，分两批次进行岗前教育，尤其强调新冠肺炎的自我防控；1—12月共接受基层单位来院进修护理人员16名，其中3名初级职称、11名中级、2名高级；完成院内集中培训20次共2 138人次，其中理论培训9次、操作培训11次；院内考核共组织19次，其中理论考核15次、操作考核4次；完成省级继续教育项目3项、市级2项；急诊科医护团队参加2020年成都百万职工技能大赛暨成华区第三届生活服务业职业技能大赛—成华区第三届红十字应急救护技能大赛(卫健系统组别)中，荣获“团体第一名”；神经外科伍安琪参加成都市护理学会重症监护专委会举办的操作技能比赛获“优秀奖”；神经内科护士长邓敏获得成都医学院授予“优秀论文指导老师”荣誉；血液透析室朱婷《长针锐器盒》，门诊部高宜婷、苏慧《一种门诊采血室用手臂固定座》，骨科郑莹《一种髋关节置换术后预防假体脱位可翻身梯形枕》分别获得护理实用新型专利。

【学科建设】 成立由书记、院长、分管院长等组成的重点学科建设督导小组；完善院、科两级学科建设制度；增加重点学科绩效考核比重，充分利用绩效杠杆促进学科发展，保障人、财、物等各方面对重点学科给予政策倾斜；完成第三届院内学科自评30个，形成学科建设分析报告，邀请院外学科进行现场评审并给予指导意见；每季度召开一次重点学科建设工作会议，反馈学科建设问题；组织科室进行重点学科申报；肝胆外科、神经内科、检验科、心血管内科参加“重点学科影响力排名”；肝胆外科顺利通过省级重点专科动态评审；神经内科通过省级重点学科验收；检验科参加四川省医学重点学科（专科）科技影响力评价；神经内科积极申报成都市高水平临床重点专科建设项目。2020年新增呼吸内科、肿瘤科、护理学为成都市重点学科；立项2项省卫生健康适宜技术推广项目。

【人才队伍】 两院合并后重新核定成都市第六人民医院事业编制1 210名（成机编〔2 020〕12 号）；优化人才资源配置，制定岗位设置管理办法，重新设置内设机构78个，建立以岗位管理和聘用制度为基础的新型人事管理制度；梳理现有人才制度，制定党管人才配套制度，初步形成党管人才制度体系；修订部门职责及岗位说明书，实现自我管理；制定人才培养五年规划及实施措施，促进人才发展与医院发展深度融合；制定中层干部选拔任用管理办法；以“学科建设与科室管理”为主题召开中层管理干部培训会，提升中层干部管理能力；2020 年引进省创新性人才、省学术技术带头人、后备人选等高层次人才6 人。

【科研与教学】 2020 年联合西南医科大学申报国家自然科学基金青年基金 1 项；申报省卫健委科研项目 9 项、市卫健委科研项目 11 项、市科技局科研项目 6 项（其中 4 项为新冠专项课题）、省医学会静脉血栓栓塞症防治（恒瑞）专项科研课题 4 项、四川省中医管理局课题 3 项、四川省科技厅课题 3 项、金牛区医学会课题 1 项、四川省医学会课题 6 项、四川省卫生适宜技术推广项目 7 项；立项科研项目 10 项（其中 1 项为市科技局新冠专项课题）；完成肝胆外科 1 项课题成果鉴定；卫技人员获得专利 14 项；发表论文165 篇，其中 A 类 44 篇，SCI6 篇，B 类 125 篇。组织院内青年医师分享论文写作经验，成立科研兴趣小组，每季度召开科研沙龙，积极营造科研氛围。

2020 年组织申报国家、省、市级继教 37 项；立项继教项目 33项，其中，国家级继教项目 2 项（含备案 1 项），省级 25 项（含备案 7 项），市级 6 项（含备案 1项），举办 29 项，因疫情儿科继教项目取消，其余项目推迟；全院开展带教师资遴选工作，遴选出 221名院内教师；组织申报川北医学院和西南医科大学兼职硕士导师；组织院内教师参加遵义医科大学第六届临床教学基地骨干师资培训；督促科室按教学计划开展培训工作，定期开展教学督导；共接收 269 名实习生，43 名进修生；组织实习生参加成都医学院第一届临床检验技能大赛获得二等奖。

【GCP 基地建设】 成立临床试验机构办公室、临床试验机构建设筹备小组、临床试验受试者损害和突发事件应急领导小组、伦理委员会、6 个Ⅱ—Ⅳ期药物临床试验专业组、I 期临床试验专业组、10 个医疗器械临床试验专业组及组成人员；制定制度、规程、应急预案；布置伦理委员会办公室、机构办公室、机构药房、机构资料档案室、I 期临床研究病房，各专业组确定组内受试者接待室、专业组药物储存室、专业组资料档案室；开展临床试验及伦理委员会相关人员 GCP 院外培训取得GCP 证书，伦理委员会相关人员伦理规范化培训取得伦理证书；分层开展机构制度、规程、各专业组制度及伦理制度等培训；邀请院内外专家对医院临床试验机构建设进行评估，11 月 6 日 GCP 基地建设在国家药监局官网成功备案。

【资源引进】 1 月 15 日，医院与四川省耳鼻咽喉头颈外科专科联盟、成都普惠存仁医生集团签约服务合作协议；5 月 19 日，举行四川省耳鼻咽喉头颈外科专科联盟定点医疗单位揭牌仪式，市六医院耳鼻喉科成为四川省耳鼻咽喉头颈外科专科联盟的一员，利用联盟协作平台和优质医疗资源，加强人才培养和学科建设，提升耳鼻咽喉头颈外科的医疗服务能力和科研水平。加入男科院士研究站、引进四川省大肠肛门病外科专科联盟，同时拟开设医学美容科。

【卫生扶贫和对口支援】 医院派出援圣普医疗队员1名，参与援非工作。

医院26名扶贫干部继续驻守巴塘、凉山州扶贫点，确保精准脱贫各项措施落地落实。149人积极参与以购代捐，完成消费扶贫任务。派驻20名专家至丹巴、巴塘进行临床驻点，1—12月参与诊疗量2.7万人次，开展手术365台，开展新技术新项目51项，参与会诊及疑难病例讨论456次，开展学术讲座179次，业务培训3 092次，教学查房381次。

（曹双双　王彬）

成都市第七人民医院

【概况】 成都市第七人民医院始建于1950年，是一所集医疗、预防、保健、科研、教学为一体的三级综合性公立医院，由位于双流区的天府院区和武侯区的新南院区组成，占地面积约145.12亩，建筑面积17.77万平方米，编制床位1 174张。为成都市肿瘤性疾病质量控制中心、成都市癌症防治中心、成都医学院附属肿瘤医院、国家临床药物试验机构、全国综合医院中医药工作示范单位、中国临床肿瘤学会肿瘤患者营养指导中心、国家耳鼻咽喉疾病临床医学研究中心网络成员单位。

医院设置党务、行政、临床、医技科室85个。省级重点专科2个、市级重点学科1个、市级重点专病1个。现有职工1 640人，其中专业技术人员1 445人，高级技术职称137人，中级技术职称323人，医学专业博士后、博士、硕士研究生185人。

2020年两院区门急诊409 028人次，同比增长8.16%；出院32 301人次，同比增长41.69%；床位使用率69.1%，平均住院日10.1天，手术6 840台次，其中三、四级手术占比71%，药占比26.37%。

2020年医院获得全市重大活动暨重要会议医疗卫生保障工作先进集体、全国第八届医院品管圈大赛二等奖、四川省第七届医院品管圈大赛一等奖、四川省城市癌症早诊早治项目“2019年度优秀项目点”等荣誉称号。

【“十三五”发展成绩】 一是2019年5月28日医院天府院区一期工程顺利投入试运营，开放床位354张；2020年1月，天府院区启动搬迁，全面投入运营。二是加强质量管理，推动质量内涵建设。十三五期间，我院耳鼻喉科、肿瘤科顺利通过四川省医学甲级专科建设项目并完成动态验收。2018年10月31日，我院肿瘤、呼吸专业通过了国家药物临床试验机构（GCP）资格认定，取得了GCP证书；医院获批科研课题立项38项，其中省科技厅课题2项，获科研资助经费49.15万元；结题课题19项，其中通过科技成果鉴定1项，正在鉴定的2项。医院发表高水平论文205篇，其中SCI收录论文68篇，A类期刊137篇，申请专利51项，其中“一种智能激光手术刀”获“成都市‘百佳’职工创客明星”荣誉。三是立足公益，发挥公立医院职能。医院全力推动健康扶贫，落实资源下沉。“十三五”时期顺利完成5年对口帮扶及3年“传帮带”工作，扎实开展以健康扶贫为主的对口支援工作，于2019年协助白玉县人民医院顺利通过二级甲等综合医院现场评审，全面提升了地区医疗技术水平，为打赢脱贫攻坚战奠定坚实基础。癌症防治方面，2017年5月成立成都市癌症防治中心，初步形成了“以癌症防治中心为主体，各级医院、疾控机构密切配合，与基层医疗卫生机构上下联动”的癌症综合防治网络，充分发挥全市癌症防治技术支撑和指导作用。

【党风廉政建设】 医院始终坚持把党的政治建设作为根本，明确医院党委“把方向、管大局、做决策、促改革、保落实”的领导作用，压实压牢党委班子主体责任。医院党委始终把深入学习贯彻习近平新时代中国特色社会主义思想和党的十九大精神作为首要政治任务，从严治院、以德为先、清正廉洁，常态化开展党委中心组理论学习、三会一课、主题党日等学习活动，筑牢干部职工思想防线，医院党支部、党员在疫情防控中发挥战斗堡垒作用和先锋模范作用。新冠肺炎疫情暴发以来，成立党员志愿服务队10支，共青团志愿者服务队8支，党工团联动，为疫情防控提供坚强的组织保障。医院的19个党支部还与双流区怡心街道和武侯区望江路街道的19个社区党组织开展结对共建，并作为市卫健委唯一的党建创新项目向市委组织部推荐，2020年开展义诊23次，服务社区群众3 000余人。

医院不断深化廉政风险防控工作，注重从源头上防治腐败。2020年查找岗位风险点733条，制定防控措施963条，日常约谈404人次，问题约谈57人次，不断加强日常警示教育，构筑廉洁思想防线。医院成立院内院外行风监督小组，引进外部督查机制，拓宽监督渠道，接受院外行风督查22次，整改建议6条。

【新冠肺炎疫情防控】 作为成都市新冠肺炎后备定点医院，医院坚持将疫情防控措施融入医院运营发展中加以统筹推进。一是在市卫健委等各部门指导下，形成内外联防联控的工作合力，抢时间、争速度，仅用4天完成区升级改造和设备设施、相关防护物资的采购。改造重症医学科负压病房3间，抢救室、脱衣间隔断42个，隔离病房432间，改造面积达4.22万平方米，可为544名新冠肺炎患者提供医疗救治服务。二是高标准、严要求建成PCR实验室并一次性通过资质验收，实验室区域设置及仪器设备配置合理，最大能满足单采1 900份/天的检测量，有效提升核酸检测能力，2020年度共完成核酸检测5.41万人次。三是根据疫情防控要求，积极筹备发热门诊改造工作，加强发热患者闭环管理，按标准完成发热门诊改造并投入使用。四是加强预检分诊，严格落实三级分诊制度、病区封闭管理制度，加强对重点科室、重点部门和重点环节的督导管理，规范院感防控措施落实，以提高防控能力为目标，建立医院新冠肺炎知识库，组织线上线下培训考核6 455人次，实现全员全覆盖培训。

【医疗环境建设】 2020年，医院天府院区全面投入运营，以“创三甲、建三期、抓运营”为工作主线，推动医院服务和环境不断改善。一是不断改善医院环境和配套设施。开展“无烟医院”建设，持续推进医院环境整洁行动，提高物业服务和管理水平，促进医院环境不断改善。对医院天府院区体检中心、儿保科、康复科、停车场等进行装修改造，引进超市、食堂、咖啡馆、共享轮椅、自助复印机等，不断完善服务配套，提升服务体验。二是全力推动天府院区项目三期工程建设。面对疫情长期存在的新形势，医院迅速调整三期项目规划，启动平战结合新项目三期工程，三期项目总建筑面积约78 863.03平方米，包含内科住院综合楼、发热门诊，预计设置14间负压病房、266间普通病房（紧急情况下可以迅速转化成为196间隔离病房），打造“高效智慧、平战结合”建设新模式，该项目于2020年9月30日顺利开工。

【深化医改工作】 一是探索管理体制和运行机制改革。按照“一院两区”一盘棋发展思路，重新梳理完成医院机构设置、职能分工，根据工作需要新成立5个职能科室、1个新南院区综合管理办公室，进一步明确分工、细化职责；进一步完善绩效工资体系，实施增量改革，多措并举，持续地向临床一线、关键岗位、优秀人才倾斜，落实科室绩效二级分配制度，充分发挥绩效杠杆作用，调动人员创新、实干的工作积极性。二是深入推进医联体建设。2020年签订定点医疗协议4家，医联体协议7家，双向转诊协议2家，续签检查检验委托协议1家，续签医联体协议2家，收到上转患者186人次，下转患者179人次，收治协议患者274人次。组织健康咨询、义诊23次，派出人员230余人，惠及周边居民3 000余人。

【医院公益性】 医院履行成都市癌症防治中心职能，提升癌症防治能力。一是落实癌症早筛工作任务，完成并填报1 027人次临床筛查，其中肝癌筛查128人次，乳腺癌筛查398人次，肺癌筛查329人次，上消化道癌筛查55人次及结直肠癌筛查117人次。二是积极承担癌症科普宣教职责。全面动员成都市各区（市）县癌防中心、各级医疗卫生机构落实肿瘤防治工作。累计开展线上线下科普讲座76场，科普讲座的人数达6万余人次；义诊咨询201场，接受义诊咨询的人数达2万余人次；张贴海报宣传画1 496张，发放科普知识印刷品达4万余份；网络宣传平台推送349期。三是搭建平台推动周边癌防建设。牵头联合成都市肿瘤性疾病医疗质控中心、成都市抗癌协会等机构举办“呼吸及介入病学高峰论坛”等学术会议及培训班,搭建学术交流平台,提升肿瘤学医务人员专业水平,共同推动成都及周边城市癌症防治水平不断提升。

医院深入贯彻省、市卫健委关于进一步推进城乡医疗卫生对口支援工作要求,积极推进健康四川建设,切实履行变“输血”为“造血”的帮扶职责。医院派出10名医疗队员对口支援白玉县人民医院,参与诊疗2 432人次,开展手术144例,开展会诊及疑难病例讨论145次,开展新技术新业务22项,学术讲座92次,业务培训114次,教学查房93次,手术示范232次,切实提高定点帮扶地区的医疗技术与力量,在脱贫攻坚专项工作中做出重大贡献,被中共成都市委组织部、中共成都市委统战部、中共成都市直属机关工作委员会、成都市人力资源和社会保障局、成都市农业农村局等5部门,联合给予“记功”奖励。

【人才队伍建设】 医院贯彻落实职工薪酬福利制度,2020年对全院职工薪级工资进行调整,为381名职称晋升的职工兑现岗位工资,同时将人员基础绩效、职工公积金缴费基数、退休职工医保缴费基数上调,提升职工的幸福感。医院不断健全选人用人机制,成立医院考核推荐委员会,制定完善《人员招聘暂行规定》《劳务派遣管理办法》《中层干部选拔任用办法》《中层管理干部及工作人员考核办法》等,建立职工学历学位提升激励机制,并组织实施,引进各类各层次人才209人,新任免管理人员61人次,畅通“能上能下”的选人用人机制。人才培养方面,医院制定“外引内培”的管理干部培训方案,加快人才引培速度,加大对管理人员、青年骨干的培训力度,2020年累计组织并送培450余人次,提高医院中层干部、业务骨干的业务水平。

【科研与教学】 医院开展院科两级继教培训,2020年成功立项国家级继教项目3项,省级继教项目5项,市级继教项目7项,在严格执行新冠疫情防控措施下顺利完成14项继教项目的举办;共有422项院级继教项目纳入信息化管理;积极推动医学人才培养工作,完成398名医学实习生的实践教学工作,20名基层卫技人员的进修教学工作。二是学科建设方面,呼吸内科完成“成都市医学重点学科”建设项目申报并成功立项建设;中医科继续开展“全国综合医院中医药工作示范单位”“刁本恕全国名老中医药专家传承工作室”、成都市中医重点专病“脾胃病专病”新周期建设,协助中医科开展中医脾胃专病门诊。医院与成都医学院基础医学院、生物科学与技术学院、检验医学院畅通科研合作渠道,搭建科研交流平台。医院呼吸科研团队已联合申报四川省科技厅、四川省中管局、成都市科技局科研项目各1项,院校联合基金3项。三是科研方面,组织申报省、市科研课题45项,通过学术及伦理审查推荐37项。目前立项课题26项,获资助课题基金34.35万元,科研结题3项,科研立项数同比增长333%。其中,“TMEM230/P38/Beclin-1信号通路调控自噬在帕金森病发生发展中的作用和机制研究”获四川省科技厅科研课题立项;论文《WWP2Is One Promising Novel Oncogene》获四川省优秀论文奖励1项,获奖励经费1万元。课题《公立医院资产管理绩效》获四川省卫生经济学会科研成果一等奖。四是积极推动药物临床试验工作,2020年医院肿瘤专业承接药物临床试验7项,持续开展研究人员培训,强化伦理审查工作及试验质量控制工作,确保受试者安全及试验质量;2020年10月完成现有呼吸及肿瘤专业组的备案,11月增加4名PI的备案。

【信息化建设】 全面启用电子健康卡,实现电子健康卡在信息系统内全流程应用;完成网络信息安全三级等保备案;完成病区信息化改造、病历质控系统、消毒供应系统、物资二级库、临床路径系统等上线及测试工作;完成新南院区新版HIS、LIS、PACS、EMR系统上线工作,成功对新南院区老旧信息系统进行升级,实现集团化医院功能模块,为一院两区同质化管理提供条件;建立“掌上七院”微信小程序,实现网上预约分诊、核酸检测申请等线上预约功能,优化服务流程,提高诊疗效率。

【医疗管理】 医院坚持运营、防控两手抓、两不误,分批恢复专科门诊,有序恢复日常医疗秩序,狠抓医疗管理。一是加快医疗管理体系构建。修订完善各类制度、职责、预案、流程1 245个，加强文件编码，对手术、有创性操作技术、处方权、精麻药品及抗菌药物授权等进行分级授权、分类管理；建立院内网络自报体系，加强不良事件和应急管理。二是规范医疗服务行为。成立三级公立医院绩效考核办公室，组建内审员队伍，运用“三监管”平台监管数据结果，每月开展医疗、院感日常督导检查，实施动态监管，及时发现问题，积极落实整改。医院成立以党委书记、院长任双组长的专项整治工作领导小组，要求各科室针对不合理使用高值耗材、不合理用药等方面自查问题，深入剖析，开展问题约谈，强调不碰底线、不触红线。三是不断提高医疗质量。加大考核与监管力度，加强科室沟通与协作，大力强化临床合理用药管理，提升病历内涵质量，推进临床路径和单病种质量管理，坚持实施临床路径管理，运用PDCA、柏拉图等质量管理工具持续改进医疗质量，促进医疗质量管理向科学化、规范化、专业化、精细化发展。四是深化优质护理服务。建立三级护理管理体系，实行院科两级管理，全年开展护理质控项目检查1 347次，质控项目45项，不断加强护理内涵质量。评选表彰优秀护士长3名、护士10名、抗疫护士3名、优质护理服务明星5名，以评优评先形成正向激励，不断提高医疗服务水平和质量。

【行政管理】 医院贯彻落实“创新提能年”工作要求，转变重业务轻管理的管理理念，重塑党政管理机构设置，修订医院章程，全面梳理各项制度职责，不断完善管理体系和管理制度，切实做到“有规可依、有规必依、执规必严、违规必究”，规范内部治理结构和权力运行规则，厘清责任边界，创新思路，改进作风，行政管理效能大幅提升。医院建立领导包片和联系岗制度，促进院级领导下沉临床医技科室，履行指导、督促、解决问题的管理职能，推进工作重心下移，加强行政职能科室与临床医技科室之间的工作联系与沟通，强化工作支撑与保障；实行重点工作督办制度，督促领导干部抓重点、抓关键、抓要害，用“一子落”带动“全盘活”，2020年督导落实院长办公会决策事项821项，办结率97.9%。

【经济管理】 医院以“经济管理年”为契机，按照“规范化、精细化”要求，以制度建设为抓手，以资金流向为主线，全面梳理业务流程，逐一排查风险点，加强内控建设，进一步推进业财融合，提升经营管理成效。医院不断加强对专项资金、大额资金和“三公经费”使用的管理，建立“以预算为主线、以人财物精细管理为支撑、以绩效管理为保障”的管理体系，加强成本核算，严格考核并控制例均费用、药品比例等民生指标，切实保障患者利益，体现医院公益性。医院坚持内部审计全覆盖，在工程项目、采购项目、财务收支管理、内部控制、资产管理等各项经济活动中不断加强专项审计管理和日常监督，加强整改及效果追踪，强化审计结果评价与运用，确保资金使用的合法合规。

【医院文化建设】 医院深耕党风廉政建设文化，确立起以“奋进七院”为品牌，以“精诚至善、崇德济世”为医院精神，以“仁爱、敬业、求实、创新”为院训的医院文化体系，制定《医院文化建设三年规划实施纲要（2020—2022）》，将文化建设任务落实到制度、廉洁、精神、行为、服务、环境6个文化建设小组，初步构建起涵盖医院愿景、品牌、院训、精神、核心价值观、宗旨、服务理念的医院文化核心价值建设体系。设计修建“党风廉政建设园地”“医路芳华”院史墙、“心有廉声”文化长廊，建立35个党员活动阵地，切实做好意识形态建设。医院启动70周年院庆纪念画册编撰工作，并与癌防办共同组织拍摄医院形象宣传片。2020年医院荣获成都市职工太极拳比赛三等奖，微视频《等着我，找到你》荣获四川省卫健委第五届“壮丽七十年奋进健康路——传承光荣守护使命”微电影展播活动“最佳制作片”银奖，《等着我，找到你》《医务“攀登者”（组图）》《健康的传递（单张）》分别获得成都市卫健系统迎春文艺汇演暨“成都骄傲·大美医者”微视频（摄影）微视频最佳导演单项奖、摄影作品一等奖、摄影作品优秀奖，微视频《扎根》获2020年度市卫健系统第四届“成都榜样·大美医者”微视频大赛最具影响力奖。

（孙　玥）

成都市第八人民医院

【概况】 成都市第八人民医院（成都市慢性病医院、成都市老年服务示训中心)是成都市唯一一所以老年病、慢性病为主,健康管理、医疗、康复、照护、疗养、临终关怀"六位一体"为核心,院外向社区、养老机构、护理院等辐射的立体网状医养结合模式的市属公立医院,是成都医学院附属老年医院,四川大学华西医院老年医学中心博士研究基地,中国老年医学会首批"老年友善医院",成都市长期照护保险护理员、评估员示训基地。国家疾病临床医学研究中心"协同网络基层单位"。医院占地面积95 069.47平方米,业务用房面积46 925.08平方米,医院目前开放床位1 200余张。医院在岗人员达615人,其中卫生技术人员541人,博士2人,硕士63人,高级职称40人。

医院非流动资产:27 568.449 8万元,2020年新配置设备4 872.930 6万元,如西门子核磁共振(1.5T)、西门子32排多层螺旋CT等857项。

医院二期项目于2020年12月16日开工建设,项目将建设老年康复疗养综合楼,由一栋地上12层的板式高层和一栋T字型6层多层裙房、地下3层组成,项目建筑面积59 800平方米,其中地上建筑面积39 695平方米,地下建筑面积20 105平方米。项目建成后将提供904张床位。根据初步测算,项目总投资38 867.28万元。

组织架构:医院设置一级职能科室17个(党委办公室、组织人事部、宣传统战部、纪检监察部、院务部、医务部、护理部、科教部、医院感染管理部、后勤保障部、设备物资部、财务运营部、照护管理部、门急诊部、信息部、事业发展部、审计部),二级职能科室28个(离退休管理办公室、应急办公室、医患沟通办公室、质控办公室、病案管理办公室、干部保健办公室、消毒供应中心、转运中心、教学培训办公室、医学伦理办公室、学科管理办公室、中心实验室、预防保健办公室、基建办公室、安保办公室、总务办公室、资产管理办公室、采购办公室、物价办公室、绩效办公室、运营办公室、收费结账室、医保办公室、应用系统管理办公室、网络系统管理办公室、信息安全管理办公室、健康服务办公室、法务管理办公室)。其中新设21个二级职能科室:组织人事部下设离退休管理办公室;医务部下设应急办公室、医患沟通办公室、质控办公室、病案管理办公室、干部保健办公室;护理部下设消毒供应中心、转运中心;科教部下设教学培训办公室、医学伦理办公室、学科管理办公室、中心实验室;医院感染管理部下设预防保健办公室;财务运营部下设物价办公室、绩效办公室、运营办公室;信息部分管下设应用系统管理办公室、网络系统管理办公室、信息安全管理办公室;事业发展部下设健康服务办公室;审计部下设法务管理办公室。

【党的建设】 2020年,医院坚持以习近平新时代中国特色社会主义思想为指导,深入学习贯彻党的十九届四中、五中全会精神以及省委、市委、市卫健委党组的决策部署要求,全面落实党委领导下的院长负责制,聚焦中心、服务全局,将党的建设与业务工作、新冠肺炎疫情防控同谋划、同部署、同推进、同落实。1. 第二届党委换届选举:2020年12月,召开党员大会,差额选举产生第二届党委委员:陈芍(书记)、胡显良(副书记)、刘敏、宋伟正、吴晓琳、李航。2. 成立纪委:2020年5月,差额选举产生第一届纪委委员:何芦强(书记)、艾思奇、刘莉、李昌庆、杨橘薇。3. 全面压实工作责任:新型冠状病毒肺炎疫情暴发后,医院第一时间成立以党委书记、院长为组长,院领导班子成员为副组长,相关职能部门负责人为成员的防控工作领导小组,落实新型冠状病毒肺炎疫情防控领导责任。院领导率先垂范,放弃春节、周末等节假日,带领全院职工积极做好新冠肺炎疫情防控工作。

组织开展"大学习、大调研、大走访"活动,现场帮助解决困难,做到调研全覆盖。压实全面从严治党责任,新挖掘并打造"医养护康"党建品牌及系列子品牌获市委组织部肯定,并在"蓉城先锋"等官方媒体报道;陈芍、温权、曾琳荣获"成都市抗疫先进个人",余铭荣获"成都市劳动模范"称号。

【党风廉政建设】 责任体系不断健全。量身定制班子及成员主体责任清单,将责任落实到每一位班子成员,传递到每一名中层干部。将党建工作、党风廉政建设和反腐败工作开展情况纳入月度绩效考核、评先评优,初步形成责任评价机制。教育提醒形成常态。开展多种形式党风廉政警示教育、日常约谈及提醒、对医院供应商进行专项约谈、通报曝光典型案例。开展全覆盖谈心谈话,集中约谈,日常约谈,专项约谈等活动。监督执纪精准有力。聚焦新冠肺炎疫情防控工作落实开展监督、聚焦“六类制度”开展监督、聚焦行业“行业突出问题专项治理活动”开展监督,规范内部管理和服务行为。对1名同志因严重违反工作程序予以“停职停薪3个月,考核合格后进行岗位调整”的处理,切实把问题解决在萌芽状态。

【新冠肺炎疫情防控】 落实防控责任。医院及时成立新型冠状病毒肺炎疫情防控领导小组,下设综合协调组、院感防控组、预检分诊组、物资保障组、医疗救治组、培训考核组、监督执纪组、信息舆论组等8个工作组。根据国家发布的《新型冠状病毒感染的肺炎防控方案》,制定并及时修订医院《新型冠状病毒肺炎防控工作方案》,建立专题会制度,及时分析研判、安排布置疫情防控工作。

细化防控措施。老年病人年老体弱、抵抗力差,是新冠肺炎易感人群,为防止疫情传播,医院于1月24日完成第一发热门诊的改造工作,在院外设置“临时服务点”和“临时门诊区”,自1月26日实行封闭式管理,2月3日完成第二发热门诊的改造工作,并及时安装方舱CT,并严格控制外来人员出入医院,对于探视的家属采用视频连线、院外无接触探视等方式,最大限度降低院内交叉感染的风险。

加强核酸及抗体检测。严格落实核酸检测工作,实行医院高风险岗位工作人员(预检分诊、门诊、方舱CT、检验科、处理新冠医疗废物、门诊收费处等工作人员)每周1次核酸检测,其他全院人员每月1次核酸检测。在上级部门的大力支持下于7月,医院细胞分子遗传室建成并投入使用。

强化院感防控力度。实现感控工作院内全覆盖,严防院内交叉感染,巩固新冠肺炎医院感染防控成效,建立医院感染防控长效机制。开展专题理论知识培训和新型冠状病毒感染者处理流程演练,制作并发放应知应会手册做到新冠疫情防控全覆盖。

助力基层防控。组织专业小组对护润德日间照料中心、五昭路、马厂等社区老人进行抗击新冠肺炎疫情健康宣教,通过微信公众号发布适合老年人的居家康复指导视频,发放《新冠肺炎疫情防控指南》,提高社区老人的防控意识。

上级领导督查。市卫健委党组书记、主任谢强等领导在新型冠状病毒感染的肺炎疫情暴发第一时间到医院督查新冠肺炎疫情防控工作,要求医院严格落实“外防输入、内防扩散”的新冠疫情防控方针,有力确保医院千余名老人及职工“零”感染。

【医疗质量】 狠抓核心制度落实,强化制度保障,完善《医疗质量安全核心制度》《医院质量与安全管理持续改进方案》《医院质量检查与考核方案》等制度方案;加强抗菌药物管理,根据《四川省药品不良反应报告和监测管理办法实施细则》要求,修订《抗菌药物临床应用分级管理制度》《特殊使用级抗菌药物临床应用管理制度》及《特殊使用级抗菌药物会诊制度》,制定《药品不良反应、事件监测报告管理制度》《临床科室备药管理和使用制度》,《易混淆药品及高警示药品管理制度》;2020年各项业务指标较2019年呈正增长趋势,医疗质量、安全指标均控制在目标范围内,全院处方合格率99.6%,危重病员抢救成功率90.1%,甲级病案率91.6%,治愈好转率96.8%,门诊12 248人次,出院10 012人次,人均住院天数31.4天。

根据医院高质量发展要求,5月召开三甲创建“倒排、冲刺”动员会,倒排进度,以国家《三级综合医院评审标准(2020版)》为基础,结合实际对标逐项持续整改。

【护理管理】 医院继续建立好“四级”质量控制,每月要求科室护理质控小组人员进行护理质量管理、自查、分析,护理部质控小组对临床各科室进行护理质量检查,检查结果在护理质量简报上反馈,每季度对护理质量进行大会通报。

持续改进护理质量控制体系与标准,按照《四川省医院管理质量管理评价标准》(2018版)标准,修订护理质量控制标准17项,每月设置必查项7项、抽查项2项,并应用于各临床护理单元。进一步应用护理质量管理工具进行质量分析与管理。对全院各临床护理单元在护理文书书写规范、耗材使用与管理等方面重点进行督导、检查,对存在的问题进行反馈落实整改,以促进全院护理人员工作更加规范化、程序化、制度化,切实推进医院专项整治工作落实落地。

全年年共计发生护理不良事件166例,较上年增加23例,未发生护理Ⅰ级事件(警告事件),无护理纠纷及医疗事故发生。每季度组织全体护士开展患者发生噎食后海姆立克急救护理应急演练及考核,考核合格率达100%。设立护理专项小组人员,经过四次讨论后,修订完成护理操作考核标准25项。

【科研与教学】 学科建设工作。申报四川省卫健委科研课题13项,成都市卫健委科研课题15项。在"十三五"期间承担和参与科研项目33个,其中参与国家级科研项目4个、主持省科技厅科研项目2个。医院老年医学科、神经内科在10月成功申报成为成都市重点专科。制定《专利工作管理办法》,规范医院专利管理工作,鼓励发明创造,共获实用新型专利6项;计算机软件著作权2项。参与编著公开出版的其他医学专著的医务人员27人,其中主编5人,副主编9人,编委12人,撰稿者1人。较上年的副主编3人、编委1人相比,有显著的提高。继续教育工作。共安排人员前往中国医学院北京协和医院、中南大学湘雅二医院、上海瑞金医院等国内一流医院进修31人、规培1人。外出参加培训、会议60余人次。举办继续医学教育项目12项,其中市继续医学教育5项、省级项目7项。"十三五"期间举办国家、省、市级继教项目60余项。加强院校合作。医院加强与四川大学华西医院、成都中医药大学交流合作,请专家到院带教查房。接收乐山职业技术学院的15名来院实习学生,实习时间10个月,首次正规开展实习生带教工作。

【市级质控中心建设】 8月医院成为"成都市安宁疗护教育培训基地"。8月、9月分别承办成都市卫健委举办的2020年度成都市安宁疗护培训会及2020年度成都市医养结合培训会。医院作为成都市临终关怀质控中心开展督导检查3次,对全市24家安宁疗护试点机构实施全覆盖督导检查。临终关怀质控中心在2020年市级医疗质量控制中心工作考核中获得优秀质控中心。

【信息化建设工作】 智慧医院建设提档加速。医院资金投入近700万,对标三甲医院评审细则、智慧医院建设标准对中心机房进行改造。从机房工程、数据中心、核心网络改造、运维监控、等保安全建设五个维度建成符合三甲医院标准的中心机房,并为二期项目建成后双活架构打好基础,为业务量增加做好准备。

完善管理应用系统。根据医院临床业务增加,上线手麻系统、重症医学管理系统、血库管理系统,以可靠的临床数据为基础,专业的临床流程为支撑,科学的临床决策支持为核心,规范的科室管理为辅助,优化工作流程,减少医疗差错,提高运转效能,提升临床质量。与现有业务无缝连接,做好互联互通。

为提升医疗安全质量管理上线不良事件管理系统,助力医院建立医疗安全事件上报文化,借助质量管理工具进行事件的统计、分析,达到PDCA质量持续改进。

提高智慧管理建设水平,上线人力资源管理、物资耗材管理系统,最大限度发挥医院资源效能,有效提升传统HIS的管理功能,从而使医院全面实现管理的可视化,使预算管理、成本管理、绩效管理科学化,使得医护分开核算、三级分科管理、零库存管理以及供应链管理等先进管理方法在医院管理中应用成为可能。

【基建项目】 设施改造。1月完成第一发热门诊和隔离治疗区的改造工作,并做好第二隔离区使用的应急预案;2月完成第二发热门诊的改造工作,当年年底启动永久性发热门诊建设工作;4月进行急诊科装修项目施工,通过竣工验收并开始投入使用;6月完成医院老院区5处堡坎沉降修复项目的沉降情况调查、招标、施工等改造工作竣工验收;8月输血科完成施工并正式投入使用;11月医院东门大门围墙维修改造、一病区雨棚搭建等项目竣工验收;12月完成手术相关科室建设,完成手术相关科室的建设与设备配置;12月医院二期老年康复疗养综合楼项目开工建设。

【老年服务示训中心】 全年共开办9场护理员(老年照护)培训班,并颁发证书。培训分别在成都、威远、都江堰三地举办。其中成都市金牛区培训293人,威远培训43人,都江堰16人。

【长期照护保险】 进一步推进长

照试点工作，严格落实成都市长期照护保险服务项目和支付标准，按照新标准对原有服务包进行调整，智慧长照信息系统按照新的支付政策升级，在成都市长期照护基础照护服务项目和社会支持照护类项目外，将原有48项失能照护服务项目增加到56项，原有失智40项增加到59项，充分满足不同等级失能人员的需求。

7月，医院申请成为成都市金牛区长期照护保险居家上门服务机构，正式开展长期照护保险居家上门服务工作，制定居家照护服务相关管理制度和流程。第一批与万圣社区8名居家失能人员签订服务协议，为居家失能人员提供洗澡、胃管护理、留置尿管护理和皮肤护理等服务，并进行失能人员和家属的健康知识宣教和心理疏导。全年累计服务47人次，提供140次服务，居家失能人员享受长照待遇15 500元。

11月，经申请成为长期照护保险定点培训机构，长期照护保险个体居家服务人员规范化培训，共培训4场，共培训合格115人。

【医院公益性】 精准帮扶。医院继续派驻主治医师刘芳医生随高新区援藏医疗工作队一行到甘孜州德格县马尼干戈中心卫生院医疗支援一年。

关爱老人志愿服务。“五四”青年节及“九九”重阳节前夕，市八医院第七届“关爱老人情暖夕阳”志愿者联盟服务活动以“线上敬老”的创新服务形式举行，通过录制表演节目、问候视频，网络视频聊天的方式将爱心、关爱传递给1 200多位住院老人陪伴他们共度“疫情关”。

【对外合作】 与“瑞士麦都生物咨询有限公司”就科研项目合作沟通交流3次。根据市卫健委相关工作精神，4月与“日本学研美邸”合作洽谈1次。7月，医院与成都成华护润德康复医院有限公司签订合作协议。

【获得荣誉】 1月，荣获市卫健系统“成都骄傲大美医者”微视频（摄影）比赛三等奖。3月，医院申报的《高质量探索医养结合 高水平促进老龄健康》获“2020年度公立医院医疗质量安全提升典型案例”。3月，医院神经内科杨绍杰主任荣获成都市总工会新冠肺炎疫情防控专项五一劳动奖章，门诊部荣获新冠肺炎疫情防控专项“工人先锋号”称号。4月，由成都市卫健委指导，华西都市报、华西社区传媒联合主办的成都党建引领基层医疗卫生服务高峰论坛暨抗击新冠疫情先进事迹报告会，医院被评为”成都抗击新冠肺炎疫情先进单位”。8月，由中国生命关怀协会医院人文建设专业委员会、《家庭与生活报》、丁香园、澎湃新闻等机构联合举办的2020年全国医院人文管理大赛医院微视频《家门口的“医院”》荣获年度人文百强奖。9月，由成都市卫生健康系统工会主办的“爱成都 迎大运——2020年成都市卫生健康系统工会太极拳比赛”医院获第二名。11月，广西壮族自治区柳州召开2020年度中国医院人文品牌峰会，医院“关爱老人·情暖夕阳”志愿联盟服务活动项目荣获“2020年度公益风云榜TOP100强”。11月，成都市召开抗击新冠肺炎疫情和防汛救灾表彰大会。医院陈芎同志、温权同志、曾琳同志被授予“成都市抗击新冠肺炎疫情先进个人”。12月，四川省预防医学会指导，红星新闻、成都商报社、成都商报·四川名医主办的第八届“妙手仁心·金口碑好医生”评选启动，主治医师吴祖骄荣获“专科榜十强好医生”荣誉，呼吸内科主治医师于婵荣获“十强好医生”荣誉。12月，在“2021成都新年音乐会暨劳动模范和成都建设全面体现新发展理念的城市改革创新奖获得者表彰活动”中，余铭同志被授予“成都市劳动模范”称号，康复医学科被授予“成都市模范集体（班组）”。

（向雪丰）

成都市妇女儿童中心医院

【概况】 成都市妇女儿童中心医院是一所集医疗、保健、科研、教学为一体的、专科设置齐备的国家三级甲等妇女儿童医疗保健机构，是国家级母婴安全优质服务单位。医院是电子科技大学医学院附属妇女儿童医院，重庆医科大学非直管附属医院，是国家级住院医师规范化培训基地、儿童早期发展示范基地、首批肺功能单修基地、临床药物试验（GCP）机构、医疗器械临床试验机构、新生儿外科微创手术培训基地，是四川省危重孕产妇和新生儿救治中心，是四川省专科医师规范化培训基地、专科护士培训基地，是成都市儿童急救中心。拥有四川省医学重点学科 3 个，医学重点专科 9 个，成都市高水平临床重点专科建设项目 2 个，成都市医学重点学科 18 个。

医院建筑面积221 459平方米，编制床位1 840张。在职员工3 045人，硕士及以上学历 648 人，高级职称 518 人。医院现有享受国务院特殊津贴专家 1 人，拥有国家级专委会副主任委员 5 人，常委 17 人；省级专委会副会长 4 人，主任委员 2 人，副主任委员 21 人。四川省学术技术带头人后备人选 3 人，四川省卫生健康委学术技术带头人 10 人，后备人选 10 人（含省中医药管理局后备人选 1 人）；成都市卫生健康系统学术技术带头人 21 人，后备人选 11 人；四川省海外高层次留学人才 7 人。电子科技大学博士导师 2 人，电子科技大学硕士导师 21 人，重庆医科大学硕士导师 15 人。

医院门急诊2 155 528人次，出院81 020人次，分娩16 716人次，受疫情及低出生率等因素影响分别同比下降22.13%、15.82%、14.79%。三级四级手术10 482台次，疑难病例6 697人次，分别同比增长 11.71%、11.14%。2020 年，医院被国家卫健委评为“2020 年度改善医疗服务示范医院”，网上妇幼健康服务经验做法被国家卫健委办公厅表彰推广，被国家机关事务管理局评为“国家级 2019—2020 节约型公共机构示范单位”。被成都市市委、市人民政府授予“成都建设全面体现新发展理念的城市改革创新先进集体”“成都市抗击新冠肺炎疫情先进集体”，评为“2019 年度四川省母婴安全保障工作成效突出集体”“2019 年度成都市母婴安全保障工作成绩突出集体”“2019 年度成都市卫健委直属单位目标绩效考核先进单位”。

【“十三五”发展成绩】 “十三五”时期，医院党政班子带领全院职工，明确医院由医疗保健型向医疗保健与科研教学紧密结合型发展，医疗、保健、科研、教学等各项事业均取得新突破。医院年均诊疗量 253.75 万人次，年均出院 7.84 万人次，年均住院手术 3.67 万台，较“十二五”末，分别增长 3.27%、19.72%、30.6%。2020 年孕产妇死亡率 4.55/10 万，婴儿死亡率 2.27‰，新生儿死亡率 1.41‰，创历史新低，连续五年保持低位运行。医院先后获得国家母婴安全优质服务单位、国家节约型公共机构示范单位、四川省公共卫生先进集体、四川省实施全面两孩政策表现突出单位、四川省卫健系统先进集体、四川省母婴安全保障工作成效突出集体、四川省三八红旗手集体、成都建设全面体现新发展理念的城市改革创新奖先进集体、成都市抗击新冠疫情先进集体、成都市五一劳动奖等多项国家、省、市级荣誉。

“十三五”时期，医院完善现代医院管理治理体系，把党的领导融入治理结构，突出医院党委“把方向、管大局、做决策、促改革、保落实”的政治核心作用，为医院“四梁八柱”目标建设提供坚强政治保证。强化现代医院管理治理能力，深入推进公立医院综合改革，加快建立健全现代医院管理制度。全面推进特色妇幼健康事业的发展，在全力保障母婴安全基础上，加强政策和资源整合，建立妇幼医联体，推进妇幼健康全域全程服务，创新“三病”预防和出生缺陷综合防治，深度参与妇幼健康全省治理。医院医、保、教、研“四位协同”推动学科建设跨越式发展，成为电子科技大学医学院附属妇女儿童医院，成功创建国家住院医师规范化培训基地，国家药物临床试验机构，国家级儿童早期发展示范基地，第一批国家儿童健康与疾病临床医学研究中心核心单位，首批肺功能单修基地和新生儿外科微创手术培训基地，妇产科学、儿科学均纳入成都市高水平临床重点专科建设项目。医院改善就医环境，提升百姓就医体体验，推进互联网 + 妇幼健康项目，初步实现“指尖上的医院”。面对突如其来的新冠肺炎疫情，医院制定“快速反应、全体动员、全员培训、科学统筹、务实创新、严阵以待”的工作方针和“御新冠于院墙之外、御新冠于病区之外”的防控目标，并代表成都市接受中国—世界卫生组织新冠肺炎联合专家组考察，获得高度肯定，新冠防控经验发表在《新英格兰医学杂志》和《柳叶刀》子刊。2019 年度三级公立医院绩效考核国家监测指标结果，医院在全国 117 家妇产医院（含妇幼保健院）中，位列 22 名，进入 A 级。

【党建引领】 2020 年，医院顺利完成“两委换届”，全面落实党委领导下的院长负责制。修订《医院章程》，把党建工作写入医院章程，把党的领导融入医院治理各个环节。坚持党管干部，按照“四化”标准选拔任用中层干部121人（轮岗17人）。坚持以党的政治建设为统领，把“不忘初心，牢记使命”主题学习教育作为前提党员干部终生课题，积极开展“大学习、大调研、大走访”活动，深入学习贯彻十九届五中全会精神，线上线下多种形式开展主题教育100余场次。扎实推进廉政风险防范管理，梳理重点部门、重点领域风险点329个，制定防控措施445条，深化重点行业突出问题专项治理。以大型医院巡查为抓手，持续改进，对巡查提出的13条问题已经整改10项，持续整改3项。运用院网、期刊、专题片等多种形式加强廉政宣传教育。强化执纪问责，实现日常约谈全覆盖，组织重点部门负责人及重点岗位人员廉政谈话会2次，织密纵到底横到边的廉政防控网络。

【新冠肺炎疫情防控】 针对新冠疫情，医院在院党委的领导下，采取“快速反应、全体动员、全员培训、科学统筹、务实创新、严阵以待”的方针，成立由党委书记、院长为双组长的应急工作领导小组，制定实施《医院新冠肺炎应急处置预案》《新冠防控手册》，创新性设计并实施“四色三区三通道”管理策略，召开新冠防控专题会议22次，撰写“新冠防控周报”41期。医院指派2名医务人员驰援武汉，先后两批次派出19名医护团队支援市公卫中心的儿童新冠患者医疗救治和照护工作。在全力做好本院疫情防控的同时，医院指导全市妇幼保健机构科学有序开展新冠防控工作，编写《成都市新冠肺炎感染流行期间儿童管理指导意见》《孕产妇、儿童新冠防控要点》《新生儿如何防控新冠》《0－6岁儿童新冠防病指南》《居家防疫儿童营养全攻略》等，实现本土孕产妇、0－6岁儿童及医务人员新冠病毒零感染。总结凝练防控经验发表高水平SCI论文4篇，其中两篇分别被《柳叶刀》子刊和《新英格兰杂志》收录，影响因子分别达到10.406和74.699。获评省抗击新冠肺炎疫情先进个人1人，市抗击新冠肺炎疫情先进个人2人。接受中国—世界卫生组织（WHO）新冠肺炎联合专家组疫情防控考察，得到专家组的高度肯定，充分向世界展示抗击新冠肺炎疫情的“成都智慧”。

【医疗质量与安全】 医院开设成都市首个胎儿医学多学科门诊，成立全市首个重症产科/产内科住院病区，开设西南地区首家盆底与产后康复中心，开设中医保胎门诊、开设家庭化母婴区，实现家庭化分娩新模式。全市首家妇科日间手术正式开诊，8月起月均手术量达到100台次以上，日间手术团队提交的6篇论文被国际日间手术联盟全部录用。成功开展胎儿肿瘤序贯治疗，复杂先天性心脏病新生儿时期体外循环治疗全省领先，开展四川省首例新生儿ECMO急救，全省首例胎儿镜下手术，全国首例经阴道腹腔镜（V－NOTES）下宫体注射荧光示踪盆腔淋巴结及腹主动脉旁淋巴结切除术，通过第三代试管婴儿核心技术PGT项目评审。医院组建妇产科介入MDT团队、胎儿医学MDT团队和儿童先天性心脏病MDT团队，定期组织活动、学习、多学科联合会诊。被国家药品不良反应监测中心正式认定为全国不良反应监测哨点联盟单位。

【科研教学】 医院成为首批国家儿童健康与疾病临床医学研究中心核心单位，妇产科学和儿科学被纳入成都市高水平临床重点专科，医院儿童血液肿瘤科被确立为四川省甲级重点专科，护理学、围产医学、实验诊断学被确立为成都市医学重点学科。更年期保健特色专科获批“国家更年期保健特色专科”。科研立项35项，科研经费236万元，发表论文176篇，SCI收录论文69篇，MELINE2篇，单篇影响因子最高达到74.699，创历史新高。获专利50项、著作权3项，完成科技成果转换1项。GCP获“卓越药物临床试验机构建设案例”，在全国GCP机构药物临床试验量值儿科排行榜全国第七位。举办国家级、省级继续医学教育项目21项，首次实现独立招收硕士研究生6人，建成四川省新生儿科医师培训基地，住院医师规范化培训通过率100%。与电子科技大学签订《联合引进高层次人才框架协议》《联合招收博士后合作协议》，新增电子科大博导2名，硕导16名。

【妇幼公共卫生】 医院利用一卡通数据平台对全市孕产妇进行动态管控、分级管理，高危病种重点追踪，推行专病标准化管理流程。

加强“三病”母婴阻断逢孕必检的管理，完成门诊病人“三病”病历质控，创新建立的艾滋病感染孕产妇“一站式”服务模式，代表成都在四川省预防艾滋病母婴传播工作会上交流发言。召开成都市妇女保健机构绩效考核评价工作培训班，举办2020年成都市出生缺陷一级干预培训班，承办成都市2020年基层基本公共卫生服务妇幼项目师资培训班，举办成都市妇幼保健机构产科麻醉技术培训班、举行成都市孕产妇死亡评审培训会。制定《成都市托育机构卫生评价标准》，协助市卫健委培训托育机构负责人，组织全市儿科及儿童保健科医生100余人参加托育服务师资培训。制定《成都市出生缺陷综合防治工作实施方案》，抽取蒲江、龙泉驿、郫都等区县，开展出生缺陷综合防控服务现状调研。不定期开展产儿科联合急救演练抽查，全程录像点评。2020年孕产妇死亡率4.55/10万，婴儿死亡率2.27‰，新生儿死亡率1.41‰，创历史新低，连续五年保持低位运行。

【智慧医院】 医院建成四川省二星级智慧医院。完成互联网医院网络门诊、远程会诊功能开发，在全省首家取得互联网医院资质，已实现所有诊疗科目全覆盖。上线医生、临床药师425名，累计完成网络义诊1.6万余人次。架设5G基站，完成高清无延时5G信号手术直播，并在双流、崇州、简阳等区(市)县测试运行。

【合作共享】 2020年，医院持续深化与电子科技大学、重庆医科大学等机构的交流合作，开展科研合作交流5次，组织教学活动12次。与新都区妇幼保健院、大邑县妇幼保健院、都江堰市妇幼保健院签订妇女儿童区域医疗联合体协议，至此签约医联体单位共计11家，医院向各成员单位派出专家驻点帮扶，在医院管理、科室建设、质量控制等方面全方位指导县级妇幼保健机构。与西部战区总医院签订《技术攻关妇幼专项共建框架协议》，与宜宾市翠屏区妇幼保健院签署《跨区域合作协议》。2020年，医院选派10名医务人员驻点“传帮带”工作，继续对口支援阿坝州妇幼保健院、广元市利州区妇幼保健院和南江县妇幼保健院，先后组织3批次的组团帮扶，共派出36人次的管理专家和临床专家前往受援机构进行帮扶指导，在凉山州、攀枝花、云南曲靖、宁夏银川等地建立遗传与内分泌代谢专家工作站，医院扩大妇幼健康联盟规模，举办成都妇幼联盟暨医联体系列学术活动。

【文化宣传】 医院举行职工代表大会暨工会会员代表大会，设计具有妇幼特色的院旗、院徽、院歌。开展“不忘初心·书香流芳——我为医院捐本书”职工图书捐赠活动，职工为医院图书馆捐赠5 000余册书籍。举行“关爱儿童健康共促快乐成长”系列活动，举办“中国医师节”系列庆祝活动，开展“携手防疫抗艾，共担健康责任”世界艾滋病日主题健康教育活动，联合四川省军区政治工作局举办八一节“军民携手·助力健康”大型义诊活动，承办“支持母乳喂养，守护健康地球”世界母乳喂养周宣传系列活动。举办“世界早产儿日”线上活动，举办“传承与创新”为主题的第三届职工演讲比赛，举办“阅读滋养童心，文学点亮梦想”职工子女写作培训班。2020年，医院全面实现网上预约服务，网上预约诊疗率达82.17%。广泛开展线上咨询，对取得互联网诊疗资质的诊疗科目全部实行免费义诊，通过“云随访”系统向就诊群众推送疫情期间就医温馨提示、孕产妇和儿童防护知识等，累计推广信息15.8万条。

(廖雪　喻琳麟)

成都市公共卫生临床医疗中心

【概况】 成都市公共卫生临床医疗中心始建于1940年，由三家医院(成都结核病防治院、成都市传染病医院、成都铁路局结核病防治院)合并而成，是四川省首家三级甲等传染病专科医院。主要承担成都市的传染病防治、新发突发传染病的应急处置职责及四川省传染病医院主要职能，负责全省疑难危重症传染病患者的救治、传染病防治知识培训、艾滋病和结核病临床救治质量控制工作等。

医院现有航天和净居寺两个院区，占地145.68亩，总建筑面积8.46万平方米，编制床位数1 100张，职工1 250人，其中高级职称152人，硕士研究生及以上学历113人。医院建有国家中医药管理局重点专科建设项目1个，省、市级重点学科(专科)及建设项目13个，医院是成都市临床重点专科建设项目单位、西南结核病医院联盟盟主和北京亚太肝病诊疗技术联盟四川联盟牵头单位。2017年获得国家药物临床试验机构资格认定证书；2019年先后与成都医学院、成都中医药大学合作共建附属公共卫生医疗中心/公共卫生临床医学院。

2020年市公卫中心各项指标完成情况

指标	2020年	同比增长	指标	2020年	同比增长	指标	2020年	同比增长
门急诊人次	79.5133万人	-11.45%	平均住院日	15.2天	7.20%	净资产	77,608.65万元	19.6%
出院人数	20428	-18.23%	药占比	45.81%	2.44%	固定资产	71,012.08万元	41.67%
住院手术台次	2131台次	-6.86%	门诊人次费用	303.39元	16.70%	业务收入	71365.78万元	2.31%
病床周转次	20.6次	-37.39%	出院例均费用	2.0438万元	20.82%	业务收支结余	-175.60万元	-113.28%

【"十三五"发展成绩】 全面加强医院党的建设，5年来发展党员12名；"党员示范岗""党员示范标兵"活动，表扬优秀共产党员127名、优秀党务工作者29名；切实发挥典型示范作用。大力弘扬"敬佑生命、救死扶伤、甘于奉献、大爱无疆"的崇高职业精神。医务人员共拒收红包38.987万元，收到锦旗386面，评选"服务明星"169名，获得"我心目中的名医""金口碑好医生"称号共46名"大美医者"称号1名"四川十大杰出青年医生"1名、"四川百佳青年医生"13名、"四川十佳基层杰出医生"2名。

全力抗击新冠肺炎疫情。作为定点收治医院，2020年共收治确诊患者414人，救治重症和危重症患者39人。实现"医务人员零感染、院内零传播"目标，为成都市两个月内实现本土病例清零，做出重大贡献。

重大传染病防治工作成效显著。一是成立艾滋病治疗管理办公室，牵头负责四川省、成都市艾滋病抗病毒治疗管理工作。大力推进省、市、县三级抗病毒定点医疗机构、抗病毒治疗管理办公室建设。建设推广全省抗病毒治疗信息管理系统，规范抗病毒治疗管理，抗病毒治疗质量进一步提升。实现从4个重点县攻坚到凉山全面攻坚，进而全省同步的历史性突破。全省艾滋病治疗覆盖率、检测率、成功率大幅提升。截至2020年12月31日，四川省艾滋病抗病毒治疗覆盖率95.16%（2020年目标≧90%）、病载检测率95.89%（2020年目标≧90%）、成功率95.42%（2020年目标≧90%）。实现《四川遏制与防治艾滋病"十三五"行动计划》总体目标。二是结核病防治工作成效显著。"十三五"期间，全市发现活动性肺结核患者29883例，发现病原学阳性肺结核患者12834例；肺结核患者成功治疗率为97.39%；肺结核患者病原学阳性率为59.66%；报告肺结核患者和疑似肺结核患者的总体到位率为98.46%；病原学阳性肺结核患者的密切接触者筛查率为99.99%；基层医疗卫生机构肺结核患者规范管理率为97.93%。肺结核报告发病率连续5年下降，从2016年的40.29/10万下降到2020年的35.81/10万，年递降率1.08%。开展第三轮结核病综合防治示范区创建工作，建立结核病分级诊疗和综合防治服务模式。5年来，培育的国家级优秀志愿者个人或团体每年获奖数量在全国副省级城市中位居第一。市公卫中心连续五年荣获"四川省百千万志愿者结防知识传播行动优秀组织奖"；全市有25个团体荣获"国家优秀志愿者团队"奖；33名志愿者荣获"全国结核病防治优秀志愿宣传员"。

多措并举提升医疗服务。全面开展预约诊疗服务，门诊患者分时预约就诊率逐年提高，五年增幅达14.3%；门诊预约诊疗时间间隔为30分钟。住院患者分时预约检查率达100%。推进医联体建设。与简阳市人民医院、彭州市传染病医院建立医联体合作关系，搭建分级诊疗就诊平台，逐步形成基层首诊、双向转诊、急慢分治、上下联动、科学合理的就医新格局。2016年与彭州市传染病医院建立专科医联体联盟。同时，保证对成员单位彭州市传染病医院每月一次开展行政质量查房，每月至少派出四次专家。已与34家医疗卫生机构签订双向转诊协议，其中包括10家基层医疗卫生机构，优先向签订协议医疗卫生机构预留预约诊疗，实行优先就诊、优先检查、优先住院，引导基层首诊、双向转诊。

引进和培养人才。“十三五”期间引进高层次人才8名，其中副高级及以上职称7名（含博士1名）。培养博士2名，招聘硕士研究生51名，聘任副高级及以上专业技术职务54名。选送42名管理干部和医疗骨干赴国（境）外进修、培训。全院医师中硕士数量和比例均有提高，截至2020年底，本科及以上学历占医师总量的94%，全院硕士及以上学历占医师总量的21.42%。制定人才培养规划，建立学科带头人和业务技术骨干选拔、奖励和培养机制。截至2020年，有省卫健委学术技术带头人2名、后备2名；省中管局学术技术带头人1名、后备1名；四川省临床技能名师2名；市卫健委学术技术带头人4名、后备2名。

医院发展规模提档升级。2019年11月二期项目交付并投入使用，新增床位270张，新增建筑面积1.2万平方米。三期项目2020年4月取得立项批复，9月开工建设，计划2023年12月竣工。“十三五”期间医院建筑规模达总占地面积145亩（航天院区占地106亩，净居寺院区39亩），总建筑面积8.5万平方米（航天院区6.8万平方米，净居寺院区1.7万平方米）。

“十三五”期间医院已成功申报各级重点专科14个。成功申报国家、省级重点学科，包括传染病科，结核病学科，艾滋病专科，传染病，肝病治疗中心，骨关节结核治疗中心，胸外科－传染方向。成功申报各级各类科研课题327项，其中国家级8项，省级221项，市级89项，其他9项。以主研单位获得各级科研项目立项106项，其中国家级2项，省级62项，获得科研经费898.9万元。结题科研课题75项。发表论文962篇，其中SCI收录52篇；核心期刊250篇。获得专利20项，其中实用新型专利19项，发明专利1项。举办各级各类培训班148项，包括国家级、省级及市级继续教育项目。

【党建工作】 加强党的建设，坚守政治方向。坚持应建尽建，将党支部覆盖医院所有内设科室，设在职党支部19个。建立党支部议事规则，明确议事范围、议事程序等；成立新冠应急病房临时党支部，扛起新冠疫情防控主战责任。

深入思想引领，切实提高政治站位。把十九届五中全会、习近平总书记重要讲话和重要指示批示精神作为党委会“第一议题”，组织中心组专题学习9次，职工政治学习10次；开展“危难面前显忠诚、挑战面前显担当”主题党日活动，宣讲新冠疫情防控先进典型事迹16场次。开展“不忘初心、牢记使命”主题教育专项整治“回头看”工作。

发展党员工作。疫情期间火线入党3名，发展预备党员4名，确定为入党积极分子11名。

【廉政建设】 聚焦关键环节，突出工作重点。对医院关键环节、重点岗位20余人进行廉政集中约谈，加大对重点部门、重点领域风险防控措施落实情况的监督检查，强化权力运行监督机制，组织审计、采购、药剂部门开展公开接待日11次，持续开展以落实“九不准”，杜绝“潜规则”三十条为核心的廉洁查房，全年开展廉洁查房26次。组织医院药品、耗材、试剂、后勤保障服务等100余家供货商召开廉洁座谈会。

深入展开对“大处方、滥检查、泛耗材、乱收费”等问题的专项治理工作。对“不合理用药”行为的医生开展集中廉洁约谈会2次共11人次，进一步建立完善“合理用药、合理检查、合理使用高值医用耗材、合理治疗”的长效制度机制。在全院各科室下发《专项工作登记台账》，共查处不合理用药处方8条，扣罚5名当事人相应绩效，并责令整改；组织医务人员50名参观医疗保障信息中心大数据平台。

加强纪律教育。不同层面深入开展经常性纪律教育并开展警示教育9次。建立医院领导干部的廉政档案并制定《廉政档案管理》制度，建立领导干部廉政档案72个。

【新冠肺炎疫情防控】 做好新冠肺炎防控救治工作。一是提前预判。及时加强人员培训演练，构建三级梯队应急体系，提前调配和储备防疫应急物资，预先做好应对方案。二是迅速响应。作为定点收治医院，自1月16日收治全省首例新冠肺炎患者后，当晚组建43人的应急医护梯队，加强防控物资储备采购。1月26日按照成都市委、市政府专题会议要求，庚即启动二期大楼装修改造工作。10天时间完成二期全部病房改建，新增负压病房床位370张，应急设备同步到位使用。三是全力以赴救治患者。按照《新型冠状病毒感染的肺炎诊疗方案》，实行"一人一方案"精准施治，第一时间在新冠肺炎病人开展中医治疗，及时总结新冠肺炎中医症候规律，取得良好疗效。两个月内实现本土病例清零。全年共收治确诊患者414人，救治重症和危重症患者39人。四是完善院感防控措施。加强通道管理，严格预检分诊，强化医废转运处置，核酸检测"应检尽检"，疫情防控督查全覆盖。实现"医务人员零感染、院内零传播"目标。五是组建多学科专家团队。全市组建八个多学科专家团队，每个专家团队负责2—3个区县，并进行现场督查指导，医院疫情防控工作获世界卫生组织高度评价。六是严格落实新冠肺炎疫情防控一线医务人员关心关爱政策，做好集中居住保障，按时申报临时性工作补助、一线医务人员子女入学入园信息等。

积极推进新冠肺炎防控科技攻关。快速成立新冠肺炎科技攻关领导小组，开展新冠肺炎疾病防控、治疗策略、检测技术和疫苗研发等专题科研项目49项，其中13项主研，36项合作课题；获科研经费661.517万元。投稿新冠肺炎研究相关论文156篇，其中SCI论文30篇。已公开发表论文66篇，其中SCI论文15篇，出版专著3部。发挥中医抗疫特色，立项中医药治疗新冠肺炎课题，为新冠中医药科研提供翔实的数据，优化中医治疗方案。与成都迈克生物技术有限公司、成都三叶草生物技术有限公司、四川沃文特生物技术有限公司等合作研发新冠试剂，部分产品得国家批准并上市。荣获成都市高新区政府颁发的2020年科技攻关项目奖励30万元。开展院内试剂研制，推进医院"双香草制剂"的再注册工作，推动中医药在新冠肺炎及呼吸道传染性疾病、手足口病中发挥作用。

【筑牢防线】 构建"三线一网底"防治体系，政府领导、部门配合、全社会共同参与的防治机制进一步健全。提升各级艾防工作人员的能力，全年培训3 000余人。围绕三个"90%"目标任务，积极推进全省艾滋病治疗管理工作及凉山州艾防攻坚工作，开展深入重点市（州）区（县）开展全覆盖调研。持续抓好凉山州重点县艾防攻坚工作，深入凉山州重点县全覆盖现场指导6次。通过现场调研、查阅资料、走访乡镇、访谈沟通，充分解治疗工作开展情况，发现治疗管理中存在的问题，提出工作建议，并与当地治疗管理办公室充分沟通交流。

【服务提升】 提升医疗服务。一是全面加强工作统筹，持续改善医疗服务，优化门急诊流程，高峰期开展错峰延时服务，做好其他患者住院和手术服务，加强应急演练培训，强化院前急救能力，保障医疗服务安全有序。二是推进医联工程建设，完成电子健康卡应用环境改造和全流程使用。完成安全等保测评及"互联网＋医疗废物"在线监管。积极探索基于5G应用示范场景。三是联合社区、街道开展卫生健康主题日宣传10余场次，承办传染病师资培训3次。

提升医疗质量。2020年临床路径管理目录84个，实施临床路径管理的病例数占出院病例数的比例为46.82%，大于40%的目标值。出院者平均住院日15.2天，临床与病理符合率100%，择期术前平均等待时间6.3天，MRI阳检率92.19%，单病种管理例数21例。落实医院感染管控措施和传染病报告工作，医院感染发病率1.35%，无医院感染暴发事件发生；报告传染病19 487例；传染病报告率100%、传染病报告及时率100%。分级诊疗落实落地，下转患者7 338人，接收下级医疗机构转诊患者1 153人。

积极开展公益活动。开展脱贫攻坚帮扶力量和援藏援彝干部人才"暖心行动"活动，慰问脱贫攻坚帮扶力量和援藏援彝干部人才及家属16名。开展以"携手抗疫防痨、守护健康呼吸"为主题的结核病防治宣教活动，开展以"携手防艾抗艾，共担健康责任"为主题的艾滋病防治宣教活动，开展"全民营养周"活动，承办市卫健系统2020年度"全民禁毒集中宣传月"主题宣传活动，开展"服务百姓健康行动"义诊活动。加强援外、援藏援彝管理工作。

【科研教学】 一是科研取得多项成绩。申报科研课题104项，获批立项39项，其中国家级1项，省级13项，市级17项，院级6

项,合作项目44项,共获经费750.347万元。发表论文245篇,其中SCI收录27篇,核心期刊79篇。课题结题18项,科研获奖4项,其中国家级1项、省级2项、市级1项,发明专利12项。GCP运行项目22个,结题项目13个,2020年新开展项目20个,其中新冠肺炎相关项目11个。二是学科建设水平稳步提高。医院"传染病学"项目获批成都市高水平临床重点专科建设项目。新增学术委员任职32人次,其中国家级8人。三是落实住院医师规范化培训工作。与二医院开展住院医师联合培养,接收住院医规培生76人、规培护士25人,21名规培护士毕业。公卫医师培训基地落户成都市公卫中心,接收9名公卫专业规培生。四是抓好继续教育和临床教学工作。举办继教培训21项,其中国家级继教项目3项,省级继教项目9项,市级继教项目8项,指令性培训1项。五是与高校深入合作,提升医院科研教学能力。今年医院有11人获得成都中医药大学、成都医学院硕士研究生导师资格认定。六是新增专利12项,其中实用新型专利11项,发明专利1项。实用新型11项:"俯卧位下肢体位垫""一种上肢动静脉穿刺固定器""一种引流管固定器""一种防感染隔离衣""一种输液装置""一种防护服""一可卸手术床""四肢手术消毒架""新型麻醉布帘架""一次性器械放置套""基于变相储热的便携式吸氧加热器"。发明专利1项:"一种健脾除湿的中药及其制备方法。"

【学科建设】 按照高质量发展重点学科的建设规划,对照国家级重点学科的建设标准,医院于2020年8月申报高水平临床重点专科建设项目"传染病学",9月18日参加全市高水平临床重点专科建设项目答辩评审会,10月30日高水平临床重点专科立项。10月23日报技术攻关项目耐药结核病的精准治疗关键技术研究项目和艾滋病抗病毒治疗临床诊疗管理技术平台和关键技术研究项目两项,待批复。

完成四川省医学重点学科专科影响力评价1项(胸外科),参加省级重点学科验收1项(骨关节结核治疗中心),动态评估3项(传染病、结核病学科、艾滋病专科),市级重点学科验收1项(艾滋病外科诊疗中心)。

【项目建设】 全力推进项目建设,三期工程(建设规划中的三A)于2020年9月30日如期开工,截至2020年12月31日,文勘、管线迁改、南支三渠新渠通水、监测网点布置等已完工,基坑顶部硬化、土方挖运等任务完成过半,完成财政资金支付9 598万元。

【医院管理】 加强建章立制。根据相关指导规范,组织制定医院章程,针对医院内部组织管理架构、议事规则和决策机制等方面制定科学、严谨的规范条文,修订全院管理制度338条,明确管理规则。制定岗位说明书,明确岗位职责。高质量谋划医院"十四五"规划,建立起维护公益性、调动积极性、保障可持续的医院运行管理机制。

加强人才队伍建设。推荐第十三批省学术技术带头人1名。推荐第十四批卫健委学术技术带头人及后备人选4名。推荐"天府万人计划天府名医"2名。推荐第一届省优抚医疗健康服务专家6名。推荐市卫健首届健康科普专家4名。推荐省中管局第七批学术技术带头人及后备人选1名。更新14名四川省职称评审专家个人信息。人力资源储备工作。根据医院业务发展和各科室人员需求,发布招聘信息3条,组织考试3次,面试8次,共招聘工作人员81名,其中硕士研究生14名。引进高层次人才3名。选送在读博士3名,在读硕士44名。加强干部队伍能力建设。举办干部培训1次,参培干部130余人。选派干部参加各级各类学习、培训、讲座等300余人次。

加强宣传工作。一是刊登宣传稿件共计244篇,其中国家级媒体报道50篇,省级新闻媒体报道94篇,市级新闻媒体报道100篇;省卫健委官方微信发稿3篇,市卫健委健康成都APP发稿54篇、微博发稿67篇、官方微信发稿28篇;二是医院官方微博发布信息2 673条,回复咨询950条。三是与市卫健委政务微博开展互动,点赞、转发和正面评论共1 253条。四是共接待中央电视台、四川电视台、四川卫视、成都电视台、中国新闻网、人民网、光明网、四川日报、华西都市报、家庭与生活报、成都商报、成都日报、成都全搜索、微成都、蓉城姐妹等15家媒体,125次采访事宜。五是开展宣传活动23场次。

开展“公立医疗机构经济管理年”活动。通过“融入式”内审管理,加强物资、药械管理,规范采购流程。规范捐赠物资和资金管理使用并进行社会公示10次。健全价格制度,强化规范意识。分步骤、有计划推进全面预算工作。加强国有资产管理。逐步完善岗位绩效考核制度。着手组建运营团队,推进院科两级运营管理。完善内控制度,多次组织内部控制沟通交流会。启动HRP项目工作,多次组织职能科室到实施HRP项目取得实效的兄弟单位实地调研。

创建平安医院。完善医院安全生产责任清单。开展安全风险评估和安全管理达标工作。

【获得荣誉】 医院集体共获得荣誉称号12个,其中3项国家级表彰。28人次获表彰。

(杨琳琳　宋　锦　刘应莉)

成都市疾病预防控制中心

【概况】 成都市疾病预防控制中心成立于2002年3月28日,是市政府举办的公益一类事业单位,四川省三级甲等疾控机构,主要职能是疾病预防与控制、突发公共卫生事件应急处置、疫情报告及健康相关因素信息管理、健康危害因素监测与干预、实验室检测分析与评价、健康教育与健康促进、技术管理与应用研究指导。职工311人,其中85.5%为专业技术人员,本科生以上学历占88.7%。享受国家及市政府特殊津贴专家2人,有省政府学术技术带头人1人、后备人选4人,“天府万人计划”天府名医1人,省卫生健康首席专家1人,省卫生计生领军人才1人,省卫生厅学术技术带头人3人、后备人选3人,省卫生厅有突出贡献中青年专家2人。2020年,在市卫健委领导下,以党建工作为引领,攻坚克难、仔细筹谋,以新冠肺炎防控工作为核心,以“三重”工作为重点,全面落实各项工作任务,实现所有目标任务按时高质量完成,共荣获各级集体和个人荣誉共计70项,中心党委荣获“四川省抗击新冠肺炎疫情先进集体”“四川省先进基层党组织”“蓉城先锋”十佳示范基层党组织。

【“十三五”发展成绩】 一是强根固基,疾病防控体系不断完善。成功创建三级甲等疾控中心1家,三级乙等2家,二级甲等18家。发挥首位城市作用,派出32人开展对口支援和精准扶贫,带动“三州”提升疾控能力;辐射绵阳、德阳、眉山等周边城市,打造联防联控体系。二是综合施策,重大疾病防控成效显著。连续16年无本地甲类传染病发生,乙类传染病持续处于低位发病水平。2015年全市达到消除疟疾标准,2019年实现消除血吸虫病国家标准;2020年艾滋病各项防控指标已逼近甚至超过联合国艾滋病规划署2020年“3个90%”目标;创建慢病国家级示范区12个,居副省级城市第一;成为国家“互联网+慢性病防控”首批试点城市,“健心行动”、“三高同管”慢病管理模式入选国家优秀案例。三是创新发展,健康管理能力持续提升。成立成都市基本公共卫生服务和家庭医生签约服务指导监督中心。探索建立以人为中心的健康数据系统。创新开展重点人群健康管理,开展“老年人肺炎疫苗接种补助”“儿童口腔综合干预”“健康副校长”等工作。四是筑牢屏障,公共卫生安全保障有力。食品安全风险监测网络实现大成都全覆盖,为国家食品安全城市建设提供有力支撑。布局环境健康影响因素对人群健康监测网络,连续7年无饮用水污染事件发生。高效应对新冠、人感染禽流感疫情、金堂洪灾等突发事件,及时启动重污染天气卫生应急监测及宣教工作,圆满完成各类会议保障,实现突发公共卫生事件零发生。五是探索实践,健康成都建设加速推进。挂靠成立“成都市健康城市建设技术指导中心”,培育出健康细胞十佳典型案例。推动《成都市公共场所控制吸烟条例》修订,与美国乔治亚州立大学合作实施“无烟城市项目”,在国际大会交流成都经验。成为健康城市建设试点之一,是唯一一座人口过千万的特大型城市;获评首届“健康中国年度标志城市”,以健康细胞为基础推进健康城市建设的做法获国家卫健委肯定并向全国推广。大力推进爱国卫生运动,在全市范围内推广农村改厕工作。六是聚焦未来,发展后劲持续增强。建立高端人才培养机制。启动建设生物样本库和毒素检测中心建设,“一锤定音”能力不断提升。2019年联合四川大学实施科技部重大专项“西南区域自然人群队列研究”研究,2020年与中国医学科学院共建成都新发突发传染病防治工作站，开启重大科研合作新里程。

【党建工作】 学习贯彻党的十九届五中全会精神和省、市全会精神，组织开展“大学习、大调研、大走访”活动。做好领导班子及干部队伍建设，加强基层党组织建设，努力提升新一届履职的支部党务干部党建工作能力，严格党员管理，按计划发展党员1名，3名入党积极分子参加市直机关工委党校培训，转入党员组织关系11人，转出7人，加强党费管理。扎实推进宣传教育工作，加强意识形态管理，及时回应社会关切，抓好职工思想政治教育，持续开展法制宣传，组织上线成都市广播电视台《998法治大讲堂》普法节目，宣传《中华人民共和国传染病防治法》。牢牢把握政治监督，注重源头防范治理，持续深化正风肃纪，强化监督执纪，精准把握“四种形态”，全方位畅通投诉举报渠道。做好统战及共青团工作，组建市疾控“青年突击队”。

【新冠肺炎疫情防控】 新冠肺炎疫情发生后，中心迅速反应，全员动员，有序应对，24小时值守，严密监测疫情，开展分析研判，为党委政府决策提供数据支撑；开展现场调查处置，及时进行现场流行病学调查，追踪管理密切接触者，依托自主开发的系统，实现全市密切接触者快速追踪管理；开展实验室检测，承担全市病例样品检测、复核、质控工作；制定技术方案及指南，为全市疫情防控提供技术支持；对基层进行消毒技术、重点场所防控等技术指导；开展健康教育，通过各类媒体进行防病知识宣传，设立咨询热线解答市民关切；开展入境人员采样，与成都海关共守国门；迅速打赢郫都疫情遭遇战，获得国家指导组的高度评价；选派3名专业技术人员先后支援湖北武汉、大连、新疆喀什等地疫情防控，获得国家卫健委和中国疾控中心致函感谢。

【疾病预防控制】 超额完成艾滋病防治政府目标。急性传染病防控工作达到控制目标。持续筑牢免疫规划屏障，继续实施60岁以上老年人肺炎疫苗接种补助项目。深入推进慢性病综合防控，全市建立12个国家级、3个省级慢病综合防控示范区。圆满完成全市儿童全覆盖口腔疾病综合干预项目年度任务，防控案例被纳入省级慢病示范区特色案例并推广。强化血吸虫病、疟疾等重点寄生虫病防控和碘缺乏病等重点地方病监测。强化食品安全风险监测，作为全国唯一的城市，获得联合国儿基会资助，探索“以城市为主体的儿童肥胖干预”。完成2020年成都市中小学生近视调查并开展近视等重点常见病干预。完成政府下达的全年“水十条”城镇管网水水质监测和新建地铁站点卫生监测。大力服务产业发展，免费开展企业职业卫生培训和技术指导等工作，减轻企业经济负担近百万元。修订完善《成都市健康细胞工程建设标准(2020版)》，推动市政府出台《关于推进健康成都行动的实施意见》，全市居民健康素养水平大幅提升。高质量完成省、市两会、四川省服务业发展大会等49项重要会议和活动的保障任务。有效处置各类突发公共卫生事件。圆满完成金堂抗洪救灾工作，全年除新冠外无重大传染病突发疫情发生。

【等级复评审】 完成“三级甲等”疾控机构等级复评审。高分获评三级甲等疾控机构。评审专家组一致认为，市政府对中心疾病防控工作保障有力，发展建设卓有成效；内部管理规范，实验室布局合理，中心职责全面且成效显著。

【科研管理】 与中国医学科学院王辰院士团队共建新发突发传染病防治工作站，获得100万元的课题经费支持，成为高端科研合作新的里程碑。成立工作站专班科研攻坚，充分利用成都市各方的资源，联合华西公共卫生学院、华西医院、市公卫中心，把课题做大做深。12月底《成都市新冠肺炎疫情流行病学特征研究》获得中国医学科学院立项，签订科研任务书，该项目按进度安排正在有序推进中。

【检测能力提升项目】 新冠疫情发生后，在市卫健委大力支持下，中心积极争取财政支持，为提升实验室检测能力，实施中心重大疾病及健康危害因素检测能力提升项目。该项目主要建设内容为实验室、应急处置洗消点和配套系统改造等；概算总投资达1.2亿元，含设备购置费6 100万元；主要目标为以实验室建设为重点，推动中心基础设施明显改善，将中心建设成为基础建设与实验设备达到国内一流水平的疾控机构,提升新冠肺炎及艾滋病等重大传染疾病检测能力,提升突发事件应急处置及健康危害因素监测能力,为全市重大疾病防控及“健康成都”建设提供有力保障。该项目纳入市委、市政府《关于完善重大疫情防控体制机制健全公共卫生应急管理体系的实施意见》。项目改造工程已于9月30号开工,截至12月31日,累计已完成产值约715万,约占总工程量15.1%。项目建设正严格按照时间节点扎实有序推进,预计2021年12月完工。

(王　成　张　黎)

成都市急救指挥中心

【概况】 2020年,成都市急救指挥中心有职工人数103人,在编专业技术人员31人,其中正高级专业技术人员2人,副高级专业技术人员7人,中级专业技术人员11人,初级专业技术人员11人。2020年新增120网络医院5家,目前市级120网络医院共104家。中心高效参与成功处置“4月27日武侯区智星二路火灾”“7月28日双流区黄水镇燕杨路三盛翡俪山小区工地有毒气体中毒事故”“8月6日龙泉驿区成简快速通道交通事故”“12月8日邛崃市成雅高速交通事故”等突发事件的紧急医学救援,突发事件应急处置率和信息报告率达100%。圆满完成省市“两会”、2020年成都国际马拉松大赛等重大活动医疗卫生保障任务125次,得到各级政府和人民群众的充分肯定。

【急救指挥调度】

2020年院前急救调度工作量统计

	市级平台	同期增减率	二级平台	同期增减率
电话呼入量	1 048 891	21.46%	467 175	7.7%
派车数	214 774	-6.78%	104 647	-2.3%
有效出车数	175 220	-5.18%	84 799	-11.3%
救治人数	183 097	-5.69%	88 949	-1.34%
电话呼通率	80.89%			

2020年院前急救调度质量指标统计

呼救处置率	100%
平均呼救受理时间	114.1秒
联动部门取证	66次
联动部门呼救、处警	14 738次
通过电话回访,呼救者对单位调度员的服务满意率	99.2%
通过电话回访,呼救者对网络医院的服务满意率	98.5%

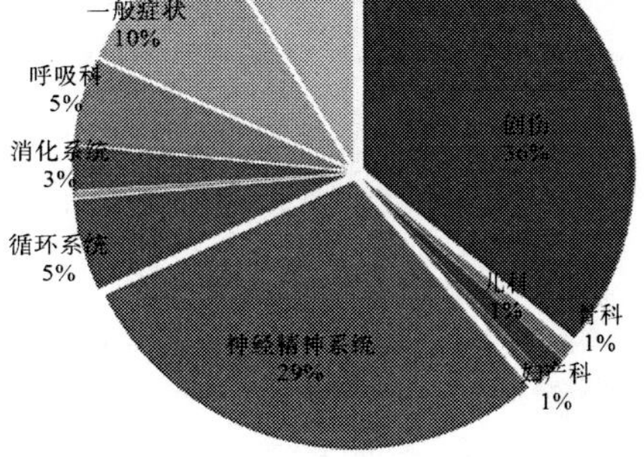

2020年受理急救疾病顺位前十情况

2020 年处置突发事件统计

伤亡人数	件数(次)		同期比		救治数(人)		同期比	
	市级平台	二级平台	市级平台	二级平台	市级平台	二级平台	市级平台	二级平台
3 人	1 197	802	-4.77%	-1.47%	4 817	2 947	-0.86%	-4.34%
6 人以上	87	48	-19.44%	-18.33%	611	361	-35.28%	-10.64%
10 人以上	7	6	-69.57%	0%	78	70	-117.36%	-37.5%

【"十三五"发展成绩】 "十三五"以来,全市院前急救体系建设不断加强。在对标国内先进城市、充分调查研究、认真分析面临的形势任务基础上,市政府、市卫健委先后印发了《成都市紧急医学救援体系建设三年行动计划》《成都市紧急医学救援能力提升实施方案》,着力构建与全面体现新发展理念城市相适应的院前医疗急救体系。一是严格入网标准,加强网络医院院前急救能力建设,将具备能力的乡镇卫生院纳入院前急救网络,建立了覆盖城乡、反应迅速的院前急救网络体系,基本构建了 15 分钟生命急救圈。二是持续加强投入建设力度。配合市卫健委配置 103 辆监护型救护车;完成救护车救援管理信息系统建设、院前创伤培训基地建设、停机坪地面硬化工程建设、指挥大厅改造;配置卫星电话、应急救援净水设备、发电机、无人机、月球灯等应急救援设备,加强院前急救队伍培训,社会志愿者培训,推进公共场所 AED 配置,进一步提高全市院前医疗急救装备和设施配备水平。三是院前急救联动协调机制建设不断加强。建立了 120 与 110、119、122、应急、海关等部门联动协作机制。四是采取切实有效措施稳定院前急救队伍。通过积极争取市委编办支持,2019 年中心恢复编制 65 人,通过政府购买服务方式解决编外人员待遇;积极推动完善政府财政补助机制,2019 年起在公共卫生专项经费中增列 200 万元专项经费,对院前急救中的空趟和转院数实施资金补助。五是不断提升培训能力。中心已获得美国心脏协会(AHA)和院前创伤生命支持中心(PHTLS)的培训基地认证并开展培训工作。连续 16 年每年邀请美国、英国、法国专家来蓉成功举办《国际灾难紧急医学救援学术交流会》。定期开展紧急集结拉动、批量伤员应急处置、应急队员野外拉练、应急队伍全要素合成演练等形式多样、贴近实战的各类演练,不断提升全市院前急救体系整体响应速度和应急处置能力。

全市院前急救管理不断加强。为促进院前医疗急救事业的科学健康发展,市卫健委印发《成都市市级 120 急救网络医院管理办法》,进一步明确了全市院前医疗急救网络的组织管理,并对日常院前急救管理、突发事件管理、院前急救医疗质量管理、社会监督、信息报告等进行规范完善。2018 年启动《成都市社会急救医疗管理规定》修订工作。每月印发《成都市日常急救调度及突发事件应对工作总结评估报告》,将市级直调 120 网络医院的出车数和平均急救反应时间等主要业务数据以及针对网络医院的回访、抽查情况进行通报,有力促进网络医院加强管理,不断提升服务效率和服务质量。

突发公共事件和灾难紧急医学救援能力不断提升。全市所有 120 网络医院按要求建立全员标准配备的院前医疗急救队伍,全天 24 小时值守,随时接受 120 调度,承担院前急救任务;并定期组织开展演练和培训,确保各类突发事件发生后,紧急医学救援处置工作反应迅速、措施有力、科学高效。

应急保障能力不断提升。成都市急救指挥中心初步建立市级应急物资储备基地。购置应急发电照明装备、帐篷、净水装置和个人携行装备等应急物资,提升了全市院前医疗急救队伍的野外生存及后勤保障能力。

【党风廉政建设】 成都市急救指挥中心认真落实全面从严治党和党风廉政建设主体责任,全面落实上级党委政府的各项部署要求,坚持以习近平新时代中国特色社会主义思想为指导,开展"不忘初心、牢记使命"主题教育,"大学习、大调研、大走访"活动,加强基层党组织建设。深化支部党建品牌“急救先锋”2.0版，突出党的政治建设，推动强化意识形态管理，落实主体责任清单管理，常态化开展纪律教育。新冠疫情防控期间，组建新冠肺炎疫情防控“党员先锋队”，落实疫情防控应急值守。防汛救灾期间，组建“防汛救灾突击队”、设立“党员责任岗”，制定汛期信息上报流程，高效完成汛期值守和信息报告工作。顺利完成支部换届工作，规范支部管理，严格按规定做好党费收缴管理。全年召开党员大会5次，召开支委会（扩大）会议38次，中心组学习会12次，党小组会24次，“微党课”学习9次，固定党日主题活动12次，持续深入开展“微腐败”治理和行风专项治理行动。

【新冠肺炎疫情防控】 为有效遏制疫情在院前急救环节的蔓延，中心充分发挥院前急救体系管理中枢作用，指导网络医院做好院前急救环节的防控、承担疫情应急物资收发和宣传引导等工作。组建新冠肺炎疫情防控“党员先锋队”，落实疫情防控应急值守，新冠疫情防控方面，从1月24日起至12月31日止，机场专班调派救护车801次，接有就医需求乘客971人，并按照现场要求进行转运；共受理新冠咨询电话1 548个。按照市卫健委要求，紧急收发防疫物资105万件。中心发动全市“救在身边”医务志愿者录制抗疫科普宣传音频20余期，在FM91.4高峰时段滚动播出，有效触达人群50万。

【急救网络建设】 2020年，经过严格入网评审，将四川现代医院高新院区、四川省人民医院东篱医院、四川锦欣妇女儿童医院、四川省地矿局四〇五医院、都江堰市第二人民医院纳入全市120急救网络，截至年底，全市共有104家网络医院。加强院前急救质量控制，依托成都市院前急救质量控制中心，组建全市院前急救质控专家库，完成40家网络医院复查，推动院前急救工作的标准化建设。加强全市救护车配置，完成中心3辆救护车采购，配合市卫健委制定全市103台院前急救救护车购置参数和分配方案。积极参与《成都市社会医疗急救管理规定》修订工作，积极参与立法调研并走访社区宣讲，配合市人大完成二审修订稿。完善与市委总值班室、市政府总值班室、市应急局、110、119联动机制，交换值班人员信息，协同处理灾难救援事件。中心整体迁建项目通过市发改委专家评审，完成项目建议书。

【调度业务】 严格按照《成都市社会急救医疗管理规定》调度原则完成日常呼救和突发事件调度、指挥、派车和信息上报工作。2020年成都市（包括成都市急救指挥中心和11个二级指挥平台）接警数据如下：呼入电话量1 486 066个，调派救护车319 421次，出车数260 019次，救治人数272 046，处理3人及以上突发事件1 999起，救治患者7 764人。2020年1至12月电话回访共7 320例，呼救者对单位调度员的服务满意率99.2%；各网络医院和群众等对中心的服务满意率大于98%；群众对网络医院出车速度和现场处置满意率达到98.5%；截至2020年12月31日，120网络单位共抽查12家共4 031条调度记录，未发现调度者违规调度。

【院前急救培训】 积极开展院前急救技能培训基地建设工作。组织省市专家详细制定《成都市院前急救技能培训基地建设标准》和《培训教具设备清单》，培训教具设备已采购到位。组织专家分批对报名参评的8家医疗机构开展现场评审并将评审结果上报市卫健委，建成成都市第三人民医院、成都市第五人民医院、成都大学附属医院共三个院前急救培训基地，制定培训基地运行管理方案、下拨培训教具，全面开展全市院前急救工作人员的AHA和PHITS（院前创伤中心）全覆盖标准化培训。开展BLS共38期1 083人，ACLS共15期173人，HS共7期155人，PHTLS培训1期18人。重保项目培训147人。

【信息化建设】 完成中心指挥调度大厅升级改造，调度席位增至19个，实现急救数据和救援现场集中展示。完成救护车救援系统建设，实现定位管理、实时行驶路径监测、语音视频传输、车载视频监控等功能，为实现“上车即入院”奠定基础。实施智慧急救信息平台建设，开展需求调研、方案编写、平台建设。

【应急值守】 中心严格执行24小时应急值守和不定时工作制；承担市卫健委对区（市）县卫计

局、直属医疗卫生机构、反恐应急医疗单位的每日应急抽查任务，全年共计抽查12 045次；代表市卫健委完成市政府总值班室周四视频点名共计45次，并将市政府总值班室对全市的应急工作的通报内容及重要指示书面上报市卫健委。完成市政府总值班室800M无线应急点名共138次，对全市7家反恐备勤医院进行电话点名19次。

【网络理政】 中心共受理并办结群众通过来电来信反映的各类问题共计31件，反映内容大致归纳为网络医院收费、服务态度、医院的院内转诊流程、部门协作联动机制等投诉、咨询和意见建议等。针对反映问题，市急救指挥中心及时调查，认真核实，均按规定时限办理，并做好与来信、来访人的沟通解释工作，按时办结率100%、群众满意率达100%。

【荣获表彰】 中心"救在身边"志愿服务项目荣获2020年第五届中国青年志愿服务项目大赛铜奖、四川省金奖；2020年第二届全国卫生行业志愿服务项目大赛铜奖。中心被成都市总工会授予"新冠肺炎疫情防控工人先锋号"；获得成都市委办公厅表扬信(信息报送工作)；获得四川省保健委员会四川省第十三届人民代表大会和省政协十二届三次会议疫情防控和医疗卫生保障工作中有突出贡献的集体通报表扬。中心调度科获"成都榜样，大美医者"称号。中心微视频《120遇到的奇葩事》获得第四届"成都榜样，大美医者"微视频大赛、《心肺复苏与AED》获得2020年成都市健康科普知识技能竞赛视频类二等奖；中心获得市卫健委举办2020年成都市健康科普知识技能竞赛优秀组织奖。中心职工刘若熙荣获第八届四川省青年优秀志愿者，黄瑾敏荣获成都市五一劳动奖章；陈庆华、陈静获评"成都市抗击新冠肺炎疫情先进个人"。

(陈　静　羊　婕　邹沁菡)

成都市血液中心

【概况】 成都市血液中心始建于1962年，隶属成都市卫生健康委员会，是一所集血液采集、检测、制备、供应及科研教学于一体的公益性卫生机构，担负着成都市23个区(市)县近310余家医疗机构的安全用血保障重任，同时承担着四川省血液管理中心、成都市临床用血质量控制中心职责，负责省内外血液调配工作，保障突发事件的应急血液供应，并为全省采供血机构开展业务培训、技术指导、质量控制与评价，是中国输血协会血液制备专业委员会依托单位。中心建立覆盖采供血全过程的质量管理体系和信息管理系统，拥有完善的采供血服务网络，在成都辖区内设有69个献血点，提供全年无休的采供血服务，采血规模居全国血液中心前列。2020年，在岗职工303人，本科及以上共217人，其中博士6人，硕士72人。专业技术人员262人，占总人数86.5%；有高级职称34人，占12.98%；中级职称125人，占47.71%，初级职称及以下103人，占39.31%。自2004年起成都市保持临床用血100%来自公民自愿无偿献血，连续五届10年荣获"全国无偿献血先进城市"光荣称号，成都市血液中心也先后荣获全国医药卫生系统"创先争优先进集体"、中国输血协会"特殊贡献奖""全国表现突出采血班组""全国最美献血点""全国最智献血点""成都市文明单位""成都市模范单位""成都市抗震救灾先进集体""成都市安全生产先进集体""成都市三八红旗集体""母婴安全保障工作突出贡献集体""医疗管理无偿献血工作表现突出单位""2018—2019年度全国无偿献血促进奖特别奖""2018—2019年度全国无偿献血先进市""四川省抗击新冠肺炎疫情先进集体"等多项荣誉。

【"十三五"发展成绩】 在成都市卫健委坚强领导下，全市采供血工作在"十三五"时期快速发展，五年期间采集血液191.7万单位、111.7万人次，供应血液制品352.8万单位，同比"十二五"分别增长27.2%、28.2%和28.7%。2020年采集血液22.7万人次，血液采集总量居全国第4，副省级城市第2，成都市荣获全国无偿献血先进城市，中心荣获全国无偿献血促进奖特别奖。无偿献血百万人次背后体现着血液中心提升服务、优化功能、创新宣传等系列举措。主要亮点工作有：一是无偿献血"成都模式"初步形成。建立以"政府主导、多部门协作、全社会参与"的长效机制，形成报、刊、网、端、微等全媒体宣传体系，摄制宣传片20余部，获得国家、省、市级荣誉7项。全市建立60余个献血点和16个储血点，形成横向到边、纵向到底、覆盖城乡的采供血服务体系，初步形成“街头、高校、应急、团体”四位一体的无偿献血“成都模式”。二是血液安全保障体系持续完善。西部地区首家通过ISO15189医学实验室质量体系认可的血液中心，启动血小板细菌检测，高效完成HTLV病毒筛查国家试点任务，先后承担西藏、阿坝等5个省内外血站的紧急核酸检测委托任务，新发传染病检测能力国内领先，临床用血安全水平进一步提升。三是全省采供血首位作用全面发挥。牵头全省血站实现“四川省血液管理信息系统”联网，助推我省血站管理一体化发展。2020年面对新冠疫情快速响应，牵头实施全省血液调剂，完成省内血液调剂3.9万单位，支援湖北、北京等城市14.4万单位，血液保障工作经验获得国务院联防联控机制医疗救治组的通报表扬并转发各地学习，中心荣获“四川省抗击新冠肺炎疫情先进集体”。四是人才队伍建设稳步实施。多途径推进人才队伍建设，在“十四五”开局之年，中心实现了硕、博士研究生人数占比达到25.7%，为中心未来高质量发展做好人才储备。五是新中心建设全面推进。作为成都市“十三五”期间重点民生工程，中心迁建一期项目占地67亩，建筑面积4.5万平方米，是目前全国建设规模最大的血液中心，年内即将投入使用。总体来看，“十三五”期间成都市无偿献血工作取得了长足进步，供应与安全保障能力显著增强，为“十四五”期间全面建成全国一流血站奠定了坚实基础。

【党建工作】 深入学习贯彻党的十九届五中全会和省委十一届八次全会、市委十三届八次全体会精神，积极开展“大学习、大调研、大走访”活动。创新党支部建设，出台《成都市血液中心2020年度提升党支部建设质量指导意见》，做好支部建设顶层设计。筑牢廉政风险防控体系，全面梳理风险点，详定防控措施，首次将工会、团总支纳入防控体系。夯实“自查＋督查”检查机制，建立干部廉政档案，全覆盖、多形式开展廉洁警示教育，推动全面从严治党向纵深发展。

【新冠肺炎疫情防控】 2020年面对突如其来的新冠肺炎疫情，快速反应、统一指挥，在全国率先启动预约献血，联合媒体宣传安全献血保障措施。组建工作专班，每周通报并落实整改，确保疫情防控“全流程、全链条”闭环管理。在全国率先开展血液新冠病毒核酸筛查，共检测1.6万份献血者标本，切实保障临床血液安全。及时落实国家要求，组建新冠肺炎康复者恢复期血浆采集专班，采集来自全省8名新冠肺炎康复者恢复期血浆2 800毫升，保障我省新冠肺炎重症、危重症患者救治工作。新冠肺炎康复期血浆采集工作组获得成都市第二届“成都榜样·大美医者”提名奖。按照国家卫健委和省卫健委统一部署，完成省内血液调剂3.9万单位，先后组织7次全省血站“援鄂调血”，其中成都共五批次支援湖北1.2万单位血液，总共支援湖北、北京、上海等地血液42批次380万毫升。血液保障工作经验获得国务院联防联控机制医疗救治组的通报表扬并转发各地学习，成都市血液中心荣获“四川省抗击新冠肺炎疫情先进集体”称号。

【血液采供】 2020年全市共22.7万人次献血38.8万单位，其中采集全血34.1万单位，采集单采血小板4.7万单位。血液采集总量居全国第四位，副省级城市第二位。全年向临床发放红细胞类制品36.5万单位，有效保障全市临床血液供应。中心全年完成千人口献血率14.3‰、固定献血者比例46.4%的无偿献血核心指标任务。按照省卫健委《2020年四川省血液管理重点工作任务》要求，中心加强应急献血工作。有效分解无偿献血核心指标任务至各区(市)县，适时督促、定期考核。健全采供血服务网络，积极争取将献血点设置纳入市政府督办事项。新增城区献血屋1个，处于选址阶段献血屋2个，确定TOD枢纽站点献血屋布局2个。创新“一点一组”工作模式，3个献血点自试行以来血液采集量同比增长6%。

【血液安全】 实施血液安全水平提能行动，质量管理能力接轨国际标准，成为西部地区首家通过ISO15189医学实验室认可的采供血机构。提升血液产品质量，对标美国AABB认证标准启动血小板细菌检测，助推全市血小板安全水平达国际标准，为全市临床用血提供更加安全、有效的单采血小板制剂。针对临床免疫性血小板输注无效患者开展血小板配合性输注服务，全年完成血小板配型385例次，同比增长48.7%，为临床提供配合性血小板526.5个治疗量,同比增长64.0%。启动稀有血型库建设,助力大运会血液安全保障。以核酸检测人员队伍建设和科技攻关项目为抓手,提升新发再发传染病检测应对能力。

【献血服务】 多措并举提升献血服务,全面升级献血屋环境。依托全市特色社区资源,将无偿献血与社区建设深度黏合,其中经过改造的金牛献血屋荣获“2020年度全国最美献血屋”称号,双流爱心献血服务站被评为“2020年全国最智献血点”。创新团队志愿者服务新模式。借助民企力量,创立成都民企献血日,莱蒙都会献血屋成为国内首个由民企免费提供地块支持建成的献血屋。连续三年举办献血服务标准化培训,形成无偿献血服务“成都规范”。以献血APP为重要抓手,推进献血预约、用血退费、纪念品积分兑换等特色线上服务,用户注册量增长居全国第一。

【献血宣传】 坚持与全市卫生健康宣传工作重点同频共振。提高无偿献血知晓率,媒体刊播数量和平台级别达到近年最高。在主流媒体及各平台刊发成都献血信息1 700余条,成都市血液中心是疫情期间全国首家被央视《新闻联播》栏目报道的采供血机构。“一网一端两微”多平台发力提升机构影响力。微信关注人数实现翻番,在全国政务微博影响力排行中,官方微博(成都献血)在2020年全年位列“全国十大献血机构”第1名。以提升献血行动转化率为目标,品牌活动持续创新。2020年“世界献血者日”无偿献血主题宣传活动首次采用“成都主会场+4地分会场”的直播模式,吸引18万网友在线观看。同时,四川省血液管理中心(成都市血液中心)成为2020年“世界献血者日”国家卫生健康委员会推荐的唯一血站接受中央电视台采访。

【学科建设】 2020年申请各级各类科研课题7项,立项5项,其中1项为市科技局首批8个“新冠病毒肺炎防控应急科技攻关项目”之一。撰写学术论文39篇,发表26篇(SCI论文2篇),及时总结中心应对新型冠状病毒实战经验,相关工作经验被英国Trans-fusionMedicine杂志推送至WHO世界卫生组织用于经验分享。

【主干引领】 深入贯彻国家推动成渝地区双城经济圈建设发展战略和市委“一干多支”决策部署,与重庆市血液中心签署《采供血协同发展合作协议》,建立成渝地区双城经济圈临床用血紧急调配机制,打通两地血液高铁运输绿色通道,开启成渝两地采供血工作协同发展新格局。积极履行四川省血液管理中心职责,科学安排我省2020年无偿献血工作。召开成德眉资采供血同城化工作推进会,与攀枝花市签署《采供血工作合作协议》,紧抓国家重要战略部署契机,按下采供血工作同城化“快进键”。

【建设项目】 坚持疫情防控和复工复产“两手抓、两手硬”,全力推动项目建设。12月31日开展五方责任主体验收工作,完成年度建设目标任务。突出重点,在保证安全质量的前提下,加快推进项目建设进度;攻克难点,加强协调推进周边管网建设力度,优化项目建设方案;打造亮点,在提供临床用血和保障用血安全前提下,同时打造城市精神文明和科普教育的窗口,为“健康成都”再添亮点。

(李　莹　蒋　艾)

成都市卫生计生人才服务中心

【概况】 成都市卫生计生人才服务中心(成都市医学考试中心、成都市医疗卫生国际交流中心)系成都市卫生健康委员会直属事业单位,主要职责包括:承担卫生健康人才项目实施、专业人才培训、人才专业评价、人事代理、行业资格考试等人才服务工作;承担卫生、中医药专业技术人员职称评审等事务性工作;承担卫生健康系统对外国际交流合作的相关服务工作等。

2020年,中心坚持以习近平新时代中国特色社会主义思想为指导,认真贯彻落实中央、省委、市委、市卫健委关于新冠疫情防控工作部署,通过强化职能运行效率,突出重点狠抓落实,积极探索创新工作机制,推动中心各项工作高质量发展,圆满完成各项目标任务。

【“十三五”发展成绩】 “十三五”期间,不断提高人才工作能力和服务水平。2016年初,整合原计生、卫生的三家直属单位，合并成立“成都市卫生计生人才服务中心”。搬迁改造办公区，新建服务窗口、人事档案库、保密室，造就一支考务专业能力强、政治素质过硬的医考队伍；完善制度和工作流程，规范管理着3.5万余册人事档案；不断加强与省、市人才部门的沟通联系，紧紧围绕“成渝双城经济圈”建设和“成、德、眉、资”协同发展战略目标，与重庆、雅安、阿坝等市州资源共享、优势互补，开展多个项目的合作交流。积极推动全市卫生人才队伍建设和发展。5年来，不断提高医学考试的工作能力和水平，各类医学考试考生人数逐年攀升，从2016年的10万余人次增长到2020年15万余人次，在新冠疫情严峻形势下，制定防控指南和应急预案，确保在各项医学考试中无一例疫情情况发生。积极推进并完成国家医师资格考试“十三五”规划5项改革，全市医师资格考试通过率达48%远高于四川省平均水平。职称评审改革工作走在全省前列，完善人才评价指标体系，积极开展职称评审政策的宣讲和推进，落实省、市职称评审政策，严把评审关口确保通过质量，5年共评审卫生、中医药高级专业技术资格6 000多人；积极争取和及时贯彻落实国家、省、市对疫情防控一线人员职称晋升中涉及的对口支援、进修学习、任职要求等优惠政策，为在疫情防控一线的医生们争取到副高资格考试延考、补考等政策。加强对援外医疗队员的关心关爱，积极慰问了解他们在国外的生活、工作和国内的家庭情况，落实他们在晋职晋升、岗位聘任等方面的政策，受到援外医疗队员的高度赞扬。加强卫生专业技术人才招聘。5年来，中心每年组织全市医疗卫生机构开展外出公招，积极争取，新增四川大学华西医学院等省内双一流学校考核招聘，新增区(市)县基层医疗卫生机构省内专场招聘会，召开专场招聘会8场，2万余名学生参加招聘，全市医疗卫生机构共招聘硕士研究生1 000余人，博士生50余人。人才评价体系不断完善。5年来，中心不断充实和完善人才评价体系指标建设，与市人社局、成都大学等机构交流合作，先后建立健全高级职称评审、人才引进、评先评优等项目的指标体系，同时为阿坝、新津、郫都、新都等十余个地区提供全面的人才评价服务，各项工作走在全省的前列，受到服务对象的一致好评。

【党建工作】 加强党的基层组织建设，选举产生中共成都市卫生健康人才交流中心支部委员会、建立党小组，引领党员干部发挥先锋模范作用。强化党风廉政建设、意识形态建设，打造一支思想过硬、作风优良的职工队伍。完善工会组织建设，为群众办实事、解难题，将全体职工紧紧团结一起，积极为中心高质量发展、为全市卫生健康事业谋发展做贡献。

【新冠肺炎疫情防控】 创新性开展全市各类医学考试疫情防控工作，研究制定18项切实可行的疫情防控工作方案、应急预案和操作指南，并予以严格执行，采取多部门联动的方式对各类医学考试考场进行医疗、疫情防控保障，全年组织实施的十余项15万余人参加的医学考试中无疫情发生。在做好单位内部疫情防控工作的同时，市卫健委派中心副主任、财务科负责人牵头全市卫健系统疫情防控数据统计工作，为全市疫情防控工作提供真实有效的数据支撑。

【专业技术资格考试】 2020年，面对严峻的新冠疫情防控形势，中心顺利完成5项国家级、4项省级和市级医学考试项目，考生数达15万余人创历史新高。在省考区办、市卫健委的领导下，以国家、省医学考试疫情防控方案为基础，积极探索，结合成都市实际情况，研究制定《2020年国家医师资格考试成都考点新冠疫情防控工作实施方案》《2020年全国护士执业资格考试暨卫生专业技术资格考试成都考点疫情防控方案》《全国职业技能鉴定考试成都考点应急预案》等18项切实可行的疫情防控工作方案、应急预案和操作指南，并予以严格执行。在工作中，加强与委人事、医政、应急、疾控等处室的沟通，协调联系市疾控中心、血液中心、区(县)卫健局等单位，并与公安、供电、保密、经信等单位开展多部门、多行业联动，创新多项考务工作流程，如：设立体温检测专用通道、体温异常考生专用考室、考场设立疫情防控及医疗保障专业人员等。经过周密的部署和有效的防控，既保证各项考试的严肃性、公平性，确保全市9所院校、85个考场、15万余考生，在考试中无疫情发生，受到省、市有关部门的一致好评。

【专业技术人员职称评审】 完成2020年卫生、中医药专业技术人员职称评审工作。收到成都市卫生、中医药副高级专业技术职务任职资格申报材料1 972份，审核通过1 821份，资料审核通过率92.3%；卫生专业评审通过1 353人，通过率84.62%；中医药专业评审通过189人，通过率85.14%。

【培训工作】 2020年克服新冠疫情的严重影响努力推进培训工作，上半年在市级医疗机构范围内开展"公立医院在培训工作中存在的问题"调查，为之后的培训策划提供一手参考资料。同时建全市卫健系统培训师资库，将50余名优秀师资整理入库，为确保培训质量打下坚实的师资基础。下半年，在新冠疫情常态化防控的形势下举办"成都市医疗卫生机构感染管理培训班"、2期"医疗机构医保管理培训班"，与省卫健委人才服务中心联合举办2期"全省卫生职称政策培训班"，与成都市第八人民医院将联合举办的"成都市卫健系统老年照护技能培训班"，全年参培学员共计1 000余人。

【国际合作交流】 为应对全球新冠肺炎疫情，发扬国际主义精神，发挥中国智慧，在国家、省、市卫健委的安排部署下，中心建立成都市卫健系统赴外短期专家人才储备库，13家市级医疗机构及16个区(市)县卫健局共计476名专业技术人员申报入库，为国家援外抗击疫情的部署做好人才储备；为进一步加强疫情期间对援外医疗队员的关心关怀，中心积极组织各派员单位与援外队员进行每月两次的沟通联系，积极协调解决援外队员工作、生活上的需求和困难，以及队员反馈的问题；年底启动2020年第二批援外医疗队预备队员的选拔工作，按要求选派赴佛得角、安哥拉的援外医疗预备队员，同时沟通协调队员的选拔、考察、手续办理、语言培训等事宜，确保援外任务顺利推进。

【公共服务工作】 2020年按照市人社局、市卫健委的工作安排，中心组织市卫健委12家直属医疗卫生事业单位、成都大学附属医院，以及天府新区等9个区(市)县公立医疗卫生单位赴重庆、长沙、济南举办2020"蓉漂人才荟"暨2021年成都市卫生事业单位公开招聘会；组织市卫健委13家直属医疗卫生事业单位、成都大学附属医院在四川大学华西校区举办成都市本级医疗卫生事业单位公开招聘会。两次招聘活动，共收到简历8 000余份，较2019年增加3 400余份；签约博士研究生50名，签约硕士研究生421名，签约博士、硕士研究生人数较2019年分别增加18人、71人。

积极做好人才档案的窗口服务工作，制定服务大厅《公共服务手册》，坚决做好疫情防控工作，推出窗口服务的网上远程办理业务，优化10项窗口公共服务流程，减少来访人员流动聚集，缩短业务办理流程及办结时限，加强档案信息化管理创新，运用PS技术，制作《档案库房布局图》，加快后台3万余册档案查找速度，为服务对象提供更加快捷的档案服务，截至2020年12月，存档总数达34 994册，较2019年同期增长1 400余册；户口管理总数1 588户；接收应届毕业生报到968名；管理流动党员79名，人事代理单位11家；完成13家省内、外卫健系统各类人才评价服务、面试笔试命题、笔试阅卷等工作。

【亮点工作】 创新性开展全市卫生人才服务工作。一是为新津区卫健系统提供人才服务，创新服务内涵。在"健康新津2030行动纲要"和"公立医院院长年薪制"服务项目中，采用社会化购买服务，组织专家对纲要的科学性、规范性、合理性、实用性等进行全面论证，以科学可行的服务方案、高质量的专家团队，迈出社会化人才服务的坚实步伐。二是结合对口支援、脱贫攻坚等项目，贯彻落实市卫健委《深化成阿合作发展"十三五"规划》和成阿医疗合作项目，无偿为阿坝州卫健委2020年公招卫生专业技术人才面试提供专业命题数十套(包含藏医药的藏文命题)，为藏区卫生人才队伍建设提供有力的支撑，受到阿坝卫健委和州医疗机构的高度赞扬。

开创国家医师资格考试视力残疾考生工作先例。2020年全国医师资格考试成都考点共有5名视力残疾的考生参加考试，在全国罕见，在全省尚属首次，引起社会和国家、省市有关部门及领导的高度关注。在报请国家和省考区办批准后，中心成立视力残疾考生考务工作专班，建立国家医考特殊考生考务流程，并获得省考区办的批准。在考试过程中，为每名残疾考生配备3名专门人员辅助方式，既解决残疾考生的实际问题，又严格执行考试流程和考核尺度，5位视力残疾考生均顺利完成考试。成都考点的考务工作受到国家巡考组、省卫健委的高度赞扬，并将本次考务经验在全省进行学习交流，市残联和残疾考生还送来“敬业正直、为民解忧”的锦旗和感谢信。

首次承办成都市国家卫生健康行业职业技能鉴定考试项目。根据国家人社部、卫健委及国家、省卫健委人才服务中心改革要求，2020年度成都市的国家卫生健康行业职业技能统一鉴定考试交由中心独立承办。中心在总结前期积累的考务、疫情防控经验基础上，积极与省、市卫健、财政、物价等行政部门沟通联系，取得“2020年四川省卫生健康行业职业技能鉴定站”资格，并作为专项工作成功立项。在考试的组织过程中协同保密、公安、经信等部门，在各级医疗机构、疾控部门的紧密配合下扎实开展疫情防控、安全保密、考务组织等工作，首次独立承担并圆满完成四川省卫生健康行业职业技能统一鉴定考试暨三级健康管理师资格考试工作，考生人数达3.2万余人，受到省卫健委、省卫健委人才服务中心的高度赞扬。

（涂成　刘军　邹锦）

成都市医学信息所

【概况】 成都市医学信息所是成都市卫生健康委员会直属的公益一类事业单位。承担成都市全民健康信息化建设技术管理、咨询及服务工作；负责成都地区卫生健康统计调查，全市各级各类卫生健康机构统计数据审核、上报、分析利用等技术服务与管理；承担全科医生培训、继续医学教育培训的组织和管理以及行政审批事项现场审查工作；承担成都市卫生志及《成都市卫生健康年鉴》编修和出版工作；开展医疗事故技术鉴定、医疗损害鉴定、预防接种异常反应鉴定、计划生育手术并发症鉴定和职业病鉴定；负责《现代临床医学》期刊编辑、出版及发行，组织开展刊授继续医学教育工作；组织开展卫生健康政策调研和项目研究，开展卫生健康相关政策咨询、医学信息检索、查新等技术服务及人员培训；承担成都医学会、成都中医药学会、成都中西医结合学会、成都护理学会、成都卫生经济学会、成都市医师协会、成都市医院药事管理协会共7个学（协）会管理工作。

2020年，在市卫健委领导下，深入学习党的十九大精神、习近平总书记来川及成都视察重要指示精神以及十九届五中全会、省委十一届七次、八次全会和市委十三届七次、八次全会精神，围绕全面体现新发展理念的公园城市示范区和健康成都建设，认真贯彻执行委党组各项工作部署，积极参与抗击新冠疫情，全面完成各项工作任务。

【“十三五”发展成绩】 一是全民健康信息化工作有力推进。成都市全民健康信息平台达到国家医疗健康区域信息互联互通标准化成熟度测评四级甲等标准，标志着全市卫生健康信息化建设迈上新的台阶，编制完成《成都市人口健康信息管理与网络安全工作规范（试行）》《成都市人口健康信息平台数据上传管理办法》等成都市卫生健康信息相关技术规范、数据集标准、接口标准和信息交换规范以及管理规范并组织实施；开展成都市全民健康信息平台运维管理、数据分析和质量监控，建成成都市高级人才信息系统、成都市医疗卫生资源管理系统、成都市医疗卫生标准管理系统和医疗质量检查评审分析系统，为市卫健委相关工作提供信息化支撑；全市中医馆健康信息平台下沉部署省中医药数据中心平台，形成成都市特有的中医馆系统，保证全市数据通过平台上传，自主监管，数据共享；成都市电子健康卡卡管系统建设实现省、市卡管业务协同与数据同步；完成“健康成都”服务号健康档案在线调阅查询等功能，方便居民自助健康服务应用；完成成都市医疗卫生行业监管系统建设和省医疗“三监管”技术支撑任务以及成都市智慧治理平台相关任务，保证全市8个业务应用系统持续稳定向市智慧治理中心共享数据；贯彻执行信息与网络安全有关法律法规，保障市全民健康信息平台、市卫健委网站和单位网站安全运行。开展成都市全民健康信息平台等信息系统（网站）进行网络安全漏洞扫描及渗透测试，完成成都市全民健康信息平台和成都市医疗卫生行业综合监管系统三级保护测评，五年来无重大安全事故发生。

二是卫生健康统计工作有序开展。按照国家及四川省卫生健康统计工作制度、调查制度及有关规定，每年组织开展成都地区1.2万余家医疗卫生机构的卫生健康统计工作(包括周报/月报/季报/年报/实时报)及全市23个区(市)县261个乡镇(街道)1 500余万户籍人口自然变动情况监测统计工作以及成都市医改监测相关指标统计月报、季报；组织实施400余家医疗卫生机构的《成都市服务业统计监测报表》《公共机构能源资源消耗统计报表》等各项统计专项工作任务；完成《成都市卫生健康统计资料汇编》和《成都市卫生健康事业发展统计公报》等各类卫生统计资料收集、整理、汇总和上报；围绕全市卫生健康工作重点，尤其是医改工作，组织完成《社会办医现状与推进建议》《成都市多点执业状况与建议》《2019年成都市分级诊疗现状分析》《成都市公立医疗机构取消医用耗材加成同步调整医疗服务项目价格政策效果评估》《基于疾病风险调整的成都地区三级公立医院医疗质量评价》和《2019年成都市卫健委直属公立医院医疗费用管理分析报告》等专题研究报告，为行政部门决策提供科学依据和政策建议。

三是依法开展医疗技术鉴定。严格执行国家法规，按规范程序做好医疗事故技术鉴定、医疗损害鉴定、预防接种异常反应鉴定、职业病鉴定和市级计划生育手术并发症鉴定等组织协调和管理工作，五年来，共组织完成医疗事故技术鉴定333例，被鉴定为医疗事故152例，鉴定事故率为45.65%。组织完成职业病诊断鉴定92例、预防接种异常反应鉴定3例；建立医疗事故技术鉴定专家库并进行动态管理，定期总结、分析和上报鉴定工作情况，形成年度《医疗事故案例汇编》，为行政部门医政管理决策提供依据；定期向医疗机构通报医疗缺陷与医疗质量问题，促进医疗质量与医疗管理水平提高。

四是继教科研工作取得新成效。每年完成全市10万余卫生专业技术人员的继续医学教育工作的组织管理及学分审核；利用信息化手段对全市继教项目申报、审核、执行、学员考勤、评估、反馈、学分管理等情况进行全面监管，全市继教学分实现电子化管理；组织开展毕业后医学教育管理，组织完成成都地区24个护士规范化培训结业临床实践能力考核成都考点现场巡考和成都地区15家医疗机构的住院医师、护士、医疗机构药师规范化培训基地现场督导；组织完成全市医学科研立项评审1 468项，医学重点学科(实验室)和重点专科评审338项，验收和动态管理评审78项。

五是期刊编辑和《卫生年鉴》工作。每年编辑出版《现代临床医学》6期，依托期刊开展的刊授继续医学教育为7万余名医疗技术工作者服务，基层人员达到81.2%；每年完成《成都卫生年鉴》(2019年更名为《成都卫生健康年鉴》)的编辑出版，完成省、市地方志修志任务及特大、重大事件(如新冠疫情防控特别年鉴)的编撰、出版工作。

六是圆满完成卫健行政部门委托工作。五年来完成多项卫生健康行政部门委托工作，其中行政审批专家现场技术审查365项；制定《成都市一级综合医院评审标准(2019年)实施细则(试行)》《成都市医疗服务与质量检查评分标准》等医政管理相关标准；组织开展全市医疗服务质量督查399家，完成医院等级评审37家，临床限制技术备案25个，医疗美容项目备案1个；培训基层卫生人员3 800余人次；完成卫生技术人员定期考核15万余人次；完成中医药师承教育5批，出师349人；受原市卫生局委托，市医学信息所承担成都医学会、成都中医药学会、成都中西医结合学会、成都护理学会、成都卫生经济学会、成都市医师协会和成都市医院药事管理协会等7个医科类学(协)会的组织建设和日常管理工作，相关学会和协会成立功能性党组织，以党建引领学会发展方向，成都医学会、成都中医药学会和成都护理学会被评为5A级社团组织，医学会每年开展“成都市医学科技奖”评审，五年来共评出一等奖7项、二等奖16项、三等奖52项。

【党建和党风廉政建设】 着力夯基固本，提升党组织凝聚力、战斗力、创造力。2020年4月28日顺利完成所党支部换届工作，严格落实党内组织生活制度，全年所主要负责人给在职党员作党课报告2次。扎实开展意识形态工作，牢牢把握政治方向。全年共组织理论中心组学习10次，召开职工大会、所务会等集中学习22次，党员大会5次，各党小组集中学习18次。成立16人组成的青年疫情应急小分队，随时准备参与全市疫情防控工作，支部44名党员自愿捐款7 220元支持新冠疫情防控工作。开展“危难面前显忠诚、挑战面前显担当”主题党日活动，组织学习观看“防疫期间优秀党员案例”视频，4名党员就抗击疫情期间身边涌现出来的典型人物和感人事迹分享自身的心得和体会。压紧压实“两个责任”，始终做到党风廉政工作与业务工作同部署、同检查、同落实、同考核。量身定制所领导班子和班子成员的主体责任清单。严格执行“三重一大”决策程序，全年召开支委会26次，对所内项目、经费使用及“选人用人”等81项议题进行集体研究。全年开展党风廉政建设日常约谈2次，所党政主要负责人约谈班子成员、班子成员约谈分管科（室）主要负责人18人次，推动主体责任落实见效。认真落实谈话提醒和约谈函询制度，对年内选拔5名科（副）主任进行任前廉政谈话。坚持“成熟一个，发展一个”的原则。2020年发展党员1人，预备党员按期转正1人，现有入党积极分子3人。

【新冠肺炎疫情防控】 先后抽调6名人员到市卫健委参与新冠疫情防控工作；收集完成《新型冠状病毒肺炎疫情密切接触者基本情况统计表》256期、《境外人员医学观察汇总表》242期、《境外人员医学观察花名册》107期，累计核对境外人员个案信息3万余条；协助武汉市卫健委完成年度科研立项评审821项；启动新冠疫情防控特别年鉴编撰工作。代管的成都医学会、成都中医药学会和成都护理学会功能性党组织被市科技社团党委评为新冠肺炎疫情防控工作先进党组织，成都医学会推荐的市三医院李国平同志被评为“成都市最美科技工作者”，成都市医师协会推荐的市公卫中心陈红同志荣获十二届“中国医师奖”。

【全民健康信息化】 完成成都市全民健康信息互联互通标准化成熟度四级甲等测评。对照国家测评标准246项指标，组织完成指标升级改造92项，新建指标30项，健全成都市全民健康信息服务体系，市全民健康信息平台正式通过国家四级甲等测评，建成以医疗资源、医疗服务、公共卫生、疾病管理和综合监管、数据质量管理、医疗“三监管”、抗击新冠疫情为展示内容的成都市健康医疗大数据分析及演示大厅；完成成都市电子健康卡管理系统建设，对接四川省电子健康卡管系统，实现数据同步；进一步提升医疗卫生行业监管系统数据质量，处理市级公立医院和委注册工矿、民营医院质控数据400余条；完成省、市信息平台基本公共卫生数据对接，按月形成22个区（市）县基本公共卫生服务指标分析，指导提高基本公共卫生服务信息管理水平，完成成都市2020年基本公共卫生服务项目管理培训授课任务，成都市基本公共卫生服务管理经验在四川省医共体及基层卫生信息化建设与应用培训会上交流。启动成都市医疗健康服务重点机构管理分析系统建设、健康旅游发展策略研究与健康体检发展策略研究，完成阶段任务。完成成都市全民健信息平台和为网站等12个信息系统网络安全漏洞扫描及渗透测试；完成成都市全民健康信息平台、成都市医疗卫生行业综合监管系统三级等保测评，全年无安全事故发生。

【卫生健康统计】 落实统计工作责任，提升统计数据质量，对5个区（市）县8个医疗卫生单位的统计工作进行现场督导，举办卫生健康统计年报数据质量控制培训和人口监测系统培训6期；完成2020年度综合卫生健康统计、人口监测统计年报、月报和实时报等统计调查任务，及时上报率100%；组织完成年报数据质量会审和月报数据审核，按要求完成老龄健康相关数据统计，编制医改监测统计月报7期，统计季报1期；做好控制医疗费用不合理增长数据监测统计、取消药品加成数据监测统计，加强分级诊疗数据监测等数据支持工作，形成《成都市卫健委直属公立医院2019年医疗费用管理分析》《基于疾病风险调整的成都市三级公立医院评价》等专题分析报告。全年完成《2019年成都市分级诊疗现况分析》等统计专报9期、《分析报告》2期。

【继教科研管理】 组织专家对547个市级继续医学教育申报项进行初筛，510个项目获得批准（其中新申报426项，备案84项），持续推进市继续医学教育信息管理系统升级改造，实现线上继教培训管理,全年审核授予学分28万余份;组织专家完成成都市14个护士规范化培训结业临床实践能力考点巡考;完成62名成都市紧缺人才和县级医院骨干专科医师培训;完成全市医学重点学科(专科)建设项目评审69项、中医重点专科(专病)建设项目评审59项、市级医学重点学科(实验室)及重点专科建设项目验收和动态考核评审27项、年度科研立项评审488个。

【医疗技术鉴定】 全年受理医疗事故技术鉴定118例,完成医疗事故技术鉴定67例,其中29例被鉴定为医疗事故,5例无法判定是否属于医疗事故,鉴定事故率同比下降10%;完成预防接种异常反应鉴定1例;完成职业病诊断鉴定26例,其中鉴定结论与诊断结论不一致8例;完成《2019年医疗事故案例汇编》,对典型案例进行分析,为卫健行政部门加强监管和各医疗机构强化医疗质量管理、确保医疗安全提供参考。

【期刊编辑】 完成《现代临床医学》出版6期,与中国知网合作完成数字优先出版129篇;第一时间开辟"新冠肺炎专栏"进行新冠约稿,共征集新冠稿件80余篇,刊用16篇;积极创新服务模式,启用手机APP、在线支付、电子发票、智能在线咨询等方便刊授学员的功能,完成刊授继续医学教育6期。

【学(协)会管理】 卫生经济学会申请成立功能性党支部;护理学会成功举办庆祝"5·12"国际护士节——"白衣执甲,致敬天使"抗疫原创短视频展示活动;医学会等7个学(协)会联合开展第三届"中国医师节"暨成都医务工作者抗疫表彰会,对各医疗机构在抗击新冠肺炎疫情中表现突出的452名先进医务工作者进行表彰;医学会、中医药学会积极响应市科协"爱成都·迎大运"志愿服务活动,10月组织呼吸病、妇科、儿科等专家队伍赴简阳市平武镇尤安村开展义诊;医学会完成成都市计生特殊困难家庭"心灵彩虹"项目,组织专家下基层活动4次,基层骨干培训班1场;卫生经济学会完成市卫健委委托项目《成都市医改监测数据统计分析研究》。

【年鉴及修志工作】 分析总结2019年卷《成都卫生和计划生育年鉴》编纂工作的经验和存在的问题,梳理工作重点,力求全面反映和展现基层医疗卫生和计划生育服务的新形势新举措新特点新效果,形成新的年鉴编纂提纲;完成2020年卷年鉴培训及编纂任务;整理完成约5万字《成都市卫生健康事业发展》概述性资料,精选成都市2019年度相关工作照片30余张,分别报送省卫健委年鉴办和市地方志办公室;启动市卫健委抗击新冠肺炎疫情大事资料长篇工作。

【圆满完成上级交办任务】 完成医疗机构选址和医疗机构校验等行政审批专家技术审查97件;编制完成《成都市卫健委医疗机构执业登记(眼耳鼻喉医院)专家现场审查评分表》;完成年度二级乙等医院评审(复审)17家、专家技术审查事项15件(其中三级眼科医院标准审查1件,三级康复医院标准审查2件,增设开展健康体检4件,增加血液透析机7件,医疗机构美容项目备案审核1件),收到临床基因扩增检验实验室备案申请32件,全部通过备案资料完整性审查,已提供备案号。完成限制类医疗技术备案22件,通过备案资料完整性审查9件,其中国家级3件、省级6件。完成"2020年基层卫生管理人员培训会暨紧密型县域医疗卫生共同体现场会"和成都市"优质服务基层行"专家培训;完成市级基层医疗卫生培训基地评(复)审19家;完成市第四批中医师承103名学员出师考核及全市第二批中药师承6次大课教学工作任务;完成2020年全市基层中药鉴别技能大赛和全市基层中医药适宜技术技能大赛;完成全市6 109名医师定期考核的报名、审核、考试和监督管理工作;完成《中华医典》《中医古籍初探》和《医养结合服务指南》等健康成都中医药文化系列丛书编写出版;制作投放中医药文化宣传短视频1部。

(邓　敏　朱勤毅　李　佳)

成都市中草药研究所

【概况】 成都市中草药研究所是成都市卫生健康委员会所属正处级公益二类事业单位。主要职能是承担川西地区中草药资源的调查、收集、发掘,开展传统和新型中草药方药的研发、中药制剂的剂改及临床分析;承担成都市卫生计生药械科研成果的开发推广服务工作，为成都市医疗卫生机构药品、医用耗材及相关医疗器械集中采购的监管提供服务保障。市中研所2020年新增1名硕士研究生，研究团队现有博士研究生1名，在读博士研究生3名，硕士研究生10名。

【“十三五”发展成绩】“十三五”以来，市中研所面对无中医药专业人员，无实验室的困境，党支部迎难而上、攻坚克难，内联外引，打造中医药文创品牌，在医院制剂基础上开发大健康产品，取得阶段性成效。一是筠姜研究顺利通过四川省中药饮片炮制规范新标准评审，已由四川省药品监督管理局公示，并顺利实现成果转化。二是探索中医药＋AI交叉学科应用研究，人工智能图像识别与中药鉴别融合应用，已形成初步研究成果，并发表SCI论文1篇。截至2020年底，市中研所共发表SCI文章近10篇、中文核心期刊文章近20篇，申请国家发明专利3项、行业新标准1项，实现成果转化1个。

市中研所着力研发中医药大健康产品，多款大健康产品完成企业备案或上市销售，其中养生茶饮、芙蓉膏依次上市。芙蓉系列产品获得首届“金芙蓉杯”文创大赛最佳人气奖、优秀作品奖，四川中医药文创产品及健康文化精品设计大赛二等奖，首届“天府文创”大赛实物类铜奖，为芙蓉IP的打造做出贡献；中药复方洗手液中和剂已突破筛选难题，抗病毒效果达99.32%；集“产、学、研、教”为一体的中医药文化宣传教育基地百草园初见雏形。开展多学科交流融合，分别在疾病预防、科研、文化、成果推广等方面与成都大学药学与生物工程学院、四川大学、华大基因、成都市公园城市植物科学研究院、重庆市中药研究院、重庆市药用植物研究所、四川省中药饮片有限公司等进行合作交流，主动与中国中医科学院对接，充分发挥国家、省、市院校、科研机构行业资源优势，为推进健康成都建设贡献力量。

【党建工作】认真贯彻学习习近平新时代中国特色社会主义思想，把学习习近平总书记重要讲话和重要指示批示精神作为支委会“第一议题”，全年组织支委会学习30余次。认真落实三会一课、固定党日，深学细悟习近平总书记对卫生健康工作的系列重要指示精神，传达学习市卫健委党组会议精神，组织《在疫情大考中彰显中国特色社会主义制度优势》《谱写新时代中国特色社会主义新篇章》等党课宣讲，参加《十九届五中全会精神专题辅导会》联合培训，组织全体党员干部观看《南湖的红船为什么能破浪前行》《全国抗击新冠肺炎疫情表彰大会》，开展重温入党誓词活动，坚定理想信念和使命担当，全年共组织各类学习教育50余次，强化理论武装，切实增强“四个意识”，坚定“四个自信”，坚决做到“两个维护”。

制定《2020年中共成都市中草药研究所支部委员会全面从严治党、党风廉政建设和反腐败工作安排》。量身定制《全面从严治党主体责任清单》，明确工作任务措施、完成时限、责任科室。所长代表班子与各科室（项目）负责人签订2020年全面从严治党责任书，坚持将全面从严治党、党风廉政建设工作与中心工作同部署、同安排、同落实、同考核。围绕提质增效，创新开展“人人上讲台、个个当教员”活动，让党员干部在“学与讲”的角色切换中不断提高理论知识和政治站位，不断提高卫生健康服务能力和质量。

【新冠肺炎疫情防控】积极投入新冠疫情防控，市中研所党支部勇于担当、行动迅速，利用发挥中医药专业优势，主动投入到抗击疫情的战役中。一是积极开展中医药防治新冠疫情的相关研究工作，协助四川省中医药科学院汇总中医药防控和救治技术资料；二是选派科研人员到市公卫中心，共同探索中药制剂在改善新冠肺炎部分症状中推广使用；三是组织药学和临床专家论证预防新冠肺炎的药食同源茶饮配方，该方收录进《成都市中医药预防新冠肺炎指南》；四是为落实“外防输入”各项疫情防控措施，派出4名职工到机场现场工作组，其工作得到市卫健委充分肯定，1名同志荣获“成都市抗击新冠肺炎疫情先进个人”称号。

【基础研究】市中研所2020年完成3项成都市医学科研课题的研究，1项四川省中医药旅游示范项目，并在国际权威SCI期刊上发表相关研究成果文章2篇。

【产品研发】为有效预防手足口病传播，助力健康成都建设，在专家论证和抗病毒技术攻关的基础上,洗手液产品抑菌有效性、重金属含量和安全稳定性等10余项指标检测均达到国家标准,抑菌率超过90%。产品顺利通过两项第三方评价:一是四川大学华西公共卫生学院的安全性评价,表明产品对皮肤无刺激、安全性好;二是中关村国际医药检验认证机构的抗EV71手足口病毒作用评价,病毒灭活率达99.32%,作用明显。目前,市中研所正按照有关要求对产品进行备案。同时探索研发抗病毒升级产品,如消毒湿纸巾。

市中研所坚持"中医药+文创"新思维,深入贯彻落实国务院《中医药发展战略规划纲要》、市委市政府《建设西部文创中心行动计划(2017—2022年)》和市政府办公厅《"擦亮蓉城名片打造芙蓉文化产业"实施方案》等文件精神,开发芙蓉系列大健康产品,打造"蓉城礼物"品牌,丰富蓉城IP和蓉城文化。一是实现芙蓉膏系列产品上市销售,得到消费者一致好评;二是与成都市公园城市植物科学研究院合作开展芙蓉系列大健康产品研发项目,已完成市场调研,明确产品定位,抢抓全国高校数字艺术设计大赛契机,面向全国征集芙蓉产品设计方案;三是持续深入开展木芙蓉花活性成分部位研究,为深入开发芙蓉日化系列产品提供技术支撑。2020年,芙蓉膏在四川省中医药管理局主办的"四川中医药文创产品及健康文化精品设计大赛"中荣获二等奖、四川省文化和旅游厅主办的首届"天府文创"大赛中获得铜奖。

【对外合作】 与成都大学签署协议,共建"中医药大健康产业创新研究中心",共享实验平台,将中医药"药补不如食补"理念融入慢性病、常见病和多发病等疾病预防性产品研究,聚焦基础科学问题和前沿技术难题,开展中药药食同源产品开发,力争到2025年达到省级工程技术中心的要求。与成都市公园城市植物科学研究院签署协议,以芙蓉为切入点,发挥双方科研及资源优势,深入开展"中医药+文创"大健康产品开发。

【中医药文化宣传】 积极推进百草园"中医药研学游",组织人员到国家级、省级研学教育基地参观20余次,赴重庆市药物种植研究所学习关于建设药用植物园的成功经验。按照"四川省中医药文化宣传教育基地"建设要求,反复优化百草园改造设计,确定改建方案并分段实施,完成百草园2020年的改建施工任务。

通过中医药活动进社区、进机关、进会展、进党校等形式,开展中医药宣传活动10余次,宣传健康养生理念、大健康产品、中医药文化。制作中医药宣传视频——"花重锦官城文创芙蓉膏"、中医药宣传册、宣传栏等。

在是中研所微信公众号持续推送——独依草木贾悬壶(已推送24期),制作发布中医药养生日历,充分利用新媒体宣传和推广中医药文化。

【中医经典竞赛】 由成都市卫健委、成都市中医管理局主办,成都市中草药研究所承办的2020年成都市中医经典竞赛于11月26日在成都中医药大学温江校区百汇堂圆满举行。竞赛围绕中医基本知识和临床应用等方面,进一步激发中医药人学习中医经典知识的热情,活跃中医学术氛围,提升医务人员的中医药理论素质,增强运用中医药经典知识防治疾病的业务技能,推动全市中医临床服务能力进一步提高。

【安全工作】 层层落实安全生产责任制,签订《维稳、综治、消防、安全生产目标责任书》《消防安全责任书》。扎实开展各项安全生产专项治理和安全隐患整改工作。全年组织消防应急演练1次,反恐演练1次,召开安全生产工作会2次,制作安全知识宣传栏、宣传展板10余个,发放安全宣传资料60余份。

(杜松林)

成都市卫生计生宣教中心

【概况】 成都市卫生和计划生育宣传教育中心是成都市卫生健康委员会的直属公益一类事业单位(县处级)。单位核定编制20人,内设机构6个,包括:办公室、视频新闻科、网络媒体科、健康成都编辑部、文图发行科、社会活动科。2020年,在编职工17人,其中管理人员9人,专业技术人员8人,退休职工10人。主要工作职责:围绕全市卫生健康中心工作,为建设健康成都提供宣传教育服务;利用报纸、电视、文图及新媒体等宣传平台,宣传卫生健康方针政策、法律法规、科普知识、先进典型，传播健康文化，弘扬正能量，为全市的卫生健康工作营造良好的舆论环境；编创制作卫生健康宣传品；培训基层卫生健康宣传技术骨干，指导基层宣传业务工作；开展卫生健康公益性、社会性宣传活动；承办市卫生健康委员会交办的其他工作。

【“十三五”发展成绩】 “十三五”时期，认真围绕健康中国战略的决策部署，进一步整合平台资源，加快媒体融合创新，主动融入全民卫生健康宣传，助推健康素养整体提升。一是顺应媒体融合大势，精细化提升平台传播效能。2019 年 7 月以短视频为切口，开设运行健康成都官方抖音平台，以平凡叙事的视角，以普及健康知识、传播行业正能量、弘扬良好医德医风的短视频做卫生健康“长文化”传播生态，进一步统筹全市卫建系统行业资源；利用卫生健康行业的民生属性，精准细分官方微博宣传板块，利用原创产品有效激活官方平台窗口服务能力，先后开设工作动态、政策解读、小卫在直播、医者仁心、医者说、健康小贴士、中医养生、对口支援“传帮带”等栏目，不断提升服务职能；加快媒体矩阵建设，与国家级权威新媒体大 V，如新华网、人民网、健康中国联动传播新资讯，与省卫健委官方微博联动共享健康科普信息和政策信息，与市卫健系统直属单位及区(市)县官方微博联动；调整过去从《健康成都》行业内刊物办刊模式，2019 年 10 月与省级媒体《大众健康报》合作开设“健康成都”专版，利用专业媒体的人员、平台、资源，聚焦行业发展、科普知识、民生服务等，将小篇幅“豆腐块”信息的版面风格转变为以“封面故事”“主题专版”等主题宣传报道，每周一期随《大众健康报》同步刊发，专版每期为 4 个版面，每期发行量 6 万份。二是利用技术创新驱动，行业宣传从简单相加迈向深度相融。架接新技术，拓展宣传传播力，联合四川广电局、四川电视台 IPTV，利用 AI 交互技术，共同打造 AI 健康短视频，有效提升视频制作效率；更新平台技术、开通活动抖音直播渠道，内容涉及防疫演练、急救操作教学、健康访谈等，增强传播的实时性和参与度；加大栏目策划力度，实现宣传产品“定制化”，邀请区(市)县卫计局局长进行专题采访，拍摄制作“局长论健”系列访谈节目 15 期，在成都电视台一套节目中播出；牵头做好全市“成都骄傲 · 大美医者”微视频大赛暨摄影大赛评选工作。三是主动融入全民卫生健康宣传，助推健康素养整体提升。抓住城镇社区、农村地区群众及青少年等重点人群的有效需求，加大科普信息推送力度，加大科普宣传进社区、进农村；促进科普活动线上线下结合，利用新媒体平台影响力，增加科普宣传版面和时段，拍摄科普类题材专题片 30 余部；强化主题宣传，提升科普宣传质效，每年利用各类卫生健康节日、纪念日开展群众性科普宣传活动，在“世界无烟日”“全民健康生活方式行动日”“世界防治结核病日”等主题宣传日设计制作相关内容海报、长图 100 余张，及时在新媒体平台发布，多渠道全方位加大科普宣传力度，助推全民健康素养提升。

【党建工作】 聚焦政治建设，提升宣传水平。一是强化政治理论学习。深入学习贯彻习近平新时代中国特色社会主义思想和党的十九大精神、习近平总书记对四川及成都工作系列重要指示精神，全面贯彻落实十九届五中全会和省市“两会”精神，坚持新思想指引新理念导航，全面系统谋划工作，推动各项工作高质量发展。2020 年召开支部学习会 13 次，党小组学习会 9 次，支委(扩大)会 19 次；邀请专家辅导学习《民法典》和十九届五中全会精神，开展支部书记讲党课 2 次。二是落实意识形态工作制。贯彻中央关于加强和改进党的新闻舆论工作的意见，不断规范舆论宣传，加强对“健康成都”官网、官微及电视栏目、抖音等宣传阵地的规范管理，健全意识形态工作机制，落实“一岗双责”，按照谁主管谁负责、谁主办谁负责原则，确保舆论阵地不出问题。三是扎实开展“大学习、大调研、大走访”活动。根据全市“大学习、大调研、大走访”工作部署，紧紧围绕十九届五中全会及十四五规划精神，结合宣教中心实际，召开党支部十九届五中全会精神专题学习会支部书记带头讲和联系专家教授深入讲，走访市六医院及金堂县调查研究，撰写《资源集约、协同高效进一步强化卫生健康行业媒体深度融合》调研文章。

【廉政建设】 压实主体责任，深化全面从严治党。量身定制领导班子及成员主体责任清单，完善风险防控自查表及承诺书，落实中央八项规定、“三重一大”议事决策制度及“两个责任”工作机制，签订党风廉政责任书；开展警示教育，筑牢思想防线，严格执行廉洁自律准则，防止“四风”反弹，节假日在微信群、QQ群向干部职工发送廉洁信息，组织干部职工学习成都市纪委关于违反中央八项规定精神典型案件及抗击疫情工作违纪违规的通报，组织观看警示教育片《越界》，教育引导干部职工坚持以案为鉴，深刻反思警醒，筑牢拒腐防变思想防线。坚持谈心谈话制度，利用组织生活会、民主生活会，专项问题整治以及重要工作开展前、重大资金使用前开展廉政谈话，2020年开展党风廉政建设谈话6次，严守政治底线，强化正风肃纪，事前监督。

【新冠肺炎疫情防控】 聚力疫情防控重心，守好疫情防控主力宣传阵地。2020年，宣教中心坚守疫情防控宣传主阵地，深入一线直播战“疫”进展，挖掘医疗一线战疫故事，用一帧帧画面、一行行文字、一张张图片，为这场没有硝烟的战争注入宣传舆论动力。视频新闻科用镜头记录医生护士的付出与坚守，制作出《一分钟了解新冠病毒》《你有多美》《致敬逆行者》等抗击新冠肺炎短视频近100条、专题片6部，《一分钟了解新冠病毒》抖音短视频累计获赞10万余次；网络媒体科织密战疫信息传递网，在“健康成都”官方微博发布疫情动态、防控知识及抗疫典型事迹近3 000条，单条最高阅读量达907万人次；健康成都编辑部和文图发行科用笔墨传递战“疫”温情，呈现精彩故事，其中采写市疾控中心工作的新闻报道《疫情中的“最强大脑”》刊发后受到广泛关注，让公众深入了解疫情数据背后的故事；设计制作防疫主题宣传海报、长图60余张。

【品牌宣传】 围绕“创新提能年”要求，提升“健康成都”品牌宣传质量。2020年，《健康成都》官方抖音平台宣传账号共发布短视频240条，总浏览量突破3 000万次，点赞量超过130万次，粉丝数量9.5万；通过“蓉小医话健康”抖音直播开通快速咨询和绿色就诊通道，大力提升宣传实效，直播25期，总观看人数突破5万人次；健康成都官方网站更新信息4 000余条、官方微博近8 000条、健康成都手机APP近1 700条，2020年底，微博粉丝量达188万，位居全国卫健委政务排行榜榜首；办好《大众健康报》“健康成都”专版，2020年大众健康报刊出《健康成都》专版50期，发行360余万份，其中抗疫期间刊发专版39期，约50万字的抗疫专题报道；拍摄完成电视栏目48期，并在成都电视台三频道开设“蓉城战疫致敬逆行”系列专题片展播活动，播出成都市卫健系统优秀影视作品5部，其中3部宣传片入选市委组织部党员教育片；设计制作《健康成都》壁报4期2.4万套，制作《幸福家庭宣传册》《疫情防控10要点》、提倡健康生活习惯“公筷公勺”、分餐盒等宣传品，免费发放至区(市)县；在国际护士节、世界卫生日、国际禁毒日等重大健康宣传日设计节日主题宣传海报、长图共计30余张，在微博、网站等平台上宣传，极大提高群众的知晓度；做好健康成都公益宣传，制作完成大运会医疗部筹备工作宣传片、献血公益宣传片、抗疫群英谱宣传片、艾滋病防治公益宣传片等，传播正能量，扩大宣传影响力。

【主题宣传】 服务全委中心工作，强化宣传保障力度。配合爱卫办完成拍摄制作戏曲快板宣传片《爱国卫生人人夸》1部、科普动漫宣传片《爱国卫生除四害》1部，抖音直播1期，设计制作“灭四害”长图4张；配合疾控处制作预防艾滋病宣传动漫视频2部，设计印刷针对青年学生、务工人员、老年人等不同群体预防艾滋病宣传海报3种；配合应急办拍摄制作全市新冠疫情防控应急演练短视频3部；配合妇幼处拍摄制作新冠疫情防控中孕产妇如何就诊的教学片1部，抖音直播1次；配合机关党委完成“七·一”前夕“党旗高高飘扬在抗疫一线”先进事迹报告会暖场片并承担现场摄影摄像工作；配合基卫处进行成都市“十三五”期间基层医疗卫生机构硬件提升工程整体成效宣传活动。

【工作成效】 宣传工作成效显著，荣获多项大奖。获市级新冠肺炎疫情防控“三八红旗集体”称号；获“成都榜样·大美医者提名奖”。在丁香园联合中国生命关怀协会医院人文建设专委会发起的“最美逆行者”优秀案例征集评选活动中，荣获“杰出奉献机构”荣誉称号。健康成都官方微博获年度“全国十大卫生健康微博”第一名；市卫健委被中共四川省网络安全和信息化委员会办公室评为“2020年度四川网络理政十佳市（州）理政单位”，“2020年度四川日报全媒体问政四川网民留言办理工作奋进单位”。参与拍摄的作品《晚春》在2020“金舟杯”全国卫生健康影像大会中，获“抗疫题材作品大奖”“剧情类短视频铜奖”，作品《逆行》获“优秀作品奖”；拍摄的文艺片《并蒂花开》、培训片《针灸之源》被中共成都市委组织部评为“2020年成都市党员教育电视片观摩交流活动优秀奖”；宣传片《阻断不了的爱》被评为2020金孔雀奖健康教育微电影作品；宣教中心被评为2020金孔雀健康教育微电影节优秀组织奖。编辑的通讯稿《凉山这一年，我找到从医的初心》在中国生命关怀协会组织的“年度十佳人文品牌好新闻”大赛评选活动中荣获年度“人文精彩新闻”奖；作品《当直男遇上学霸》获“向奋斗者致敬”健康主题摄影大赛“二等奖”。

【内部管理】 强化内部管理，认真落实各项规章制度。2020年修订完善各项规章制度2个，保留规章制度51个，重点对单位自行采购、人事档案管理等工作流程作进一步规范；履行法治建设责任，强化法治宣传，坚持党政主要负责人履行法治建设第一责任人职责，开展法治培训、主题宣传，完成调研报告1篇；建立健全突发事件卫生应急领导机制，完善卫生应急队伍，认真完成卫生应急演练及处置突发事件视频资料采集和日常宣传任务；大力开展垃圾分类，规范标准、完善机制、抓好落实；全面推进无烟单位建设，细化措施、加大引导；全面做好政务信息、安全生产、保密等内部管理工作。

（刘荣莹　陈红　李林）

成都市计划生育保障中心

【概况】 成都市计划生育保障中心主要负责成都市计划生育药具的计划、仓储和调拨工作；承担四川省流动人口计划生育数据系统成都市子系统的运行和维护工作；承担成都市流动人口卫生计生动态监测和统计数据审核的辅助工作；承担成都市流动人口婚育证明、生育服务登记凭证管理的辅助工作；承担成都市基层计划生育工作网络建设和业务指导的辅助工作。2020年8月，“成都市婴幼儿照护服务管理中心”在成都市计划生育保障中心挂牌，成为四川省首家婴幼儿照护服务管理机构，承担成都市3岁以下婴幼儿照护服务行业管理、政策咨询、业务培训等工作。

【“十三五”发展成绩】 圆满完成流动人口服务管理“十三五”规划目标。流动人口目标人群基本公共卫生计生服务覆盖率达90%，全员流动人口信息入库率90%以上，跨省流动人口计划生育服务信息协查反馈率95%以上，流动人口健康教育覆盖率达95%，培育了卫计基本公共服务均等化和社会融合示范区县、健康直通车“十进”、流动儿童“健康关爱示范学校”、流动人口健康促进示范企业等示范项目。健康直通车“十进”项目获原国家卫计委、省卫计委肯定，并分别召开了现场会予以推广。流动人口动态监测工作获得较好示范作用，国家督导组多次到成都开展专项调查。打造了免费避孕药具“易得”工程。一是发放途径更趋多元。在坚持人工发放、委托式发放、自助发放等传统模式的基础上，拓展了网络发放以及手机扫码等智能服务模式。2020年，在全省率先开辟免费避孕药具网络发放渠道，开设“成都市免费避孕药具发放”京东到家线上门店3家，成都市辖区群众足不出户即可享受免费避孕药具物流到家服务。2020年，累计线上发放免费避孕套33万余只，满足群众多层次、个性化需求。主动与防艾工作结合，推进免费避孕药具发放进校园，截至2020年年末，增设新型扫码免费避孕药具发放机近600台，其中26.8%设置于高校，着力为青年学生群体构筑健康安全屏障。二是服务覆盖面稳步扩大。以免费避孕药具服务纳入国家基本公共卫生服务项目为契机，在区（市）县妇保院、乡镇卫生院、社区卫生服务中心（站）、村卫生室、乡镇（街道）便民服务中心、村（社区）居委会、高校、产业园区、宾馆酒店、流动人口聚集区等地不断增设免费避孕药具发放点，形成覆盖我市全域的服务网络。

构建计生特殊家庭保护屏障。与四川省医药爱心扶贫基金会共同实施了“计划生育特殊家庭成员重大疾病救助项目”，对2019年发生重大疾病的计划生育家庭予以救助。2020年共救助37人，发放救助金17.4万余元。国家卫生健康工作交流专刊2020年第56期刊发了题为《四川省成都市织密特殊家庭工作网络》的成都经验，给予肯定。

“成都市婴幼儿照护服务管理中心”在成都市计划生育保障中心挂牌，成为全省首家婴幼儿照护服务管理机构。承担全市3岁以下婴幼儿照护服务行业管理、政策咨询、业务培训等工作。组织开展成都市促进婴幼儿照护服务发展工作启动暨培训会、托育机构负责人及儿保师资培训，全市托育机构负责人培训覆盖面超三分之一。2020年完成239家托育机构的系统注册工作。协助完成《成都市3岁以下婴幼儿照护服务体系建设规划(2020年—2025年)》工作，开启了成都市3岁以下婴幼儿照护服务工作新篇章。

【党建工作】 一是坚持把学习习近平总书记重要讲话和重要指示批示精神作为党支部会议“第一议题”制度，通过党员大会、“主题党日”、职工大会等方式，2020年，开展政治理论学习24次。支部书记带头做3次专题党课辅导。党员干部利用“微党课”，结合本职工作分享学习心得，共开展12期。二是深入宣传贯彻党的十九届五中全会精神，扎实开展“大学习、大调研、大走访”和“凝共识、问民计、谋发展”活动。制定方案和学习计划，召开5次党员大会专题学习，联合3家单位邀请市委党校专家作专题辅导，利用宣传栏、海报、微信工作群、“学习强国”“蓉城先锋·党员e家”等平台，线上线下立体学习宣传。通过实地走访、座谈交流、电话访问等方式，对区(市)县计生特殊家庭的“双岗”联系人制度等5个关怀关爱政策落实情况进行调研，形成《2020年计划生育特殊家庭扶助关怀政策“五个全覆盖”落实情况工作的调研报告》。

【新冠肺炎疫情防控】 一是及时研究部署单位疫情防控工作，成立疫情防控应急领导小组和抗击疫情党员先锋队，制定应急预案，利用宣传栏、展板、横幅等加强疫情防控知识的宣传普及，对全体职工的生活轨迹进行动态排查，做到底数清、情况明。二是第一时间响应委党组号令，派出6名同志到成都市卫生健康委员会物资保障工作组、境外疫情输入防控机场工作组和铁路、道路客运防控督导组参与全市抗疫工作。派出同志的工作受到高度肯定，其中一名同志荣获成都市抗击新冠肺炎疫情先进个人称号。三是结合业务实际，制定《关于做好疫情防控期间免费避孕药具管理发放工作的通知》，指导基层做好自助发放机定期消杀，减少人工“面对面”发放，确保群众疫情期间获得安全、放心的免费避孕药具。

【线上发放免费避孕药具】 开设“成都市免费避孕药具发放”京东到家线上门店3家，为群众提供免费避孕药具物流到家服务，满足群众“悄悄”获取免费避孕药具的需求。2020年，累计派单1.1万余单，发放免费避孕套33万余只。川报观察、四川在线、家庭与生活报、“健康成都”官微等18家媒体予以宣传报道。

【免费避孕药具易得工程】 加大在高校、产业园区、社区、流动人口聚集地等场所增设新型扫码免费避孕药具发放机力度，2020年全市扫码免费避孕药具发放机点位近600个。强化免费避孕药具服务向基层医疗卫生机构延伸，全市98%的承担基本公共卫生服务的县级医疗机构、乡镇卫生院及社区卫生服务中心设置免费避孕药具发放点，60%的社区卫生服务站、村卫生室设置免费避孕药具发放点。完善优化成都市免费避孕药具发放网点电子地图管理系统，方便群众查询发放点位，定位导航到就近网点。

【免费避孕药具存储调拨】 按照《国家免费提供避孕药具质量管理规范》《国家免费提供避孕药具仓储质量管理细则》要求，规范实施免费避孕药具存储和质量管理。对药具库房进行环氧地坪改造，运用WIFI联网模式，实现库房温度、湿度远程实时监测、调控和记录，保证在库避孕药具质量。严格实行批号管理，确保免费避孕药具流向清晰。2020年，全市未发现国家免费避孕药具流入市场现象。

【免费避孕药具宣传】 打造多元化载体开展免费避孕药具宣传。制作免费避孕药具宣传片，在成都电视台《健康成都》栏目播出；利用“全民禁毒集中宣传月”“9·26世界避孕日”“12·1世界艾滋病日”等主题宣传活动，开展免费避孕药具使用和安全套预防艾滋病宣传；向全市发放6万余本《免费避孕药具知情选择艾滋病预防知识手册》、4000多套计生药具服务包，提高群众的知情选择权。

【免费避孕药具培训指导】 举办全市免费避孕药具业务培训班，培训县、乡两级药具管理人员270余人次；集中对全部区（市）县药具管理机构免费避孕药具工作进行现场指导，对88个免费避孕药具发放网点进行暗访，以业务培训指导促规范化服务管理。

【3岁以下婴幼儿照护服务】 组织开展成都市促进婴幼儿照护服务发展工作启动暨培训会、托育机构负责人及儿保师资培训，共计600余人参与，其中268家机构负责人参训，培训合格率达82%。2020年，完成23个区（市）县239家托育机构的系统注册工作。协助人口监测与家庭发展处完成《成都市3岁以下婴幼儿照护服务体系建设规划（2020年—2025年）》工作。

【计划生育家庭关怀关爱】 一是做好计划生育家庭奖励扶助、特别扶助及独生子女父母奖励“三项制度”系统使用管理和质量抽查等工作，保障2020年“三金”顺利发放，其中涉及农村计划生育家庭奖励扶助54.7万余人、特别扶助4.2万余人、独生子女父母奖励69万余人。二是与四川省医药爱心扶贫基金会共同实施“计划生育特殊家庭成员重大疾病救助项目”，对2019年发生重大疾病的计划生育家庭予以救助。2020年共救助37人，发放救助金17.4万余元。国家卫生健康工作交流专刊2020年第56期刊发题为《四川省成都市织密特殊家庭工作网络》的成都经验，予以肯定。三是协同配合市计生协开展对计生特殊家庭心理抚慰、心理咨询、心理危机救助的“心灵彩虹”项目。

【流动人口计划生育服务管理】 一是继续加强全面二孩生育等法规政策宣传，2020年成都市共计开展卫生计生宣传活动2 598场、制作宣传栏1 118个、制作发放宣传服务手册（资料）29.4万余份。二是持续做好流动人口“健康直通车”项目，推进流动人口卫计“两地”互动协作，开展流动儿童和留守儿童健康关怀关爱工作。2020年成都市开展流动人口免费孕前优生健康检查3 726对，帮扶流动人口计生困难家庭810户，实施新市民健康促进计划2 400例，开展健康教育讲座453场，免费技术服务9 284人次，发放“健康支持包”3.9万余套，办理生育登记服务179例。

（勾晓洲　林　红）

卫生学会（协会）组织

成都医学会

【概况】 成都医学会原名中华医学会成都分会，成立于1937年5月，是依法注册的具有独立法人资格的学术性社会团体，2012年被成都市民政局评定为5A级社团组织、2019年再次被成都市民政局评定为5A级社团组织。现为第十届理事会，有理事122人，常务理事39人，正副会长12人，秘书长1人，敬静为会长；现有专业委员会45个，团体会员单位147家，个人会员1 896人。2015年荣获成都市“十佳学会”称号、2019年为企业生产经营活动做出突出贡献的行业协会商会。

2020年，成都医学会坚持党建引领、不忘初心、牢记使命，坚决贯彻落实市委、市政府防控新冠疫情的决策部署，按照市科协、市卫健委各项工作要求，团结学会广大医务科技工作者为疫情防控贡献学会力量，圆满完成各项工作任务。

【党建引领】 学会坚持党建引领，充分发挥功能性党支部在学会发展中的作用，及时向广大会员传达学习党的会议精神。学会召开的第十届五次会员代表大会，向与会代表及专科分会主任委员传达省、市卫健委党风廉政建设文件精神，并寄送相关资料，要求各位会员牢固树立“四个意识”，严格遵守党的政治纪律和廉政纪律，自觉接受组织和群众的监督。党组织通过对政治生态、学风道德、学术诚信、医德医风和自身道德素质建设的引领，增强学会的影响力和凝聚力，构建风清气正的学术氛围，确保学会的健康、有序、可持续发展。6月24日，学会派出人员参加中共成都市科协科技社团委员会组织的“社会组织的党建与服务”党建工作专题培训。

【新冠肺炎疫情防控】 参与疫情防控,彰显学会专业能力。新冠疫情期间,学会秘书处坚决贯彻落实成都市新冠肺炎疫情防控指挥部统一部署,采取居家办公、网络办公、错时办公等多种方式,减少人员聚集,确保各项工作有序推进,秘书处部分人员参加市卫健委部署的疫情防控24小时应急值班、四川省应对新型冠状病毒感染肺炎疫情应急指挥部防境外输入信息专班及成都市新冠肺炎疫情防控指挥部境外疫情输入防控机场专班。学会联合成都中医药学会、成都护理学会等6个医科类学(协)会,在第一时间转发市科协《致全市奋战在抗击新型冠状病毒感染肺炎疫情一线的科技工作者的慰问信》;下发《关于推荐报送在新型冠状病毒感染的肺炎疫情防控工作中表现突出的先进典型的通知》,深入挖掘在疫情防控工作中涌现出的先进典型和感人事迹,认真做好抗疫期间先进典型事迹的征集、整理及上报工作,先后向市科协推荐上报先进集体5个,先进个人19人。学会推荐的李国平同志被评为2020年成都市"最美科技工作者";学会功能性党支部被市科协评为"新冠肺炎疫情防控工作先进党组织",5名援鄂一线人员被评为先进个人。学会秘书处高度重视疫情防控的严峻形势,及时联合成都护理学会等6个学(协)会下发《关于暂停开展学术活动的通知》,紧急暂停线下学术活动,减少人员聚集,同时积极协助部分专科分会通过网络语音、视频等形式,组织召开一系列专题学术会议,为疫情防控贡献积极力量。学会病理专科分会将现场病理读片会改为网上学习,通过病理切片挂网、发送二维码等方式,为学员提供阅片场景;儿科专科分会于2月28日召开"成都市儿科新冠肺炎疫情专题研讨会"网络会议,参加人数达2 800余人次;呼吸专科分会在2月22—3月1日期间,于每日下午16:00—17:00举办"疫情之下,医路有我"——新冠肺炎疫情防控期间肿瘤患者在线答疑公益活动,已完成9期,线上接受100余名患者的咨询及答疑,活动参与人数达1 000余人次。根据市科协《关于做好市级学会疫情防控一线医务人员及其家属关心关爱工作的通知》要求,学会主动联系各会员单位,及时了解和掌握参与疫情防控一线的医护科研人员及其家属在工作生活中的困难和诉求并及时上报,努力为抗疫英雄做好后勤保障工作,减少他们的后顾之忧,把党和国家的温暖传递到抗疫一线。8月15日,学会联合市医师协会等6家学(协)会共同举办庆祝第三届"中国医师节"暨成都医务工作者抗疫表彰会。表彰会以"白衣执甲·初心无悔"为主题,通过先进个人访谈、文艺汇演等形式,讲述一个个战"疫"工作中的温暖瞬间。对在抗击新冠肺炎疫情中表现突出的452名来自各医院的先进医务工作者进行表彰。

【组织建设】 为加强对学会的组织建设和学术活动,学会办公室抽调3人成立组织管理学术部,规范学会的年检、换届、人才推荐、信息化建设及学术活动流程。学会严格按照《章程》规定开展工作,截至11月上旬,已召开2次会员代表大会、2次理事会和5次常务理事会议;2020年新发展单位会员8家。按照民政部门要求审议修改学会《章程》,对学会《专科分会换届选举办法》部分条款进行修订;委托四川良建会计师事务所有限责任公司对学会2019年度财务收支情况进行审计;完成学会2019年社团年检工作;完成会务公司比选工作。积极向中华医学会申报优秀地方医学会,按时完成市科协所属学会2020年重点工作的申报工作,积极向科协申报2020年(第二十一届)成都市科学技术年会分会场。全年向四川省医学会各专委会、学组推荐委员236名。完成感染和急诊专科分会换届改选,成立呼吸专科分会感染、肺癌与介入和气道炎症疾病3个学组以及呼吸专科分会青年委员会,成立麻醉专科分会骨科学组。

【学术交流】 发挥学会平台优势。截至10月,学会共举办线上线下学术交流活动38场,其中包括"中华医学会儿科分会呼吸学组肺血管疾病协作组年会""第五届华西儿科呼吸论坛暨2020年成都医学会儿科学术年会""成都医学会内分泌暨糖尿病专科分会2020年学术年会"等6场次;举办"儿童呼吸系统疾病诊治新理念学习班""2020年儿童呼吸道过敏性疾病诊治新进展暨儿童肺功能检查技术临床应用规范化培训学习班""成都医学会生殖内分泌专科分会实用妇科内分泌培训工程(2020)暨成都市妇科内分泌培训班”等6场；召开学术论坛3场、研讨会5场、学术沙龙1场、读片会及病案讨论会17场；完成《医药会讯》4期。努力创新学术交流模式，重视高水平学术会议的开展，不断提升学会影响力，推动医学科技水平的高质量发展。放射专科分会于6月20—21日，利用线上直播，线上线下互动的形式，以感染性疾病，影像与质控为主题成功举办国家级继教培训班“成都医学会放射学术年会”，注册人数达1 050人，会议吸引全国各地影像届专业人员的关注和参与，线上学习人员突破30 000余人次，会议期间还举办“蓉睿杯—2020放射影像技能大赛”。

【服务基层】 积极响应成都市科协“爱成都·迎大运”志愿服务活动暨第三届成都市城乡社区科技公共服务集市活动相关安排，10月30日，学会组织专家队伍，为简阳市平武镇尤安村100余名群众就呼吸病、妇科、儿科等方面疾病进行义诊、咨询，惠及当地百姓健康。麻醉、皮肤、呼吸和重症等专科分会，相继在新都区、新津区、郫都区和金堂县等开展科技卫生科技下乡服务及专题讲座9次，在基层单位开展查房活动，指导基层医疗技术人员，对当地群众进行科普宣传、医学义诊咨询，引导居民树立健康观念、培养健康行为，取得良好的社会效益。

【医疗技术鉴定】 截至2020年10月，共受理医疗事故技术鉴定91例，完成鉴定55例，其中26例被鉴定为医疗事故。受理并完成预防接种异常反应鉴定1例；受理职业病鉴定申请24例，完成鉴定22例，5例鉴定结论与诊断结论不一致的按照相关规定处理。

【学术期刊】 《现代临床医学》办刊质量持续提升，影响力逐渐扩大。在新冠疫情期间，充分发挥期刊优势，为新冠肺炎防控知识的交流搭建专业平台，开辟“新冠肺炎专栏”，并且在第一时间向专家进行新冠约稿，面向社会征集新冠专题稿件，已收到80余篇新冠稿件，刊用新冠稿件16篇。此外，还在编辑部网站及刊授继教网站上对新冠知识进行科普，在期刊上连续刊登抗疫公益广告，体现期刊在非常时期的责任与担当。为加强与专家、作者及同行等的交流，新加入省高校学报研究会，扩大期刊影响力。2020年期刊发行量达12.83万册。

【政府职能承接】 科研项目和重点学科评审。学会组织专家对2020年488项成都市医学科研课题立项申报项目进行评审；组织相关专业专家完成69项成都市医学重点学科（专科）立项评审；组织专家完成全市23个医学重点学科（实验室）及重点专科建设项目验收评审及4个项目的动态管理工作。7月15日至8月22日，组织90名医疗卫生行业专家，分9组对本年度成都市辖区内17家申报二级乙等医院的医疗机构进行评审和复审，形成《2020年成都市医院等级评（复）审现场评价工作报告》并报市卫健委医院评审委员会。协助市卫健委完成市五医院、简阳市人民医院、市妇儿中心医院、成大学附属医院和市六医院2020年大型医院巡查工作。受市计生协会和市计生保障中心委托，学会承担成都市计生特殊困难家庭“心灵彩虹”项目，共组织4次专家下基层活动，举办基层骨干培训班1场，培训人员105名。

【横向交流】 8月，甘孜州卫健委何云华副主任带领甘孜州医学会一行5人到学会开展工作交流，双方围绕学会的职能定位、机构设置、人员构成、承接政府转移职能、经费来源及学会管理等方面进行交流，此次交流增强两地学会间的沟通与了解，为推动双方共同进步发挥积极的作用。

（成都医学会秘书处）

成都护理学会

【概况】 成都护理学会原名中华护理学会成都分会，恢复成立于1979年1月，1994年正式更名为成都护理学会，是依法注册的具有独立法人资格的学术性社会团体，现为第十届理事会，有理事107人，常务理事35人，正副理事长9人，秘书长1人，胡秀英为理事长；现有护理管理、内科护理、外科护理、妇产科护理、儿科护理等21个专业委员会和1个学组，团体会员单位154家，个人会员2 828人。2017年被成都市民政局评为“5A级社团组织”。

2020年在成都市科协、市卫健委的领导下，在成都市民政局的监督下，学会坚持办会宗旨，充分发挥学术团体的桥梁和纽带作用，积极投入新冠疫情阻击战和防疫常态化工作，围绕“健康中国

2030 规划纲要”以及学会的总体目标，务实创新，积极进取，圆满完成各项工作。

【党建引领】 学会坚持以习近平新时代中国特色社会主义思想为指导，充分发挥学会功能性党组织作用，引导全体会员坚决维护以习近平同志为核心的党中央权威和集中统一领导，不断增强“四个意识”，坚定“四个自信”，做到“两个维护”，工作中认真贯彻落实党的十九大、十九大五中全会精神，以及中央和省委、市委重大决策部署，努力营造干事创业、奋发向上的正能量，不断探索提升和创新服务能力，推动成都地区的护理事业发展，为人民群众全方位全周期健康服务提供优质服务。

【新冠肺炎疫情防控】 新冠肺炎疫情发生以来，成都护理学会全体会员坚决贯彻习近平总书记重要指示精神，全面落实中央、省市委市政府和省、市卫生健康委关于新冠肺炎疫情防控工作的决策部署，始终坚持把人民群众生命安全和身体健康放在第一位，白衣执甲，英勇无畏、无私奉献、勇于担当、逆行而上，把家国情怀转化为战胜疫情的磅礴力量，为打赢疫情防控阻击战贡献护理人的智慧。2 月 5 日，学会通过微信公众号发送《成都护理学会致护理同仁书——疫情无情天使有爱》，向在此次狙击新冠病毒疫情中辛苦付出、用于担当的护理同仁表示崇高的敬意和诚挚的问候。9 月 30 日，学会通过微信公众号发送关于国庆中秋的《慰问信》。学会与其他医科类学(协)会联合，在第一时间转发成都市科学技术协会《致全市奋战在抗击新型冠状病毒感染肺炎疫情一线的科技工作者的慰问信》《关于推荐报送在新型冠状病毒感染的肺炎疫情防控工作中表现突出的先进典型的通知》，认真做好抗疫期间先进典型事迹的征集、整理及上报工作。根据市科协《关于做好市级学会疫情防控一线医务人员及其家属关心关爱工作的通知》要求，学会主动联系各会员单位，及时了解和掌握参与疫情防控一线的医护科研人员及其家属在工作生活中的困难和诉求并及时上报，努力为抗疫英雄做好后勤保障工作，减少他们的后顾之忧，把党和国家的温暖传递到抗疫一线。疫情期间各专委会及时讨论、制定、宣传抗疫相关知识、措施等，为抗击疫情积极出谋划策。

【组织建设】 全年召开 1 次会员代表大会、1 次理事会和 2 次常务理事会议；按照市民政局要求审议修改学会《章程》，对学会《专委会换届选举办法》部分条款进行修订；完成学会 2019 年社团年检；完成市科协所属学会 2020 年重点工作的申报；开展会务公司比选工作。2020 年新发展团体会员单位 5 家；按计划完成肿瘤专业委员会、重症专业委员会、精神专业委员会、康复专业委员会的改选换届工作，新成立口腔专业委员会、灾害护理专业委员会、医联体护理工作委员会、男护士工作委员会和心理护理学组。向市科协推荐成都市最美科技工作者 1 人；向市科协推荐上报抗疫先进集体 1 个，先进个人 15 人。向四川省护理学会推荐《中华护理学会关于组织 2020 年度科研课题》1 项，推荐《第十五届四川省青年科技奖评选表彰》候选人 1 名。为庆祝第 109 个国际护士节，学会开展“白衣执甲 · 致敬天使”白衣天使抗疫故事原创短视频展示活动，182 个优秀视频参与点赞活动，生动形象的展现疫情防控中，护理工作者的无私奉献精神，吸引全社会的关注，收获点赞共计 100 余万次。学会联合成都市医师协会等 6 家学(协)会，共同举办庆祝第三届“中国医师节”暨成都医务工作者抗疫表彰会，对在抗击新冠肺炎疫情中表现突出的 452 名来自各医院的先进医务工作者进行表彰。

【学术交流】 全年召开“2020 年护理管理学术年会”“ICU 院内感染管理与防控培训班”“2020 年手术室护理学术年会”“2020 年医院感染管理学术年会”“2020 年外科护理学术年会”等线上线下共 19 场各专业学术年会，近 5 000名代表参加会议，共交流论文 80 余篇；举办网络讲座 7 场；举办沙龙 1 场。

【服务基层】 6 月 12 日，门急诊专委会田丰主任委员一行 8 人前往都江堰市人民医院，开展门急诊三级预检分诊帮扶活动，指导基层医院提高疫情防控水平。9 月 11 日，消毒供应专委会主任委员王红一行 5 人前往成都市天府新区医院进行卫生帮扶活动，通过学术讲座为基层同仁带来消毒供应前沿知识、经验分享，指导解决工作中面临的难题。10 月 29 日，口腔专业委员会主任委员刘帆带领口腔护理专家团队深入阿坝州汶川县，为汶川地区的老人和儿童讲授口腔科普知识、提供免费的口腔检测。截至 2020 年底，学会共开展义诊 43 场，卫生下基层活动 26 场，为促进基层护理学科发展，推动基层医疗水平建设做出积极贡献。

【服务会员】 为推动成都地区护理事业的发展，学会开展"服务会员，践行社会主义核心价值观"赠书活动，购买《约翰霍普金斯护理循证实践：实施与转化》《约翰霍普金斯护理循证实践：模型与指南》35 套，与四川省护理学会所赠书籍一起赠予 51 名成都护理学会常务理事及各专业委员会主任委员。加强《现代临床医学》刊授继续医学教育项目管理，为成都地区护理工作者提供优质的刊授继续教育服务。全年会组织护理专家为现代《临床医学》杂志编撰护理专业新进展、新知识继续教育专栏 4 期（含相应的理论考核试题 4 套），全市10 000余名护理人员参与学习。

继续开展与原卫计委北京人才培训中心合作的公益项目——《中国护理管理人才培养项目－护理管理子项目》。10 月 10—11 日举办第五期培训，举办《流程管理的旋律》和《演讲的艺术》专题报告会，来自成都市 80 余家会员单位的 160 人护理管理人员参加此次培训。截至目前，已完成 18 门课程中的 10 门课程，对促进护理事业高质量发展具有十分重要意义。

（成都护理学会秘书处）

成都中医药学会

【概况】 成都中医药学会前身为成都市国医公会，1941 年 12 月 14 日改称为成都市中医公会。1979 年 11 月正式成立为中华全国中医学会成都分会，1999 年更名为成都中医药学会，是依法注册的具有独立法人资格的学术性社会团体，2019 年被成都市民政局评定为 5A 级社团组织。2018 年被成都市科学技术协会授予"首批城乡社区科技公共服务试点单位"；现为第八届理事会，有理事 110 人，常务理事 37 人，正副会长 17 人，秘书长 1 人，黄友静为会长；现有内科、管理、中草药、民族医、社区等 14 个专科分会，团体会员单位 54 家，个人会员2 000余人。学会工作多次受到上级相关部门肯定，被中华中医药学会和成都市科协评为优秀学会，多名会员评为优秀会员和优秀学会干部，多名专家获得"中医药贡献奖""郭春玲式的好医生""优秀基层中医师"等称号。

2020 年成都中医药学会在市科协和市卫健委的领导下，在市民政局的监督下，坚持党建引领，积极投入新冠肺炎疫情防控，围绕卫生健康重点工作扎实推进工作，在理事会、常务理事会及全体会员的共同努力下，圆满完成了各项工作任务。

【党建引领】 学会充分发挥功能性党支部作用，以党建引领学会发展方向，通过各种渠道及时向广大会员传达学习党代会、省委、市委全会精神，要求全体会员牢固树立"四个意识"，坚定"四个自信"，切实做到"两个维护"，努力构建风清气正的学术氛围，确保学会健康向上和可持续发展。

【新冠肺炎疫情防控】 新冠肺炎疫情期间，学会按照成都市新型冠状病毒肺炎疫情防控指挥部疫情防控工作统一部署，采取居家办公、网络办公、错时办公等多种方式，减少人员聚集，确保各项工作有序推进，秘书处全体工作人员参加市卫健委部署的疫情防控 24 小时应急值班；积极响应全市疫情防控工作安排，联合其他医科类学（协）会在第一时间下发《关于暂停开展学术活动的通知》，紧急暂停线下学术活动，减少人员聚集，及时转发市科协《致全市奋战在抗击新型冠状病毒感染肺炎疫情一线的科技工作者的慰问信》，对全体会员表达深深的敬意；下发《关于推荐报送在新型冠状病毒感染的肺炎疫情防控工作中表现突出的先进典型的通知》，深入挖掘在疫情防控工作中涌现出的先进典型和感人事迹，认真做好抗疫期间先进典型事迹的征集、整理及上报工作，先后向市科协推荐上报先进集体 2 个，先进个人 14 人。学会功能性党支部被市科协评为"新冠肺炎疫情防控工作先进党组织"，4 名援鄂一线人员被评为先进个人。按照市科协《关于做好市级学会疫情防控一线医务人员及其家属关心关爱工作的通知》精神，学会主动联系各会员单位，及时了解和掌握参与疫情防控一线的医务人员及其家属在工作生活中的困难和诉求，把党和国家的温暖传递到抗疫一线。组织国家级中药临床药学专家祝之友等7名专家，结合四川气候和地理特点、饮食习惯等诸多因素，拟定茶饮基础方，助力复工复产。12家会员单位约350名医护人员前往湖北一线参加新冠肺炎救治工作，1家药企派出多辆"流动应急中药房"前往武汉重点疫区支援，向当地医院捐赠中药配方颗粒。妇科专科分会利用"互联网专家义诊免费咨询"平台，共招募医师志愿者290余人，平台每天轮流25位医师在线义诊咨询，设中英文双语版，向全国群众及各地国外友人提供专业的呼吸道疾病和其他医学咨询服务，平台累积访问量37 200次，完成义诊咨询诊例536例。8月15日，学会联合市医师协会等6家学(协)会共同举办庆祝第三届"中国医师节"暨成都医务工作者抗疫表彰会。表彰会以"白衣执甲·初心无悔"为主题，通过先进个人访谈、文艺汇演等形式，讲述了一个个战"疫"工作中的温暖瞬间。对在抗击新冠肺炎疫情中表现突出的452名来自各医院的先进医务工作者进行表彰。

【组织建设】 2020年4月召开第八届三次常务理事会议，审议通过增补第八届理事会理事、常务理事和副会长兼法定代表人提议；审议通过对中草药、中药临床药学、护理、社区(乡镇)、肛肠和民族医等6个专科分会作为2019年度先进专科分会予以表彰的决定；2020年8月召开第八届四次常务理事会议，审议通过庆祝第三届"中国医师节"暨成都医务工作者抗疫表彰会拟表彰先进个人名单。成立组织管理学术部，设专人负责学会的年检、换届、人才推荐、合同审核等工作，加强了学会的组织管理建设工作。按照民政要求审议修改了学会《章程》；委托四川良建会计师事务所有限责任公司对学会2019年度财务收支情况进行了审计；完成学会2019年社团年检工作；完成会务公司比选工作。向中华中医药学会中药制剂分会、中医基础理论分会和全科医学分会等16个分会推荐40余名委员候选人。按时完成了市科协所属学会2020年重点工作申报。

【学术交流】 10月中药临床药学专科分会举办国家级继教项目"中医医院临床药学综合能力提高培训班"，邀请全国知名中医药临床药学专家为200余名学员进行培训，加强各地中医医疗机构临床药学的交流，提高成都片区中医医疗机构中药药事服务能力。

【服务基层】 学会积极参与成都市科协"爱成都·迎大运"志愿服务活动暨第三届成都市城乡社区科技公共服务集市活动，于10月30日组织专家队伍，到简阳市尤安村为当地100余名群众进行义诊、咨询，惠及当地百姓健康。

【政府职能承接】 按照成都市中医管理局《关于开展成都市第四批老中医药专家学术经验继承工作结业考核的通知》要求，学会聘请20名中医专家对103名学术继承人进行结业考核，形成《成都市第四批名老中医药专家学术经验继承教育工作情况报告》上报成都市中医管理局，相关工作得到充分肯定；9月承办"2020年成都市基层中药传统技能竞赛"，本次竞赛是成都市首次基层中药传统技能大赛，来自成都市市23个区市县69名基层医疗机构中药剂科骨干人员参加比赛，经过基础理论考试和实践技能操作，评比出了一、二、三等奖。本次竞赛体现成都中药特色，弘扬工匠精神，传承中药技艺，对进一步加强我市基层药技能人才队伍建设、提升中药技术水平和中医药事业发展起到推动作用；10月承办"2020年成都市基层中医药适宜技术技能竞赛"。本次竞赛由成都市卫健委、成都市中医管理局、成都市总工会主办，来自全市23个区(市)县138名选手参加比赛，经过针刺、艾灸、刮痧、罐法、推拿五个项目的竞赛，团体奖一等奖被彭州市摘得，青羊区双流区和龙泉驿区获得团体二等奖，天府新区、温江区、邛崃市、简阳市以及大邑县获得团体三等奖。继续做好全市第二批中药师承教学工作。学会认真履行教学管理职责，邀请多名中医中药专家就中医药经典、中医药在疫情防控中的作用、中药基础、中药微生态工程、药品管理法等进行6次专题授课。组织专家编辑出版《中华医典》第六辑、《中医古籍初探》《医养结合服务指南》等健康成都中医药文化系列丛书6 000册。6、组织专家完成53项中医重点专科(专病)项目立项评审。

(成都中医药学会秘书处)

成都预防医学会

【概况】 成都预防医学会成立于1990年3月，是依法注册的具有独立法人资格的学术性社团组织，2015年被成都市民政局评定为“5A级社会组织”。现为第五届理事会，有理事83人，常务理事26人，正副会长6人，正副秘书长3人，张建新任会长；现有传染病防制、营养与食品安全、精神卫生、病媒生物控制、消毒与院感、健康教育、职业卫生、学校卫生、环境卫生、地方病防制、妇幼保健、慢性病防制、免疫规划、卫生检验、卫生监督、肿瘤预防与控制、儿童青少年心理卫生等17个专业委员会，团体会员单位78家，个人会员710人。

2020年初，面对突如其来的新冠疫情，学会以“四服务一加强”为抓手，在新冠疫情阻击战和防疫工作常态化及常规工作中做出突出成绩。发展成都市第七人民医院、江苏金迪克生物技术有限公司入会；增补吕晓华、刘振谧、陈刚为学会理事和常务理事；卫生监督专委会和营养与食品安全专委会及学校卫生专委会完成换届工作；修订和完善《成都预防医学会第五届理事会发展规划》《成都预防医学会工作制度》《成都预防医学会财务制度（试行）》《成都预防医学会经费管理办法》等制度，经学会第五届第八、九次常务理事会（网络）会议审议通过。学会被市科协评为“市级学会疫情防控工作先进集体”，成都预防医学会党支部被中共成都市科协科技社团委员会评为“2020年新冠肺炎疫情防控工作先进党组织（集体）”，被中共成都市科学技术协会机关委员会评为“2020年度成都市基层科协先进党组织。”

【党建工作】 5月11日，学会向市科协学会部领导汇报学会党支部筹备情况，科协同意学会建立功能性党支部。6月8日，学会召开党小组会议，确定支部委员会名单并上报市科协科技社团党委。8月13日，经中共成都市科协科技社团委员会研究，批准成都预防医学会成立功能性党支部。党支部制定《成都预防医学会功能性党支部经费管理办法》《中共成都预防医学会功能性党支部台账管理制度》《中共成都预防医学会功能性党支部党组织、党员公开承诺制度》等相关制度和规范。支部坚持利用每月召开例会的机会，组织全体党员进行政治学习，内容包括习近平总书记讲话、党的规章制度、相关法律法规等。支部党员每人下载“学习强国”APP，坚持通过“学习强国”进行学习，按照市科协科技社团委员会布置，完成学习心得。

【新冠肺炎疫情防控】 新冠肺炎疫情初期，学会秘书处每天积极从多种渠道收集整理会员单位和专委会在抗疫工作中表现突出的先进单位和优秀个人的事迹，每天按时报送省科协和市科协。2月至3月共上报31份表格共66条信息。学会不断将会员单位的先进事迹形成简报及时上报，中国科协采用5份简报，省科协采用1份简报。市科协科技社团党委简报第9、12、14、15、18、24、27、28、33、36、37期均采用学会简报信息予以宣传报道。学会会员刘辉、段振华两位同志，驰援武汉，参加“武汉保卫战”，作为学会的骄傲，学会秘书处也及时给他们送上亲切的慰问。会员单位成都市疾控中心和各区（市）县疾控中心，在疫情阻击战中，承担大量的疫情信息采集分析、数据分析、流行病学调查、消毒、检测、防疫培训和指导、风险评估、健康教育等系列防控工作；成都市及各区（市）县的卫生执法监督系统的会员单位，在新冠疫情中，积极开展新冠病毒核酸检测实验室的监督检查，通过明察暗访、专项检查，开展日常监督工作，同时承担成都市新冠肺炎机场工作组、成都市疫情防控指挥部办公室值守工作，给疫情提供专业技术咨询和执法支撑；学会精神卫生系统的会员单位在新冠疫情处置中，在全市开通热线电话，解答如何缓解市民因新冠疫情带来的心理恐惧，减轻心理压力，指导心理医生到定点医院为新冠肺炎病人做心理咨询，减轻病人的心理负担；妇幼保健系统的会员单位，在新冠疫情处置中，设置发热门诊，做好医院的消毒预防、疾病筛查、健康教育等系列工作；会员单位四川大学华西公卫学院的专家们，在新冠疫情处置中，积极发挥防疫参谋作用，为政府制定防疫方案建言献策，利用各种媒体，积极参加健康教育工作，解答群众关切的防疫问题。学会通过软件制作，将会员单位北京艾美公司组织国内知名心理咨询专家的心理健康疏导录音课件，转化为文字课件,发布在会员群和专委会群里,减轻疾控人员在疫情工作中的压力,切实为疾控人员分忧解难。2月10日,学会还积极为恢复生产和工作的会员单位联系购买口罩,为会员单位复工提供帮助。学会会员单位先后为武汉生产400台空气消毒机、向湖北省捐款人民币200万元、捐赠价值700万元的23价肺炎球菌多糖疫苗、向中国红十字会基金、湖北省红十字会捐款1 200万元,向成都市捐赠价值4万元的抗疫物资。

【政府职能承接】 为提升基层疾控机构专业技术人员应对暴发疫情的处置能力,学会根据省、市卫健委工作部署,先后组织开展"四川省现场流行病学人员培训(第二期)"、"全市疾控机构实验室检测能力培训"和"成都市疾控系统信息技术骨干人才培训"等项目。四川省现场流行病学人员培训(第二期),培训时间6个月,全省20个地市州疾控中心各派1名专业技术人员参加培训,参训人员采取"干中学"的培训模式,提高和强化现场流行病学能力;全市疾控机构实验室检测能力培训,培训时间1个月,成都市20个区(市)县各派3人参加培训。培训内容结合艾滋病、结核病、性病、肝炎等传染病防控以及空气、水质、土壤等环境卫生监测工作,学习病原微生物、理化、毒理等多学科检验技术;成都市疾控系统信息技术骨干人才培训,培训时间1个月,成都市23个区(市)县各派2人参加培训。培训内容包括信息化规划方法、业务需求分析方法、应用系统开发项目管理、5G+VPN组网技术、大数据采集处理分析软件应用、统计分析报告编写、信息网络安全管理等实用信息技术的应用。

【建言献策】 学会组织专家,在调查研究的基础上,形成《将我市重点人群流感疫苗接种纳入财政补助项目的建议》的报告,针对成都市流感疫苗全人群接种率低的问题,为充分发挥疫苗预防流感作用,建议逐步实施60岁以上户籍老年人及中小学校学生流感疫苗免费接种,以形成有效的人群保护和免疫屏障,3月23日已上报成都市科学技术协会。

【学术交流】 2020年共举办各种培训、研讨会18项,内容涉及新冠肺炎防控、免疫规划、妇幼卫生、肿瘤防治、犬伤处置等。其中线上培训4项,市级继续医学教育项目11项,其他业务培训3项,受教人数达3 040余人次。3月20日和3月27日,举办"新冠肺炎防控期间预防接种工作""新冠肺炎防控期间如何做好接种预约预检工作"两次视频会议。通过视频会议及时学习解读全国、省市有关新冠肺炎疫情期间的预防接种工作规定、技术方案、预约预检工作。为全市在新冠肺炎疫情期间做好预防接种工作起到指导作用。利用营养与食品安全专委会第六次会员代表大会,学会召开"川菜健康化改造研讨会",与会专家就克服川菜重口味,在减盐、减油、减糖的基础上,做出健康美味的川菜品种建言献策。11月14日,学会合作举办由中国健康促进与教育协会发起的"学贯中西——预防接种门诊交流"成都站会议,此次会议作为2020年(第21届)成都市科学技术年会学术交流活动。四川、河南、湖南、湖北、江西、福建、贵州、新疆、陕西等八个省的疾控中心、社区卫生服务中心免疫规划专业相关人员80余人参加。国内相关专家就婴幼儿常见疾病的预防接种、常见AEFI处置、新冠防控常态下的预防接种工作做精彩的报告,会议结束前以参观的形式对预防接种门诊管理经验进行分享。12月30日,学会举办公共培训——"新冠肺炎防控知识培训"视频会议,会员及相关人员160余人进入视频会议会场听课。成都市疾控中心健康教育科和消毒与媒介生物控制科专家讲解"做好个人防护,预防新冠肺炎""新型冠状病毒肺炎疫情期间居家消毒和个人防护"。通过培训,有助于提高会员们对新冠病毒肺炎的个人防护及疾控系统、医院妇幼保健院系统、学校系统会员开展新冠肺炎防控的健康教育能力。

【科普活动】 9月27日,由成都市科学技术协会等3家政府单位主办,学会协办的"2020年成都市郫都区全国科普日启动式"在郫都区隆重举办。启动式上,精神卫生专委会的专家就抑郁症和焦虑症进行宣讲。精神卫生专委会8位专家在现场开展义诊,为60余名群众进行失眠、焦虑、抑郁、情绪不佳等问题的心理疏导和就医指导。郫都区各街道、区级部门相关负责同志及各界群众1 500余人参加活动,华西都市报等十余家媒体对启动式进行报道;10月23日,由成都市科学技术协会指导,成都预防医学会、郫都区科学技术协会主办,郫都区疾病预防控制中心承办,郫都区唐昌镇先锋村村委会、郫都区唐昌镇卫生院协办"爱成都迎大运,播知识获健康—'健康寻宝'新冠防控知识宣传活动"在郫都区唐昌镇先锋村隆重举办,200多名村民踊跃参加。在"健康寻宝"活动中,通过健步运动、寻找新冠肺炎知识宣传点并回答新冠肺炎防控知识题,使村民们掌握新冠肺炎的防控要点。活动还安排幸运抽奖,幸运村民抽取的健康知识问题,由现场专家分别进行详细解答,进一步向现场1 100名村民普及新冠防控及健康知识。成都电视台第五频道的看度等新闻媒体对"健康寻宝"活动进行采访报道;11月17日,由郫都区委宣传部、郫都区防治人类重大疾病工作指挥部办公室主办,四川省疾病预防控制中心、成都市疾病预防控制中心、成都市结核病控制项目办公室、成都市郫都区卫生健康局、成都预防医学会承办的"成都市郫都区第七届大学生健康知识竞赛决赛"在郫都区文化馆举办。郫都区区级相关部门、各街道办事处、各级医疗卫生机构相关负责人和工作人员、17所高校师生代表共200余人到场观摩比赛。本次比赛自启动以来历时50余天,17所高校在校内组织学生参加,通过笔试、宣传品制作、校内宣传、现场决赛一系列活动,吸引全区20万大学生积极参与。决赛通过精彩的节目表演、趣味抢答、正式竞答等方式,向在校大学生传递健康知识。学会传防专委会与郫都区疾控中心在文化馆广场设置健康科普知识宣传站,通过大型展架、发放流感宣传折页和小礼品,重点宣传流感、新冠肺炎、艾滋病、结核病防治知识;11月20日,学会在城乡社区科技公共服务站试点单位——武侯区双楠街道七道堰社区,举办"新冠肺炎防控知识"讲座,社区党员70余人参加听讲,学会病媒生物控制专委会专家作"新型冠状病毒肺炎疫情期间居家消毒和个人防护"专题讲座,通过讲座,使社区居民认识到全球范围新冠肺炎疫情仍十分严峻,中国"外防输入,内防反弹"的防疫工作任务艰巨,防疫工作不能掉以轻心。

(成都预防医学会秘书处)

成都市医师协会

【概况】 成都市医师协会成立于2010年9月,是由成都地区注册的执业医师和执业助理医师及单位会员自愿组成的全市性、行业性、非营利性的社会团体。现为第二届理事会,有理事73人,常务理事27人,正副会长13人,秘书长1人,李为民为会长;现有呼吸、麻醉、肿瘤3个专业委员会和1个青年委员会,团体会员单位71家,个人会员126人。自2018年"中国医师节"设立,协会每年组织"中国医师节"庆祝活动,表彰优秀医师,弘扬救死扶伤的人道主义精神。

2020年,协会在市卫健委和市科协的领导下,在市民政局的监督和市医学信息所支持下,以习近平新时代中国特色社会主义思想为指导,依照协会宗旨和协会章程,团结和依靠广大专家,抗击新冠疫情,弘扬抗疫精神,积极进取、扎实工作,圆满完成各项工作任务。

【组织建设】 为加强协会的组织建设和学术活动的管理,协会成立了组织管理学术部,进一步规范协会的信息化建设、协会合同的使用和学术活动的举办流程等。在协会领导班子的带领下,严格按照协会《章程》规定开展工作,召开常务理事会议,对协会重大事项进行研究部署,同时加强对协会秘书处的日常管理工作,完善各项管理制度,主动接受民政部门的监督。6月,按照民政要求审议修改了学会《章程》;委托四川良建会计师事务所有限责任公司对协会2019年度财务收支情况进行了审计;完成了协会2019年社团年检工作。

【新冠肺炎疫情防控】 2020年,面对突如其来的新型冠状病毒肺炎疫情,协会严格按照省、市卫健委疫情防控工作要求,结合自身工作职能,携手广大医务工作者,共同抗击。协会各会员单位和全体会员,坚守岗位、无私奉献,为疫情防控贡献了卫生健康工作者的积极力量。新冠疫情初期,协会积极响应市委市政府号召,按照成都市新型冠状病毒肺炎疫情防控指挥部疫情防控工作统一部署,采取居家办公、网络办公、错时办公等多种方式,减少人员聚集,确保各项工作有序推进。协会联合其他医科类学(协)会,在第一时间下发《关于暂停开展学术活动的通知》，紧急暂停线下学术活动，减少人员聚集，转发成都市科学技术协会《致全市奋战在抗击新型冠状病毒感染肺炎疫情一线的科技工作者的慰问信》，下发《关于推荐报送在新型冠状病毒感染的肺炎疫情防控工作中表现突出的先进典型的通知》，深入挖掘在疫情防控工作中涌现出的先进典型和感人事迹，认真做好抗疫期间先进典型事迹的征集、整理及上报工作。根据市科协《关于做好市级学会疫情防控一线医务人员及其家属关心关爱工作的通知》要求，协会主动联系各会员单位，及时了解和掌握参与疫情防控一线的医护科研人员及其家属在工作生活中的困难和诉求并及时上报，努力为抗疫英雄做好后勤保障工作，减少他们的后顾之忧，把党和国家的温暖传递到抗疫一线。

【弘扬抗疫精神】 2020 年 8 月 15 日，我会联合成都市医学信息所及成都医学会等 6 家成都市医科类学(协)会共同举办了庆祝第三届"中国医师节"暨成都医务工作者抗疫表彰会，对在抗击新冠肺炎疫情中表现突出的各医院先进医务工作者进行表彰。本次表彰会邀请到成都市卫生健康委员会、成都市科学技术协会、成都市民政局作为指导单位，以"白衣执甲·初心无悔"为主题，通过先进个人访谈、文艺汇演等形式，讲述一个个战"疫"工作的温暖瞬间。表彰会为来自四川大学华西医院等 38 家会员单位推选出的 452 名先进个人代表颁发了荣誉证书。

【学术交流】 新冠疫情初期，协会第一时间暂停聚集性学术会议，号召全体会员主动参与到新冠肺炎防治工作中去。积极协助专委会通过网络语音、视频等形式，组织召开专题学术会议，为疫情防控贡献积极力量。肿瘤专委会于 2 月 22—3 月 1 日期间，于每日下午 16:00—17:00 举办了"疫情之下，医路有我"——新冠肺炎疫情防控期间肿瘤患者在线答疑公益活动，共 9 期，线上接受 100 余名患者的咨询及答疑，活动参与人数达 1 000 余人次。11 月 14 日，召开成都市医师协会肿瘤专委会第二届学术年会暨第二届恶性肿瘤综合治疗高峰论坛，会议邀请四川大学华西医院、四川省肿瘤医院、成都医学院附属第一医院以及成都市肿瘤医院等单位多位知名专家授课，对恶性肿瘤新进展、规范诊治以病人心理干预进行了讲授，来自成都市内及周边众多医院医务人员参加本次培训，通过本次培训提高了我市恶性肿瘤诊治水平，促进了多学科综合诊疗规范，对肿瘤规范化治疗发挥了深刻的影响。11 月 27－28 日，召开"成都市医师协会呼吸专委会第五届学术年会"，本次会议以"尊重医师、尊重生命"为主题，采用线上和线下相结合的方式，来自成都市各级医务人员约 200 人参会。针对新冠防控工作进入常态化，会议特别邀请四川大学华西医院感染管理部部长宗志勇教授作"新冠秋冬防控要点"的专题报告，指导各级医院秋冬疫情防控。来自武汉红十字会医院的胡彩英主任作"用生命守护生命"的报告，向大家还原从武汉新冠疫情暴发到举全国之力抗击疫情并取得阶段性胜利的真实情况。本次大会还就病毒性肺炎、慢阻肺、哮喘、肺结核、间质性肺病、高流量氧疗的临床应用等呼吸危重症领域热点、难点进行深入地探讨和交流。

【服务会员】 6 月，协会推荐成都市公共卫生临床医疗中心陈红医师作为全市优秀医师代表参加"中国医师奖"评选，获得第十二届"中国医师奖"。

【政府职能承接】 受市卫健委委托，成都市医师定期考核工作由成都市医师协会负责，按照《医师定期考核管理办法》和省卫健委《关于开展医师定期考核业务水平测评工作的通知》文件要求，本年度完成了 6 109 名医师定期考核补考的报名、审核、组织考试、监督管理等各项工作。

(成都市医师协会秘书处)

成都市医院药事管理协会

【概况】 成都市医院药事管理协会始建于 1988 年，时名为成都市医院药剂科主任联席会，有 15 家医院参加。1992 年 1 月 18 日，变更为成都市医院药事管理委员会，是全国范围内建立的第一个区域性医院药事管理组织。2002 年 7 月 26 日，在成都市医院药事管理委员会的基础上成立成都市医院药事管理协会，是在成都市民政局依法注册的具有独立法人资格社会团体。现为第四届理事会，有理事 91 人，常务理事 31 人，正副理事长 6 人，秘书长 1

人，何琴为理事长；现有管理、学术、组织、财务4个工作委员会，团体会员单位78家。

2020年，在成都市卫健委的领导下，在市民政局监督指导和成员单位的大力支持协作下，成都市医院药事管理协会坚决贯彻落实省委、市委及市卫健委的各项疫情防控要求，扎实推进协会各项工作的顺利进行，坚持做到疫情防控与协会工作两手抓、两不误。圆满完成全年工作任务。

【新冠肺炎疫情防控】 面对疫情防控的严峻形势，协会秘书处高度重视，深入学习贯彻习近平总书记重要指示批示精神和党中央、国务院的决策部署，坚决响应党中央的号召，把思想和行动统一到党中央、国务院的决策部署上来。积极落实四川省委省政府、成都市委市政府疫情防控统一部署及工作要求，时刻关注疫情发展动态，坚定信心、从容冷静、沉着应战，为坚决打赢这场疫情防控的人民战争做好准备。多措并举，保障各项工作有序推进。为切实做好疫情防控工作，协会加强组织领导，及时采取一系列措施，切实保障各项工作在疫情防控期间有序推进。1.紧急暂停线下学术活动。由于新冠病毒的高传染性，为保障医务人员的身体健康和生命安全，协会联合成都医学会等7个学（协）会，下发《关于暂停开展学术活动的通知》，在新冠疫情蔓延初期，紧急暂停各类人员聚集性学术活动；2.向一线抗疫英雄致敬。协会广大医务工作者不顾个人安危，奋战在抗疫斗争最前沿，用生命守护生命。协会与其他医科类学协会联合，在第一时间转发成都市科学技术协会《致全市奋战在抗击新型冠状病毒感染肺炎疫情一线的科技工作者的慰问信》，把党和国家的温暖传递到抗疫一线，并向全市广大医务工作者尤其是奋战在抗疫一线的医护人员表达深深的敬意；3.协会积极响应市委市政府号召，按照成都市新型冠状病毒肺炎疫情防控指挥部疫情防控工作统一部署，采取居家办公、网络办公、错时办公等多种方式，减少人员聚集，确保各项工作有序推进，秘书处部分人员参加市卫健委部署的疫情防控24小时应急值班；4.协会会员单位四川科伦医药贸易有限公司、四川医药股份有限公司等医药企业在疫情期间积极捐款捐物。

【组织建设】 坚持党建引领是协会组织工作的重要基石，2020年5月协会以信函形式召开第四届四次会员代表大会，重新修订《章程》，把坚持中国共产党的全面领导写入协会章程；召开常务理事会议4次。协会主动接受成都市民政局的监督，按照相关要求，按时完成一年一度的社团年检工作。协会于10月23日参加市直机关社会组织党建工作调研座谈会，参观学习“成都皮影艺术博物馆功能性党支部坚持党建引领，促进非遗传承和保护工作成果展”，围绕市直机关社会组织2020年度党建重点工作推进落实情况和“两个覆盖”集中攻坚任务完成情况，开展调研、座谈。

【学术交流】 协会在深入调研的基础上，结合基层实际，通过专题讲座、学习班等多种形式，开展以“服务基层、解决问题、着力提高”为主线的学术活动，着力解决各级医疗机构在实际工作中遇到的各类热点及难点问题，深入推进医药卫生体制改革。8月7日、9月4日协会联合省、市药事质控中心，分两期举办“药师处方审核能力培训会”，现场参会人数300人，线上5万人次收看。8月15日，成都市医学信息所联合成都市医师协会、成都医学会、成都护理学会、成都中医药学会、成都中西医结合学会、成都卫生经济学会、成都市医院药事管理协会等7家学（协）会共同举办庆祝第三届“中国医师节”暨成都医务工作者抗疫表彰会，对在抗击新冠肺炎疫情中表现突出的各医院先进医务工作者进行表彰，共表彰抗疫先进452名。9月13日，协会联合成都药学会共同主办“2020年药学传承与发展研讨会”，本次会议主题为：“药学传承感恩有您”，本次研讨会邀请成都地区及部份四川省药学前辈和省市医疗机构的现职药学主要负责人60余人参会，畅谈药学工作经历与感悟，以及药学事业发展前景。为加强成都地区药学工作的交流，进一步规范成都及周边地区医院合理用药，“成都市医院药事管理协会会员代表大会暨2020年学术年会”于2020年10月30日在成都市召开，大会主题“责任与使命传承与创新”。成都市医院药事管理协会会员代表130余人参加此次会议。协会理事长何琴在会上作协会2020年工作总结及2021年工作思路报告，西部战区总医院于波涛主任药师在会上讲授党课。来自北京世纪坛医院金锐副主任药师、四川省人民医院龙恩武主任药师、四川大学华西医院李建副主任药师等知名专家就“中成药处方点评”“医院药学助力医保控费”“后疫情时代静脉用药安全与职业防护”等内容作专题讲座。

【服务基层】 协会积极响应成都市委、市政府号召，以成都市每年“科技之春”科普月活动为契机，依托广大专家的技术力量，充分发挥协会优势，开展“走基层”送科技下乡、脱贫攻坚等内容丰富、形式多样的科普卫生活动。2020年10月28日，协会在都江堰市市人民医院举办“卫生下乡及专题学术讲座”，来自都江堰市及周边地区170余人参会。

【政府职能承接】 配合卫生行政部门，发挥协会平台优势。协会今年共有10余位专家参加成都市医疗机构巡查和医疗机构服务质量检查，部分专家参加四川省医院等级评审工作。

（成都市医院药事管理协会秘书处）

成都卫生经济学会

【概况】 成都卫生经济学会成立于1985年10月，是由成都地区从事卫生经济研究、管理和教学的团体和个人自愿组成、依法登记成立的非营利性学术团体。现为第六届理事会，有理事79人，常务理事23人，正副会长8人，秘书长1人。现有经济管理、医疗设备、财会、审计、统计信息、农村卫生、医疗保险、药物经济学8个专业委员会。团体会员单位30家，个人会员780人。2020年，成都卫生经济学会在市科协和市卫健委的领导下，在市民政局的监督和市医学信息所的支持下，以习近平新时代中国特色社会主义思想为指导，依照学会宗旨和学会章程，发挥自身的人才和平台优势，坚决贯彻落实省委、市委及市卫健委的各项疫情防控要求，紧密围绕新时期卫生改革与发展的实际，研究探讨卫生改革与发展中的重点、难点和热点问题，积极为我市卫生健康工作献计献策。圆满完成全年工作任务。

【党建和组织建设】 2020年8月5日召开第六届九次常务理事会决定成立学会功能性党支部。为加强学会的组织建设和学术活动的管理，学会成立组织管理学术部，进一步规范学会的信息化建设、学会合同的使用和学术活动的举办流程等。6月，按照民政要求审议修改学会《章程》；委托四川良建会计师事务所有限责任公司对学会2019年度财务收支情况进行审计；完成学会2019年社团年检工作。

【新冠肺炎疫情防控】 面对突如其来的新型冠状病毒肺炎疫情，学会严格按照省、市卫健委疫情防控工作要求，结合自身工作职能，携手广大科技工作者，共同抗击。学会各会员单位和全体会员，坚守岗位、无私奉献，为疫情防控贡献卫生科技工作者的积极力量。新冠疫情初期，学会积极响应市委市政府号召，按照成都市新型冠状病毒肺炎疫情防控指挥部疫情防控工作统一部署，采取居家办公、网络办公、错时办公等多种方式，确保各项工作有序推进。学会联合其他医科类学（协）会，在第一时间下发《关于暂停开展学术活动的通知》，紧急暂停线下学术活动，减少人员聚集，转发成都市科学技术协会《致全市奋战在抗击新型冠状病毒感染肺炎疫情一线的科技工作者的慰问信》，下发《关于推荐报送在新型冠状病毒感染的肺炎疫情防控工作中表现突出的先进典型的通知》，深入挖掘在疫情防控工作中涌现出的先进典型和感人事迹。8月15日，学会联合成都医学会等6家学（协）会，共同举办庆祝第三届“中国医师节”暨成都医务工作者抗疫表彰会，对在抗击新冠肺炎疫情中表现突出的452名先进医务工作者进行表彰。

【课题研究】 2020年6月，受市卫健委委托，学会组织课题组开展“成都市医改监测数据统计分析研究”，研究的主要内容包括：成都市医改工作开展现状、成都市医改工作变化发展趋势、成都市医改工作开展水平，同时对当前医改所面临的热点、难点问题进入深度分析，旨在结合国家年度医改监测工作方案和省、市医改重点工作任务，以国家医改监测工作方案设定的监测指标为重点，分析成都市当前医改工作现状、难点与不足，为进一步深化医药卫生体制改革、实现医改工作目标提供参考。该课题计划于2021年5月前完成2020年度医改监测分析报告。学会委托成都中医药大学进行“成都市医疗服务价格成本支付与比价关系研究”，研究的主要内容包括：医疗服务价格动态调整模型思路、建模思路、建模方法等；成都市医疗卫生服务机构价格水平比较。通过成都市与全国价格水平比价研究，提出成都市医疗服务价格动态调整方案建议。该课题计划于2021年10月前完成专家论证和书面报告。

【学术交流】 2020年1月4日，学会召开“成都卫生经济学会药物经济学专委会第三届学术年会”，会议邀请上海交通大学、仁济医院、四川大学华西医院等多位从事卫生政策、卫生评价医院管理、临床医学、药学等相关领域的专家，围绕医院管理与卫生经济学、药物经济学在HTA的应用、从经济学角度看肿瘤治疗等内容做专题报告，共同推进药物经济学在临床医疗决策中的应用。

【继教培训】 与成都科技进修学校联合，于9月1日、9月2日、9月3日分3期举办《2020年成都市卫健系统会计人员继续教育培训》，300余名医疗卫生机构财务人员参加培训，完成财政部门要求的会计人员继续教育培训学时。

（成都卫生经济学会秘书处）

成都中西医结合学会

【概况】 成都中西医结合学会成立于1982年6月，成都地区中西医结合科技工作者自愿组成、依法登记成立的学术性、公益性、非营利性的法人社团，现为第五届理事会，有理事51人，常务理事25人，正副理事长9人，秘书长1人，顾兴平为理事长；现有急救、皮肤、肿瘤、儿科、外科、内科、脑心同治7个专业委员会，团体会员单位13家，个人会员398人。

2020年，面对突如其来的新冠肺炎疫情，学会在市科协和市卫健委的领导下，认真贯彻习近平总书记和中央及各级领导部门对疫情防控的一系列重要部署，发挥中西医结合的优势，积极开展中西医结合治疗新冠肺炎患者和防控新冠肺炎疫情工作。圆满完成全年工作任务。

【组织管理】 学会第五届理事会任期届满，经多方努力，现已经完成学会换届选举的各项筹备工作，将择期召开学会第六届会员代表大会。学会2020年已完善修订《成都中西医结合学会组织管理办法》《成都中西医结合学会经费管理办法》《成都中西医结合学会学术活动管理办法》《成都中西医结合学会专委分会选举办法》和《成都中西医结合学会专委会年度考核评估办法》等管理制度，学会各项工作更加规范有序。按市民政局的要求，学会完成社团的年检任务，完成本届理事会审计工作，并在筹备换届的同时，根据学会章程发展符合条件的新会员。

【新冠肺炎疫情防控】 发挥学会人才优势，积极参与疫情防控。在新冠疫情初期，按照成都市新冠肺炎疫情防控指挥部疫情防控工作统一部署，与其他6个医科类学（协）会联合，在第一时间下发《关于暂停开展学术活动的通知》，紧急暂停线下所有学术活动；采取居家办公、网络办公、错时办公等方式，减少人员聚集，确保各项工作有序推进。学会转发成都市科协《致全市奋战在抗击新冠肺炎疫情一线的科技工作者的慰问信》，对战斗工作在一线的全市广大医务工作者表示由衷的敬意；同时，学会联合发文下发《关于推荐报送在新冠肺炎疫情防控工作中表现突出的先进典型的通知》，完成抗疫期间先进典型事迹的征集、整理及上报工作。学会还联合成都市医师协会等6家学（协）会表彰新冠肺炎疫情防控先进个人452名。根据市科协《关于做好市级学会疫情防控一线医务人员及其家属关心关爱工作的通知》要求，联系有关会员单位，了解和掌握参与疫情防控一线的医护人员及其家属在工作生活中的困难和诉求并及时上报，把党和政府的温暖传递到抗疫一线。

学会急诊专委会副主任委员成都中医药大学附属医院卢云教授，作为医院新冠肺炎的专家组副组长和急诊科主任，是医院发热病房的第一个一线值班医师；作为四川省首批全省医疗救治专家组成员，是第一批进入确诊患者集中救治点的中医药专家，定期前往成都市公共卫生临床中心对新冠肺炎患者进行会诊。积极参与四川省新冠肺炎中医防治方案的制订。在四川省委书记彭清华同志亲自主持的疫情防控专家研讨会议上，作为唯一参加会议的中医药代表，积极为中医药如何介入新冠肺炎防控献计献策。卢云副主委被国家中医药管理局委派为国家卫健委新冠肺炎重症救治专家组成员，2月20日辗转长沙、武汉，在定点收治新冠肺炎的病区，开展新冠肺炎重症病例中西医联合巡诊工作。由他提出并被采纳的组建“中医救治突击队”，将分散在各支救援医疗队里的中医师集结在一起，建立中医重型病人管理微信工作群，共同开展中西医联合查房、联合会诊工作，联合管理重型、危重型病人。他每周2到3次主持重危病人中医会诊，在方舱医院、新冠重症病区累积指导200多例患者的救治，为100余位重症患者开具处方，实现重危病人一人一方，精准施治。带动促进定点医院建立健全中西医结合会诊制度。积极投身科研抗疫，卢云副主委参与四川省“新冠2号、3号”相关临床研究工作，并联合针灸学院、信息工程学院，主研“新冠患者”治愈后的肺康复专项课题，开发“新冠肺炎”临床痊愈患者康复APP，用于远程指导四川省内及武汉新冠肺炎病人的愈后康复，为患者全面康复保驾护航。多次向全国一线医务工作者和医学生开展线上讲座，分享中医药抗疫经验；主动在休息期间为本校学生开展线上知识讲堂——新冠肺炎的中医介入思路，带领学生为患者多次开展“线上免费问诊”，解除患者疑问和病痛。

在这场没有硝烟的战场上，有许多像卢云副主委一样的中西医急诊人，以共产党员的标准严格要求自己，坚守医者初心，为夺取抗击新冠肺炎疫情的最后胜利，始终坚守在临床抗疫一线。

【学术交流】 突出中西医结合特色。学会组织各专委会专家，对基层医院进行业务指导、学术讲座。今年共开展学术讲座5场次，参加听讲人员近700人次。举办疑难病例讨论会2次，7月份举办一次线上疑难病例讨论会，参会人数近300人；12月举办第二期疑难病例讨论会（线下）。参会疑难病例讨论会的医务人员主要来自成都市及周边区县的医院。每次疑难病案讨论会由成都市各医院提供诊断困难、治疗难度大及少见病等病例，邀请本省知名专家进行现场点评及答疑，重点关注中西医结合治疗疑难杂症的特点和优势，讨论面向基层，贴近临床，为基层医院及青年医生搭建相互学习和交流的平台，促进医务人员诊治水平的提高，深受广大基层医生的欢迎和好评。举办第五届脑心同治学术年会。促进中西医结合心脑血管学科的发展，2020年12月成都中西医结合学会脑心同治专委会举办“成都地区心脑血管疾病诊治学术研讨会暨第五届脑心同治学术年会”。会议邀请国内著名心脑血管病专家教授就心脑血管领域的进展进行专题学术讲座。

【服务基层】 学会各专委会响应成都市科协号召，配合成都市第二十五届“科技之春”科普月活动的开展，积极推进医学科技下乡义诊活动的开展。今年7月、10月学会组织皮肤专委会专家在彭州市和崇州市的基层医疗机构开展送医送药活动，取得较好的社会效益，受益群众500余人次。

（成都中西医结合学会秘书处）

成都市视力保护与健康促进学会

【概况】 成都市视力保护与健康促进学会原名成都市视力保护协会，成立于2004年11月，是依法注册的具有独立法人资格的学术性社会团体，2013年被成都市民政局评定为“4A级社会组织”。现为第五届理事会，有理事46人，常务理事15人，正副会长5人，秘书长1人，段俊国为会长；现有专业委员会1个，团体会员单位20家，会员174人。2019年获市科协授予“学会服务站建设先进集体”称号。

2020年9月23日，成都市科学技术协会批准：学会主管单位由成都市卫生健康委员会变更为成都市科学技术协会。2020年12月16日，经中共成都市科学技术协会科技社团委员会批准，学会成立功能型党支部。经学会第五届二次理事会表决通过，增补爱尔眼科医院林江为副会长。经学会会长会议研究提议，常务理事会表决通过，杜慧兰担任秘书处专职副秘书长。发展天津市微派科技发展有限公司、成都普天电缆股份有限公司、成都天健君农业科技有限公司、成都企鹅综合门诊部有限公司高新眼科诊所、四川省帽石牛餐饮管理有限公司、成都市金牛区疾病预防控制中心、成都市郫都区疾病预防控制中心、成都市温江区疾病预防控制中心、成都市武侯区疾病预防控制中心、成都市青羊区疾病预防控制中心、都江堰市疾病预防控制中心、彭州市疾病预防控制中心、成都市成华区疾病预防控制中心、武侯区视立美青少年眼镜经营部、成都雨瑞蓝果果农业科技有限公司为学会团体会员单位。2020 年,学会获成都市科学技术协会市级学会服务全市中心任务先进集体、承办大型会议活动特别贡献集体荣誉。

【新冠肺炎疫情防控】 学会转载《抗击疫情膳食营养平衡保障家庭健康》《疫情暴发期间,孩子还能不能佩戴 OK 镜?》《新型冠状病毒肺炎防护中小学生读本》《关于重申在疫情防控期间减少公众聚集性活动的通知》等科普文章到学会微信公众号;制作《静待花开——献给最美逆行的你》《我的眼角流着你的泪行——献给最美逆行者》《致敬:伟大的公民》等宣传一线防疫人员的小视频;制作《新冠病毒老年人防范指南》《抗击疫情有序复工》等应急科普视频;2 月 23 日,学会专家为成都石室天府中学有序复课提供专业技术意见,对学校拟订的《成都石室天府中学师生 24 小时防疫全攻略》进行专业指导;4 月 2 日学会专家走进成都普天电缆股份有限公司实地指导,助力复工防疫;4 月 7 日学会针对成都市武侯科技园小学、安岳县安农九义校、白玉县灯笼乡小学、安岳县岳阳镇小学和富顺县代寺镇中心小学的老师开展疫情防控知识专题培训。会员单位成都爱迪眼科医院向援鄂医疗队捐赠2 000支润眼液(价值73 880元人民币);会员单位成都爱迪眼科医院捐赠斯中社会与文化友好协会10 000只医用口罩(价值2.5 万人民币)。会员单位成都西南眼镜批发市场管理服务有限责任公司向学会捐赠人民币17 660.00元,以及防护眼镜共1 000副(价值220 000元人民币),捐赠的资金及防护眼镜用于抗疫一线医卫人员开展公益活动、宣传及眼健康防护及青少年眼健康防护。

【政府职能承接】 承接成都市教育局"成都市学校食品安全管理员培训标准及工作指南编制及应用项目",正按照方案进度实施。承接成都高新区桂溪社区卫生服务中心"社区高血压患者膳食干预采购项目"。学会联合成都市疾病防控中心、高新区疾控中心和高新区桂溪社区卫生服务中心,于 10 月在临江社区启动并开展成都特色的 DASH 膳食模式——社区高血压患者膳食干预项目。学会营养与视力健康专委会专家指导会员单位帽石牛餐厅将川菜进行减盐、减油做成具有成都特色的 DASH 膳食对患高血压病人群进行供餐,项目组专家进行合理膳食宣讲,调查食用人群对 DASH 膳食的接受度、监测血压等指标改变情况。该项目探索和建立成都特色的 DASH 膳食模式并推广至社区,让社区高血压患者在饮食控制的同时又能尽可能享受美食,在治疗与美味中找到平衡。学会事业发展部制作《一切为了人民的健康—成都特色 DASH 膳食项目》纪录片。11 月,学会承接华中科技大学同济医学院公共卫生学院委托的国家食品安全风险评估中心项目—"中国居民猪肉从零售到餐桌消费参数调研"项目的入户调查,学会组织培训调查人员后,联合会员单位郫都区疾控中心在成都市城区和郫都区农村进行入户调查,按时完成调查问卷 160 份,质量达到项目要求。

【调查研究与建言献策】 4 月 15 日,学会副会长李晓辉带领学会营养与视力健康专委会和事业发展部等 6 人,与都江堰市疾控专业人员一道,前往都江堰虹口三文鱼养殖场调研,了解鲑鳟鱼的养殖及鱼饲料的质控管理,采集样品进行营养成分监测,分析本地鲑鳟鱼与进口产品的品质,并现场采访录制纪录片《走进鲑鳟鱼》。4 月 21 日,由学会副会长李晓辉带领 6 名专家,与蒲江县疾控杨书记等专业人员一道,前往蒲江茶叶基地调研,了解基地茶叶种植及生产加工情况,制作科普纪录片《茶中珍品——蒲江雀舌》。5 月 13 日,学会副秘书长杜慧兰和事业发展部吴世康部长等 4 人,与都江堰市疾控中心伍哲熙科长一道,前往都江堰市玉堂镇青城道茶观光园进行实地调研。详细了解青城道茶的种植、茶叶的采摘、加工过程、产品质量控制和杀虫施肥情况。对都江堰地区生产的茶叶进行食品安全状况分析。并拍摄制作科普宣传片《青城道茶——都江堰农产品风险监测纪行》。6 月 10 日,学会组织专家前往邛崃开展食品安全监测及毒蘑菇中毒事件调查。制作《为了孩子的身体健康——邛崃市前进中心小学食品安全监测记》《追踪毒蘑菇》等食品安全科普宣传片。

学会向成都市科学技术协会提交《关于在我市设立“成都爱眼活动月”动员全社会共同促进青少年眼健康的建议》,建议设立“成都爱眼活动月”、加强眼健康科普场景场馆的建设、加强眼健康的学校教育管理、建立健全眼健康科普志愿服务队伍、实施覆盖全市的儿童青少年近视筛查措施等,经市科协上报市委市政府领导。

【健康扶贫】 2020年是全面打赢脱贫攻坚战收官之年,7月7—15日,学会联合会员单位成都中医大银海眼科医院组成藏区精准扶贫医疗队,助力开展“对口扶贫·精准复明”公益援助活动。精准扶贫医疗队深入得荣县曲雅贡乡卫生院、巴塘县中咱乡卫生院、德钦县羊拉乡卫生院及茂顶村进行5场现场筛查,共筛查人数366人次,开展白内障手术120例,翼状胬肉手术31例。学会事业发展部将整个扶贫工作制作成甘孜藏区的精准复明扶贫纪录片《金沙江畔的光明使者》。

【技术服务】 6月28—7月3日,学会副秘书长杜慧兰受农业农村部沼气科学研究所邀请,作为农业农村部农村厕所革命技术服务专家组成员,赴福建省开展为期一周的农村厕所革命相关培训、座谈和现场指导等技术服务工作。自9月学校开学以来,学会为成都外国语学校、成都外国语学校附属小学、成都市实验外国语学校、成都市实验外国语学校(西区)、成都市实验外国语学校附属小学、新都区巴德美际学校、成都市棕北中学西区实验学校、成都市龙祥路小学等提供营养配餐技术指导服务,通过对学校每周食谱进行营养素分析,并根据分析结果有针对性提出调整意见,助力学校食堂为学生及老师提供营养均衡的饮食,引导大家养成健康饮食习惯。11月24日,学会组织专家协助成都市龙祥路小学成功举办一场趣味运动会。来自武侯区各小学的体育老师及嘉宾130余人进行教学观摩和体验式的活动参与。学会副会长李晓辉与师生们互动讲授一堂“营养与视力保护”趣味课,锦里小学体育老师进行教学交流,龙祥路小学胡校长以“多维度.专业塑造视力健康”为题交流学校开展近视防控工作的经验和成效。学会事业发展部制作《让孩子有一双明亮的眼睛——龙祥路小学趣味运动会》宣传纪录片。12月10日,崇州市卫健局、教育局召开“崇州市2020年学生近视防控健康教育暨工作总结会”,会员单位成都中医大银海眼科医院眼健康管理中心主任肖建强博士,进行“儿童青少年近视防控策略”授课,市第二实验小学、元通镇中学校、元通镇幼儿园、全市各乡镇卫生院、社区卫生服务中心、公立幼儿园、中小学校等负责人及工作人员100余人参会。

【科普活动】 会员单位成都中医大银海眼科医院和成都爱迪眼科医院是学会授牌的“成都市视力保护科普基地”。为更广泛地发挥其科普效能,经学会推荐,两个科普基地被纳入“四川省科协500家科普惠民共享基地名单”,其科普工作获得政府的肯定和经费支持。5月19日,由成都市卫生健康委,成都市教育局主办;成都市疾病预防控制中心,成都市视力保护与健康促进学会,成都商报·成都儿童团承办的第31届“5·20”中国学生营养日——“合理膳食倡三减,良好习惯促三健”专场公益直播讲座在成都儿童团直播室开讲,学会常务副会长李晓辉担任主讲嘉宾。讲座通过抖音的方式直接将的“三减三健”的科普知识传递到市民家庭,在线围观达30.8万人,收到4.6万点赞。5月25日,学会副会长李晓辉带领学会事业发展部部长吴世康和常务副秘书长杜慧兰等4人,就疫情后儿童青少年学生的近视防控和合理营养膳食,到蒲江县鹤山镇西南小学开展宣传指导工作。6月13日,学会常务副会长李晓辉、常务副秘书长杜慧兰和成都市疾控中心副主任医师何志凡等一行4人,与棕北中学西区实验学校张校长和周主任一道,围绕《走出食品安全误区,吃出健康快乐》的题目,以科普“食品安全五大要点”为中心进行一堂关于食品安全科普知识讲座。10月21—23日,学会营养与视力健康专委会联合成都市疾控中心的专家们进入成都市外国语学校(高中部)、成都市实验外国语学校和成都市实验外国语学校(西区)这3所学校开展以“合理营养及近视防控”为主题的宣传活动。11月6日,巴德美际学校在校组织开展“阳光食堂”活动,邀请学会常务副会长李晓辉到活动现场跟学生家长们进行沟通交流。活动现场，李晓辉主任医师就家长们关心的学校食堂配餐依据问题给现场的家长们进行解答，并指出学生的健康饮食观念要从家庭教育抓起，让他们养成不挑食、不偏食的习惯，从而保证学生摄入食物种类的多样性。11月9日和16日，学会老会长、眼科专家白宪策主任医师及学会副秘书长杜慧兰等3人到成都外国语学校附属小学，在成外附小“视·界”课堂上开展《小学生近视防控》讲座。讲座上，白院长围绕《健康用眼行动指南》与在场的900多名学生和教师进行互动讲解。11月24日，学会常务副会长李晓辉在成都市龙祥路小学举行一堂师生互动的“营养与视力保护趣味课”，讲授不挑食与我们健康的关系、为什么提倡少喝含糖饮料，怎样查看食品标签等，让近200位师生们得到正确的、印象深刻的科学知识。12月3日，学会在巴德美际学校开展食品安全进校园科普活动，学校小学部1－3年级共130多名学生参与。学会营养与视力健康专委会的冯敏副主任医师讲解多油、多盐、多糖对于健康的危害，教会学生们如何选择健康的零食，引导学生们按照七步洗手法勤洗手、多人就餐时使用公筷公勺，预防病从口入，保障自身安全。7月7—16日，学会联合成都市疾控中心在肖家河街道办开展《吃出健康，吃出快乐——食品安全科普进社区》的主题系列科普讲座。8月24日，学会与成都市疾控中心及四川省食品安全学会联合在肖家河街道新光社区开展一次食品安全科普宣传的互动体验式活动。9月18日，学会营养与视力健康专委会联合成都市疾病防控中心、高新区芳草街道办紫荆社区在高新区芳草街58号居委会开展食品安全应急演练和食品安全宣传进社区活动。10月30日，学会营养与视力健康专委会联合成都市疾病防控中心、成都高新区肖家河街道永丰社区在永丰社区活动中心开展食品药品安全讲座进社区活动。社区50多位居民参与讲座。10月30日，学会与成都市科青联联合组成的科普宣传队，参加市科协在简阳市平武镇尤安村举办的“爱成都，迎大运”志愿服务活动暨第三届成都市城乡社区科技公共服务集市活动。11月11—12日，学会营养与视力健康专委会的冯敏副主任医师在龙泉驿街办明江路社区以“舌尖上的食品安全”为题进行三场健康知识讲座。11月9—25日，学会联合青羊区市场监督管理局在青羊区光华街道办各社区进行七场“吃出健康，保障安全——食品保健品安全及疫情防控科普进社区”的科普讲座。

【学术交流】 在6月6日全国爱眼日，以“视觉2020，关注普遍的眼健康”为主题，学会联合四川省大健康产业协会共同主办，由四川省大健康产业协会眼与视觉健康专业委员会、成都中医大银海眼科医院承办的“第二届近视防控天府论坛”在成都中医大银海眼科医院举行，来自全国、省内的知名专家、学者、业界人士以及成都市区（市）县的社区卫生服务中心、学校、学生、家长和学会成员单位200余人参加。全国工商联副主席、四川省政协副主席、四川省工商联主席陈放，四川省工商联副主席、成都市工商联主席梁伟，成都中医药大学校长余曙光，四川省科技厅副厅长杨品华，成都市卫健委主任谢强，金牛区区委常委、宣传部长彭洪泽，金牛区人民政府副区长黄智太等领导出席会议。开幕式上，会员单位成都西南眼镜批发市场管理服务有限责任公司向学会捐赠捐款及防护眼镜用于抗疫一线人员公益活动和宣传。在论坛交流环节，来自国内外的22位专家，分别就近视防控、营养与视力保护、遗传性眼病及分子诊断进展、干细胞研究新进展及在眼科疾病中的应用、基层糖网筛防与近视防控探索、复杂白内障手术的设计思路等多个方面进行专题报告和交流。学会拍摄《视觉2020，关注普遍的眼健康——第二届近视防控天府论坛访谈录》纪录片。9月21号，学会联合成都市疾病预防控制中心，在成都市疾控中心二楼会议室举办成都市科学技术年会分会场的学术论坛，主题为“儿童青少年近视防控新技术论坛”，从事眼科医疗、眼视光工作及近视防控的医卫人员共计65人参会。成都中医大银海眼科医院院长、学会会长段俊国教授作“中西医结合近视防控策略”主题报告，学会副会长兼秘书长会长朱晋作“学生近视防控，关键在于落实”的主题报告。这次论坛以中西结合防控近视为核心进行多方面的讨论，展示近年对近视防控的研究成果和新技术，提出充足的户外活动是预防近视的关键，眼健康的保护需要学校、社会和家庭多方共同参与的学术观点。9月21—23日,学会营养与视力健康专委会联合成都市疾控中心举办市级继教培训项目"营养指导员适宜技术培训",约100名来自成都市各区(市)县疾控中心专业人员参加培训。培训会采取线上线下相结合的教学模式,共有8位老师围绕着营养与健康的实用技术展开授课。

(成都市视力保护与健康促进学会秘书处)

企事业单位医院

成都大学临床医学院、附属医院

【概况】 2020年,成都大学临床医学院、附属医院在岗职工1 574人(含社会规培),副高及以上职称197人,硕博学历人员280人,实际开放床位799张。建有省医学重点学科(实验室)3个,省医学重点专科5个,市医学重点学科6个。医院有190余人次在各级学术组织中担任职务,担任四川省医学专业委员会主任委员3人次,副主任委员9人次;担任成都市医学专业委员会副主任委员4人次;拥有硕士研究生导师9名。医院有享受国务院政府特殊津贴专家1名,第一届四川省临床技能名师1名,四川省学术和技术带头人1名、后备人选3名,四川省卫生健康委学术技术带头人6名、后备人选3名,入选成都市优秀卫计人才培养计划1名,成都市卫健系统学术技术带头人1名、后备人选6名。2020年,医院荣获国家卫生健康委员会医政医管局、健康报社"改善医疗服务示范医院"称号;荣获"成都市抗击新冠肺炎疫情防控先进集体";获成都市总工会"新冠肺炎疫情防控五一劳动奖状";在2020年度中国医院人文品牌峰会上荣获年度公益风云榜TOP100强。

【党的建设】 坚定以习近平新时代中国特色社会主义思想为指导,立足新发展阶段,贯彻新发展理念,积极服务和融入新发展格局。学习贯彻学校第七次党代会精神,做好微党课全覆盖,组织党员开展党性教育培训、参加市委党校党务干部培训班,举办"党旗高高飘扬在疫情防控一线"党组织和党员先进抗疫事迹报告会。实行党委领导下的院长负责制,把党建工作要求写入医院章程,完善议事决策制度,建立党委书记和院长沟通机制,成立医院发展委员会,并制定《中共成都大学临床医学院、附属医院委员会第二轮督查督办工作实施办法(试行)》。创新党支部工作形式,实现党的建设与科室业务相融合相促进。启动医院首批"双带头人"党支部书记工作室建设,评选出10名"双带头人"进行培育,开展"一科室一品牌一支部一特色"创建活动。抓好党建"三个一"重点项目建设,申报一个党建课题:《公立医院党建引领现代医院管理制度建设的研究》;抓好一个党建阵地:党建引领临床医学院师德师风建设项目;建设一个党建精品项目:抗疫精神宣教基地。严格党建查房,修订党建查房标准,将医疗护理、科研教学、文化建设等工作纳入党建查房内容,完成4个党支部,覆盖9个科室的党建查房,形成台账并整改到位。强化党支部党建工作责任目标考核,全院36名党支部书记参与年度党建工作述职。做好党员发展工作,全年共发展党员25人,其中援鄂医疗队员火线入党16人。党建引领人文医院建设,培育和形成了名医精神、列车精神、扶贫精神、抗疫精神"四大精神",在全院形成正能量氛围。认真做好2020年大型医院巡查及相关整改工作。坚持党建带团建,成功召开团代会进行换届选举,产生医院第二届团委委员会,实施青年人才素质提升工程和职能科室青年职工提升长效机制。加强对统战工作的集中统一领导,医院专家参加省委统战部组织的"知行巴蜀同心筑梦"活动,助力革命老区振兴发展;成都市金牛区政协委员、民盟盟员、骨科主任医师员晋教授撰写的提案获成都市政协采纳;学校党委统战部与民盟成都大学委员会联合建立"新时代爱国主义心理教育基地",并向院团委进行授牌。

【廉政建设】 制定《医院2020年党风廉政建设工作要点》,组织召开2020年党风廉政建设工作会等会议,对医院年度党风廉政工作进行部署,充分发挥医院纪委委员、党支部纪检委员监督作用。组织全院全员签署廉洁从业承诺书,提升重点部门、关键岗位人员廉洁从业意识,对新任及轮岗干部进行任前廉洁谈话,不断深化惩防体系建设。建立党风廉政教育长效机制。组织全院职工开展廉洁警示教育6次，编印《党风廉政学习资料》2册，印发《廉情专报》2期，观看警示教育片4次。同时加强对问题线索调查，严肃执纪问责。聚焦主责主业，深化“三转”，根据学校纪委要求，牢牢把握“监督的再监督”定位，全面退出选人用人、招标采购、招聘考试等现场监督。制定《规范管理各类供应商代表实施办法》，明确供应商代表接待时间及要求，营造风清气正的医疗卫生健康环境。坚持“全面审计，突出重点”，充分发挥内部审计“免疫系统”功能和“审、帮、促”监督服务作用，更新审计理念，拓展审计业务。完成审计(调查)项目40项。

【新冠肺炎疫情防控】 坚持以党建为引领，建立上下贯通、左右联动的战时指挥体系，由党政负责人任防控领导小组组长，统一指挥、专项落实，保障重点岗位、重点环节防控到位。武汉抗疫前线与院内均实现“医护零感染、工作零失误”。坚持防控机制不变、力度不减，妥善应对疫情态势变化，做到“四个强化”：强化防控措施。发挥防控处置作用，建立常态化检测机制，因地制宜设置预检分诊和发热门诊，建立疫情防控工作监督检查组与院感督察组亮牌监督机制。强化防控培训。先后制定制度流程方案100余个，开展院级层面培训79场，参培近万人次，实现培训全覆盖。组织开展新冠疫情诊疗流程演练3次。强化物资储备。通过多方渠道募集防护用品，多部门联动做好医疗物资储备，满足医院和外援医疗队防疫物资需求。强化人文关怀。及时做好职工和患者的心理疏导，建立“日报”机制、抗疫一线绩效倾斜机制及医学生培养关怀机制，做好对全院职工(含第三方人员)开展核酸检测工作，结果均为阴性。围绕“补短板、堵漏洞、强弱项”，强力推进医院应急体系建设能力。进一步调整完善院感防控部门职能，积极推进健全传染病信息化监测及医院感染预警机制，完善医院感染防控体系，打造一支一定影响力的感控专兼职队伍，不断完善医院整体感控能力，并将感控体系建设纳入医院“十四五”规划。按照疫情防控和诊疗规范的要求，积极筹建PCR实验室和发热门诊、隔离病房。8月医院PCR实验室取得开展新冠核酸检测的资质，全面开展核酸检测，核酸日检测最大量可达4 600余人次。9月标准化的发热门诊改造完成，全面投入使用。派出援鄂医护人员48人，开展各项防控诊疗救治工作，援鄂人员累计救治危重患者1 600余人次，3名医务人员奔赴云南参与核酸检测工作，5名专家参与成都市新冠肺炎救治轮训，均圆满完成抗疫任务。根据疫情发展趋势，做好大规模核酸检测工作应对措施，及时组建成都市核酸采样应急预备队100人。

【制度建设】 以建立健全现代医院管理制度试点单位为契机，进一步理清综合大学附属医院管理机制，充分发挥综合大学附属医院的作用。2020年，由学校分管校领导3次带队赴省卫生健康委、市卫健委进行专题汇报，并得到省卫生健康委、市卫健委领导的指导和帮助。推进医学中心建设，成立医学中心，完善相关组织架构及制度建设，推动医教协调发展。开展“十四五”发展规划编制工作，形成《成都大学临床医学院、附属医院十四五发展规划(讨论稿)》并上报学校，同时完成《医院章程》审定上报工作，为医院高质量发展提供制度支撑。医院把建立健全现代医院管理制度试点工作作为深化医改的重要内容和医院的重点工作任务，促进医院行政管理质量和管理效率的提升。9月22日，国家卫生健康委卫生发展研究中心来院调研。开展卫生健康领域突出问题专项整治活动。针对重点科室和重点部门，开展现场检查、重点监督，对药品耗材使用量排名前十位的科室进行重点处方点评和耗材点评。有序开展三级公立医院绩效考核工作。各指标牵头部门定期上报三级公立医院绩效考核相关指标，形成例会制，汇总分析不断完善相关指标。

【深化医改】 探索支付方式改革形式。做好总控下按病组分值付费、按疾病诊断相关分组付费、按病种收付费等探索工作，优化院前费用并账流程，开发日间手术和普通住院患者入院前相关费用自动并账流程；正式开通大学生门诊联网结算工作。深化构建城市医疗集团。举办医联体管理干部培训班，邀请樊代明院士和10余位省级医院管理专家对100余名医联体单位管理干部进行培训。帮扶金建人民医院创建二级乙等综合性医疗机构。联合完成金牛区辖区21所中小学校在校学生健康体检筛查工作。选派专科专家联合社区全科医生组建家庭签约服务团队。高起点开行健康列车。不断探索铁路职工健康促进工作,2020年将医疗列车更名为健康列车,实行双车同时运行,创新服务模式,开通门诊特殊疾病认定工作,把优质服务送到职工家门口。

【大运村建设】 院班子亲抓亲管,通过专题会研究,多部门分工协作,落实运行计划,结合大运会需求及大运后时代的谋划,加快配备设备设施,精准推荐保障人员等准备,确保大运村医疗中心顺利建设和各项工作顺利推进。根据时任成都市副市长敬静调研大运村医疗中心时的指示精神,积极论证将大运村实训楼整体作为大运村传染病防控场所。开展成都第31届世界大学生夏季运动会大运村创伤急救技能培训暨中国创伤救治培训创伤救治理论和实践技能培训等培训,以高水平服务好大运会。

【医疗质量管理】 全面修订医疗质量管理制度汇编,形成医疗质量管理体系,充分运用"例会—查房—委员会"功能,保障医疗质量。启动医疗组长负责制和多学科诊疗团队试点工作。完成全院医疗技术再授权工作,申报新技术、新项目共计70项,准备限制性医疗技术备案工作2项。实施重大手术审批制度和不良事件报告管理制度,以提前介入减少不良事件影响等方式,化解医患沟通障碍及矛盾,全年无影响医疗秩序的重大医疗纠纷和医疗纠纷同比减少。鼓励和促进医院多学科诊疗团队工作,评选10个多学科诊疗团队,予以专项建设经费的支持。2020年完成初级卒中中心建设、胸痛中心(标准版)完成现场评审,高危孕产妇救治中心进一步建设完善。

【优质服务】 持续深化优质护理。完善护理三级管理组织构架,每月开展专项质控,覆盖所有护理单元。完成"三个中心""三个基地"挂牌,开展"5·12"国际护士节纪念系列活动,ICU"呵护圈"荣获第八届全国医院品管圈大赛"一等奖"。开展便民措施,实现服务群众关口前移。完善微信服务号内容及功能,2020年预约率较去年同期明显上涨。进一步规范出诊医生诊疗行为、提升诊疗质量。上线门诊二次报到系统全面,减轻出诊医师负担。梳理门诊危急值管理,提高诊疗质量。鼓励开设专病门诊,新增专病门诊4个。在2020年第六季全国医院擂台赛(城市类)中荣获10个奖项。

【质量控制】 加强环节质量控制监管,每月对全院抽取的终末病历专家评审意见实施审核,同时开展全院临床医师病历书写技能提升培训。病案首页上传、三级公立医院绩效考核省级监测指标数据上传双100%达标。成都市胸外科及骨科质控中心在成都市卫健委考核工作均取得良好成绩。医院获得全国肺栓塞和深静脉血栓形成防治能力建设项目2020年第一批静脉血栓防治中心认证。完善院感日常标准化管理体系建设,全面修订更新医院感染质量管理考核标准13个,规范院感指标监测,形成质量追踪闭环。2020年医院感染及其他各项监测指标均达标。建立处方点评机制,合理用药监管。2020年阳光采购积分符合四川省卫计委规定。药占比、抗菌药物使用率、抗菌药物使用强度均符合要求。

【人才强院】 以院内培训学院建设为"切入点",分层次分系列开展知识技能和职业素养培训。以岗位聘任和高级职称专业能力考核为"支撑点",加强专业技术人才创新能力建设,建设创新型专业技术人才队伍。以医院发展和学科建设为"关键点",通过全职和柔性引进,引进医院和学科发展需要的高层次人才,优化专业技术队伍结构。2020年引进副高及以上人才10名,本院职工取得博士入学资格12名;6名获四川省卫生健康委第十四批学术技术带头人及后备人选称号;李开南荣获2020年度成都建设全面体现新发展理念的城市改革创新奖先进个人。

【临床教学】 以全科住培基地整改为契机,全面提升住培质量,顺利通过中国医师协会对全科住培基地复评。2020年接受教育部临床医学专业认证现场考察并圆满通过。积极探索线上教学模式,确保线上线下教学质量同质化。面临疫情防控状态,积极组织师资探索线上教学模式并协助网课录制,共进行2场200余人次的师资线上教学模式培训。协办

2020年金牛区社区卫生岗位练兵和技能竞赛，获“特别组织奖”。举办继续教育项目省级2项、市级4项，完成外出进修34人次、外出参会参培364人次。

【学科建设】 组织全院科研人员积极申报各级科研项目共计97项，获各级科研立项共34项，其中国家重点研发计划立项1项。获2019年度四川省医学科技奖（青年奖）三等奖1项。获实用新型专利21项、计算机软件著作权5项。发表论文共计104篇，其中SCI14篇，累计影响因子38.542。组织参与四川省医学重点学科动态管理评估，呼吸与危重症医学科升级为四川省医学乙级重点学科。医学影像学、口腔医学2个学科获批成都市医学重点学科建设项目，康复医学科获批成都市中医重点专科建设项目和成都市非物质文化遗产项目。

【信息化建设】 对现有信息系统进行高度集成，实现围术期患者数据的充分共享，完成输血管理信息系统改造及验收工作，完成远程会诊系统建设。完成互联网医院APP及微信小程序上线，并通过市卫健委审批并成功备案互联网医院第二名称。进行网络基础改造，将HIS系统成功迁移至性能更优的服务器及数据库，增加ADG备份数据库，实现突发情况下的分钟级数据恢复以及稳定的对外数据共享环境。完善数据库审计系统、数据中心防火墙等数据中心安防建设，保护医院信息数据安全。

【后勤管理】 完善和修订多项采购管理制度，努力提高采购效率、优化采购流程、节约采购成本。逐步建立管理新机制，通过“两畅通、两加大、两引入”（畅通调研渠道、畅通信息来源，加大市场监督、加大论证力度，引入医保物价员参与、引入价格查询系统），保障设备论证的精准性，达到医疗设备采购性优价廉。对全院消防设施设备进行保养维护，加强防火巡查，进行消防应急演练3次，荣获2020年度成都市“先进微型消防站”。推进外科综合大楼建设项目，跟进医院二期医技科教大楼立项前的论证，完成院内零星工程7项。强化环境管理，打造“花园式医院”。做好节能减排减低消耗，2020年比2019年总能耗支出降低11.1%，万元收入能耗支出降低17%。

【精准扶贫】 继续落实精准扶贫和医疗“传帮带”工作，分别向九寨沟县人民医院、石渠县人民医院各派驻10名医疗队员。院班子带队先后7次前往甘孜州石渠县、阿坝州九寨县，深入开展定点扶贫工作。在食堂设立扶贫产品销售专柜，帮助销售九寨沟县、石渠县的农副产品。医院精准扶贫工作得到四川省政协副主席、民盟省委赵振铣主席的肯定。多次组织开展义诊及巡回医疗专项工作。截至2020年支援两县医务人员共诊治患者11 000人次，开展新技术新业务30余项，累计完成诊次2 400余人次，受到当地党委政府以及藏区百姓的衷心感谢。

【人文医院】 2020年《公立医院党建引领现代医院管理制度建设的研究》获成都大学校级党建课题立项；《“六维一体”城市公共卫生应急管理体系建设研究》获得成都市哲学社会科学规划办公室新冠肺炎防控科研项目立项。医院在2020年度中国医院人文品牌峰会上获六项荣誉。2020年成都市卫生健康委员会简报专题报道了医院的党建引领人文医院建设实践做法；在成都市现代医院管理制度现场推进会暨深化医药卫生体制改革培训会上做经验交流；医院党建引领人文医院建设工作运行机制被多个官方微信公众平台进行专题宣传报道。规范医院内部自媒体社交平台的管理，形成全面宣传矩阵，做好正面宣传引导。利用多渠道多维度宣传平台发布信息1 545条，新媒体平台累计浏览量、转发量和点赞量超过100万次/人。舆论影响逐步扩大。各级媒体正面报道近465次，邀请省市级媒体来院专题采访报道30余人/次；邀请10余位专家录制《名医大讲堂》科普类视频节目，涵盖全部省级重点学（专）科。微视频《我是党员我先上》获2020年成都市党员教育电视片纪录片类二等奖。

（徐云莹　徐　路）

三六三医院

【概况】 2020年，医院编制床位1 000张（其中武侯院区500张、犀浦院区500张）；临床科室28个、医技科室11个；在岗职工1 387人，其中高级职称150人，研究生147人，硕士生导师4人，享受国务院特殊津贴2人，四川省学术技术带头人1人、后备人选2人，成都市学术技术带头人后备人选4人。医院“微创技术”和“肿瘤、癫痫多学科综合治疗”特色较明显，有省级医学甲级重点专科两个（骨科、神经外科），成都市重点专科两个（肿瘤科、呼吸与危重症医学科），成都市重点专科建设项目2个（泌尿外科、眼科），通用医疗重点学科1个（骨科），通用医疗重点培育学科两个（微创外科、神经外科），院级重点专科2个（消化内科、核医学科），院级重点培育专科3个（肝胆胰外科、眼科、麻醉科），为省护士规范化培训基地和西南医科大学硕士研究生联合培养点。

【犀浦院区开诊】 犀浦院区一期一标段项目于2016年11月开工奠基，2018年4月主体工程封顶，2019年11月通过竣工验收。经过半年多的空间布局、流程梳理、人力统筹、信息化建设、设备安装调试、后勤保障、管理优化、执业许可、医保联网等全方位筹备，2020年6月22日试运行，6月30日正式开院开诊。自此，医院顺利开启“一院两区”运行发展模式，医院规模、硬件环境、辐射范围、服务能力得到显著提升，成为医院发展史上重要里程碑，掀开了医院规模发展、内涵发展和可持续发展的新篇章。

【新冠肺炎疫情防控】 2020年初，新冠肺炎疫情突然发生，医院立即启动应急预案，成立疫情防控三级组织，抽调精兵强将投入疫情防控和医疗救治，先后数次调整布局、优化流程，建成发热门诊、感染性病房和PCR核酸检测实验室；同时积极响应号召，分别派出医疗队员10名赴武汉、7名赴道孚、6名赴成都市公共卫生中心参加新冠肺炎患者救治和疫情防控工作；派出6名专家进入成都市、武侯区新冠肺炎医疗救治专家组，并担任武侯区专家组组长单位。在郫都区新冠肺炎疫情中，共外派89名医务人员赴社区开展核酸采集，独立承担成都市体育学院近万名师生核酸采集工作；派出救护车30趟次、工作人员60人次转运密切接触者92人次集中隔离；1名院感专家参与武侯区医疗机构疫情防控专项检查指导。作为成都市发热门诊定点医院和新冠肺炎定点医院，持续承担发热患者诊治及入境人员筛查工作，至12月31日，医院发热门诊共接诊3 607人次（犀浦院区2 538、武侯院区1 069），收治隔离患者428名，其中筛查出阳性患者32名，均第一时间按规范流程转入成都市公共卫生中心隔离治疗，实现了交叉感染零发生、医务人员零感染的防控目标。由于在疫情防控中表现突出，47人次获院外抗疫表彰，其中28名同志获航空工业战“疫”立功授奖（其中一等功3名）、10名同志被通用技术集团通报表彰、7名同志获湖北省卫生健康委表彰。本院获四川省第三产业协会“2019年度先进单位”“抗击疫情先进单位”，获成都市总工会“新冠肺炎疫情防控专项工人先锋号光荣榜”。

【社会公益】 继续向甘孜州道孚县人民医院、九龙县人民医院派驻20名业务骨干开展对口支援；继续派驻4名职工在道孚县、九龙县开展驻村帮扶工作；“以购代捐”购买九龙县扶贫产品14万元；5名院领导分期分批带队赴藏区指导慰问；全年共派驻9批次共70人次分别参与成都市两会、亚洲教育论坛年会、2020年马拉松、全国研究生考试等9项指令性医疗保障工作；组织医护人员开展院外义诊93次、健康讲座21次，服务群众近两万人；20名医生到基层医疗机构坐诊及技术指导246次。

【队伍建设】 一是人力引培不断加强。开展人才招聘8批次，累计招聘各类专业人员361人，其中引进学科带头人9人、中级职称及以上骨干24人，基本保障了犀浦院区开诊及双院区运行、发展需要；持续提升人才素质，完成234人次新员工培训和160人次管理人员培训，7人新晋正高级专业技术职务、20人新晋副高级专业技术职务，高层次人才比例不断提升。二是干部素质不断提升。根据干部管理要求及医院管理提升需要，结合人才选拔和退出机制，完成全院118个管理职位换届工作，首次进入干部队伍30人，退出干部队伍10人，合理促进干部队伍的新陈代谢。

【学科建设】 制定科研团队建设制度，修订学术论文管理制度、职工学历教育制度、科研及教学管理制度及重点学（专）科建设制度等制度，加大重点学（专）科奖励力度，将省、市、院级重点学（专）科建设经费提高至100—120万元/年、30—50万元/年及10—15

万元/年；组织召开全院重点专科建设工作会4次，讨论重点专科发展规划，撰写《学科建设总结及学科建设设想》报通用医疗；骨科、神经外科接受四川省重点专科动态评审；新申报四川省重点专科1个（呼吸与危重症医学科）、成都市重点专科1个（眼科），获成都市重点专科建设项目立项，骨科和神经外科分别通过四川省甲级和乙级重点专科动态评审。犀浦院区二级生物安全实验室、PCR实验室、核酸检测实验室、艾滋病初筛实验室顺利通过验收；新增疼痛科、新生儿科、口腔种植、口腔麻醉等诊疗科目；麻醉科与手术室合并成立麻醉手术中心，检验科、输血科分设，超声科更名为超声医学中心，核磁共振室并入放射科管理，建立具有独立建制的心电图室、介入室，全年介入手术154台次，较去年大幅增长；引进磁共振成像系统、X射线计算机体层摄像设备、数字X射线摄影系统、数字医用诊断X射线透视摄影系统、手术显微镜、超声诊断设备等重要设备价值1.045 9亿元。

【科研教学】 继续加强与医学院校的合作交流，继续开展教学查房、教学病例讨论、教学督导等活动，不断提高教学水平；组织开展临床实习生技能培训授课60余场次；临床检验教学基地获成都医学院“沃文特杯”技能竞赛三等奖；制定《三六三医院双语医疗服务团队建设与管理办法（试行）》，与四川大学出国留学人员培训部合作举办了首届双语强化培训班开班仪式暨第一次英语口语培训；各教研室开展“集体备课”33场，教学备课质量得到提升。已制定《三六三医院科研创新团队建设方案（试行）》，组织召开了首届科研创新团队建设答辩评审会，全院10个科研团队负责人答辩汇报。全年获省市科研课题立项15项，获拨经费20余万元，目前在研课题39项；获实用新型专利授权21项；员工发表学术论文144篇，其中SCI8篇、中文核心11篇、统计源核心55篇；举办省市级继教项目立项16项。

【医疗质量与安全管理】 严格落实18项核心制度，组织开展培训学习，加强核心制度执行情况督查，提高制度执行力；多部门联合深入临床进行医疗质量督查16场，将临床督查常态化、制度化，发现问题及时整改；组织30次多学科联合会诊，157人次副主任医师以上职称医师参与；通过召开专题会议、建章立制、专项督查等措施开展卫生健康行业领域突出问题专项诊治，医疗服务各项数据得到明显改善；定期抽查监控病历6 400份，较去年增加1.6%；对30名疑难危重病人及纠纷隐患病人进行重点监控，直至出院或解除预警；积极开发日间手术病种，日间手术病种达6个；持续优化临床路径，临床路径达176个，入径率57.86%；进一步完善危急值报告制度及流程，对科室危急值报告执行情况加强监督，抽查危急值2 803例；召开医疗质量会3次，对院内医疗质量安全问题、医疗运营指标、纠纷投诉等进行汇总、分析、整改。

【医疗服务管理】 紧跟各级医保付费制度改革的形势和政策要求，积极参与四川省医保、成都市医保按病种分值付费工作；完成双院区“信息一体化医院建设”，上线HIS系统、电子病历系统等全流程智能服务系统，实现医院信息系统互联互通和患者数据一体化管理；优化门诊“一站式”服务流程，对门诊就诊、新冠核酸检测、自助一体机、微信公众号预约、自助缴费等流程进行改进；组织医护人员开展院外义诊93次、健康讲座21次，受众近两万人。

【护理质量与安全管理】 积极落实三级护理质量管理体系，共开展27批次40个项目的护理质量检查，新增3个检查项目，质量指标均达《三级综合医院评审标准》；对科室敏感指标进行实时监控，每季度填报数据至省质控平台；落实各项护理核心制度，开展节前、节中和夜间安全检查65次；开展护理不良事件分析讨论会3次，护士长培训4期。

【医院感染管理】 持续开展新冠肺炎疫情常态化院感防控，合理规划、完善院区三通道、三级预检分诊、三区两通道等设置，全年开展36场2 670人次新冠肺炎防控培训；建立医院感染管理委员会—院感部—临床科室、三级管理体系，完善清洁消毒、手卫生、隔离、医疗废物、院感综合监测等基础感控措施及布局流程；建立感控督察员队伍，实现院感工作全覆盖；持续落实医院感染风险管理，对高风险因素及科室采取严格监管措施；上线双院区医疗废物在线监管系统,形成医疗废物分类收集—交接—转运—暂存闭环管理。

【文化建设】 以"立足成都,享誉四川,铸就平台内一流医院"为愿景,优化运营各宣传载体,完成973次媒体推广,发布信息1 031篇,结合医院48周年庆开通新的宣传媒介"微信视频号";开展工会大讲堂,发放在线读书卡活动;举办第十一届职工健身运动会、第十六届职工新春游园活动和第二届职工亲子活动;文体协会累计组织活动131次。

【党建工作】 以政治建设为统领,统筹推进党的各项建设工作。严格执行党委领导下的院长负责制,全年召开党委会50次、院长办公会47次;巩固深化"不忘初心、牢记使命"主题教育成果,组织召开主题教育总结大会,深入抓好整改落实工作;坚持党委理论中心组学习制度,全年组织学习9次;召开庆祝建党99周年暨专题党课大会、民主党派人士交流座谈会;党建课题在四川省科技厅立项并获航空工业集团思想政治工作研究成果三等奖,制定课题配套沟通协调制度3个;着力落实党建工作责任制,按季度组织开展党群工作例会及年度党支部书记述评考会;组织学习《中国共产党国有企业基层组织工作条例(试行)》,支部开展"危难面前显忠诚、挑战面前显担当"主题党日活动。

(皇甫伊亭)

成飞医院

【概况】 2020年,成飞医院占地面积34 981平方米,建筑面积28 688.81平方米,下设门诊部、住院部及成飞社区卫生服务中心,设有临床科室36个,医技科室9个,职能科室21个。注册床位600张。医院现有职工759人,副高级以上职称91人,博士硕士41人,硕士生导师2人,省部级以上委员、专家48人,市级委员、专家58人,质控专家45人。近年来多次获部、省、市级科技成果奖,每年承办国家、省市级继续教育10余次。发表SCI论文多篇。

2020年医院获得各类荣誉共85项。其中国家级7项:第八届全国医院品管圈大赛一等奖;第三届全国医院物联网大会优秀论文二等奖;2020年全国智慧医院建设与发展大会全国智慧医院建设优秀案例;荣获2020中国医院科研与公卫大会临床科研创新管理案例;荣获2020年度"改善医疗服务示范医院";刘作林荣获2020年度"改善医疗服务突出贡献工作者";曾良帮荣获2020华夏互联网+高血压峰会"最美逆行者"称号。省部级41项、市区级19项、公司级18项。

【新冠肺炎疫情防控】 成飞医院共派出三批抗击新冠肺炎援外医疗队,共15人。第一批医疗队(援道孚医疗队)4人;第二批医疗队(援鄂医疗队)10人;第三批医疗队(援市公卫中心医疗队)1人。共派出100人支援郫都区核酸检测,共完成13345人次核酸检测。疫情期间,完成发热门诊改扩建,扩建后留观床位达15张,均按要求配备卫生间,建筑布局和工作流程符合有关规范要求。加强通道建设及管控,建立单流向医务人员、普通病人、发热疑似病人三通道。紧急启动三大预案:《新冠肺炎领导小组》《新冠肺炎专家会诊组》《成飞公司返厂职工筛查预案》。建立四大体系:物资保障体系、发热门诊就诊体系、病房隔离体系、医护人员保护体系。加强应急准备,保障物资供应,设置隔离病房床位60张,另预留450平方米房间可转化为发热门诊,重症监护床位(含可转化)19张。

【行政管理】 对接通用医疗战略、找准标杆;落实分配机制,挖掘个人主观能动性,进行有效的创新激励措施;以《公立医院章程》为引领,规范医院管理,修订及新增制度128项;与成飞公司签订退离休健康保障服务协议;有序顺利推进各项后续改革工作,积极与航空工业、通用医疗、成飞公司各部门进行沟通衔接;完成成飞医院品牌推广:国家级交流12次,省市级交流60次,媒体报刊宣传521次。

【信息化建设】 建立智慧病房系统;建立重症监护临床信息管理系统(CCIS);建立区域医联体信息系统;升级医学影像系统(PACS);升级院感管理系统;升级成飞医院微信服务平台;完成公安部信息安全等级测评三级备案(官网和基础网络);完成成飞社区卫生服务中心信息系统跨院

区并网。

【科研学术】 2020年全院共发表论文40篇，SCI(《low androgen ststus inhibits erectile function by up-regulating the expression of P2X receptors in rat corpus cavernosum》，杂志《ANDROLOGIA》) 1篇，核心期刊7篇，非核心期刊32篇。论著1部《精编外科学治疗新进展》，普外科阮麒作为主编之一。申报知识产权35项，通过国家知识产权局审核2项《一种小巧型多功能医用治疗车》《一种内科护理吸痰处理装置》。

【社会公益】 定期召开对口支援专题会，开展技术帮扶，定期下派专家到基层医疗机构坐诊、业务查房、手术。派驻的8名专家截至2020年12月31日共诊疗服务5 101人次，参加会诊和疑难病例讨论94次，教学查房84次，示教114次，学术讲座及业务培训150次，远程56次，新技术新项目开展17项，协助完成制度一项(麻醉科纤支镜清洗消毒规范)，设备改良一项(麻醉剂尾气排放改良)。成飞医院积极响应省委号召，多次参加省统战部、教育厅、环保厅组织的脱贫攻坚联席会。医院领导班子定期带队到雷波、松潘、康定四个驻村地开展领导班子对口帮扶、健康知识讲座、党支部联合共建、义诊等活动。利用以购代捐康定市青脆李、玉米、大豆、黄豆、松潘县土豆、雷波县脐橙、接收基层医生培训等多种方式践行脱贫攻坚初心。。圆满完成公司职工、科技人员等健康体检、离退保健和试飞站航医保障工作，未出现质量差错事故。

【医疗质量管理】 2020年门急诊患者406 767人次，出院患者15 379人次，手术患者2 530人次；按成都市总额控制下病组分值付费情况入组率83.46%；收治疑难危重症患者5 067人，同比增长6.62%；完成MDT14例，同比增长4%；手术并发症发生率1.10%，同比下降2%；抗菌药物使用率51.82%，同比下降11.60%；胸痛中心接诊患者293例，卒中中心接诊患者244例；不良事件上报187例；贯彻执行《十八项核心制度》；更新手术分级目录；完成病案系统国家版临床诊断2.0、手术编码3.0切换；完成实施老旧病案病历微缩电子化归档；完成日间手术病种申报34项，目前已获成都市卫健委批准18项；开展经皮胸膜活检等新技术24项，促进医院高质量发展；开展《医疗质量管理办法》《三级公立医院绩效考核指标》相关培训；开展对接三医监管工作，及院内自查，共查处问题4例次；开展推进医疗技术管理，细化高风险技术授权12项；开展预约诊疗服务(分时段)，预约诊疗18.38万人次；开展卫生行业突出问题专项整治工作；开展医疗质量月活动，共7个版块35个主题；接受上级行政部门各类专项检查50余次。

成飞医院获批“国家脑防委防治卒中中心单位”并加入成都市脑卒中急救地图；成飞医院加入中国前列腺癌联盟“前列腺癌诊疗一体化心”；获批国家VTE防治中心——四川省院内VTE防控联盟成员单位。

【新技术开展】 开展新技术、新项目。分别为：超声造影(腹部、浅表器官、心脏)、单孔腹腔镜手术、经皮胸膜活检术、一体化呼吸治疗单元、九项呼吸道病毒抗原体IGM抗体检测、肌电生物反馈、反复促通疗法、淋巴引流手法、内镜下胃黏膜剥离术、皮肤镜检查、再生医疗技术、腔镜甲状腺腺叶切除、保胆取石、便秘的筛查及生物反馈治疗、泪道置管、YAG激光、耳石症的诱发和复位、无创血流动力学监测对休克的补液指导、无痛分娩技术护理观察、孕晚期GBS检测、腹腔镜辅助下经阴道子宫全切除术、超声引导下甲状腺结节微波消融术、胆囊癌根治术、彩色多普勒超声引导神经阻滞

【继续教育】 举办国家级继教1项：品管圈西部论坛暨医院管理新进展学习班；省级继教1项：呼吸系统感染性疾病诊治进展培训班；院级继教50余项。

【党建工作】 2020年，健全、完善《成飞医院“三重一大”决策制度实施细则》《成飞医院创先争优项目评选表彰办法》《成飞医院党的组织生活管理规定》等18项制度；严格落实专题组织生活会、“三会一课”等党内生活制度。各支部严格落实《党员积分制制度》，按照四个维度对党员进行积分的加减，以积分作为评先评优的标准，每季度开展党员积分晾晒活动；规范党员发展、管理工作。截至年底，医院共有党员128人。2020年共发展党员3名(其中2名同志为援鄂医疗队火线入党队员)，组织9名同志参加航空

工业成飞2020年入党积极分子及党员发展对象培训并顺利取得结业证书。通过《党员党组织关系转入提醒函》形式督促党支部、党员及时完成党组织关系转接12人次;根据上级党委的要求和工资调整的实际情况,为每一个党员计算党费交纳标准,每月足额收缴党费,无拖欠情况,2020年共收缴党费52 149元。医院党委及时向成飞公司上缴党费,将党费收缴情况公示于党务公开栏;加强任期考核,推行干部能上能下、规范考核、竞争上岗的干部管理办法。一是严格干部选拔任用程序,按程序进行选拔聘用。二是认真执行谈话和诫勉规定、使之成为加强干部教育、管理和监督的有效措施。

【党风廉政建设】 参加《预防职务犯罪》《提高中央企业日常监督的有效性》《问题线索排查与初核》《中央企业纪检监察信访举报工作》等各类线上线下培训8次;开展《漫谈纪检监察中的检举控告规则》纪委委员、纪检委员带头讲党课7次;召开纪委工作会议6次,学习贯彻中央、中央纪委、上级纪委和党委重要文件和决议,审议年度工作计划,研究分析医院党风廉政建设和反腐败工作现状,讨论和审议专项监督方案等;对标党内法规和上级新规定新要求,编制了《成飞医院2020年度纪检工作计划》;新增《廉洁风险防控管理规定》《成飞医院党风廉政建设责任制》《成飞医院纪检监督管理办法》《纪委工作规则》。

强化政治监督。深入学习党的十九大、十九届中央纪委四次全会等重要会议精神,认真贯彻落实中央八项规定及实施细则精神,不断增强工作的针对性和实效性,加强对支部三会一课落实情况监督检查,组织领导干部开展重要会议精神学习9次;开展警示教育13次。

组织重点岗位人员开展合规培训管理培训、廉洁风险防控专题培训3次。

深化监督检查。对贯彻落实中央八项规定及实施细则精神情况进行监督检查,对节假日期间领导干部作风情况进行监督4次;定期对信访举报箱进行开箱检查67次,对收到的问题线索进行规范处置,及时建立台账;在医院专门设置行风建设检查专版块,对全院科室及干部履职情况进行检查和调研,走访部门科室33次;开展履职待遇、公务用车、公款报销、疫情防控专项资金使用、表彰和补贴发放、防护用品领用、对捐赠物资接收及使用、上级拨款使用、各支部三会一课及党员学习情况等专项监督检查20余次;配合党群工作部开展卫生健康行业领域突出问题系统治理工作,旨在通过专项整治,强化“不敢腐”的震慑,夯实“不能腐”的基础,实现“不想腐”的升华。

【群团工作】 工会工作。截至12月10日,医院共召开二级职代会6次;分类别开展各类演练。积极开展小改小革合理化建议活动,大力推广品管圈、标准化管理工具,促进职工素质全面提升;组织开展了各种各样的劳动竞赛活动,内容涉及服务规范、新冠肺炎防控、诊治指南培训、技术水平提高等;分支工会在医院党委领导下,大力推行“家”文化,以此凝聚员工,充分激发员工爱家、为家的热情。如5·12护士节、8·19医师节、重阳节日的庆祝活动。

共青团工作。广大团员青年响应号召,作为主力军参与抗击新冠肺炎疫情的具体工作中;医院青年工作者参与国家、省、市级各项继教担任主持、工作人员、讲者等多种角色;青年医务工作者参与各类医疗科普讲座和义诊活动;青年医生被各学术团体聘请为青年委员、参与授课;参与对口支援“传帮带”医疗援建、脱贫攻坚工作;青年代表医院参加全国医院第八届品管圈大赛,杀出重围,获得第八届品管圈大赛一等奖;团委书记秦磊参与“党课开讲啦”党建四片区赛课比赛获得第一名。

(吴雨航　秦　磊)

攀钢集团成都医院

【概况】 攀钢集团成都医院是二级甲等综合医院。医院占地面积13 479.81平方米,建筑面积13 500平方米;2020年,医院核准床位数300张,实际开放床位数364张;医院员工282人,包括主任医师2人、副主任医师25人、主治医师33人、医师21人、助理医师1人、见习医师2人;护理人员129人,医技人员26人。

【新冠肺炎疫情防控】 2020年,在通用环球医疗集团领导和卫生行政部门指导下,积极开展疫情防控工作,改造了发热门诊、建立新冠病毒核酸检测实验室;开展全员新冠病毒肺炎诊疗方案、防控方案、防控知识培训，开展新冠防控应急演练，制定院感防控督查员制度，减低院内感染风险；在住院部各科室安装门禁系统，更新全院手卫生标识，为全院临床科室配置新冠肺炎防疫箱，为全院人员配备防疫物资；实施三级预检分诊，发热患者闭环管理，印发院感防控工作手册，严格落实探视制度及陪护管理工作。

【医疗管理】 坚持医院服务的公益性，在全面实施取消药品加成的基础上，推行了取消耗材加成；实施分级诊疗，与四川省人民医院成立四川省消化病联合治疗中心；与成都市第二人民医院、成都市第六人民医院等上级医院签订双向转诊协议，建立良好的协同关系。与四川省人民医院、四川省第二中医医院、双桥子、建设路、跳蹬河、保和等社区卫生服务中心建立了医联体，开展了双向转诊转院、检查、专家坐诊、查房、家庭医生团队建设等工作。

按照《三级医院评审实施细则》(2020版)标准，以二甲复审专家提出问题为着力点，加强医疗质量管控，强化对危重病人、手术患者、疑难病例的监测，开展三级医师查房；加强病历质量监测，促进合理检查、合理治疗、合理用药；每月开展全院医疗、护理、院感、病历、药事等质量检查，做好医疗安全隐患排查，主动发现和纠正工作中的问题；巩固控制药占比、治疗费用占比等成果，2020年与上年持平；建设了四川省人民医院远程会诊、远程教学、双向转诊平台，开展了四川省人民医院远程会诊中心医院分中心学术论坛；2020年举办全院学术讲座14次，组织医院职工参加中欧医管云课堂培训36次。2020年没有发生重大医疗事故和重大医疗纠纷。

【公益活动】 开展精准扶贫工作，按照省市区安排，派出2名医护人员到丹巴县对口支援基础卫生院。完成2020成都市马拉松医疗卫生保障任务。

【信息化建设】 推进医疗机构、医务人员、医疗行为的信息化监管，按省、市安排，医院信息系统接入省、市“医疗机构、医务人员、医疗行为”信息监管平台，卫生、医保等政府部门将实现对医院在管理、执业行为、运行状态、医疗数据实时全方位的监管。

【制度建设】 2020年，医院建立健全医院管理制度，规范管理流程，认真执行《攀钢集团成都医院党委会议事规则》《攀钢集团成都医院“三重一大”决策制度实施办法》《院级会议制度》等决策文件。印发了《医院公文管理办法》、修订了《医院工作制度和岗位职责》等制度、文件，规范医院管理和运行；完成药品集中统一采购工作。

【后勤管理】 落实国家环保督查要求，加强医院医疗垃圾处置、污水处理、放射安全监测等，医院实施10KV二趟备用电源改造项目，保障重要部位、重要部门、重要科室的电力供应；加强消防、医疗用氧、特殊药品、危化品、交通、治安等安全管理，按照上级环保部门要求开展环保测评工作，开展废水、废气监测，完成污水处理系统改造，建设完成医疗废物+互联网建设，实现医疗废物管理信息化、智能化、规范化，邀请成都市消防培训单位专业人员来院开展全院性消防知识培训培训3次，开展全院性节前安全知识培训1次，共计210人次参加，规范整理消防控制室，增加监控点位和监控影像储存设施，2020年没有发生重大生产安全和消防安全事故，没有重大环保事故等。

【党风廉政建设】 抓好各项党建任务的落地落实，执行党委会议事规则、“三重一大”制度，发挥党委把方向、管大局、保落实的作用；夯实党建基础，抓好基层党建提升活动，在习近平总书记“坚决打赢疫情防控的人民战争、总体战、阻击战”的号召下，开展“抗击疫情，党员先行”系列主题活动，开展为党员过政治生日和观看爱国主义教育影片等丰富多彩的主题党日活动，开展职工工作照和形象照的比选及拍摄工作以及开展合理化建议征集工作，为职工谋福利以及搭建发声平台；完成医院微信公众号的上线并开展报道软件——“秀米”制作等培训工作，着力多媒体宣传平台建设；着力文化建设，以集团使命、愿景、价值观为导向，启动“集团文化落地学习宣讲月”活动。

【业务经营】 在2020年，医院将患者服务作为核心工作，带动内科、外科、康复科、急诊科等科室专家做义诊、健康教育，宣传医院、学科、技术和团队；截至年末，门诊7.04万人次，出院结算6 676人次，业务窗口医保患者服务共计83 904人次，其中省市及异地出院结算3 981人次，成都门特出入院7 649人次，异地门特14 700人次，异地门特资格申报169人次、门诊个账41 812人次，攀钢补保结算10 842人次，成钢商保住院收单3 542人次，其他1 209人次。社区转诊68人次，义诊1 900余次。

制定《医院未来五年发展规划（2020—2024年）》，谋划医院学科和技术发展，为学科发展创造条件。培养和引进了一批学科带头人和中青年学科带头人，创造发展平台、提供优厚待遇吸引高层次人才。执行临床医技科室绩效与经营目标完成情况挂钩考核、科室负责人及科室职工收入与科室效益挂钩，强化质量指标和药占比、辅检比、治疗费用比、平均住院日、平均住院费用等核心运行指标考核，完成经营目标兑现奖励；对机关职能科室引入KPI考核指标，强化目标意识。

（吴秀强）

西藏自治区人民政府驻成都办事处医院

【概况】 2020年，在西藏成办党组的坚强领导下，在成都市卫生健康委的大力支持下，西藏成办医院全面贯彻落实习近平新时代中国特色社会主义思想，党的十九大，十九届四中、五中全会，十九届中纪委四次全会和中央第七次西藏工作座谈会精神，树牢“四个意识”，坚定“四个自信”，践行“两个维护”，主动争取西藏自治区及四川省、成都市相关单位的关心支持，持续深化四川大学华西医院等国内知名医院的指导帮扶，积极适应深化医改和新冠肺炎疫情新形势，紧紧围绕建设“中国一流高原病医院”的奋斗目标，全力以赴扎实推进完成各项工作任务，全年职工874人，编制床位400张，开放床位662张。

【改革与发展】 按照现代医院管理制度建设要求，健全完善医疗安全、人力资源管理、财务资产管理、科研管理、后勤管理、信息管理等规章制度27项，规范梳理出符合医院发展的规章制度129条，初步建立起涵盖党建管理、行政管理、医疗质量安全管理等于一体的现代医院管理制度框架体系；以打造新临床信息系统和院级集成数据中心为目标，紧密结合医院业务系统现状和患者实际需要，着力抓好信息化建设规划布局，完成信息化第一期建设项目方案编制；以信息系统为支撑，加强与第三方专业机构合作，有序推进绩效改革工作，优化调整打包收费项目，组织开展护理分级打分，确定医护项目划分和成本管理方案，制定手术单项奖和科室二次分配方案，编制完成医、护、技新绩效方案并试运行；以高原人群为对象，以高原病诊疗和研究为方向，建立分子生物学和细胞生物学科研平台，强化资源共享服务平台建设，大力推进独立科研成果产出，制定完善生物样本库各类规章制度和标准操作规程等文件近40份，入库并管理科研样本2.5万份，院内发表《高原医学研究快讯》8期。

【医疗业务】 在诊疗业务方面，紧紧围绕人民群众看病需求，严格落实十八项核心制度，着力强化关键指标管理，大力推动医疗技术发展，全力确保医疗质量安全；在干部保健方面，坚持优质服务理念，细化工作措施，切实做好陪诊巡诊、出诊会诊、健康讲座、费用结算、干保门诊、住院安排、完善医疗信息档案等各项工作；在健康体检方面，以全科体检和建立完善健康信息库为核心，秉承“走进健康管理中心，护航您健康一生”的理念，严格把关体检标本追踪、体检报告出具、危急值处理等关键环节，梳理畅通体检流程，为广大群众提供全方位健康管理服务；在“应管尽管”工作方面，按照上级主管部门工作要求，充分借助院前服务中心和健康管理中心，继续深入开展各项服务工作。

项目类别	指标名称	2020 年	同比增长
工作负荷	门诊人次	204 205	-9%
	急诊人次	13 952	-12%
	住院患者人次	13 063	-44%
	手术例数	6 262	-16%
	临床路径例数	7 769	-9.0%
工作效率	出院患者平均住院日	9.6	-0.6 日
	床位使用率	55.4%	-38.8%
	床位周转次数	21.2	-13.1
患者负担	次均住院医疗费用(元)	16 062	0.1%
	百元医疗收入(不含药品收入)中消耗的卫生材料费用(元)	27.8	13.0%
	住院患者药占比	29.8%	11.6%
干部保健	接待干部人次	4 238	27.1%
	出诊服务人次	1 474	28.2%
	住院安排及巡查人次	790	39.1%
	专家会诊人次	110	-26.2%
健康体检	定点团检	73	192%
	体检人数	21 427	11.4%
	个检人数	16 048	-2.2%
	团检人数	5 379	108.46%
应管尽管	服务点个数	18	12
	出诊次数	456	34.5%
	预约挂号人次	470	-
	家庭医生签约人次	443	-
	寄送药品人次	5 550	-44.3%

【医疗管理】 精准把握医管政策,组织《基本医疗卫生与健康促进法》线上线下培训,制定《西藏成办医院手术目录标准库(2020年版)》《临床路径与单病种管理制度》等规章制度,不断规范患者出院病情证明和母婴保健管理,全年立项新技术新项目18项,完善知情同意书15项,处理不良事件304例;全方位实施医疗质控,完善院级病历质控团队体系建设,调整改进综合目标考核指标,开展专科专项质控工作和例行飞行检查,细化突出质量改进方向和重点,优化医疗质控月报内容,大力促进医护质控一体化;通过建立首页填报质量有效管理机制、强化多科沟通协调、监管病案内容,不断提升病案首页管理质量,将病案首页平均分由93.67分提高到98.17分。

【护理管理】 着力提升护理服务质量,以护理核心问题为导向,建立健全护理管理体系,进一步修订护理质控标准,改善护理疑难病例讨论模式,制定优质护理服务项目推进方案,大力开展优质护理服务;不断拓展护理服务范围,首次开展的专科护理门诊全年接诊2 476人次。

【院感管理】 建立多学科管理机制,结合新冠肺炎疫情防控工作,不断调整优化院感质控方案,持续加强对重点科室、重点环节、重点人群和传染病的监管,推进提升院感管理质量,同时强化培训考核管理,不断提高医务人员感控意识,全年未发生医院感染暴发事件。

指标名称	2020 年	同比增长
医院感染率(%)	0.63	13%
抗菌药物使用率(%)	18.3	-13.9%
手卫生正确率(%)	63.5	8%
职业暴露(例)	4	-67%

【科研与教学】 紧紧围绕发展目标,有力推动科研平台建设,积极与华西科研基地对接,推进在华西医院新川科研基地挂牌“高原健康联合研究所”;加强与西藏自治区科技厅联系,组织、整合院内科研团队,推进挂牌“西藏自治区高原病临床医学研究中心”和签订“西藏自治区自然科学基金—成办医院厅院联合基金”协议;加强与西藏大学的沟通合作,共同推进申报“高原习服与脱习服”科研项目;持续强化实习带教老师素质提升,根据新冠肺炎疫情形势,采取线上线下相结合的形式,认真做好各项教学工作,;加强与西藏自治区医联体单位沟通,鼓励区内医疗机构人员来院进修,着力推动落实医疗人才专项计划。

项目类别		2020 年	同比增长
立项科研项目(项)		4	−23
继教项目(项)		12	8
发表论文(篇)	总数	83	−5.7%
	SCI	22	120%
	核心	34	17.2%
来院进修(人次)		10	−
实习带教(人)		137	18 人
特培学员		2	−

【对外交流与合作】 主动推进落实华西医院和西藏自治区藏医院对口支援受援工作,夯实医联体建设成果,进一步拓展合作范围,与成都中医药大学附属医院签订医疗合作协议、与成都市公共卫生临床医疗中心续签双向转诊协议、与西藏自治区第三人民医院签订门静脉高压规范诊疗技术合作协议、与安多县人民医院签订医疗联合体框架协议、与白玉县昌台中心卫生院签订对口支援协议书,与成都市 4 家社区卫生服务中心建立对口支援技术合作关系。

项目类别	2020 年	同比增长
外聘专家(人)	27	−10
来院坐诊专家(人)	15	6
诊疗人次	7 569	−23.7%
上转患者(人次)	117	5.6%
下转患者(人次)	83	17%
指导包虫病手术(例)	135	275%

【学科建设】 以建设省市级重点学科为目标,持续加大政策支持和扶持力度,扎实做好重点学(专)科建设工作,力求重点学科建设稳中有升,继内分泌代谢科之后,骨科、放射科成功立项为成都市重点学科和重点专科,同时补充消化内科、心血管内科、麻醉科等新兴院级重点学科。

【人才队伍建设】 全面梳理专业技术人员岗位等级分布情况,进一步优化岗位管理机制,健全医院岗位管理制度,建立起以岗位为核心,分职系、分类别、分层级的专业技术岗位管理体系;落实人才发展战略,补充完善人才队伍,根据医院工作实际和发展需要,通过网络、校园、专业平台等多种招聘方式招揽人才;强化人才培养力度,按照“学历提高与能力提高并重”原则,继续做好专业技术人才培养选拔、到外院进修学习等人才培养工作,有效激发人才活力,不断建设高素质干部人才队伍。

项目类别	2020 年	同比增长
招聘(人)	94	−10
高层次人才引进(人)	6	−
外出进修(人次)	70	−
培训(人次)	231	−19.2
会议交流(人次)	237	45.4%
管理岗位竞聘(个)	29	275%

【党建和行风建设】 严格落实主体责任,制定《西藏成办医院党建工作要点》和《西藏成办医院党委落实全面从严治党责任清单》,从全面加强党的建设各方面进行安排部署,科学谋划党风廉政建设,主要领导认真贯彻落实“四个亲自”要求,班子成员切实履行“一岗双责”;深入开展理论学习和教育培训,研究制定《西藏成办医院党员教育培训工作计划》,着力推进党员队伍建设,制定《西藏成办医院2 020—2023 年度发展党员工作计划》,以发展医疗专家、学科带头人、优秀青年医务人员等“骨干”群体为入党重点,有序开展发展党员工作;加强警示教育,突出关键环节,强化监督管理,深化作风建设,大力营造遵规守纪良好环境和廉洁行医浓厚氛围。认真落实廉政谈话,坚持把警示提醒教育挺在前面,警醒干部筑牢防线。

项目类别		2020 年
发展党员（人）	正式党员	6
	预备党员	7
	发展对象	1
	积极分子	44
组织党委中心组学习（次）		12
开展廉洁谈话（次）		148 人次
签订医患双方不收和不送红包协议书（份）		1.3 万份
拒收红包（元）		4.08 万元
收到锦旗、感谢信、哈达（封/条）		100 余

【医院文化建设】 坚持以员工为中心的工作导向，进一步健全工会管理机制，提升工会管理水平，强化工会服务力度，依法落实员工合法权利，不断完善各项员工关爱措施，充分调动员工工作热情和积极性，助力医院各项工作稳步发展；牢牢把握宣传工作的使命担当，将宣传作为统一思想、凝聚力量的重要手段，坚持团结稳定、正面宣传为主，积极传播核心价值思想，大力弘扬医者仁心的崇高精神，着力提升医院品牌形象，逐步构建多形式、多渠道、多层次、全方位和立体化的宣传格局；紧密结合人民群众实际需求，组织开展“全国爱眼日”“中国房颤日”“国际癫痫关爱日”等一系列义诊及健康宣教公益活动 20 余次，免费提供诊疗服务，同时大力开展科普教育，普及规范化诊疗知识，有效提升人民群众疾病预防意识。

【卫生扶贫和对口支援】 严格按照上级有关工作部署要求，坚持从实际出发，切实把医疗扶贫作为一项重要政治任务工作来抓，修订《西藏成办医院对口帮扶管理办法》，健全帮扶工作考核和奖惩模式，从根本上建立对口帮扶常态化管理机制。一是“强基惠民”驻村，坚决贯彻落实主管部门关于保持驻村工作队稳定的决策部署和工作要求，认真做好第十七批驻村队员调整工作，积极落实各项激励政策，全力确保驻村队员以实际行动为村民办实事、做好事、解难事；对口帮扶高海拔和薄弱地区基层医疗机构，按照自治区和四川省卫生健康委工作部署要求，选派 7 名和 2 名医务人员分别前往那曲市安多县人民医院和甘孜藏族自治州白玉县乡镇卫生院开展对口帮扶工作，通过有效开展乡村医生培训、急救技能培训、下乡送健康以及义务巡诊等工作，助力提升边远贫困乡镇卫生院医务人员的服务能力和诊疗水平，特别是指导帮助安多县人民医院顺利创评成为二级乙等综合医院；对口支援社区基层卫生医疗机构，持续加大对浆洗街、跳伞塔社区卫生服务中心等 4 家社区卫生服务中心的帮扶力度，紧密结合社区工作实际需求，有针对性地开展双向转诊及慢病管理等各类帮扶工作。

【新冠肺炎疫情防控】 新冠肺炎疫情发生后，医院党委高度重视，把疫情防控工作作为最重要的政治任务来抓，成立以党委书记和院长为组长的防控工作领导小组，深入贯彻落实党中央、国务院和自治区党委政府决策部署，严格按照四川省、成都市卫生健康委和西藏成办党组工作要求，从制定落实医院应急预案、优化调整病区设置、规范医疗服务流程、加强应急队伍建设、精准医疗力量配置、完成发热门诊改造、推进 PCR 实验室建设、落实预检分诊制度、强化通道区域管理、加强院感防控和医务人员防护培训等方面对防控工作做出一系列重要部署。

项目类别	2020 年
召开专题会议（次）	19
制定防控方案（版）	6
制定应急预案（版）	7
开展沙盘演练（次）	4
组织专题培训（次）	55
全院职工健康监测（人次）	10 万余
来院就医人员体温监测（人次）	24 万余
支援成都市公卫中心（人）	5
发热门诊接诊（人次）	533
隔离病区收治（人次）	260
入境留观（人次）	153

【基建项目设施建设】 紧密结合临床需求，科学选定建设场地，有序推进病理科基础设施建设主体完工并验收合格，制定完善相关管理制度和业务流程、组织人员开展业务培训；严格按照规范程序，认真做好设备、耗材的采购和安全管理工作，全年耗材阳光采购平均得分 98.3 分，同比增加 0.3 分，维修设备 242 台次，大型设备预防性维保率达到 100%；对住院楼逐层开展中央空调管网及吊顶维修，加强宿舍、医疗废物和污水、氧气房及日常维修管理工作，切实为干部职工和患者提供更加舒适的办公就医环境。

（李齐欢　刘学坤　吴亚文）

民营医院

四川宝石花医院

【概况】 四川宝石花医院(原四川石油管理局总医院)是一所集医教研、职业健康监护、应急抢险于一体的三级乙等综合医院。医院编制床位558张,开发床位650张,占地42.15亩,建筑面积5.48万平方米,设临床医技科室39个,职能部门科室19个。截至12月31日,员工总数1 012人,其中,教授、主任医师、硕士研究生导师7名,副主任医师90名;博士(后)研究生6名,硕士研究生27名。

2020年门诊量33.4万人次,同比下降16.5%,急诊量3.8万人次,同比下降9.7%,出院量2.4万人次,同比下降23.0%。住院手术量7 763例次,同比下降13.2%,三四级手术占比56.5%,同比增长4.8个百分点,体检量5.4万人次,同比下降9.3%。

【新冠肺炎疫情防控】 2020年初,疫情暴发后,医院经历了历史上最大规模的全院动员,以高度的政治站位全面部署疫情防控工作,召开专题会议30次,统筹医疗救治、院感防控、发热门诊、隔离病房、志愿队伍、卡点值守等工作。2月15日成为成都市疑似病例定点收治医院后,短时间内便建成了13间隔离病房、5间发热留观病房、核酸采集方舱和PCR实验室,全年收治疑似病例33例,其中确诊3例。此外,先后派出18名人员支援天府新区正兴卫生院半个月,2名人员支援成都公共卫生临床医疗中心ICU两个月,84名人员支援郫都区核酸采集,多批次驻点支援隔离酒店,3名人员赴中能集团塞尔维亚项目部支援,帮助30余家企业复工复产。

期间,省委省政府授予医院“四川省优秀服务业企业”荣誉称号,中国石油授予新冠肺炎隔离病区“先进集体”荣誉称号,省市卫健委均授予医院先进单位称号,多人多个集体也获得中石油集团、宝石花医疗集团、省市区的各种表彰。

【三乙创建顺利完成】 2020年,医院经历了历史上最深刻的质量管理提升,面对医院史上具有里程碑意义的等级创建,全院员工“以评促改以评促建”,扎实开展了对标、培训、整改、演练、总结,无不得到巨大提升。于9月23日至26日顺利完成三级乙等综合医院等级评定现场评审工作。

【提质增效】 医院经历了历史上最艰难的运营组织,结合“战严冬、转观念、勇担当、上台阶”主题教育活动,医院大力营销、策划、督导、加压破解生产经营严峻形势,通过拓宽业务范围、积极争取减免优惠、理顺物价收费、加强资产管理和资金管控等一系列措施,确保了现金流为正,全年经营结果好于预期。

【三大项目有序推进】 高校合作项目,经西南油气田公司、宝石花医疗集团与川北医学院多次磋商,现已达成合作,并于2021年1月28日签约揭牌,医院冠名“川北医学院附属四川宝石花医院”。改扩建门急诊楼项目,计划在原址上改扩建一栋集门急诊、医技、教学、办公、会议功能为一体的综合性大楼,总建筑面积约2.61万平方米,计划总投资2.16亿元,已完成前期政策咨询、设计、投资概算等。新健康管理中心项目,年初成立了搬迁项目部,计划在院外以设立延伸机构的方式开展中高端健康管理业务。

【运营管理】 2020年,医院SPD一期工程完成建设,实现了耗材集中配送和一级库零库存管理。国家药品集采方面,第一批续标顺利开展,开始执行第二批和第三批集采工作。医保支付改革方面,医院积极开展“贯标”工作,全年医保各项协议考核指标完成良好,并于7月通过成都市康复定点机构评审,25个康复类项目被纳入基本医疗保障范围,系新区唯一一家。

【医疗服务与质量安全】 一是加强病案质控管理,增配病案编码员,病案首页每月评分维持在较高分数水平。二是加强医疗技术管理,心血管疾病介入术、同种异体运动系统结构性组织移植技术、新型冠状病毒核酸检测等3项限制临床应用技术获批开展,院内审批通过41项新技术与新项目。三是加强临床路径管理,开展有18个专业67个病种的临床路径,较2019年新增13个病种,入径率约40%。四是加强MDT推广,积极践行多学科及专科诊疗模式，建立多个触发流程，全年科间会诊上万余次，召开专项质控30余次。五是加强药事管理，认真组织合理用药、处方点评等工作，全年药占比26.8%。六是加强护理工作，除重点护理工作指标全部达标外，实现优质护理科室全覆盖，床旁、视频、二维码等多样化健康宣教成效显著，发布20余篇叙事护理文章，完成30单“互联网+上门服务”。

【科教研进展】 设置了大内科、大外科、大医技科室，新开介入导管室、新生儿科、老年医学科、肿瘤科、康复医学科、肾内科等6个临床科室，卒中中心、加速康复外科病房（ERAS）示范中心项目示范病房顺利挂牌认证，职业健康检查机构成功备案，建成纤维支气管镜室。科研方面，在四川省医学会和西南油气田公司分别立项1项，完成2项国家级科研子课题结题，获得发明专利6项，发布论文33篇。此外，举办省市级继教项目6项，外派进修7名，实习带教29名。

【医院感染管理】 医院感染管理工作在重点做好疫情防控的同时，持续加大对重点环节、重点部门、重点人群的监管力度，进一步完善了三级网络管理体系，建立了集医疗、护理、临床微生物专业共15人的感控督查员队伍。2020年，国家院感监测13项指标均在规范监测中，全年环境卫生学监测采样900余份，合格率为99.5%。

【公益活动】 医院始终把坚持公益性落到实处，一是组织19名支援人员参加2020年年度评估工作，进一步巩固对口支援成果。二是举办“线上+线下”义诊及健康讲座54场次，普惠居民万余人次。三是圆满完成成都国际马拉松等26次大型活动的医疗保障，出动医务人员160余人次。四是承办5期西南油气田公司“职工幸福讲堂”“送健康”活动，贴心服务一线石油员工。

（曾　凯　曾　雯）

成都新华医院

【概况】 成都新华医院占地22.25亩，建筑面积10余万平方米，坐落于四川省成都市成华区双桥路180号，地处成都市一环路东三段和二环路之间，毗邻府河、紧靠地铁4号线玉双路站，交通便捷。2020年2月，被评定为国家三级乙等综合医院。医院编制床位501张，实际开放501张。全院卫生技术人员665人，其中执业医师231人，护士359人，医技75人；其中正高15人，副高60人，中职150人。

2020年，医院党委被成都市委组织部选树为“蓉城先锋”示范基层党组织，先后被评为四川社会办医抗击新冠肺炎先进单位。医院党委先后被评为“党旗飘扬·成都抗击新冠肺炎疫情先进单位”和“党旗飘扬·成都抗击新冠肺炎疫情优秀党组织”。

【廉政党建】 强化党建引领。新冠疫情暴发之时，医院及时发布了“党员先锋者征集令”“告全体员工书”和“招募援鄂后备医疗队医务人员倡议书”，得到152名党员和员工积极响应。2020年5月8日，医院党委组织团员、青年、党员代表和职能科室负责人到都江堰长征书院开展“青春向党，建功新华”红色文化主题教育活动。组织召开第三届第三次职工（会员）代表大会，改选了工会主席、增补了6名工会委员和7名女工委员会委员。加强行风建设。以行风建设“九不准”为抓手，定期召开党风廉政建设工作会，组织观看警示教育专题片，制定《成都新华医院医德医风考评制度及考评实施细则》，签订廉洁行医承诺书756份。按照各级卫健系统的统一部署安排，医院从7月初开始部署行业突出问题系统治理工作，累计上报报表8次，自查问题29条，针对存在的问题提出了44条整改措施。全年，医院收到锦旗111面、感谢信15封、表扬13次，拒收红包8 600元、女包1个、礼品券1张。

【公益活动】 2020年共计派出医务人员2名参加丹巴县和医务人员10名青龙、龙潭社区对口支援工作，对口支援参与诊疗3 642人次，参与会诊及疑难病例讨论24次，开展新技术新业务6项，开展学术讲座12次，业务培训336人次。医院积极在辖区内开展义诊、健康讲座、急救培训等各种社会性公益活动18次。2020年开展健康讲座6次，培训231人次；开展义诊活动12场次，服务人次620余人次；保障安岳离退休人员活动1次，服务人群400人次；组织爱国公益推广“红色电影周”活动16场次，服务人群1 000余人次。2020年8月18日，受暴雨影响，四川首次启动一级防汛应急响应。与此同时，甘孜州发布洪水黄色预警，丹巴县、康定市多个水文站发生超警戒水位洪水，此外强降水还可能引发泥石流、滑坡崩塌、堰塞湖等次生灾害。2020年6月21日，成都新华医院"党员医疗救援队"紧急冒雨前往丹巴县半扇门镇卫生院驰援，捐赠急救药品、医疗设施物资、发电机39 848元，为泥石流受灾群众送去"传帮带"及时的医疗援助。5月医院开始联系成华区军人事务局，成华区妇幼保健院开展"优抚对象一站式定点服务"。2020年3月3日签署共建共享退役军人"服务超市"。2020年7月开展双桥街道"庆八一，关爱退役军人健康"活动。对来院就诊的优抚对象一站式结算报销，看望回访等服务。

【医疗服务】 2020年全院实现业务收入25 204万元，较同期增加2 160万元，增幅9.4%；门诊诊治病人255 898人次，门诊总诊治人次较同期增加18 776人次，增幅7.9%；全年入院13 703人次，较同期下降2 195人次，降幅13.8%；出院（结算）14 142人次，较同期下降1 609人次，降幅10.2%；手术量3 959台次，比2019年减少141人次，降低3.4%。住院危重病人抢救成功率为89.8%，全院整体情况达标，较2019年上升3%；病床使用率88%，较2019年病床使用率降低5.8%。

【医疗质量管理】 持续开展常规性医疗质量管理工作。全年完成行政查房29次、运行病历交叉检查216份、组织全院多学科诊疗MDT75次、日常监管择期手术1 159台次、组织临床路径系统培训会2次，整理临床路径病种28个，监管临床路径病例数873例、单病种质量上报管理840例、管理非计划再次手术3例、管理住院超30天患者141例、处理三医监管平台"不合理诊疗"23例，均申述成功。始终关注母婴保健管理。全年18余次参加成华区产儿科评审会、演练点评会，完善院内产科急救预案，组织院内演练，组织参加技能比赛。完善三病管理流程，制定"逢女必问""逢孕必检""逢阳必阻"的规章制度，保障三病管理工作有序开展，不断针对妇产科检查中存在的问题，开展"回头看"，持续跟进整改落实情况。加强输血管理。重点加强了输血不良反应病例的管理，组织医师进行了输血管理和合理用血培训，开展医务、护理、输血科等联合督查，评价输血病历，促进合理用血，保障用血安全，逐步规范输血记录。严格执行手术安全相关制度，保障手术安全。严格执行手术审批制度、手术分级管理制度、术前讨论制度、手术风险评估制度和手术安全核查制度。不定期到手术室及各临床科室对围手术期医疗管理工作进行督查，查找隐患，分析原因，持续改进，全年开展手术专项检查25次、强化医疗安全意识。全年组织了4次医疗质量追踪会，对各项医疗缺陷、医疗纠纷进行通报。组织了"医疗纠纷预防和处理条例""民法典解读""维护患者合法权益""患者安全十大目标"等培训，提高了全员质量安全意识。督促全体员工通过系统上报医疗安全不良事件，全年共上报216例。加强抗菌药物使用相关管理。把抗菌药物使用率和使用强度作为院级考核指标，每月进行考核。发现异常指标科室，组织药学部进行技术指导，保证了全年目标任务的完成。经统计，1—11月全院抗菌药物使用率为50.91%（目标值60%），抗菌药物使用强度DDD值为39.15（目标值40）积极处理纠纷、投诉，全年共接待处理投诉29起（不全统计）。经成华区医调委调解，完成了4起医疗纠纷的调解，累计赔偿了10 532元（含2018年医疗纠纷9万元），为全院医务人员购买了医疗责任保险。

【护理管理】 2020年，护理部以18项核心制度为根本，按照（试行—修改—批准—培训—执行）程序，制订护理相关制度、流程11项，修订护理表单17项；根据《四川省护理质量管理评价标准》，结合医院实际修订通用标准37项，专科标准18项，并落实培训与实施；加强重点部门（急诊科、重症医学科、手术室、血透室、内镜室、产房、新生儿室、供应室）日常监管。年内完成护理质量与安全检查104项，走访检查科室1 218余次。运用PDCA管理手段，以问题为导向完成护理质量通报276份。开展护理文书书写质量月活动：共检查15个科室65份病历；检查缺陷条数：201条，修订定护理文件书写实施细则。完成"责任制整体护理"专项督查3次，督查科室42个、督查人员46人次；

完成科室常备药品、大输液、一次性耗材管理专项督查5次;下发整改通知书8份。落实护理人员岗位培训与考核,外送培训人员共计21人(其中培训专科护士4人,进修17人)。对进修返院人员进行工作开展追踪及进修体会分享。对年内新入职护士进行6批次集中理论培训;5批次转正理论与操作考核,上岗培训、考核率达100%。2020年4月7日启动全院护理人力资源轮转计划,全年完成129名护理人员的动态调配;2020年6月启动"滴滴护士"共享工作模式。年内从滴滴护士库中招募核酸采样工作人员174人次,共计采样7 471余份。落实对44名机动护士库护士进行了5次应急能力培训及考核。组织完成输液/输血反应、标本/用药错误、封存病历、跌倒/坠床等重点环节应急演练,共计培训713人。年内完成优质护理专项检查两次;病人满意度调查4次,共计发放调查表518份;收集反馈意见、建议18条;按时上班成华区"优质护理服务"月报表,全年收集科室优质护理案例63例次。优化服务流程,提高病人满意度;完成"星级护士"评定工作,提高护士工作积极性。科研教学管理工作:2020年完成论文撰写15篇,实用新型专利2例。开展PICC新技术及PICC专科门诊,年内完成PICC门诊置管3人次,维护44人次;完成院级PICC置管及维护会诊2人次。完成省、市级继续教育培训项目各1项。年内接收护理实习生61人;组织实习生查房1次,小讲课5次;召开评教评学会议2次;召开实习生座谈会一次。年内完成实习生操作技能大赛两次,达到"以赛促教、以赛促学、教学相长"的目的。成功举办教学老师赛课活动,提升教学质量及带教水平。

加强病区环境文化建设:推行6S管理(治疗室一、治疗室二、处置间、抢救室)规范标识、定位管理。拓展护理服务领域,开展护理延伸服务,组织参加各种义诊及对口支援等工作。共同建设区域荣誉:作为四川省社会办医分会护理专委会主任委员单位,积极吸纳广大民营医疗兄弟单位,不断壮大会员单位队伍,积极发挥专委会纽带桥梁作用,促进会员间资源共享;组建民营专家指导小组,搭建帮扶平台,对辖区内青龙社区、龙潭社区等17家基层医疗机构进行对口帮扶。

【人才队伍建设】 2020年,制定了年度全院用人计划、培训计划、人力预算。并结合医务部学科建设规划、各临床科室的实际工作开展需求及行业最新政策、法规,初步摸底2021—2023年临床科室人员需求,为医院的人才储备做规划。持续完善人力资源管理体系建设:制定完善的制度包括《成都新华医院对口支援暂行管理办法》《成都新华医院住院医师轮转培训暂行规定》《成都新华医院离职员工关怀方案》《人才内部推荐奖励制度》并开始实施、《员工手册》初稿、《中青年骨干人才培养方案》。实时与相关科室深入沟通,确定用人需求以及招聘的人才画像,全年招聘到岗入职171人;参加校园招聘6场,组织以2021届硕士研究生、规培生为核心的面试会,共计35人参加面试;全面梳理2020医院人力配置,形成初步方案,采用工时法、护理时数法、工作饱和度分析法对临床14个病区及急诊科护理进行编制梳理,明确各科室人员需求下限及人员增编标准,采用RASIC岗位体系设计法,对部分职能科室及检验、药剂科进行了岗位职责边界分析和岗位工作量分析。根据医院人才梯队建设,在《成都新华医院2020关键岗位人才盘点方案》基础上制定完善了《成都新华医院中青年骨干培养计划》,明确了人才培养方向和培养路径。制定年终考核方案,组织完成了2019年度全院年终考核以及高层述职。搭建员工与医院及科室的沟通桥梁,促进新员工岗位稳定,维护医院良好的雇主形象。

【学科继教】 接受了川北医学院、四川大学附设华西卫生学校临床、预防医学、药学等专业51名实习生,6名主动来院实习生,2名见习生。全年共组织院级培训23次,技能操作培训1次。每月检查教学活动记录本,对检查情况进行反馈,并令科室限期整改。加强三基三严的培训。全年组织培训、讲座43次,内容包括医学临床知识、法律法规、科研教学、科室建设等方面,其中邀请四川大学、四川省人民医院、成都市第三人民医院等专家来院讲座6次,覆盖全院的技能培训1次。先后组织13余次新型冠状病毒肺炎诊疗方案及防控方案的学习,并组织全员进行考试。组织院内继教项目28次,授予II类学分28分。成功举办了成都市继续医学教育项目“老年性肺炎的诊治进展”,授予市级Ⅱ类学分2分。四川省继续医学教育项目“老年性肺炎的诊治进展”授予省级Ⅰ类学分4分、“虚拟现实技术应用于手辅助腹腔镜胃癌根治术的基层医院教学研讨会”授予省级Ⅰ类学分5分。申报了2021年国家级继教项目“内镜中心——2021中国西部ERCP高峰论坛”。四川省继教项目“呼吸内科——老年呼吸气道疾病及感染”“内分泌科—老年性内分泌疾病诊治”。对2019年省市级继教项目进行备案。省级备案项目“骨一科——基层医疗机构骨质疏松相关骨折的治疗与微创手术操作规范培训班”“胃肠外科—龚加庆—虚拟现实技术应用于手辅助腹腔镜胃癌根治术的基层医院教学研讨会”,市级继教项目“骨一科——基层医疗机构骨性关节炎阶梯化治疗新进展学习班”。

完成了2020年继续医学教育学分的录入。2020年度应参加继续教育人数657人,实际参加人数558人,达标人数为461人,占总人数的70.17%。其中初级职称达标人数309人,占总达标人数的70.39%;中级职称达标人数为118人,占总达标人数的78.15%,高级职称达标人数为33人,占总达标人数的78.57%。Ⅰ类学分达标人数为485人,达标率为73.82%;Ⅱ类学分达标人数为465人,达标率为70.78%。胃肠外科“基于优化蚁群算法的手辅助腹腔镜胃癌D2根治术手术路径规划关键技术和应用研究”成功申报省科技厅科研课题,获批资助资金20万元。2项院管课题通过伦理、学术管理委员会成功立项,总资助金额达7万元,其中包括:心血管内科—朱峻—下肢动脉疾病综合治疗(5万元),急诊科—白光兴—急性STEMI型心肌梗死伴心源性休克患者的静脉溶栓治疗(2万元)。2019年4项院管课题按期进行,1项课题因病例数量不够终止研究。

【新冠肺炎疫情防控】 从2019年12月,武汉爆发疫情以来,医院先后被指定为新冠肺炎后备定点医院、疑似定点医院。依据疫情防控任务的变化,医院及时成立了领导组织,制定了33余项规章制度,组建了专家组,开展78余次讨论,投资30万元改造了发热门诊、新建了发热留观室,调整了就诊流程、购置了各类防疫物资。医院重点承担了成华区核酸采样工作。2020年医院共完成了2 957名门诊、住院发热患者的鉴别诊断任务;14名新冠肺炎疑似患者(含1名转其他医疗机构确诊)的收治任务。累计完成7 992人余名境外返蓉、湖北返蓉、北京返蓉、新疆返蓉等各类人员返蓉,以及锦江宾馆疫情、郫都疫情等政府指令性人员核酸采样任务。医院累计核酸采样26 350人次,医院检测14 889人次,第三方检测11 461人次。疫情防控期间,医院做到零感染、无差错,医院抗疫工作的事迹多次在市、区级政府媒体被报道,受到表彰,先后被评为四川社会办医抗击新冠肺炎先进单位,医院党委先后被为“党旗飘扬·成都抗击新冠肺炎疫情先进单位”和“党旗飘扬·成都抗击新冠肺炎疫情优秀党组织”殊荣;102人获四川省医学会抗疫一线医疗卫生人员荣誉证书。左大林同志获得成都市抗击新冠肺炎疫情先进个人,成都市医学会、成都市医师协会新冠肺炎疫情防控先进个人。

【文化建设】 1月10日隆重举办2019年年会盛典,整个盛会呈现四大亮点,展现医院的民族情结和爱国热情,体现了新华人的文化价值。5月8日,为传承红色基因,重拾红色记忆,弘扬红色传统,丰富“两新”组织活动形式,成都新华医院党委赴都江堰长征书院开展主题教育实践活动;5月12日,医院庆祝“5.12”国际护士节暨星级护士表彰大会,医院对2 019下半年度“星级护士”进行表彰,共有73名经过层层筛选、优中选优的护士受到了表彰;8月19日中国医师节,成都新华医院对外发布近年来“健康扶贫”取得成就。成都新华医院党委副书记、院长杨波介绍,在整个健康扶贫工程中,成都新华医院是“精准健康扶贫”的新力量之一。

(雷　庆　胥岚馨)

成都骨科医院

【概况】 2020年,成都骨科医院全年门诊量8.9万人次;出院人数4 033人次;开展手术1 884例;入院与出院、术前与术后、临床诊断符合率都在99%以上。2020年度通过网上招标采购、询价院内比选、跟标等方式新购进医疗设备18台。2020年社区卫生服务中心荣获“锦江区预防接种”比赛团体三等奖；一位同志被锦江区委组织部授予“锦绣人才”；医院社区卫生服务中心九位同志因疫情防控工作突出被四川省医学会、四川省医师协会、四川省护理学会、四川省医院协会、四川省预防医学会、四川省女医师协会联合颁发的荣誉证书。刘俊同志被成都市委、市政府授予成都市抗击新冠肺炎疫情先进个人；被锦江区卫健系统授予新冠肺炎疫情防控先进个人。

【新冠肺炎疫情防控】 自2020年1月19日新冠肺炎疫情暴发以来，医院严格落实国家、省、市、卫健委的工作部署，快速响应，成立了疫情防控领导小组，制定了新冠肺炎防控实施的方案以及相关制度，围绕医疗工作、疫情防控、院感控制、后勤保障、宣传保障和督导检查成立了工作小组，明确了每个小组的职责，责任到人。设立预检分诊、发热门诊并实行24小时值班制。并依据岗位类别不同制定相应的培训内容，对防控工作相关业务知识，业务技能，个人防护等知识进行全方位、分层次的培训，先后组织集中培训17次，分批次培训6次，培训320人次。以发热门诊为中心，以预检分诊，导诊为屏障，规范门诊就诊流程及患者就诊通道，设立三通道出入口，对就诊通道和员工通道进行分开管理，同时做好各种疫情宣传，加强对来院病员进行间距管理。住院病员及陪伴进行核酸检测以及一床一陪护制度，出入口设立预检点，病区入口增设筛查点位，进出出示健康码、出入证、陪护证等措施，增设“过渡病房”“缓冲病房”，规范人员和车辆进院的流程，降低来院病人、家属以及医务人员感染的风险。12月8日，成都市出现疫情紧急情况，根据锦江区疫情防控指挥部部署，医院庚及启动应急预案，应急医疗队10名队员迅速集结到达指定地点，完成指定区域核酸抽样。12月11日，应锦江区疫情防控指挥部部署，10名医疗队员到达郫都区指定地点开展疫情防控工作，同时，医院组织第二支疫情防控队伍(24名队员)集结备勤。

【对口支援】 根据锦江区对口援建炉霍县的工作要求，按时圆满完成并上报援建工作每月总结报告及季度总结报告。全年我院共派出6名医生(副主任医师4人，主治医师2人)对口支援甘孜州炉霍县，其中炉霍县藏医院3人，炉霍县朱倭镇中心卫生院3人。2020年，被评为锦江区2019年度援藏扶贫先进单位；一位同志荣获省委省政府2019年省内对口帮扶藏区彝区贫困县先进个人，成都市2019年度对口支援藏区工作先进个人；两位同志被评为成都市2019年度对口支援藏区工作先进个人；一位同志被评为锦江区2019年度援藏扶贫先进个人、炉霍县2020年度对口支援优秀工作者。

【党的建设】 2020年，党支部工作按照区委组织部、区卫健局党委《关于2020年区卫健系统党建工作要点》的通知要求，坚持以习近平新时代中国特色社会主义思想为指导，以党的政治建设为统领，以“创新技能年”为主题，聚焦中心大局，强化使命担当，坚持把不忘初心，牢记使命作为加强党的建设的永恒课题和全体党员干部的终生课题，通过“健康锦江.党建引领”推动支部党员在新冠疫情防控工作发挥模范带头作用，努力为医院高质量发展真抓实干。

医院党支部现有党员33名，预备党员1名，年初，支部根据上级相关要求，评出2019年优秀党员2名，其余31名党员均合格。上半年支部进行了换届选举，经过民主推荐，广泛征求意见，新增支部委员1名。2020年递交入党申请书11人，其中已有3人完成了党校学习培训；发展的新党员两名，预备党员转正1名。

【项目建设】 2020年6月医院改扩建工作小组通过严格的招标程序，完成了施工单位的招标工作，中国建筑一局(集团)有限公司中标。现医院主体综合楼地下负三至负一层的基础施工浇注混凝土完成。10月完成了室内装饰装修设计单位公开招标工作，建峰建设集团股份有限公司中标。现正已完成与院内各科室、各部门进行深度设计内容意见收集、征求，拟2021年春节前完成初步设计方案。

【质量管理】 2020年，医院持续推进医疗质量管理。严格落实各项管理制度，根据《四川省专业技术人员继续教育条例》要求，2020年医院医护人员完成年度医学继续教育培训任务15次，外出学习交流20人次，全年发表论文7

篇,院内举办学术活动21次。护理部组织院内护理业务学习讲座8次,技能操作培训2次;派出14名护理骨干参加上级医疗机构组织的护理管理培训。全年外派技术骨干全脱产进修学习5名。

医疗质量是医院各项工作的核心,也是管理成效的关键所在,为此,根据等级达标工作要求,根据国家卫计委颁布的《18项医疗质量安全核心制度的要点》及《要点解读》,医院质控办结合国家三级甲等医院各项检查标准,修订了《成都骨科医院医疗质控检查标准》,并按标准每月对临床一线科室开展质控检查,全年共组织10次质控检查。

出院病历三日归档率已达100%,病历甲级率在90%以上,无丙级病历。护理文书书写合格率96.39%。病区开展优质护理率达100%。

【重点专科建设】 完成"老年骨科""上肢创伤骨科"申报市级重点专科建设项目的工作。2020年胸腰椎专病收治病员475人;胫腓骨专病收治病员90人;股骨颈专病收治病员111人。

【药事管理】 2020年,药剂科完成了"4+7"药品带量采购的相关工作;完成制剂室《医疗机构制剂许可证》新证换领工作;大力支持并配合医院疫情防控部署安排,药剂科先后熬制疫情预防中医汤剂约1万付,免费为医院周边辖区居民群众以及公共服务人员发放,累计金额10余万元。全年报送药品不良反应共22例;报送医疗器械不良事件共8例;

【医疗保障】 2020年,共服务参保病人9万余人次。成都市医保局于7月1日起正式启动按病组分值付费(DRG)专项管理工作,医保科组织临床一线及相关科室人员认真学习,深刻领会。10月14日省医疗保障局委托第三方专家组对我院医保服务工作进行了为期3天的专项检查,根据检查结果,认真进行整改,促进了医院医保工作规范有序开展。

【社区卫生服务】 2020年1月疫情突发,中心立即按卫健局要求成立了"新冠病毒防控工作领导小组",制定了《新型冠状病毒感染的肺炎应急处置方案》及《新型肺炎预检分诊报告流程》《关于新型冠状病毒肺炎疫情场所隔离封锁的应急处置预案》,中心自接到上级防控疫情的命令以来,迅速进入紧张有序疫情防控阻击战,按照"外防输入、内防反弹"的总体策略,对居家隔离医学观察人员进行上门2次体温检测和症状监测,中心共对457人进行上门流调,上门达914次。转运次密接和密切接触者150人次,转运居家隔离医学观察人员核酸检测96人次;转运发热病人6次,转运入境确诊阳性患者9人次;参与锦江宾馆及娇子音乐厅、水碾河居民核酸采样工作。完成2次机场接机任务及2次帮助盐市口中心转运工作,在紧张有序的抗疫工作中,我们认真总结、积累,通过学习培训,不断完善相关工作措施,2020年以来我中心共开展了大型疫情防控工作部署会及专项培训会15场,完成考核2次。

基本公共卫生服务。疫情防控背景下,通过加强管理、完善机制、信息宣传等,加强落实中心公共卫生服务项目完成。一是居民健康档案管理:中心共为辖区居民建立电子健康档26 418人,建档率达95.79%。二是65岁老年人健康管理:我中心65岁以上老年人应管3 183人,建立健康档案3 045人,建档率达95.66%,免费体检1 211人,并按要求录入居民电子健康档案系统。三是慢病患者健康管理:高血压管理1 471人,高血压任务完成率84.2%,规范管理883人,规范管理率60%,糖尿病管理648人,糖尿病任务完成率93.5%,规范管理389人,规范管理率60.03%。四是健康教育工作,2020年共开展了15次健康知识讲座、义诊24次,1 176余人次参加,全年共计发放各种资料约19 883份。五是0—6岁儿童健康管理:儿童数共计411人,儿童管理率达90%。六是预防接种管理:2020年共完成各种免费疫苗接种1 742余人次,二类疫苗4 050人次,圆满完成上级接种任务。七是重精管理:目前辖区登记在册严重精神障碍患者122人,其中在管患者120人,非在管患者2人。八是中医药健康管理:老年人和慢病患者养生保健行为干预和健康指导,0—36个月儿童不同月龄段将中医药健康指导均已完成目标任务。九是孕产妇管理:做好了产后7天内、产后28天的产后两次访视工作,访视率达100%,全年新拿卡252张,结案252张,母乳喂养248人,人工喂养4人;完成了本辖区15—49岁育龄妇女数3 086人三病台账的建立。十是传染病管理：我中心分别对管理的艾滋病患者及感染者提供了2次抽血并检查CD4和病毒载量的检查；每月对辖区内管理的艾滋病病人提供国家免费艾滋病抗病毒治疗药物；每月对辖区内高危场所进行了干预，并对场所内从业人员进行HIV及梅毒的免费检测。十一是结核病人管理：共管理5名结核患者，全部按要求规律服药，辖区学校和幼儿园进行结核病、手足口病的督导，加强传染病防治知识的宣传。

成都西华医院

【概况】 成都西华医院是一所学科完善，医疗设备一流，致力于打造集肿瘤治疗、预防、科研、教学、康复为一体的"大专科小综合"新型医院。2020年，成都西华医院编制床位100张，开放床位200张，规划床位500张。

【战略方向】 成都西华医院二分之一以上的园林覆盖优势，使他们致力于打造一个集医疗、康复、生活照料、养老照护、临终关怀等多重功能为一体的医疗场所。服务于多家养老院，为养老照护中心老人提供医疗支持保障。西华医院在院内打造了一个让患者治疗期间像在家后花园的舒适的疗养环境；定期到养老院为老人们举办健康知识讲座，常规身体检查。为老人们的身体健康保驾护航。

【医疗质量管理】 2020年，一是坚持对各科室进行定期医疗质量和医疗安全检查，并进行汇总、分析。把减少医疗缺陷，及时排查、消除医疗安全隐患，减少医疗投诉，杜绝医疗事故当作重中之重的工作来抓。二是认真做好依法执业管理工作。做到了严禁无执业资格医师资格和执业护士资格人员上岗执业；建立了医院医疗技术项目授权审批制度，杜绝了超范围执业的行为。三是严把医疗质量关，严格执行《医疗质量管理办法》尤其是医疗安全核心制度，规范诊疗行为，坚持首诊负责制、疑难危重病人会诊转诊制度，把医疗质量始终放在首位，坚决杜绝医疗事故的发生。增强责任意识，完善各项防范措施，防患于未然。四是加强医疗质量、医疗安全教育，组织全院职工学习《执业医师法》《医疗事故处理条例》等相关法律法规，提高法律意识。五是加强全院医务人员的素质教育，树立正确的人生观、价值观、职业道德观。教育全院医务人员要以病人为中心，以医疗质量为核心，改善服务态度，提高服务质量。持续做好人才培养工作，外派进修与加强内部学习相结合。

【感染控制管理】 成立医院感染管理领导小组，专人负责，责任到人，严格执行各项造作规程，保障医疗安全同时做好新冠肺炎病毒疫情常态化防控相关工作。2020年，定期进行医院感染检查，并进行汇总、分析，组织全院医务人员认真学习《医院感染管理办法》和《传染病防治法》等相关技术规范培训工作，加强医疗废物管理和污水处理工作，加强医院重点部门（注射室、检验科、影像科等）的医院感染控制工作，有效预防和控制医院感染，保证患者医疗安全。

【临床用药管理】 2020年，医务人员对《处方管理办法》《抗菌药物临床应用指导原则》进行学习，严格执行特殊药品管理制度和药品不良反应监测报告制度，及时报告和处置药品不良反应。做到因病施治、合理检查、合理用药、规范收费，杜绝滥用药、滥检查现象的发生。加强各类信息的报告、收集和分析。及时上报医院卫生统计数据。

【优质护理】 为全面开展优质护理服务工作，完善优质护理服务组织架构体系，加强对全院优质护理工作的管理，大力推行"人性化、感动式"服务，快速提升成都西华医院的品牌知名度和社会影响力，进一步提升医院的优质护理质量，以创新服务，创新管理为主线，改善护理服务态度，构建和谐医患关系，切实做到服务好、质量好、医德好、患者满意、家属放心的良好社会形象。成都西华医院在2020年通过"5·12"国际护士节活动对护理工作进行认真的总结和展望。医院开展了全面提升技能的护理操作竞赛、在"以问题为导向"不断梳理服务流程的基础上，又开始实施了一些创新工作方法的探索，护理工作效率得到提高。

【公益活动】 成都西华医院倾力服务于医院周边社区居民。不仅承担起为社区居民身体健康保驾护航的医疗任务，作为辖区社会办医企业，医院坚持与社区互助共建，热心于社会公益活动。2020年5月22日，成都西华医院联合金泉街道迎宾路社区等爱心单位前往资阳市乐至县四联小学，开展“关爱留守儿童，播散爱心阳关”公益活动，为孩子们送去一份关爱。

（王　君）

基层医疗卫生健康单位

龙泉驿区疾病预防控制中心

【概况】 2020年，成都市龙泉驿区疾病预防控制中心（以下简称中心）在职职工102人，其中，博士研究生2人、硕士研究生29人、本科44人；正高2人、副高15人、中级职称39人。现有中共党员67名，党总支下设3个党支部。设有10个科室。

2020年，先后获得成都市总工会表彰为“2020年成都市新冠防控五一劳动奖状”，成都市委、市政府表彰为“成都市抗击新冠肺炎疫情先进集体”、龙泉驿区委、区政府表彰为“新冠肺炎疫情防控先进集体”；在2014—2019年中国死因登记报告工作中表现突出，荣获全国先进集体奖；获得成都市总工会、市卫生健康委员会授予的“2020年成都百万职工技能大赛成都市第十一届疾控技能比赛优秀组织奖”。江柯同志被表彰为“2020年成都市新冠防控五一劳动奖章”；向奋飞同志被表彰为“成都市抗击新冠肺炎疫情先进个人”“成都市优秀共产党员”，陈登瑜同志被表彰为“成都市抗击新冠肺炎疫情先进个人”。

【新冠肺炎疫情防控】 2020年，中心共调查处置新冠（疑似）病例156例，核实管理密切接触者1 093例、密切接触者的密切接触者175例，其中确诊4例本地病例、14例输入病例和11例输入无症状感染者，有效处置复阳病例疫情3起、环境监测疫情5起，未发生一起疫情蔓延；组织管理重点地区来蓉人员15 000人次，接回航班30架次、管理入境旅客4 011人，管理涉外企业归国人员39人；2020年12月7—11日，有序完成郫都区大规模人群新冠核酸检测紧急支援的工作，先后组织专业检验检测人员12人前往郫都区开展人群新冠核酸检测工作，累计采样2 400人；完成各类核酸检测样本5 193份，共检出阳性24例；卫生消毒出动3 000人次，消杀面积45万平方米；健康教育与健康宣传受众达65万人次；牵头制作消毒指南及复工复产指导视频8个，出动现场指导复工复产复学500人次，完成全区疫情形势分析报告20次，对辖区5 612家单位1.6万人开展疫情防控卫生员培训；新冠监测样品15 407份，其中冷链食品及包装3 322份、相关企业环境487份、相关从业人员11 325份；重点环境检测800份，包括定点医疗机构、集中隔离点、疫区疫点等外环境检测；针对学校防控、社区防控等主题开展疫情防控演练11次。成都市龙泉驿区疾病预防控制中心按照龙泉驿区卫生健康局安排部署，采购防护类物资549 480件（双、套），设备类物资192台（个、套），检验检测试剂物资41 652盒（瓶、人份、支），消毒药品类物资13 818瓶（桶），其他类物资200 103个（把），为全区疫情处置统一调配物资，确保充足供给。

【公共卫生服务】 2020年严重精神障碍患者入院阳光救助患者169人；门诊服药累计救助488名居家患者；101名监护人申领“以奖代补”监护补贴。农村肺癌早诊早治筛查1 322人，检出病例5例；城市五癌早诊早治项目筛查1 353人2 008人次，检出肺癌1例、可疑乳腺癌12例、结直肠癌5例。落实艾滋病防治“四免一关怀”政策，对家庭经济困难的19名艾滋病感染者和病人及2名艾滋病感染儿童提供低保和关怀和救助，为感染者和病人发放交通检测补助29.785万元；孕产妇艾滋病检测率100%、孕期检测率达99.89%、孕早期检测率95.42%，感染孕产妇孕早期用药率100%，感染孕产妇及所生婴儿抗病毒用药率100%，艾滋病母婴传播率0%；发放艾滋病感染孕妇终止妊娠补助2 100元，艾滋感染产妇住院分娩补助6 000元，艾滋感染产妇所生婴儿奶粉补助10 500元，共计18 600元；开展自愿咨询检测2 081人份，艾滋病患者免费抗病毒治疗覆盖率94.18%，病毒载量检测比例达98.80%，治疗成功率达97.30%。

【项目建设】 成都市龙泉驿区疾病预防控制中心标准化项目建设总投资16 180万元、总占地11 767

平方米（约17.650 4亩）、总建筑面积为19 800平方米（其中实验办公综合楼14 712平方米，后勤楼1 017平方米），于2020年12月全面完工，完成2 000万元标准化建设项目配套仪器设备采购，于2021年2月9日正式搬迁投运。标准化项目建设规划有龙泉驿区城市核酸检测基地、突发公共卫生事件应急指挥中心、公共卫生科普中心。

【传染病防控】 2020年无甲类传染病报告，报告乙丙类传染病18种5 194例，发病率548.88/10万，报告发病率较2019年下降68.40%；乙类传染病13种1 414例，报告发病率为149.42/10万，达到控制目标。连续12年无人间狂犬病发生。全年报告乙丙类死亡病例27例，其中艾滋病25例、乙肝1例、肺结核1例，报告死亡率为2.85/10万。全区报告犬伤患者14 133例，较2019年降低0.86%，对14 116名犬伤患者进行了狂犬病疫苗接种，并对其中的860名患者接种了抗狂犬病免疫球蛋白，确保了犬伤患者的伤口处置率100%，疫苗应种接种率100%。2020年区内共有1例麻风临床判愈病例、1例输入性麻风新发现病例，随访管理率达100%。现场调查/协查处置布病确诊病例4例。

【艾滋病综合防治】 2020年，全区现住址新报告艾滋病病毒感染者及病人350例，较2019年下降20.81%。新报告艾滋病病人136例，既往艾滋病感染者转化为病人39例。新发现的感染者和病人主要以性接触传播为主，异性传播295例，占84.29%；同性传播52例，占14.86%。全区现住址艾滋病病毒感染者及病人现存活1 935例，其中艾滋病病人849例，死亡277例。报告发现性病病例494例，较2019年下降9.85%，其中梅毒病例437例，较2019年下降7.42%；淋病病例57例，较2019年下降25.00%。报告发现丙肝病例69例，其中临床诊断病例29例，确诊病例40例且均为慢性，较2019年下降16.87%。建立22家快诊检测点和8家初筛实验室，建立1家确证实验室、CD4检测实验室和病毒载量检测实验室。2020年共检测艾滋病抗体37.155 3万人次，检测覆盖率40.64%；基层医疗机构检测18.862 2万人次，检测覆盖率20.63%；检测性病10 785人次，丙肝抗体检测2 174人次。新报告符合治疗条件的感染者确证后20天内接受治疗的比例为70.28%，抗病毒在治疗覆盖率达94.18%，病毒载量检测率98.80%，治疗有效率达97.30%，达到2020年的两个90%目标；CD4检测比例为98.00%，结核检测比例为98.22%，配偶检测比例为96.50%。MSM和暗娼干预覆盖率分别为92.9%和92.6%，HIV抗体检测人数分别为878人和597人，针具交换点吸毒人群检测22人。

【卫生应急】 2020年，接报新冠相关疫情197起，出动798人次进行现场处置；接报其他突发公共卫生事件相关信息86条，电话核实后现场处置60次，出动人数236人次，其中疑似食物中毒处置47次，传染病相关疫情处置10次，全年未发生一般级别及以上的突发公共卫生事件。传染病疫情及预警信息及时处置率100%，聚集性疫情调查处置率100%。

【慢性病防控】 2020年，全区死亡报告常住死亡4 733例，户籍死亡3 969例，户籍粗死亡率529.26/10万；死亡率居前五位的系统性疾病分别是：肿瘤、循环系统疾病、呼吸系统疾病、损伤中毒和消化系统疾病。重点慢性病监测报告61 064例，其中高血压24 471例，糖尿病15 733例，心脑血管事件6 104例，肿瘤3 597例；高血压患者规范管理率60.28%、糖尿病患者规范管理率60.42%。儿童伤害监测学校196所，共监测122 669名0—18岁儿童及青少年，报告626例伤害监测事件。全区43所项目小学开展儿童口腔疾病综合干预项目，口腔检查率97.00%，窝沟封闭率42.86%。

【结核病综合防治】 2020年全年收治236例结核病人，其中病原学阳性145例，全年免费治疗人数187人。全区肺结核发病率25.05/10万，报告肺结核患者和疑似肺结核患者的总体到位率为98.88%，病原学检查阳性肺结核患者的密切接触者筛查率为100%，肺结核患者病原学阳性率为61.44%，耐多药肺结核高危人群耐药筛查率为100%，肺结核患者成功治疗率为99.51%，基层医疗卫生机构肺结核患者管理率为100%，规范管理率为98.13%，寄宿制初中一年级新生、高中和高校一年级新生入学结核病检查比例为100%，艾滋病病毒感染者的结核病检查率为 96.73%,公众结核病防治核心知识知晓率为 89.33%。发放慰问品大礼包 215 份(100 元/份),入户访视率达 95%;按照 500 元/人的标准对耐药患者进行经费补助,同时协助 1 名因病致贫的患者申请低保。

【地方病防治】 2020 年,开展血吸虫病查螺 202 万余平方米,查出有螺面积 240 平方米,灭螺 60 万平方米,完成血吸虫病询检 20 023 人,血检 10 371 人;开展疟疾疫情监测,全区发热病人血检任务完成率 123%,完成 1 次输入性疟疾疫情处置;继续开展碘缺乏病监测工作,碘盐合格率 97%,合格碘盐食用率 97%,200 名学生及 100 名孕妇的尿碘监测结果均处于适宜水平,持续巩固了"达到消除碘缺乏病标准"成果。

【免疫规划】 2020 年,通过四川省免疫规划示范区复评审工作;全区 20 家预防接种门诊报告及时率、准确率以及监测覆盖率达到 100%,国家免疫规划疫苗基础及加强免疫报告接种率达 96.58%,新生儿乙肝疫苗首针及时率 98.37%,卡介苗、脊灰疫苗、百白破疫苗、含麻类疫苗、乙脑疫苗、甲肝疫苗接种率均达 100%,乙肝全程接种率 100%,A 群流脑接种率 99.46%;含麻类疫苗、百白破疫苗、乙脑疫苗、脊灰疫苗加强接种率均达 99% 以上,A + C 群流脑疫苗第一剂接种率 99.88%、第二剂接种率 99.05%,白破疫苗接种率为 99.52%。全年入托入学儿童机构查验率和儿童查验率均为 100%,补证率 100%。报告 AFP 病例 3 例,均已排除脊髓灰质炎病毒相关病例;报告 28 例麻疹/风疹疑似病例,确诊麻疹病例 4 例、风疹病例 1 例、排除麻疹风疹病例 23 例,无聚集性和爆发疫情发生;报告百日咳病例 3 例,发病率较 2019 年降低了 92.5%;15 岁以下乙肝 1 例。报告 AEFI 病例 574 例,其中较重一般反应 545 例、异常反应 25 例、偶合症 4 例。完成 2 家 5A 级、1 家 3A 级预防接种门诊评审工作。

【卫生监测】 2020 年,完成各类水样监测 713 份、食品污染物检测 675 项次,审核上报食源性疾病病例1 240例,妥处食品安全事故 17 起。公共场所监测 7 类 20 种1 156家,完成 124 家"双随机"抽样监测任务;改厕户现场调查、改厕户户厕监测 486 户;全年监测鼠密度 6 次、蝇密度 9 次、蚊密度 16 次,监测蟑螂密度布放蟑螂盒 720 个;对 36 家医疗机构、18 家幼儿园开展消毒监测;开展职业病危害因素监测 34 家,三大行业企业职业病危害现状调查 220 家,困难企业职业卫生定期监测 122 家,随访调查 76 例尘肺病人;为世大运会场馆、大运村所在辖区 4 个监测点开展饮用水监测,进行四害密度监测及灭四害工作,食品安全保障监测采样 12 大类共 28 份完成检测 82 项次。

【健康教育】 组织开展健康细胞创建工作,其中区级点位 9 个、市级点位 10 个。多途径开展全民健康教育,与区融媒体中心合作制作新冠疫情防控相关纪录片 2 部、宣传短视频 4 部,播放主题日宣传活动新闻 5 篇,其他健康教育视频及文字宣传累计播放 200 分钟,覆盖全区 100 万人次;在"健康龙泉驿""龙泉驿疾控"两个微信公众号及"龙泉驿疾控"抖音账号上发布健康讯息 200 篇;借助中国移动"云 MAS"短信平台,向全区发布健康提醒短信 95 020条;制作宣传资料 41.19 万份、宣传品 6.93 万件、宣传栏 7 版 144 个,覆盖全区 150 所健康教育活动室;开展主题日宣传 9 次,健康教育巡讲活动 11 次。开展健康素养和烟草流行监测,2020 年全区健康素养率为 25.30%,烟草流行率为 18.3%。

【科研教学】 秉承科研促业务宗旨,激励职工积极开展科研工作,组织科研讲座及讨论 2 次,发表核心期刊论文 15 篇。深化与四川大学公共卫生学院、成都医学院的教、研、训合作关系,高质量完成 6 名本科生的带教任务。完成区内基层医疗机构 5 名进修人员的带教工作。

【对口支援】 选派 3 名优秀骨干支援甘孜地区,1 名优秀骨干参加帮扶凉山州脱贫攻坚工作队深入凉山州最基层开展工作,持续开展对口支援工作。

【党的建设】 以"大学习大调研大走访"主题活动为契机,运用"三会一课""蓉城先锋"及"学习强国"等阵地,组织中心党员学习《中国共产党组织建设法规选编》、上级文件、两会精神、党的十九届五中全会精神。落实一岗双责责任制,做好党组织书记抓党建述职评议和讲党课，实行党总支委员与各党支部结对帮扶制，召开党风廉政建设专题会及日常提醒、谈心谈话10次覆盖200人次，狠抓赌博敛财专项整治工作，打造风清气正的工作环境。中心党总支“党建引擎·疾控先锋”党建品牌获区卫健局机关党委首批授牌；开展志愿者活动12次，网络志愿者工作12期；发展1名同志为入党积极分子；新转入团员3名；1篇党组织抗疫先进事迹获中国党建网刊登。

（何光琼）

金牛区人民医院

【概况】 金牛区人民医院始建于1953年，2015年，金牛区政府投入9亿元人民币按照三级综合医院新建金牛区人民医院（四川省人民医院金牛医院）。医院位于金牛区花照壁中横街389号，占地面积达35亩，按三级医院标准修建，设置床位700张，建筑面积达11万平方米。医院专科门类齐全，设有内科、外科、妇产科、儿科、骨科、肿瘤科、肾内科、康复医学科等30余个临床科室。

2017年，四川省人民医院与金牛区人民医院构建紧密型医联体。省医院派驻多名专家担任我院管理岗位和学科主任，逐步使我院在服务水平、医疗质量、运营管理、人才培养等方面与四川省人民医院达到同质化水平。

2020年，医院荣获“新冠肺炎疫情防控成都市五一劳动奖”“四川省第十三届人民代表大会和省政协十二届三次会议疫情防控和医疗卫生保障先进集体奖”“对口支援藏区工作先进集体”“金牛区成立六十周年突出贡献集体”奖；院党委荣获市委市政府“成都市抗击新冠肺炎疫情先进集体”、市委“成都市先进基层党组织”、市卫健委“成都抗击新冠肺炎疫情优秀党组织”、市委组织部“蓉城先锋示范基层党组织”荣誉称号。

【党的建设】 健全党内制度。将党建工作要求写入医院章程；新修订《党委会议议事规则》《“三重一大”事项决策制度》《三会一课制度》《民主评议党员制度》《民主生活会制度》等。加强班子成员间交流沟通。医院党政主要领导及班子成员经常进行交流，就医院党建工作、重大事项和依法履职等情况交换意见，共同研讨，最后形成决策。

全面推行党委领导下的院长负责制。按期完成支部换届选举工作。2020年9月在上级党委的指导下，医院原有4个党支部调整为15个党支部，严格按程序完成换届选举工作。

坚持开展党员教育。坚持集中学习和个人自学相结合的形式，深入学习贯彻党的十九届四中、五中全会精神和习近平新时代中国特色社会主义思想。2020年组织召开中心组理论学习20次、科室政治学习12次、专题党课4次，区委卫健工委书记讲专题党课1次。通过“蓉城先锋”网站、学习强国APP、微信平台、固定党日、观看爱国教育影片、参观主题展等多渠道开展学习教育活动，极大提升了党员干部的思想理论水平。

【党风廉政建设】 及时调整惩治和预防腐败体系建设领导小组，制定《党风廉政建设和反腐败工作计划》《党政领导班子及成员2020年度落实党风廉政主体责任清单》，逐级签订党风廉政建设目标责任书51份，与中干签订《廉洁自律承诺书》81份。组织召开党风廉政建设工作专题会议2次；认真落实“三重一大”事项集体决策制度，党委会集中决议“三重一大”事项184项；深化党风廉政教育。通过专题报告会、党课、中心组学习等形式，深入开展党风党纪教育。组织学习《中国共产党廉洁自律准则》《中国共产党纪律处分条例》《中国共产党问责条例》等。开展廉政专题党课4次，组织观看专题片《国家监察》和警示教育片《贪欲引他们误入人生歧途》等3次。组织全院职工以科室为单位每月开展反腐倡廉、法律法规、职业道德等方面内容的学习，学习覆盖面达100%；落实廉政谈话制度。加强廉政引导，聚焦干部思想状况、工作状态开展谈心谈话。对班子成员和科室负责人进行廉政谈话，提醒和纠正苗头性和倾向性问题，做到早提醒、早纠正。组织集体谈话15人次，提醒谈话33人次，对5名新任中层干部进行任前谈话；狠抓专项问题整治。开展卫生健康行业领域突出问题专项整治活动，建立专项整治长效机制，定期开展督导检查。2020年接受市卫健委督导检查1次，驻区卫健局纪检监察组督导检查1次，针对上级部门提出的意见和建议，建立专项台账，限期整改；通过投诉电话接收线索3条，通过各科室摸排线索38条。其中,不合理使用药品20条,不合理使用医用耗材1条,服务品质相关问题6条,其他问题11条。目前,对上级提出的意见建议和院内自查问题均已整改落实。

【新冠肺炎疫情防控】 2020年,疫情发生后,医院高度重视,迅速组织学习贯彻落实习近平总书记重要批示精神以及中央、省、市、区相关会议精神,成立由党委书记任组长的应对新冠肺炎疫情工作领导小组及应急处置领导小组、医疗技术指导小组、后勤保障组、健康宣传组等4个专业组。1月23日全面启动疫情防控工作,2020年召开疫情防控专题会议35次。组织开展全院职工、保洁员、安保人员、施工人员进行新冠肺炎个人防护及消毒隔离措施等培训132余场次,培训23 651人次,考核14 866人次。

建章立制、规范流程。制定并实施《新型冠状病毒感染的肺炎疫情处置应急预案》《应对秋冬季新冠肺炎疫情医疗救治县级定点医院腾空预案》《新冠肺炎工作手册》等。开展"疑似新冠肺炎救治"专项应急演练3次,桌面推演2次,全院应急演练30余次。根据医院实际情况规划患者就诊路线,将进出口通道分开设置。梳理普通门诊、急诊、发热门诊新冠肺炎等处置流程22个,设置医务人员和病人"双通道",严防交叉感染。住院病区按规范设置2—3间缓冲病房和过渡病房,病区严格落实封闭式管理和陪护管理制度。

充分发挥"哨点"作用。规范设置预检分诊和发热门诊。严格按照三级分诊体系进行预检分诊。规范设置感染性疾病科,七天新建隔离负压病房,增设隔离负压病房10间,预设置定点收治病床50张,并按照床位配置医务人员。2020年门诊预检分诊447 563人次;发热门诊接诊13 668人次;累计收治患者114人,其中留观病例92例,疑似病例27例(均已排除),确诊10例(含无症状感染者3例),均按规范流程转到指定医院诊治。6月22日PCR实验室正式投入使用,已完成对全院职工的核酸检测任务2次;开展核酸检测8 835例次,新冠抗体检测12 636例次。按要求承担区卫健局指派、120指派、院内及社区转运疑似、隔离观察对象共计121次,均顺利完成转运工作。自6月1日开始参与双流机场接机疫情防控工作,共派出45名医护人员。

在疫情防控紧要关头,全院职工积极响应院党委号召,招募5批志愿者431人,其中155人次志愿者在绕城高速北星大道路口及医院门诊等位置累计提供3 694小时志愿服务,圆满完成各项志愿服务。成立了2支党员突击队和2支预备队,119名在职党员干部递交请战书、115名群众职工主动递交入党申请书。全院上下齐心协力,凝聚起万众一心抗击疫情的强大合力。

【三级医院评审】 有序推进医院等级评审。成立由党委书记任组长的评审工作领导小组,制定《等级医院评审工作实施方案》,规范设置业务科室。按照《三级综合医院评审标准实施细则》以及行业有关规定,对医院管理制度、职责、流程、预案等进行梳理完善,共修订工作制度800余项;制定应急预案91项;梳理各类岗位与人员职责420项;修改制订工作流程236项。并汇编成册《三乙评审应知应会手册》《应急预案手册》《岗位职责汇编》《工作流程汇编》《医院管理制度汇编》等资料。通过采取集中与分散相结合的方式,组织各级各类人员培训,促进员工职业行为的制度化、标准化和规范化。

以评促建,以评促改,评建结合。通过全院动员、全员参与、组织培训、参观学习,以及聘请专家指导、分组自评、模拟评审等方式,切实做好评审迎检工作。8月12日—15日,顺利接受四川省卫健委组织的等级医院评审现场评价,现场评价专家组提出意见建议33项。通过召开专题会议,制定全院整改工作方案,逐条落实整改。已整改30项,待卫健局审批3项。

【医疗质量管理】 建立完善的质量管理体系。新增及修订医疗质量与安全工作制度15个、流程14个、方案2个、规定措施7个。通过多种方式加大培训力度,力求人人知晓。通过各项质量与安全管理制度的贯彻落实,促进医疗质量管理的法制化、制度化、规范化、标准化,持续提升医疗质量管理水平。

重视医疗环节质量管理。加强对医疗核心制度的督导落实,明确院科质控人员管理职责,强化人员培训与督导考核力度,确保医疗安全。进一步规范科室医疗质量管理,完善《科主任手册》《科室质量管理手册》,制定《科室质量与安全持续改进管理手册》,明确科主任及科室医疗质控小组职责。与各临床医技科室签订《医疗质量安全目标责任书》,更新质量检查标准。定期监测医疗质量安全管理指标,建立“医疗质量管理数据库”,撰写《医疗质量与安全月报》《医疗质量与安全季度简报》,通过日常检查、月度督导、季度总结,以及对质控数据的汇总分析和质量改进,持续提高医疗质量。

狠抓病历质量。贯彻落实《病历书写基本规范》,把医疗质量的综合监督检查与专项重点工作监督检查紧密结合,加强基础质量、环节质量、终末质量管理。对运行病历、终末病历按照评分标准认真检查、评价、对存在问题及时反馈整改。2020 年共检查运行病历 2 036 份,终末病历 1 800 份。甲级病案率 97%;病案首页合格率 97.6%。

加强医疗安全管理。通过每周医疗安全查房深入临床科室,以《医患沟通制度》落实情况、是否保障患者合法权益为重点进行医疗安全检查 58 次,对发现的问题及时反馈科室,提出整改措施,并督导整改落实情况。

加强临床抗生素使用管理。完善抗菌药物分级管理制度,提高临床合理用药水平,根据抗菌药物管理工作组认定,授权调整特殊使用级抗菌药物会诊专家。抗菌药物不合理使用情况纳入医师驾照式扣分管理。住院患者抗菌药物使用率为 49.36%,同比下降 16.44%;门诊患者抗菌药物使用率 6.26%,同比下降 29.99%;急诊患者抗菌药物使用率 21.77%,同比下降 27.05%

【重点专科(学科)建设】 加大对重点专科(学科)建设力度,成立由院党委书记任组长,院长任副组长的重点专科(学科)建设领导小组。制定《医学重点专科(学科)建设实施方案》《科研经费管理办法》。目前医院有骨科、肾内科获成都市重点专科建设立项。持续提升各专科医疗服务能力,按照国家卫健委要求建立胸痛中心、卒中中心、创伤中心,目前已完成实施方案及制度流程的制定。我院加入成都市脑卒中专科联盟单位,并在成都市脑卒中专科联盟的指导下进行学科建设规划。

【科研教学管理】 2020 年申报科研项目 20 项,其中 12 项获得立项,包括四川省科学技术厅 2021 年省级科技计划项目立项 1 项,成都市医学科研课题立项 4 项。目前我院在研科研项目 20 项,其中省部级课题 1 项,市局级课题 12 项。医院参与成都市重点研发支撑计划重大科技应用示范项目 1 项。医务人员发表论文 16 篇,其中 A 类期刊发表论文 7 篇,SCI 论文 5 篇。继续教育项目 8 项被批准立项,其中 3 项省级、5 项市级。成功开展 6 项省级、3 项市级继续教育项目。

【医疗技术备案管理】 建立健全《医疗技术临床应用管理制度》《医疗技术授权与能力评价再授权各项管理制度》等,编制成册《医疗技术管理手册》。2020 年监管开展的新技术项目 64 项;有 14 726 人次接受新技术诊疗;重点监管的限制性医疗技术项目《深部热疗和全身热疗技术》开展服务 741 人次。全年无一例医疗技术损害,无不良事件发生,有效性及安全性均良好。

【护理质量管理】 强化护理质量与安全管理,完善护理质量管理体系。护理质量管理委员会下设质量小组、延续护理小组等 7 个小组。强化质量安全同质管理。加强对护理核心制度落实情况的监管力度,以及护理片区质控和护士长值班巡查力度,实现多维度督查,多形式巡查,强化护理质量安全。2020 年开展第二轮 QCC 项目活动,14 个科室参与,申报 12 个主题,护理部牵头对各圈计划实施情况进行动态督导与评价。持续落实优质护理服务。优质护理开展率 100%。制定专科护理健康教育指南,利用微信二维码及公休座谈会形式,开展健康宣教,持续提高患者知晓率和满意度。

【院感管理】 按照 2020 年《环境卫生学监测计划》(修订版)开展空气、物表、使用中的消毒液、医务人员的手、血液透析用水等的监测工作。对监测中的不合格标本,督导及时整改,分析原因,重新检测直到合格。医院接受第三方环境卫生学抽检,各项检查项目均合格。

贯彻落实《医院感染管理办法》,完善医院感染管理组织三级体系。聘请省医院专家担任院感科学术主任。调整充实院感管理专业人员结构,设置院感科兼职医师、药师及微生物实验室工作人员。加强科室院感小组管理工作,设置感控督查员。截至12月底完成176次督导与反馈工作。加强医务人员手卫生监测,手卫生总体依从率从去年平均55.57%提高至71.07%。

【"三个路径"建设】 积极推进临床路径建设。完成对临床路径管理系统设置,新增加4个科室,11个病种,14个学科,共计98个临床路径病种。进入临床路径例数5 190例,规范完成临床路径4 750例,临床路径管理率逐渐上升,2020年管理率为32.2%,同比上涨6.98%。

做好服务路径建设。积极推行"门诊一站式服务",设置"患者服务中心",落实值班主任制度,听取患者意见及建议,及时妥善处置患者诉求。优化标识标牌,为患者提供有效指引;改善服务态度,提倡普通话服务,落实首问负责制;门诊各楼层设立自助服务区和电子显示屏公示医生信息;推行自助服务和预约诊疗服务,让患者"少跑路"。对符合政策的特殊人群提供优先就诊服务,并为行动不便需要帮助的患者提供全程陪诊服务。优化微信挂号流程,微信预约人次持续增长,第三季度较二季度增幅达200%,全年预约挂号67 062人次,平均预约率31.5%。持续优化医疗服务流程,组织召开优化服务流程研讨会,通过多部门沟通协调,完善医疗服务流程,做到安排合理、流程优化,持续提升患者满意度。

做好保障路径建设。持续开展"行政后勤一站式服务",通过优化后勤服务流程,提高后勤保障服务水平,让职工"少跑路"。2020年共接报修5 967件次,较去年同期增长30.8%。职工诉求平台、一站式服务平台共收到36位职工的诉求及咨询,均通过平台或当面沟通等形式,给予及时答复,并对存在的问题进行整改落实,对11个典型诉求进行全院公告。

【满意度第三方测评】 11月30日通报我院患者满意度为95.46,门诊满意度为95.32,住院满意度为95.58,均超过四川省及成都市平均水平;员工满意度为84.43。

【人才队伍建设】 为促进学科建设和发展,配齐配强专业技术人才,今年与65名省医院专家新签、续签外聘协议。省医院派驻3人分别担任我院临床、医技、行政科室负责人。引进1名临床经验及管理经验丰富的主任医师担任我院急诊科主任。招聘102人,其中临床医、技类41人,行政后勤类16人,护理类45人。

加大人才培养力度。建立完善人才考核制度、人才培养机制和有效的激励机制。制定《领导干部联系高层次人才制度》《人才基层服务经历备案制度和激励制度》《中青年后备人才激励方案》等制度机制。积极开展省市区级继续教育项目,邀请院外专家学者来院授课。2020年组织院内学术讲座53次,参培人数达16 391人次。组织中层以上干部及骨干人员参加"西经大讲堂"医院管理培训班的学习。选派14名医务人员及管理人员前往省医院、华西等省内外医院进修;30人次参加中华医学会、省市区各级专业机构组织的培训学习。

【医院文化建设】 挖掘医院精神、院训、管理理念的文化内涵,培育全院职工的共同价值观和集体荣誉感。加强廉政文化建设,发挥廉政文化育人作用。开展各类文体活动,丰富职工的精神文化生活。组织每月一次的升国旗仪式,开展优秀医师、优秀护士、优秀党务工作者评选活动;组织职工足球队、羽毛球队等活动。医院官网上开设"人文金医"板块,在全院范围内收集素材,塑造医务人员"技、德、术、任"兼备的社会公众形象。做好医院宣传与文化推广,上报简讯70余条,其中市级以上媒体采用报道13条;推送健康宣传知识111条,新闻动态94条。

【医联体建设】 加强医联体建设,完善分级诊疗体系。成立城市医联体建设工作领导小组。制定《医疗联合体章程》《城市医联体分级诊疗工作实施方案》,完成了城市医联体分级诊疗平台的搭建,组织召开城市医联体分级诊疗平台应用推进会。制定绩效考核利益共享机制,有序推进与社区卫生服务中心的"1+N"紧密医联体建设。先行推进分级诊疗平台在九里堤、黄忠社区卫生服务中心上线试运行。上转省医院住院患者40人次、门急诊患者261人次;省医院下转我院患者430人次;基层医疗机构通过分级诊疗平台上转医院住院患者14人次,外检检验患者465人次,外检检查患者10人次。

为进一步完善夯实分级诊疗

工作，促进优质医疗资源下沉，我院加入省医院心血管内科、急诊科、肾内科、检验科、胸外科专科联盟，逐步在服务水平、医疗质量、运营管理、人才培养等方面达到同质化水平。医院派出医务人员前往省医院学习培训10人次，医院接收基层学习培训2人次，省医院下沉中高级职称医师到我院参与诊疗活动24人次，诊疗患者6 478人次、业务培训670人次、教学查房488次、带教586人次、开展手术612人次，累计下沉418天；医院下沉基层医疗机构医务人员15人次，诊疗患者3 099人次，业务培训22人次，累计下沉76.5天。

【**智慧医院建设**】 按照《四川省卫生健康委关于大力推进智慧医院建设的通知》要求，制定我院《智慧医院建设三年规划》和《2020年信息化建设计划》。聘请专业机构对医院信息化建设规划进行调研分析，形成我院《信息化建设中长期规划》和《信息化三年建设方案》。目前已完成诊间支付、智慧病区移动护理、抗菌药物分级管理、设备物资管理系统、财务全面预算管理等系统上线工作；完成医生工作站的升级、PACS升级和扩容、云胶片对接。参加电子病历系统应用水平分级评价，达到3级标准。

【**对口支援**】 制定《2020年对口支援实施计划》，积极推动对口支援工作落实到位。今年，医院派出24人对口支援，其中15人对口支援非贫困地区九里堤和黄忠社区卫生服务中心，7人援藏，1人援彝，1人完成支援米易县白马镇卫生院的任务。召开1次援藏援彝干部座谈会，严格落实各项政策和相关待遇，解决援藏援彝干部的后顾之忧。截至目前，下派医务人员参与的诊疗量达到6 606人次，开展手术116例，会诊及疑难病讨论次数达到87次，建立特色专科2个，业务培训140次，学术讲座59次，教学查房73次，手术示教87次，开展巡回医疗、义诊等就医患者数7 266人次。根据受援地实际需求，医院向甘孜州石渠县和石渠县温波中心卫生院捐赠医疗药品、物资共计19万元。今年8月和10月，院领导带队赴石渠县和凉山州昭觉县开展慰问活动，通过实地调研、座谈交流、义诊等形式开展精准帮扶，为藏族、彝族群众带去了关爱，受到当地群众的高度赞扬。

【**卫生应急**】 建全医院应急组织架构。做好应急救援物资的储备。积极开展应急演练及培训，提升医务人员应对突发公共卫生事件处置能力。2020年圆满完成大型会议、重要活动等特殊任务医疗卫生保障197次，派出医护人员200余人次，时间共计125天。

【**安全生产**】 加强安全管理，落实一岗双责。制定《安全、消防、保卫工作安排意见》《社会治安综合治理、维稳、防恐工作预案》等相关工作部署和方案；与科室负责人签订《安全生产、消防、社会治安综合治理、维稳防邪目标责任书》55份，科室负责人与科员签订《安全生产、消防、社会治安综合治理、维稳防邪目标责任书》800余份。

加强内保工作，落实岗位责任制。认真落实保安人员岗位责任制，做好“三防”工作。做好监控系统管理，全院600个摄像头、48个应急报警按钮、19个红外入侵警报装置、48个巡更点位运转正常。门禁系统新增30个点位。坚持每日防火巡查，每月防火、安全生产检查。及时充装、更换逾期灭火器，确保医院消防系统、设施、设备的正常运转、齐备有效。加强人员消防培训、宣教及考核工作，考试合格率达98%。全院职工无违法违纪事件发生，无法轮功习练人员，持续保持无火灾事故、无安全生产事故记录。

强化安全生产，整改安全隐患。按照上级部署和规范要求，持续开展安全生产、消防安全、特种设备、危化品管理大排查大整治工作。压力蒸锅等特种设备均在年检期内，运转正常；特种作业人员均持有效证件上岗；劳保用品发放、使用到位。院内22部电梯均在安检期内，运转正常。进一步规范医院危险化学品管理工作，确保危险化学品管理有序，交接清楚，账实相符。

（徐冬科　陈兴亚　李林蔚）

成都市温江区人民医院

【**概况**】 2020年，成都市温江区人民医院整体搬迁至新院区，新院区坐落于成都医学城B区。医院总建筑面积14.2万平方米，编制床位1 000张；设置临床科室39个、医技科室10个；区域医疗质量控制中心13个。是四川省人民医院托管医院、四川大学附设华西卫生学校非直管附属医院、成都中医药大学教学医院、西南医科大学等20余家医学院校临床教学基地以及成都市全科医生转岗培训基地。

医院在岗职工1 096人,卫生技术人员931人,其中高级职称135人,硕士及博士研究生100人;四川省“千人计划”1人,省、市级学术和技术带头人及后备人选6人。医院有医学装备资产总值超3亿元,100万元以上设备53台件,配置有3.0T、1.5T核磁共振成像系统(MR)各一台、256排超高端宽体X线螺旋断层扫描装置(CT)、高能医用电子直线加速器(LA)、智能移动血管造影系统(DSA)、全身多功能高端彩超诊断仪、高清电子消化内镜和超声内镜、全自动生化分析系统、高端外科手术显微镜、区域领先的DSA复合手术室、多功能急诊急救抢救单元等高端医疗设备设施。

2020年,重点围绕疫情防控、新院区搬迁、三甲创建、绩效考核、学科人才建设、医联体合作等展开工作,先后获得了国家卫健委“2020年度改善医疗服务示范医院”,荣获省人社厅、省扶贫开发局颁发的“在我省脱贫攻坚专项工作中做出杰出贡献,记大功”、2020中国医院最佳绩效实践“高水平医疗质量”单元获奖单位、“四川省文明单位”称号、成都市综合医院中医药工作“示范单位”。

2020年,“胸腰椎骨折在基层医院治疗的困难与对策”获成都市医学科技奖成果推广类三等奖,“细胞因子在重症急性胰腺炎中的研究”获四川省医学科技奖应用研究类三等奖。2020年11月17日,副院长唐凤鸣荣获四川省委省政府颁发的四川省抗击新冠肺炎疫情先进个人,同年3月,荣获成都市总工会颁发的成都市五一劳动奖章。2020年8月,急诊科副护士长周君荣获市卫健委颁发的第二届“成都榜样·大美医者”提名奖。

【改革与发展】 2020年7月13日,医院按照安全、有序、平稳、高效原则,分配实施,有序实现了整体搬迁。搬迁期间,累计安全转运病患300余人次,全面达成搬迁“零停诊、零投诉”的目标,得到了区委区政府和区卫健局的高度肯定。

【“三甲”创建】 坚持“以创建为目标、以质量为核心”的原则,搭建创建工作组织架构,全面启动“三甲”创建工作,对617个评审条款进行了3 000余次改进、完善,系统梳理问题280项,累计修订制度、预案1 165个,并于9月9日至12日,接受创建国家三级甲等综合医院现场评审。

【医院管理】 2020年,认真贯彻落实党委领导下的院长负责制,医院完成了党委书记与院长的分设,同时加强顶层设计和整体规划,完成了医院“十四五”发展规划编制工作,制定医院章程,规范运行机制,将绩效考核管理工作纳入医院常态化管理,细化数据指标56项,覆盖全院22个关键流程,形成定期监控、定期考核、定期总结、多部门联动、及时反馈、整改落实的工作机制。同时,以国家三级公立医院绩效考核为指挥棒、以评审常态化工作模式为路径、以建立健全现代医院管理制度为工具的基础上,以医院绩效考核体系改革为抓手,工作重心逐步从守住质量安全底线的TQM建设转向满足患者需求和以人为本的“价值医疗”建设。

【诊疗管理】 2020年按照国家120个日间手术目录统计,共开展日间手术255例,较2019年增加120例;加强住院病人超过30日管理,缩短患者平均住院日,降低平均住院费用,提高群众满意度,2020年患者平均住院天数为7.8天,较2019年降低0.1天;积极开展新技术,提高医疗服务质量,2020年四级手术占比14.15%,较2019年增长1.11%;微创手术占比32.07%,较2019年增长1.47%。

【科研与教学】 与成都中医药大学、成都医学院、香港大学等高校合作开展科学研究取得突破性进展,组织申报各级各类科研项目30余项,获批省部级课题3项、市厅级课题12项,2项科研成果分别获省、市医学科技奖,成功举办国家、省市级医学继续教育项目12项,共发表学术论文166篇,其中核心期刊及SCI文章共31篇。

【信息化建设】 2020年,顺利完成“智慧医疗信息平台项目”系统切换,升级完善HIS系统电子病历板块、临床路径板块和病案质控系统,2020年通过了电子病历四级和智慧医院一星评审。此外，医院智能化建设总投入6 800万，包含了医院综合布线、安防系统、门禁、楼宇智控、智能照明、能源管理系统、自助发药机、包药机、物流轨道小车、排队叫号、信息发布等基础设施设备。

【新业务和新技术】 2020 年开展新技术共 58 项，其中重大新技术 4 项。以下技术 EUS—FNA 的临床应用、IDEAL 技术—关节镜下前交叉韧带单束重建术股骨隧道定位技术、颈动脉狭窄支架置入术、三维标测系统引导下心房颤动射频消融术、脑动脉瘤介入栓塞治疗、全腹腔镜胰十二指肠切除术、胸腔镜下全肺切除及肺段切除术、全腹腔镜下膀胱癌根治性切除 + 回场膀胱术等在全省处于领先地位。

【专科建设】 2020 年新增 2 个省级甲级重点建设专科（肿瘤学、超声诊断学），1 个市级重点建设专科呼吸病学。

【惠民服务】 医院以多种形式开展急诊急救、健康知识讲座、义诊宣传等活动 50 余次，积极参加区域内指令性医疗保障 19 次，调派派救护车 58 台次，派出医护人员 600 余人次，为群众义诊咨询2 500人次，免费测量血压、血糖、骨密度等近4 000人次，发放宣传资料4 000余份。贯彻国家促进基本医疗卫生服务均等化举措，认真落实分级诊疗制度，下派 20 名专家，通过手术示教、延伸门诊、学术讲座等形式，为基层医疗机构开展专业技能指导交流 150 次，培训基层医护人员及乡村医生 650 余人次，指导诊疗26 000余人次，通过分级诊疗直接服务群众16 000余人。

【对口支援】 按照省卫健委《关于全面实施贫困地区城乡医疗卫生对口支援“传帮带”工程打造一支愿承担有能力可支撑的本土医疗卫生人才队伍的意见》的精神，全年派出技术骨干 18 人次，免费接受丹巴、道孚两县进修人员 14 名，到若尔盖县开展包虫病筛查 40 人。

（谢小英　左兆双　刘玲玲）

新都区中医医院

【概况】 新都区中医院医院共占地面积 74. 8 亩，分为 A、B 两区。2020 年医院开放床位 710 张；在职职工 773 人，其中专业技术人员 691 人，高级职称 103 人（其中正高级 26 人），中级职称 242 人。拥有享受国务院政府特殊津贴专家、四川省人民政府专家评议（审）委员会委员、四川省有突出贡献的优秀专家、四川省科学技术奖评审专家、四川省学术技术带头人、四川省新时代健康卫士、省市区名中医 60 人，省、市劳模 4 人，博士、硕士研究生 93 人。有 80 余人分别担任国家、省、市学术团体副会长、常务理事、理事，专业委员会主任委员、副主任委员、秘书长、常委和委员。

2020 年成都市新都区人民政府与成都医学院签订战略合作协议，同意增挂“成都医学院第一附属中医医院”牌子，实行“一套班子，三块牌子”。先后荣获“四川省抗击新冠肺炎疫情先进集体”“四川省先进基层党组织”“四川省 2019 年脱贫攻坚先进集体”“四川省中医药工作先进集体”及“成都市模范单位”“成都市厂务公开民主管理示范单位”“成都市厂务公开民主管理先进单位”“成都市五一劳动奖状”等荣誉。

医院建设有院士、国医大师工作站及国家、省优专家工作站，为培养高层次学术技术带头人建立了良好的基础。

【党的建设】 2020 年，医院实行党委领导下的院长负责制，医院党委牵头组建了片区医共体综合党委，探索医共体“135”党建工程。1 月 17 日，四川省委、省人民政府授予医院“四川省抗击新冠肺炎疫情先进集体”称号，四川省委授予医院党委“四川省先进基层党组织”称号。

【医院管理】 医院实行院科两级管理。以国家三级公立中医医院绩效考核标准为指挥棒，调整管理指标及考核指标，以现代医院管理制度试点为抓手，进一步加强科学化、规范化、精细化管理。

【诊疗技术提高】 调整医疗技术管理委员会并修订管理办法，制订《2020 年高风险诊疗技术操作目录》，手术类 5 项、内镜类 19 项、麻醉类 1 项、其他技术操作 17 项，共计 42 项；全院共开展中医临床路径 65 种，优势病种 71 种；三、四级手术占比比上年不同程度上升。

【新冠肺炎疫情防控】 2020 年，受市卫健委委托制定《成都市中医药预防新冠肺炎指南》，在各区(市)县卫生健康局，委直属及注册医疗卫生机构中参考执行；按照四川省中医药管理局的统一安排，医院选派4名同志组成援鄂医疗队，于2月前往湖北武汉武昌医院重症医学科参与危重患者救治工作；开展中医药“七进”活动，助力抗击疫情。2月起，医院制剂室先后生产出2万余瓶“防感汤”，免费发放给新都区抗疫一线的工作人员。同时为全区9个镇(街道)、区级部门累计配送预防汤药4万余剂。

【科研与教学】 2020年，共申报科研课题29项，获省中医药管理局立项11项，成都市医学科研科课题立项2项。共有12项实用新型专利，其中一项2016年的发明专利“一种多功能小儿肱骨髁上骨折辅助外固定器械”进行了专利转让。发表学术论文140篇，其中核心期刊10篇。

新都区人民政府与成都医学院签订为期十年的“共建成都市新都区中医医院战略合作协议”，医院增挂“成都医学院第一附属中医医院”牌子。选派40名中医临床业务骨干作为成都医学院中医系本科班教学师资，4位同志分别担任中医基础、中医临床、中医经典、中医专科4个教研室副主任。

承担三期中医类别全科医师规范化培养26人，举办了三期临床实习岗前培训224人。590人参加了刊授继续医学教育学习，完成两项省级中医药继续医学教育项目的培训。

【信息化建设】 升级完成了微信公众号预约挂号、门诊处方缴费、住院预交金充值服务；开通诊间支付功能；在新都区率先开展了“新冠肺炎发热门诊免费在线咨询功能”。

按照医院电子应用水平分级评级4级标准要求、全国互联互通成熟度测评四级乙等、四川智慧医院3星、等级保护测评3级等相关评审要求，完成网络系统升级改造项目。

申请2020年抗疫特别国债信息化建设资金1 095万元、自筹1 067万元，共计2 162万元用于医院及医共体信息化建设。

【学科建设】 2020年6月，心血管科被批准为四川省中医重点专科(专病)建设单位；康复科被批准为成都市重点专科。9月肾病科、治未病、耳鼻喉科被批准为成都市中医重点专科建设单位。目前全院共有省级重点中医专科5个、市级重点中医专科8个、市级重点专科2个。神经内科被中国卒中中心联盟(CSCA)批准为卒中中心；骨伤一科被授予德国maxmorespine椎间孔镜系统培训中心，开展的椎间孔镜脊柱微创手术全球网络直播，受到来自德国、巴西等海内外同行的高度评价。重症医学科被四川省重症医学质量控制中心评为2020年度优秀。安宁疗护病区通过市卫健委验收，护理学科通过市级医学重点学科(实验室)及重点专科建设项目验收。

【新业务新技术】 2020年医院伦理委员会、医疗技术管理委员会经充分讨论，儿科、骨伤科、呼吸内科、心血管科、检验科、放射科、麻醉科等科室26项新技术、新技术获得准入。

【对口帮扶】 医院分别与理塘县藏医院、南充市营山县中医医院，签订“传帮带”协议，共派出了19名技术骨干开展对口支援，其中理塘县藏医院9名，营山县中医医院10名。通过帮扶，理塘县藏医院的藏医风湿病专科和治未病专科被甘孜州列为州级重点专科专病建设单位；针灸康复科已成为理塘特色科室之一，被理塘县卫健局定为五大名科。帮扶营山县中医医院建立了儿科门诊和住院病区，目前该院儿科成为该院支柱科室之一，并在营山地区有一定的影响力和知名度。

【惠民服务】 开展双语门诊服务，设立双语门诊在A区国医大师工作站(加挂双语门诊牌子)。开通新型冠状病毒感染的肺炎“发热门诊APP”线上免费咨询，开通微信预约核酸检测服务等。为残疾人等特殊人群开通就医绿色通道，对困难重度残疾人住院费用减免共计52 493.19元。

【国家中医药综合改革试验区建设】 编撰《基本公共卫生服务中医药健康管理操作手册》，开展全区中医药健康管理项目指导。新都区中医治未病质量控制中心专家组对16家医疗机构进行了现场督察指导活动。召开2020年中医治未病工作室建设与管理指南培训会。

【县乡一体化管理】 开展各级各类中医药知识和技能培训97次、209学时、3 970人次。2020年全区乡镇卫生院、社区卫生服务中心,中医门急诊人次、中医服务量占比、中医处方占比、中医药适宜技术开展人次等均明显提高。

【中医医共体建设】 在“新都模式”的基础上,进一步组建紧密型县域医共体,并着重打造中医医共体,促进医疗资源共享、服务能力共同提升。医院被区卫健局授予新都区中医药健康管理中心,负责督导全区乡镇卫生院、社区卫生服务中心、村站诊所的中医药工作,以专科联合病房及“两病”临床特色科室为切入点,扎实推进分级诊疗。

(李 敏 刘海露)

都江堰市第三人民医院

【概况】 2020年,都江堰市第三人民医院(都江堰市精神卫生中心)编制床位200张,开放床位400张;职工150余名,其中:专业技术人员128人,高级职称5人,中级职称26人,心理治疗师5人。都江堰市第三人民医院派出医务人员参加四川省精神卫生防治技能竞赛获得“特等奖”1名、代表都江堰市参加成雅眉甘区域精神卫生联合体举办的2020年精神卫生防治技能竞赛获得“团体一等奖”、派出1名心理治疗师参加武汉疫情防控,被中共成都市委评为“成都市抗击新冠肺炎疫情先进个人”。

【新冠肺炎疫情防控】 结合医院实际,制定门诊患者和住院患者疫情期间的管理制度和管理标准,所有新入院患者均需在隔离观察病房进行入院隔离观察,切实做好辖区严重精神障碍患者的管理工作,做到不漏管、不脱管。安排各镇卫生院、社区卫生服务中心专人负责居家严重精神障碍患者的定期访视,基层精防人员在疫情期间按照患者分类管理提高随访频次,利用视频、电话等方式了解患者病情和服药情况,指导家属督促患者坚持规律服药,及时发现复发征兆,对于因疫情等原因导致药物无法保障的,由各关爱帮扶小组成员帮助患者到都江堰市第三人民医院开具药物送至患者家中,或统一收集患者服药情况开具药品后送药下乡,以保障患者的药品供应充足和用的药连续性,避免因治疗间断引起病情波动,并为公众提供7×24小时服务新型冠状病毒感染的肺炎疫情心理危机干预热线,并通过医院官微、健康成都官微、国务院客服端小程序等向公众公布。按照上级要求,积极配合抽调医护人员到抗疫一线(武汉、返蓉隔离观察点、郫都区)参加新冠疫情防控工作,参加新冠肺炎防控志愿者服务67人次。

【医疗质量管理】 不断强化医疗质量与安全管理,以合理检查、合理治疗、合理用药为重点,在日常医疗活动中,医务、护理、院感、质控等职能部门定期不定期下临床开展医疗质量与安全考核,考核结果及时向临床反馈并与科室绩效挂钩,通过《质量季刊》每季度向全院反馈质量管理情况。全年未发生医疗事故及医疗赔偿。

【医疗安全管理】 不断强化患者安全管理,在诊疗活动中,严格执行“查对制度”,严格执行麻醉药品“一定五专”管理,麻醉药品管理规范,药库配有安全监控;调剂室有专用保险柜,有防盗设施。医院有合理用药的监督机制与措施,定期开展处方点评,对不合理处方进行干预,并有记录可查,无违规事件发生,加强“危急值”管理,职能部门对报告制度定期进行有效性评估并及时反馈给各科室。不断完善住院诊疗管理,狠抓入院评估制度的落实,根据患者病情变化进行动态评估,主动向高危患者告知压疮、跌倒/坠床、噎食/窒息防范措施;对自杀、暴力攻击、擅自离院等风险患者进行重点管理,有效地控制了意外事件发生的机会和频率;更新主动报告医疗安全(不良)事件的制度与工作流程,并纳入《医疗质量管理重点项目绩效考核细则》进行管理,顺利通过都江堰市卫健局开展的医疗质量检查。

【院感管理】 按照《医院感染监测规范》开展医院感染各项监测工作,全年抗菌药物使用送检率均达标,医院感染发生率<8%,定期对污水进行微生物监测,对医疗废物分类、收集、运送进行严格的督查。

【医联体建设】 都江堰市第三人民医院与成都市第四人民医院、都江堰市人民医院等三级综合和专科医院及都江堰市22家乡镇和5家社区服务中心签署双向转诊协议，积极推进分级诊疗，畅通双向转诊渠道。全年医联体专家下沉 74 人次到都江堰市第三人民医院进行指导，医联体内开展外出检查结果互认数共 44 个，其中互认项目共 12 个，对三级医疗机构互认结果 8 人次，对二级医疗机构互认结果 28 人次。

【卫生应急】 近年来积极参加各类自然灾害的心理救援工作，并参与全市节日、纪念日、重大活动的卫生应急保障，组织全院职工开展演练共计 6 次。2020 年院前医疗急救共 139 次。接诊入院 106 人次。

【重性精神病人管理】 按照要求组织精神科执业医师对疑似严重精神障碍的患者进行诊断和复核诊断，截止本年底登记在册严重精神障碍患者共3 182人，检出率达到 4.56%，依托市、乡、村精神疾病三级防治网络体系，按照“严重精神障碍治疗工作规范”对 3 070名患者开展社区管理，管理率 96.48%。配合都江堰市公安部门对重点患者开展危险性评估，共筛查出 3 级及 3 级以上的重精患者 205 名，现已全部纳入社区管理。每月组织乡镇(社区)精防社区精防医生召开严重精神障碍管理适宜技术培训会和现场指导，全年举办培训 12 次，受训人员 524 人次。

【阳光救助】 积极开展重性精神疾病患者“阳光救助”、“特困”人员救助。积极开展惠民工作，全年“阳光救助”住院救助 240 人；“特困”人员住院救助1 390人；医疗惠民1 834人次。

【人才队伍建设】 根据医院发展，完成全年成都市级医学继续教育项目“社区精神(心理)卫生服务适宜技术培训与治疗”培训，为缓解医院专业技术人员不足的现状，招引专业技术人员 7 人，其中副主任医师 1 人、主治医师 2 人、医师 1 人、主管检验师 1 人、精神医学本科专业技术人员 1 人、护士 1 人；积极做好卫生专技人员评聘考试报名工作，为提升医务人员的职称水平，与市人社局、市卫健局等部门联系，组织医院符合条件的人员报名参加职称评审和考试，2020 年办理卫考高级职称 6 人、初中级 12 人，取得心理治疗师资格证 4 人。

【主题教育活动】 巩固拓展“不忘初心、牢记使命”主题教育成果，深入学习全国“两会”精神，贯彻习近平总书记系列重要讲话精神，紧密结合习近平总书记对四川及成都工作系列重要指示精神，认真开展各项活动。结合建党 99 周年和新型冠状病毒疫情防控等重点工作，依托基层“微党校”开展多形式的学习教育活动，组织党员前往都江堰市长征书院开展红色文化学习，“微党校”先进事迹宣讲会、业务骨干培训会，校长座谈会等。高质量开展党员领导干部民主生活会、组织生活会、民主评议党员，严格落实谈心谈话制度与党员领导干部参加双重组织生活制度。认真贯彻落实“三重一大”“三会一课”等制度。

【党风廉政】 持续推进全面从严治党，严肃党内政治生活，严明政治纪律和政治规矩，认真开展重点行业领域突出问题治理工作，“未巡先改”专项整治工作；组织开展“不忘初心、牢记使命”主题教育，问题整改“回头看”。针对巡察反馈问题、群众反映问题等设立意见箱、专项工作查房。结合业务工作开展党员干部法律培训，持续推进全面从严治党；参照法律条文及入党誓词反思自己言行与承诺的差距，增强党性意识与修养，树牢“四讲四有”合格党员标杆；深入学习十九届五中全会精神，提升党员干部政治思想素质，坚持廉政教育常态化。

【区域共建】 持续推进城乡社区发展治理工作，进一步发挥单位党组织在推进本市城乡社区发展治理和全国文明城市创建的模范带头作用。先后与天马镇金玉社区党总支、都江堰市人民医院第八党支部、胥家镇实新社区委员会、幸福街道幸福社区党委、龙池镇久红社区党支部签订“区域党建共建”协议，以公益事业共建，联合开展义诊宣传 5 次、扶贫慰问 3 次。

【行风建设】 认真开展“深化重点行业领域突出问题系统治理、提高群众满意度”坝坝会和“大学习、大调研、大走访”活动，通过座谈会交流，现场听取意见建议 2 条，为使思想政治工作适应现代医院发展的需要，认真做好分析评议工作，通过召开座谈会、发放问卷调查表、设立意见箱等形式，广泛征求党员与群众对党支部以及党员个人的意见和建议。认真梳理自查问题，建立整改台账，提出整改及努力方向，切实纠正不足之处。全年开展法律法规培训2次，专业法律查房1次。狠抓医疗购销和医疗服务领域的不正之风，开展医药廉洁购销集中约谈会1次，并于医务人员签订廉洁从医承诺书，让防腐之钟长鸣，更好地为人民健康服务。

（叶　露　孟　巍）

彭州市中医医院

【概况】　彭州市中医医院位于彭州市天彭镇南大街396号，医院占地面积12 667.8平方米，建筑面积49 897平方米，编制床位583张，开放床位783张，有重症监护病床10张；现有职工805人，其中高级职称95人，中级职称308人，硕博研究生62人；设置一级临床科室19个，医技科室12个，专科门诊27个，中医专病门诊15个；配备1.5T超导核磁共振、32排螺旋CT、全数字化血管造影系统、美国Carestream无线平板移动DR等先进诊疗设备以及层流净化手术室；有国家级重点专科协作单位2个，省级重点中医专科3个，成都市重点中医专科6个。2020年医院门急诊482 800人次，出院24 460人次，手术台次5 694台次，总收入37 970万元。2020年医院工会荣获彭州市新冠肺炎疫情防控优秀工会组织、彭州市三星级工会称号；急诊科荣获成都市青年突击队标兵称号；医院荣获四川省2 020援鄂抗疫先锋称号。

【新冠肺炎疫情防控】　医院成立了新冠肺炎防控工作领导小组，坚决贯彻落实省市新冠肺炎防控工作要求，加强组织管理，部署安排全院防控工作。医院加强人员培训演练，对防控方案、诊疗方案等相关知识进行了全覆盖培训并分批次开展应急演练；完善了出入口"三通道"设置，扩建发热门诊，优化布局流程，完成方舱CT建设；加强核酸实验室建设，提高核酸检测能力，发热门诊病员2小时内完成检测，其他病员在6小时内完成检测，日均单检测量达930例，2020年完成检测29 096例；严格落实三级分诊、探视、陪护及病区管理相关要求，加强院感防控，定期开展院内督查；在防控工作中坚持发挥中医药特色优势，配制中药汤剂、保健香囊6 000余份，积极助力企业复工复产；积极承担社会责任，派出护理人员4名参加援鄂医疗队，派出医务人员50名到郫都区开展核酸采集，派出医务人员230人次承担高铁站、机场专班、酒店隔离人员核酸采集等疫情防控工作。

【党的建设】　2020年，医院高站位加强党的建设，以党建引领医院高质量发展。医院坚持应建尽建原则，把支部设置覆盖到科室，将支部建设在业务发展的前沿阵地，解决了支部党员跨科，支部书记抓党员教育和管理力度不强的问题；开展支部规范化建设，全面规范党建基础工作，设置党员示范岗，充分发挥党员干部先锋模范作用，着力把支部建设成政治学习的阵地、促进发展的堡垒；坚持以评促建，积极申报"金彭先锋示范支部"，同时制定岐黄先锋示范党支部评选制度，每季度开展党建工作与科室业务综合评选活动，发放流动红旗，激励基层党支部创先争优；开展"岐黄先锋、医路有爱"党建品牌创建工作，组建党员志愿者服务队，结合医联体建设、患者回访等工作组织党员开展义诊，打通了与群众的最后一公里，让党建工作更有温度。

【医疗质量管理】　2020年，医院持续加强质量管理，进一步规范医疗行为。建立了多部门质量管理协调机制，对医疗、护理、医技等质量进行监管，落实了每月检查、定期通报制度，并将检查及落实整改情况纳入科室绩效考核，促进持续整改；持续开展"四合理""七吻合"病历专项整治工作，加强临床路径管理，开展23个专业69个病种的中医临床路径，入组率97.28%，完成率96.7%；加强高值耗材管理，制定了医用高值耗材使用点评工作方案，开展高值耗材点评，未发现无指征使用耗材、过度使用耗材、以次充好冒用耗材、无中生有虚记用量等行为；加强处方管理，2020年修订了处方点评制度，细化了扣罚标准，加大了点评力度。

【重点专科建设】　2020年，医院中风病科获批成为四川省中医重点专科建设单位；糖尿病科、肛肠科获批为成都市中医重点专科建设单位。

【信息化建设】　2020年，医院启用新HIS和电子病历系统，完成财务软件升级改造项目、临床药学及管理系统项目、智能医疗语音系统项目等建设工作，电子病历系统应用水平分级评价达到四级水平；全面推进电子健康卡，2020年院内使用23.6万人次；持续加强区域远程PACS系统阅片，2020年共为基层医疗机构阅片27 341人次。

【科研教学】 2020年，医院成功举办省继教5项、成都市继教5项、彭州市各级学术讲座12次，培训医务人员3 000余人次；开展全院急诊急救动态练兵，派出进修18人次，派出参加学术活动及培训81人次。成功申报成都市医学科研课题《八段锦联合STEP管理模式对2型糖尿病肝气郁结证型疗效研究》、四川省中医药科研课题《香囊配合捏脊对儿童脾失健运型厌食的研究》《产业集聚对中医药产业竞争力提升效应研究——以天府中药城为例》；同时承担的四川省中医药科研项目《基于RMP分析的成都平原核心旅游区中医药健康旅游开发研究》结题。

【对口支援】 2020年，医院派出医务人员5名到黑水县中藏医院、广元市朝天区中医医院开展传帮带工作，住院诊疗312人次，门诊诊疗315人次；开展教学查房132次、疑难病例讨论95次、学术讲座及业务培训124次、手术操作示教213次、会诊指导93次、病例点评498次，开展新技术新项目13项，协助新建中医重点专科1个。

【文化宣传】 2020年，医院积极开展中医药“十进”活动、世界防治结核病日“减盐周”等主题宣传活动30余次，发放中药汤剂、香囊等2万余件，健康资料5 000余份，服务群众3 000余人次，广泛普及中医药文化。医院在国家级媒体发布正面报道116篇、省级媒体38篇、成都市级媒体50篇、彭州市级92篇；在市纪委监委连载《节气说廉洁》栏目23篇，已经成为极具行业特点、融合养生养德的文化精品。

【健康旅游与健康产业】 2020年，医院成功举办四川省中医药继续教育项目《“三产联动”中医药产业发展新进展研修班》，为中医药健康产业发展提供有效的人才支撑。医院协助完成彭州市龙门山湔江河谷生态旅游区《天府中医药养生文旅目的地策划》编制工作，完成2020年四川省中医药健康旅游示范基地、示范项目实地初评工作。

【新院建设】 医院新院建设按照上级要求，融入“天府中药城”整体规划，承载相关功能，项目用地约90亩，总建筑面积约11万平方米，施工单位已进场施工。

（周伟玮　易文佳）

彭州市公共卫生医疗救治中心（彭州市传染病医院）

【概况】 彭州市公共卫生医疗救治中心（彭州市传染病医院）是彭州市唯一一家法定传染病定点医疗机构，也是成都市周边区、市、县县级唯一一家规范运行的传染病医院，是成都市传染病医院对口支援医院和医联体建设合作单位。2020年《彭州市总工会关于表杨新冠肺炎疫情防控优秀工会组织、先进职工、先进班组的通报》彭工发〔2020〕14号，医院传染科和一名同志分别获得新冠肺炎疫情防控先进班组和先进职工。

【项目建设】 项目位于彭州市天彭街道，设置床位200张，总用地面积为30 498.25㎡（45.75）亩，规划建筑面积为32 168.47㎡，预算总投资5.0亿元（含设施设备）。2020年，该项目处于方案设计阶段。

【新冠肺炎疫情防控】 2020年新冠肺炎疫情暴发后，在彭州市卫健局的领导下，医院迅速开展疫情防控工作，成立彭州市传染病医院新型冠状病毒肺炎应急领导小组，制定工作方案。分工明确，形成了一个统一指挥、协调有效、紧密配合的战斗团体。圆满完成新冠肺炎医疗救治任务。

医院积极筹备应急资金，努力做好隔离室传染病房床单元准备，储备防护服、消毒机、呼吸机、抢救药品等应急物资准备，为应急工作提供了有力保障。并安排专人负责药品及设施设备等应急物资管理，确保设备是否处于正常运转状态，确保应急工作万无一失；设立预检分诊台，做好预检分诊工作，及时发现和隔离传染病，做好转诊和救治。发现疑似病例、及时专家会诊，及时转送隔离病房；住院部门禁系统改造。为做好新型冠状病毒感染的肺炎患者规范管理。住院病区严格执行门禁管理制度，实施24小时封闭管理；为加强新型冠状病毒感染的肺炎防治工作。医院作为彭州市新冠肺炎定点医疗机构，2020 年购置一辆负压监护型救护车，用于新型冠状病毒感染患者的转诊转院；为进一步规范烦热门诊管理，2020 年 3 月对医院发热门诊进行改造，优化发热门诊流程。

2020 年 11 月完成 PCR 实验室建设并投入使用，取得成都市卫健委颁发的《四川省可感染人类病二级生物实验室备案登记证书》，检验科专业技术人员均取得四川省临床检验中心颁发的“全省临床基因扩增实验室技术人员上岗培训”合格证。

【艾滋病防治】 为深入推进成都市艾滋病治疗管理各项工作落地见效，及时发现、解决存在问题，持续巩固艾滋病治疗质量水平，医院积极加强艾滋病初筛实验室检测能力建设，着重人才培养。定期开展开展下乡活动，规范艾滋病抗病毒治疗管理、质量控制工作。及时调整艾滋病治疗管理办公室人员，负责全市艾滋病患者治疗的指导和督导。对全市防艾工作人员开展培训，提高治疗随访能力。

【结核病防治】 为做好彭州市结核病防治工作，医院不断摸索和总结经验，并组织专人负责结核病人管理，定期开展结核病防治工作政策、法规的宣讲。强化督查对肺结核病人的诊断、报告、转诊、追踪、治疗、管理、督导及访视等工作，确保病人全程规律服药，提高治愈率。并将结核病防治示范区的工作按计划有序推进。

【医联体建设】 医院与成都市公共卫生临床医疗中心签订了对口支援协议。该院派出专家到医院开展诊疗服务活动（包括坐诊、查房、带教、指导等）。构建传染病领域基层首诊、分级诊疗、急慢分治、双向转诊的诊疗模式。

【党风廉政建设】 2020 年，不断加强医院文化建设，始终坚持以病人为中心，全心全意为病人服务。结合各类节日活动，凝心聚力，积极带动医护人员参与医院建设，不断加强党的基层组织建设，增强党组织的战斗力。

结合党史学习教育活动，定期开展组织生活会，积极带领党员干部加强学习，不断提升自身修养，积极组织开展党员与党员、党员与群众的互帮互助活动，引导广大党员积极参加各项公益活动，增强党员的责任感和使命感。

始终坚持落实主体责任，把党的政治建设摆在首位。统一思想，提高认识。以党的十九大精神为指导，切实抓好党风廉政建设工作。认真落实党支部领导下的院长负责制，完善各项规章制度，坚持民主集中制原则，医院发展规划和重大问题决策、重要干部任免、重大项目投资、大额资金使用“三重一大”事项，以及涉及医务人员切身利益的重要问题等，均由医院党支部集体讨论决策。

（杨　波　谢小琴　施实勇　付　娟）

蒲江县人民医院

【概况】 蒲江县人民医院坐落在成都市蒲江县鹤山街道河西路 18 号。医院始建于 1944 年，是集医疗、教学、科研、保健、康复为一体的综合型、非营利性公立医院。2020 年，全院在职职工 598 人，编制床位 503 张，实际开放床位 510 张，年总诊疗 39.53 万人次，住院病人 1.89 万人次。2020 年，医院先后被共青团成都市委授予“抗击疫情青年突击队”“青年突击队标兵”称号，李凯被授予“四川省抗击新冠肺炎疫情先进个人”“成都市抗击疫情五一劳动奖章”，袁文祥被授予“成都市新冠肺炎疫情先进个人”；医院工会被成都市总工会评定为“成都市四星级工会”；医联体案例在 2020 年改善医疗服务行动全国医院擂台赛（县域类）主题决赛中分别荣获“最具价值案例”“优秀案例”称号；医院被成都市卫健委、成都市中医管理局确定为“成都市综合医院中医药工作示范单位”。

【现代医院管理】 医院作为四川省建立健全现代医院管理制度试点单位，始终把政治引领放在医院管理首位，落实党委领导下的院长负责制。2020 年 1 月，对《蒲江县人民医院章程（试行）》进行了全面修订；3 月，中共蒲江县人民医院党委召开第一届委员会选举大会，选举产生党委委员 7 人，纪委委员 3 人；抓实支部建设，设立行政、门诊等 21 个党支部，将 152 名党员全部编入对应支部，实现了党的组织全覆盖；持续完善医院议事决策机制，修订完善《党委会议议事制度》《党委书记和院长定期沟通制度》《“三重一大”事项集体决策制度》，使医院党委与行政领导班子职责进一步明确，议事决策更有章可依。2020年8月，在成都市现代医院管理制度现场推进会暨深化医药卫生体制改革培训会上，党委书记王展峰代表医院在会上作了经验交流发言。

【服务能力提升】 2020年，医院始终将医疗服务能力提升作为推动医院高质量发展的重要抓手，积极开展群众急需的新技术新项目，大力开展三、四级手术，提升医疗技术水平。2020年，医院开展住院手术4 690台次，同比增长4.85%，其中三级手术2 719台，增长26.70%，四级手术310台；积极开展群众急需的新技术新项目40余项，开展的主要技术项目有：肝部分切除术，直肠癌、乳腺癌、前列腺癌、胆道癌等根治术，顽固性心衰的诊治，新式剖宫产术，子宫内膜癌肌瘤挖除术等，其中泌尿外科超声气压弹道碎石技术、呼吸科纤维支气管镜技术、神经外科显微手术、妇产科盆底重建术等技术位于县级公立医院领先水平，部分外科技术项目达到三级综合医院水平。

【专科建设】 医院结合新冠疫情防控需要，加强专科建设，新建独立的感染性疾病科、标准化的新冠病毒核酸检测（PCR）实验室，常态化开展核酸检测。截至2020年底，医院有成都市医学重点专科（重症医学科）1个、成都市医学重点专科建设项目（呼吸内科）1个，蒲江县医学重点专科（重症医学科、普外科、康复医学科、妇产科、神经内科、急诊科）6个。

【人才培养】 医院高度重视人才“外引、内培”，提升医院核心竞争力。2020年，制定《医院内部组织机构设置及中层干部编制管理规定》，健全内部组织机构设置，提高行政效能。强化人才联系，制定《医院领导班子成员联系高层次人才制度》，做好领导班子联系、服务和管理高层次人才工作。截至2020年底，医院拥有高级职称68人，其中主任医师4人、硕士研究生及以上学历17人。2020年9月，医院麻醉科主任李俊芳被确定为第十四批四川省卫生健康委学术技术带头人，副院长李凯被确定为四川省卫健委学术技术带头人后备人选。

【科研与教学】 2020年，医院制定《重点学科发展规划》《2020—2025年学科建设规划》，组织召开“蒲江县人民医院重点专科建设汇报会议”4次，对重症医学科、急诊科、神经外科、心血管内科等13个科室进行市/县级重点专科建设工作汇报，并对未来5年科室建设进行规划。积极开展科研项目，2020年申报成都市卫健委科研课题5项，立项1项；申报四川省继教项目3项，申报成都市继教项目11项，均已立项；发表各类期刊论文21篇。

【新冠肺炎疫情防控】 新冠肺炎疫情发生后，蒲江县人民医院作为成都市新冠肺炎定点收治医院之一，第一时间成立疫情防控工作领导小组，全面动员、全面部署。新建感染性疾病楼、PCR实验室与城市核酸检测基地，先后组织全院性培训26次、科内培训30余次/科室，应急演练7次，累计培训人员10 000余人次，同时积极参加县卫健局组织的县域内医疗机构疫情防控工作指导与检查36次。积极调配人员承担蒲江中学集中隔离点工作和蒲江高铁站等站点乘客体温检测工作。郫都区新冠疫情发生后，医院选派23名医务人员驰援郫都区参与新冠病毒核酸检测，并圆满完成任务。

【三级乙等综合医院创建】 根据县域医疗卫生发展规划，并结合医院发展需要，2020年11月，医院召开创建三级乙等综合医院创建动员大会暨专题培训会，正式启动三级乙等综合医院创建工作。医院先后成立等级评审领导小组、设立等级评审办公室、制定创建达标工作实施方案，积极完成三级综合医院创建申报。对照评审标准，坚持“走出去、请进来”方式，选派人员到其他创建医院进行跟班学习、参加培训，并邀请成都市第三人民医院专家来院开展培训、指导，积极开展创建工作。

【县域紧密型医共体建设】 蒲江县作为全国紧密型县域医共体建设试点县，蒲江县人民医院作为县域紧密型医共体牵头医院，在县卫健局指导下，全面推进医共体建设工作。2020年6月，蒲江县人民医院与10家基层医疗卫生机构签订了《蒲江县紧密型县域医疗健康共同体合作协议书》，同时建立管理、共享、服务等三类15个中心，推进医疗资源共享，完善专科内部帮扶，建立康复联合病房，强化对医共体成员单位的技术指导。2020年医院选派专家877人次到成员单位进行指导，开展手术、操作示教156人次，带教查房373余次，推广新技术新项目29项。医院建立慢病健康管理中心，基层医院建立慢病管理工作站，在部分成员单位开设“专+全联合门诊”，统一县乡慢病用药目录，打造慢病闭环服务，夯实健康管理，2020年，医院下转门特慢病病人527人次。2020年10月，在四川省县域医共体工作培训会上，院长袁兴建代表医院作了医共体建设经验交流发言。

【医联体与专科联盟建设】 医院积极推进医联体与专科联盟建设，构建资源共享中心，常态化开展远程放射诊断、远程心电诊断、远程超声会诊与消毒供应，2020年开展远程放射诊断58 429例，远程心电诊断66 998例，远程超声会诊82例。依托成都市全民健康平台建立医联体双向转诊平台，推动医联体双向转诊患者的医疗信息互联互通共享。2020年，医院重症医学科、神经外科分别加入四川大学华西医院重症医学科学科联盟、神经外科学科联盟并受牌，神经内科加入成都市脑卒中专科联盟，呼吸内科聘任成都市第三人民医院呼吸与危重症科主任李国平担任指导主任。截至2020年底，医院与上级三甲医院建立专科联盟10个，持续推动学科发展。

【惠民服务】 为满足患者就医需求，医院开展错时、延时、假日门诊就诊服务，减少高峰期患者排队等候时间。建立24小时服务中心，积极开展预约挂号、预约检查、预约住院、双向转诊等多形式预约诊疗服务，2020年门诊患者预约率达31%。2020年深入辖区内各乡镇、社区、学校开展义诊进校园、进社区、进农村活动共13场次，参加医务人员123人次，提供免费咨询、血压监测等服务1 400余人次。与蒲江县残联、县教育局合作，开展“白内障免费手术项目”“残疾儿童物理因子康复治疗”以及“全县中小学幼儿园视力筛查”等服务，开展高考体检“送检到校”，报告现场解读，为辖区群众提供更全面、更优质的医疗服务。

【对口支援】 2020年，医院共选派6名医务人员到甘孜州泸定县、凉山州布拖县开展对口支援工作。2020年1月，支援人员帮扶泸定县冷碛镇中心卫生院开展近10年来首例外科手术，标志着该院成为泸定县第一家开展外科手术的乡镇卫生院。同时医院先后2次选派专家8人到泸定县开展业务指导、义诊、讲座培训等。2020年9月，向受援医院捐赠价值1.46万元的医疗设备。

（李　涛）

青羊区新华少城社区卫生服务中心

【概况】 2020年，青羊区新华少城社区卫生服务中心（以下简称中心）有职工219人，其中：研究生8人，本科生110人，大中专生87人。卫技人员184人，中高级以上职称90人，占卫技比48.9%。卫技人员中，医生75人，护士85人，检验8人，药剂11人，心电及影像技术9人。

【基本医疗和基本公共卫生服务】 中心在社区卫生发展过程中，在机构内部管理上不断创新运行机制，务求优化管理，不断提高工作效率及各方面的满意度。通过十多年的社区卫生服务，中心的基本医疗和基本公共卫生得到均衡发展。社区卫生服务成效显著，公共卫生、基本医疗服务数量均呈逐年上升趋势，服务人数、业务收入逐年增长。

中心近年来公共卫生数量、质量齐头并进。截至2020年，辖区65岁以上老年人规范化健康管理4 040人；高血压规范化健康管理9 180人；糖尿病规范化健康管理4 700人；0—6岁儿童健康管理2 901人，孕产妇健康管理419人，重性精神疾病患者健康管理561人，中医药健康管理人数10 713人。

2020年度，因受新冠肺炎疫情的影响，中心业务量和业务收入均出现了较大幅度的下降，门诊人次为16.74万人次；出院1 674人次；业务收入9 008.76万元。

【“家庭医生团队”签约服务】 中心构建15个家庭医生团队分别对辖区内所有社区居委会、街道、院落、居民提供基本公共卫生服务和基本医疗服务，家庭医生团队服务覆盖辖区内所有社区。

本辖区有居民4.83万户，签约户数5.8万人，有效签约40%，平均每个家庭医生团队服务签约人口数3 625人。

【"中西医"结合健康管理服务】 中心中医科在中医"治未病"理论的指导下，组建中医健康管理服务技术指导中心，然后由家庭医生团队中的西医医生和中医医生提供联合的健康管理服务。充分强调家庭医生团队在中医健康管理中发挥的重要作用。居民的健康管理既有西医管理的基础，还运用中医"治未病"理论对亚健康、老年人及慢性病等高危人群开展中医体质辨识、体质评估；并根据体质类型，运用中医理法方药和传统康复技术，提供有针对性的中医特色健康干预服务，初步形成中西医结合的健康管理模式。

【自助式"健康小屋"】 在健康小屋为社区居民提供自测血压、血糖、肺功能、骨密度、脂肪检测仪等多项健康指标自助检测服务，居民通过主动参与自助式健康指标测试，在家庭医生指导下，成立老百姓的"慢病自我管理小组"及"养生俱乐部"，吸引了众多居民自发参与；增强居民自身的健康意识，提高老百姓自我健康管理的能力。2020年居民自助健康体检2 397人次。

【关爱夕阳行动】 长期对社区空巢、孤寡、行动不便的老人送医送药送健康服务。家庭医生团队每个月定期到老人家中为老人免费测血压、血糖、心肺听诊等全面体格检查，提供送药上门服务。并且对他们进行心理疏导、整理药箱、个性化健康教育及指导。

【培训基地建设】 中心现有培训师资40名，其中通过协会培训合格师资28名。目前中心承担规范班一项、特色班三项。规范班为《社区健康教育服务规范培训》，是社区健康教育服务规范与实际工作有效结合与运用。特色班为《家庭医生服务及应用培训班》，《全科医生对居民知行合一干预培训》与《"互联网＋"家庭医生团队特色管理技术培训班》，是原来规范班与特色班的生化与提升，是青羊区的家庭医生服务模式的展示与分享，把家庭医生团队的各个角色的定位、岗位的职能职责、工作中的经验教训、优化的流程与方式方法通过提炼与学员分享。在互联网时代，紧跟时代节奏，把健康管理技术和互联网理念进一步结合，探讨更加适合居民健康管理的方法与技巧。课程内容重点在于协调工作的探讨。

2020年举办青羊区基层卫生人才能力提升培训班一期，培训区内学员36名。

【门诊特殊疾病"一站式"服务】 为了方便群众，设立了专门的门诊特殊疾病办理办公室和专职人员，为就诊病人提供集预算—审核—诊疗—报账—健康管理为一体"一站式"服务。通过专门窗口模式，扩大了医疗保险制度的受益面，简化了办事流程，方便参保人员办理门诊特殊疾病和城乡居民基本医疗保险门诊统筹的申请和结算，充分满足了人民群众的基本医疗需求。2020年底，在中心办理门诊特殊疾病的病人约8 600余人。

【信息化建设】 2020年，中心完成移动端便民服务平台建设，居民可线上完成挂号缴费、预约检查、查看报告等一系列功能。

完成医院信息管理系统升级，新增新版本LIS系统、新版本电子病历系统、院感管理系统、电子病历存储系统、决策支持系统等项目，为中心医护人员提供功能更加完善的管理系统，优化了工作流程，节省了人力资源，提高管理的科学性。

2020年还完成了电子健康卡应用环境改造，便于居民使用电子健康卡挂号就诊，无需实体卡，仅用手机即可完成诊疗活动。

【精准扶贫对口支援】 为积极响应国家和四川省脱贫攻坚帮扶政策，中心于2018年6月29日派出1名副主任医师宋林新，前往凉山彝族自治州布拖县帮扶3年，任职布托县特木里镇艾防计生专职副镇长（特木里镇综合帮扶队副队长），专职从事特木里镇艾滋病防治和计划生育工作。2020年度，宋林新同志因工作表现突出，被中共凉山州委凉山州人民政府评选为"凉山州脱贫攻坚优秀帮扶队员"。

为促进盖茨基金会农村基本卫生保健凉山项目提质增效，根据省卫生健康委统一安排，中心于2020年5—10月，派出一名全科医生胡雪娇，前往凉山彝族自治州布拖县拉达乡卫生院开展一对一帮扶工作。帮扶期间全面参与项目卫生院内部管理、健康档案、两病筛查、签约服务、健康宣教、人才培养等工作，圆满完成了各项目标任务，促进了项目乡镇卫生院规范管理、能力提升和观念转变，为建立和完善贫困地区基本卫生保健服务模式发挥了重要作用。2020年10月，胡雪娇的帮扶工作获得四川省卫生健康委发文通报表扬。

【手拉手结对子】 2020年，受新冠肺炎疫情影响，由中国社区卫生协会，四川省卫生健康委员会和青海省卫生健康委员会主办，国家卫生健康委员会基层卫生健康司支持，成都市青羊区卫生健康局承办的“手拉手结对子”社区卫生人才提升工程第二期在中心进行线上培训，培训学员33人。该活动旨在更好地发挥全国优质服务示范社区卫生服务中心的引领作用，带动更多的机构提升发展，积极落实“手拉手结对子”共建活动的要求，坚持以合作促共赢，以交流促提升的发展思路，促进更多的社区卫生服务机构开阔视野，拓展思路，提高综合管理能力和服务水平。

【完成二乙评审】 中心在被四川省卫生健康委员会评为社区医院后，启动了医院二乙评审工作，于2020年11月5日公示为二级乙等合格，顺利通过医院二级乙等评审。

【新冠肺炎疫情防控】 自新冠肺炎疫情发生以来，中心成立抗击肺炎疫情领导小组，带领全体职工团结一心，按照上级工作部署和安排，积极参与文家高速公路筛查、酒店隔离排查、居家医学观察、四川外出务工人员健康证明申报等工作。因在疫情防控工作中成绩突出，被中国社区卫生协会全国通报表扬，被成都市卫生健康委员会评选为“成都基层卫生健康服务示范单位”“成都抗击新冠肺炎疫情优秀党组织”。

（王　伟　余　浩）

龙泉驿区平安社区卫生服务中心

【概况】 龙泉驿区平安社区卫生服务中心（以下简称“中心”）是政府举办的公益性医疗卫生机构，是龙泉驿区医保定点医疗机构。中心共有职工101人，其中研究生学历7人，本科学历60人；中高级职称27人。2020年，中心通过公开招聘引进医务人员10名，其中在编5人，临聘5人；2020年实现医疗业务收入1 843.02万元，同比增长48.36%。2020年，中心获得龙泉驿区“安全生产先进集体”称号；11月，中心成功创建“优质服务基层行”推荐标准。

【疫情防控】 2020年1月，中心组建了以中心主任为组长的疫情防控领导小组，统一指挥调度中心疫情防控工作，成立集中医学观察、居家医学观察、医疗转运等10个工作小组，明确各工作组职责，将工作要求责任到组、责任到人，并严格对接国家卫健委适时更新的诊疗方案、防控方案和相关流程，适时修订中心《疫情防控方案》。

中心针对新冠肺炎防控技术指南、防控方案、诊疗方案、防护用品的穿脱、标准预防等内容开展培训42次，并印制《新冠肺炎应知应会工作手册》120册。在隔离酒店管理实践中，形成了“1套系统的制度、3道严密的防线、1+1+N监督方式”一个动态闭环的管理模式和“三区两组两通道双监督”的工作方式，最大程度地避免感染风险。

同时，中心组织人员深入工业园区、大运会施工现场、学校等机构开展复工复课评估和疫情防控指导，积极组织开展外出务工人员健康申报证明办理工作。

2020年，中心累计为辖区2 782名疫区归来人员开展上门居家医学观察，为1 593名密切接触者开展集中医学观察，为1 321名观察对象开展医疗转运，为8 316名外出务工人员办理健康申报证明，实现院内“零感染”。获得了区卫健系统“抗疫先进集体”荣誉称号，且有6名医生获得“最美医者”“抗疫先锋”等称号，并收到经开区小学师生数百封的慰问信、感谢信。

【党的建设】 2020年，中心党支部组织党员干部充分利用“蓉城先锋”党员E家、“学习强国”APP等平台，依托“四川客家家风馆”廉洁文化基地等载体，先后开展了“医保基金专项治理活动”“以案促改专项治理活动”“卫生健康行业领域突出问题专项整治活动”和“大学习、大调研、大走访”等专项整治工作，共收集整改问题共计20条，持续深入开展廉洁警示教育活动。同时打造党建图书角、党建文化墙等活动阵地;认真落实“三会一课”、主题党日等制度,推进党内政治生活规范化、制度化。建立健全岗位风险分级和监管等制度,制定党风廉政工作计划和从严治党主体责任清单,对重点风险岗位落实监督管理。2020 年,针对重点科室、重点岗位、重点人员共开展 3 次提醒谈话。

【对外交流】 2020 年,中心先后接受了新都区人大常委、资阳市雁江区卫健局、甘孜州甘孜县委常委、成都市卫健委、河北省衡水市桃城区政协等团体参观交流;8 月 12 日,成都市基层卫生“十三五”硬件提升现场推进会在中心召开,成都市 8 个区(市)县基层医疗卫生机构管理人员一行 70 余人到中心参观交流。

【医联体建设】 2020 年,借助上级医生下乡驻点帮扶机会,重点提升口腔、影像等专业技术能力,新开展 11 项服务项目;借助区一医院专家定期门诊(每周一、四、五),着力提升内分泌、心内、神内等专业的诊治能力,提高门诊特殊疾病的管理水平,实现门特病人增长 43.06%,门特收入增长 45.78%。

【医疗卫生服务】 2020 年,中心扎实开展每季度的医疗质量考核工作,针对不同科室,考核不同内容,全面落实医疗、护理、院感、药事等各专业要求,全面执行 PDCA 管理模式,不断提高医疗质量。全年,中心门急诊 15.97 万人次,同比增长 7.21%;总收入4 181.85万元,其中医疗业务收入1 843.02万元,同比增长 48.36%。

【公共卫生服务】 2020 年,中心共为辖区106 009名居民建立了电子健康档案,老年人建档12 194人,高血压规范管理率 60.10%,糖尿病规范管理率 60.00%,严重精神障碍患者登记人数 454 人,规范管理率为 97.58%;开展主题日宣传活动 15 次、健康讲座 76 次,惠及6 100余人;发放健康资料 102 000份。辖区内 0—6 岁儿童 16 765 人,接受随访儿童15 107人;活产数2 809人,接受访视的新生儿2 792人;接受产前检查2 630人,高危孕产妇管理率 100%;管理肺结核患者 41 人,管理率 100%;开展卫生现场督导4 629次,打击取缔非法行医 2 起;预防接种 7.3 万针次、同比增长 17.3%,其中流感疫苗12 365 针次、新冠肺炎疫苗2 731针次。

2020 年,中心实施完成各项惠民民生项目,其中,新生儿关爱补助 410 人,发放金额 49.2 万元;免费增补叶酸2 712 人;“两癌”筛查1 000人;HIV 抗体检测 1.8 万人,45—65 岁男性 HIV 筛查4 037人;奖特扶体检 955 人;累计开展重点人群体检 0.6 万人次;健康证办理 0.6 万人次,早期肺癌筛查 200 人。

【家庭医生签约服务】 2020 年,中心家庭医生签约服务工作实行目标管理。通过家庭医生办公室统筹管理,每月下达团队工作任务目标,坚持开展每月质控工作、目标任务考核和每季度绩效考核工作和工作推进会。同时,整合了儿科、儿保、妇保、妇科和产后康复,组建了儿保和妇保团队。

2020 年,中心家庭医生团队签约服务 44 417 人,签约率为 40.38%;辖区签约重点人群人数为35 237 人,重点人群签约率为 96.17%;有需求的残疾人签约率为 95.52%;有需求的贫困人口签约率为 100%;有需求的计生特殊家庭签约率为 100%。有偿签约服务方面,共签订 B 类服务包 50 人,C 类服务包 627 人(含产康 152 人、儿童服务包 28 人,妇儿联盟 46 人、残疾 401 人),费用累计约 40.8 万元。

(办公室)

蒲江县鹤山社区卫生服务中心

【概况】 蒲江县鹤山社区卫生服务中心(以下简称中心)占地面积 3 亩,建筑面积约5 100平方米,设内科、外科、儿科、中医科、妇科、中医骨伤科、全科医生诊室、妇女保健室、计划免疫室等科室。2020 年,中心职工 132 人,其中专业技术人员 129 人,副高职称 15 人,中级职称 24 人;编制床位 90 张,实际开放床位 114 张。中心管辖村卫生室 9 家,协管诊所 28 家,担负着周边近 10 万人的基本医疗和辖区近 6 万人的基本公共卫生服务工作。2020 年,中心先后被中共四川省委、四川省人民政府授予“四川省抗击新冠肺炎疫情先进集体”称号、四川省健康管理师协会授予“抗击新冠肺炎疫情工作先进集体”称号、四川省健康管理师协会授予“健康管理工作先进集体”称号、成都市卫生健康委员会授予"优秀基层医疗机构"称号。并分别于7月、8月、10月、12月顺利通过评审成为"成都市基层卫生培训预备基地""四川省基层医疗健康管理实训基地""优质服务基层行"推荐标准,"四川省社区医院"建设合格机构。

【基本公共卫生服务】 按市、县基本公共卫生服务项目工作要求,制定中心基本公共卫生服务项目绩效考核方案,有序开展工作。截至2020年底,建立居民健康档案55 576人,建档率95.36%;管理高血压患者3 114人,规范管理率达70%;管理糖尿病患者1 441人,规范管理率达70%;管理老年人4 159人,规范管理率61.84%;严重精神障碍患者管理279人,规范管理率90%;在管0—6岁儿童人4 919人,系统管理率97.5%。2020年,在县级基本公共卫生服务项目和家庭医生签约服务年终考核中排名前2名;在县卫健局组织的传染病防治分类监督综合评价中得分91.2分,考核优秀。

【慢病诊疗"一站式"服务】 把慢病防治服务工作作为基本医疗和基本公共卫生融合推进重要内容和主要抓手,依托"一区+三站"(全科诊疗服务区、家庭医生团队签约服务工作站、家庭医生团队健康管理工作站、特殊疾病门诊工作站)综合服务平台建设,高效整合自助检测、档案查询、老年人健康体检、慢病患者基本医疗和健康管理、门诊特殊疾病、家庭医生签约服务,为居民提供一站式健康管理服务。2020年,65岁及以上老年人健康体检4 356人,慢性病随访20 805人次,管理门特慢病病员943人。依托国卫健康云等信息系统建设,开展智能化慢性病管理,让慢病患者实现自我健康管理,提升慢病患者管理效能。

【家庭医生签约优质服务】 充分利用医共体内技术资源,做实做细家庭医生签约服务。中心组建7支"1+N"(全科、中医、公卫、护理)家庭医生团队,建立以家庭医生为主体、全科专科有效联动、医防有机融合的服务模式,开展"分区包片网格化管理",对重点特殊人群进行上门服务、健康讲座、义诊等个性化服务。截至2020年底,辖区常住人口58 278人,签约家庭医生服务23 798人,签约率达40.84%;从中医康复特色扩容切入,制定7个不同服务项目的有偿服务包,打包后居民需支付的价格远远低于中医药项目收费标准。有偿签约服务内容不仅提供专业的中医诊疗服务,还提供全面的14项基本公共卫生服务。截至2020年底,共签约1 524人;与蒲江县人民医院专家共同制定专全组合有偿签约服务包,其中糖尿病服务包3个、高血压服务包3个、高糖合并包3个。

【医共体建设】 深化与蒲江县人民医院的合作关系,聘请县人民医院神经内科等6名指导主任,通过"师带徒",长期到中心开展专科门诊、带教查房等工作,培养中心业务骨干;通过医共体双向转诊信息平台,加强上下级医院对接交流,畅通转诊绿色通道,引导病员基层就医。2020年,上转门诊病员684人,接收下转门诊病员234人,上转住院病员75人,接收下转住院病员1人;与市三医院、县人民医院开展远程医疗合作,与县人民医院签订消毒供应外包服务协议、胸痛中心合作协议。2020年,开展远程影像、远程心电诊断共计26 659例。

【康复医疗服务】 2020年,中医骨伤科的诊疗收入占全院诊疗收入31.8%,诊疗量占全院诊疗量的12.03%。中医骨伤科搬迁后,建筑面积、就医环境、仪器设备得到了大大改善,开展适宜技术13类。2020年7月,中医骨伤科增设注册诊疗科目"康复医学科"。以"医共体"建设为契机,康复医学科成为蒲江县人民医院康复联合病房,逐步开展西医康复项目,并聘请县人民医院康复科主任(主任医师)定期来院指导、培训,制订康复治疗计划,实施康复治疗。

【惠民服务】 依托"互联网+医疗",深化与四川大学华西医院项目合作,辖区居民在中心可享受双向转诊、预约挂号、远程实时面诊等优质服务。2020年,上转华西医院就医患者360人。

【人才队伍建设】 坚持人才兴院,注重人才培养。开展"请进来、派出去、强学习"活动,取得明显成效。"请进来":特邀成都市青羊区新华少城社区卫生服务中心领导专家到中心指导工作,双流区彭镇卫生院、金桥卫生院,邛崃市夹关镇中心卫生院到中心交流指导;“派出去”:先后到邛崃市夹关镇中心卫生院、天府新区华阳社区卫生服务中心参观学习。选送5名技术骨干外出进修学习,院外培训学习181人次。“强学习”:鼓励职工提升自身能力,2020年,继续教育达标率95.97%,通过执业资格考试4人,职称晋升6人,取得成都市全科基层卫生培训基地师资合格证2人。

【基层党建】 2020年,中心党支部严格按照相关程序,选举新一届党支部;认真执行“三会一课”制度,组织开展支委会15次,党员大会9次,书记讲党课4次。扎实推进“不忘初心、牢记使命”主题教育,开展主题党日活动5次,党员知识竞赛1次,红色主题教育活动2次;与天府新区华阳社区卫生服务中心开展结对帮扶团建活动;在新冠肺炎疫情防控期间,党支部表现突出被中共蒲江县卫生健康局机关委员会授予集体“星级支部”和个人“党员先锋”称号。

【党风廉政建设】 围绕重点工作岗位,规范制度流程,新制定31个制度,规范院务会会前组织流程、领导班子议事规则等;与院内医务人员签订《廉洁行医承诺书》41份,与院外28家药商、设备、耗材供应商签订《廉洁购销协议》;狠抓重点行业突出问题系统治理,制定《行业领域突出问题专项整治工作方案》,成立以主要负责人为组长的工作领导小组和监督审核小组,下设6个工作组,成立医保科,由专人分管医保工作。召开专题会议16次,梳理耗材采购合同、人事合同等37份,查找问题线索95个,整改问题95个。

【新冠肺炎疫情防控】 统筹推进疫情防控,成立疫情防控工作领导小组,组建9个工作组,严格落实物资保障“十个到位”;在上级专家的指导下改造发热哨点诊室,搭建板房式隔离留观室;制定防控方案、应急预案15个,上墙流程图25个,下发相关制度、规定40余项,召开疫情防控专题培训30余次,培训人员约2 500人次,开展疫情防控演练5次;参与高速路口交通检疫,派出医务人员118人次,体温检测30 360人;为中高风险及重点地区575名来蒲人员提供面访服务共计4 284次,首次突击排查65人次;开具解除居家隔离通知书4 912份;驰援郫都核酸检测派出医务人员16人;安排专人为外出务工人员免费办理健康申报证明2 941份;健康副校长深入学校提供技能培训、应急演练等全方位的技术指导;开展核酸检测,做到“应检尽检”“愿检尽检”;全面推进复工复产,实行领导班子成员分片包干责任制,推行内科住院、门诊一体化管理。

(陈艳红)

高新区合作社区卫生服务中心

【概况】 2020年,成都高新区合作社区卫生服务中心有员工148人,其中医生51人,护士61人,医技20人,行政后勤16人。开设住院床位66张。

【健康档案管理】 2020年中心一手抓疫情防控的同时,公共卫生工作仍然不松懈。通过微信,短信等途径及时将疫情相关知识对居民推送,增加居民自我保护意识;建立居民健康档案85 138份,档案合格率在90%以上,低保人群建档率为100%。

【健康教育】 通过微信、网站、微博等新媒体途径开展健康知识和基本公共卫生服务项目内容宣传,提高辖区居民健康知识和基本公共卫生服务知识知晓率。2020年高新区合作社区卫生服务中心新媒体途径开展健康知识和基本公共卫生服务项目内容宣传70余次,讲座80余次。

结合健康生活方式指导员工作,提高社区居民在基本公共卫生服务工作方面的参与度,协助健康素养促进工作的开展。

【预防接种】 为保障“信息产业功能区”建设,持续开展外籍人士服务,2020年为辖区企业外籍人士开展儿童保健7人次,预防接种7人次,解决信息产业功能区企业外籍员工后顾之忧。同时为全面做好新冠肺炎疫情防控工作,落实“多病共防”工作要求,开展重点人群和重点岗位的流感疫苗接种工作,2020年接种流感疫苗12 000人次。

【慢性病管理】 2020年中心继续完善远程血压、血糖管理平台,利用信息化拉进了居民与家庭医生的距离,让居民足不出户即能享受到社区卫生服务。2020年度区划调整后高血压患者管理人数为3 816人,高血压患者体检人数为2 052人,糖尿病患者管理人数为1 680人,体检917人。

【严重精神障碍患者管理】 2020年在合作街道办事处领导下落实了“以奖代补”政策,并且定期召开工作会,对“以奖代补”名单进行审核。同时持续开展严重精神障碍患者线索调查工作。

【传染病管理】 设置专人每日对辖区疫情情况进行监测,实时发现辖区疫情开展上报、处置工作。同时结合健康教育工作在辖区院落、企业、学校等开展传染病防治相关知识宣传工作,提高辖区居民防护意识,减少、避免传染病性疾病的发生。

【残疾人服务】 定期到街道办事处了解辖区残疾人员信息,为残疾人开展家庭医生签约服务工作,以保障辖区残疾人员均享受到社区卫生服务中心提供的家庭医生签约服务。

【家庭医生签约服务】 全面推进家庭医生线上签约服务工作,进一步推进与第三方机构合作开展家庭医生签约服务,积极响应2019成都市重点工作,邀请诊所参与家庭医生团队,与亲睦家学院诊所签订合作协议,第三方机构参与家庭医生签约服务,并在家庭医生签约服务平台为第三方机构团队成员注册。

2020年疫情原因,中心大力推进家庭医生线上签约服务工作。2020年完成家庭医生协议签订37 507份,签约计生特殊家庭人数为121人,签约率100%;签约残疾儿童和持证残疾人人数739人,签约率100%。通过中心每月质控抽查城乡居民对家庭医生签约服务知晓率在80%以上。

【全科医生队伍建设】 全科医生是基层卫生服务的核心力量,是居民健康的“守门人”。培养数量充足的全科医师是实现“健康中国2030”目标的根本途径。

合作社区卫生服务中心的全科医生配置与国家政策要求的目标仍有差距,待遇相对偏低、人员紧缺、培训机会少、培训积极性不高,导致了服务能力相对不足等问题。为此,卫生服务中心建立激励机制,鼓励在职专科医师通过全科转岗培训后加注册全科医学专业,培训期间发放岗位绩效。同时,有针对性地安排全科医师参加短期、专科、专题性的学术讲座,以提高理论水平和诊疗水平。

此外,与四川大学华西医院、四川省人民医院、四川省八一康复医院、成都上锦南府医院、成都市第一人民医院、成都市第二人民医院、成都市第三人民医院、成都市郫都区人民医院、四川省交通厅公路局医院9家二三级综合医院签订了医联体协议,利用“医联体”上下联动,保障全科医疗服务同质化。建立有效的双向转诊机制,并利用网络信息平台的优势,与四川大学华西医院开通了远程视频联网会诊,让广大患者不出社区就能享受到大型综合医院同质化的健康服务。

截至2020年底,注册全科医生人数达到27人,69%的临床医师通过全科医生转岗培训、并加注册全科医学专业,在全科医生培养数量上已经达到城乡每万名居民拥有不少于3名的标准,质量上有待进一步提高。

【基本药物制度】 基本药物采购。2021年通过比选确定四川科伦医药贸易集团有限公司、成都西部医药经营有限公司、国药控股四川医药股份有限公司、成都同兴康药业有限公司等四家公司作为我中心药品采购与配送单位。

阳光采购。严格执行国家基本药物制度,实行药品阳光采购、零利润销售。药品阳光采购积分:严格按国家基本药物制度采购,每月阳光积分均达标;选用中标药品:严格按照规定配备使用中标基本药物,低价中标药品占比91.9%;执行零差价销售政策:药品销售价、采购价、中标价一致;进口药比例:4.1%。

国家基本药物优先使用原则。为了进一步规范基本药物使用和管理,保障人民群众基本用药,根据卫生部等九部委《关于建立国家基本药物制度的实施意见》和《四川省国家基本药物制度实施意见》,为积极推进国家基本药物制度,保障人民群众用药,减轻医药费用负担,中心严格执行国家基本药物优先使用的原则。目前配备国家基本药物目录药品302种,基药配备率达到65.36%。主动公示基本药物价格,接受公众监督。

【信息化建设】 2020年持续深化建设居民健康管理,应用健康之路管理平台服务端。与上级医联体单位实现在线咨询、在线问诊、预约门诊就诊、门诊检查及住院以及双向转诊等服务。方便群众、提高效率，让数据多跑路、群众少跑路，进一步增强社区居民的健康获得感和体验感。

进一步深化信息化服务应用平台建设。成都高新区合作社区卫生服务中心党支部以党建引领业务，“开启智慧党建，创新廉洁行医防控之处方前置审核系统试点建设”，进一步规范中心的处方点评工作，提高处方质量，促进临床合理用药物，根据国家、省市相关文件要求依托信息化手段挖掘转变药学服务模式、提高药学服务能力、强化合理用药监测与处方审核。我中心与软件供应商共同开展处方前置审核系统试点建设工作。通过把事后的处方审核和处方点评转到事前审核，避免不合理处方流出，将不合理处方和疑似不安全的用药行为终止于事前，从而保障医药护患共同的权益。

【示范社区卫生服务中心建设】 根据建设群众满意的乡镇卫生院和优质服务示范社区卫生服务中心活动部署，成都高新区合作社区卫生服务中心以人民健康为中心，坚持防治结合，持续提升基本医疗服务能力，落实国家基本公共卫生服务项目，做实做好家庭医生签约服务，规范内部管理，改善服务环境和居民体验，努力满足群众的健康服务需求，不断提高群众满意度。经过逐级审核、现场抽查、公示等程序成都高新区合作社区卫生服务中心获得国家卫生计生委 2017 年优质服务示范社区卫生服务中心；2019 年成功通过四川省“优质服务基层行”考核、通过“四川省社区医院建设”评审工作。2020 年通过成都市全科医学培训基地的复审工作、协同成都市第一人民医院通过全科住院医师规范化培训社区协同基地评审、通过成都中医药大学临床医学专业本科社区教学基地评审工作、通过成都市卫生健康委员会“市级基层卫生培训基地”复评。

蒲江县西来公立中心卫生院

【概况】 蒲江县西来公立中心卫生院位于成都市蒲江县西来镇寻古街 76 号，是政府举办的基层公益性医疗机构。占地面积 15 亩，建筑面积 5 914 ㎡；设有内科、外科、妇产科、儿科、中医科、骨伤科、全科医疗科、口腔科、检验科、功能科等科室；2020 年，全院职工 102 人，其中卫生专业技术人员 89 人、副高级职称 3 人、中级职称 16 人，编制床位 88 张，实际开放床位 126 张。管辖区 18 个村卫生室，承担辖区 4 万余人的基本公共卫生服务和基本医疗服务工作。2020 年总诊疗人次约 13 万人次、出院人次 5 428 人次，同 2019 年比增长 0.68% 和 1.51%，药占比同比 2019 年下降 13.08%；是国家级群众满意的乡镇卫生院，四川省乡镇卫生院管理优秀单位，“优质服务基层行”活动达到省、市推荐标准，2020 年基本公共卫生服务项目和家庭医生签约服务县级年终考核荣获第一名。

【新冠肺炎疫情防控】 自新冠疫情发生以来，卫生院坚持以习近平新时代中国特色社会主义思想为指导，坚决贯彻落实习近平总书记重要指示精神和党中央的决策部署，严格落实省委省政府和省疫情防控领导小组工作部署，充分发挥战斗堡垒作用，全院动员、周密部署、迅速行动，严密组织，为疫情防控做出不懈努力。组织开展培训、演练 50 余次，规范设置预检分诊、发热哨点诊室、留观室、缓冲病房等，配合属地政府开展中高风险地区、境外返乡人员摸排工作，完成摸排 49 人次，开具辖区返岗工人健康证明 1 200余人。配合交运部门做好高铁交通体温检测等工作，先后派 12 人次赴郫都区参加大规模核酸检测，完成“应检尽检”、全院职工、乡村医生核酸检测3 992人次。

【中医药特色服务】 卫生院现设置中医诊疗区和骨病诊疗区两大服务区块，总面积 814 ㎡。在中医诊疗区张贴中医文化宣传栏、摆放各类中医养生保健手册及健康教育资料 64 余种；配置中医诊疗设备 10 类 149 台/件，开展中医药适宜技术 8 大类 25 种。现配有中草药、中药饮片 413 种，且在院内中医种植园栽培了十大功劳、火棘、女贞、栀子、麦冬、木瓜、石榴等 26 种中草药，营造中医药氛围，弘扬中医药文化。卫生院的“一人一方、临方加工”的大蜜丸、散剂、膏方等滋补类、调节类药方加工，在体虚、慢病患者、亚健康人群上运用较多且疗效号，体现中医药治未病的理念，2020 年度制作 646 方剂，较 2019 年增长9.31%，中医门诊人次占总诊疗人次的56.56%。同时卫生院在2020年度成功申报成都市重点专病项目"项痹病"和通过"成都市示范中医馆"提档升级版验收。中医科科长李适才同志荣获成都市卫健委、成都市中医管理局2020年成都市基层中药传统技能竞赛一等奖；骨伤科主任杨汉忠同志荣获成都市卫健委、成都市中医管理局、成都市总工会2020年成都市基层中医药适宜技术技能大赛罐法（刮痧）比赛三等奖。

【分级诊疗"同质化"】 以医联体建设为契机，落实双向转诊制度，促进病人合理分流，2020年度上转220人次，较2019年度增长25%。根据学科建设需求，与蒲江县中医医院签订对口支援帮扶协议，采用专科结对帮扶提升卫生院诊疗服务质量，2020年开展中医临床路径567例，较2019年增长37.56%。借助"互联网+远程平台"，实现区域资源共享，由成都市第三人民医院、蒲江县人民医院提供远程影像、心电等服务，促进诊断同质化，2020年度远程影像、心电上传1.8万人次，较2019年度增长23.35%。建立专科帮扶，推行"传帮带教"，由上级对口医院定期下派专家到卫生院参与坐诊、带教、培训、座谈共计271次。

【乡村卫生一体化】 按照市、县两级关于推进"乡村一体化"管理的实施方案要求，卫生院辖区村卫生室作为蒲江县首批"乡村一体化"管理试点，聚焦规范管理、提升技术、强化协作、连续服务，实现了"乡带村提能力、村促乡提效率、乡村一体共同发展"的目标。通过重点抓好"12348"工作机制，建立"一个转变""两个保障""三个融合""四个突破""八个统一"管理体制和运行机制，为基层群众提供安全便捷的基本医疗服务，筑牢基层卫生网底服务，提升村医服务能力，实现"小病不出村"的工作目标，不断提高人民群众的获得感、幸福感、满意度。2020年度，卫生院推行"乡村一体化"试点村卫生室9个。乡村卫生一体化工作经验在《健康报》上进行了宣传报道。

【"十三五"基层能力提升项目】 通过"十三五"基层能力提升项目改扩建后，卫生院新建的综合楼面积为1 314㎡，重新整合医院功能科用房，进一步优化辅助检查流程，使得B超、检验、心电、放射检查"一站式"完成，缩短了辅助检查时间，同时装修改造了医院门诊、住院楼约3 000㎡，目前全院建筑面积达到5 914㎡，补足了医院业务用房不足的短板。综合楼建成后连接住院部和门诊部，进一步优化了医院布局和就医流程，让患者就医更加便捷，提升了患者的满意度。

【慢病管理与治疗】 卫生院2017年建立慢病分中心，以"五大任务"和"三大特色"融合推进慢性病县、乡、村三级管理模式。通过组建5支"专科+全科"的家庭医生团队，为签约服务量身打造的综合服务平台"一区三站"，辖区慢病患者在这里就可以实现自助健康监测、疾病筛查、全科诊疗、慢病管理、健康档案查询、慢病患者"接单派单"、家庭医生签约、门诊特殊服务疾病办理等"一站式"服务。在慢病健康管理中心，聘请上级医疗机构医师到卫生院定期坐诊，参与指导慢病患者诊疗管理和评估，带动现有慢病（门特）在管患者243人下沉至卫生院进行治疗管理，2020年的门特结算人次同比2019年增长26.02%。县级慢病资源下沉至卫生院，慢病中心人员通过评估将下沉慢病患者分配至各团队，干预指导控制较好的慢病患者下沉由团队中的乡村医生进行"最后一公里"管理，控制不满意的由家医团队追踪管理，家医团队控制不满意的慢病患者由县级下沉专家进行健康指导或通过基层医疗卫生系统及成都市全民健康信息管理平台实施上转（2周后由家庭医生团队追踪管理），实现慢病健康"闭环管理"。满足慢病患者"家门口"就医需求，提升满意度。

【基本公共卫生服务】 卫生院将公共卫生服务作为一项重点工作，扎实安排，稳步推进。2020年，全年建立居民健康档案41 820份，建档率94.33%；设置健康宣传栏2个，更新宣传栏18期，健康知识讲座18次，发放宣传资料34 934份，覆盖率达79%；疫苗接种7 744针次，接种率达95.5%；0—6岁儿童健康管理1 932人，中医药将健康指导率80.7%；新生儿255人，访视率100%；全年孕产妇分娩255人，产后访视100%，妇女病查治2 808人，发放叶酸85人;65岁以上老年人健康体检4 170人,体检率81.5%;高血压患者健康管理2 103人,规范管理率74.8%,糖尿病患者健康管理803人,规范管理率71.8%;重性精神病患者规范管理率97.52%;65岁以上老年人中医体质辨识3 598人,中医体质辨识率70.3%,0—3岁儿童中医体质辨识565人,中医体质辨识率80.7,高血压中医干预1 809人,中医干预64.4%,糖尿病中医干预670人,中医干预率60%。开展非法行医、水厂、学校、环境卫生等监督管理,全年共计794次。

【家庭医生签约服务】 卫生院根据西来镇辖区人口分布情况,组建5个全科家庭医生团队(构成:1名全科医生+1名社区护士+1公卫人员+1名乡村医生),并有县级专家加入家医团队,并担任首席团队专家,开展家医签约工作。家庭医生签约人数19 293人,签约率43.51%,其中重点人群签约人数12 646人,签约率89.37%;计生扶助签约人数184人,签约率100%,城乡低保、五保签约人数487人,签约率100%,残疾人签约1 866人,签约率100%,B包签约1 069人,签约率6%,C包签约3人。

【优质服务基层行】 自2018年以来,卫生院积极开展"优质服务基层行"创评活动,按照"以评促建、以评促改"的指导方针,在医院管理、业务技能、医疗质量、党建及党风廉政建设等方面都有所提升,2020年卫生院通过了"优质服务基层行"活动"推荐标准"的市级评审和省级现场复核。

(陈　婷)

都江堰市民丰社区卫生服务站

【概况】 2020年,都江堰市民丰社区卫生服务站于有工作人员6人,其中:主治医师1人,执业医师1人,执业医师全科1人,中西医结合医师1人,护士2人。

【基本医疗】 民丰社区卫生服务站开展常见病、多发病、慢性病、中医中药、上门诊治等基本医疗服务。2020年,诊疗1.2万人次,业务收入5.1万元,较上年同期减少32%。

【中医药工作】 民丰社区卫生服务站设立中医中药、针灸、拔罐、刮痧等诊疗项目,应用中药治疗子宫肌瘤、子宫囊肿、阑尾炎等疾病。2020年新增中国中医神针针灸疗法,远端取穴,治疗颈肩腰腿痛,因疗效显著,病人治疗了很满意。

【健康教育】 全年在辖区服务范围内小区开展各类健康教育宣传及义诊20次,免费发放各种宣传资料3 000余份,义诊2 000余人次。

【公共卫生】 民丰社区卫生服务站开展建立居民健康档案、健康教育、通知免疫预防接种、0—6岁儿童健康管理、流动儿童登记管理、孕产妇健康管理、高血压、糖尿病健康管理及建档、传染病管理、突发公共卫事件报告和处理等公共卫生服务。

年份	健康档案(人)	0—6岁儿童系统管理(人)	孕产妇系统管理(人)	高血压病人管理(人)	糖尿病人管理(人)	严重精神病人管理(人)
2013	150	25	5	50	60	2
2014	700	40	10	60	62	4
2015	1 000	100	30	150	200	6
2016	1 200	120	32	170	230	7
2017	1 500	150	46	185	251	9
2018	1 680	360	48	508	365	73
2019	1 800	500	52	588	452	78
2020	1 988	2 200	78	638	562	82

新冠疫情期间民丰社区卫生服务站免费给辖区居民送一次性医用口罩2 200个，送体温计20支，送酒精20公斤，进小区给返乡居民测体温1 000余次，煎中药大锅汤免费给居民喝。

（马万林）

大事记

Historical Events

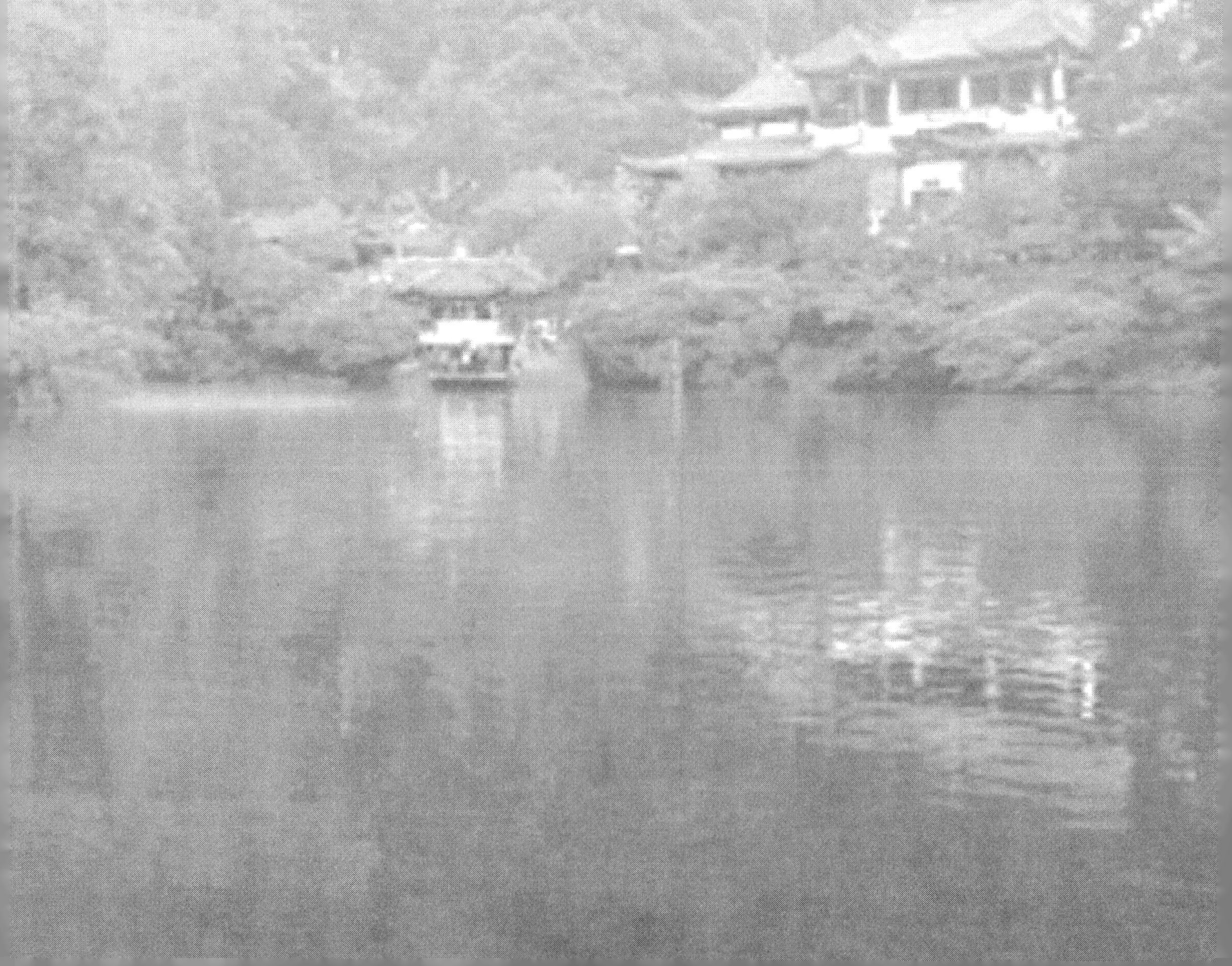

2020年大事记

1月

2日，成都市卫健委副主任黄友静到金堂县调研青春健康教育、老年健康及计生特殊家庭帮扶工作。

3日，成都市卫健委党组书记、主任谢强到四川友谊医院、四川锦欣妇女儿童医院进行现场调研，详细了解了四川友谊医院升等升级工作和四川锦欣妇女儿童医院冬季儿科医疗服务等有关工作情况。

★成都市卫健委副主任黄友静一行到青羊区走访慰问结对联系的计生特殊困难家庭。

7日，国务院发展研究中心社会发展研究部副部长王列军一行到我市调研医疗健康服务工作。调研组实地调研了市二医院、成都鹰阁医院，并与成都鹰阁医院、顾连康复医院、成都新华医院等社会办医疗机构座谈，详细了解民营医疗机构经营状况、发展面临的困难和问题建议。

★成都市卫健委党组成员、副主任何晓到双流机场指导做好春运期间的突发传染病应急处置工作。

8日，市七医院天府院区组织开展不明原因肺炎疫情处置演练。

13日，成都市卫健委党组成员、副主任贾勇一行到金牛区、大邑县开展为企业“送服务、帮企业，送温暖、解难事”活动，实地调研了大邑志昌骨科医院、大邑希尔医院、四川天祥骨科医院、成都西区医院、中医大银海眼科医院等5家社会办医疗机构，详细了解医院重点医学专科建设情况、医疗质量管理和医院发展中存在的问题。

★由成都市卫健委、市卫健委系统团委、市急救指挥中心主办，成都博物馆承办的“救在身边”急救培训公益活动在成都博物馆多功能媒体室举行。来自市急救指挥中心的AHA导师和成都市“救在身边”医务志愿者对100余名成都博物馆工作人员进行了包括心肺复苏、自动体外除颤仪（AED）使用等内容的急救知识与技能培训。

14日，成都市副市长敬静到成华区万年社区卫生服务中心、市六医院和市妇儿中心医院看望慰问一线医务人员。

15日，市疾控中心完成对首个隔离留观病例流行病学调查和实验室初筛。

16日，成都市卫健委党组成员、副主任董勇、市中西医结合医院专家一行到简阳市三星镇秀阳村平泉街道永安村开展贫困群众“送温暖、解困难”党日活动，同时开展义诊活动。医院专家为200多名村民进行义诊，现场发放药品和健康宣传手册。

★成都市公共卫生临床医疗中心收治第一例新冠肺炎患者。

18日，成都市卫健委党组成员、副主任贾勇一行到市妇儿中心医院督查新冠疫情防控工作。

19日，成都市副市长敬静带队先后到新都区新都街道城东社区卫生服务中心、新都区中医院调研，并慰问医护人员。

★成都发现一例输入性新型冠状病毒感染疑似病例。该病例由武汉来蓉，因反复发热到我市医院就诊，被收治入院并隔离治疗。经省、市疾控中心对患者标本进行PCR检测，为新型冠状病毒核酸阳性。

21日，国家卫生健康委确认我市首例输入性新冠肺炎确诊病例。

★成都市卫健委公布197家发热门诊。

22日，四川省卫生健康委通报我市新增3例输入性疑似病例。

★全市17家定点收治新冠肺炎医疗机构名单公布。

★成都市新冠肺炎疫情防控指挥部成立。

23日，四川省卫生健康委党组书记沈骥、主任何延政到市公卫中心调研新冠肺炎疫情防控工作，市卫健委党组书记、主任谢强、副主任贾勇陪同调研。

★全市新冠肺炎疫情防控领导小组成立，由省委常委、市委书记范锐平，市委副书记、市长罗强任领导小组组长，下设综合工作、应急保障、宣传舆情、交通运输、市场监管、医疗救治、防控指导、文旅会展8个工作小组。领导小组办公室设在市卫健委，负责组织、协调全市新型冠状病毒感染的肺炎疫情应急处置工作；制定防治策略，督促有关地方和部门（单位）按要求落实各项防治措施；定期通报疫情防控工作进展情况。

★成都市卫健委调整完善了成都市卫健委新型冠状病毒感染的肺炎疫情防控工作领导小组及

专家组，同时，印发了《成都市新型冠状病毒感染的肺炎疫情联防联控工作方案》《成都市加强新型冠状病毒感染的肺炎诊疗工作方案》《成都市新型冠状病毒感染的肺炎疫情防控工作方案》《成都市新型冠状病毒感染的肺炎防控工作宣传与舆论引导方案》。

24 日，四川省启动突发公共卫生事件Ⅰ级应急响应：统一部署，全民动员；动用一切资源；全面进入紧急状态。

★成都市启动突发公共卫生事件Ⅰ级响应。

★成都市卫生健康委员会印发《成都市卫生健康委员会新型冠状病毒感染的肺炎疫情防控工作领导小组及专家组的通知》，组长谢强，副组长陈沙宁、刘德成、边登荣、何晓、贾勇、黄友静、董勇、王育本、刘培毅、赵平、张峰、郭萍。领导小组下设六个工作组：综合协调工作组、物资保障工作组、防控指导工作组、医疗救治工作组、新闻宣传和信访维稳工作组、督查督导工作组。专家组分为疾病防控专家组、医疗救治专家组。

★成都市新冠肺炎疫情防控指挥部先后向市民发布 5 份通告，告知政府将开展何种防控措施，倡导停止聚集性活动。

25 日，中共四川省委常委、成都市委书记范锐平带队到青羊区疾控中心检查防控工作情况并看望慰问了医务工作者。

★成都市委副书记、市长罗强带队到锦江区暗访武汉来蓉人员排查工作。

★四川省应急委员会于晚 8 时发布通告，将疫情防控应急响应级别调整为二级响应：统筹兼顾、突出重点；调配全省资源；解决重点地区疫情问题。

★成都市卫健委党组成员、副主任贾勇一行到郫都区人民医院现场督导检查新型冠状病毒感染的肺炎防治工作开展情况。

★成都市召开市级新冠肺炎医疗救治专家研判会。

26 日，四川省委书记彭清华带队到新津县事丰医疗器械公司、省疾控中心、市疫情防控指挥中心检查听取防控工作情况汇报。

★成都市副市长敬静带队到市公卫中心调研新型冠状病毒感染的肺炎疫情防控情况。

★市公卫中心与华西医院开展 5G 远程会诊。

27 日，国家卫生健康委妇幼健康司司长秦耕到市公卫中心、市疾控中心、市中西医结合医院检查新型冠状病毒感染的肺炎救治防控工作及后备定点医院准备情况。

★成都市卫健委党组书记、主任、市卫健委新型冠状病毒感染的肺炎疫情防控工作领导小组组长谢强到市公卫中心督导检查，现场研究医疗救治、后备医院建设有关工作。

★四川省血液管理中心通过微信语音电话会议的形式紧急组织 21 个市（州）血站站长召开新型冠状病毒感染的肺炎疫情防控期间全省采供血工作会议，全省统一部署、各市（州）联动，制定防控应急预案和防控措施。

28 日，国家卫生健康委妇幼健康司司长秦耕带领国家督导组到青羊区成飞社区卫生服务中心和青羊区疾控中心，督导基层医疗卫生机构新型冠状病毒感染的肺炎疫情防控工作。

★成都市副市长敬静到市二医院督导新型冠状病毒感染的肺炎防控工作。

★成都市卫健委党组成员、副主任贾勇一行到大邑县调研疫情防控工作，实地查看了大邑县人民医院的发热门诊、门诊预检分诊点、隔离病房等，询问了疫情处置情况、诊疗情况和治疗流程。

★成都市卫健委党组书记、主任、市卫健委新型冠状病毒感染的肺炎疫情防控工作领导小组组长谢强到部分集中隔离医学观察点督导。谢强到高新区确定的集中隔离医学观察点，检查各项隔离措施是否到位，详细了解隔离人员有关情况，并感谢隔离点工作人员辛勤劳动。

★成都市卫健委党组成员、副主任贾勇到邛崃市医疗中心医院调研院内感染、发热门诊和预检分诊工作。

★成都市卫健委印发了关于《进一步加强新型冠状病毒感染的肺炎疫情医疗废物管理工作的通知》。

29 日，中共成都市委副书记、市长罗强带领市文广旅局、市卫健委主要负责同志到成华区督查新型冠状病毒感染的肺炎疫情防控工作落实情况。

★中共成都市委副书记、市长罗强到双流区祥龙湾、皓天国泰酒店视察新冠肺炎密切接触集中医学观察点。成都市政府秘书长周先毅，成都市卫健委党组书记、主任谢强，市政协副主席、双流区委书记韩铁陪同。

★四川首例新型冠状病毒肺炎患者于市公卫中心治愈出院。

★成都市卫健委印发了《成都市新型冠状病毒感染的肺炎救治医务人员应急调配方案》和《关于近期新型冠状病毒感染疫情时妇幼保健及妇产专科机构开展工作的相关要求》的通知。

★成都市纪委派驻市卫健委纪检监察组组长、市卫健委党组成员边登荣一行到简阳市人民医院、简阳市疾控中心、简阳市集中隔离医学观察点、简阳市城东社区卫生服务中心详细了解疫情防控工作。

★四川大学华西医院梁宗安教授带领新冠肺炎省级专家团队一行到市公卫中心指导新冠肺炎患者的医疗救治工作。

30 日，成都市卫健委党组书记、主任谢强，党组成员、副主任何晓参加市委组织部部长邓涛召集的进一步加强走访排查工作专题会。

★成都市卫健委张峰一行到市五医院、市八医院、市十一医院督导做好老年人新型冠状病毒感染的肺炎防控工作。

★成都市卫健委党组成员、副主任贾勇到金堂县一医院·华西金堂医院督查指导新型冠状病毒感染的肺炎救治准备工作。

★市一、二、三、五医院抽调医务人员分别对郫都区人民医院、简阳市人民医院、金堂县第一人民医院、邛崃市医疗中心医院和成都医学院第一附属医院等 5 家肺炎救治市级定点医院对口支援。

31 日，四川省委常委、市委书记范锐平带队，副市长刘玉泉、敬静陪同，到市公卫中心现场督查二期装修改造工程进度情况。

★四川省委常委、市委书记范锐平到成都高新区调研疫情防控和第三轮排查情况。

★成都市卫健委党组书记、主任、市卫健委新型冠状病毒感染的肺炎疫情防控工作领导小组组长谢强到成都医学院第一附属医院和新都区集中隔离医学观察点，督导检查医疗救治和隔离点建设管理服务工作。

★成都市卫健委党组书记、主任谢强参加四川省应对新型冠状病毒感染肺炎疫情应急指挥部第四次视频会。

★成都市卫健委党组书记、主任谢强主持召开市卫健委疫情防控工作领导小组第 7 次会议。会议传达了党中央、省委省政府、市委市政府有关疫情防控工作会议及市疫情防控指挥部第 8、9 次会议精神，听取卫健委领导小组各工作组情况汇报，安排部署阶段防控工作。

★成都市卫健委党组书记、主任谢强到成都医学院附属医院、新都区城西社区卫生服务中心现场督导指导防控工作。

★成都市卫健委党组书记、主任谢强、副主任何晓、贾勇、董勇参加副市长敬静组织召开的研究疫情防控、医疗救治相关工作视频会议。

★成都市副市长敬静组织召开研究网络技术服务患者和医院有关工作专题会，成都市卫健委党组书记、主任谢强、副主任贾勇参加了会议。

★成都市卫健委党组成员、副主任陈沙宁到市疾控中心调研疫情防控工作开展情况。

2 月

1 日，成都市副市长敬静到市七医院督导检查防疫工作，拟将市七医院确定为成都市新冠肺炎定点收治后备医院。

★成都市卫健委党组书记、主任谢强、副主任刘德成参加了市常委、宣传部部长田蓉组织召开的疫情防控工作新闻通气会和相关市级部门制定出台的有关政策工作研究会。

★成都市卫健委二级巡视员赵平一行到市公卫中心督查指导新冠肺炎患者救治工作。

★成都市卫健委党组成员、副主任董勇参加常务副市长谢瑞武召开的物资保障会。

★成都市卫健委疫情防控指导工作组到彭州市、都江堰市、成华区，对新型冠状病毒感染肺炎密切接触者集中医学观察点进行了场所设置和卫生管理工作进行督查指导。

2 日，成都市政府副市长刘旭光到武阳社区卫生服务中心督导社区防控、院感防护和医疗救治工作。

★成都市卫健委党组书记、主任谢强、二级巡视员赵平一行到市三医院参加援助湖北医疗队行前会。

★成都市卫健委党组成员、副主任贾勇到成都大学附属医院参加援助湖北医疗队行前会。

★成都市卫健委副主任黄友静参加了市政府组织的召开的进一步做好商贸服务业疫情防控工作电视电话会议。

★成都市级第一批援鄂(省级第三批援鄂医疗队),成都市第三人民医院医生1人、护士18人,成都大学附属医院医生2人、护士18人,共39人医护人员组建四川省第三批援鄂医疗队。医疗队于2月2日赴湖北,成都市第三人民医院支援武汉大学人民医院(湖北省人民医院),成都大学附属医院支援武汉大学人民医院东区(湖北省人民医院)开展危重症患者医疗救治工作。

★成都市卫健委举行援鄂医疗队出征动员会,市卫健委党组书记、主任谢强、巡视员赵平、办公室主任黄辉、医政处副处长王品忠出席。谢强主任在向队员们表达慰问的同时,希望这支成都市级公立医院队伍里派出的首支医疗队,能够在疫情防控的关键时刻发挥成都卫健人能吃苦、善战斗的优良传统,为疫情战斗切实贡献"成都力量"。当日下午,医疗队携带救援物资正式出征赴鄂。

3日,成都市卫健委副主任董勇一行到市中西医结合医院、市三医院督查指导疫情防治工作,实地查看了物资部办公室及医疗耗材库房,详细询问了医院物资准备情况。

★成都市卫健委党组成员、副主任贾勇一行到市二医院督查指导新型冠状病毒感染的肺炎疫情防控工作。

4日,成都市卫健委二级巡视员赵平一行到市六医院督查指导新型冠状病毒感染的肺炎疫情防控工作。

★成都市级第二批援鄂(省级第四批援鄂)医疗队,成都市中西医结合医院医生2人,成都市第二人民医院医生1人、驾驶员1人,成都市第三人民医院护士1人,成都市妇女儿童中心医院医生1人、驾驶员1人,成都市第五人民医院、市第十一人民医院、市血液中心驾驶员各1人,共10人的队伍加入四川国家紧急医学救援队。医疗队于2月4日赴湖北,支援武汉东西湖方舱医院开展传染病救治工作。

★成都市疫情防控监督督查第七组组长罗渝成一行到市六医院督查新型冠状病毒感染的肺炎疫情防控工作,听取了医院对疫情防控、人员安排、物资使用等工作的情况汇报,实地查看了医院门诊大厅、发热门诊、急诊科等,详细了解了医院体温筛查、就诊流程管理、院感防控、人员培训、院内诊疗专家团队组建等情况。

5日,国家卫生健康委人事司副司长徐缓一行到市公卫中心督导新冠肺炎防控工作。省政府副秘书长钟承林、副市长敬静、市卫健委党组成员、副主任贾勇及相关人员陪同。

★成都市副市长敬静到市二医院、成都大学附属医院、青白江区人民医院督导检查新型冠状病毒感染的肺炎院感防控工作,重点查看了医疗机构院内感染防控工作中方案、流程的制定、预检分诊点、发热门诊和隔离病区设置情况,医务人员个人防护、消毒措施、全员培训到位等情况。

6日,成都市卫健委党组成员、副主任贾勇一行到市七医院天府院区督查指导新型冠状病毒感染的肺炎防控工作,详细听取了医院在疫情防控工作的准备情况,包括隔离病房的改造、污染区域与清洁区域的区分、防疫控疫流程等。

7日,成都市委常委、宣传部部长田蓉到新冠肺炎疫情医疗救治主战场的市公卫中心调研,市委办公厅、市委宣传部、市卫健委等相关部门陪同调研。

★成都市政协副主席刘仆带队到蒲江县督导疫情防控工作,现场查看朝阳湖医学观察点和县人民医院疫情防控工作落实情况。

★成都市卫健委组织召开新型冠状病毒肺炎医疗救治工作专题视频培训会,市卫健委分管领导、委直属及委注册医疗机构领导班子成员、委机关相关处室负责人共约50人在市级主会场参加了会议。22个区(市)县各自设置分会场,各卫健局领导班子成员、定点医疗机构及其他县级医疗机构领导班子成员1000人参加会议。

★市公卫中心二期改建项目提前一天竣工交付后,立即开展病房布置、设备调试、物资清点和医务人员进驻前培训等准备工作,预计新增的370张负压床位将全面具备收治病人条件。

★成都市启用金堂县第一人民医院集中收治后续确诊病例。

★成都市印发了《成都市新冠病毒感染的肺炎疫情医疗废物和废弃社会源口罩应急处置污染防治技术指南》。

★成飞医院派出4人前往道孚县开展新冠肺炎医疗救治工作。

9日,成都市政府副市长敬静带队到市公卫中心召开新冠肺炎防控现场工作会，市卫健委、市经信局、市公安局、市财政局、市住建局、市交通运输局、市文广旅局，锦江区政府、成华区政府相关负责人参加了现场会。

★成都市卫健委党组书记、主任、市卫健委新型冠状病毒感染的肺炎疫情防控工作领导小组组长谢强到郫都区收治新冠肺炎确诊患者定点医院，看望慰问医务人员，了解患者救治情况。

★成都市卫健委党组成员、副主任董勇一行到市公卫中心督查二期改造项目及物质保障情况。

★成都市级第三批（省级第六批援鄂医疗队）成都市中西医结合医院领队1人、医生6人、护士4人，成都市第二人民医院医生7人、护士8人，成都市第五人民医院医生7人、护士8人，三六三医院医生5人、护士5人，成飞医院医生5人，护士5人，共61人组建四川省第六批援鄂医疗队。医疗队于2月9日出发，支援武汉国博中心汉阳方舱医院开展医疗救治工作。

10日，成都市政协副主席刘仆到蒲江督导原蒲江中学医学观察点改造情况。

★成都市人大常委会副主任巫敏带队到青白江区调研疫情防控工作情况，并到区疾控中心慰问一线工作人员。

11日，四川省委常委、市委书记范锐平、市人大常委会主任唐川平、市政协主席李仲彬分别走访慰问了市三医院支援湖北医疗队成员家属代表，市领导田蓉、敬静等参加慰问。

★中共成都市委副书记、市长、市新冠肺炎疫情防控指挥部指挥长罗强到市公卫中心督查医院新冠肺炎疫情医疗废物处置工作、慰问抗击新冠肺炎疫情的一线医护人员。

★成都市政协副主席刘仆到郫都区督查基层新冠肺炎防控工作。

★成都市人大常委会主任唐川平到青白江区人民医院慰问疫情防控一线医务人员，市委常委、政法委书记刘守成，市卫健委副巡视员郭萍陪同。

★成都市副市长牛清报到简阳市人民医院督导新冠肺炎防控工作，实地查看了医院急诊科、门诊区域新冠肺炎防控工作，分别听取了医院疫情防控和新冠肺炎救治工作情况的汇报。

★成都市卫健委二级巡视员赵平督查市中西医结合医院疫情防控工作，听取了医院院感流程管控、通道管理、人员配备等方面的情况介绍，详细了解了医院疫情防控工作。

12日，成都市委副书记朱志宏一行专程代表成都市委市政府，到龙泉驿区龙泉平安社区卫生服务中心慰问一线医务人员，向一线医务人员致以真切的问候。

★成都市政府副市长敬静一行到成都高新区芳草、南新两家社区卫生服务中心调研疫情防控相关工作。

★中共成都市委常委、统战部部长、总工会主席吴凯一行到市二医院援助湖北医疗队队员家中慰问。市二医院院长、党委副书记周谦和党委专职副书记、工会主席欧智勇陪同。

13日，中共成都市委常委、统战部部长、市总工会主席吴凯一行到郫都区人民医院慰问抗疫一线医务人员。

★成都市级第四、五批援鄂（省级第七、八批援鄂医疗队）成都市第四人民医院医生2名，成都市第五人民医院医生1名，核工业四一六医院医生5名、护士12名，成都大学附属医院领队1名、医生7名、护士20名，成都京东方医院医生1名、护士3名，共52人组建四川省第七、八批援鄂医疗队。医疗队于13日赴武汉，成都市第五人民医院、成都大学附属医院、核工业四一六医院46名医护人员支援华中科技大学同济医学院附属协和肿瘤医院，成都市第四人民医院2名心理医生负责所有四川援鄂医疗队员心理辅导工作，成都京东方医院4名医护人员负责感染控制工作。

14日，成都市卫健委党组成员、副主任贾勇组织的新冠肺炎医疗救治及科研工作研讨会在市公卫中心召开。

★成都市卫健委党组成员、副主任董勇一行到市七医院天府院区督导新冠肺炎疫情防控工作，先后查看了改造病房、物资库房、64排CT机等，了解了医院改造病房的情况、防护物品物资储备、CT机使用等情况。

15日，成都市卫健委印发了《关于进一步加强预检分诊和发热门诊管理工作的通知》《关于加强新型冠状病毒肺炎医疗废物规范管理的通知》《新型冠状病毒肺炎防控紧急医疗物资调剂工作方案（试行）通知》。

16日，成都市副市长敬静到

市公卫中心现场办公,专题督办四川大学华西医院团队入驻市公卫中心接管新冠肺炎危重症患者医疗救治工作。

17 日,成都市副市长敬静到锦江区新型冠状病毒感染的肺炎疑似病例定点收治医院——四川友谊医院调研医疗救治及防疫工作开展情况。

★全省首次采集新冠肺炎康复者恢复期血浆,共计两例 700 毫升,将用于新冠肺炎重症、危重症患者治疗。

18 日,成都市卫健委党组书记、主任、市卫健委新型冠状病毒感染的肺炎疫情防控工作领导小组组长谢强到定点酒店调研集中居住医务人员生活保障情况。

★成都市政府副市长敬静到市四医院督查疫情防控工作,实地查看了预检分诊、发热门诊、隔离观察病房、医疗废物暂存处等区域,并听取了医院开展疫情防控工作的汇报。

★成都市卫健委党组成员、副主任董勇一行到市六医院调研防疫物资储备及使用情况。

★成都市卫健委副巡视员张峰一行到市四医院督查疫情防护物资管理情况,现场查看了防护物资库房情况,详细了解了医院疫情物资储备情况及存在困难。

19 日,中共成都市委副书记、市长罗强带队督导高新区京东方光电科技、鸿富锦精密电子(成都)、英特尔产品(成都)3 家重点企业的疫情防控及复工复产情况。

20 日,中国－世界卫生组织新型冠状病毒感染的肺炎联合专家考察组到市妇儿中心医院,现场考察疫情期间特殊人群(孕产妇、儿童)医疗卫生服务、应急预案准备情况。

★成都市卫健委党组成员、副主任董勇一行到金堂县市级定点收治医院督导防护物资、设备管理工作。督导组现场查看了定点医院防护物资储备、物资管理、发放使用登记管理等情况,详细了解了医院疫情防控物资现状和存在的困难。

★成都市纪委监委驻市卫健委纪检监察组组长边登荣一行到市二医院就疫情防控工作进行监督检查。边登荣组长详细了解了医院体温筛查、“三通道”及就诊流程管理、院感防控、人员培训、消毒防护等工作。

21 日,成都市级第六批(省级第九批援湖北医疗队)简阳市人民医院医生 4 人、护士 8 人,都江堰市人民医院医生 3 人、护士 9 人,彭州市人民医院医生 2 人、护士 3 人,彭州市第二人民医院医生 1 人,彭州市中医医院护士 4 人,彭州市妇计中心护士 1 人,崇州市人民医院医生 4 人、护士 5 人,崇州市中医医院护士 2 人,郫都区中医医院医生 1 人,双流区中医医院护士 3 人,新都区中医医院护士 4 人,新津县中医医院护士 3 人,共 57 人组建四川省第六批援湖北医疗队。医疗队于 2 月 21 日出发,支援武昌医院重症病房开展医疗救治工作。

★成都市级第七批(省级第十批援湖北医疗队)省级第十批援湖北医疗队中的心理专业团队 10 人(成都市第四人民医院 5 人、成华区第四人民医院 1 人,彭州市第四人民医院 1 人,青白江区精神病防治院 1 人,新津县第二人民医院 1 人,都江堰市第三人民医院 1 人),接到紧急命令提前随第九批医疗队赶赴湖北。医疗队于 2 月 21 日出发。

24 日,成都市卫健委新冠肺炎疫情防控医疗救治组召开新冠肺炎医疗救治培训视频会。市卫健委直属及委注册医疗机构主要及分管领导、医务科科长、市疾控中心分管负责同志、医疗救治组成员、市级 MDT 医疗救治专家组组长等约 170 人参加了市级主会场。全市 22 个区(市)县各自设置分会场,各卫健局领导班子成员、定点医疗机构及其他县级医疗机构领导班子成员参加了分会场。

★四川省首批支援湖北的 20 万毫升悬浮红细胞启程运往湖北宜昌。首批血液由成都市血液中心、广元市中心血站和达州市中心血站共同筹备,其中成都市血液中心筹备悬浮红细胞 8 万毫升。四川省卫生健康委副主任宋世贵、成都市卫健委副主任贾勇在成都市血液中心参与了启程仪式。四川省首批支援湖北的 20 万毫升悬浮红细胞抵达湖北宜昌,后续将用于湖北宜昌、恩施、荆州三地临床救治。

24 日,成都市卫生健康委员会抗击新冠肺炎一线医务人员火线入党宣誓仪式在市公卫中心举行,3 名抗击新冠肺炎一线医务人员火线入党。市卫健委机关党委书记王育本讲话,首先对火线入党党员表示了庆贺,并提出了希望。

25 日,成都市卫健委党组书记、主任、市卫健委新型冠状病毒感染的肺炎疫情防控工作领导小组组长谢强到市八医院调研新冠肺炎疫情防控工作，详细了解机构人员流动管理、老年人防护、疫情应急处置等工作。

27 日，成都市卫健委副主任贾勇、二级巡视员赵平一行到市四医院指导疫情防控工作。

★成都市卫健委党组成员、副巡视员张峰一行先后到金堂县中医医院、妇保院、县疾控中心、赵镇街道三江社区暖心家园项目点，看望慰问金堂县奋战在防疫一线的医护人员和基层防控工作者。

28 日，成都市卫健委党组成员、副主任董勇一行到市五医院调研指导应急物资储备管理工作，实地到应急物资储备库房，详细了解目前应急物资保障、使用情况及捐赠物资管理工作，询问了医院三级防护物资的采购情况等。

★成都市纪委监委派驻市卫健委纪检监察组组长边登荣一行到市八医院、市血液中心督查新冠肺炎疫情防控工作。

3 月

2 日，中共成都市委副书记、市长罗强到医务人员集中居住定点酒店慰问一线医护人员并督导检查新冠疫情防控工作，实地察看医护人员住宿用餐情况，听取了酒店服务保障医护人员有关情况汇报，视频连线援鄂医疗队并慰问援鄂医护人员。

3 日，成都市卫健委党组成员、副主任董勇一行到郫都区人民医院督查新冠肺炎疫情防控物资保障工作。

4 日，成都市卫健委党组成员、副主任贾勇、二级巡视员赵平一行到郫都区人民医院就新冠肺炎疫情防控工作和医疗救治工作进行现场督导。

5 日，四川省卫生健康委副巡视员刘捷一行到新都区调研职业健康示范企业创建工作。

★成都市爱卫办召开病媒生物防制工作会议。市爱卫办成员单位相关工作负责人，各区（市）县爱卫办分管领导、疾控中心分管领导及相关工作人员参加会议。会议采取视频会议形式召开。

8 日，成都市卫健委党组成员、副主任贾勇、二级巡视员赵平一行到市七医院天府院区开展疫情防控督导工作。

★成都市卫健委党组成员、副主任贾勇、二级巡视员赵平一行到市中西医结合医院督导新冠肺炎疫情防控工作。

9 日，成都市政协副主席罗霞、成都市红十字会相关负责人一行到市中西医结合医院慰问一线医护人员，并向医院捐赠了口罩、防护服、护目镜等新冠肺炎防疫物资，医院党委赵聪书记、党委副书记陈泽君院长、王勇强副院长代表医院接受捐赠。

11 日，国务院联防联控机制工作指导组第十五组组长、国家卫生健康委人事司副司长徐缓一行赴我市新冠肺炎指挥部境外疫情输入防控机场现场工作组，督导检查搭载有疫情高风险国家和地区旅居史乘客的入境航班管控工作。市政府副市长牛清报、副秘书长罗建民和市卫健委党组书记、主任谢强等陪同检查。

16 日，成都市政府副市长敬静先后到市中西医结合医院、锦江区调研疫情防控医疗救治和管理服务工作。市卫健委副主任黄友静、高新区管委会副主任甘立军陪同调研。

18 日，中共成都市委机构编制委员会关于市第十一人民医院并入市第六人民医院的通知（成机编〔2020〕12 号），重新核定成都市第六人民医院事业编制 1210 名（可使用编制 1068 名）；核定领导职数 9 名（2 正 7 副），其中党委书记 1 名、专职副书记 1 名、纪委书记 1 名；院长 1 名、副院长 5 名。

★成都市副市长敬静一行到郫都区调研新冠肺炎疫情防控工作，现场查看了集中隔离酒店管理、设施设备情况和观察点医护人员配置、观察人员现状，慰问了入住酒店的医务人员和入境专班工作人员。

19 日，成都市卫健委党组书记、主任、市卫健委新冠肺炎疫情防控工作领导小组组长谢强到武侯区、新津县对入境来（返）蓉人员集中隔离观察酒店，查看入境来（返）蓉人员全流程健康监测和防控管理情况。

★成都市卫健委党组成员、副主任贾勇、二级巡视员赵平、医政处处长刘志刚一行到市六医院对疫情防控和复工复产开展情况进行暗访。

24 日，四川省卫生健康委党组书记、主任沈骥，到总府路皇冠假日酒店境外人员集中隔离医学观察点，调研锦江区防控境外疫情输入工作。成都市副市长牛清报陪同调研。

25日，成都市卫健委党组书记、主任谢强到市二医院督导疫情防控和复工复产工作。谢强主任先后到门诊大厅、急诊科、发热门诊、呼吸专科门诊等地，听取了医院党委书记徐荣华对医院疫情防控、复工复产等工作情况的汇报，详细了解了医院体温筛查、"三通道"管理、方舱CT运行、医疗秩序恢复、龙潭医院项目建设等情况。

26日，四川省卫生健康委主任何延政带队赴援湖北返川医疗队三岔湖集中疗养休整驻地看望慰问医疗队员。

★成都市卫健委党组书记、主任谢强到市妇儿中心医院督查医院恢复诊疗秩序工作情况等。

30日，成都市卫健委党组成员、副主任董勇一行到市六医院东部院区就项目建设推进情况进行调研，实地了解了部分楼层建设情况，对市六医院在疫情影响下按期完成建设任务表示肯定。

31日，四川省应对新型冠状病毒感染肺炎疫情应急指挥部副指挥长、四川省卫生健康委党组书记沈骥一行到市公卫中心调研。市卫健委副主任贾勇、二级巡视员赵平及相关处室负责人陪同调研。

★四川省卫生健康委书记沈骥一行到成华区调研入境后转乘国内交通工具来(返)蓉人员管理服务工作情况，省卫生健康委疾控处处长曾令和、市卫健委巡视员刘培毅、区政府副区长周海燕陪同调研。

★成都市卫健委组织召开调整三级响应后医疗机构疫情防控重点工作安排视频会，各区(市)县卫健局设分会场。市卫健委副主任贾勇、机关党委书记王育本、巡视员赵平，委疫情防控工作领导小组医疗救治工作组、督查督导工作组相关处室负责人，各区(市)县卫健局局长、分管局长及相关科室主要负责人、各级各类医疗机构主要负责人参加了会议。

4月

1日，四川省卫生健康委人才中心主任陈文，成都市卫计人才服务中心副主任陈佳及省、市临床医师规范化进修管理办公室一行6人调研组到市妇儿中心医院开展临床医师规范化进修工作调研。

2日，成都市人大常委会副主任韩春林率队督导检查市中西医结合医院安全生产消防隐患排查工作推进情况。

★成都市卫健委党组成员、副主任刘德成一行对市妇儿中心医院的安全生产工作进行检查。

★成都市卫健委党组成员、副主任贾勇一行到彭州市调研疫情防控、医疗秩序恢复及市人民医院三甲创建工作等。

3日，四川省卫生健康委党组书记、四川省应对新型冠状病毒指挥部副指挥长沈骥一行到三岔湖长岛天堂洲际酒店欢送援湖北医疗队人员撤离，至此，高新区顺利完成援湖北医疗队员在辖区定点酒店的集中隔离休整工作。

★四川省卫生健康委主任何延政、副主任宋世贵，成都市卫健委巡视员郭萍，都江堰市委常委、宣传部部长唐小峰，副市长袁明，以及都江堰市卫健局、市文体旅局、市青都局、成都倾城世纪科技有限公司负责人参加四川援鄂医疗队第二批、第九批329名队员结束为期14天的都江堰市集中疗养休整返乡欢送仪式。

7日，成都市卫健委副主任黄友静、副巡视员张峰一行调研蒲江县鹤山社区卫生服务中心"成都市示范中医馆"及县中医医院中医药工作。

8日，成都市人民政府召开研究医疗卫生领域"十四五"重点基本建设项目有关工作专题会，积极推进市血液中心迁建工程项目周边市政配套设施建设情况。

★成都市副市长刘筱柳一行调研高新区集中隔离医学观察相关工作推进情况。

★成都市卫健委副巡视员张峰一行对大邑县民营中医医疗机构发展情况进行调研。

10日，成都市卫健委党组书记、主任谢强一行到市六医院东部院区，现场调研东部院区开业前各项准备工作。谢强主任一行实地查看东部院区各科室设施设备，详细询问市六医院、市十一医院合并工作推进情况和搬迁工作最新进展。

14日，中共成都市委副书记、市长罗强主持召开全市医疗卫生健康体系专题会议，总结全市医疗卫生健康事业发展成绩，分析存在的问题短板，研究部署下一阶段重点工作。

17日，在市政府常务会议室(市政府第一办公区)召开市政府重大投资项目评审联席会议2020年第1次会议，罗强市长主持会议，审议成都市第六人民医院西部院区建设项目，罗强市长亲自命名为成都市第六人民医院成华院区，金牛院区。

16－17 日，成都市卫健委党组成员、副主任董勇率委办公室、规财处、疾控处、医政处等相关人员到重庆市开展卫生健康合作对接工作。

19 日，四川省卫生健康委及成都市、青羊区执法大队对市妇儿中心医院新冠疫情防控工作落实情况进行督查。

22 日，成都市卫健委党组书记、主任、市卫健委新型冠状病毒感染的肺炎疫情防控工作领导小组组长谢强到市五医院、温江区调研统筹疫情防控和恢复正常医疗秩序工作。

★成都市卫健委副主黄友静任一行到市中西医结合医院调研指导中医药发展建设工作。

23 日，成都市卫健委党组成员、副主任董勇率相关处室负责人到新都区调研基层卫生工作情况。董勇一行听取了新都区基层卫生工作汇报，了解了新都区医共体建设、“十三五”能力提升工程、信息化建设等工作的推进情况，实地调研了大丰街道社区卫生服务中心“十三五”能力提升工程项目、新繁中心卫生院家医、基公信息系统建设、新繁街道高墙村卫生站“镇村一体化管理”工作。

24 日，成都市卫健委组织召开医疗机构疫情防控重点工作安排视频会，各区(市)县卫健局设分会场。市卫健委副主任贾勇、巡视员赵平，委疫情防控工作领导小组医疗救治工作组、督查督导工作组、疾控工作组，各区(市)县卫健局分管局长及相关科室主要负责人、各级各类医疗机构主要负责人参加了会议。

26 日，成都市副市长敬静一行到青羊区文家社区卫生服务中心对院感防控措施落实情况进行督导。

★成都市副市长敬静率队到金牛区人民医院、成都西区医院督导调研疫情防控工作。调研组模拟患者体验就医流程，并对实地查看了医疗机构的预检分诊、门急诊、隔离病房、住院病区。

★成都市副市长敬静到市妇儿中心医院对调研新冠疫情防控工作。

★四川省计生协会副秘书长、家庭服务部部长谭中华率队调研龙泉驿区社会组织参与计生家庭帮扶工作和镇级计生协改革试点工作，并召开座谈会。

★成都市卫健委党组成员、副主任贾勇到市二医院督查指导疫情防控和恢复正常医疗秩序工作，市卫健委二级巡视员赵平、医政处处长刘志刚、医院党委书记徐荣华等陪同。

28 日，成都市卫健委党组成员、副主任刘德成一行到市三医院检查“五·一”节前安全生产工作。

29 日，成都市卫健委召开全面从严治党、党风廉政建设和反腐败工作安排部署会，会议传达了中央、省、市纪委全会精神，回顾总结 2019 年市卫健委党风廉政建设工作，安排部署 2020 年党风廉政建设工作。卫健委领导、直属单位主要负责人、委机关各处(室)负责人、支部书记参加了会议。

5 月

6 日，成都市卫健委党组成员、副主任贾勇、二级巡视员赵平一行到市五医院督导新冠肺炎疫情防控工作。

7 日，成都市卫健委党组成员、副主任董勇一行，到市六医院金牛院区调研市级医疗机构基本建设项推进情况。

5 月 8 日，成都市卫健委党组书记、主任、市卫健委新型冠状病毒感染的肺炎疫情防控工作领导小组组长谢强到简阳市就健康扶贫和疫情防控工作进行调研。

★成都市卫健委员会党组成员、副主任陈沙宁一行到市血液中心督导检查新冠肺炎疫情防控和医疗卫生保障专项工作。

12 日，国际护士节，四川省委副书记、省长尹力一行到市公卫中心慰问临床护理人员和一线抗疫人员，省委常委王一宏、省政府秘书长张剡、市政府副市长敬静和省市卫健委相关领导陪同。

13 日，成都市卫健委召开医疗机构核酸检测和发热门诊改造有关工作专题会。市政府副市长敬静、市政府办公厅副主任吴玮琪，市卫健委、财政局、医保局和各区(市)县政府分管负责同志及卫健局、部分医疗机构主要负责人参加了会议。

14 日，成都市卫健委党组成员、副主任陈沙宁一行到市中西医结合医院对督查医疗服务质量工作。

★成都市卫健委党组成员、副主任贾勇，二级巡视员赵平一行到市三医院调研医院建设发展工作。

19日，成都市卫健委党组成员、副主任董勇一行到市中医结合医院调研第五期项目推进情况。

★中国卫生信息与健康医疗大数据学会副会长马昱一行到双流区电子信息产业园调研成都市推进国家健康医疗大数据应用示范中心及产业园建设有关情况。四川省卫生健康委二级巡视员黄勤、四川省卫生健康信息中心主任周力、成都市卫健委副主任贾勇、二级巡视员赵平等陪同调研。

21日，成都市卫健委党组书记、主任谢强到市三医院督导“三重”工作推进情况。

22日，成都市卫健委党组成员、副主任刘德成一行到市八医院、市中研所督导检查安全稳定工作。

26日，四川省卫生健康委党组书记沈骥一行到甘孜州德格县调研卫生健康工作。调研期间，沈骥书记亲切慰问了高新区派驻德格县马尼干戈卫生院的队员。

★成都市卫健委党组书记、主任、市卫健委新型冠状病毒感染的肺炎疫情防控工作领导小组组长谢强到成华区疾控中心，详细了解成华区疾病预防控制体系改革发展和新冠肺炎疫情防控、艾滋病防治等工作情况调研。

★成都市卫健委党组书记、主任谢强率队到郫都区人民医院安德分院（安德街道卫生院）调研卫生健康工作情况。

★成都市卫健委党组成员、副主任贾勇，二级巡视员赵平一行到市六医院成华院区指导工作。

27日，成都市卫健委党组书记、主任、市卫健委新型冠状病毒感染的肺炎疫情防控工作领导小组组长谢强到温江区调研核酸检测技术研发、试剂盒生产、第三方检测机构能力建设和医疗机构升等升级工作。

★成都市卫健委机关党委书记王育本一行调研市二医院党建重点任务落实情况。

★成都市卫生计生监督执法支队和重庆市卫生健康综合行政执法总队签订了《成渝地区双城经济圈卫生健康执法战略框架合作协议》。

28日，成都市卫健委党组书记、主任谢强一行到市血液中心迁建一期工程项目施工现场，重点督导和检查项目复工复产情况及投资执行情况。

6月

1日，成都市人社局党组成员、副局长左华荣一行到市二医院调研指导人才工作，市卫健委党组成员、副主任陈沙宁，人事处副处长杨鑫、医院党委书记徐荣华等陪同调研。

2日，成都市人大教科文卫委员会主任委员金佐第一行到市中西医结合医院开展《成都市社会急救医疗管理规定》立法调研工作，成都市人大教科文卫委员会副主任委员周雅丽、杨琼、侯蓉滨，市卫健委副主任何晓，院长陈泽君、副院长杨晓梅、李卫东陪同调研。

★成都市卫健委党组书记、主任谢强到邛崃市调研邛崃市传染病医院项目、中医医院迁建项目、邛崃第二人民医院新建项目等规划建设情况。邛崃市委副书记、市长王林，市委常委、市委宣传部部长周洪彬陪同调研。

3日，四川省卫生健康委党组书记沈骥一行到甘孜州得荣县人民医院调研，并看望慰问市三医院对口帮扶得荣县医疗队队员。

★四川省第五批、成都市第三批支援湖北的爱心血液启程运往武汉。本次援助湖北武汉的76.6万毫升爱心血液（46.6万毫升悬浮红细胞和30万毫升冰冻血浆）由成都市血液中心、泸州市中心血站、德阳市中心血站等7家血站共同筹备。

★成德眉资医疗健康同城专项合作组2020年第一次联席会议在成都召开，成都市卫健委副主任董勇、德阳市卫健委副主任廖珊、眉山市卫健委副主任蒋传德、资阳市卫健委副主任杨玉，成都、德阳、眉山、资阳卫健委有关处（科）室负责人出席了会议。

4日，四川省卫生健康委党组书记沈骥一行到市二医院指导调研疫情防控通道管理、“三关三问”、核酸检测、智慧化医院建设及电子健康卡推广使用情况。

★四川省卫生健康委党组书记沈骥一行到市三医院指导调研疫情防控工作。市卫健委党组书记、主任谢强、二级巡视员赵平及相关负责人陪同调研。

★成都市卫健委党组成员、副主任董勇一行到温江区调研基层卫生工作情况。董勇一行实地查看了金马镇中心卫生院“十三五”能力提升工程项目建设推进情况、永盛镇卫生院工作开展情况及和盛镇友庆社区公有化标准化村卫生室一体化管理情况。

5日，四川省卫生健康委党组书记沈骥到市中西医结合医院调研指导疫情防控工作。四川省中医药局党组成员、副局长杨正春，成都市卫健委党组成员、副主任贾勇、二级巡视员赵平，医院党委书记赵聪、院长陈泽君等陪同调研。

★成都市卫健委副主任黄友静、副巡视员张峰一行到市二医院调研中医皮肤重点专科建设工作。

9日，成都市人大常委会副主任仰协一行到金牛区开展“走访企业、群众专项工作”调研活动，实地走访了成都西区医院，并与成都中医大银海眼科医院、成都玛丽亚妇产儿童医院、四川悦好医学美容医院等医院就疫情后民营医院运行情况进行了座谈。

10日，成都市政协副主席刘仆到蒲江县人民医院调研医院整体迁建项目和人民医院康复中心配套设施建设项目推进情况，县委副书记、代理县长赵钢，县政协主席杨亚群陪同调研。

11日，成都市副市长敬静一行到高新区中和社区卫生服务中心调研高新区网格化城市医联体试点推进工作。

★成都市卫健委党组成员、副主任董勇一行到简阳市督导调研健康扶贫工作。

★成都市卫健委副巡视员张峰一行到龙泉驿区调研计生协工作，探望龙泉驿区计生特殊家庭住院病人，并召开座谈会。

15日，中共成都市委副书记、市长罗强带队到双流国际机场慰问高新区入境人员机场转运专班工作人员。

17日，四川省卫生健康委党组书记沈骥到市血液中心调研疫情防控相关工作，市卫健委党组成员、副主任贾勇陪同调研。

★四川省总工会党组书记、副主席胥纯一行到市三医院开展“送清凉”慰问活动，向医务工作者代表送上诚挚问候并送上慰问品及慰问金。成都市总工会党组书记、常务副主席张余松，市总工会党组成员、副主席刘斌，市总工会教科文卫体工会一级调研员胡艳桃及市卫健委机关党委书记王育本参加了活动。

18日，成都市人大常委会副主任仰协一行到金堂县急救指挥分中心、金堂县二医院、金堂县淮口中心卫生院，调研《成都市社会急救医疗管理规定》立法工作。市人大常委会副秘书长廖晓敏、市卫健委二级巡视员刘培毅、部分市人大代表参加了调研。

★成都市政府副市长敬静一行到新津县调研县域医共体建设情况，实地参观了中医院医共体管理中心，听取了新津县医共体建设情况汇报，详细了解了医共体体制机制建设及运行情况。

★成都市政府副市长牛清报一行到郫都区宜尚酒店、城市快捷酒店、康养居酒店集中隔离点调研双流机场入境人员转接管理服务工作情况，并慰问了奋战在集中隔离点一线的工作人员。

★成都市政府副市长刘筱柳一行到成华区调研入境人员集中隔离酒店防控工作，市卫健委副主任何晓、区政府副区长周海燕及区卫健局、区文体旅局、区住建交局、东客站管委会相关负责人陪同调研。

★成都市政府副市长敬静一行到蒲江县调研紧密型县域医共体建设工作。市卫健委主任谢强、副主任黄友静、董勇，县委副书记、代理县长赵钢、副县长游锦陪同调研。

23日，成都市卫健委党组成员、副主任何晓一行到简阳市调研健康扶贫和项目建设工作。

★成都市卫健委党组成员、副主任刘德成一行到市四医院调研指导端午节前安全稳定工作。

★由市卫健委主办，市公卫中心、市计生保障中心、成龙路街道办事处水杉社区共同承办的禁毒防艾“健康人生 · 绿色无毒”主题宣传活动，在锦江区水杉社区广场进行。市卫健委党组成员、副主任何晓出席了宣传活动。

23－24日，国家卫生健康委人口监测与家庭发展司司长杨文庄一行调研我市人口家庭工作，省卫生健康委人口家庭处处长苏建明，市卫健委党组书记、主任谢强，副主任黄友静、副巡视员张峰等陪同调研

26日，成都市卫健委党组成员、副主任董勇一行到市中西医结合医院检查应急值守和安全生产工作。

7月

1日，成都市卫健委党组成员、副主任董勇一行到肖家河社区卫生服务中心调研高新区“十三五”基层卫生硬件提升工作。

3日，四川省卫生健康委党组书记沈骥到简阳市调研疫情防控

工作。市卫健委党组成员、副主任何晓陪同调研。

7 日,成都市卫健委二级巡视员赵平一行到高新区实验中学(新北校区)检查高考防疫保障工作。

10 日,四川省卫生健康委主任何延政到青白江区调研疫情常态化防控等工作。

21 日,成都市卫健委与重庆市卫健委共同签订《推动成渝地区双城经济圈建设成渝卫生健康一体化发展合作协议(2020—2025 年)》,双方正式成为合作伙伴,并将积极推动成渝两地双城经济圈卫生健康事业一体化发展。

23 日,四川省卫生健康委党组成员、副主任宋世贵一行到市三医院调研重点专科及学科建设工作。市卫健委二级巡视员赵平陪同调研。

8 月

5 日,成都市卫健委副主任黄友静、一级调研员张峰到市二医院调研成都市医疗机构制剂相关工作。

6 日,成都市卫健委党组书记、主任谢强,副主任贾勇一行到成都京东方医院就医院建设项目工地现场调研。

★成都市召开 2020 年职业病防治项目启动会,市卫健委党组成员、副主任何晓作了工作动员和工作部署。

19 日,是第三个“中国医师节”,四川省副省长杨兴平到市公卫中心慰问一线医护人员并向广大医务工作者致以真挚的节日祝福和崇高的敬意。

★中共成都市委副书记、代市长王凤朝到市三医院、市疾控中心,看望慰问一线医务工作者,代表市委、市政府向全市广大医护工作者致以节日祝福和崇高的敬意。

★国家卫生健康委卫生发展研究中心研究员郝晓宁等一行到市八医院调研长期照护保险试点工作。

25 日,成都市卫健委召开应对秋冬季新冠肺炎疫情医疗救治暨卫生健康行业领域突出问题系统治理工作会。市纪委监委驻市卫健委纪检监察组组长边登荣、市卫健委副主任贾勇、市卫健委二级巡视员赵平,委相关处室和直属单位及委注册医疗卫生机构主要负责人以及相关人员、委注册第三方检验机构主要负责人参加市级主会场,各区(市)县卫健局局长、分管局长及相关科室主要负责人、医疗机构主要负责人参加分会场。全市共计 2000 余人参加了会议。

9 月

1 日,四川省卫生健康委党组书记沈骥到市四医院调研疫情防控和改革发展等情况,市卫健委党组成员、副主任贾勇,二级巡视员赵平陪同调研。

3 日,成都市卫健委党组书记、主任、市尘肺病防治攻坚行动领导小组办公室主任谢强带队督导检查都江堰市尘肺病防治攻坚工作开展情况和重点企业粉尘危害治理情况。

7 日,四川省卫生健康委、成都市卫健委、成都市市场监管局联合调研组一行,到大邑县蜀之源酒业有限公司开展酒类食品安全国家标准跟踪评价调研工作。大邑县卫生健康局、大邑县市场监管局相关负责人陪同调研。

10 日,成都市第三人民医院党委宣传统战部部长,消化内科二病区护士长、大内科副护士长,副主任护师刘之超(女);成都市疾病预防控制中心微生物检验党支部书记、微生物检验科主任,副主任技师孟建彤获得“全国抗击新冠肺炎疫情先进个人”称号;成都市公共卫生临床医疗中心党委获得“全国抗击新冠肺炎疫情先进集体”称号。

★成都市公共卫生临床医疗中心党委获得“全国先进基层党组织”称号。

14 日,四川省中医药管理局副局长杨正春、四川省中医药管理局党组成员、四川省骨科医院党委书记王剑平一行到新津区中医院调研医共体工作。

16 日,四川省卫生健康委党组成员、副主任宋世贵一行对高新区中同蓝博医学检验实验室进行疫情防控现场督查。市卫健委党组成员、副主任何晓,市卫健委机关党委书记王育本参加了调研。

17 日,全国政协人口资源环境委员会副主任、中国计划生育协会党组书记、常务副会长王培安一行到双流区专题调研“完善生育支持政策配套措施”实施情况。省政协人口资源环境委员会副主任石瑜飞,市政协副主席郝康理,市卫健委党组书记、主任谢强陪同调研。

21 日，国务院联防联控机制秋冬季新冠肺炎疫情防控专项督查第十二督查组到市公卫中心督查，充分肯定了市公卫中心作为省市级定点医疗机构在新冠肺炎疫情救治工作中做出的努力与成绩。同时，要求进一步提高思想认识，适时根据疫情发展趋势，科学防护，动态调整，做好新形势下常态化疫情防控各项工作。

24 日，成都市卫健委党组成员、副主任陈沙宁到市五医院讲授专题党课，党课主题为“学习贯彻省委十一届七次全会和市委十三届七次全会精神”。医院党政领导班子、全院中干及党支部书记、党员代表参加了学习，2000 余名医院职工通过视频直播的形式在线观看。

28 日，成都市卫健委党组书记、主任谢强先后到市公卫中心、市四医院和市急救指挥中心，实地查看基建项目、心理援助热线中心、新增救护车配置、应急物资储备等情况，详细了解有关单位秋冬季新冠肺炎疫情防控准备情况。

★由成都市卫健委主办、市八医院协办的 2020 年度成都市医养结合培训会召开。

30 日，市七医院天府院区三期工程建设项目举行项目动工奠基仪式。市卫健委党组成员、副主任董勇等参加奠基仪式。

10 月

9 日，成都市卫健委党组成员、副主任贾勇、二级巡视员赵平一行到市中西结合医院督导国庆节后医疗质量和安全诊疗情况。

★成都市副市长刘筱柳到市公卫中心、市疾控中心调研新冠肺炎疫情防控工作。

14 日，四川省卫生健康委主任何延政、副主任宋世贵到市公卫中心督查督导新冠疫情防控工作。成都市卫健委副主任贾勇及相关处室负责人陪同。

13－14 日，由成都市卫健委、市总工会联合主办的 2020 年成都百万职工技能大赛第二届“同城杯”暨成都市第十一届疾控技能比赛在青白江区举行。通过实验室盲样考核、专业知识理论考试等，选拔出成都市、德阳市、眉山市、资阳市、雅安市 5 个市州代表队和成都市成华区、武侯区、天府新区、新都区、金堂县、青白江区、简阳市代表队共 12 支队伍进入总决赛。

19 日，成都市卫健委党组书记、主任谢强到武侯区调研指导秋冬季疫情防控准备工作，先后实地查看第三方检测机构、隔离场所和社区卫生服务中心“哨点”建设情况，听取了武侯区有关情况汇报。

20 日，由市卫健委主办、市六医院承办的“2020 年成都市基层卫生临床业务骨干培训”开班。市卫健委副主任董勇、市六医院党委书记刘勇、党委专职副书记曾雪峰等出席开班仪式，来自 23 个区（市）县基层医疗机构共计 120 名临床骨干医师参加了培训。

★2020“蓉漂人才荟”暨 2021 年成都市医疗卫生事业单位公开招聘会首站在重庆医科大学盛大开幕。成都市卫生健康委党组成员、副主任陈沙宁、人事处处长李志春，四川省卫生健康委人才中心主任陈文、成都市卫计人才中心主任宁建锋出席招聘会现场。

22 日，成都市卫健委党组书记、主任、市老龄委副主任谢强到双流区黄水镇云华社区看望慰问四川省最长寿老人朱郑氏（120 岁），双流区卫健局屈勤陪同。

★四川省卫生健康委党组成员、副主任徐旭一行专项调研市公卫中心新冠疫情防控重点医用物资储备工作，并召开了座谈会。市卫健委党组副主任董勇、药政处处长陈波陪同调研。

23 日，四川省政府副省长、省老龄委主任杨兴平率省政府副秘书长、省老龄委副主任钟承林，省卫生健康委主任、省老龄委副主任何延政等领导到青羊区草堂街道琴台路社区看望慰问百岁老人陈树德，青羊区区领导蒋蔚炜、杜忠云陪同。

★在重阳节即将来临之际，四川省政府副省长、省老龄委主任杨兴平，省政府副秘书长、省老龄委副主任钟承林，省卫生健康委主任、省老龄委副主任何延政一行到金牛区区慰问困难高龄老人。成都市政府副秘书长廖成珍、金牛区政府副区长、区老龄委主任黄智太陪同。

★成都市卫健委机关党委书记王育本到东升街道白鹭家园看望慰问高龄革命老军人黄志林，双流区卫健局党组成员、局机关党委书记余宗伟陪同。

★成都市卫健委党组成员、副主任刘德成带领相关处室负责人和安全生产专家到邛崃市调研指导医院安全生产和疫情防控工作。

★成都市卫健委党组成员、副主任贾勇一行对大邑县5户战斗英雄、困难老人、百岁老人进行了走访慰问。

24日，成都市卫健委、市中医管理局、市总工会举办了“2020年成都市基层中医药适宜技术技能大赛”。市总工会党组成员、副主席黄龙蓉，市卫健委副主任黄友静参加大赛闭幕式并为获奖选手和代表队颁奖。

27日，成都市卫健委党组成员、副主任陈沙宁一行到郫都区“敬老月温暖重阳”走访慰问活动，先后看望慰问了郫都区郫筒街道94岁高龄的抗美援朝志愿军老战士罗著成、参加过解放战争和新中国建设的87岁南下干部樊富槐，向他们致以亲切的问候和崇高的敬意。

★成都市卫健委党组成员、副主任刘德成带领相关处室负责人到市卫生计生监督执法支队、市妇女儿童中心医院东城根街院区、市卫生计生人才服务中心、市卫生和计划生育宣传教育中心调研指导安全稳定工作，实地查看了相关单位火灾防控、治安保卫、危化品安全使用管理、安全生产清单制管理、矛盾纠纷摸排化解和疫情防控等相关工作，对发现的问题隐患现场下达整改通知，同时，提出整改意见和具体要求。

★“成都名中医流动车”进青羊大型中医药文化宣传活动在青羊区宽窄巷子东广场举行。此次活动由成都市卫健委、市中医管理局主办，青羊区卫生健康局、市中西医结合医院承办，青羊区中医医院、四川新绿色药业科技发展有限公司协办。四川省中医药管理局党组成员、四川省骨科医院党委书记王剑平，成都市卫健委副主任黄友静，青羊区卫健局党组书记、局长刘咏梅等参加了启动仪式。

28日，成都市卫健委党组成员、副主任陈沙宁一行到金堂县看望曾经参加过抗美援朝上甘岭战役的老一辈战斗英雄何永贵和荣获上甘岭战役一等功臣的张家帮，同时，走访慰问失能、特困和百岁老人。

29日，农工民主党中央调研组一行在全国人大常委会委员、农工党中央专职副主席杨震的带领下到市公卫中心，调研中西医结合防治传染病长效机制及疫情防控工作。

★中共成都市委副书记、市长王凤朝率队前往双流国际机场、白家市场、市公卫中心及武侯区某隔离酒店，督导疫情防控相关工作。

30日，成都市举行秋冬季新冠肺炎疫情防控及新冠病毒核酸检测应急演练，演练总指挥、副市长刘筱柳出席并讲话，市卫健委副主任何晓，13个市级部门和23个区(市)县疫情防控指挥部及其成员单位参加了演练，市县两级指挥部下设工作组及有关部门现场观摩。

11月

2日，国家中医药管理局法监司司长余海洋带队，北京大学人民医院副院长毛汛、上海医保监督所副所长董晓英、河南省卫生健康技术监督中心科长梁道宝组成督察组，到双流区督察医疗卫生行业综合监管工作。省卫生健康委副主任宋世贵，省中医药管理局政法处处长宋平，市政府办公厅副秘书长、办公厅主任廖成珍，市卫健委主任谢强，市市场监管局药品安全总监白兰彬，双流区区领导何幸川和区卫健局、区综合执法局、区医保局、区商务局等相关部门负责人陪同。

9日，成都市卫健委党组书记、主任谢强率队到市七医院对医院三期项目建设、门急诊和发热门诊运行管理情况进行现场调研，对党的十九届五中全会精神进行宣讲，听取了市七医院重点目标任务推进、重点项目建设、“十四五”规划编制、班子和队伍建设等方面情况汇报，收集基层对卫生健康工作和“十四五”规划编制的意见建议。

★市卫健委党组成员、副主任贾勇，一级调研员何勤一行到市血液中心迁建一期工程项目施工现场，督导和检查项目进度、投资及搬迁筹备等工作情况进行。

10日，成都市卫健委党组书记、主任谢强一行到金牛区成都存济口腔医院建设项目、成都国际智慧健康城现场调研卫生健康工作及重点产业化项目建设情况，市卫健委党组成员、副主任贾勇及相关处室负责人，金牛区副区长黄智太陪同调研。

13日，成都市卫健委组成员、副主任何晓一行到双流区卫健局进行了“大调研、大走访”座谈会。双流区卫健局党组成员、区纪委监委派驻区卫健局纪检监察组组长万启洪，区卫健局党组成员、副局长郭毅，局党组成员、区疾控中心主任安钧及区卫健局相关科室负责人参加了会议。

17 日，四川省卫生健康委主任何延政带队的省新冠肺炎疫情常态化防控专项督查组对市七医院天府院区疫情常态化防控工作进行督查。市卫健委党组书记、主任谢强，市卫健委党组成员、副主任何晓、贾勇陪同督查。

★四川省卫生健康委主任何延政带队联合省监督执法总队、成都市卫健委对高新区千麦医学检验实验室进行新冠疫情核酸检测现场督查。

★成都市卫健委党组成员、副主任董勇一行到蒲江县开展“大学习、大调研、大走访”活动。调研组一行深入蒲江县人民医院整体迁建项目和县人民医院康复中心及配套设施建设项目现场，实地了解项目推进情况。

★成都市卫健委党组成员、副主任陈沙宁、人事处处长李志春、机关党委专职副书记何晓东等一行到市六医院院开展“大学习、大调研、大走访”活动，调研组一行先后到东虹院区、沙河院区实地了解新院区运行、开诊情况（发热门诊）。同时，查看疫情防控工作等。医院党政领导班子陪同调研。

★成都市第二人民医院感染性疾病科代理副主任、副主任医师杜月君，成都市第三人民医院医院感染管理部部长、预防保健部部长、副主任医师郭华，成都市第四人民医院病区临时负责人、副主任医师刘芳，成都市第五人民医院病案管理科科长、副主任医师赵晓平，成都市第六人民医院医学装备部九级职员王振华，成都市第七人民医院重症医学科护师冯奕，成都市公共卫生临床医疗中心副院长、副主任医师张仁卿，成都市妇女儿童中心医院感染性疾病科副主任、副主任医师贺钰磊，成都市疾病预防控制中心副主任、主任医师彭中，成都市卫生健康委员会政策法规和体制改革处处长吴静，成都市卫生健康委员会医政医管处一级主任科员赵茜，成都市卫生健康委员会疾病预防控制处一级主任科员石俊婷，成都市卫生健康委员会老龄健康处一级调研员青健获得“四川省抗击新冠肺炎疫情先进个人”称号，成都市卫生健康委员会、成都市中西医结合医院、成都市疾病预防控制中心党委、成都市血液中心获得“四川省抗击新冠肺炎疫情先进集体”称号。

18 日，成都市人大常委会副主任仰协一行到成都市心理健康中心（市四医院九江院区），针对全市中小学心理健康教育情况开展了“大学习、大调研、大走访”活动。

★成都市副市长刘筱柳调研市级重大项目—市六医院东虹院区的建设运营及疫情防控工作。副市长刘筱柳一行视察东虹院区的门诊大厅、发热门诊、中央监控室和市级重点专科肾内科，听取医院建设运营情况和疫情防控的工作汇报，了解医院目前存在的问题和困难。

★成都市副市长刘筱柳到市血液中心迁建现场进行调研。市委编办、市发改委、市财政局、市规划和自然资源局、市公园城市局等市级部门负责人现场陪同。市卫健委党组书记、主任谢强、市血液中心全体领导班子成员及参建单位负责人参加了调研。

★成都市公共卫生临床医疗中心副院长、副主任医师张仁卿，成都高新区中和社区卫生服务中心医师苏刚，成都市青白江区精神病防治院院长、副主任王敏（女），成都市郫都区人民医院呼吸内科主治医师李张维，简阳市疾病预防控制中心第二党支部书记、传染病防制科科长、主管医师陈超获得四川省抗击新冠肺炎疫情“优秀共产党员”称号。成都市疾病预防控制中心党委、成都市武侯区疾病预防控制中心党支部、成都市新都区中医医院党委、成都市温江区卫健系统党工委获得四川省抗击新冠肺炎疫情先进基层党组织称号。

17－18 日，四川省计生协副秘书长、家庭服务部副部长苏章辉等一行到新都区桂湖街道新桥村、都江堰幸福街道彩虹社区、温江区和盛镇柳岸社区等地对计生协会改革、“暖心家园”建设运行情况进行调研督导。调研组一行与基层计生工作者、社工组织、志愿者交流座谈，并入户走访慰问计划生育困难群众。

19 日，成都市卫健委党组成员、副主任董勇一行到市妇儿中心医院开展“大调研”“大走访”活动。调研组一行实地走访了医院发热门诊、核酸检测实验室、LDR 产房、盆底康复中心和孕妇学校，详细了解了相关工作开展情况，并征集了成都市卫生健康事业“十四五”规划编制的建议，听取了医院疫情防控、目标任务、重点项目等工作的汇报。

★成都市医疗保障事务中心副主任王东青一行到市八医院调

研长期照护保险试点工作。

24日,成都市疾病预防控制中心主任、主任医师梁娴获得全国先进工作者称号。

25日,成都市委编办副主任罗伟率队调研市血液中心编制保障情况。

★成都市委编办副主任罗伟率队调研市医信所编制保障情况。

27日,成都市卫健委副主任黄友静一行到简阳市督查现代医院管理制度工作落实情况。

29－30日,国家卫生健康委体制改革司、中国人民大学卫生政策研究与评价中心主任王俊率领12名博士、硕士研究生对青白江区区人民医院集团、区中医医院集团医共体建设情况进行了系统的调查研究,客观分析了全区医共体建设情况,提出了工作亮点、存在的问题及工作建议。省卫生健康委党组成员、副主任宋世贵,市卫健委副主任黄友静参加了调研。

12月

2日,成都市卫健委党组成员、副主任贾勇一行到市中西医结合医院调研国际化营商环境医疗服务能力建设工作。

4日,成都市卫健委副主任黄友静、一级调研员张峰一行到市六医院开展“大学习、大调研、大走访”活动,实地了解青龙场病区老年医学科安宁疗护工作情况。

7日,郫都区发现新冠肺炎确诊病例,成都市立即进入了疫情防控工作紧急状态。全市中医医疗机构紧急派员组队分赴郫都区指定地点投入核酸检测抗疫战斗。

★13:30,双流区中医医院火速组织了一支由10名医务人员组成的核酸采样队伍前往郫都;8日凌晨00:30,第二批由20名医务人员组成的应急医疗队伍,星夜驰援。

8日,成都市纪委监委驻市卫健委纪检监察组组长边登荣、成都市卫生计生监督执法队到市中西医结合医院开展疫情防控检查,医院党委赵聪书记及相关负责人陪同检查。

★凌晨0:40,蒲江县中医医院组织10名核酸采集医务人员在接到通知后紧急集合前往郫都区支援。

★凌晨1:40,邛崃市中医医院15名核酸采集医务人员在接到通知后紧急集合前往郫都区支援。凌晨03:00,他们到达某小区进行第一轮核酸采集。

★成都进入战时状态!11日晚,郫都区实施全员核酸检测!随着一声声令下,全市中医医疗机构陆续组织队员多批次前往郫都区,其中,双流区中医医院4批次派出70人,都江堰105人、彭州市82人、简阳市70人……,全市中医医疗机构总派出驰援队员1238人。

9日,四川省委书记彭清华视频调度郫都区人民医院疫情防控工作情况。

★成都市委常委、政法委书记刘守成带队到青羊区督导基层卫生疫情防控工作,青羊区委书记戴志勇、区长蒋蔚炜、副区长杜忠云,区卫健局局长刘咏梅、副局长段成陪同。

★成都市副市长谢瑞武一行到高新区富士康大规模核酸检测点位督导核酸检测工作,成都高新区党工委副书记、管委会主任余辉等委领导陪同。

★成都市政协副主席刘仆一行到蒲江县调研疫情防控工作。县委书记刘刚,县政协主席杨亚群,县委常委、宣传部部长李梅陪同调研。

10日,四川省卫生健康委主任何延政率队到市公卫中心督导新冠肺炎医疗救治工作,并召开专题会议。省卫生健康委副主任宋世贵、医政处处长李冰、副处长向祚敏,四川大学华西医院呼吸科主任、省新冠肺炎医疗救治组常务副组长梁宗安、成都市卫健委医政处副处长储晴曙参加了会议。

★成都市人大常委会常务副主任王忠林到金牛区驷马桥曹家巷社区卫生服务中心调研疫情防控工作并听取汇报。

★成都市政协副主席韩轶到邛崃市督导疫情防控和经济社会发展情况。邛崃市委书记王乾,市政协主席欧俊波等市领导陪同调研。

★四川省卫生和计划生育监督执法总队副总队长蒋威带领省、市两级联合督查组,对郫都区新冠肺炎疫情防控卫生监督重点工作开展了专项督查。联合督查组现场检查了医疗机构、车站、KTV歌厅、超市、社区,重点从医疗机构的防控措施落实、公共场所疫情防控举措、社区联防联控情况进行了督查和现场指导。

★成都市抽调全市1200余名医务人员和3家第三方检测公

司对犀浦街道通宵开展全员核酸检测。

11 日，成都市抽调全市 4000 余名医务人员和 3 家第三方检测公司对郫都区除郫筒街道和犀浦街道外的 8 个街道(镇)通宵开展全员核酸检测。

12 日，四川省委副书记、代省长黄强到市中西医结合医院了解医院预检分诊、发热门诊、通道管理等各项防控制度落实情况。

13 日，国务院联防联控机制综合组到青白江区青云酒店、川化五村督导区疫情防控工作，并提出指导意见。

★四川省生态环境厅副厅长雷毅一行到市公卫中心对医疗废物管理和医疗废水处置、监测等工作现场督查。

15 日，成都市卫健委党组书记、主任谢强到郫都区调研指导疫情防控工作，督查隔离酒店疫情防控措施落实情况。郫都区局党委书记、局长阚华勋陪同调研。

★成都市副市长牛清报到成华区调研集中隔离酒店管理服务工作，牛清报一行现场查看了梵熙精品酒店、龙之梦瑞峰公寓酒店，了解了隔离酒店管理服务工作，听取区卫健局关于隔离人员管理服务工作流程汇报。

17 日，成都市政府副市长刘筱柳到市公卫中心调研新冠肺炎医疗救治工作，并召开专题会议。市卫健委党组书记、主任谢强，副主任贾勇及有关负责人参加了会议。

★成都市卫健委党组书记、主任谢强到锦江区调研医疗机构新冠肺炎疫情防控风险排查问题整改落实情况。谢强一行到四川省友谊医院，实地查看发热门诊设置、预检分诊、住院病区管理、核酸能力检测等情况，随后到 2 家社区民营诊所，重点了解诊所医护人员个人防护、医疗废物处置、发热病人转诊、隔离室准备等情况，同时，听取了锦江区有关工作的情况汇报。

24 日，四川省医疗保障局、成都市医疗保障局、金牛区医疗保障局等一行到市八医院调研医养结合及长期照护保险工作。

28 日，成都市卫健委党组成员、副主任董勇一行到市血液中心迁建项目，对施工进度及安全生产工作进行现场调研。

★成都市卫健委党组成员、副主任董勇一行到市二医院龙潭医院项目现场进行调研。调研组现场查看了龙潭项目急诊区域、体检中心、检验科、手术室以及标准病房等区域，听取了医院相关负责人关于龙潭医院建设项目后期工作计划以及医院运营筹备工作的情况汇报，并详细了解了智慧医院建设、学科发展规划、人力资源储备及设备设施安装等情况。

29 日，成都市卫健委党组成员、副主任董勇一行到市四医院九江院调研区门诊、特需门诊、睡眠医学中心等区域，详细了解了九江院区项目建设、设施设备安装、亚专业设置以及院区运营等情况。

30 日，成都市卫健委机场现场工作组由市卫健委副主任黄友静带队对双流机场入境国际航班开展了疫情防控督导检查工作，成都海关、四川出入境边防检查总站、民航四川监管局参加督导检查，省、市卫健委分别派专家参与。

★成都市卫健委召开成都市卫生健康科技能力提升培训会暨成都市高水平临床重点专科项目建设启动会。市卫健委党组成员、副主任贾勇，市卫健委相关处室负责人，各区(市)县卫健局分管局长、市级公立医院主要负责人、各医疗机构科教及学科带头人参加了会议。

12 月，中华人民共和国国家卫生健康委员会、中国红十字会总会、中央军委后勤保障部卫生局联合授予成都市血液中心“2018—2019 年度全国无偿献血促进奖特别奖，”授予四川省成都市“2018—2019 年度全国无偿献血先进市”荣誉称号。

卫生论坛

Public Health Forum

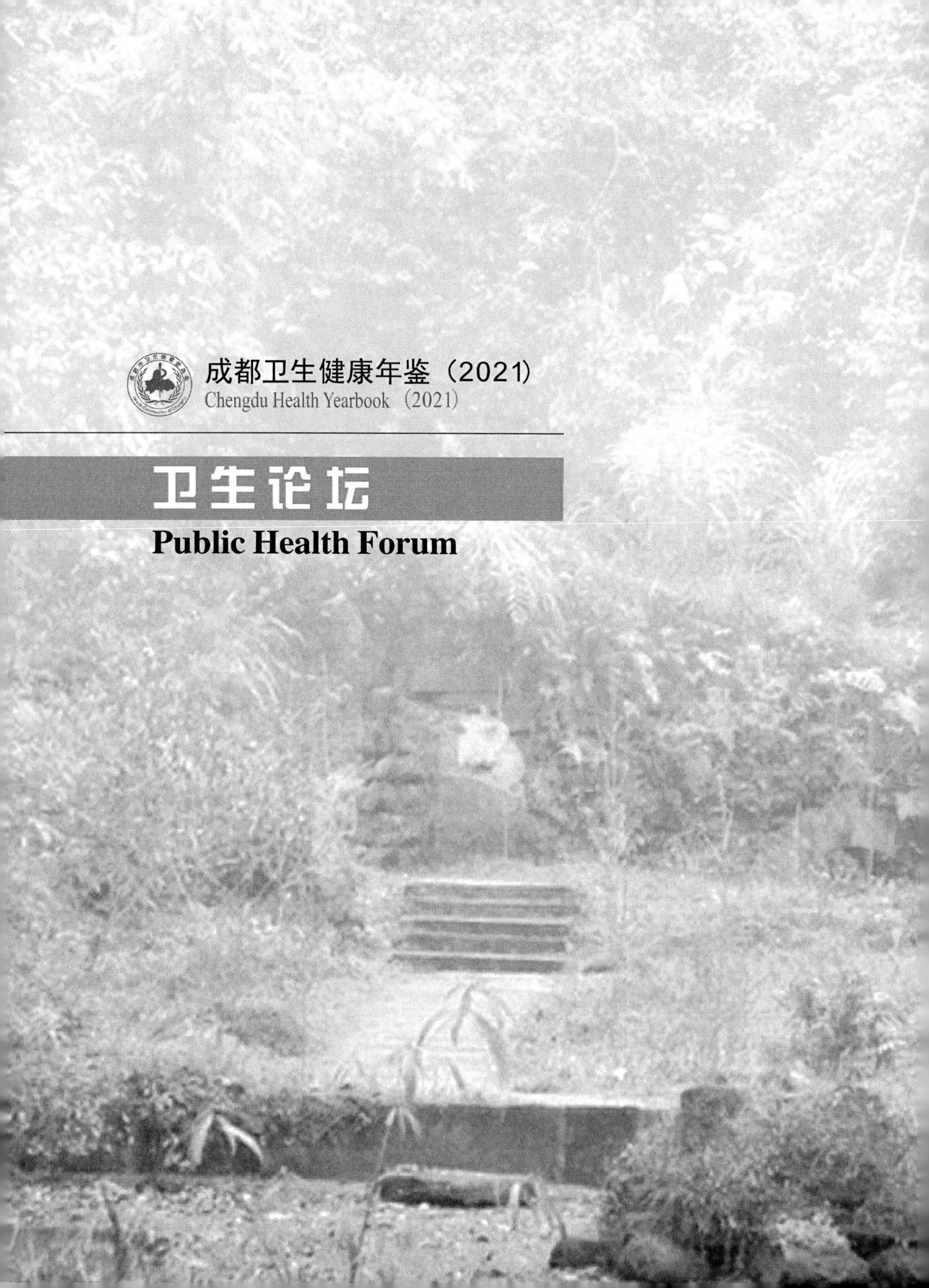

成都市早部署　强预防　重统筹　保安康
刊载在国家卫生健康委办公厅《卫生健康工作动态》

2020 年 3 月 4 日(2020 年第 9 期)妇幼健康工作专刊(第 4 期)

疫情发生以来,四川省成都市早部署、强预防、重统筹,全力保障疫情防控期间母婴健康。

一是迅速反应,提早部署。在新冠疫情早期迅速制发文件部署相关工作。组织专家对全市妇幼保健机构和助产机构开展院感防控巡回,督导严格落实首诊负责、有序诊疗、定点收治。统筹合理布置全市妇幼疫情防控资源,市县两级产急办协同收治机构做好孕产妇的分娩处置。

二是重点管理,强化预防。加强疫区来蓉和有密切接触史孕产妇的摸排监测,建立台账动态管理,将疑似或确诊孕产妇纳入"紫色"妊娠风险重点专案管理。下发新冠肺炎疫情期间加强孕产妇管理、加强妇幼保健机构相关工作的系列通知,统筹诊室服务,优化人力配置;对确需就诊的孕产妇和儿童采取预约诊疗,通过线上管理进行预先分流和物理隔离。截至 2 月 23 日,全市纳入疫情防控监管的孕产妇 287 人、儿童1 196人,孕产妇零感染、2 例确诊儿童均及时转入市级定点医疗机构规范救治。

三是创新机制,统筹兼顾。依托成都市"妇幼一卡通"系统,有效跟踪和掌握全市孕产妇和儿童的健康情况。及时印发通知将母婴保健专项技术服务机构资质效期延迟 3 个月。充分利用"互联网 + 健康医疗",以信息化手段积极开展孕产妇、儿童保健等在线免费咨询、网络问诊、健康指导,合理调整儿童保健和预防接种门诊服务。

(四川省卫生健康委供稿)

健全体系　规范管理
统筹推进婴幼儿照护服务高质量发展

(在国家卫生健康委人口家庭司召开的人口监测与家庭发展工作座谈会上交流发言)

成都市卫生健康委

2020 年 10 月 22 日

按照会议安排,现就我市促进婴幼儿照护服务发展的有关情况作简要汇报。

一、政府统筹推进

在全面调查全市婴幼儿照护服务发展现状、分析短板的基础上,今年 6 月,市政府办公厅出台促进婴幼儿照护服务发展的《实施意见》,明确了两个阶段的目标,家庭照护支持指导、服务供给、政策支持、质量保障、规范管理"五大体系"建设的任务,规划土地、报批建设、财政税收、金融保险、人才培养等方面的支持政策,相关部门的职责任务并纳入政府目标绩效管理,建立了部门联席会议制度,形成政府统筹推进的"一盘棋"工作格局。市政协将这项工作纳入对口协商重点,推动相关政策措施落实。

二、健全服务体系

充分发挥政府和市场的作用,整合资源,构建主体多元、性质多样、覆盖城乡的婴幼儿照护服务体系。

一是大力发展社区婴幼儿照护服务。推进社区照护服务设施建设与改造,新建居住区按每千人口不少于10个托位规划建设,老城区和已建成居住区按每千人口不少于8个托位、5年内通过多种方式建设。加强社区婴幼儿照护服务设施与社区其他公共服务设施功能衔接,引入社会组织或专业机构,发展"1(示范性托育机构)+N(社区托育点)"的婴幼儿照护服务,下沉优质资源,既让群众就近就便享受优质、安全的服务,又做大做强托育机构,形成品牌。

二是大力发展多形式婴幼儿照护服务。发展家庭邻里式、小区嵌入式、单位及园区职工福利式多性质的婴幼儿照护服务,大力发展标准化、规范化托育机构,扶持规模化、连锁化、品牌化的托育机构发展,已形成希希家、暖房子、锦欣、金苹果因特贝等托育服务品牌。

三是大力推进托幼一体化。统筹托幼资源,鼓励有条件的幼儿园开设托班。对幼儿园学位较充足的郊区县(市)原则上实行托幼一体化。目前,全市托幼一体化服务的幼儿园达1 489家,在园3岁以下幼儿达3.46万人。

四是大力发展普惠性托育服务。实施支持社会力量发展普惠性托育服务专项行动,全市28家机构被纳入今年国家首批普惠托育服务专项行动中央预算内投资计划,新增托位1 918个,项目建设稳步推进。同时,明确要求到2022年,每个镇(街)普惠性托育机构不少于1家。

五是强化对家庭婴幼儿照护指导服务。建立了市婴幼儿照护服务指导中心,举办全市婴幼儿照护服务儿保师资培训班、培训110人,并由其全员培训辖区儿保医务人员。将家庭婴幼儿照护知识和技能纳入儿童保健范围,依托各级妇幼保健机构、社区卫生服务中心(站)以及家庭医生签约服务,推进"医育结合",加强了家庭科学育儿指导与婴幼儿健康服务。

三、提高服务质量

一是开展示范性机构建设。按照今年示范机构中心城区各区不少于2个、其他区(市)县不少于1个,全市启动36个示范机构建设,以此推动托育机构管理专业化、运营规范化、服务优质化。

二是加强专家技术支撑。建立涵盖卫生健康、学前教育和营运管理三大类专家的市婴幼儿照护服务专家库,组织专家制定婴幼儿照护服务评价、示范机构评估等标准,编制《婴幼儿照护指南》,规范婴幼儿照护服务。

三是开展从业人员培训。举办全市首批托育机构负责人培训班,培训近300人,为220名经考试合格的机构负责人发放证书。结合新冠疫情常态化防控,依托区(市)县妇幼保健机构开展对托育机构保育、保健人员的培训。市婴幼儿照护服务实训基地建设正在推进中。

四、规范服务管理

一是制定托育机构管理细则。起草形成《成都市托育机构管理细则(试行)》,融设置要求、登记备案、服务规程、监督管理于一体,既规范相关部门政务服务及监督管理行为,又规范托育服务行为。《细则》已多次征求意见,目前正在进一步修改完善中。

二是全面启动登记备案工作。指导托育机构办理备案手续,对达不到备案条件的,联合相关部门逐一实地指导,帮助解决困难。截至目前,全市在线登记的托育机构129家,申请备案的18家,已备案9家。

三是落实综合监管机制。建立市、区(市)县、镇(街)三级联动和相关部门综合监管机制,对托育机构实施动态、全程、综合监管。建立市婴幼儿照护服务管理中心,负责行业管理等日常事务。市托育服务行业协会已通过民政核名,正在按程序推进。

下一步,我市将围绕"五大体系"建设任务抓落实,在"1+N"婴幼儿照护服务模式上探索创新,争创促进婴幼儿照护服务发展的"成都经验"。

强机制　优服务
努力构建失独家庭暖心家园
（在全国暖心家园会议上的发言）

四川省成都市金堂县计生协会
2020 年 9 月 22 日

按照会议安排，我就金堂县计生协暖心家园项目点工作主要做法汇报如下，不妥之处，敬请批评指正。

金堂县位于成都平原东北部，幅员面积1 156平方公里、人口近百万，辖 16 个镇（街道）。全县计生特别扶助对象1 278人，其中，子女伤残 371 人，子女死亡 907 人。近年来，我县针对计生特殊家庭的实际困难，着力开展暖心行动，深入实施救助、养老、安居、再生育扶助和生产发展“五大工程”，基本形成了失独家庭“生产发展有帮扶、日常生活有扶助、就医养老有保障、年老生活有支持”的良好生活局面。2019 年，金堂县计生协赵镇街道三江社区“暖心家园”被列为中国计生协项目，按照项目总体要求，我县结合实际积极探索发挥社会组织专业化服务能力，失独家庭帮扶机制、方式及内涵进一步丰富。

一、强化三项建设，筑牢暖心家园服务网底

一是加强机制建设，夯实服务基础。金堂县计生协结合实际专门成立暖心家园项目工作小组，负责项目的统筹管理，根据失独人员的数量及分布等因素，科学选定暖心家园项目点，制定详细科学的项目实施方案；引入社会组织参与失独家庭帮扶工作，金堂县计生协通过比选，选择涉老服务经验丰富，心理关爱服务能力较强，活动组织水平较高，人员队伍较为稳定的本土 4A 级社会组织，通过签订服务委托协议，明确社会组织服务项目内容，加强项目的指导、监督和跟踪管理，构建以暖心家园为中心，覆盖赵镇街道 24 个社区，270 户失独家庭的“1 + N + N”失独家庭工作网络，探索建立了县计生协全面统筹保障、街道、社区计生协全程参与推进落实、爱心企业融入、社会组织承接服务“五位一体”的联动服务机制；搭建“社区卫计专干—居民小组长—院落小区管理人员—楼栋长—暖心家园志愿者的日常监管服务网格，完善暖心家园服务体系，明确了工作任务和职责分工，按照日常服务“四项原则”，积极落实生活服务、健康安全等“五个主体责任”，定期开展生产生活服务、健康安全巡查等各类服务，基本实现暖心家园失独家庭帮扶“一对一”全覆盖，从机制上、网络上、人员上给予社会组织参与失独家庭扶助提供有力支撑；二是加强队伍建设，提升专业服务能力。金堂县注重队伍建设，组建以社会组织为主体的 36 名集街道、社区计生协干部、会员、家庭医生、爱心企业员工构成的暖心家园志愿服务队，举办涵盖政策法规、心理健康和志愿服务技能等业务培训 5 场次，让项目服务人员懂政策、懂知识，掌握良好沟通的方法技巧；先后安排 2 名社会组织项目服务运营人员到内蒙古、天津等地参加国家计生协相关培训，切实为社会组织开展专业化服务提供支撑；三是加强阵地建设，搭建社会服务舞台。金堂县综合利用党群服务中心的资源和功能，完成“暖心家园”集日间照料、文化娱乐、长者食坊多功能为一体的 600 余平方米空间营造，配备完善的设施设备，为失独家庭参与暖心活动提供温馨舒适的环境，同时也为社会组织参与失独家庭专业化帮扶提供服务阵地载体。

二、强化社会服务，提升暖心家园服务品质

暖心服务以社会组织为主导，注重需求调研，对全街道 24 个社区的失独对象开展困难需求调查，发放调查问卷 240 余份，建立了工作台账，动态化掌握失独人员的特殊困难需求，为开展多手段介入、精准化暖心服务奠定基础；社会组织注重在活动方式上采取大型活动小型化、多样化、无失独标签化，经常征求倾听失独人员的意见和建议，在关爱服务活动的设计上更加贴近失独家庭生活场景。

一是强化走访慰问，感受关心温暖。暖心家园利用重阳、春节等四个传统节日开展慰问送温暖服务，发放慰问金46 000余元；发放生活困难补贴10 000元；发放医疗救助金49 000元；开展“暖心服务新春有约”——送春联到家服务活动，让失独家庭深切感受到政府的温暖和新春的喜悦。二是科学定制活动，开展贴心服务。社会组织利用卫计主题宣传活动日，积极开展健康义诊等健康促进活动，引导老人们养成良好健康生活习惯；开展心理疏导干预志愿服务，帮助他们调整健康心态；举办文艺培训班，培养他们的爱好兴趣；开展“粽叶飘香传深情”——端午节包粽子活动、“幸福旅程”拓展游戏活动、“博弈有趣·乐在其中”棋牌比赛丰富他们的生活；举办“庆中秋”“迎国庆”“度重阳”“庆新春”等联谊座谈活动，为他们提供沟通交流的机会，倾听他们意见和建议，更好地改进暖心家园服务；每年举办4次集体生日会，在“暖心家园—长者食坊”为失独人员举办生日、节日聚餐活动5次，失独老人们感动而高兴地说“这么多人一起集体过生日聚餐很开心，也很感动!”他们在现场情不自禁地合唱《没有共产党就没有新中国》歌曲，表达对党和政府的感激之情。2020年，成都市计生协庆祝中国计生协会成立40周年暨“5·29计生协会员活动日”宣传服务活动在金堂县暖心家园举行，为参加活动的失独人员开展心理疏导服务，并发放了生活用品，表彰了暖心家园表现突出的志愿者10名，中国人寿金堂县支公司现场向暖心家园捐赠30 000元的“暖心家园”活动支持经费。三是开展特殊行动，实施特别关爱。疫情防控期间，暖心家园及时向失独家庭发放疫情防控宣传资料，定期发放口罩、消毒液等防护物品，经常通过电话、短信、微信发布防控知识，了解失独人员的健康状况，协助报销住院护理补贴保险，筑牢健康防线；洪水无情人间有爱，“8·16”洪灾期间，暖心家园积极帮助失独家庭转移物资、清淤重建，成都市计生协特别慰问15户受灾失独家庭，让他们充分感受到党和政府的关心和计生协的温暖。截至目前，暖心家园累计开展各类服务活动22场次，近1 000人次参与活动，失独家庭的参与度、融合度不断攀升。

三、积极参与奉献，彰显暖心服务社会效果

金堂县暖心家园依托社会组织积极开展各类暖心服务，秉承“助人自助”服务理念，引导广大失独家庭逐渐打开心扉、走出阴霾、融入社会，健康正常生活，社会成效明显。2020年初，暖心家园的失独家庭放下自己的伤痛，毅然投身到抗疫阻击战中：他们捐献爱心蔬菜为疫情防控一线人员送去“特殊温暖”；积极主动参与疫情防控工作，践行一个疫情防控“特殊志愿者”的热心和担当；他们中的热心群众和老党员积极为疫情防控捐款，贡献一份“特殊心意”；积极参与疫情防控爱国卫生运动，贡献一份“特殊力量”，诠释了他们回归社会、共同抗疫、深爱祖国、回报社会的浓浓“家国情怀”。2020年8月，金堂县县城遭遇50年一遇的洪水，许多暖心家园的失独家庭也遭受了洪灾，他们在自救的同时，积极参与小区院落抗洪清淤，以积极的行动、乐观的心态重建家园，这些正是暖心家园关爱失独家庭社会成效的集中体现。

各位领导，各位同仁，在国家、省、市计生协的大力支持下，我县以失独家庭帮扶为抓手，以暖心家园项目为着力点，积极开展暖心服务，失独家庭的参与度、满意度不断提升，无一例到国家、省、市上访的情况发生，促进社会和谐稳定。今后我们将持续发挥暖心家园示范引领作用，进一步扩大覆盖面，优化贴心服务，当好失独家庭健康发展幸福的“知心人”“领航人”，努力把暖心家园建成失独家庭的“幸福港湾”。

四川省成都市织密特殊家庭工作网络

国家卫生健康委办公厅卫生健康工作交流(第56期)人口家庭工作专刊(第3期)

成都市计划生育保障中心

2020年6月9日

四川省成都市高度重视计生特殊家庭扶助关怀工作,采取多项措施,确保新冠肺炎疫情防控及全国两会期间社会和谐稳定。

一、织密部门协同维稳网

(一)矛盾排查化解。全面开展滚动排查、专项排查,确保底数清、情况明.对排查出的矛盾纠纷,按照“属地管理、分级负责”原则,各级建立台账、层层落实责任、做好化解稳控。

(二)部门联防联控。对重点人员、重点群体,动态监控,实时稳控。启动市县乡村四级应急值守机制和政法、公安、综治、卫健联动机制,落实日报告制度,做到指挥顺畅、反应敏捷、联动有力。

(三)突发应急处置。坚持处早、处小、快处、巧处,一旦发现有苗头、有倾向、有行动的对象,第一时间了解诉求,控制局面,确保不扩散。

二、织密多方参与扶助网

(一)慰问关怀。充分发挥“双岗”联系人作用,结合基层社区疫情排查,通过上门、电话、微信等方式,全覆盖开展健康问候、平安问候、新年问候“三问候”活动,了解他们在疫情期间的生产、生活情况,宣传疫情防护知识和健康科普知识。

(二)分类扶助。根据计生特殊家庭健康状况、经济状况、婚姻状况,分门别类建立扶助台账,将高龄、失能、半失能、重病、独居、低保、低保边缘对象列入重中之重,实施分类管理,综合施策,一人一策,进一步提升扶助对象获得感。

(三)解难纾困。新冠肺炎疫情防控期间,为全市1 135名因疫情影响陷入生活困境的计生特殊家庭人员发放一次性生活补贴34.05万元,四川省医药爱心基金会给予22名重大疾病对象医疗救助金7.32万元。

(四川省成都市卫生健康委供稿)

成都卫生健康年鉴（2021）
Chengdu Health Yearbook（2021）

文献·文件

Official Literature and Document

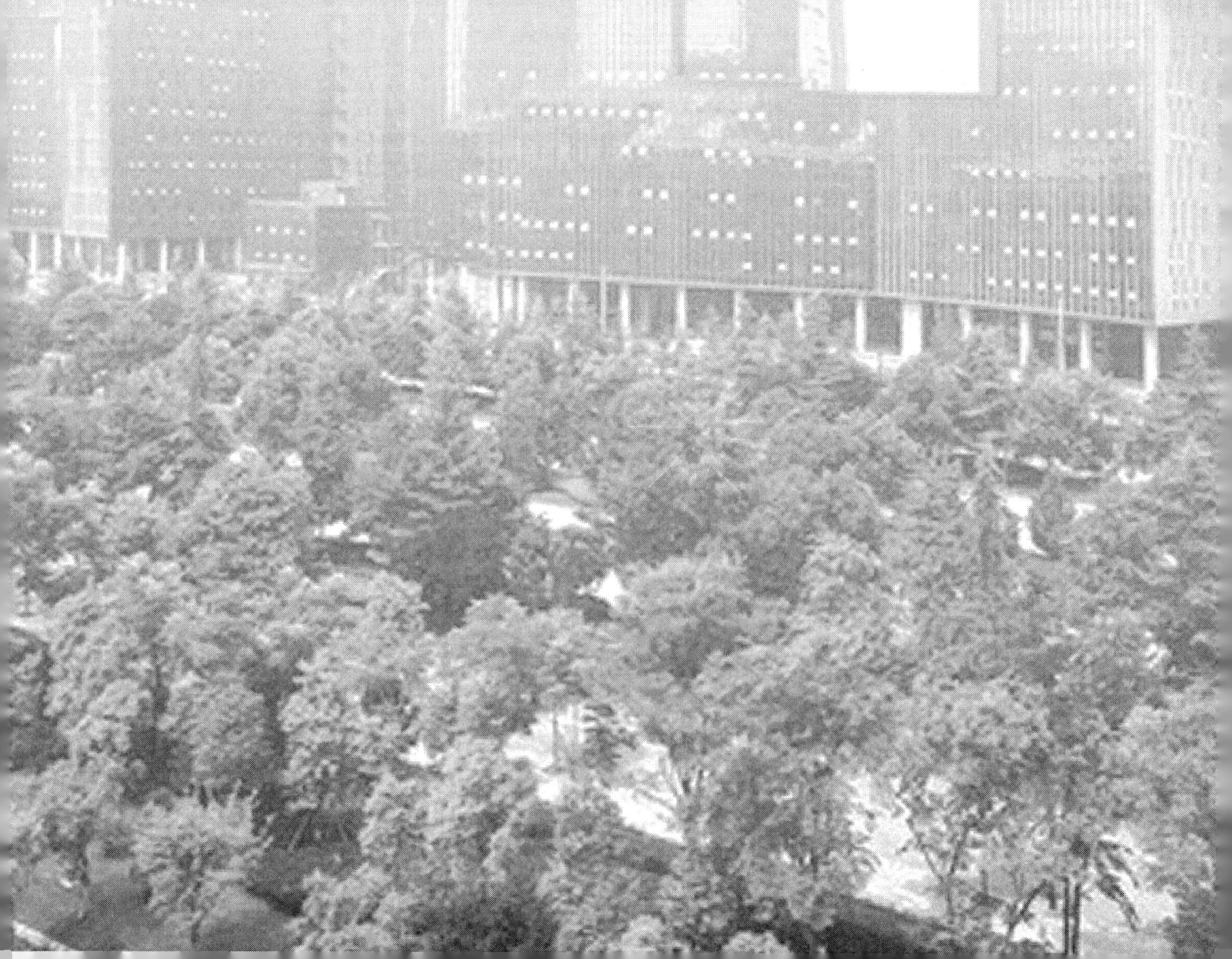

国务院应对新型冠状病毒感染肺炎疫情联防联控机制关于聚焦一线贯彻落实保护关心爱护医务人员措施的通知

（2020年3月11日，由国务院以国发明电〔2020〕10号文件印发）

各省、自治区、直辖市人民政府，国务院各部委、各直属机构：

近日，中央应对新型冠状病毒感染肺炎疫情工作领导小组印发《关于全面落实进一步保护关心爱护医务人员若干措施的通知》（国发明电〔2020〕5号），国务院办公厅转发卫生健康委、人力资源社会保障部、财政部《关于改善一线医务人员工作条件切实关心医务人员身心健康的若干措施》（国办发〔2020〕4号），国务院应对新型冠状病毒感染肺炎疫情联防联控机制多次研究部署，就疫情防控期间强化一线医务人员保护关心爱护措施提出明确要求，为广大一线医务人员全身心投入疫情防控工作提供了坚强保障、注入了强大动力、给予了关怀激励。但一些地方在执行和落实中，存在对象不精准、执行不严格、工作不规范、落实不到位等问题。为确保党中央、国务院保护关心爱护一线医务人员政策措施落到实处，现就有关事项通知如下：

一、关于保护关心爱护措施向一线医务人员倾斜。一线医务人员是指疫情防控期间按照政府统一部署、卫生健康部门调派或医疗卫生机构要求，直接参与新冠肺炎防疫和救治一线工作，且与确诊或疑似病例直接接触的接诊、筛查、检查、检测、转运、治疗、护理、流行病学调查、医学观察，以及直接进行病例标本采集、病原检测、病理检查、病理解剖的医疗卫生专业技术人员。一线医务人员以实际参加现场调查处置、患者救治等工作情况为准，不受编制、身份等限制。临时性工作补助、一次性慰问补助、卫生防疫津贴等要及时发放，要向一线医务人员特别是救治重症患者的医务人员倾斜，不得按行政级别确定发放标准。

二、关于临时性工作补助的计算和发放。按照人力资源社会保障部、财政部《关于建立传染病疫情防治人员临时性工作补助的通知》（人社部规〔2016〕4号）规定，一线医务人员领取临时性工作补助的天数，按其直接接触确诊或疑似病例、标本（含尸体解剖）的天数计算。对在重症危重症患者病区工作的一线医务人员，按实际工作天数的1.5倍计算应发工作天数。对在集中隔离观察点工作的一线医务人员，按发现确诊病例的当日计算工作天数。执行一档标准的一线医务人员，包括在卫生健康部门确定的定点医院、方舱医院的隔离区或其他收治确诊病例的医疗卫生机构的隔离区直接参与患者救治的医务人员，直接进行病例标本采集、病原检测和病理检查的医疗卫生专业技术人员，以及在湖北省内发热门诊工作的一线医务人员。其他一线医务人员执行二档标准。

三、关于及时发放卫生防疫津贴。卫生防疫津贴执行标准和发放办法，按照人力资源社会保障部、财政部《关于调整卫生防疫津贴标准的通知》（人社部发〔2020〕13号）规定执行。卫生防疫津贴执行范围，在疫情防控期间扩大到全体一线医务人员，在疫情结束后恢复至文件规定范围。

四、关于轮休、隔离不影响正常工资福利待遇。严格落实人力资源社会保障部、财政部《关于新型冠状病毒肺炎疫情防控期间事业单位人员有关工资待遇问题的通知》（人社部发〔2020〕9号）规定，一线医务人员在轮休、隔离期间，工资福利待遇按出勤对待，原正常发放的基本工资、岗位津贴（含卫生防疫津贴)、绩效工资继续执行。不得将一线医务人员轮休、隔离天数计入本人带薪年休假假期,不得向轮休的一线医务人员安排工作任务。

五、关于做好饮食营养等保障。对轮休、隔离的一线医务人员,各地卫生健康部门要牵头做好生活保障,为其配送必要的饮食、营养品和生活必需品。对过于劳累导致患病的一线医务人员,要开通就医绿色通道,保证其及时就医。加强对一线医务人员的人文关怀,尽量不安排双职工的医务人员同时到一线工作。做好援鄂医疗队及其他一线医务人员家属关心慰问工作,及时帮助解决生活、就医、照料等方面实际困难,切实解决他们的后顾之忧。

六、关于压实贯彻落实责任和强化监督检查。各地医疗卫生机构是贯彻落实保护关心爱护一线医务人员措施的责任主体,主要负责人是抓好落实的第一责任人,要健全规章制度,认真建立工作台账,据实按日记录、按月汇总上报应当领取临时性工作补助人员的名单、档次和天数,同时要纠正不必要的填表报数,减轻一线医务人员负担。各地卫生健康、人力资源社会保障、财政部门要按照职责分工,加强协同配合和工作指导,强化资金监管和督促落实。各地要坚持问题导向和结果导向,及时回应群众关切,协调解决政策措施贯彻落实中的苗头性、倾向性问题,坚决杜绝形式主义、官僚主义;发放临时性工作补助、卫生防疫津贴要严格进行登记、审核、报批,及时公示公开,主动接受监督,确保发放工作公平公正有序开展;要加大监督检查力度,不得扩大泛化一线医务人员范围,对有章不循、巧立名目、截留侵占、虚报冒领、违规发放、挤占挪用的,依纪依法严肃追究相关人员责任。

国务院应对新型冠状病毒感染
肺炎疫情联防联控机制
2020年3月11日

成都市人民代表大会常务委员会公告(第1号)

(2020年2月14日,由成都市第十七届人民代表大会常务委员会第十五次会议通过)

《成都市人民代表大会常务委员会关于依法做好当前新型冠状病毒肺炎疫情防控工作的决定》已由成都市第十七届人民代表大会常务委员会第十五次会议于2020年2月14日通过,现予公布。自公布之日起生效,在本次疫情防控期间施行。

成都市人民代表大会常务委员会
2020年2月14日

成都市人民代表大会常务委员会关于依法做好当前新型冠状病毒肺炎疫情防控工作的决定

为深入贯彻落实习近平总书记“全面提高依法防控依法治理能力、为疫情防控提供有力法治保障”“在全力以赴抓好疫情防控同时,统筹做好‘六稳’工作”的重要指示精神和中央、省委、市委有关决策部署，依法防控新型冠状病毒肺炎疫情，切实保障人民群众生命健康安全，保障城市正常运行，根据《中华人民共和国传染病防治法》《中华人民共和国突发事件应对法》和《突发公共卫生事件应急条例》等法律、行政法规以及四川省人大常委会关于疫情防控有关决定，结合成都市实际，做出如下决定：

一、坚持党的集中统一领导，为打赢疫情防控阻击战提供坚强政治保证。

本市疫情防控工作要全面坚持党的领导，坚决做到疫情防控全市一盘棋，坚决服从统一指挥、统一协调、统一调度。按照坚定信心、同舟共济、科学防治、精准施策的要求，集中研判疫情态势，科学制定防控举措，根据疫情防控形势变化及时作出系统部署，确保疫情防控、患者救治、物资保障、市场供应、企业复工复产等各项工作依法有序开展。

市和区（市）县人民政府及其设立的防疫指挥机构在党的集中统一领导下，负责组织本级人民政府各有关部门和下级人民政府开展疫情防控工作。坚持依法依规、有序规范、联防联控、群防群治，采取管用有效的措施，将区域治理、部门治理、行业治理、基层治理、单位治理、社区治理有机结合，广泛调动各方面的积极性，充分运用大数据等信息技术手段，切实提高疫情防控的科学性、针对性、及时性和有效性。

二、确保防控职责履行到位，切实维护人民群众生命健康安全。

市和区（市）县人民政府及其有关部门应当切实履行属地责任、部门责任，自觉运用法治的思维方式，强化疫情防控政策措施合法性审查，全面提高依法防控水平，始终坚持在法治轨道上统筹推进各项防控工作，严格执行疫情防控和应急处置法律、法规，以最严纪律、最有力举措、最坚定信心做好疫情防控工作：

（一）健全市、区（市）县、街镇、城乡社区等防护网络，形成跨部门、跨区域防控体系，做好疫情监测、排查、预警、防控工作，严防输入、输出和扩散，落实全市联防联控机制。

（二）强化对定点医疗机构、集中隔离场所等重点部位的综合管理保障工作，全力维护医疗、隔离秩序。

（三）加强疫情防控物资生产、供给、调配的统筹，建立绿色通道，为疫情防控物资的生产、供应和使用以及相关工程建设等提供便利，保障重要物资供应并优先满足一线医护人员和救治病人的需要。

（四）督促指导公共交通、供水、供电、燃气、通讯等公共服务单位有效落实疫情防控措施，保障城乡基本公共服务。

（五）监督管理与疫情防控、应急救援有关的慈善捐赠活动，确保接收、支出、使用及其监督全过程透明、公开、高效、有序。

（六）调动高校、科研院所、企业等各方面的积极性，加大科研攻关力度，努力提高科学救治水平。

（七）可以根据疫情防控需要与“成渝地区双城经济圈”等相关城市建立疫情防控协作机制，加强信息沟通和工作协同，共同做好疫情联防联控。

（八）加强疫情防控普法宣传，提升群众防范意识和法治意识。

三、着力推动防控重心下移，全面加强联防联控、群防群治。

街道办事处和镇人民政府应当按照市和区（市）县人民政府统一部署，发挥群防群治力量，组织指导社区居（村）民委员会做好辖区管理，采取针对性防控举措，切实做好辖区内防控工作。

社区居（村）民委员会应当协助做好社区疫情防控宣传教育和健康提示，落实相关防控措施，及时收集、登记、核实、报送相关信息。业主委员会、物业服务企业应当配合做好疫情防控工作。

国家机关、企事业单位、社会组织应当强化本单位防控工作责任制和管理制度，对重点人员、重点群体、重要场所、重要设施实施严格管控，加强健康监测，发现异常情况及时报告相关部门。

个人应当做好自我防护，减少外出活动，进入公共场所时，规范佩戴口罩；服从、配合、协助疫情防控的指挥和安排，依法接受涉及疫情的调查、监测、隔离观察、集中救治等防控措施，如实提供有关情况；出现疫情相关症状时，及时前往就近发热门诊就医，并避免乘坐公共交通工具；不食用法律、法规禁止食用的野生动物；不造谣、不信谣、不传谣，以实际行动参与和支持疫情防控阻击战。

鼓励、支持志愿者组织、其他社会组织和志愿者科学有序专业地开展疫情防控应急志愿服务工作。

四、有序推进复工复产，促进经济社会平稳运行。

市和区（市）县人民政府应当在做好疫情防控工

作前提下，统筹抓好改革、发展、稳定各项工作，采取积极措施，努力完成经济社会发展各项目标任务：

（一）制定分类分批复工复产方案，严格督促企业落实法定防疫责任，支持疫情防控必需、保障城市运行和企业生产必需、群众生活必需、重点项目建设施工以及其他涉及重要国计民生的相关企业有效采取防护措施，尽早复工复产。鼓励其他各类企业依据防疫物资储备水平和防疫能力全部或者部分复工复产。推进项目开工建设，对已开工能复工的尽快复工，具备开工条件的抓紧组织开工，暂时还不具备开工条件的积极做好前期工作，确保项目尽快开工。

（二）加大金融、财税、用工等方面支持力度，帮助受疫情影响较大的企业渡过难关。加强疫情防控法律服务工作，积极为中小企业提供复工、劳动用工、合同履行等法律服务。

（三）增加公共服务设施建设，加快补齐应急体系、公共卫生、智慧城市等发展短板，加快重大项目建设，以有效投资对冲疫情对经济影响。

（四）加强道路交通管控，做好应对疫情应急物资、重要生产生活物资等运输保障，持续增强生鲜农副产品保鲜储运能力，确保实现“产得出、运得走、供得上”，切实保障生产生活平稳有序。

（五）充分发挥政务服务网络平台作用，加强业务协同和数据共享，优化政务服务流程，最大程度减少中间环节和书面材料，推动企业注册开办、纳税、缴费等更多服务事项实现网上办理，切实提高政务服务水平。

（六）国家、四川省和本市规定的其他应对疫情稳定经济增长的政策措施。

各类企业应当在落实防控措施的基础上，根据疫情防控情况和企业自身实际，采取严密的防护措施，在确保人员安全健康前提下，积极开展复工复产。

鼓励支持企事业单位、社会组织在疫情防控期间通过互联网等信息技术开展网上办公、远程办公和居家办公。

五、坚持正向宣传引导，积极营造良好社会氛围。

市和区（市）县人民政府有关部门应当严格落实疫情报告和信息发布制度，按照法定内容、程序、方式、时限及时准确公布疫情信息，公开透明回应社会关切，不得缓报、漏报、瞒报、谎报。

广播、电视、报刊、网络等媒体应当积极开展公益宣传，普及疫情防控知识，宣传解读政策措施，推广防控工作经验做法，营造坚定信心、全民抗击疫情的良好氛围。

任何单位和个人不得歧视新型冠状病毒肺炎病人、病原携带者和疑似新型冠状病毒肺炎病人。

任何单位和个人都有权向人民政府及其有关部门报告疫情传播的隐患和风险，有权举报违反疫情防控法律、法规和本决定的有关情况。接受举报的机关，应当及时调查处理。

任何单位和个人不得编造、传播有关疫情和防控工作的虚假信息。

对在疫情防控工作中取得显著成绩的单位和个人，按照有关规定给予表彰和奖励。

六、加大违法犯罪行为打击力度，保障社会安定有序。

市和区（市）县人民政府有关部门应当严格执行法律、法规规定，对扰乱医疗秩序、隐瞒谎报疫情、制售伪劣防护产品、哄抬物价、囤积居奇、诈骗和聚众哄抢、造谣传谣、非法捕杀交易运输野生动物及制品、侵犯公民隐私等违法行为加大打击力度，依法保障人民群众生命健康安全。

本市人民法院、人民检察院应当积极履行职责，依法处理各类疫情防控相关民商事纠纷，依法严惩各类妨碍疫情防控的违法犯罪行为，为疫情防控及时提供司法保障。

任何单位和个人，违反有关法律、法规和本决定的，由公安机关等有关部门依法给予处罚；给他人人身、财产造成损害的，依法承担民事责任；构成犯罪的，依法追究刑事责任。

个人有隐瞒病史、重点地区旅行史、与患者或者疑似患者接触史、逃避隔离医学观察、恶意传播疫病等行为的，除依法严格追究相应法律责任外，有关部门还应当将其认定为失信行为，依法予以信用惩戒。

七、市和区（市）县人大常委会应当加大监督工作力度，充分发挥人大代表作用，督促有关方面切实做好疫情防控和维护城市正常经济社会秩序各项工作，促进城市健康发展。

本决定自公布之日起生效，在本次疫情防控期间施行。

中共成都市委　成都市人民政府关于完善重大疫情防控体制机制健全公共卫生应急管理体系的实施意见

（2020年7月17日，由中共成都市委　成都市人民政府以成委发〔2020〕13号文件印发）

各区（市）县党委和人民政府，市级各部门：

为贯彻落实习近平总书记关于健全国家公共卫生应急管理体系的重要讲话精神，全面提升应对重大疫情和公共卫生事件的能力，完善重大疫情防控体制机制，加快健全公共卫生应急管理体系，结合我市实际，提出如下实施意见。

一、总体要求

以习近平新时代中国特色社会主义思想为指导，全面践行总体国家安全观和新时期卫生与健康工作方针，把人民群众生命安全和身体健康放在第一位，把握超大城市公共卫生安全治理基本规律和国家中心城市建设内涵，统筹疫情防控和经济社会发展。坚持统一指挥、上下联动、平战结合，抓紧补短板、堵漏洞、强弱项，以体系建设为根基，以能力建设为主线，以要素保障为支撑，不断健全公共卫生应急管理体系，大幅增强城市韧性，保障城市公共卫生安全。

二、建设目标

到2025年，建成国内一流、国际先进，与国家中心城市功能相匹配的公共卫生应急管理体系，应急处置、疾病防控、医疗救治、科研攻关等能力显著提升，要素保障更加完备，为加快建设践行新发展理念的公园城市示范区提供坚实公共卫生安全保障，打造国家公共卫生安全标杆城市。

三、重点任务

（一）立足三大建设，夯实公共卫生应急管理基础

1. 全面推进公共卫生法治体系规范化建设

加快推进我市突发公共卫生事件法规规章的立改废释工作，健全公共卫生应急法规体系。推动执法队伍改革，推进镇（街道）综合监管。推广“双随机一公开”和智慧监管，构建以信用为基础的新型监管机制。强化生物安全、院内感染、医废物资等监管，依法加大对非法野生动物交易、暴力伤医、破坏市场秩序、干扰应急工作等行为的打击力度。

2. 全面推进公共卫生应急预案体系标准化建设

精准识别引发重大公共卫生事件的风险源，形成纵向到底、横向到边的公共卫生应急预案体系。完善预案的平战转换、动态调整机制，开展不同风险情景的预案演练，提升预案的针对性、实用性和可操作性。研发预案数据库管理系统，推动构建以强制性标准为主体、推荐性标准为补充的公共卫生事件预案体系。

3. 全面推进公共卫生应急指挥体系高效化建设

健全统一指挥、专常兼备、反应灵敏、上下联动的应急指挥体制。建设平战结合的市公共卫生应急指挥中心，明确政府和部门指挥响应标准，健全会商研判、分级响应、救援联动等机制。建立多学科、多部门组成的专家库和经济社会应急政策库，提升突发公共卫生事件应对的科学化水平，实现科学智能决策。把公共卫生安全纳入干部培训体系，提升领导干部公共卫生应急素养。

（二）聚焦四大能力，提升公共卫生应急响应水平

1. 着眼协同化，提升公共卫生应急处置能力

（1）实现快速响应。健全重大疫情监测预警制度，构建以指标体系为基础，监测体系为保障，预警模型为核心，专家团队为支撑，现代信息技术和大数据为依托的监测预警体系。建立早期预警的部门联动响应处置机制，强化第一时间调查核实和先期控制措施同步启动，完善应急处置、信息报告发布、应急科研项目启动、应急试剂药物审批等重点环节工作流程，建立健全应急培训、应急演练、应急征用机制，完善应急状态下动员响应、区域联动和人员调集机制。配置移动实验室、移动影像检测车、移动生命

监护病房、基于5G的远程诊疗平台等装备，增强快速处置能力。

(2)完善联防联控。建立健全全市重大疫情防控和公共卫生应急管理工作会商研判制度，加强与海关、机场、边检等协同联动，健全口岸输入性传染病联防联控工作机制。规上企业、大中型餐饮企业、大型商场和办公楼宇、大中小学校、特殊场所等设立卫生员岗位，推进"学校健康副校长"工作。抢抓成渝地区双城经济圈、成德眉资同城化协作机遇，建立区域联席会议制度，逐步实现疫情联防联控、120紧急医学调度、应急物资调配、人才培养的一体化。

(3)加强社区防控。坚持党对社会治理体系建设的领导，形成党建引领、政府负责、社会协同、居民参与的防控格局，把公共卫生应急管理融入社区空间管理、运行管理、要素配置。各村(居)委会依法成立公共卫生委员会，负责村(社区)疫情防控的组织动员、网格化管理、健康教育以及爱国卫生运动等工作。培育公共卫生领域社会组织和专业社工、志愿者队伍，提升社会力量参与效能。

(4)强化宣传引导。健全突发卫生事件新闻发布和舆论引导工作机制，加强网络媒体信息监测，利用天府蓉易办、天府市民云、天府健康通等平台，及时发现舆情信息。加强部门联动，精准开展舆情研判和宣传引导，加快虚假信息甄别，及时消除影响，传播正能量。健全社会心理支持机制，充分借助专家和媒体力量主动回应社会关切，提升群众应对能力。建立健全健康科普体系，推动全民科普活动，提升公共卫生应急素养。

2. 着眼现代化，提升重大疫情预防控制能力

(1)加快实施疾病预防控制能力提升工程。着眼现场调查、信息挖掘、检验检测、科学研究等关键核心能力，建设专业化、现代化疾病预防控制网络。高标准建设市疾控中心，与中国医学科学院共建新发突发传染病防治工作站，建强全市公共卫生应急培训基地，加快实施重大疾病及健康危害因素检测能力提升项目，全面提升"一锤定音"能力。加快实施成都天府新区、成都高新区疾控中心建设项目，规划建设成都东部新区疾控机构。推进区(市)县级疾控机构能力提升工程，满足现场检验检测、流行病学调查、应急处置等需要，力争全面达到三级乙等疾控机构标准。

(2)加快推进医防融合。鼓励探索以数字技术为基础，以公共健康需求和服务供给为导向的新型互联网医疗健康服务模式，加快构建医防融合的整合型医疗卫生服务体系。推进医疗机构与疾控机构信息共享联动、人员交叉轮训。建立医疗机构履行公共卫生职责清单制度，推动二级以上医疗机构设置公共卫生科室，增加人员配置比例。将医疗机构履行公共卫生职责纳入医院等级评审指标体系和绩效考核范畴。以县域医共体建设为抓手，加强基层医防融合，促进公共卫生服务和医疗卫生服务能力双提升。推动中医治未病的理念与技术方法在疾病防控中的作用。

(3)加快完善公共卫生服务网络建设。支持在蓉建设生物安全防护三级、四级实验室，加快推进医疗机构生物安全防护二级实验室建设，构建疾控机构、医疗机构、第三方检测机构联动协同的检测网络，提升重大传染病病原检测能力。加大精神卫生、卫生监督、妇幼保健、采供血等公共卫生机构建设力度，构建公共卫生协作支撑网络，全方位提升公共卫生应急服务保障能力。完善基层医疗卫生机构基础设施，建设发热哨点诊室，构建覆盖全市的基层预警网络。

3. 着眼系统化，提升重大疫情医疗救治能力

(1)实施紧急医学救援能力提升工程。健全"指挥调度、日常救援、灾难救援、应急医疗保障、院前急救培训、社会公共急救"六位一体的紧急医学救援体系。加快建设规模适宜、功能完备的市紧急医学救援中心，建设现代化院前急救培训基地。建成全市智慧急救信息网络平台，更新升级急救车辆装备。加强急诊科室能力建设，组建多支专业化、多学科的紧急医学应急救援队伍。完善院前急救、紧急救援集结、应急物资储备等功能。

(2)实施重大疫情医疗救治网络建设工程。建立以"1家国家级重大疫情救治基地—1至2家省级区域救治中心— 4至5家市级区域救治中心—县级区域救治中心—基层医疗机构"为基本构架的成都重大疫情医疗救治网络体系。坚持分级、分层、分流，明确划分定点医院、后备定点医院、非定点医院和基层医疗机构等在疫情救治中的职责功能，完善重大疫情救治机制。常态化组建平战结合、灵活配置、中西医协作的重大疫情多学科重症医学专家团

队。实施重大疫情防治常态化的医务人员全员培训工程，建立重大疫情医护人员储备库。

(3)实施重大疫情医疗救治能力提升工程。集成优质医疗资源，规划建设“防、诊、治、研、培”一体化的平战结合、综合实力强、专科优势突出重大疫情救治中心。加快推进省、市公共卫生临床医疗中心等项目建设，积极探索综合医院与传染病专科医院共建共管模式。加强三级综合医院传染科(可转换病区)建设，扩增重症监护病区(ICU)，配置床旁监护系统、呼吸机、体外膜肺氧合(ECMO)等相关设备。预置平战结合的方舱建设应急用地，确保每个区(市)县具备1—2家可应对重大疫情医疗救治任务的医疗机构。

(4)实施重大疫情公共设施平战两用改造工程。提高部分避难所场地、大型体育场馆、展览馆(会展中心)等重大公共空间设施建设标准，充分考虑应急需求，完善场地设置、通风系统、后勤保障设计，预留管道、信息等接口和改造空间，确保具备快速转化为救治和隔离场所的基本条件。加快策划城北体育馆等平战两用改造项目。围绕天府国际机场和双流国际机场规划布局相关应急救援功能。

4.着眼多元化，提升公共卫生应急科研攻关能力

构建“政、产、学、研、资”协同，跨部门、跨学科的公共卫生应急科研协作网络。建立多元公共卫生应急管理高端智库，加强公共卫生政策研究。聚焦重大新发突发传染病防治关键技术研究，成立市预防医学研究院，建设院士(专家)工作站、博士后创新实践基地。积极推进生物医药大科学装置、国家临床医学研究中心和区域医疗中心、应急药物与防疫物资筛选评价中心、生物样本库和医学大数据中心等创新与转化重大平台建设，开展诊断技术、治疗药物及疫苗研发的科研攻关和转化应用。

(三)着力三大要素，强化公共卫生应急管理支撑

1.聚焦互联性，强化公共卫生应急管理信息支撑

(1)完善公共卫生应急指挥信息平台。完善跨部门、跨层级、跨区域信息整合共享机制，建立重大疫情联防联控智慧指挥决策系统。运用大数据、云计算、人工智能、区块链等技术，加强多维数据汇集比对分析，智能辅助公共卫生决策，支撑联防联控、精准防控。

(2)加快建设公共卫生服务信息平台。实施全域“医联工程”，推进医疗救治和公共卫生数据的互联互通。集成市、区(市)县两级急救调度系统，建成全域紧急医学救援调度平台。整合传染病、职业病、饮用水、食品安全等监测系统，建立公共卫生监测预警平台。升级精神卫生、妇幼卫生、综合监督等管理系统，健全公共卫生网络信息平台。

3.聚焦专业性，强化公共卫生应急管理人才支撑

(1)加强人才队伍建设。实行公共卫生首席专家制度，适当提高公共卫生机构专业技术高级岗位结构比例，构筑公共卫生人才高地。建立重大疫情防治人才院校教育、毕业后教育、继续医学教育相衔接的终生教育制度。加强专业化、复合型干部队伍建设，选优配强各级卫生行政部门领导班子。

(2)完善人才队伍保障机制。提高公共卫生人才福利待遇，稳步提高疾病预防控制、医学急救、卫生信息等公益一类事业单位绩效工资水平。深入落实“两个允许”政策，深化基层医疗卫生机构薪酬制度改革。科学核定疾控机构、医学救援指挥机构和基层医疗卫生机构等医疗卫生机构人员编制。健全符合卫生健康行业特点的人员培养、准入、使用、考核评价和激励机制。

四、保障措施

(一)组织保障

坚持党对公共卫生应急管理工作的全面领导，各级党委和政府要建立完善组织管理机制，确定工作任务与计划进度，切实抓好组织落实。压紧压实属地责任，建立督导、考核以及履职尽责监督问责机制，把公共卫生工作纳入地方和部门领导干部绩效考核。

(二)投入保障

坚持政府主导、市级统筹、分级负责的原则，加大公共卫生财政保障力度，合理划分市与区(市)县公共卫生领域财政事权和支出责任，建立长效投入机制。健全突发公共卫生事件应急经费保障机制。提高公共卫生机构运行保障水平。

(三)医疗保障

完善基本医疗保险应急保障制度，根据疫情防

控需要,依法依规调整医保目录范围。强化大病医疗互助补充保险功能,优化异地就医医保结算流程。进一步完善我市应急医疗救助资金使用管理办法。探索建立重大疫情救治风险调剂储备金制度和特殊群体、特定疾病医药费豁免制度。

(此件公开发布)

中共成都市委
成都市人民政府
2020 年 7 月 17 日

四川省应对新型冠状病毒肺炎疫情应急指挥部关于印发《全面落实进一步保护关心爱护医务人员若干措施的实施方案》的通知

(2020 年 3 月 10 日,由四川省应对新型冠状病毒肺炎疫情应急指挥部以川疫指发〔2020〕29 号文件印发)

各市(州)、县(市、区)人民政府,省政府各部门、各直属机构,有关单位:

为贯彻落实中央应对新冠肺炎疫情工作领导小组《关于全面落实进一步保护关心爱护医务人员若干措施的通知》(国发明电〔2020〕5 号)精神,统筹做好我省医务人员关心关爱工作,现将《全面落实进一步保护关心爱护医务人员若干措施的实施方案》印发给你们,请认真贯彻执行。

四川省应对新型冠状病毒肺炎疫情应急指挥部
2020 年 3 月 10 日

全面落实进一步保护关心爱护医务人员若干措施的实施方案

为贯彻落实中央应对新冠肺炎疫情工作领导小组《关于全面落实进一步保护关心爱护医务人员若干措施的通知》(国发明电〔2020〕5 号)精神,结合我省实际,制定如下实施方案。

一、提高疫情防治人员薪酬待遇

(一)落实疫情防治人员临时性工作补助政策。按照国家有关规定,在应急响应期内,对直接接触待排查病例(疑似病例)、确诊病例或无症状感染者,诊断、治疗、护理、医院感染控制、病例标本采集和病原检测等工作相关人员,按每人每天 300 元予以补助;对直接参与疫情现场调查处置、患者救治的其他一线医务人员和防疫工作者,按每人每天 200 元予以补助。其中,援湖北医疗队(含疾控,下同)医务人员援湖北期间,按每人每天 600 元予以补助。〔责任单位:省卫生健康委、人力资源社会保障厅、财政厅,各市(州)、县(市、区)人民政府。排在首位的为牵头单位,下同〕

(二)核增一次性绩效工资总量。各地要综合考虑相关单位承担的疫情防控任务、风险程度、业绩贡献、加班加点及派员参加援湖北医疗队等因素,对在疫情防控中承担重要职责、作出突出贡献的医疗和公共卫生等事业单位，核增不纳入基数的一次性绩效工资总额，所需经费按现行渠道解决，确有困难的基层医疗卫生机构由地方政府统筹解决。相关主管部门要指导用人单位完善内部分配办法，重点向敢于担当、勇挑重担、加班加点的疫情防控一线人员特别是作出突出贡献的医务人员倾斜，其中参加援湖北医疗队医务人员在援湖北期间的薪酬水平提高2倍。〔责任单位：人力资源社会保障厅、财政厅、省卫生健康委，各市（州）、县（市、区）人民政府〕

（三）落实卫生防疫津贴政策。在疫情防控期间，扩大卫生防疫津贴发放范围，确保覆盖全体一线医务人员，所需经费按现行渠道解决。〔责任单位：人力资源社会保障厅、财政厅、省卫生健康委，各市（州）、县（市、区）人民政府〕

二、做好工伤认定和待遇保障

（四）开辟医务人员工伤认定和劳动能力鉴定绿色通道。对因履行工作职责感染新冠肺炎或因工受伤的医务人员，人力资源社会保障部门要在收到工伤认定申请的当日作出受理或不予受理的决定，并可通过线上取证、书面审查、承诺告知等“不见面”的方式开展事故调查，在3个工作日内作出工伤认定结论并尽快送达。对申请劳动能力鉴定的工伤医务人员，劳动能力鉴定服务机构要在15个工作日内组织劳动能力等级鉴定并出具鉴定结论。〔责任单位：人力资源社会保障厅、省卫生健康委，各市（州）、县（市、区）人民政府〕

（五）及时落实工伤医务人员待遇。依法由工伤保险基金支付的相关待遇，社会保险经办机构要在2个工作日内通过社会保障卡支付到位；由用人单位支付的待遇，要在3个工作日内支付到位。〔责任单位：人力资源社会保障厅、省卫生健康委，各市（州）、县（市、区）人民政府〕

三、实施人才人事倾斜措施

（六）强化人才选拔推荐。对在疫情防控一线作出突出贡献的医务人员，在国家百千万人才工程、国务院政府特殊津贴专家、全国杰出专业技术人才（集体）、省“千人计划”、天府“万人计划”、省学术和技术带头人及后备人选等国家、省人才项目推荐选拔中予以倾斜。〔责任单位：省委组织部、人力资源社会保障厅、省卫生健康委，各市（州）、县（市、区）人民政府〕

（七）实施职称评审倾斜措施。参加疫情防控的一线卫生专业技术人员，任现职期内可提前一年申报评审卫生高一级职称或参加卫生专业技术资格考试；受到记大功及以上奖励或获得市（厅）级及以上表彰的，可不受工作业绩（专业必备业绩）限制申报卫生高一级职称评审；受到省（部）级及以上表彰奖励的，任现职期内可直接申报参加卫生高一级职称评审或考试；任现职期内申报高级职称时，对论文不做硬性规定，疫情防控中的临床救治情况、病案病例、诊疗方案、工作总结、心理治疗和疏导案例等均可作为成果申报参评，可不参加进修学习；参加疫情防控经历可视同为一年基层工作经历和当年继续教育学时学分；参加疫情防控所取得的工作成果和贡献列入职称评价指标，作为加分项。对援湖北医疗队和高风险区疫情防控的一线卫生专业技术人员，任现职期内参加卫生专业技术资格考试，可单独划线（省定合格标准）；任现职期内申报参加卫生副高级职称评审时，免卫生副高级技术资格理论考试。〔责任单位：省卫生健康委、人力资源社会保障厅，各市（州）、县（市、区）人民政府〕

（八）实施岗位聘用（任）倾斜。对疫情防控一线医务人员，符合晋升岗位等级条件的，3年内按规定聘用（任）本单位岗位时，同等条件下优先聘用（任）、可享受一次不受本单位岗位结构比例限制特殊政策。〔责任单位：人力资源社会保障厅、省卫生健康委，各市（州）、县（市、区）人民政府〕

（九）加大公开招聘力度。医疗卫生事业单位在公开招聘卫生专业技术人员时，对参与疫情防治的一线医务人员同等条件下优先聘用。在疫情防控期间，医疗卫生事业单位需紧急补充医生、护士、检验、防疫科研攻关等与疫情防控相关的专业技术人员的，可简化招聘程序，相关手续可在疫情结束后补齐。加大对符合条件的急需紧缺卫生专业技术人员考核招聘力度，疫情防控期间相关单位可采取网上面试、考核等方式直接招聘。〔责任单位：人力资源社会保障厅、省委组织部、省卫生健康委，各市（州）、县（市、区）人民政府〕

四、维护医务人员身心健康

（十）维护医疗机构治安秩序。加强对定点医疗机构、发热门诊、隔离场所等重点部位安全保卫工作,严厉打击侵犯医务人员安全、扰乱医疗秩序的行为,对于伤害医务人员的,坚决依法严肃查查处。〔责任单位:公安厅、省卫生健康委,各市(州)、县(市、区)人民政府〕

(十一)做好医务人员心理危机干预和心理疏导。加强对一线医务人员的心理干预和疏导,组建疫情心理危机干预专家组,开展心理健康评估,强化心理援助措施。一线医务人员所在单位党组织要通过谈心谈话、关怀问候等方式,密切关注医务人员思想动态、情绪变化,做到心理问题早发现、早干预、早疏导。〔责任单位:省卫生健康委,各市(州)、县(市、区)人民政府〕

(十二)开展健康体检。合理安排一线医务人员轮休,做好轮班医务人员隔离保障,对调休轮换的医务人员开展核酸检测。疫情结束后,以市(州)为单位安排一线医务人员全面健康体检,所需经费由原渠道保障。其中对组织选派援助湖北和道孚县医疗队全体队员实行定点体检,所需经费由省级财政安排解决。〔责任单位:省卫生健康委、财政厅,各市(州)、县(市、区)人民政府〕

(十三)做好休息休假疗养工作。在不影响正常防控工作的前提下,对连续工作 15 天以上、日均工作 10 小时以上,或存在带病上岗、孕期超负荷工作等其他影响身体健康情形的一线医务人员安排休息。疫情结束后,对长期加班加点的医务人员要集中安排轮流休假,省内一线医务人员可增加有薪休息时间 5 天,援湖北医疗队队员可增加 10 天。援助湖北和高风险区医疗队全体队员结束任务后,统一安排为期 2 周的定点隔离疗养,所需经费由省级财政安排。对作出突出贡献的一线医务人员,可安排参加我省高层次专家人才集中休假疗养、国情省情研修活动。〔责任单位:省卫生健康委、省委组织部、人力资源社会保障厅、财政厅,各市(州)、县(市、区)人民政府〕

五、加强医务人员服务保障

(十四)保障医务人员个人防护。医用防护品要重点向疫情防控一线投放使用,特别是要全力保障定点救治医院、发热门诊、集中隔离观察点等一线医务人员防护物资需求。〔责任单位:经济和信息化厅、财政厅、省卫生健康委,各市(州)、县(市、区)人民政府〕

(十五)切实帮扶照顾有困难的家庭。摸排一线医务人员特别是援湖北医疗队队员的家庭实际困难,建立台账,精准对接服务。对行动不便的直系亲属要提供送药、送菜等上门服务。开通一线医务人员家属就医绿色通道,实行专车接送、专人服务。〔责任单位:各市(州)、县(市、区)人民政府,省总工会、省妇联、省卫生健康委〕

(十六)加大人文关怀服务。建立援湖北医疗队队员家属慰问关怀机制,注重精神和物质慰问相结合,积极开展走访慰问。建立单位或社区干部联系帮扶一线医务人员家庭制度,畅通一线医务人员及其家属沟通联络渠道,让一线医务人员和家属互相支持鼓励,构筑战胜病毒的信心决心。各地按有关规定为一线医务人员子女教育提供更多关爱帮助。〔责任单位:各市(州)、县(市、区)人民政府,省总工会、省妇联、教育厅、省卫生健康委〕

六、开展表彰奖励和烈士褒扬

(十七)开展及时奖励。对在疫情防控工作中作出突出贡献的医务人员,按照国家有关规定给予及时奖励,对获得嘉奖、记功、记大功的个人给予一次性奖金,标准分别参照公务员嘉奖、记二等功、记一等功执行。〔责任单位:人力资源社会保障厅、省委组织部、财政厅、省卫生健康委,各市(州)、县(市、区)人民政府〕

(十八)做好先进典型表彰工作。按照国家有关规定,对在疫情防控工作中涌现出的先进典型,加大宣传力度,开展省、市两级表彰,统筹把握、避免重复表彰,市级层面表彰审批程序可适当简化。〔责任单位:人力资源社会保障厅、省卫生健康委、财政厅、省委宣传部,各市(州)、县(市、区)人民政府〕

(十九)提高年度考核优秀比例。在疫情防控工作中受到集体嘉奖、集体记功及以上奖励或市(厅)级及以上表彰的医疗卫生事业单位,当年度考核优秀比例分别提高 5%、10%。受到记功、记大功奖励或市(厅)级及以上表彰的医务人员当年确定为优秀等次,不占本单位当年度考核优秀比例。〔责任单位:人力资源社会保障厅,各市(州)、县(市、区)人民政府〕

(二十)做好烈士褒扬工作。依法做好因疫情防控牺牲殉职人员的烈士评定和褒扬工作,全面做好抚恤优待。对于被认定为烈士的医务人员子女,在入学升学方面按规定享受相关待遇。〔责任单位:退役军人厅、省卫生健康委,各市(州)、县(市、区)人民政府〕

成都市人民政府关于推进健康成都行动的实施意见

（2020年7月7日，由成都市人民政府以成府发〔2020〕20号文件印发）

各区（市）县政府（管委会），市政府各部门，有关单位：

为贯彻落实《国务院关于实施健康中国行动的意见》（国发〔2019〕13号）《四川省人民政府关于推进健康四川行动的实施意见》（川府发〔2019〕27号）和市委市政府有关文件精神，推进健康成都行动，制定实施意见如下。

一、总体要求

以习近平新时代中国特色社会主义思想为指导，坚持以人民为中心，坚持健康优先、共建共享、将健康融入所有政策，贯彻新时代卫生与健康工作方针，全方位干预健康影响因素，全周期维护身体健康，全面防控重大疾病，努力优化健康服务，为成都市经济社会和谐发展奠定坚实的健康基础。到2022年，人均期望寿命超过81.7岁，居民主要健康指标达到世界发达国家水平；到2030年，人均期望寿命超过82.9岁，居民主要健康指标保持世界发达国家水平。

二、主要任务

（一）全方位干预健康影响因素

1.实施健康知识普及行动。构建健康科普知识发布和传播机制，建设云平台，建立健康科普专家库。健全医疗机构开展健康促进与教育的激励约束机制。实施全市居民健康素养监测。逐步实现健康促进区（市）县全覆盖。"健康成都"战略纳入干部培训体系。［市卫健委；市文广旅局，各区（市）县政府（分号前为牵头单位，分号后为责任单位，下同）］

2.实施合理膳食行动。贯彻实施国民营养计划。开展居民营养与健康状况监测。开展重点人群营养干预。全社会参与减盐、减油、减糖活动。鼓励企业改良豆瓣、火锅、川菜等生产工艺，开发健康食品。开展健康食堂、健康餐厅创建活动。每万人配备1名营养指导员。［市卫健委；市经信局、市教育局、市农业农村局、市商务局、市市场监管局，各区（市）县政府］

3.实施全民健身行动。培育休闲运动新潮流，打造"运动成都"品牌，开展"天府绿道健康行""社区运动节"等主题活动。创建全民运动健身模范市。搭建体育公共服务平台，提高场馆设施综合利用、维护保养和开放服务水平。加大体质监测和社会体育指导员培训力度。社区（村）体育设施覆盖率逐步达到100%。［市体育局；市发改委、市教育局、市卫健委、市总工会，各区（市）县政府］

4.实施控烟行动。推动修订公共场所控烟法规。建立戒烟服务体系，强化控烟宣传引导，严格公共场所控烟监督管理，设置戒烟门诊。定期开展烟草流行监测。将各级党政机关、公立医院、中小学校建成"无烟单位"。［市卫健委；市教育局、市司法局、市文广旅局、市市场监管局、市机关事务局、市烟草专卖局，各区（市）县政府］

5.实施心理健康促进行动。加强严重精神障碍救治和管理，二级以上综合医院均开设精神科（心理卫生科），社区卫生服务中心和乡镇卫生院均能提供精神卫生康复服务。进一步完善心理健康宣教、心理援助的绿色通道。坚持心理健康素养监测。推进市精神卫生中心建设项目。［市卫健委；市发改委、市教育局、市财政局、市规划和自然资源局、市公安局，各区（市）县政府］

6.实施健康环境促进行动。开展爱国卫生运动，推进健康城市、镇村创建。持续改善环境质量，打好大气、水、土壤污染防治"三大战役"。开展环境与健康管理工作，加强风险评估和防护干预。推进城乡环境治理，全市生活垃圾分类覆盖率达90%以上。保障食品等消费品安全，促进道路交通安全，维护公共室（车）内安全。［市卫健委；市公安局、市规划和自然资源局、市生态环境局、市城管委、市交通

运输局、市水务局、市市场监管局,各区(市)县政府]

7.实施健康社区建设行动。开展健康主题社区建设。社区设立公共卫生委员会,做实联防联控基础。建设食品、交通安全社区。开展综合减灾示范社区创建。营造健康餐饮、医疗保健、体育健身、托幼养老等服务场景。培育健康社区社会组织、社会企业、专业社工和志愿者队伍。[市委社治委;市发改委、市公安局、市民政局、市生态环境局、市住建局、市城管委、市卫健委、市应急局、市市场监管局、市体育局、团市委,各区(市)县政府]

(二)维护全生命周期健康

8.实施妇幼健康促进行动。全面推进整合型妇儿体系建设,完善覆盖孕前、孕期、新生儿各阶段的出生缺陷三级防治服务体系,提高妇产儿科危急重症救治中心能力,推动高危孕产妇分色分级管理向产后随访延伸。区(市)县妇幼保健院均达到三级水平。每个镇(街道)普惠性婴幼儿照护服务机构不少于1家,每千人口不少于8个托位。[市卫健委;市发改委、市财政局、市规划和自然资源局、市妇联、市残联,各区(市)县政府]

9.实施学校健康促进行动。加强学校传染病防控和营养健康干预工作。开展儿童口腔疾病综合干预。落实儿童青少年近视综合防控"八大行动",确保全市儿童青少年总体近视率每年降低0.5个百分点。开齐开足体育与健康教育课程,把学生体质健康纳入对学校的考核。实施教室采光照明和课桌椅达标工程。加强中小学卫生保健机构建设。完善健康副校长工作机制,将健康知识纳入教师入职教育和继续教育培训内容。[市教育局;市卫健委、市体育局,各区(市)县政府]

10.实施职业健康保护行动。完善职业健康管理体系,开展基层监督协管服务。各区(市)县至少有1个职业健康检查机构,各疾控中心取得职业卫生技术服务资质。查处职业健康违法行为。开展重点职业病监测和重点行业职业病危害专项治理。推动集体合同签订,逐步实现工伤保险全覆盖。实施尘肺病患者救治救助。开展"健康企业"创建活动。[市卫健委;市经信局、市民政局、市人社局、市应急局、市医保局、市总工会,各区(市)县政府]

11.实施老年健康促进行动。建成老年失能失智评估与干预中心、阿尔茨海默症治疗中心。推进镇卫生院、养老院"两院一体"发展。建立以社区服务为依托的居家养老机制,基层医疗卫生机构为居家失能老人提供上门巡诊、家庭病床等服务。提高长期护理保险覆盖面。健全老年护理人员培训体系。建成市五医院老年病院区,建设一批以老年常见病、多发病、重难性疾病预防、诊断、治疗、康养为一体的医养结合项目。推进居家和社区适老化改造,支持适老住宅建设。[市卫健委;市发改委、市民政局、市财政局、市住建局、市医保局,各区(市)县政府]

12.实施中医治未病行动。健全三级治未病服务体系,二级及以上中医医院100%设立治未病科,基层医疗机构提供治未病服务。推广中医治未病干预方案。在疾病预防、诊断、治疗、康复中大力推广应用中医适宜技术。推动中医药参与家庭医生签约服务。促进中医治未病与养老、旅游等产业融合发展。[市卫健委;市发改委、市科技局、市财政局、市规划和自然资源局、市农业农村局、市文广旅局、市市场监管局,各区(市)县政府]

(三)防控重大疾病

13.实施心脑血管疾病防治行动。开展慢性病危险因素监测。向市民提供心脑血管疾病风险评估、综合干预等服务。开展高危人群筛查,落实18岁以上人群首诊测血压制度。推进"三高"(高血压、高血糖、高血脂)共管。规范卒中中心、胸痛中心建设与管理。机场、车站、商场等重点公共场所配备急救设施设备[如自动体外除颤器(AED)],开展急救培训。[市卫健委;市财政局、市交通运输局、市市场监管局、市红十字会,各区(市)县政府]

14.实施癌症防治行动。制定筛查与早诊早治指南,加强重点癌症临床机会性筛查,重点癌种早诊率达到30%及以上。落实常见癌症诊疗规范和临床路径。完善康复指导、疼痛管理,加强长期护理、营养和心理支持,推进安宁疗护。完善死因监测系统及肿瘤登记报告制度。完善癌症诊疗医保和救助政策,提高抗癌药物可及性。加强癌症防治科技攻关。[市卫健委;市科技局、市民政局、市财政局、市医保局、市总工会、市妇联,各区(市)县政府]

15.实施慢性呼吸系统疾病防治行动。推行高危人群首诊测量肺功能,将肺功能检查纳入40岁以上人群常规体检。规范慢性呼吸系统疾病诊疗技术。建立慢阻肺分级诊疗、双向转诊制度。推行慢阻肺社区健康管理标准化服务，提供全程健康管理。推动将慢阻肺、哮喘门诊治疗费纳入医保支付范围。继续实施老年人肺炎疫苗接种补助政策，实施重点人群流感疫苗接种补助政策。[市卫健委；市科技局、市财政局、市医保局，各区（市）县政府]

16. 实施糖尿病防治行动。开展糖尿病危险因素监测，倡导合理膳食和适量运动。开展糖尿病高危人群筛查。推进患者自我管理。规范基层糖尿病健康管理流程，提升糖尿病诊治同质化水平。探索糖尿病中西医结合防治新模式，支持糖尿病防治技术研究创新。[市卫健委；市财政局、市体育局，各区（市）县政府]

17. 实施传染病及地方病防控行动。加强鼠疫、霍乱、新冠肺炎等重点及新发传染病疫情监测处置。提升病原微生物甄别检测能力，打造病原体基因测序技术平台。推进疫苗冷链和免疫信息系统建设，加强预防接种规范化管理。完善艾滋病防治体系，实行感染者的基层标准化随访。维持无脊灰状态、疟疾和血吸虫病消除状态，消除碘缺乏病。加强犬只管理，做好狂犬病防控。综合实施病媒生物防制。[市卫健委；市教育局、市公安局、市财政局、市市场监管局、市医保局，各区（市）县政府]

18. 实施口腔健康促进行动。普及口腔健康知识，减少“糖”摄入量。实施覆盖全生命周期的口腔健康管理和干预机制。推行口腔适宜技术，提升口腔医疗服务质量。开展口腔健康监测，加强数据分析和运用。促进口腔健康服务业优质发展，健康制造业创新升级。[市卫健委；市经信局，各区（市）县政府]

（四）优化健康服务

19. 实施公共卫生提升行动。完善重大疫情防控体制机制，健全公共卫生应急管理体系。强化紧急医学救援、卫生应急处置、联防联控、公共卫生社区治理和舆情引导与宣传能力。强化疾控体系建设，高标准建设市疾控中心，区（市）县疾控机构达到三级乙等，建设成都市预防医学研究院，提高监测预警能力，全面提升疾病防控“一锤定音”能力。加强智慧卫监建设。加强信息化保障。[市卫健委；市发改委、市经信局、市财政局、市规划和自然资源局、市住建局、市应急局，各区（市）县政府]

20. 实施医疗服务提升行动。大力推动国家、省级医学中心和区域医疗中心建设，建成10个在全国有一定影响力的高水平临床重点专科。大力提升感染性疾病、重症、口腔、麻醉、精准、灾害、老年、肿瘤等医学诊疗水平。到2030年，所有区（市）县实现中医医院、三级妇幼保健院、三甲综合医院全覆盖。继续实施基层医疗卫生机构提升工程，加强基层医疗服务和公共服务两轮驱动。继续实施分级诊疗，深化紧密型医联体内涵建设。全面建立健全现代医院管理制度，提高医院运营水平。推动民营医疗机构升等升级。[市卫健委；市发改委、市财政局、市科技局、市人社局、市规划和自然资源局、市住建局、市医保局，各区（市）县政府]

21. 实施国际医疗中心建设行动。以成都天府国际生物城、天府中药城、成都医学城、华西大健康产业功能区等为依托，着力打造以“互联网+”、AI、5G等新技术为基础的医疗服务新产品，形成面向“一带一路”建设的国际医疗新消费场景。引进一批国际医疗品牌，引入国际医疗服务标准、人才、技术、金融和保险，保持医疗技术同步、服务同质。开展国际交流和人才培训，提升现有医疗机构国际医疗服务能力。[市卫健委；市政府外办、市发改委、市经信局、市科技局、市财政局、市人社局、市规划和自然资源局、市住建局、市市场监管局、市医保局，各区（市）县政府]

四、组织保障

（一）加强组织领导。成立健康成都行动推进委员会（以下简称推进委员会），统筹推进组织实施、监测和考核相关工作。办公室设在市卫健委，承担日常工作。推进委员会下设行动工作组，负责专项行动的具体实施和考核评估工作。

（二）强化部门职责。卫生健康、教育、体育等部门要发挥好牵头作用，推动实施各专项行动。宣传部门要做好宣传动员工作。各责任部门（单位）要根据部门职能职责和任务分工，切实做好健康成都行动各项任务，并督促指导各区（市）县抓好落实。

（三）动员各方参与。鼓励市民和家庭积极参与健康成都行动，养成健康生活方式。各单位要创造健康支持环境，开展健康细胞工程创建。相关学会、协会和群团组织要充分发挥作用，指导、组织健康科普工作，形成健康促进强大合力。

(四)建立考核机制。推进委员会负责考核工作的组织领导,办公室会同相关部门具体实施。考核工作每年一次,并将主要健康指标纳入对区(市)县绩效考核。考核结果经推进委员会审定后通报,作为各区(市)县、各相关部门党政领导班子和领导干部综合考核评价、奖惩使用的重要参考。

本实施意见自2020年7月9日起施行,有效期5年。

附件:1. 健康成都行动组织实施和监测考核方案

2. 健康成都行动推进委员会职责及组成人员

成都市人民政府

2020年7月7日

附件1

健康成都行动组织实施和监测考核方案

为贯彻落实《四川省人民政府关于推进健康四川行动的实施意见》(川府发〔2019〕27号)和市委市政府有关文件精神,保障健康成都行动顺利实施,结合工作实际制定本方案。

一、健全工作机制

推进委员会根据工作需要定期或不定期召开会议,包括全体会议、主任办公会议和办公室会议。

推进委员会负责研究确定年度工作重点,并协调推进各区(市)县、各部门工作落实,及时处理需要跨部门协调解决的问题;建立指标体系,并组织考核评估;对健康教育和重大疾病预防、治疗、康复等提出指导性意见;根据疾病谱变化及医学进步等情况,适时调整指标、行动内容;推动形成健康成都建设资金来源多元化的保障机制;运用健康频道、网站、微信、微博、移动客户端以及短视频等媒体方式,加强健康科普和信息传播。

各相关部门要及时制定并落实健康成都行动的具体政策措施,提出年度任务并抓好工作落实,做好健康成都行动的宣传和解读。

二、加强监测评估

(一)监测主体。监测评估工作由推进委员会统筹领导,各专项行动工作组负责具体组织实施,专家咨询委员会提供技术支撑。各区(市)县按要求制定本地监测评估办法。

(二)监测内容。依托互联网和大数据,完善统计监测体系,包括各专项行动主要指标(包括结果性指标、个人和社会倡导性指标、政府工作性指标)的年度完成情况,专项行动目标实现情况。

(三)结果运用。各专项行动工作组根据监测情况每年形成实施进展专题报告,推进委员会办公室汇总形成总体监测评估报告,经推进委员会同意后上报市政府并通报各区(市)县党委、政府和各有关部门,适时发布监测评估报告。

三、做好考核工作

(一)考核主体。考核工作由推进委员会统筹领导,推进委员会办公室负责具体组织实施,专家咨询委员会提供技术支撑。各区(市)县党委和政府结合本地区实际,制定相关考核办法,并细化落实到具体部门和单位。

(二)考核内容。围绕主要目标任务要求,同时兼顾数据的可获得性,参考国务院和省政府考核体系建立我市考核指标体系。要坚持科学考核,注意方式方法,力戒形式主义、官僚主义,不增加基层负担。

(三)结果运用。将主要健康指标纳入各级党委、政府绩效考核指标,综合考核结果经推进委员会审定后通报。

附件2

健康成都行动推进委员会职责及组成人员

为统筹推进健康成都行动，市政府成立健康成都行动推进委员会（以下简称推进委员会）。主要职责及组成人员如下。

一、主要职责

统筹推进"健康成都行动"有关工作。按年度研究部署行动推进的重点任务，并协调推动各区（市）县、各相关部门落实工作。统筹推进健康城市试点建设任务，开展健康成都行动监测和评价。根据疾病谱变化和健康危害因素变化，对健康教育和重大疾病预防、治疗、康复、健康促进等提出指导性意见，并适时调整指标、行动内容。完成市委、市政府交办的其他事项。

二、组成人员

主　任：敬　静　市政府副市长
副主任：谢　强　市卫健委主任
　　　　刘　强　市教育局局长
　　　　熊　艳　市体育局局长
　　　　吴玮骐　市政府办公厅副主任
委　员：江　维　市委社治委副主任
　　　　李　莉　市发改委总经济师
　　　　陈星明　市经信局总经济师
　　　　唐　萍　市教育局机关党委书记
　　　　张　冀　市科技局副局长
　　　　晏文万　市公安局副局长
　　　　周新楣　市司法局副局长
　　　　张　军　市民政局副局长
　　　　郭　曼　市财政局总会计师
　　　　李　军　市人社局副局长
　　　　兰正秋　市规划和自然资源局副局长
　　　　文　雁　市生态环境局机关党委书记
　　　　何发礼　市住建局总工程师
　　　　李东明　市城管委副主任
　　　　田贵文　市交通运输局副局长
　　　　程培哲　市水务局机关党委书记
　　　　高国军　市农业农村局副局长
　　　　朱　容　市商务局副局长
　　　　林锦泉　市文广旅局副局长
　　　　董　勇　市卫健委副主任
　　　　张　勇　市应急局副局长
　　　　白兰彬　市市场监管局药品安全总监
　　　　高伟市　体育局副局长
　　　　向　阳　市机关事务局副局长
　　　　黄德斌　市医保局副局长
　　　　刘锦霞　市总工会副主席
　　　　李明蔚　团市委副书记
　　　　黄小静　市妇联副主席
　　　　李　展　市科协副主席
　　　　蒋华莹　市残联副理事长
　　　　杨晓红　市红十字会副会长
　　　　黄　磊　市烟草专卖局副局长

相关领域专家、市人大代表、政协委员和社会知名人士代表若干名（具体人员由推进委员会按程序确定）

秘书长：吴玮骐　市政府办公厅副主任
　　　　董　勇　市卫健委副主任

三、其他事项

推进委员会办公室设在市卫健委，承担推进委员会的日常工作，做好与爱国卫生和健康城市建设有关工作的统筹和衔接。办公室主任由市卫健委副主任董勇兼任，办公室成员由推进委员会成员单位有关部门负责同志、专家代表等担任。推进委员会成员因工作情况需要增加或调整的，由推进委员会办公室提出，按程序报推进委员会主任批准。推进委员会设立专家咨询委员会，为实施健康成都行动提供专业技术支持。

成都市人民政府办公厅关于改革完善医疗卫生行业综合监管制度的实施意见

(2020 年 1 月 16 日,由成都市人民政府办公厅以文件印发)

成办发〔2020〕4 号

成都天府新区、成都高新区管委会,各区(市)县政府,市级有关部门:

为认真贯彻落实《国务院办公厅关于改革完善医疗卫生行业综合监管制度的指导意见》(国办发〔2018〕63 号)和《四川省人民政府办公厅关于改革完善医疗卫生行业综合监管制度的实施意见》(川办发〔2019〕41 号)精神,建立严格规范的医疗卫生行业综合监管制度,结合成都实际,制定实施意见如下。

一、工作目标

(一)明确目标。到 2020 年,建立党的领导、政府主导、机构自治、行业自律、社会监督相结合的多元化、全行业、全过程综合监管体系,建立职责明确、协同配合、科学高效的综合监管制度,建设敢于担当、统一规范、公正文明的卫生健康监督执法队伍,为我市建设美丽宜居公园城市、国际医疗中心提供坚强保障。

二、健全多元化综合监管体系

(二)加强党的领导。落实公立医院党委领导下的院长负责制,充分发挥公立医院党委"把方向、管大局、做决策、促改革、保落实"作用。充分发挥基层党支部的战斗堡垒作用和党员的先锋模范作用,为监管工作提供坚强保证。加强社会办医党组织建设,以提升组织力为重点,扩大党的组织和工作覆盖,发挥党组织政治引领作用,宣传和执行党的路线、方针、政策,推动医疗卫生事业发展。强化党风廉政建设和行风建设。[市委组织部;市卫健委、市纪委监委机关配合(分号前为牵头单位,分号后为配合单位,下同)]

(三)强化政府主导。发挥政府在医疗卫生机构行业规划、行业准入和行政执法等方面的主导作用。按照"谁审批谁监管、谁主管谁监管"的原则,完善部门权责清单,落实部门监管职责。建立由卫健部门牵头、有关部门参加,各负其责、信息共享、重点协调、联动推进、手段互补的综合监管协同配合机制,统筹现有资源,构建监管合力。[各区(市)县政府,市级各相关部门分别负责]

(四)落实机构自治。各级各类医疗卫生机构对本机构依法执业、诚信服务、质量安全、行风建设和机构运行等承担主体责任,机构主要负责人是第一责任人。推动各级各类医院管理规范化、精细化、科学化,逐步建立权责清晰、管理科学、治理完善、运行高效、监督有力的现代医院管理制度。完善医联体(医共体、医疗集团等)治理机制。引导社会办医疗机构诚信、守法经营。(市卫健委)

(五)发挥行业自律。积极培育各类医疗卫生行业组织,提升其权威性和公信力,发挥好行业自律作用。注重发挥医学会、预防医学会等行业组织在制定行业规范、技术标准,调解处理服务纠纷等方面作用。支持医疗美容产业协会等行业组织在规范行业行为和维护行业信誉等方面发挥作用。(市卫健委;市经信局、市民政局、市科协)

(六)鼓励社会监督。以"公开为常态、不公开为例外"的原则,主动做好信息公开,支持社会各界和公众参与医疗卫生行业监督。落实医疗卫生行风监督员制度。引导群众理性维权、依法维权。依法规范牟利性"打假"和索赔行为。充分发挥媒体监督作用。(市卫健委、市信访局、市委宣传部分别负责)

三、加强全行业全过程监管

(七)明确监管范围。医疗卫生服务机构,包括医院、基层医疗卫生机构、专业公共卫生机构以及疗养院、临床检验中心、医学科研机构等其他医疗卫生机构；医疗卫生服务机构从业人员；医疗卫生服务行为，包括医疗服务行为、公共卫生服务行为；其他医疗卫生服务要素，包括医疗技术、药品耗材、医疗器械等；健康产业，包括医疗卫生与养老、食品、旅游、体育等领域融合产生的新业态、新模式，以及康复辅助器具等相关产业。［各区（市）县政府，市级各相关部门分别负责］

（八）规范行业秩序。

1. 加强重点环节监管。

加强医疗卫生机构运行监管。做好公立医院绩效考核。公立医院全面实行预决算管理、内部和第三方审计等制度。积极发挥各类医疗保险对医疗服务行为的引导与监督制约作用，推进医保过程数据全量实时上传，探索将医保监管向医务人员、医疗服务行为延伸。做好医疗机构运行指标巡查评审工作。

加强医疗卫生行业安全管理。公安机关与卫健部门共享已被行政处罚的医托、医闹、号贩子人像信息和身份证信息，创新运用人像识别、手势识别和人体步态识别等新技术，防止暴力袭医，维护医疗机构正常秩序，维护社会稳定。

加强医疗卫生从业人员监管。探索对医师多点执业、自由执业实施有效监管。联合开展互联网诊疗服务医师电子实名认证、零售药店电子处方应用和药师远程审核试点工作。

加强对药品、耗材、医疗器械等健康相关产品的监管。强化药事管理和药事服务，推行临床药师制度，落实处方点评制度。健全药品遴选、采购、处方审核、处方调剂、临床应用和评价等标准规范，建立和完善临床用药超常预警制度和对辅助用药、高值医用耗材等的跟踪监控制度。

加强新业态监管。规范“医美贷”等医疗卫生贷款，推行医疗责任保险工作。

2. 强化部门协同联动。

加强公共卫生服务监管。落实行业主管和专业监管责任，加强对生态环境、食品药品、公共场所卫生、饮用水卫生、学校卫生等公共卫生服务的监管。加强公共卫生服务、突发事件应急处置和紧急医学救援体系及能力建设。强化基本公共卫生服务和重大公共卫生服务的绩效考核和监管。

加强跨区域、跨部门监管执法联动响应和协作，实现违法线索互联、监管标准互通和处理结果互认。建立非法行医、过度诊疗、虚假宣传、欺诈骗取医疗保障基金等多部门联合监管机制，整顿医疗卫生服务市场。

建立健全我市医疗卫生行业不予处罚、减轻处罚和从轻处罚的“三张清单”制度，全面落实行政执法“三项制度”，不断规范行政执法行为。建立程序简便的市场退出机制。

（市卫健委、市委宣传部、市委政法委、市教育局、市公安局、市司法局、市财政局、市人社局、市生态环境局、市城管委、市水务局、市文广旅局、市应急局、市审计局、市国资委、市市场监管局、市体育局、市金融监管局、市医保局、国家税务总局成都市税务局、成都海关分别负责）

（九）提高服务水平。

优化医疗卫生行业要素准入。加快医药卫生领域审批制度改革，2020 年底全市医疗卫生行业审批事项网上可办率达95%以上，其中，诊所备案网上可办率达 100%，多点执业网上可办率达 100%。落实行政审批容缺受理、信用承诺制度。取消没有法律依据的内部审批、初审等工作环节。全面推行医疗机构、医师和护士电子化注册。推动医疗器械产业创新发展，探索医疗器械注册人制度试点工作。

提高医疗服务质量和水平。各相关机构建立健全内部质量控制体系、技术管理体系，严格落实新技术和新项目法定准入要求。各医疗机构要落实抗菌药物分级管理、病历管理、查对制度等医疗质量核心制度，应用品管圈（QCC）、质量环（PDCA 循环）、疾病诊断相关组（DRGS）绩效评价和临床路径等医疗质量管理工具，全面加强医疗质量管理。构建和优化市县两级和院科两级医疗质控体系，明确质控标准、指标体系和评估方法，对质控对象的质控信息定期收集分析、评价反馈。

加强医疗服务能力建设，做好医改试点工作。按照我市高质量发展健康服务业和建设国际医疗中心统一部署，对全市医疗卫生领域学（专）科建设和互联互通信息化建设开展监管，促进重大科研成果转化，引进国外专家智囊，不断提升国际化医疗服务能力。为推进成都城市医联体建设试点、县域医共体建设试点、现代医院管理试点、妇幼保健机构机制创新和绩效考核试点、促进诊所发展试点等国家级试点顺利开展提供监管保障。

(市卫健委、市科技局、市市场监管局、市医保局分别负责)

(十)优化营商环境。以市场需求为导向,支持建立品牌化、专业化的医疗集团。支持发展高水平、国际化、集团化医学检验、消毒供应、血液净化等第三方机构。用国际先进标准引导现有医疗卫生机构提档升级、高质量发展。加强医疗卫生与养老、食品、旅游、体育等领域融合产生的新业态、新模式的监管,提升健康服务供给品质,促进健康产业发展和"三城三都"建设。[各区(市)县政府,市卫健委、市发改委、市民政局、市投促局、市文广旅局、成都海关、市市场监管局、市体育局、市医保局、国家税务总局成都市税务局、市网络理政办分别负责]

四、加强保障落实责任

(十一)健全组织协调机制。市级有关部门、各区(市)县要加强对医疗卫生行业综合监管工作的组织领导,分解工作任务,落实工作责任,切实提高监管效能。大力宣传解读医疗卫生行业综合监管的政策要求和具体举措,宣传先进典型,发挥示范引领作用,持续曝光典型案件,震慑违法行为。加强舆情监测、分析、预警并做好舆情处置工作。[各区(市)县政府,市级各相关部门分别负责]

(十二)创新综合监管机制。落实"双随机、一公开"监管制度,加强跨部门联合抽查工作。构建以信用承诺、信用教育、信用评价、信用奖励、联合惩戒和信用修复为基础的新型信用监管机制,推进医疗卫生行业红黑名单管理。探索"互联网 + 综合监管"机制,依托全民健康信息平台,整合卫生健康、市场监管、医疗保障等部门信息资源,运用大数据、区块链、AI 等新技术,实现跨部门、跨领域信息共享和全行业精准监管。全面落实网络信息安全主体责任,保障数据和应用系统运行安全。落实网格化管理机制,将医疗卫生行业综合监管工作纳入城乡社区网格化服务管理。落实综合监管结果协同运用机制,将监管结果与医疗机构等级评审、医保定点,与医疗卫生机构负责人晋升、奖惩,与医务人员职称聘任、绩效分配等挂钩。(市卫健委、市法院、市检察院、市委政法委、市发改委、市经信局、市公安局、市国资委、市市场监管局、市医保局、国家税务总局成都市税务局、成都海关、人行成都分行营管部分别负责)

(十三)加强监管体系建设。结合全市产业功能区建设和镇街行政区划调整改革,完善市、区(市)县、镇街三级综合监管体系。科学划分监管事权,从按机构隶属关系分级监管,转变为属地区(市)县日常监管为主,市级部门重点监管为辅。市级部门负责重点监管影响大、风险高的机构,查处跨区域复杂案件;区(市)县负责辖区内所有医疗卫生机构日常监管和一般案件查处;镇街负责日常巡查,发现并报送违法线索,协助查办案件。充实医疗卫生行业综合监管力量,夯实监管网底,保障卫生健康监督执法工作所需业务用房、执法用车、执法装备和执法经费。加强监督执法队伍建设,加快提升医疗卫生行业治理体系和治理能力现代化水平。[各区(市)县政府,市卫健委、市委组织部、市委编办、市发改委、市财政局、市人社局、市机关事务局分别负责]

(十四)健全督察问责机制。不定期对突出问题处理、重大案件办理等情况开展督察。坚持"履职尽责、失职追责、尽职免责"的原则,既严格问责追责,又有效保护基层监管执法人员担当作为、干事创业的积极性。(市卫健委、市纪委监委机关、市委组织部分别负责)

成都市人民政府办公厅

2020 年 1 月 16 日

成都市人民政府办公厅关于印发成都市进一步加强疫情防控物资生产供应保障十二条政策措施的通知

（2020年2月18日，由成都市人民政府办公厅以成办发〔2020〕16号文件印发）

成都天府新区、成都高新区管委会，各区（市）县政府，市级有关部门，有关单位：

为鼓励成都市有关疫情防控物资生产企业开足马力、加班生产、扩大产能，鼓励商贸流通企业多采多销，坚决打好打赢疫情防控阻击战，经市政府同意，现将《成都市进一步加强疫情防控物资生产供应保障十二条政策措施》印发你们，请抓紧组织实施。

成都市人民政府办公厅

2020年2月18日

成都市进一步加强疫情防控物资生产供应保障十二条政策措施

为深入贯彻落实习近平总书记关于坚决打赢疫情防控阻击战的重要指示精神，全面落实党中央国务院、省委省政府各项决策部署，扎实做好成都市疫情防控工作，进一步加强疫情防控物资生产和供应，保障全市医用、民用疫情防控物资需求，制定如下政策措施。

一、提升防控物资产能

市级有关部门、各区（市）县政府要加大力度，支持引导企业加快生产医用口罩、民用口罩、医用防护用品、电子测温设备、消毒用品等疫情防控急需物资及其上下游配套产品，力争成都市口罩日产能突破100万只。［责任单位：市经信局、市卫健委、市医保局、市商务局、市市场监管局、市科技局、市国资委、市财政局，各区（市）县政府（含成都天府新区、成都高新区管委会，下同）］

二、支持企业加班生产

对纳入全市统筹的企业，鼓励加班加点，开足马力生产口罩、医用防护用品、电子测温设备、消毒用品等疫情防控物资，对企业按国家规定发放的员工加班工资、倒班补贴给予定额补助。（责任单位：市经信局、市卫健委、市医保局、市市场监管局、市国资委、市财政局等）

三、支持口罩生产企业扩大产出

对纳入全市统筹的企业，以生产线设计产能为基数，医用口罩生产企业每日新增产量按每只0.25元给予奖励，民用口罩生产企业每日新增产量按每只0.15元给予奖励；在完成国家、省保供前提下，以生产线设计产能的50%—70%分档作为供蓉量基数，医用口罩生产企业每日新增供蓉部分按每只0.25元再给予奖励，民用口罩生产企业每日新增供蓉部分按每只0.15元再给予奖励。（责任单位：市经信局、市卫健委、市医保局、市市场监管局、市财政局等）

四、鼓励企业转型生产

对纳入全市统筹的企业，鼓励转型生产或新建合作企业共同生产医用N95及更高等级标准防护口罩、医用外科口罩、医用防护服、医用护目镜、病毒检测设备及试剂、电子测温设备、民用口罩等疫情防控物资，按企业新增固定资产投入额的50%给予补助。对纳入全市统筹的企业，利用现有设备转型生产民用口罩，供蓉量按每只0.20元给予奖励。（责任单位：市经信局、市市场监管局、市卫健委、市医保局、市国资委、市财政局等）

五、支持企业研发攻关

对研发疫情防控新产品、新设备、新技术、新应用并就地转化的企业，在新产品上市后，按研发投入额分档给予20%—50%、最高200万元的奖励。（责任单位：市科技局、市经信局、市市场监管局、市卫健委、市医保局、市财政局等）

六、支持完善在蓉产业链

对纳入全市统筹的企业，加快培育引进口罩机、熔喷布、消毒液等疫情防控物资产业链关键环节项目，按项目设备投资额的50%给予补助，或鼓励由本市国有企业注资入股推动项目落地。（责任单位：市经信局、市卫健委、市医保局、市市场监管局、市科技局、市国资委、市财政局等）

七、支持商贸流通企业扩大销售

对我市商贸流通企业组织省外国外防护口罩货源，并投放成都市场满足市民需求的，经审定后按实现销售数量每只0.15元给予销售企业奖励。（责任单位：市商务局、市市场监管局、市财政局等）

八、给予企业房租补贴

对纳入全市统筹的企业，按企业生产需求优先提供本市国有企业投资修建的标准厂房，对企业的新增租赁厂房，免收第1个月房租，减半收取第2个、第3个月房租。鼓励其他企业为疫情防控物资生产企业提供厂房、减免租金。（责任单位：市经信局、市国资委、市卫健委、市医保局等）

九、加大资金支持力度

对疫情防控物资生产企业，鼓励金融机构简化审批流程，利率适度优惠，增加信用贷款。对纳入全市统筹的企业，因生产疫情防控物资发生技术改造、流动资金贷款，按不超过贷款合同约定市场报价利率（LPR）的50%给予贴息。（责任单位：市经信局、市金融监管局、市卫健委、市医保局、市市场监管局、市财政局等）

十、帮助企业消纳疫后产能

对纳入全市统筹的企业新增产能设备，市级和各区（市）县级公立医疗机构要给予重点支持，由战略物资储备库主管部门、公共卫生应急物资储备库主管部门与企业签订协议，在疫情结束后帮助企业消纳物资和装备。［责任单位：市发改委、市经信局、市卫健委、市医保局、市商务局、市国资委，各区（市）县政府］

十一、支持相关机构参与疫情防控

对纳入全市统筹的机构或单位，在疫情防控中具有特殊重要作用的第三方检测、诊疗机构等，可同等标准适用本政策措施相关条款。（责任单位：市卫健委、市医保局等）

十二、主动高效精准服务企业

各区（市）县政府、市级相关部门要主动上门服务疫情防控物资生产保障企业，开辟专用“绿色通道”，简化手续特事特办；多部门协作联动，优先保障企业用工需求，帮助企业在外员工顺利返蓉复工。对纳入全市统筹的企业，建立“一企一组”驻企联络制度，专人专班服务，协调解决企业在资质审批、交通物流、原辅材料、生产设备、能源要素等方面的困难与问题，保障疫情防控物资生产；指导企业及时依规申报，用好用足国家、省、市各项政策。［责任单位：市经信局、市卫健委、市医保局、市市场监管局、市商务局、市交通运输局、市人社局、各区（市）县政府］

十三、附则

本政策措施由市经信局牵头，会同市卫健委、市医保局、市商务局、市市场监管局、市科技局、市国资委、市财政局等市级部门落实执行。所需经费由各责任单位从现有资金渠道解决。

本政策措施中“纳入全市统筹的企业”“纳入全市统筹的机构或单位”特指疫情防控物资或设备由成都市新型冠状病毒肺炎疫情防控指挥部统筹调配的企业、机构或单位。“纳入全市统筹的企业”由市经信局会同市医保局、市卫健委、市市场监管局等市级部门筛选提出名单。“纳入全市统筹的机构或单位”由市医保局、市卫健委等市级部门筛选提出名单。以上两类均须报经成都市新型冠状病毒肺炎疫情防控指挥部批准。商贸流通企业组织口罩货源，奖励销售企业由市商务局审定。

本政策措施可与国家、省上其他政策同时享受，针对同一企业、同一项目、同一奖补类别，市本级财政兑现政策时，叠加国家、省上实际兑现比例后，按不超过100%的原则执行。

企业（机构或单位）的实际支出由第三方中介机构审定，设置分档奖补比例的由专家评估认定。

本政策措施自印发之日起施行，有效期至成都市新型冠状病毒肺炎疫情防控指挥部撤销。

成都市人民政府办公厅关于印发成都市高水平临床重点专科建设实施方案的通知

（2020年2月28日，由成都市人民政府办公厅以成办发〔2020〕22号文件印发）

成都天府新区、成都高新区管委会，各区（市）县政府，市政府各部门，有关单位：

《成都市高水平临床重点专科建设实施方案》已经市政府第80次常务会审议通过，现印发你们，请认真贯彻落实。

成都市人民政办公厅

2020年2月28日

成都市高水平临床重点专科建设实施方案为推进我市临床重点专科高水平发展，加快国际医疗消费中心建设，根据《成都市区域卫生规划（2018—2025年）》，制定本实施方案。

一、建设范围

以专科特色明显、综合实力强的市级医院为主要建设主体采用国家标准《学科分类与代码》进行分类建设。学科范围为该标准“临床医学”下的二级类目，以及“内科学”和“外科学”两个二级类目下的三级类目，择优遴选后进行建设。鼓励与国内国际特色明显的专科联合申报、共同建设，优势互补、强强联合。

二、建设目标

优化顶层设计，集中优势资源，聚焦严重危害健康的重大疾病、多发病、慢性病及疑难病，加强高水平专科建设，构建我市临床重点专科高质量发展格局；打造一批高水平、特色化、国际化的专病诊疗示范中心；在精准医学、智慧医疗等领域实施一批高精尖医疗技术。全方位、高标准、大力度推动专科疑难危重疾病诊疗水平、临床医学研究水平和医学人才培养能力提升。到2025年，打造10个在全国具有一定影响力的高水平临床重点专科，全面达到国家临床重点专科评价标准；进入复旦医院管理研究所西南地区专科声誉排行榜前5名、西南地区综合排行榜前20名、中国医学科学院中国医院科技量值专科百强榜。在高水平临床重点专科建设的基础上，经过努力，专科所在医院力争进入复旦医院管理研究所全国医院综合百强榜。

三、建设原则

（一）需求引导。以健康需求和解决人民群众主要健康问题为导向，对标国内、国际一流专科，推动能力提升、服务创新、科技创新、业态升级，不断满足群众多样化、差异化、个性化卫生健康需求。

（二）先发领跑。集中力量重点支持管理水平高、基础设施好、医疗技术先进、人才团队强、服务能力强的优势学科，率先形成一批医疗服务、临床研究、人才培养、科技转化高地，进一步辐射带动其他相关专科协同发展。

（三）科学布局。根据成都市城市发展总规划和成都市卫生健康事业发展规划进行项目设置，并按照国家及四川省相关新规划做调整，综合考虑医院地域区位、医疗服务需求和服务质量，统筹规划。

（四）公平竞争。严格申报、评审流程，引入社会监督，确保公平竞争。医疗机构根据建设范围内的学科类目确定申报目标，客观真实准备申报材料。采取专家评估方式，严格按照相应专科评价标准，公平、公开、公正遴选建设项目并立项。

四、建设任务

着力打造高水平专病诊疗示范中心、高精尖医疗技术应用示范、高层次人才引育基地、高水准医学科技创新平台、高质量临床科学研究、国际交流合作新格局，全面推进重点专科"医教研管"协同发展，加快实现重点专科发展水平与国际趋势相接轨，带动重点专科所在医院高质量发展，进入国内先进行列。

（一）打造高水平专病诊疗示范中心。以人的健康为中心，以疾病为主线，整合院内优质医疗资源，打破学科壁垒，引导多科联动，形成以具体疾病为核心的诊疗规范，建立相应疾病的多学科诊疗标准化流程，建立多学科诊疗创新团队，联合开展重大疑难危重疾病的协作攻关，每个建设项目建成1—2个国内领先、特色鲜明的专病诊疗中心，以专病为支撑，全面提升疑难危重疾病诊疗水平。

（二）实施高精尖医疗技术应用示范。自主更新老旧医疗设备，引进和应用高新医疗设备，为高精尖医疗技术发展提供硬件保障。启动引进先进医疗技术绿色通道，瞄准核心和关键医疗技术，在精准医学、智慧医疗等与国际接轨的高精尖医疗技术上先行先试，争取每个建设项目有2—3项关键技术取得重大突破，通过技术推广实现临床应用示范效应。

（三）建设高层次人才引育基地。主动融入国家"一带一路"建设，搭建"送出去"和"引进来"的国际人才服务平台，依托建设项目引进和培养一批具有国内、国际领先水平的学科带头人及创新团队。培养一批达到国家级领军人才标准或国家中医药领军人才、国家名中医、国家卫生健康突出贡献中青年专家等相当水平的学科带头人。培养一批入选"国家千青"优青"音年长江""万人拔尖"等"四青人才"计划的优秀青年卫生人才。创建省级及以上院士专家工作站、博士后科研工作站、博士后创新实践基地等。

（四）构建高水准医学科技创新平台。鼓励市级医院与国内、国际医疗卫生机构合作，搭建疾病研究协同网络，积极创建省级临床医学研究中心。围绕专科、专病发展需求，聚焦新技术、新设备、新器械、新材料和新药物等研发与应用，打破医院院墙内限制，对外深化与科研院所、企业的合作，搭建医、产、学、研协同创新平台，促进重点专科成果转化应用。鼓励医疗机构以重点专科为依托，取得GCP资质备案并全面与国际接轨，承接国际临床研究项目及国际多中心临床试验，加速提升科技创新能力。

（五）开展高质量临床科学研究。围绕专科研究方向，建设国内一流水平的生物样本库、信息库、动物实验室，高效整合生物样本、大数据资源，开展重大疾病、大样本循证研究，探索高水平医学科技攻关，打造专科跨越发展重要增长点。稳定科研产出，立项一批国家和省市重大科研项目，力争在国家和省级科技奖上取得突破。

（六）构建国际交流合作新格局。实施医疗卫生开放合作工程，瞄准国际顶尖医疗机构或特色医疗机构，以专科合作、远程医疗协作等方式，共建国际研究平台、高端医疗人才培养基地、医学模拟教育培训中心和研究院、所。鼓励专科中青年骨干医师出国研修，深度参与国际医学科研项目，形成国际合作网络，提升国际合作和学术交流能力。

五、进度安排

从2020年起，启动高水平临床重点专科项目建设，按照项目启动、投入建设、成效评估的步骤进行项目管理。

（一）项目启动期(2020年)。

1. 健全组织构架。由市卫健委牵头设立项目管理专家委员会和项目管理办公室，组建评审、验收专家库，由省、市医学会、医师协会、预防医学会等学会副主委及以上专家组成，涵盖临床医学各主要学科、卫生管理等专业。

2. 完善管理体系。出台《高水平临床重点专科管理办法》；制定项目遴选、验收标准；制定绩效评估体系；出台人才、科技、医保等相关配套政策和重点专科建设实施细则。

3. 组织专科遴选。根据建设原则，组织专家对医疗机构自主申报的项目进行遴选，择优确定建设项目。

4. 确定建设项目。确定立项的项目所在单位与市卫健委签订目标管理责任书，制定相应专科五年发展规划。

（二）投入建设期（2020—2023 年），按照“三年见成效”的原则，由项目管理办公室组织专家进行中期评估、重在评估重点专科阶段性建设成效，包括总体目标实施进度，以及医疗服务质量、人才培养、科研成果、带动基层等方面重大进展以及标志性成果情况。

（三）成效评估期（2023—2025 年）。按照“五年达目标”的原则，在 2025 年引入第三方评估进行项目验收，对照目标管理责任书进行逐条考核。

六、保障措施

（一）强化组织保障。将重点专科建设与区域医疗中心建设相结合，纳入我市卫生健康事业“十四五”规划以及国民经济和社会发展规划。由市卫健委牵头建立部门联席会议制度，健全有关部门各司其职、协同推进的工作机制，采取定期会商、现场办公、专题调研、重点督办等方式推进建设工作。医院作为项目建设责任主体，应实行“一把手”负责制，与市卫健委签订目标管理责任书，分解细化目标任务、明确责任人、制定路线图和时间表，在人财物上对项目进行全力支持，保障项目顺利实施。［责任单位：市卫健委、市发改委、市科技局、市财政局、市人社局、市市场监管局、市医保局、市委组织部（市人才办）］

（二）强化人才支撑。

充分发挥“成都市人才新政 12 条”引导作用，支持引进院士、长江学者、国医大师等高层次人才，建立院士（专家）创新工作站。优先从重点专科中遴选专科人才进入国家、省、市人才培养计划，优先推荐为享受国务院政府特殊津贴专家、省市突出贡献专家、天府名医等名医名家。向符合条件的高层次人才发放“蓉城人才绿卡”，分层分类提供住房、落户、配偶就业、子女入园入学、医疗、出入境和停居留便利等服务保障。

开辟职称评审“绿色通道”，对引进的高层次、急需紧缺人才打破常规、简化手续、特事特办等方式开展不定期特殊评审，取得基础研究和前沿技术突破的专业技术人才，可打破学历、资历限制，破格申报评审高一级职称；取得国家、省级重大成果或突出贡献的，可打破层级限制，破格申报评审高级职称。合理优化重点专科高级职称岗位结构比例，正高级岗位已聘满的重点专科所在医院，经市人社局核准，可按规定设置特设岗位用于引进高层次人才。

对特聘岗位引进的高级管理人才、高层次专业技术人才、急缺高技能人才，探索实行协议工资或项目工资，纳入当年单位岗位绩效工资总额管理，不计入单位绩效工资基数。［责任单位；市人社局、市委组织部（市人才办）、市卫健委］

（三）强化经费支撑。综合考虑医院实际运行情况、医务人员劳务价值、专科发展前景和所承担的医疗任务，对不同建设目标分类指导。以财政资金为引导，安排专项资金支持高水平临床重点专科建设。从 2020 年起，列入高水平临床重点专科的建设项目，市级财政连续 3 年给予 1000 万元/项/年的经费资助，建设单位按照 1∶1 比例配套。经费专项用于列入高水平临床重点专科建设项目，除基础建设外人才引进培养、平台建设等方面的支出。

重点专科申报省、市科研课题时，同等情况下给予优先支持，并加大立项经费支持力度。（责任单位：市财政局、市科技局、市卫健委）

（四）强化医保支撑。在医药发展方面给予更为灵活的医保政策，调动积极性，保障专科可持续性发展。鼓励开展新技术、新药物、新器械临床试验，及时落实新增项目收费政策，按成本定价，核准后的新技术不纳入打包付费项目。争取省医保局将专科确需使用的药品纳入省招采平台。适当放宽建设项目药占比、耗占比。（责任单位：市医保局、市市场监管局、市卫健委）

（五）强化成果转化。

支持取得药物和器械临床试验机构资格的医疗机构设置研究型床位开展临床试验，仅用于临床试验的病床不计入医疗机构总病床，不规定病床效益、周转率、使用率等考评指标。

支持市级医疗卫生机构开展职务科技成果权属改革，赋予科研人员职务科技成果所有权或长期使用权。医技人员在专业技术领域取得创造性研究成果（论文、获奖等），可根据市人社局对市属事业单位创新型人才实施激励政策（成人社发〔2019〕37 号）中有关“要素贡献奖励”要求，由医疗单位结合实际自行制定办法对主要贡献人员予以奖励。鼓励医技人员通过技术入股、股权奖励、项目收益分红、岗位分红等方式参与临床科技成果转化和适宜技术推广活动。以技术转让或者许可方式转化职务科技成果的,可从技术转让或者许可所得的经济效益中提取至少70%比例作为成果利益分配,在科技成果转移转化中作出主要贡献的人员,获得奖励的份额不低于奖励总额的50%(责任单位:市卫健委、市财政局、市人社局、市科技局、市医保局)

(六)强化项目管理。建立奖惩和动态退出机制,对建设项目进行严格管理。对建设工作组织落实不力、距离建设目标差距大等情况予以通报,依法依规处理违反财务管理制度的情况,连续两年未通过验收的建设项目,移出建设项目名单,并退回所有财政补助资金。由市卫健委牵头,会同市级有关部门制定项目绩效考核体系。考核结果作为公立医院发展规划、重大项目立项、财政投入、经费核拨、绩效工资总量核定、医保政策调整的重要依据,同时与医院评审评价等各项评优评先工作紧密结合。[责任单位;市卫健委、市发改委、市科技局、市财政局、市人社局、市市场监管局、市医保局、市委组织部(市人才办)]

本方案自印发之日起30日后施行,有效期5年。

成都市卫生健康委员会
关于印发《2020年全市卫生健康工作要点》的通知

(2020年3月13日,由成都市卫生健康委员会以成卫健发〔2020〕3号文件印发)

四川天府新区成都管委会社区治理和社事局,成都高新区社会事业局,各区(市)县卫健局,各直属单位,机关各处(室):

《2020年全市卫生健康工作要点》已经委领导同意,现印发你们,请遵照执行,抓好工作落实。

成都市卫生健康委员会

2020年3月13日

2020年全市卫生健康工作要点

2020年,全市卫生健康工作总体要求是:以习近平新时代中国特色社会主义思想为指导,深入贯彻党的十九大和十九届二中、三中、四中全会精神以及习近平总书记对四川及成都工作系列重要指示精神,全面落实省委十一届四次、五次、六次全会和市委十三届四次、五次、六次全会以及全国、全省卫生健康工作会议部署,坚持新发展理念不动摇,以“创新提能年”为统领,围绕建设国际医疗消费中心目标,一手抓优质高效医疗卫生服务体系构建,一手抓卫生健康治理能力现代化,扎实推进卫生健康“十项行动计划”,确保“十三五”规划圆满收官,为“十四五”规划良好开局奠定坚实基础。

一、加强党对卫生健康工作的领导

1. 全面加强党的建设。把“不忘初心、牢记使命”作为加强党的建设的永恒课题和全体党员、干部的终身课题常抓不懈。全面落实意识形态工作责任制,着眼舆论氛围营造,完善舆论引导机制。完善公立医院党委领导下的院长负责制,发挥党组织把方向、管大局、做决策、促改革、保落实领导作用。抓好社会组织党建工作。抓好统战和群团工作。[牵头处(室):机关党委、宣传处、人事处]

2. 扎实抓好党风廉政建设和反腐败工作。压紧压实全面从严治党政治责任,健全完善全覆盖监督制度体系,强力纠治行风改进作风。健全内审制度,细化监督内容和操作程序,提升审计质量。严肃监督执纪问责,深入调查审查,发现一起,处理一起。[牵头处(室):机关党委、医政处、规财处]

二、大力推进健康成都行动

3. 坚持科学规划引领。开展卫生健康事业"十三五"规划终期评估,高起点高标准谋划"十四五"卫生健康发展规划编制。编制实施《成都市医疗卫生资源布局规划(2019—2035 年)》,促进城乡卫生健康事业一体化发展。加快推进"东进"区域卫生健康事业高质量发展,为"未来之城"提供优质高效的卫生健康保障。[牵头处(室):规财处]

4. 实施健康成都行动。制定并实施《关于推进健康成都行动的实施意见》《健康成都行动考核评价指导方案》及系列专项行动方案,强化年度监测考核,发布评估报告。深入开展健康城市健康村镇建设。深入开展爱国卫生运动,推进卫生城镇创建,努力实现国家卫生城市全覆盖。[牵头处(室):爱卫处]

5. 提高居民健康水平。将健康融入所有政策,以健康促进县(区)创建为抓手,着力健全健康素养监测体系。多形式开展健康教育,有效提高居民健康素养水平。高质量完成年度食品安全风险监测任务。推进国民营养计划工作,积极开展合理膳食行动和以儿童营养为特色的联合国儿童友好城市创建工作,促进食物环境改善,提高居民营养健康水平。[牵头处(室):宣传处、药政处]

6. 强化项目建设支撑作用。策划包装一批卫生健康领域"新基建"项目。加快推动市级医疗卫生重点项目建设,服务好省部级重点项目建设。促建非政府办医疗健康服务重点项目,增强六类 500 强及细分领域龙头企业来蓉投资信心。[牵头处(室):规财处、服务业处]

三、深化卫生健康改革创新

7. 巩固完善分级诊疗制度。印发《成都市城市医联体建设试点方案》,建成 2 个具有明显成效的城市医联体。抓好紧密型县域医共体建设试点工作,开展绩效评估和典型推广。印发《成都市促进诊所发展试点工作实施方案》,在全市启动诊所试点工作。推进社区医院创建试点,探索开展社区医院等级评审。扩大日间手术病种范围,加强慢性病规范化诊疗和管理,在医联体内实行门诊慢病一体化管理。加强全科医生培养和家庭医生团队建设,完善签约服务内容和功能,将单一疾病治疗转向综合健康管理。[牵头处(室):医政处、基卫处、科教处]

8. 推动公立医院综合改革。扎实推进三级公立医院绩效考核,启动二级医院绩效考核,健全绩效考核质控体系。建立健全现代医院管理制度,抓好国家、省、市三级试点和评估。完善公立医院绩效考核分配,重点向关键和紧缺岗位、高风险和高强度岗位、高层次人才、业务骨干、作出突出成绩的医务人员倾斜。[牵头处(室):政法体改处、医政处、人事处]

9. 改革完善公共卫生应急管理体系。强化公共卫生法治保障。修订突发公共卫生事件应急预案。健全公共卫生应急管理体系,完善公共卫生重大风险研判、评估、决策、防控协同机制。改革完善疾病预防控制体系和重大疫情防控救治体系,加强疾控机构卫生应急工作规范化和应急检测能力建设。健全重大疾病医疗保险和救助制度,建立健全分级、分层、分流的传染病等重大疫情救治机制。强化医疗卫生应急物资保障,建立健全医疗卫生应急物资管理、分配机制。加强公共卫生队伍建设。[牵头处(室):疾控处、政法体改处、应急办、医政处、基卫处、规财处、人事处]

10. 加强行业综合监管。改革完善医疗卫生行业综合监管制度,深入推进"互联网 + 监管"。完善医疗"三监管"工作机制,全面推行部门联合"双随机一公开"监管。落实第三方水质监测任务。探索建立医疗机构和医务人员信用评价管理办法等信用制度,开展卫生健康市场参与主体与监管对象的信用评价试点。加强卫生健康监督执法体系建设,开展监督执法能力提升行动。[牵头处(室):监管处、医政处]

11. 加强药品供应保障。落实国家基本药物制度,引导医疗卫生机构优先配备、合理使用国家基本药物。做好国家组织药品集中采购和使用工作,进一步加强中选药品临床疗效综合评价，探索建立使用中选药品激励约机制。完善短缺药品供应保障机制，组织开展短缺药品预警监测和分级应对。加强公立医院药品配备与使用情况监测。做好高值医用耗材治理工作。[牵头处(室)：药政处、医政处]

12. 深化"放管服"改革。持续推进卫生健康行政许可"最多跑一次""全程网办"事项办理。规范医疗机构设置审批，进一步完善办事指南和现场审查工作细则。开展行政许可案卷评查，提高审批工作质量。做好自贸区"证照分离"改革全覆盖试点工作。[牵头处(室)：审批处、服务业处]

四、加快卫生健康内涵提升

13. 实施临床重点学(专)科提升计划。全面落实《成都市高水平临床重点专科建设实施方案》，启动高水平临床重点专科建设计划。促进医疗卫生机构与在蓉医学院校、科研院所、医药卫生企业协同创新。开展5—10项四川省卫生适宜技术推广项目，提升基层医疗机构服务能力和公共卫生服务能力。[牵头处(室)：科教处、医政处、基卫处]

14. 实施全域医联工程。推进以电子病历为核心的医疗机构信息化建设，力争2020年市级全民健康信息平台及三级医院国家互联互通标准化成熟度测评达到四级以上、二级医院达到三级以上。按照"城市大脑"功能定位，打造"智慧健康大脑"。运用云计算、大数据、区块链、5G等新技术提升健康医疗数据的归集、治理、分析和应用能力，推进智慧医院建设。强化健康医疗行业网络安全。加强卫生健康统计管理。[牵头处(室)：科教处、规财处]

15. 实施紧急医学救援体系建设。加快落实《成都市紧急医学救援体系能力提升实施方案》，建设、完善与城市定位相匹配的紧急医学救援体系。修订《成都市社会急救医疗管理规定》，提升社会急救能力。组建成都市院前急救质量控制中心，制定院前急救医疗质量控制标准和考核评价细则。加强全市120网络医院布点建设。[牵头处(室)：应急办、规财处、医政处]

五、注重事业产业协调发展

16. 提升医疗服务能力。争取省级医学中心和区域医疗中心落户。大力推进互联网医院、互联网诊疗、远程医疗服务建设，促进优质医疗资源下沉。加强医疗技术、医疗废物、院感等规范管理。持续加强血液管理。提升医疗卫生机构国际化服务能力。强化行风建设，深入开展"扫黑除恶"专项斗争和医疗乱象整治。加强医疗卫生机构安全生产工作。[牵头处(室)：医政处、规财处、科教处、安管处]

17. 做好疾病防控工作。深入开展新冠肺炎疫情防控，2020年法定传染病(甲乙类)发病率控制在250/10万以下。全面落实艾滋病等重大传染病综合防治措施和结核病防治重点措施，推动县级结核病分子生物学检测技术应用。适龄儿童国家免疫规划疫苗接种率以县为单位达到95%以上，新生儿乙肝疫苗首针及时接种率达到90%以上。继续实施60岁及以上户籍老年人肺炎疫苗接种补助项目。开展"三减三健"专项行动。加强严重精神障碍综合管理，有序开展社会心理服务体系建设试点。督促健康副校长履职尽责。继续开展儿童口腔疾病综合干预项目。推进儿童青少年近视综合防控。[牵头处(室)：疾控处、基卫处]

18. 加强职业病防治。开展重点职业病与重点职业病危害因素主动监测，实施非煤矿山、冶金、化工等重点行业领域职业病危害专项治理。组织开展用人单位职业健康基础建设达标和示范单位创建。实施尘肺病防治攻坚行动。推进全市疾病预防控制机构职业健康技术服务能力建设，推动全市职业健康检查机构备案管理。[牵头处(室)：职业健康处、疾控处]

19. 强化基层卫生服务能力。分别完成基层医疗卫生机构基础设施提升改造、诊疗设备提档升级、村卫生室公有化标准化建设50家、30家和400家。印发《关于推进乡村卫生服务一体化管理的实施方案》，对村卫生室实行"八统一""一独立"规范管理，20%的村卫生室实现一体化管理。加强基层卫生服务，促进基本公共卫生服务均等化。继续推进"优质服务基层行"活动。加强基层卫生人才队伍建设。[牵头处(室)：基卫处、科教处、规财处]

20. 积极发展健康服务业。推动中日(成都)卫生健康领域合作项目落地。研究制定《成都市健康服务业高质量发展若干政策》实施细则。做好社会办医重点企业服务工作，协调解决合理诉求。大力发展中医药健康服务业。[牵头处(室)：服务业处、中医处]

六、着力推动中医药传承创新发展

21. 健全中医药传承创新发展机制。研究制定贯彻落实《中共中央国务院关于促进中医药传承创新发展的意见》工作方案。推进中医医联体、医共体建设,推广县管乡用、乡管村用人员管理模式。深化新都区国家中医药综合改革示范区、都江堰市“国家中医药健康旅游示范区”建设。推进三级公立中医医院绩效考核。推进非遗技术疗法传承。〔牵头处(室):中医处、医政处、基卫处〕

22. 提升中医药服务内涵。强化中医医院内涵建设,探索推行专科医院中西医会诊制度,筛选和推广中医治疗优势病种和适宜技术。推动“示范中医馆”“规范化中医角”提档升级,确保基层中医药服务量保持在53%以上。深化中医治未病行动,推动中医药参与家庭医生签约服务。实施中医药人才建设工程。深化中医药文化进校园、进机关、进党校、进基层。〔牵头处(室):中医处、人事处、医政处、基卫处〕

七、促进“一老一小”和妇幼健康服务发展

23. 促进健康老龄化。认真贯彻《中共中央国务院关于国家积极应对人口老龄化中长期规划》精神,组织实施老年健康促进行动。探索以社区卫生服务中心为依托、医护人员上门服务为内容、遵循经济利益机制的居家社区医养结合运行模式,完善老年健康服务体系。做好安宁疗护试点工作,积极创建国家医养结合示范区(市)县。〔牵头处(室):老龄健康处、基卫处〕

24. 加强人口监测与家庭发展。完善和落实全面两孩政策配套措施,优化生育便民服务,加强人口监测与分析,及时准确掌握出生人口信息,配合做好第七次全国人口普查。全面落实计划生育家庭奖励扶助、特别扶助和独生子女父母奖励政策“三项制度”,帮助解决特殊家庭“急难愁盼”问题。推动出台3岁以下婴幼儿照护服务发展政策措施,建立健全促进婴幼儿照护服务发展的政策支持体系、服务供给体系、质量控制体系和监督管理体系,建设一批示范性婴幼儿照护服务机构。开展关爱女孩行动,加强出生人口性别比综合治理,严厉查处“两非”行为。〔牵头处(室):人口家庭处〕

25. 加强妇幼健康服务。建立健全以妇幼专科医联体、医疗联盟、科联体为依托的多种形式的整合型妇幼体系。推进妇幼保健机构绩效考核和体制机制创新。全市80%县级妇幼保健机构达到三级水平。健全危重孕产妇和新生儿救治网络,深化市级、区域和县级产儿科危急重症救治中心建设。推进妇女儿童全过程健康管理,加强高危孕产妇和高危新生儿健康管理。全面做好艾滋病、乙肝、梅毒母婴阻断工作。开展0—6岁儿童眼保健和视力检查工作。健全出生缺陷防治网络,大力提高出生人口素质。〔牵头处(室):妇幼处、疾控处〕

八、深入开展卫生健康交流合作

26. 推动卫生健康协同发展。建立健全成渝地区卫生健康协同发展工作机制,有序推动成渝两地双城经济圈卫生健康一体化发展。贯彻落实“一干多支”发展战略,加快推动成德眉资优质医疗资源共建共享,提升成都都市圈卫生健康整体水平。完善片区协同发展联动机制,促进优质资源拓展、信息互通、技术合作。〔牵头处(室):规财处、办公室、中医处、药政处、安管处、监管处〕

27. 深化国际交流合作。依托大型医疗机构,推进与国际一流医疗卫生机构合作。拓展海外研修培训平台,做好国(境)外培训合作项目建设。建立成都市援外工作队,成建制做好援外工作。以“一带一路”建设为契机,推动与“一带一路”沿线国家开展卫生健康合作。〔牵头处(室):人事处、中医处〕

28. 巩固健康扶贫成果。聚焦基本医疗有保障,持续巩固简阳市、高新东区健康扶贫成果。抓好城乡医疗卫生对口支援“传帮带”工程和凉山州综合帮扶脱贫攻坚工作,开展好定点帮扶和驻村帮扶。〔牵头处(室):规财处、医政处、人事处〕

九、统筹推进其他工作

29. 加强行业法治建设。学习宣传贯彻《基本医疗卫生与健康促进法》等法律法规,落实依法治市和法治政府建设有关工作。严格重大行政决策、规范性文件及行政执法案件的合法性审查,提升依法行政水平。规范行政复议和行政应诉工作,落实委机关负责人出庭应诉制度。推进“法律七进”活动。坚持党组会会前集体学法制度。〔牵头处(室):政法体改处〕

30. 强化干部人才支撑。开展职务职级套转晋升工作。研究制定《关于加强公立医院党管人才制度的指导意见》。结合高水平学(专)科建设,建立

完善高层次人才动态管理、引进扶持、培育奖励等机制。大力发展远程继续医学教育,创新全科医生继续医学教育培训模式。落实住院医师规范化培训制度,完成全科医生转岗培训任务,确保全科医生注册率不低于90%。[牵头处(室):人事处、科教处]

31.提升宣传质效。坚持传统媒体和新媒体并用、新闻宣传和科普宣传并重,做好新冠肺炎疫情防控科普知识、工作推进和防控成果宣传,弘扬先进典型,凝聚行业正能量。围绕"尊医重卫"主题,做好大美医者评选、医师节主题宣传等系列活动。用好成都市卫生健康舆情监测处置平台(手机APP),完善舆情监测、处置机制。推动行风改善,维护行业形象。[牵头处(室):宣传处]

成都市卫生健康委员会等八部门关于印发《成都市促进诊所发展试点工作实施方案》的通知

(2020年3月26日由成都市卫生健康委员会　成都市发展和改革委员会　成都市财政局　成都市人力资源和社会保障局　成都市医疗保障局　成都市政务服务管理和网络理政办公室　成都市市场监督管理局　成都市生态环境局以成卫健发〔2020〕4号文件印发)

四川天府新区成都管委会社区治理和社事局、成都高新区社会事业局,各区(市)县卫健局、发改(经发)局、财政局、人社局、医保局、行政审批局、市场监管局、生态环境局:

根据国家卫生健康委、国家发展改革委、财政部、人力资源社会保障部和国家医保局《关于开展促进诊所发展试点的意见》(国卫医发〔2019〕39号),为做好成都市诊所改革与发展试点工作,不断完善诊所建设与管理,市卫健委联合市发改委、市财政局等七个市级部门制定了《成都市促进诊所发展试点的实施方案》,现印发给你们,请认真贯彻落实。

成都市卫生健康委员会　成都市发展和改革委员会
成都市财政局　成都市人力资源和社会保障局
成都市医疗保障局　成都市政务服务管理和网络理政办公室
成都市市场监督管理局　成都市生态环境局
2020年3月26日

成都市促进诊所发展试点工作实施方案

为促进我市诊所健康发展,深化医疗领域"放管服"改革,完善医疗服务体系,吸引优质医疗资源下沉,满足人民群众多层次多样化医疗服务需求,根据国家卫生健康委等五部门制定的《关于开展促进诊所发展试点的意见》精神,结合我市卫生健康工作实际,制定本实施方案。

一、总体要求

(一)指导思想。以习近平新时代中国特色社会主义思想为指导，全面贯彻党的十九大和十九届二中、三中、四中全会精神，落实新形势下卫生与健康工作方针，充分发挥政府和市场作用，贯彻落实省委“一干多支”发展战略，构建“一干多支、五区协同”区域发展新格局，改革完善诊所政策，提升诊所医疗服务质量，努力形成多元办医格局，推动建立优质高效的医疗卫生服务体系。

（二）工作目标。全面提升诊所规范化、标准化水平，在为基层提供常见病、多发病诊疗服务和家庭医生签约服务等方面发挥更大作用，满足人民群众不断提高的多样化需求，建成更多高质量、高水平的诊所，成为公立医疗服务体系的重要补充，提升人民群众就医获得感。

（三）试点安排。2020 年，在全市范围内开展促进诊所发展试点工作，根据试点经验完善诊所建设与管理政策。自贸试验区内诊所管理按照自贸试验区有关规定执行。

（四）适用范围。本方案适用于全市除备案中医诊所、中外合资合作诊所及港澳独资诊所以外的所有诊所。

二、工作措施

（一）优化诊所执业许可政策

1. 简化准入程序。各区（市）县对诊所设置规划不作限制，将诊所准入由审批制改为备案制管理。在本方案实施后开办诊所的，在取得商事主体《营业执照》后，报所在区（市）县诊所审批主管部门（审批局或卫健局）备案，在取得《医疗机构执业许可证》后，即可开展执业活动。跨区（市）县行政区域经营的连锁化、集团化诊所由市卫健委统一备案。本市诊所备案管理办法由市卫健委另行制定。（责任部门：市卫健委、市政务和网络理政办）

2. 执行试点地区诊所基本标准。诊所是提供常见病、多发病诊疗服务和家庭医生签约服务的医疗机构。在本方案实施后开办的诊所，应符合国家最新公布实施的《改革试点地区诊所基本标准（2019 年修订版）》（国卫办医函〔2019〕802 号）要求，在诊所执业的医师要取得中级及以上职称资格。各区（市）县对在本方案实施前已取得《医疗机构执业许可证》的诊所按照试点地区诊所基本标准要求进行管理。（责任部门：市卫健委、市政务和网络理政办）

3. 鼓励医师举办诊所。鼓励在医疗机构执业满 5 年，取得中级及以上职称资格的医师，全职或兼职开办专科诊所。鼓励符合条件的全科医师，或加注全科医师执业范围的专科医师，全职或兼职开办全科诊所。兼职开办诊所的医师要按照多点执业有关要求，与主要执业医疗机构通过签订协议等形式明确双方的责任、权利和义务，对其在主要执业医疗机构的工作时间、任务量、服务质量和薪酬绩效分配等提出具体要求，确保兼职开办诊所的医师能够完成主要执业医疗机构的工作。（责任部门：市卫健委）

（二）提高诊所医疗服务质量

1. 鼓励将诊所纳入医联体建设。各区（市）县卫生健康行政部门在组建城市医疗联合体和县域医共体过程中，可以根据诊所意愿，将其纳入医联体或医共体建设。2020 年 9 月底前，各区（市）县纳入辖区医联体范围的诊所应不少于 1 家，并在诊所和其他医疗机构之间建立双向转诊机制。各专科联盟牵头单位，应将诊所纳入成员单位范围，帮助其提升医疗服务水平。鼓励医联体内二级以上医院、基层医疗卫生机构和独立设置的医学检验中心、医学影像中心、消毒供应中心、病理中心等机构，与诊所建立协作关系，实现医疗资源共享。（责任部门：市卫健委）

2. 支持诊所规模化集团化发展。鼓励不同专科医师成立适宜规模的合伙制医生集团，举办专科医师联合诊所。鼓励社会力量举办连锁化、集团化诊所，形成规范化、标准化的管理和服务模式。（责任部门：市卫健委）

3. 鼓励诊所提供家庭医生签约服务。鼓励以政府购买服务的方式，将符合条件的诊所纳入可以提供家庭医生签约服务的医疗机构范围，通过提供个性化签约服务，进一步满足居民多层次多样化的健康需求。2020 年 9 月底前，各区（市）县卫生健康行政部门应至少确定 1 家诊所，将其纳入可以提供家庭医生签约服务的医疗机构范围。各区（市）县卫生健康行政部门要加强对诊所提供签约服务质量的评估，将服务对象健康状况、满意度等纳入评估，确保签约服务质量。（责任部门：市卫健委、市财政局）

4. 鼓励诊所提供基本医疗卫生服务。鼓励各区（市）县以政府购买服务的方式，引导诊所提供基本医疗卫生服务。对提供基本医疗卫生服务的诊所，在人才培养等方面执行与政府办基层医疗卫生机构同等补助政策。有条件的区（市）县对诊所提供基本医疗卫生服务的基本建设和设备购置等发展建设支出，符合国家基本建设有关规定的，可以由同级财政给予适当支持。（责任部门：市卫健委、市财政局、市发改委）

5.促进诊所全职医师职业发展。全职在诊所执业的医师申报卫生系列高级职称时，经本人申请可按照改革完善基层卫生专业技术人员职称评审有关政策规定，实行单独分组、定向评审，计算机和外语成绩不作为申报必备条件，评审副高级职称对论文、科研成果等不作硬性规定，侧重评价其常见病、多发病的诊疗、护理、康复等临床工作能力和服务质量。定向评审取得的职称，原则上应当限定在诊所等基层医疗卫生机构执业时使用，向上级医疗卫生机构流动时，应当取得全省统一的卫生系列高级职称。各区（市）县卫生健康行政部门应组织在诊所执业的医师参加依法执业、“三基三严”、院感管理、医学人文等培训和学习，并负责监督考核，每年对诊所医师至少培训4次。各区（市）县卫生健康行政部门应探索建立一套成熟的全科能力培训系统，让基层医生接受规范化的培训，全面提升基层医生的诊疗能力。（责任部门：市卫健委、市人社局）

6.完善有利于诊所发展的相关政策。诊所提供医疗服务的价格实行自主定价。对主动执行公立医疗机构医疗服务价格政策并符合条件的诊所，支持按照规定纳入医保定点范围，所提供的医疗服务费用可按规定支付。简化诊所的环评、消防等审批手续，与诊所备案手续并联办理，不作为诊所审批主管部门（审批局或卫健局）办理诊所备案的前置材料。（责任部门：市医保局、市卫健委、市生态环境局、市住建局）

（三）加强行业监管

1.创新行业监管手段。诊所要建立信息系统记录诊疗信息，并按照卫生健康行政部门规定及标准要求，接入医疗服务监管信息系统，报送和上传诊疗信息。信息报送及系统接入办法由市卫健委另行制定。卫生健康部门要会同市场监管、医疗保障等相关部门落实诊所、医务人员不良执业记分等管理办法，做好监管信息互联互通。在监管工作中发现违法违规行为，依法予以查处，监管结果与诊所校验、医保定点管理等挂钩。鼓励成立诊所管理行业组织，支持其在制定行业规范、技术标准、调解处理服务纠纷等方面发挥行业自律作用。通过“双随机、一公开”开展监督抽检，检查结果及时公开公示，支持社会各界和公众参与诊所管理监督。医疗保障部门要加强对医保定点诊所的监督管理，对虚构医疗服务等恶意骗取医保基金的行为，应依法依规进行处理。市场监管部门应强化对诊所药品器械采购等相关环节的监管，加强对诊所违规销售妆字号、食字号、械字号商品行为的监管。各部门要充分运用动态监管成果，实现信息共享、联合惩戒，发现问题的要限期整改，整改不落实的，依法注销其《医疗机构执业许可证》。要加强诊所服务信用体系建设，建立卫生诚信档案，逐步实现诚信信息资源共享，建立健全失信惩戒和守信激励机制。（责任部门：市卫健委、市医保局、市市场监管局、市发改委、市政务和网络理政办）

2.保障医疗质量安全。各区（市）县卫生健康行政部门要将诊所纳入医疗质量控制体系，依托信息化平台，加强对诊所运营和医疗服务监管，实现实时监管，确保医疗质量安全；要定期组织对诊所进行培训，提高诊所医疗质量安全管理意识，形成保障医疗质量安全的常态运行机制。诊所应严格依法执业，医务人员必须具备相应的资质和任职资格，严格落实《医疗质量管理办法》《医疗质量安全核心制度要点》等规章制度，加强医疗技术和医院感染管理；严格落实诊疗护理规范和指南，合理使用药物，落实患者安全目标；加强医患沟通，尊重患者知情权，保护患者隐私；建立电子病历系统，规范医疗文书书写和管理，做好就诊患者登记，落实传染病疫情报告制度，及时准确完整上传诊疗信息。鼓励诊所（特别是医美诊所）或医务人员购买医疗责任保险。（责任部门：市卫健委）

三、保障组织实施

（一）加强组织领导。各区（市）县政府要充分认识推进诊所发展的重要意义，落实属地管理责任，将其作为深化“放管服”改革、深化医改和发展社会办医的重要内容统筹推进，加强组织领导，强化部门协作，确保各项政策措施落地见效。各区（市）县卫生健康行政部门要发挥牵头部门作用，改革完善诊所管理有关政策措施，制定政府购买服务的具体细则，加强对诊所的监管。各区（市）县发展改革、财政、人力资源社会保障、市场监管、医保等部门要按照规定落实相关支持政策，鼓励诊所可持续发展。2020年3月，全市启动促进诊所发展试点实施工作。各区（市）县卫生健康行政部门要会同本地相关部门，根据工作实际制定促进诊所发展试点的具体实施方案并报送市卫健委。

（二）做好评估总结。各区（市）县卫生健康行政部门要对本方案在辖区内推进情况及时评估，形成年度评估报告，报送市卫健委。对于工作推进中发现的问题，要及时研究解决，工作经验要及时总结上报。市卫健委将会同有关部门根据职能加强政策培训，强化督导检查和分析评估，适时总结推广好的经验做法，完善促进诊所发展的政策举措，确保诊所试点工作顺利推进。

成都市卫生健康委员会等六部门关于印发《关于加强公立医院党管人才制度体系建设的指导意见》的通知

（2020年4月9日，由成都市卫生健康委员会　中共成都市委机构编制委员会办公室
成都市科技局　成都市财政局　成都市人力资源和社会保障局　成都市科学技术协会
以成卫健发〔2020〕5号文件印发）

四川天府新区成都管委会社区治理和社事局、成都高新区社会事业局，各区（市）县卫健局、编办、科技局、财政局、人社局，委各直属医疗卫生单位：

为贯彻落实《四川省加强公立医院党的建设工作实施办法》（川委办〔2019〕15号）要求，进一步加强公立医院党管人才制度体系建设，结合成都市卫生健康工作实际，特制定《关于加强公立医院党管人才制度体系建设的指导意见》（附件1），现印发给你们，请结合实际认真贯彻执行。各市属公立医院根据党管人才制度建设清单（附件2），结合实际制定具体配套制度，按照相关要求上报备案。

附件：1. 关于加强公立医院党管人才制度体系建设的指导意见

2. 市属公立医院党管人才配套制度建设清单

成都市卫生健康委员会　中共成都市委机构编制委员会办公室
成都市科技局　成都市财政局
成都市人力资源和社会保障局　成都市科学技术协会
2020年4月9日

附件 1

关于加强公立医院党管人才制度体系建设的指导意见

为深入贯彻习近平新时代中国特色社会主义思想和党的十九大精神，切实落实中共中央办公厅《关于加强公立医院党的建设工作的意见》、中共四川省委办公厅《四川省加强公立医院党的建设工作实施办法》要求，加强党对人才工作的领导，保证人才工作的正确方向，促进人才强卫战略实施和人才强卫目标实现，完善公立医院党管人才制度体系建设，充分发挥党对卫生健康人才的政治引领、思想引领与能力带动作用，推动健康成都建设，结合市属公立医院实际，制定本指导意见。

一、基本原则

（一）坚持党管人才。进一步加强和改进党对人才工作的领导，健全党管人才领导体制和工作机制，创新党管人才方式方法，突出政治标准，严把政治方向。

（二）坚持服务发展。围绕经济社会发展和人才发展需求，充分发挥人才作用，推动多出人才、出好人才，最大限度激发和释放人才干事创业活力，促进人才发展与医院发展深度融合。

（三）坚持科学公正。遵循人才成长规律，突出品德、能力和业绩评价导向，分类建立体现不同学科、不同岗位、不同层次人才特点的评价机制，科学客观公正评价人才，让各类人才价值得到充分尊重和体现。

（四）坚持改革创新。围绕用好用活人才，着力破除思想障碍和制度藩篱，保障落实用人主体自主权，营造有利于人才成长和发挥作用的环境。

二、总体目标

进一步明确公立医院党管人才工作的重点任务，加快形成全面覆盖、重点突出的党管人才工作体系。进一步健全党管人才工作的职责框架，形成齐抓共管、通力合作的党管人才工作格局。进一步强化党管人才工作保障措施，形成协调高效、整体推进的党管人才工作机制。最大限度地发挥公立医院党管人才工作的杠杆效应和辐射作用，盘活用好人才，鼓励人才创新，释放人才最大效能，实现人才最大价值，为提升医疗卫生服务水平，推进公立医院综合改革，实现高质量发展提供强有力的人才保障。力争到2025年，市级公立医院医生博士占比达10%以上，引进10名以上国家级卫生领军人才，建成10个以上院士（专家）工作站、博士后创新实践基地等平台，打造10个在全国具有一定影响力的高水平临床重点专科。

三、主要举措

（一）提升人才管理水平

1. 建立党管人才决策机制。健全公立医院党委领导下的院长负责制工作机制，对医院人员招用、人才引进等把好政治关。每年初党委召开一次人才专题会议，统筹研究部署人才工作。医院人才工作规划、人才引进方案与政策、人员岗位设置和重要调整，评优评先及奖励、职工薪酬分配及福利待遇、干部培养、选拔和管理等重大决策需通过党委会讨论决定。职称评聘、常规晋升晋级及日常人员招用、解聘、调动以及招生培训、一线岗位人才引进等人才工作事项需经过院长办公会讨论决定。成立人力资源专家委员会，人才工作相关决策需经专委会咨询或论证。医院内设机构党组织要参与内设机构人才引进、薪酬分配、职称晋升、评优评先等人才重大问题的决策。

2. 提升人力资源管理能力。探索建立与现代医院管理制度相适应的医院人力资源管理模式，推进人才管理全局性统筹、人事工作精细化管理，逐步落实公立医院内部人事管理、中层干部聘任、人员招聘和人才引进、内部绩效考核与薪酬分配等管理自主权。加强人力资源管理人员培训，力求熟练掌握岗位管理与分析、招聘流程与技巧、薪酬激励设定、劳动合同法解读等业务知识，提升高效提供人力资源决策的参谋能力。逐步推行应用卫生健康人力资源管理系统，引入大数据、云计算、移动互联网、人工智能等运用，促进人力资源管理的数字化、智能化。

3. 创新编制与岗位管理。落实公立医院人员总量控制办法，不断优化人员结构，公立医院领导职数、岗位设置以人员总量为基数核定。满编医院引进博士或副高以上专业技术人才可申请使用人才专项编制，不受岗位结构比例控制。经市人才工作领导小组审议确定，可设置特聘岗位聘用高级管理、高级专业技术、高级技能人才。经主管部门与人社部门核准，可设置特设岗位引进高层次专业技术人才，不受本单位岗位总量和结构比例限制。医疗卫生机构根据事业发展和人才队伍建设需求，可动态调整岗位设置方案，按照规定自主开展内部人员竞聘上岗；可将上一等(层)级专业技术空缺岗位，用于下一等(层)级岗位聘用；可将初级岗位结构比例用于中级岗位设置；对取得特定国家级标准荣誉的专家可直接竞聘本层级最高等级空缺岗位。承担医学院校医学教学、科研任务和省级以上医学重点专科、学科、实验室的卫生事业单位，可适当提高高级专业技术岗位结构比例，提高比例不超过3%，其中正高不超过1%。在法人治理结构试点医院探索在人员总量和工资总额内，自主设岗、自主招聘、自主聘用、自主分配。

(二)加大人才引进力度

4. 科学制定人才计划。医院党委应当完善人才使用和引进管理办法，把握用人标准，对医院人员招用、人才引进等把好政治关。结合各单位发展定位和学科建设需要，科学合理制定短、中、长期人才发展规划；结合每年度全市人才白皮书发布，梳理医院急需紧缺岗位信息，制定年度人才引进计划。针对高端拔尖人才、特殊人才和高学历人才分层分类制定人才引进方案，提高人才引进的科学性与针对性。加大编内人员引进力度，降低空编率。

5. 积极拓宽引才渠道。落实好卫生事业单位考核招聘高层次人才和急需紧缺卫生专业技术人员相关政策，规范招聘流程，开展好公开招聘、考核招聘与外出公招等工作。通过招聘网站、官方微信等新媒体，多渠道发布、宣传公立医院人才引进政策及人才引进招聘信息。支持公立医院通过线上或线下专业人力资源服务机构引进急需紧缺人才和购买专业化的人力资源服务。

6. 着力引进领军人才。坚持“高精尖缺”导向，坚持人岗相适、以用为本、急需优先原则，加快领军型人才集聚。对在卫生健康领域前沿、掌握关键核心技术、为健康成都发展做出突出贡献的领军人才和顶尖团队，可通过兼职挂职、特聘岗位、项目合作、技术联姻等方式柔性引才，采取一人一策、一事一议的方式给予重点支持。为符合条件的急需紧缺人才和高层次人才发放“蓉城人才绿卡”，提供住房、落户、配偶就业、子女入园入学、医疗、出入境和停居留便利等综合服务。

(三)加大人才培育力度

7. 加强思想理论教育。建立常态化政治理论学习制度，深入学习习近平新时代中国特色社会主义思想和习近平总书记关于卫生健康工作的重要论述。加强医改政策学习，引导医务人员更新观念、积极投身改革。坚持每月集中学习，采取适应医院工作模式的学习方式，确保全员覆盖。不得以业务学习和工作会议等代替政治理论学习。在人才引进、人才选聘、课题申报、职称评审、导师遴选等过程中，坚持思想政治素质和医德规范要求，实行“一票否决”制。健全学术不端行为惩治查处机制，引导卫生健康人才恪守学术道德，弘扬优良作风。

8. 加强党内人才培养。实施高知识群体发展党员计划，注重发展医疗专家、学科带头人、优秀青年医务人员入党，努力打造“把业务骨干培养成党员，把党员培养成业务骨干”。积极打造党建强、学科强的“双强”科室和学科带头人。探索建立党务工作人员职务职级“双线”晋升办法和保障激励机制，把党务工作岗位作为培养选拔干部的重要平台。

9. 加强医教研融合培育。实施住院医师规范化培训基地教学能力提升工程，完善师资队伍建设，加强培训过程管理和结业考核。提升继续医学教育水平，分层分类制定继续医学教育指南，将医患沟通、医学伦理、临床思维作为继续教育的重要内容。各单位应鼓励在职人员学历深造，按规定落实相关待遇。鼓励公立医院与高等医学院校多形式多机制合作共建附属医院、教学医院(基地)、医学中心、研究中心等人才培养和创新创业基地。高等医学院校可设置名誉教授、客座教授、特聘教授、特聘研究员等流动岗位，授予符合条件的医疗卫生人员。构建与国际接轨的人才培训机制，积极选送技术骨干赴国外著名高校、行业龙头医院开展短期研修，瞄准行业前沿和发展方向开展合作研究。对于承担政府下达的各类医学生培训、实习、继续医学教育任务的医疗卫生机构，将教学和人才培养情况作为单位绩效工资分配依据之一，单位应向承担教学和教学管理任务的医疗卫生人员发放教学报酬。

（四）建设高端人才团队

10. 注重人才梯队建设。结合医学优势学科、重点发展学科、特色专科建设，搭建不同层次人才发展平台，建立定位明晰、层次分明、衔接有序的医学人才培养体系。高端领军人才重点推荐选拔国家省市人才计划专家、突贡专家、学术带头人，省卫健首席专家、领军人才，全国中医药师承指导老师等项目；学科专科负责人和带头人重点选拔推荐省学术技术带头人后备人选、省市卫健系统学术技术带头人、省卫健突贡中青年专家、省市拔尖中医师、省优秀中医临床人才等项目；优秀中青年骨干人才重点选拔推荐省市卫健系统学术技术带头人后备人选、省拔尖中青年中医师、国家省级中医药师承继承人、市优秀卫健人才等项目。结合学科建设，着重加强医院中青年后备人才队伍建设，制定专项培养方案，并将后备人才培养情况纳入对学科带头人的考核评价指标。

11. 造就高水平医疗团队。鼓励公立医院创建院士（专家）创新工作站、博士后科研工作站、创新实践基地、重点实验室、名医工作站，支持高层次人才承担、主持国家和省市级医学课题、重大人才项目、临床重点专科建设项目、国际国内交流与合作项目。对成功创建的国家、省、市级平台分级分类给予一次性扶持奖励。赋予科研课题项目负责人和主研人员在科研立项、团队组建、经费使用、薪酬分配、评估激励等方面享有更大的自主权。培养聚集一批具有国际影响力高水平医疗团队，积极培育高水平临床重点专科、特色专病和高精尖医疗技术，构建我市临床重点专科高质量发展格局。

12. 实行高层次人才动态管理。建立医院领导班子成员联系高层次人才制度与党外知识分子联系制度，健全人才跟踪评价、发展引导、日常管理机制。每年度慰问、座谈、联系专家人才不少于 2 次，及时了解高层次人才工作情况，及时解决存在问题。完善专家决策咨询制度，畅通建言献策渠道。维护运用好成都市卫生健康高级人才信息系统与专家人才库，定期更新系统信息。

（五）优化人才评价体系

13. 建立分类评价标准。克服“唯论文、唯职称、唯学历、唯奖项”等倾向，强化医疗卫生人才实践能力评价，根据不同类型医疗卫生机构、不同岗位人才特点，建立健全涵盖医德医风、临床实践、科研带教、公共卫生服务等要素的医疗卫生人才多维度评价体系。针对临床工作人才、医学科研人才、中医药人才、药学类人才、医院管理型人才等不同对象，分类优化工作能力与业绩评价标准。建立健全医疗卫生人才医德医风考核评价机制，每年度对医疗卫生人才组织进行一次医德医风考评，强化评价结果运用与权重。

14. 打造职称评审“绿色通道”。进一步完善特殊人才职称申报评价办法，对新引进的医疗卫生高层次人才、急需紧缺人才等打破常规，可采用“一事一议”的方式组织专家评委会进行职称评审；对市级以上选派援藏援彝人才、援外医疗人员等可缩短年限提前申报评审高一级职称，并在同等条件下优先聘任；对在基础研究或科技前沿关键性技术突破，取得重大成果或突出贡献的医疗卫生人才，可打破学历、资历限制，破格申报评审高一级职称。探索在岗位设置合理、人事管理完善的三级医疗机构申报卫生系列高级职称自主评审试点，实施职称“自主评审、自主聘用”。将港澳台地区、持有外国人永久居留证的外籍医疗卫生专业技术人才纳入职称评审范围。

15. 健全人才表彰奖励机制。建立以激励为导向、医院和社会力量奖励为主体的分层次多样化高层次人才奖励体系。完善院级人才奖励制度，制定突出贡献人才激励办法，优先推荐高层次人才到国际、国内学术组织任职，优先推荐作为党代会代表、人大代表、政协委员。着力培育和塑造医学人文精神，充分利用“中国医师节”等载体，大力宣传在推进健康成都建设和深化医改工作中涌现出的先进典型，弘扬职业精神，塑造行业风范。按照国家、省表彰奖励有关政策规定，重点推荐表彰在扎根基层一线、援藏援彝援外、抗击重大疫情和突发灾害等工作中做出突出贡献的集体和个人。

（六）完善激励保障机制

16. 优化绩效分配方式。实施公立医院薪酬制度改革，积极落实“两个允许”，强化公立医院薪酬分配自主权，医院在核定的总量内进行自主分配。经考核，年终医院最高可按业务收支结余待分配额的30%提取奖励基金。落实创新型人才激励政策，对特聘岗位人才和急需紧缺人才、重大项目负责人实行协议工资和项目工资。将科技成果利益、科研项目经费按规定纳入利益分配，科技成果转让或许可取得的净收入，允许提取不低于70%的比例用于人员奖励。对专业技术领域取得创造性研究成果的，实施要素贡献奖励，可据贡献一次性核增绩效工资总额，不计入绩效工资基数。推行医疗卫生人才基层服务经历备案制度和激励制度，保障援藏援彝援外项目人员与医联体内下派基层人员工资福利待遇水平，服务基层与援外项目情况作为核定改革性绩效与一次性核增绩效工资总额的考量因素。

17. 加大人才经费投入。各公立医院根据事业发展需要，每年将业务收入的2%—5%用作卫生健康队伍建设经费并根据业务收入增长逐步增加，同时强化资金监督管理。对纳入财政科技项目专项资金间接费用中科技人员绩效支出比例不设限制，绩效支出安排与科研人员在项目工作中的实际贡献挂钩；横向经费项目结题验收后，扣除按现行政策核定的绩效工资增量后，结余经费可全部用于奖励科技人员。实施重大学科建设工程和项目时，统筹安排人才开发培养经费。

18. 加强人才权益保障。关心医务人员身心健康，健全医务人员关爱帮扶机制。医疗机构要科学测算医务人员工作负荷，合理设置工作岗位，改善工作环境和后勤保障，确保休息休假权利。依法落实卫生防疫、精神卫生工作人员岗位津贴。依法为医务人员缴纳各项社会保险。加强平安医院建设，持续加强医务人员劳动安全卫生保护，维护医务人员合法权益。

四、组织保障

（一）加强组织领导。各单位党委要切实加强人才队伍建设工作的领导，把人才队伍建设作为促进卫生健康事业发展的重要工作抓实抓好。逐级建立人才工作目标管理与考核制度，紧扣任务目标，细化工作方案，强化政策落实。市卫健委将定期对各单位人才工作政策落实情况、人才引进的数量质量、人才取得的成果等工作开展专项督查，将人才工作考核结果作为公立医院领导班子评优、干部评价的重要依据。

（二）完善保障措施。各有关部门要在财政投入、编制管理、岗位设置、人才引进、科技奖励等方面加大对卫生人才的扶持力度，优化政务服务流程，加强事中事后监管。特别是加强人才引进支持，确保引进的急需紧缺专业人才、高层次人才按规定享受既有优惠政策。

（三）加强协调配合。各有关部门要加强协调配合，建立定期会商机制，充分发挥职能作用，积极破解卫生人才队伍建设中遇到的突出矛盾和问题，形成责权明确、分工协作、齐抓共管的工作格局。

其他市属医疗卫生事业单位、各县级公立医院可参照本《意见》执行。

附件2

市属公立医院党管人才配套制度建设清单

序号	制度名称	拟制时限	是否上报备案
1	人才工作专题会议制度	意见出台后2个月内	是
2	年度人才工作规划	每年2月底前	是
3	年度人才引进计划	每年2月底前	是
4	年度人员培训计划	每年2月底前	否
5	年度人力资源管理人员培训计划	每年2月底前	否
6	人才工作目标责任制度	意见出台后2个月内	是
7	人才引进管理办法	意见出台后2个月内	是
8	人才评价与考核办法	意见出台后2个月内	是
9	医德医风考核评价机制	意见出台后2个月内	否
10	岗位设置与岗位管理办法	意见出台后2个月内	是
11	绩效工资分配方案	意见出台后2个月内	是
12	班子成员联系高层次人才制度	意见出台后2个月内	否
13	班子成员联系党外知识分子制度	意见出台后2个月内	否
14	人才基层服务经历备案制度和激励制度	意见出台后2个月内	否
15	院内人才荣誉表彰奖励相关制度	意见出台后2个月内	否
16	突出贡献人才激励办法	意见出台后2个月内	是
17	中青年后备人才培养方案	意见出台后2个月内	否

成都市卫生健康委员会等七部门关于印发《成都市深入开展严重精神障碍者阳光救助工作实施意见》的通知

（2020 年 12 月 3 日，由成都市卫生健康委员会　成都市公安局
成都市民政局　成都市财政局
成都市退役军人事务局　成都市医疗保障局　成都市残疾人联合会
成卫健发〔2020〕12 号文件印发）

四川天府新区成都管委会社区治理和社事局、成都东部新区公共服务局、成都东部新区党群工作部、成都高新区教育文化和卫生健康局、成都高新区社治保障局，各区（市）县卫健局、公安局、民政局、财政局、退役军人局、医保局、残联：

为进一步贯彻落实《中华人民共和国精神卫生法》，加强我市严重精神障碍患者救治救助工作，促进精神卫生工作的健康可持续发展，现将《成都市深入开展严重精神障碍患者阳光救助工作实施意见》印发你们，请遵照执行。

成都市卫生健康委员会　成都市公安局
成都市民政局　成都市财政局
成都市退役军人事务局　成都市医疗保障局
成都市残疾人联合会
2020 年 12 月 3 日

成都市深入开展严重精神障碍患者阳光救助工作实施意见

为巩固 2009 年以来我市严重精神障碍患者阳光救助工作成果，进一步加大救助力度，优化救助流程、提高救助标准，努力提高严重精神障碍患者生命质量，促进社会和谐稳定，现就深入开展严重精神障碍患者阳光救助工作提出以下实施意见。

一、救助对象

（一）常规救助对象

具有我市户籍、或持有《成都市居住证》享受市民待遇的居民，经卫健部门指定的精神卫生专业机构（以下简称定点医疗机构）诊断，确诊的严重精神障碍患者。

1. 民政救助对象：低保对象、特困供养人员。

2. 低保边缘对象：民政部门认定的民政 1 类低保边缘和民政 2 类低保边缘人员。

3. 优抚救助对象：退役军人部门认定的优抚对象中的贫困户。

4. 残疾救助对象：持有《中华人民共和国残疾人证》的精神残疾人（含合并有精神残疾的多重残疾类残疾人，下同）。

5. 紧急入院对象：入院前未办理残疾人证，但在住院期间按规定程序申办精神残疾人证并符合办证条件的患者。

（二）高风险救助对象

1. 在我市行政区域内已确诊的严重精神障碍患者，经危险性评估具有3级及以上危险性行为；

2. 由公安机关警务人员出警，属于我市行政区域内高风险患者。

3. 属于我市公安部门在管肇事肇祸严重精神障碍患者。

二、救助内容

（一）实现严重精神障碍患者100%享有基本医疗保险。救助对象原则上按城乡居民基本医疗保险最高档个人缴费标准参保。低保、特困对象由医保局资助参保，优抚救助对象由退役军人部门资助参保，其余救助对象由残联资助参保。

（二）实施医疗救治。常规救助对象及符合高风险救助对象中第1、2类患者，每年可享受1次免费住院医疗救治，高风险救助对象中第3类患者，免费住院医疗救助不限次数。按照急性期、缓解期和维持期实施定额免费住院治疗。急性期治疗时间最长不超过56天，缓解期治疗时间最长不超过90天，维持期治疗时间根据医学评估确定。救助对象在三级定点医疗机构住院医疗费急性期以21280元免费治疗金额为限，缓解期以25 620元免费治疗金额为限，维持期以每床日200元免费治疗金额为限。二级定点医院在此标准上下浮10%，一级定点医院在二级定点医院基础上下浮10%。

（三）实施生活补助。救助对象住院期间生活费补助（包含住院期间伙食费、卫生费、生活用品费等）40元/日，补助资金按扶残助残专项资金预算管理规定在市和区（市）县两级扶残助残专项资金中安排。救助对象的住院期间生活费用补助随物价生活水平上涨而适时调整。

三、救助程序

（一）申请程序

1. 常规救助对象

低保、特困对象、低保边缘救助对象由救助申请人（监护人）持定点医疗机构出具的《疾病诊断意见书》向镇（街道）提出阳光救助书面申请、填报《成都市严重精神障碍患者阳光救助申请表》（以下简称《阳光救助申请表》，镇（街道）负责核实其救助身份。

优抚对象中的贫困户及持《残疾军人证》中精神残疾的救助对象持定点医疗机构出具的《疾病诊断意见书》向所在区（市）县退役军人局提出阳光救助书面申请，填写《阳光救助申请表》，镇（街道）负责核实其救助身份。

残疾人救助对象持定点医疗机构出具的《疾病诊断意见书》，向户籍地镇（街道）提出阳光救助书面申请，填报《阳光救助申请表》。镇（街道）负责核实其残疾人身份。

紧急入院对象须在入院后及时提出《中华人民共和国残疾人证》办证申请，持住院治疗机构出具的《疾病诊断意见书》，填报《阳光救助申请表》，提出阳光救助书面申请。残疾评定指定机构应在接受残疾评定申请3个工作日内完成评残工作。对符合办证条件患者的阳光救助申请，镇（街道）按残疾人救助对象办理。

2. 高风险救助对象。第1、2类高风险救助对象由办理入院手续的主体持事发地派出所开具的《出警记录》、公安民警签字认定的《应急医疗处置单》或相关医疗机构出具的危险性行为为3级及以上的危险性行为评估书向户籍或居住地镇（街道）提出书面申请，填写《阳光救助申请表》。第3类高风险救助对象，由其办理入院的主体向户籍或居住地镇（街道）提出书面申请，由公安部门核实救助对象身份后，填写《阳光救助申请表》。

（二）审批程序

镇（街道）在3个工作日内完成对常规救助对象的《阳光救助申请表》初审，通过后交区（市）县卫生部门及残联备案；高风险救助对象直接报区（市）县卫生部门及残联备案。由镇（街道）对核实和备案后的所有对象发放“阳光救助卡”，“阳光救助卡”发放名单同时抄送同级医疗保险经办机构。

（三）参保程序

各相关部门按此文件救助内容对救助对象进行参保，医疗保险经办机构要及时为各类阳光救助持卡患者购买医疗保险开通绿色通道，确保医疗保险及时生效。

（四）就医程序

常规救助对象到定点医疗机构进行诊断，经诊断需要住院治疗的患者，凭“阳光救助卡”和“社会保障卡”到定点医疗机构办理住院手续，享受免费住院医疗救治。

四、费用结算

（一）医疗费用结算

阳光救助费用每半年结算一次。参加城镇职工基本医疗保险、城乡居民基本医疗保险的救助对象住院医疗费用，由各定点医疗机构和医保经办机构按照《精神类疾病住院费用定额结算服务补充协议》约定进行结算。结算后不足阳光救助标准的，由市级重大公共卫生专项资金补足差额，各定点医疗机构凭医保结算单据在卫健行政部门进行专项经费结算。

（二）生活费用结算

各定点医疗机构凭医保结算单据中核定的住院天数为结算依据，在残联组织进行生活费用结算。

五、职责分工

各区（市）县政府是本区域严重精神障碍患者阳光救助工作的责任主体和实施主体，要切实加强领导，统筹规划，定期研究，抓好落实。市、区（市）县两级公安、民政、财政、卫健、退役军人、医保、残联等部门和单位要根据各自职责，加强协调配合，共同做好严重精神障碍患者阳光救助工作。公安部门要及时有效参与高风险及肇事肇祸严重精神障碍患者的应急医疗处置，并在《应急医疗处置单》对高风险严重精神障碍患者的肇事肇祸风险或行为进行签字认定，对符合国家指定范围的肇事肇祸严重精神障碍患者要及时纳入公安在管库；民政部门做好民政救助对象的核实工作；财政部门要做好阳光救助工作的经费保障工作；卫健部门要组织定点医疗机构或残疾评定指定机构做好患者的评残、住院救治、病情证明单开具以及相关费用结算工作；退役军人局要做好优抚救助对象的核实工作及资助参保工作；医保部门要做好相应人群资助参保、救助对象医疗保险费用的及时结算和监督管理工作；残联部门要做好残疾救助对象的核实、资助参保及对所有救助对象住院生活费补助的发放工作。各镇（街道）要做对好救助对象的核实工作，对审核合格救助对象及时发放“阳光救助卡”。各部门、各镇（街道）要大力宣传救助政策，使广大群众了解、支持政策实施，所有享受阳光救助对象均要同意加入严重精神障碍社区管理治疗服务，充分保障严重精神障碍患者享有基本医疗服务权益，消除社会偏见，同时也要促使患者家庭积极履行监护责任，及时让病情稳定的康复期患者回到家庭、回归社区。

本意见自 2021 年 1 月 1 日起施行，有效期 5 年。

成都市卫生健康委员会 成都市人力资源和社会保障局 成都市财政局 印发《关于推进乡村卫生服务一体化管理的实施方案》的通知

(2020年4月30日,由成都市卫生健康委员会 成都市人力资源和社会保障局 成都市财政局以成卫健办〔2020〕6号文件印发)

四川天府新区成都管委会社区治理和社事局、成都高新区社会事业局,各区(市)县卫健局:

现将《关于推进乡村卫生服务一体化管理的实施方案》印发你们,请结合实际,认真组织实施。

成都市卫生健康委员会 成都市人力资源和社会保障局

成都市财政局

2020年4月30日

关于推进乡村卫生服务一体化管理的实施方案

为进一步完善基层医疗卫生服务体系,提升村级卫生健康服务能力,更好地为基层群众提供安全、有效、便捷的卫生健康服务,结合成都市乡镇(街道)行政区划调整、村(社区)体制机制改革以及紧密型县域医疗卫生共同体建设试点工作实际,制定乡村卫生服务一体化管理实施方案。

一、工作目标

推进乡村卫生服务一体化管理,有利于巩固农村三级卫生服务网,有利于合理配置农村卫生资源,有利于提高基层医疗卫生服务质量。全市2020年5月1日启动乡村卫生服务一体化管理工作,到2020年底20%的村卫生室实现一体化管理,力争到2025年底实现村卫生室一体化管理全覆盖。

二、工作内容

在区(市)县卫生健康部门的统一规划和组织实施下,对已完成公有化标准化建设的村卫生室实行以"八统一"为基本内容的规范管理,即对规划设置、组织管理、人员管理、药械管理、业务管理、信息管理、财务管理、绩效管理实现"八统一"。对暂未纳入一体化管理的村卫生室由区(市)县卫生健康部门按照相关要求进行管理。

(一)统一规划设置

1.原则上每个建制乡镇设置1所政府举办的乡镇卫生院,每个行政村设置一个村卫生室。乡镇卫生院所在地的行政村原则上不设村卫生室;对人口较少的行政村可合并设立村卫生室;对人口较多或者居住分散、群众就医不便的行政村,可酌情增设1至2所村卫生室。

2.大力推进村卫生室公有化标准化建设,完成公有化标准化建设的村卫生室要确保业务用房面积、功能布局、设施设备等达到相关要求,设置全市统一的标识标牌以及人员信息公示栏、外出告知栏。

（二）统一组织管理

纳入一体化管理的村卫生室医疗执业注册由乡镇卫生院统一向区（市）县行政审批部门申请，经注册方可从事医疗服务工作。探索村卫生室法定代表人由所在乡镇卫生院负责同志担任。

（三）统一人员管理

1. 规范人员配置。原则上每千服务人口配置1—1.2名乡村医生。每个村卫生室至少配备1名乡村医生或执业医师（执业助理医师），服务人口较多的村可适当增加乡村医生人数，对无乡村医生服务的公有化标准化村卫生室，由所辖乡镇卫生院提供延伸服务。

2. 创新用人模式。鼓励实施乡村医生"县招、乡管、村用"或"乡聘村用"制度。鼓励区（市）县按照相关规定，在乡镇卫生院核定的岗位总量和相应专业技术岗位空缺内，公开招聘符合条件的乡村医生，并由乡镇卫生院派驻到村卫生室工作。

3. 严格落实乡村医生准入退出机制。村卫生室人员实行聘用制，建立能进能出的人力资源管理制度。村卫生室卫生技术人员执业应当符合《乡村医生从业管理条例》或《执业医师法》的规定。新进入村卫生室从事预防、保健和医疗服务的工作人员，必须取得相应执业资质，新进村卫生室执业的医生须取得执业助理医师及以上资格。乡镇卫生院应及时建立乡村医生档案，对其聘用、考核、奖惩等情况实行动态管理。村卫生室医生聘任期原则上为一年，经考核合格方可续聘。

4. 提升业务素质水平。按照卫生部《乡村医生在岗培训基本要求》，定期组织乡村医生培训，提高乡村医生医学理论水平和实际操作能力。选派符合条件的乡村医生到县级医院脱产进修和轮训，鼓励乡村医生进入中、高等医学（卫生）院校接受医学学历教育，鼓励符合条件的乡村医生参加乡村全科执业助理医师或执业（助理）医师资格考试。

（四）统一药械管理

按照国家基本药物制度要求，村卫生室统一配备使用国家基本药物，由乡镇卫生院进行采购和配送，建立药品耗材进、销、存账册，损益药品和变质药品一律填报损耗单，严禁私自购进药品和器械。

（五）统一业务管理

1. 规范医疗质量管理。区（市）县卫生健康部门要细化乡村两级卫生机构功能定位，合理引导就医流向，按照执业规范要求，制定村卫生室年度监督、检查和考核计划并组织实施，严格规范诊疗行为，确保医疗安全。乡镇卫生院要加强对辖区村卫生室的技术指导，积极推动村卫生室使用适宜技术、适宜设备。

2. 提高基本公共卫生服务水平。按照国家和省上基本公共卫生服务要求，推进健康管理关口前移，纳入一体化管理的村卫生室以儿童、孕产妇、老年人、慢性疾病患者为重点，积极开展家庭医生签约服务，提高基本公共卫生均等化服务水平。

（六）统一信息管理

各区（市）县要结合实际，加大对信息化建设的投入，以居民健康档案和基本医疗为核心，逐步建立覆盖乡村两级的基层医疗卫生信息系统，切实提高管理和服务效率。探索"互联网+诊疗服务"在纳入一体化管理的村卫生室中的应用，充分发挥信息化对医疗卫生服务一体化管理的支撑保障作用。

（七）统一财务管理

逐步推行乡村卫生财务一体化管理，规范会计核算和财务管理，公开医疗服务和药品收费项目价格。村卫生室财务收入纳入乡镇卫生院统一管理，乡镇卫生院对村卫生室统一会计科目，设立账簿，独立核算，做到收费有单据、账目有记录、支出有凭证，收费项目规范、票据齐全，财务管理完善，接受上级有关部门的监督检查。

（八）统一绩效考核

合理制定绩效考核方案，由区（市）县卫生健康部门牵头对村卫生室进行考核。考核内容包括基本医疗、基本公共卫生及家庭医生签约服务的数量、质量、群众满意度，学习培训及医德医风等情况。考核结果作为人员执业注册、工资（补助）发放、评优评先、签订合同等的主要依据，考核不合格者可予以解聘。对部分无条件承担公共卫生服务或公卫考核不达标的乡村医生，由乡镇卫生院直接承担下沉村卫生室的公共卫生服务，并参与相应公卫经费分配。

三、保障措施

（一）加强组织领导。区（市）县卫生健康部门要进一步提高思想认识，加强组织领导，健全工作机制，结合实际制定实施细则，加大政策宣传，做好解释说明，及时协调解决实施过程中出现的问题，积极稳妥地推进我市乡村卫生服务一体化管理工作。

(二)强化经费保障。市县两级财政要依据基层医疗卫生机构和村卫生室的补助政策,原渠道足额安排乡村卫生服务一体化管理成员单位的补助资金。支持区(市)县政府对取得执业(助理)医师资格的乡村医生在人员待遇、养老保障、人才培养等方面给予专项经费补助。

(三)纳入医保管理。符合条件的一体化村卫生室作为乡镇卫生院的分支机构,纳入门诊统筹(一般诊疗费)、个人账户协议管理范围,由乡镇卫生院向所在地医保经办机构备案。

成都市卫生健康委员会　成都市规划和自然资源局关于调整《成都市医疗卫生资源布局规划(2019—2035年)》分区人口、床位规划目标值的通知

(2020年5月21日,由成都市卫生健康委员会　成都市规划和自然资源局以成卫健办〔2020〕15号文件印发)

各区(市)县卫健部门、规划和自然资源局:

5月11日,经市政府同意,我委与成都市规划和自然资源局联合向各区(市)县政府(管委会)印发了《关于加快编制〈成都市医疗卫生资源布局规划(2019—2035年)〉的函》(成卫健办〔2020〕10号)。为方便各地抓好布局规划编制,我们根据新冠肺炎疫情暴发以来的最新形势,结合东部新区成立导致区域规划和人口变化等情况,对2018年9月印发的《成都市卫计委成都市规划局关于编制〈成都市医疗卫生资源布局规划(2017—2035年)〉的通知》确定的分区人口数、床位规划数进行了调整(详见附表),请各地以此次调整后的服务人口、床位规划指标为基准编制县域医疗卫生资源布局规划。此次调整后的分区床位数,为各地到2035年的规划目标值,原则上不应突破;新增的床位主要向基层和有特色专长的专科医院倾斜。社会办医疗卫生机构床位数占全部医疗卫生机构床位数的比重仍按30%规划。

除五城区、高新区外,其余区(市)县医疗卫生资源布局规划应于7月15日前通过县级规委会审定,并根据"成卫健办〔2020〕10号"文件要求上报。

特此通知。

附件:2035年各区(市)县千人床位规划基准值

成都市卫生健康委员会　成都市规划和自然资源局

2020年5月21日

附件

2035年各区(市)县千人床位规划基准值

行政区	2019年现状			2035年编制床位规划情况		
	编制床位数(张)	常住人口(万人)	千人床位(张)	2035年服务人口(万人)	2035年千人床位指标	2 035床位规划数(张)
全市	137 317	1 658. 1	8. 28	2 760	9. 8	270 480
天府新区直管区	2 599	70. 02	3. 71	222	9. 51	21 100
东部新区	1 440	55	2. 62	192	8. 85	17 000
高新区	4 859	74. 91	6. 49	144	9. 7	13 970
锦江区	8 491	71. 63	11. 85	84	13. 57	11 400
青羊区	13 491	85. 6	15. 76	96	15. 83	15 200
金牛区	11 290	122. 03	9. 25	150	11. 2	16 800
武侯区	20 908	109. 91	19. 02	120	18. 08	21 700
成华区	6 209	96. 02	6. 47	156	9. 49	14 800
龙泉驿区	4 603	94. 63	4. 86	202	8. 8	17 780
青白江区	2 680	44. 02	6. 09	104	8. 41	8 750
新都区	6 111	91. 84	6. 65	108	9. 82	10 600
温江区	5 698	54. 46	10. 46	92	11. 22	10 320
双流区	3 903	81. 46	4. 79	191	8. 3	15 850
郫都区	3 991	86. 57	4. 61	106	8. 42	8 920
简阳市	6 974	69. 67	10. 21	99	9. 42	9 330
都江堰市	4 978	70. 28	7. 08	98	8. 02	7 860
彭州市	5 265	78. 11	6. 74	89	7. 98	7 100
邛崃市	4 158	61. 95	6. 71	75	8. 05	6 040
崇州市	5 638	66. 67	8. 46	84	8. 1	6 800
金堂县(含淮州新城)	6 183	72. 01	8. 59	141	8. 97	12 640
新津县	2 300	33. 69	6. 83	96	7. 92	7 600
大邑县	3 935	51. 49	7. 64	75	8	6 000
蒲江县	1 613	26. 13	6. 17	36	8. 11	2 920

成都市卫生健康委员会关于印发《成都市卫生健康委员会新型冠状病毒感染的肺炎疫情防控工作领导小组及专家组》的通知

(2020年1月24日,由成都市卫生健康委员会以成卫健函〔2020〕17号文件印发)

四川天府新区成都管委会基层治理和社事局、成都高新区社会事业局,各区(市)县卫健局,委直属及注册医疗机构,委机关各处(室):

为坚决贯彻落实习近平总书记、李克强总理和孙春兰副总理指示批示精神,科学高效应对新形势下新型冠状病毒感染的肺炎疫情防控工作要求,进一步加强我市新型冠状病毒感染的肺炎疫情防控各项工作,按照《四川省卫生健康委员会关于印发〈四川省卫生健康委应对新型冠状病毒感染的肺炎疫情防控领导小组及专家组〉的通知》《中共成都市委成都市人民政府关于成立成都市新型冠状病毒感染的肺炎疫情防控指挥部的通知》《中共成都市委办公厅成都市人民政府办公厅关于印发〈成都市新型冠状病毒感染的肺炎总体防控方案〉的通知》文件精神,决定对成都市突发公共卫生事件防控工作领导小组及专家组进行调整完善,成立成都市卫生健康委员会新型冠状病毒感染的肺炎疫情防控工作领导小组和专家组,现印发予你们。

成都市卫生健康委员会

2020年1月24日

成都市卫生健康委员会新型冠状病毒感染的肺炎疫情防控工作领导小组及专家组

一、委领导小组组成

组　长:谢　强

副组长:陈沙宁、刘德成、何　晓、贾　勇、黄友静、董　勇、王育本、刘培毅、赵　平、张　峰、郭　萍

领导小组下设六个工作组。

(一)综合协调工作组

主要职责:牵头全市新型冠状病毒感染的肺炎相关防控工作,承担综合协调、预警、应急响应工作;统筹安排卫生应急值班值守;承担各类综合信息的收集、分析、汇总、归口上报;负责对接省卫生健康委应对新型冠状病毒感染的肺炎疫情防控领导小组(以下简称:省领导小组)下设的综合协调组;负责对接成都市新型冠状病毒感染的肺炎疫情防控指挥部(以下简称:市防控指挥部)下设综合信息组;承办领导小组交办的其他工作。

组　长:陈沙宁、黄友静、郭　萍

副组长:吴　静、黄　辉、蒋　宇、古海涛、彭　铁、李昌德

综合协调组下设信息材料小组、值守后勤小组。

1. 信息材料小组

主要职责:负责市领导组织召开疫情防控相关会议的会务工作;履行综合协调工作组的办公室职责;负责综合信息、数据的收集、汇总、归口上报工

作;做好领导小组文件、综合材料准备工作;负责综合性文字材料的起草、审核、报送;承办综合协调工作组交办的其他工作。

小组长:吴　静、彭　铁

成　员:丁　凯、赖弘伟、罗剑宇、黄　乾、李欣雨、罗　赟、田　刚、李　超、姚　玺、杨　妍、刘文哲、王　鑫

2. 值守后勤小组

主要职责:统筹协调应急值班值守;承担领导小组的后勤服务、办公用品配备及生活保障;负责本组相关信息收集和材料报送;统筹指导区(市)县相关工作;承办综合协调工作组交办的其他工作。

小组长:蒋　宇、李昌德

成　员:夏栎濛、任彦锦、雷显照

3. 协调服务小组

主要职责:协调各类会议活动;完成委领导批交办事项的督查督办工作;承担市网络理政中心集中办公及值守的协调服务工作;做好文电办理工作;加强对工作全过程的保密检查和档案管理。

小组长:古海涛

成　员:董璐璐、周　密、王　伟、文　杰、刘　畅

(二)物资保障工作组

主要职责:做好疫情防控相关药械保障工作;负责突发公共卫生事件应急处理所需资金的申报、使用支付工作;完善公共卫生和临床医疗基础设施建设;负责对接省领导小组下设的药械及后勤保障组;负责对接市防控指挥部下设的应急保障组;负责本组相关信息收集和材料报送;指导区(市)县相关工作;承办领导小组交办的其他工作。

组　长:董　勇、张　峰

副组长:何　勤、闫　梅、李志春

成　员:陈　波、岳　波、陈　杰、刘亚军、高艳明

(三)防控指导工作组

主要职责:承担疫情监测、防控、实验室生物安全管理等工作监督指导;组织开展流行病学调查、爱国卫生运动、卫生监督、心理卫生等工作;管理指导疾病防控专家组;负责对接省领导小组下设的疾病防控组;负责对接市防控指挥部下设的疫情防控组、交通运输组;负责本组相关信息收集和材料报送;指导区(市)县相关工作;承办领导小组交办的其他事项。

组　长:何　晓、刘培毅

副组长:刘　波、梁　娴

成　员:陈潇潇、李　晴、王　娅、傅晓花、李新峰、陈家才、王　亮、彭　楠

(四)医疗救治工作组

主要职责:负责确定定点医院,指导医疗机构、妇幼机构、基层卫生机构的医疗救治、院感控制、医务人员培训等工作;管理指导医疗救治专家组;负责对接省领导小组下设的医疗救治组重大活动保障组;负责对接市防控指挥部下设的医疗救治组;负责本组相关信息收集和材料报送;指导区(市)县相关工作;承办领导小组交办的其他事项。

组　长:贾　勇、赵　平

副组长:刘志刚、廖俊梅、刘德顺

成　员:宋　维、梁　丽、赵春晓、储晴曙、龙芋君、陈　志、向　毅、冯　琛

(五)新闻宣传和信访维稳工作组

主要职责:承担新闻报道、科普宣传和舆情监测及核处工作;负责对接省领导小组下设的新闻宣传和舆情监测组;指导解决因疫情产生的信访问题及维稳工作;负责对接市防控指挥部下设的宣传舆情组、信访维稳组;负责本组相关信息收集和材料报送;指导区(市)县相关工作;承办领导小组交办的其他工作。

组　长:刘德成

副组长:王　波、冉　毅、刘荣莹

成　员:张　颖、胡　蓉、吴玉松、许凤秋、黄宇涛

(六)督查督导工作组

主要职责:督促各组严格落实疫情防控工作任务,对任务不落实、措施不到位、互相推诿、工作不力的,进行严肃查处、追责问责,确保工作运转规范高效;负责对接省领导小组下设的督导检查组;负责对接市防控指挥部下设的监督督查组;负责本组相关信息收集和材料报送;指导区(市)县相关工作;承办领导小组交办的其他事项。

组　长:王育本

副组长:周亚光、何晓东、丁汉平

成　员:向　青、李　瑞、吴念坤、袁林旭

二、专家组组成

(一)疾病防控专家组

主要职责:对事件开展流行病学调查,做好实验室检测工作,研究确定事件相应级别、应急反应终止,指导医疗机构监测工作,制定防控技术方案、病例及密切接触者隔离控制措施等,承办委领导小组交办的其他工作。

组长:梁娴(详细名单见附件1)

(二)医疗救治专家组

主要职责:制定病例诊治方案,对危重症病例的治疗进行技术指导,承办委领导小组交办的其他工作。

行政组长:刘德顺

专家组长:张仁卿、曾雪峰(详细名单见附件2)

事件发生后,各工作组要服从统一安排部署,切实加强沟通联系、协调配合,确保各项工作无缝衔接;各工作组工作动态及制发的相关文件应建立专门档案;各小组重要文件及时抄送综合协调工作组。

三、工作要求

(一)各组成员工作安排原则上首先保证此次疫情防控工作需要,有条件的可集中办公。各组组长、副组长可根据工作需要安排加班、值守和补休。

(二)领导小组和专家组成员可根据工作需要调整。各组组长、副组长调整需经委主要领导同意,各组成员调整需经分管委领导同意。

附件:1. 疾病防控专家组名单

2. 医疗救治专家组名单

附件1

疾病防控专家组名单

组　长:	梁　娴	成都市疾病预防控制中心应急管理、传染病防治主任医师
副组长:	彭　中	成都市疾病预防控制中心应急管理、传染病防治主任医师
	刘　竹	成都市疾病预防控制中心消毒、院感防控主任医师
成　员:	韩德琳	成都市疾病预防控制中心传染病防治主任医师
	岳　勇	成都市疾病预防控制中心传染病防治副主任医师
	庹晓莉	成都市疾病预防控制中心应急管理、传染病防治副主任医师
	孟建彤	成都市疾病预防控制中心微生物检验副主任技师
	张晓春	成都市疾病预防控制中心微生物检验主任技师
	陈　恒	成都市疾病预防控制中心微生物检验副主任技师
	邓良利	成都市疾病预防控制中心消毒、院感防控主任技师
	邓小华	成都市疾病预防控制中心消毒、院感防控主任技师

附件2

医疗救治专家组名单

组别	专业	姓名	单位/职务
综合协调组	妇幼	刘德顺(行政组长)	成都市公共卫生临床医疗中心院长
	感染性疾病	张仁卿(专家组长)	成都市公共卫生临床医疗中心副院长
	呼吸内科	曾雪峰(专家组长)	成都市第六人民医院专职副书记
	呼吸内科	王永生(副组长)	成都市中西医结合医院副院长
	呼吸内科	李国平(副组长)	成都市第三人民医院呼吸与危重医学科主任医师
	医院感染	郭　华(副组长)	成都市第三人民医院医院感染管理部部长
	放射影像	肖壬川(副组长)	成都市第三人民医院主任医师
	重症医学	张　川(副组长)	成都市第三人民医院重症医学科主任医师
	感染性疾病	曾义岚(副组长)	成都市公共卫生临床医疗中心主任医师
	急诊急救	侯宇飞(副组长)	成都市急救指挥中心主任医师
1组	感染性疾病	张仁卿(组长)	成都市公共卫生临床医疗中心副院长
	呼吸	陈　锋	成都市第三人民医院呼吸内科副主任医师
	临床检验	李青峰	成都市公共卫生临床医疗中心检验科主任技师
	院感	郑晓红	成都市第二人民医院院感科科长
	放射医学	郑小华	成都市第六人民医院主任医师
	呼吸	周　晖	成都大学附属医院呼吸内科主任医师
1组	急诊急救	海　涛	成都市第五人民医院副主任医师
	重症医学	曾洪伟	成都市妇儿中心医院主任医师
	护理	万　彬	成都市公共卫生临床医疗中心主任护师
	呼吸	郑小琼	成都市第六人民医院主任医师
	呼吸	陈云凤	成都市中西医结合医院呼吸内科副主任医师
2组	呼吸内科	曾雪峰(组长)	成都市第六人民医院专职副书记
	呼吸	颜　浩	成都市第二人民医院呼吸内科主任医师
	放射医学	付　兵	成都市第五人民医院主任医师
	院感	郭元彪	成都市第三人民医院医院感染管理研究员
	临床检验	卿克勤	成都市中西医结合医院主任技师
	急诊急救	李文俊	成都市公共卫生临床医疗中心急诊科主任/主任医师
	感染性疾病	徐　鸣	成都市妇儿中心医院主任医师
	重症医学	陈侣林	成都大学附属医院副院长
	护理	陶　岚	成都市第三人民医院主任护师

续表

组别	专业	姓名	单位/职务
3 组	呼吸内科	李国平(组长)	成都市第三人民医院呼吸与危重医学科主任医师
	重症医学	钟兴美	成都市中西医结合医院主任医师
	急诊急救	张晓东	成都市第三人民医院副主任医师
	院感	王慧玲	成都市第五人民医院院感科科长
	放射医学	段　彬	成都市第七人民医院主任医师
	临床检验	保　勇	成都市第二人民医院主任技师
	呼吸	殷　俊	成都市第三人民医院呼吸与危重医学科主任医师
	感染性疾病	王　伟	成都市公共卫生临床医疗中心副主任医师
	护理	杨　璐	成都市第六人民医院副主任护师
4 组	医院感染	郭　华(组长)	成都市第三人民医院医院感染管理部部长
	放射医学	张曦娥	成都市第二人民医院主任医师
4 组	感染性疾病	刘建华	成都市中西医结合医院副主任医师
	急诊急救	温天明	成都市中西医结合医院主任医师
	重症医学	程金川	成都市第三人民医院主任医师
	院感	张静梅	成都市第六人民医院院感科科长
	临床检验	刘成桂	成都市妇女儿童中心医院主任技师
	呼吸	杨蕴梅	成都市第五人民医院呼吸内科副主任医师
	护理	方贵蓉	三六三医院副主任护师
5 组	重症医学	陈　红(组长)	成都市公卫临床医疗中心主任医师
	临床检验	刘华伟	成都市第三人民医院主任技师
	急诊急救	程友忠	成都市第二人民医院副主任医师
	感染性疾病	刘　波	成都市第五人民医院主任医师
	放射医学	赖　华	成都市妇女儿童中心医院主任医师
	院感	代　薇	成都市第七人民医院院感科科长
	呼吸	艾　涛	成都市妇女儿童中心医院儿童呼吸内科主任医师
	呼吸	胡　玲	成都市第六人民医院呼吸内科副主任医师
	护理	刘素蓉	成都市中西医结合医院主任护师
6 组	呼吸内科	王永生(组长)	成都市中西医结合医院呼吸内科主任医师
	院感	陈　萍	成都市公共卫生临床医疗中心副主任医师
	重症医学	崔　巍	成都市第二人民医院主任医师
	临床检验	顾长国	成都市第五人民医院副主任技师
	感染性疾病	蔡　林	成都市公共卫生临床医疗中心主任医师
	呼吸	陈维永	成都市第七人民医院呼吸内科副主任医师
	护理	王效惠	成都大学附属医院主任护师
	放射医学	唐汉军	三六三医院主任医师
	急诊急救	辜晓丹	青羊区医疗中心医院主任医师

续表

组别	专业	姓名	单位/职务
7组	感染性疾病	曾义岚（组长）	成都市公共卫生临床医疗中心副院长
	重症医学	王　平	成都市第五人民医院主任医师
	院感	李　静	成都市妇女儿童中心医院院感科科长
	呼吸	刘亚玲	成都市公共卫生临床医疗中心内科主任医师
	急诊急救	侯宇飞	成都市急救指挥中心副主任
	护理	姚　倩	成都市第二人民医院主任护师
	放射影像	肖壬林	成都市第三人民医院主任医师
	临床检验	杨　敏	成都市第七人民医院副主任技师
	院感	宋国英	成都市中西医结合医院院感部部长
8组	重症医学	张　川（组长）	成都市第三人民医院主任医师
	呼吸	徐治波	成都市第二人民医院呼吸内科主任医师
	院感	邓小华	成都市疾病控制中心主任医师
	护理	关　碧	成都市第五人民医院副主任护师
	临床检验	周卫东	三六三医院主任技师
	放射医疗	彭　涛	成都大学附属医院副主任医师
	急诊急救	项　涛	成都市第三人民医院主任医师
	重症医学	陈兵阳	成都市第七人民医院副主任医师
	急诊急救	王小剑	成都市第七人民医院副主任医师

成都市卫生健康委员会
关于调整《成都市卫生健康委员会新型冠状病毒感染的肺炎疫情防控工作领导小组及专家组》的通知

（2020年1月29日，由成都市卫生健康委员会以成卫健函〔2020〕20号文件印发）

四川天府新区成都管委会基层治理和社事局、成都高新区社会事业局，各区（市）县卫健局，委直属及注册医疗机构，委机关各处（室）：

为了深入贯彻市委、市政府以及我委关于新型冠状病毒感染的肺炎疫情的工作部署，严格落实公共卫生事件Ⅰ级响应各项防控措施，全面做好我市防控工作，根据委新型冠状病毒感染的肺炎疫情防控工作领导小组第5次、第6次会议精神，对委领导小组及专家组进行调整完善，现印发予你们。

成都市卫生健康委员会

2020年1月29日

成都市卫生健康委员会新型冠状病毒感染的肺炎疫情防控工作领导小组及专家组

一、委领导小组组成

组　长:谢　强

副组长:陈沙宁、刘德成、边登荣、何　晓、贾　勇、黄友静、董　勇、王育本、刘培毅、赵　平、张　峰、郭　萍

领导小组下设六个工作组。

(一)综合协调工作组

主要职责:牵头全市新型冠状病毒感染的肺炎相关防控工作,承担综合协调、预警、应急响应工作;统筹安排卫生应急值班值守;承担各类综合信息的收集、分析、汇总、归口上报;负责对接省卫生健康委应对新型冠状病毒感染的肺炎疫情防控领导小组(以下简称:省领导小组)下设的综合协调组;负责对接成都市新型冠状病毒感染的肺炎疫情防控指挥部(以下简称:市防控指挥部)下设的综合信息组;承办领导小组交办的其他工作。

组　长:陈沙宁、郭　萍

副组长:黄　辉、吴　静、蒋　宇、古海涛、杨　鑫、彭　轶、李昌德

综合协调工作组下设信息材料小组、应急值守小组和服务保障小组。

1. 信息材料小组

主要职责:负责市领导组织召开疫情防控相关会议的会务工作;履行综合协调工作组的办公室职责;负责综合信息、数据的收集、汇总、归口上报工作;做好领导小组文件、综合材料准备工作;负责综合性文字材料的起草、审核、报送;承办领导小组交办的其他工作。

小组长:吴　静、彭　轶、丁　凯、陈　佳

成　员:赖弘伟、蔺金城、李欣雨、田　刚、李　超、杨　妍、王　鑫、何　鑫、张仕雄、李　佳、张孝英、张　双

2. 应急值守小组

主要职责:统筹协调全市疫情防控的卫生应急相关工作;做好与省卫健委应急办的协调及其紧急任务承办等工作,会同医疗救治组做好确诊病例和疑似病例转运、收治的指挥调度工作;配合做好应急响应、预案启动、终止的相关工作;做好24小时应急值守和突发公共卫生事件信息收集发布、材料报送等工作;承办领导小组交办的其他工作。

小组长:蒋　宇

成　员:康锐玲、周明亮、李忠炜、夏栎濠、徐　毅、陈岚、衡　娇、吕　磊、刘知江、杨云杰

3. 服务保障小组

主要职责:承担后勤服务、办公用品配备及生活保障;协调各类会议活动,完成委领导批交办事项的督查督办工作,承担市网络理政中心集中办公及值守的协调服务工作,做好文电办理工作,加强对工作全过程的保密检查和档案管理;合理安排各组人员,做好考勤及志愿者备案管理;承办领导小组交办的其他事项。

小组长:古海涛、杨　鑫、李昌德

成　员:董璐璐、周　密、王　伟、文　杰、刘　畅、任彦锦、雷显照、王　忠、傅小岚、查秋潇、姚　玺、吕怡葳、谢　瑶

(二)物资保障工作组

主要职责:做好疫情防控相关药械保障工作;负责突发公共卫生事件应急处理所需资金的申报、使用支付工作;完善公共卫生和临床医疗基础设施建设;负责对接省领导小组下设的药械及后勤保障组;负责对接市防控指挥部下设的应急保障组;负责本组相关信息收集和材料报送;指导区(市)县相关工作;承办领导小组交办的其他工作。

组　长:董　勇、张　峰

副组长:何　勤、闫　梅、李志春、魏心斌

成　员:陈　波、崔　爽、刘勇华、许　敏、崔丽丽、岳　波、丁　劲、陈　杰、刘亚军、高艳明、罗　玉、唐　纳

（三）疾控工作组

主要职责：承担疫情监测、防控、实验室生物安全管理等工作监督指导；组织开展流行病学调查、爱国卫生运动、卫生监督、心理卫生等工作；管理指导疾病防控专家组；负责对接省领导小组下设的疾病防控组；负责对接市防控指挥部下设的疫情防控组、交通运输组；负责本组相关信息收集和材料报送；指导区（市）县相关工作；承办领导小组交办的其他事项。

组　长：何　晓、黄友静、刘培毅

副组长：刘　波、梁　娴、杨天云

成　员：陈潇潇、李　晴、刘云树、李新峰、陈家才、石俊婷、王　娅、陈吉锋、彭　云、傅晓花、王　威、杨胜利、王　辉、梁　莹、王　亮、彭　栴、杨　洋、何月容、李碧然、周世红、张小兵

（四）医疗救治工作组

主要职责：负责确定定点医院，指导医疗机构、妇幼机构、基层卫生机构的医疗救治、院感控制、医务人员培训等工作；管理指导医疗救治专家组；负责对接省领导小组下设的医疗救治组重大活动保障组；负责对接市防控指挥部下设的医疗救治组；负责本组相关信息收集和材料报送；指导区（市）县相关工作；承办领导小组交办的其他事项。

组　长：贾　勇、赵　平

副组长：刘志刚、廖俊梅、刘德顺、宋　维、赵春晓

成　员：梁　丽、储晴曙、王品忠、李纪东、赵晓红、叶　鸥、钟小琴、张　颖、高学伦、邓　斌、刘　科、任雪静、张春燕、郑　婕、贺　敏、赵　茜、殷继忠、杨文斌、李明鹏、杨　萍、吴　朦、龙芋君、高　龚、蔡　静、李　丽、廖珍琴、向　毅、冯　琛、陈　志、刘　瑶、郑　仪、张书溧、王炜栋

（五）新闻宣传和信访维稳工作组

主要职责：承担新闻报道、科普宣传和舆情监测及核处工作；负责对接省领导小组下设的新闻宣传和舆情监测组；指导解决因疫情产生的信访问题及维稳工作；负责对接市防控指挥部下设的宣传舆情组、信访维稳组；负责本组相关信息收集和材料报送；指导区（市）县相关工作；承办领导小组交办的其他工作。

组　长：刘德成

副组长：王　波、冉　毅、刘荣莹

成　员：张　颖、胡　蓉、吴玉松、许凤秋、黄宇涛

（六）督查督导工作组

主要职责：督促各组严格落实疫情防控工作任务，对任务不落实、措施不到位、互相推诿、工作不力的，进行严肃查处、追责问责，确保工作运转规范高效；负责对接省领导小组下设的督导检查组；负责对接市防控指挥部下设的监督督查组；负责本组相关信息收集和材料报送；指导区（市）县相关工作；承办领导小组交办的其他事项。

组　长：边登荣、王育本

副组长：周亚光、何晓东、丁汉平

成　员：刘赵峰、周亚利、谢北洋、康春英、张　弛、赵　霖、林　峥、向　青、李　瑞、吴念坤、罗　赟、夏　星、袁林旭、乔　梁、曹　韵、张佩佩、杨　芳、谭　杨、周兰婷

二、专家组组成

（一）疾病防控专家组

主要职责：对事件开展流行病学调查，做好实验室检测工作，研究确定事件相应级别、应急反应终止，指导医疗机构监测工作，制定防控技术方案、病例及密切接触者隔离控制措施等，承办委领导小组交办的其他工作。

组长：梁娴（详细名单见附件1）

（二）医疗救治专家组

主要职责：制定病例诊治方案，对危重症病例的治疗进行技术指导，承办委领导小组交办的其他工作。

行政组长：刘德顺

专家组长：张仁卿、曾雪峰（详细名单见附件2）

事件发生后，各工作组要服从统一安排部署，切实加强沟通联系、协调配合，确保各项工作无缝衔接；各工作组工作动态及制发的相关文件应建立专门档案；各小组重要文件及时抄送综合协调工作组。

三、工作要求

（一）各组成员工作安排原则上首先保证此次疫情防控工作需要，有条件的可集中办公。各组组长、副组长可根据工作需要安排加班、值守和补休。

（二）领导小组和专家组成员可根据工作需要调整。各组组长、副组长调整需经委主要领导同意，各组成员调整需经分管委领导同意。

附件：1. 疾病防控专家组名单

2. 医疗救治专家组名单

附件 1

疾病防控专家组名单

组　长：	梁　娴	成都市疾病预防控制中心应急管理、传染病防治主任医师
副组长：	彭　中	成都市疾病预防控制中心应急管理、传染病防治主任医师
	刘　竹	成都市疾病预防控制中心消毒、院感防控主任医师
成　员：	韩德琳	成都市疾病预防控制中心传染病防治主任医师
	岳　勇	成都市疾病预防控制中心传染病防治副主任医师
	庹晓莉	成都市疾病预防控制中心应急管理、传染病防治副主任医师
	孟建彤	成都市疾病预防控制中心微生物检验副主任技师
	张晓春	成都市疾病预防控制中心微生物检验主任技师
	陈　恒	成都市疾病预防控制中心微生物检验副主任技师
	邓良利	成都市疾病预防控制中心消毒、院感防控主任技师
	邓小华	成都市疾病预防控制中心消毒、院感防控主任技师
	袁　茵	成都市精神卫生中心临床心理科主任医师
	简　薇	成都市精神卫生中心老年科副主任医师

附件2

医疗救治专家组名单

组别	专业	姓名	单位/职务
综合协调组	妇幼	刘德顺(行政组长)	成都市公共卫生临床医疗中心院长
	感染性疾病	张仁卿(专家组长)	成都市公共卫生临床医疗中心副院长
	呼吸内科	曾雪峰(专家组长)	成都市第六人民医院专职副书记
	呼吸内科	王永生(副组长)	成都市中西医结合医院副院长
	呼吸内科	李国平(副组长)	成都市第三人民医院呼吸与危重医学科主任医师
	医院感染	郭　华(副组长)	成都市第三人民医院医院感染管理部部长
	放射影像	肖壬川(副组长)	成都市第三人民医院主任医师
	重症医学	张　川(副组长)	成都市第三人民医院重症医学科主任医师
	感染性疾病	曾义岚(副组长)	成都市公共卫生临床医疗中心主任医师
	急诊急救	侯宇飞(副组长)	成都市急救指挥中心主任医师
1组	感染性疾病	张仁卿(组长)	成都市公共卫生临床医疗中心副院长
	呼吸	陈　锋	成都市第三人民医院呼吸内科副主任医师
	临床检验	李青峰	成都市公共卫生临床医疗中心检验科主任技师
	院感	郑晓红	成都市第二人民医院院感科科长
	放射医学	郑小华	成都市第六人民医院主任医师
	呼吸	周　晖	成都大学附属医院呼吸内科主任医师
1组	急诊急救	海　涛	成都市第五人民医院副主任医师
	重症医学	曾洪伟	成都市妇儿中心医院主任医师
	护理	万　彬	成都市公共卫生临床医疗中心主任护师
	呼吸	郑小琼	成都市第六人民医院主任医师
	呼吸	陈云凤	成都市中西医结合医院呼吸内科副主任医师
2组	呼吸内科	曾雪峰(组长)	成都市第六人民医院专职副书记
	呼吸	颜　浩	成都市第二人民医院呼吸内科主任医师
	放射医学	付　兵	成都市第五人民医院主任医师
	院感	郭元彪	成都市第三人民医院医院感染管理研究员
	临床检验	卿克勤	成都市中西医结合医院主任技师
	急诊急救	李文俊	成都市公共卫生临床医疗中心急诊科主任/主任医师
	感染性疾病	徐　鸣	成都市妇儿中心医院主任医师
	重症医学	陈侣林	成都大学附属医院副院长
	护理	陶　岚	成都市第三人民医院主任护师

续表

组别	专业	姓名	单位/职务
3组	呼吸内科	李国平(组长)	成都市第三人民医院呼吸与危重医学科主任医师
	重症医学	钟兴美	成都市中西医结合医院主任医师
	急诊急救	张晓东	成都市第三人民医院副主任医师
	院感	王慧玲	成都市第五人民医院院感科科长
	放射医学	段　彬	成都市第七人民医院主任医师
	临床检验	保　勇	成都市第二人民医院主任技师
	呼吸	殷　俊	成都市第三人民医院呼吸与危重医学科主任医师
	感染性疾病	王　伟	成都市公共卫生临床医疗中心副主任医师
	护理	杨　璐	成都市第六人民医院副主任护师
4组	医院感染	郭　华(组长)	成都市第三人民医院医院感染管理部部长
	放射医学	张曦娥	成都市第二人民医院主任医师
4组	感染性疾病	刘建华	成都市中西医结合医院副主任医师
	急诊急救	温天明	成都市中西医结合医院主任医师
	重症医学	程金川	成都市第三人民医院主任医师
	院感	张静梅	成都市第六人民医院院感科科长
	临床检验	刘成桂	成都市妇女儿童中心医院主任技师
	呼吸	杨蕴梅	成都市第五人民医院呼吸内科副主任医师
	护理	方贵蓉	三六三医院副主任护师
5组	重症医学	陈　红(组长)	成都市公卫临床医疗中心主任医师
	临床检验	刘华伟	成都市第三人民医院主任技师
	急诊急救	程友忠	成都市第二人民医院副主任医师
	感染性疾病	刘　波	成都市第五人民医院主任医师
	放射医学	赖　华	成都市妇女儿童中心医院主任医师
	院感	代　薇	成都市第七人民医院院感科科长
	呼吸	艾　涛	成都市妇女儿童中心医院儿童呼吸内科主任医师
	呼吸	胡　玲	成都市第六人民医院呼吸内科副主任医师
	护理	刘素蓉	成都市中西医结合医院主任护师
6组	呼吸内科	王永生(组长)	成都市中西医结合医院呼吸内科主任医师
	院感	陈　萍	成都市公共卫生临床医疗中心副主任医师
	重症医学	崔　巍	成都市第二人民医院主任医师
	临床检验	顾长国	成都市第五人民医院副主任技师
	感染性疾病	蔡　林	成都市公共卫生临床医疗中心主任医师
	呼吸	陈维永	成都市第七人民医院呼吸内科副主任医师
	护理	王效惠	成都大学附属医院主任护师
	放射医学	唐汉军	三六三医院主任医师
	急诊急救	辜晓丹	青羊区医疗中心医院主任医师

续表

组别	专业	姓名	单位/职务
7组	感染性疾病	曾义岚(组长)	成都市公共卫生临床医疗中心副院长
	重症医学	王　平	成都市第五人民医院主任医师
	院感	李　静	成都市妇女儿童中心医院院感科科长
	呼吸	刘亚玲	成都市公共卫生临床医疗中心内科主任医师
	急诊急救	侯宇飞	成都市急救指挥中心副主任
	护理	姚　倩	成都市第二人民医院主任护师
	放射影像	肖壬林	成都市第三人民医院主任医师
	临床检验	杨　敏	成都市第七人民医院副主任技师
	院感	宋国英	成都市中西医结合医院院感部部长
8组	重症医学	张　川(组长)	成都市第三人民医院主任医师
	呼吸	徐治波	成都市第二人民医院呼吸内科主任医师
	院感	邓小华	成都市疾病控制中心主任医师
	护理	关　碧	成都市第五人民医院副主任护师
	临床检验	周卫东	三六三医院主任技师
	放射医疗	彭　涛	成都大学附属医院副主任医师
	急诊急救	项　涛	成都市第三人民医院主任医师
	重症医学	陈兵阳	成都市第七人民医院副主任医师
	急诊急救	王小剑	成都市第七人民医院副主任医师

成都市突发公共卫生事件应急指挥部办公室关于印发《成都市新型冠状病毒感染的肺炎疫情联防联控工作方案》的通知

(2020年1月23日,由成都市突发公共卫生事件应急指挥部办公室以成卫应急指办〔2020〕3号文件印发)

成都天府新区、成都高新区突发公共卫生事件应急指挥部,各区(市)县突发公共卫生事件应急指挥部,市突发公共卫生事件应急指挥部各成员单位:

为贯彻落实党中央、国务院和省委、省政府、市委、市政府的统一部署和要求,切实做好我市新型冠状病毒感染的肺炎疫情防控工作,经认真组织研究,特制定新型冠状病毒感染的肺炎疫情联防联控工作方案。现印发你们,请认真贯彻执行。

成都市突发公共卫生事件应急指挥部办公室

2020年1月23日

成都市新型冠状病毒感染的肺炎疫情联防联控工作方案

为做好我市新型冠状病毒感染的肺炎疫情防范和应急处置工作,预防和控制疫情的输入、传播和蔓延,切实维护人民群众身体健康和生命安全。根据《成都市突发公共卫生事件应急预案》《成都市〈突发公共卫生事件应急条例〉实施办法》,结合当前疫情形势和我市实际,特制定本方案。

一、工作任务

(一)加强病原源头防控工作

加强农贸市场监管,严禁野生动物、非法活禽宰杀和销售行为,加强家禽养殖、屠宰加工、交易环节和鸟类交易环节管控,做好畜禽及其产品检验检疫工作;严格实行中心城区活禽禁宰规定;积极推行在各区(市)县政府所在地、人口密集的重要集镇以及旅游区全面禁止活禽的交易和宰杀。加大家禽养殖、屠宰加工、交易从业人员宣传培训力度,降低宿主源头传播风险。

(二)做好输入性风险疫情防控工作

针对春节期间人员流动性大的特点,机场、火车站、长途汽车站三类人群密集场所,做好对来蓉人员(尤其是疫区来蓉人员)体温监测工作;落实对车站、机场等重点场所和汽车、地铁、火车、飞机等密闭交通工具的通风、消毒工作,降低输入性疫情风险和疾病感染风险。

(三)做好重点场所疫情防控工作

以爱国卫生运动和城乡环境卫生综合整治为抓手,针对人员密集的公共场所和人员集中的餐饮娱乐、居住场所进行专项检查和环境整治,指导开展定期消杀,做好环境卫生、保证通风良好,降低疫情暴发风险。农贸市场、城中村、城乡结合部等场所开展环境卫生专项整治行动,增加卫生设施,清除陈旧垃圾,治理污水横流,公厕配备"两纸一液"。

(四)做好救治场所疫情防控工作

加强指导和监督,全面做好全市医疗卫生机构门诊预检分诊和发热门诊工作,规范设置、运行二级以上医疗机构和有条件的基层医疗卫生机构的发热门诊和预检分诊点工作,落实消毒隔离措施,做好医务人员个人防护工作,降低院内感染风险。加强对医疗卫生机构门急诊人流的疏导和环境卫生、消毒工作,确保医疗卫生工作有序、健康运行。

二、责任分工

市卫健委:组织做好疾病监测、报告、调查、检测、救治、密切接触者医学观察等卫生防疫和医疗救治工作;组织做好疫情防控的人员、技术、专家储备保障,组织开展培训学习;加强对医疗卫生机构门诊预检分诊和发热门诊工作督导;对宾馆酒店等公共场所进行专项整治和防控指导;做好宣传普及卫生防病知识和舆情引导。

市委宣传部:负责组织市内各媒体及时报道授权发布的信息,积极主动引导舆论;加强网上信息发布工作的引导和协调。加强疫情防控工作的宣传报道;宣传普及卫生防病知识。

市公安局:协助查找病例密切接触者等人员,依法落实强制隔离措施,依法查处散布谣言、发布虚假信息。

市城管委:强化市场外出摊占道经营畜禽及产品行为的清理整治;负责城中村、城乡结合部公共区域的专项整治。

市住建局:负责组织做好小区、院落、建筑工地民工居住区环境卫生专项整治。

市农业农村局:加强对畜禽养殖、交易、宰杀场点动物防疫条件的监督检查,做好畜禽及其产品的检疫工作;规范畜禽生产经营行为、加强畜禽产地检疫、加大病死畜禽的无害化处理力度、加强养殖从业人员宣传教育等源头管控工作。

市商务局:组织开展对商场、餐饮等公共场所进行专项环境卫生整治和防控指导。

市文广旅局:组织开展对文化娱乐场所、星级酒店、A级景区等公共场所进行专项整治和防控指导;对入住星级酒店的武汉等重点疫区来蓉人员进行体温检测并落实报告制度。

市教育局:负责组织全市中、小学校和托幼机构、社会办培训机构落实防控措施和培训场所环境卫生整治;做好在校学生、教职工的健康教育和自我防护工作。

市经信局:负责组织应急药品和体温检测、医疗、防护用品等器械、物资的生产、供应。

市公园城市局:组织开展野生动物相关传染病的监测及信息调查;配合卫生健康等部门做好疫情应急处置工作。

市市场监管局:负责农贸市场环境卫生专项整治;组织开展对农(集)贸市场、食用农产品专业批发市场、商场、超市等各类经营场所内的食品安全进行专项整治,做好畜禽产品市场准入与监管,以及畜禽产品销售网点市场供应工作;加强从业人员宣传教育;严厉查处农(集)贸市场内非法活畜禽交易、宰杀行为。

市体育局:组织开展对体育活动场所等公共场所进行环境卫生专项整治和防控指导。

市委网信办:开展舆情监控,正确引导舆论,依法查处散布谣言、发布虚假信息。

成都轨道交通集团公司:负责组织做好地铁站点、地铁内的通风、消毒等工作。

省机场集团、成都海关:督促机场内定期开展通风、消毒;开展卫生防病宣传及爱国卫生运动;启动对武汉来蓉人员体温监测和检疫工作,加强病例排查。

成都铁路局、市政府火管办:督促火车站内定期开展通风、消毒;开展卫生防病宣传及爱国卫生运动;启动对武汉来蓉人员体温监测工作,加强病例排查。

市交通运输局、市公交集团:督促长途汽车站内定期开展通风、消毒;开展卫生防病宣传及爱国卫生运动;启动对武汉来蓉人员体温监测工作,加强病例排查。

其他市级有关部门根据本部门职责和疫情防控工作需要,组织做好相关工作。

各区(市)县政府:按照属地化原则,全面统筹辖区内联防联控工作;做好城乡环境整治,重点对疫区务工返乡人员进行体温监测;对观察病例和确认病例的密切接触者实行追踪、就地隔离和观察措施;承担防控领导小组交办的其他工作。

三、工作制度

(一)会议协商制度

根据工作需要或区(市)县、成员单位提议,防控领导小组办公室负责召集相关成员单位举行定期会商、专题会商、紧急会商,研判分析风险隐患,研究预防和处置措施。必要时,增加非成员单位、专业人员参与会商。

(二)信息报告制度

区(市)县、成员单位根据职责和任务及时收集相关情报,于每日16:00前向防控领导小组办公室报告信息。防控领导小组办公室不定期向相关区(市)县、成员单位通报工作信息。

(三)请示报告制度

对出现的重大疫情变化和重大问题,由防控领导小组办公室牵头,会同相关区(市)县、成员单位研究后向防控领导小组、市政府请示报告。

(四)督查督办制度

防控领导小组办公室会同市委督查室、市政府督查室督办领导批示要求和重要工作任务,对存在重大问题和工作不力的区(市)县、单位进行通报批评。

成都市突发公共卫生事件应急指挥部办公室关于印发《成都市加强新型冠状病毒感染的肺炎诊疗工作方案》的通知

(2020 年 1 月 23 日,由成都市突发公共卫生事件应急指挥部办公室以成卫应急指办〔2020〕4 号文件印发)

成都天府新区、成都高新区突发公共卫生事件应急指挥部,各区(市)县突发公共卫生事件应急指挥部,市突发公共卫生事件应急指挥部各成员单位:

为贯彻落实党中央、国务院和省委、省政府、市委、市政府的统一部署和要求,切实做好我市新型冠状病毒感染的肺炎疫情防控工作,经认真组织研究,特制定加强新型冠状病毒感染的肺炎诊疗工作方案。现印发你们,请认真贯彻执行。

成都市突发公共卫生事件应急指挥部办公室

2020 年 1 月 23 日

成都市加强新型冠状病毒感染的肺炎诊疗工作方案

近期,国家卫生健康委员会办公厅印发了《新型冠状病毒感染的肺炎诊疗和防控等方案》和《新型冠状病毒感染的肺炎诊疗方案(试行第二版)》,指导各地做好新型冠状病毒感染的肺炎诊疗和防控工作。为进一步加强对病例的早发现、早诊断、早隔离、早治疗,提高救治能力,减少疾病传播,减少新型冠状病毒感染的肺炎对我市群众身体健康和生命安全造成严重损害,特制定本方案。

一、总体要求

要从"讲政治、顾大局、守纪律"的高度将新型冠状病毒感染的肺炎诊疗工作作为当前维护人民群众健康、维护社会经济稳定的重要事情来抓,决不允许因救治不力导致疫情蔓延。要坚持属地为主、守土有责的原则,明确任务、压实责任,责任到人、措施到位,全力以赴做好新型冠状病毒感染的肺炎诊疗工作,努力实现我市院内感染不发生,感染病例少死亡、零死亡的医疗救治目标。

二、工作要求

(一)高度重视,加强领导

各区(市)县卫健局和各医疗卫生机构要高度重视新型冠状病毒感染的肺炎诊疗工作,要认识到目前新型冠状病毒感染的肺炎不仅是一个疾病问题,也是一个社会经济问题。市卫健委成立主要领导为组长,分管领导为副组长,相关处室负责人为成员的工作领导小组,并成立集呼吸、院感、放射、检验、感染、重症、急救、护理相关专业的 8 个市级 MDT 医疗救治专家组和综合协调专家组。各区(市)县卫健局要参照成立工作领导小组及相关专家组,各医疗卫生机构要成立工作领导小组和院内专家组,党政主要领导负总责,分管领导负主责。要制定诊疗工作应急预案,建立由临床、医技、院感等多学科专家组成的应急专家组,一旦发现疫情,及时启动相应应急措施。

(二)加强培训,明确要求

各区(市)县卫健局和各医疗卫生机构要认真组织学习国家卫生健康委员会办公厅印发的《新型冠状病毒感染的肺炎诊疗和防控等方案》和《新型冠状病毒感染的肺炎诊疗方案(试行第二版)》,按要求参加省、市卫健委组织的培训。二级以上医疗机构医务人员由参加省、市培训的专家负责培训,基层医疗卫生机构医务人员由辖区卫健局组织专家于春节前开展全覆盖培训。各区(市)县卫健局分管领导是辖区内医务人员培训工作第一责任人,务必督促医务人员准确把握病例的发现与报告、流行病学调查、标本采集、实验室检测、医院救治、院感防控、个人防护等内容,准确理解国家卫生健康委制定的工作要求,工作落实不得打折扣。各区(市)县卫健局和各医疗卫生机构要将我委编制的《医务人员应知应会知识》印发到每一名医务人员,确保人人知晓。

(三)规范设置,有序分诊

各区(市)县卫健局要督导辖区内二级以上医疗机构和有条件的基层医疗卫生机构严格落实《医疗机构传染病预检分诊管理办法》,设立独立的发热门诊,严格执行发热病人接诊、筛查流程。各医疗机构实行“预检分诊台—门诊分诊护士—接诊医生”三级预检分诊制度,确保体温筛查覆盖门急诊每位就诊病人,并认真做好发热病人登记报告;各医疗卫生机构在问诊中严格落实“疫区旅行或居住史、类似病人接触史、主要临床表现”三问制度。按照国家卫生健康委部署要求,每日上报医疗机构发热门诊患者统计报表。从事预检分诊和发热门诊工作的医务人员要严格按照规范做好自身防护和消毒,并按照《医疗废物管理条例》规定处理医疗废物。

(四)首诊负责,定点救治

各医疗卫生机构要认真落实首诊负责制,不得拒绝、推诿疑似病例。接诊医生发现符合病例定义的疑似病例后,应立即进行隔离治疗,同时报告医疗机构相关部门和辖区疾控中心,由医疗机构在2小时内组织院内或区(市)县专家会诊,采集标本进行常见呼吸道病原核酸检测,无检测条件的送辖区疾控中心检测。呼吸道病原核酸检测阳性病例要及时转入辖区内定点医疗机构治疗,市公共卫生临床医疗中心为全市危重症病例及武侯、青羊、锦江、金牛、成华、高新区新型冠状病毒感染的肺炎定点医疗机构,其余区(市)县要指定1家定点医疗机构;各区(市)县还要另行预备1家定点医疗机构,确保后备救治力量。各区(市)县定点医疗机构要至少预留5间常备隔离病房、15间应急隔离病房,后备定点医疗机构要至少预留10间常备隔离病房,按照规定配备好人员、设备、药品,时刻做好接诊准备,确保患者得到及时救治。

(五)标准预防,防控院感

各医疗卫生机构医务人员要根据医疗操作可能传播的风险,做好个人防护、手卫生、病室管理、环境消毒和废弃物管理等医院感染防控工作。日常接诊要规范穿戴工作服、工作帽、医用口罩。接触血液、体液、分泌物或排泄物时,加戴乳胶手套。进行气管插管、气道护理等可能发生气溶胶或喷溅操作时,戴N95口罩、面屏、乳胶手套,穿防渗透隔离衣,必要时穿防护服和佩戴呼吸头罩。在转诊过程中,要严格做好防护工作,并做好转运工具等的终末处置。对患者家属,应严格执行探视制度。

(六)强化督导,及时整改

各医疗卫生机构相关负责人要按照《新型冠状病毒感染的肺炎诊疗和防控等方案》和《新型冠状病毒感染的肺炎诊疗方案(试行第二版)》工作要求,定期对各科室及医务人员工作落实情况进行督导检查。各区(市)县卫健局要组织专家和监督执法机构对辖区内医疗卫生机构工作落实情况进行全覆盖督导检查,市卫健委要组织专家和监督执法机构对委直属及注册医疗机构工作落实情况进行督导检查,并抽查区(市)县卫健系统工作落实情况。发现问题要及时督促整改,对拒不整改的医疗机构和医务人员,市卫健委将严肃追责,并给予相应行政处罚。

附件:医务人员应知应会知识

附件

医务人员应知应会知识

一、分诊三关

(一)预检分诊台,发热初筛病人,由专人陪同前往发热门诊。

(二)候诊区分诊护士应当对前来就医患者进行体温测量,进一步筛查发热病人。

(三)首诊医生要注意询问发热病人有无相关流行病学史,认真做好病例排查工作,及时识别可疑病例。

二、首诊三问

(一)是否两周内有武汉旅行史或居住史,或两周内曾接触过来自武汉的发热伴呼吸道症状的患者。

(二)是否有发热、乏力、干咳、呼吸困难等症状。

(三)是否在院外接受过治疗,有无检查结果,有无其他基础疾病。

三、院感三防

(一)日常接诊和查房时,穿工作服、戴工作帽、医用外科口罩。

(二)接触血液、体液、分泌物或排泄物时,加戴乳胶手套。

(三)气管插管、气道护理和吸痰等可能发生气溶胶或喷溅操作时,戴 N95 口罩、面屏、乳胶手套、穿防渗透隔离衣,必要时穿防护服和佩戴呼吸头罩。

四、病例报告流程

(一)发现疑似病例(原观察病例),应立即隔离治疗,并报告医疗机构相关部门和辖区疾控中心。

(二)医疗机构在 2 小时内组织专家会诊。

(三)对不能诊断为常见呼吸道病原体所致的病毒性肺炎,应及时采集标本送至疾控中心进行病原检测。

五、信息报送流程

(一)各医疗机构应指定专人负责信息报送工作。

(二)报送人员于每日 7 时前收集本单位前一日 0 时至 24 时的发热门诊就诊人数、24 小时发热门诊留观人数、24 小时发热门诊新增留观人数及 24 小时新增观察病例数,将信息报送至所属辖区卫健局。若发现新增疑似病例(原观察病例),应立即上报上级卫生健康行政主管部门。

(三)各区(市)县卫健局汇总辖区内情况,于每日 8 时前,将信息报送至市卫健委。

六、病例定义

(一)疑似病例(原观察病例)

同时符合以下 2 条:

1. 流行病学史:发病前两周内有武汉市旅行史或居住史;或发病前 14 天内曾接触过来自武汉的发热伴有呼吸道症状的患者,或有聚集性发病。

2. 临床表现:(1)发热;(2)具有新型冠状病毒感染的肺炎影像学特征;(3)发病早期白细胞总数正常或降低,或淋巴细胞计数减少。

(二)确诊病例

符合疑似病例标准的基础上,痰液、咽拭子、下呼吸道分泌物等标本实时荧光 RT-PCR 检测新型冠状病毒核酸阳性;或病毒基因测序,与已知的新型冠状病毒高度同源。

(三)重症病例

出现以下情况之一者:

1. 呼吸频率增快(≥30 次/分),呼吸困难,口唇紫绀;或吸空气时,指氧饱和度≤95%,或动脉血氧分压(PaO_2)/吸氧浓度(FiO_2)≤300mmHg(1mmHg=0.133kPa);

2. 肺部影像学显示多叶病变或 48 小时内病灶进展>50%;

3. QSOFA 评分(快速序贯性器官功能衰竭评估)≥2 分;

4. CURB-65 评分≥1 分;

5. 合并气胸;

6. 需住院治疗的其他临床情况。

（四）危重症病例

符合以下情况之一者：

1. 呼吸衰竭；

2. 脓毒症休克；

3. 合并其他器官功能衰竭需 ICU 监护治疗。

七、解除隔离和出院标准

（一）体温恢复正常 3 天以上、呼吸道症状明显好转，肺部影像学显示炎症明显吸收。

（二）疑似病例连续 2 次呼吸道病原核酸检测阴性（采样时间至少间隔 1 天），可解除隔离出院或根据病情转至相应科室治疗其他疾病。

八、定点医院救治

（一）呼吸道病原核酸检测阳性病例要及时转入辖区内定点医院治疗。

（二）各区（市）县定点医院出现急危重症患者时，应及时转入市公共卫生临床医疗中心治疗。市县两级定点医院不得推诿患者。

（三）定点医院要根据有关诊断标准、诊疗指南、技术操作规范和临床路径要求，对疾病进行规范诊治。

九、病人转运流程

（一）转运前，转诊医院应与接诊医院取得联系，接诊医院同意接诊后方可转运患者。

（二）转运中，运送患者应使用专用车辆，并做好运送人员的个人防护。双方医院确认交接无误后，转诊医院方可离开接诊医院。

（三）转运后，转诊医院要做好转运车辆的消毒处置。

十、其他注意事项

（一）隔离病区的医务人员和患者通道应分开，医务人员通道应设置缓冲区。

（二）戴手套不能替代手卫生。

（三）对隔离收治的患者，应严格执行探视制度，如确需探视，按照有关规定指导探视人员进行个人防护。

成都市突发公共卫生事件应急指挥部办公室关于印发《成都市新型冠状病毒感染的肺炎疫情防控工作方案》的通知

（2020 年 1 月 23 日，成都市突发公共卫生事件应急指挥部办公室以成卫应急指办〔2020〕5 号文件印发）

成都天府新区、成都高新区突发公共卫生事件应急指挥部，各区（市）县突发公共卫生事件应急指挥部，市突发公共卫生事件应急指挥部各成员单位：

为贯彻落实党中央、国务院和省委、省政府、市委、市政府的统一部署和要求，切实做好我市新型冠状病毒感染的肺炎疫情防控工作，经认真组织研究，特制定新型冠状病毒感染的肺炎疫情防控工作方案。现印发你们，请认真贯彻执行。

成都市突发公共卫生事件应急指挥部办公室

2020 年 1 月 23 日

成都市新型冠状病毒感染的肺炎疫情防控工作方案

为做好全市新型冠状病毒感染的肺炎疫情防控工作，切实维护人民群众身体健康和生命安全，根据疫情形势和研究进展，特制定本方案。

一、目的

及时发现和报告新型冠状病毒感染的肺炎病例，了解疾病特征与可能的感染来源，规范疫情调查和密切接触者管理，防止疫情扩散蔓延。

二、适用范围

适用于指导我市新型冠状病毒感染的肺炎疫情防控工作。本方案将根据疫情形势的变化和评估结果，及时更新。

三、工作措施

（一）加强组织领导

要高度重视新型冠状病毒感染的肺炎疫情的防控工作。市、区（市）县卫生健康行政部门在本级政府领导下，要完善疫情防控组织领导架构和工作机制，成立主要领导担任组长的疫情防控工作领导小组并建立专家组。专家组应由流行病学、检测、消杀、应急管理等专业人员组成。严格按照《新型冠状病毒感染的肺炎防控方案（第二版）》规范开展新型冠状病毒感染的肺炎防控工作。

（二）强化应急准备

1. 加强人员培训

市疾控中心组织本单位和区（市）县疾控中心人员的工作培训。按分级培训原则，区（市）县疾控中心开展本单位全员培训及辖区内各级各类医疗卫生机构培训，医疗机构开展院内全员培训。培训内容应包括新型冠状病毒感染的肺炎病例的发现与报告、流行病学调查、标本采集、实验室检测、医疗救治、院感防控、个人防护等内容的培训。根据国家方案变化调整情况，随时进行工作培训，第一时间学习掌握。

2. 开展健康教育和风险沟通

各单位结合冬春季呼吸道传染病防控，开展公众宣传教育，宣传新型冠状病毒的防治知识，提高公众自我防护意识。要加强人群密集场所工作人员卫生防控安全教育管理，及时做好个人卫生防护。卫生健康行政部门要密切关注舆情，及时回应社会关切，解答群众疑问，引导公众科学、理性地应对疫情。公众健康防护提示（戴口罩）见附件。

3. 做好应急物资、值班等安排

各单位做好应急物资（包括防护用品、消毒药品及器械、采样工具等）的准备。强化24小时应急值班，保证通讯畅通，做好出动现场的人员安排。各区（市）县要立即设立集中隔离医学观察场所，完善相关设施设备。

4. 加强重点区域、场所的通风消毒工作

按照《成都市公共场所预防性消毒操作指南》要求，商场、文娱场所、体育活动场所、酒店、景区、餐饮等公共场所以及外来人员集中居住地、建设工地宿舍等要组织进行定期消毒，保持环境清洁卫生，保证通风良好。地铁、公交、出租车、道路客运企业，要做好交通运输工具清洁卫生和消毒，未经消毒处理的，一律不准投入运营。

（三）病例的发现和报告

各级各类医疗机构、各级疾控中心按照《新型冠状病毒感染的肺炎监测方案（第二版）》开展新型冠状病毒感染的肺炎病例的监测、发现和报告工作。

1. 病例发现

（1）体温筛查。火车站、机场要为武汉方向来蓉列车、航班设置专用通道，对每位武汉来蓉旅客进行体温检测。在高速公路收费站和服务区，设点对湖北特别是武汉籍停留车辆，测量车辆乘坐人员体温，暂停成都与湖北往来旅游包车线路。旅客经有序引导进入测温通道进行体温测试，超过37.3℃体温异常的人员由现场驻点医务人员（由场所所在辖区调派）进行再次体温测量核实，并询问旅居史。如不能排除，则通知由辖区卫生健康行政部门确定的定点医疗机构进行转运观察，同时通知辖区疾控中心进行调查核实。

(2)医疗机构就诊。各级各类医疗机构做好发热病人预检分诊和医护人员个人防护,组织院内全员培训,提高医务人员警惕性。要坚持首诊医生负责制,在日常诊疗活动中,要提高对新型冠状病毒感染的肺炎诊断和报告意识。对于不明原因发热、咳嗽等症状的病例,应注意询问发病前14天内的旅行史或可疑的暴露史,了解本人近期有无赴新型冠状病毒感染的肺炎疫情发生地区的旅行史,有无哺乳动物、禽类等接触史,尤其是野生动物接触史,以及有无类似病例的密切接触史。发现符合病例定义的疑似病例后,应立即进行隔离治疗,并报告医疗机构相关部门和辖区疾控中心,由医疗机构在2小时内组织院内或区(市)县有关专家会诊。并采集标本进行常见呼吸道病原排查,有条件的医疗机构做流感抗原快速检测,辖区疾控中心检测流感病毒核酸,市疾控中心排查新型冠状病毒。如病毒核酸阳性,则进一步送省疾控中心进行复核。疑似病例连续两次呼吸道核酸检测阴性(采样时间至少间隔1天),方可排除。

2.病例报告

各级各类医疗机构发现符合疑似病例(原观察病例)定义的患者时,应立即进行网络直报。网络直报病种选择"新型冠状病毒感染的肺炎",以"疑似病例"类型上报。负责病例网络直报的医疗机构或疾控机构要根据实验室检测结果、病情进展及时对病例诊断类型、临床严重程度等信息进行订正。

若该病例为区(市)县首例确诊病例,辖区疾控中心还应通过突发公共卫生事件报告管理信息系统进行网络直报,事件级别可先选择"未分级"。在卫生健康行政部门依据风险评估结果对事件定级后,可对事件级别进行相应调整。

当发现聚集性病例(含疑似聚集性病例)后,辖区疾控中心应立即通过突发公共卫生事件报告管理信息系统进行网络直报,事件级别可先选择"未分级"。在卫生健康行政部门依据风险评估结果对事件定级后,对事件级别进行相应调整。

(四)流行病学调查

市、区(市)县疾控中心接到新型冠状病毒感染的肺炎疑似病例(原观察病例)报告后,应迅速派出应急处置专业人员按照《新型冠状病毒感染的肺炎病例流行病学调查方案(第二版)》开展调查。流行病学调查中,要做好个人防护,重点追踪可能的暴露史和感染来源,确定病例的密切接触者。完成调查后,区(市)县疾控中心应当及时将流行病学个案调查表、调查报告等资料上报至市疾控中心。

(五)病例管理

1.病例判定

首例病例按照《全国各省(区、市)首例新型冠状病毒感染的肺炎病例确诊程序》进行确认。后续病例由省疾控中心检测病毒核酸阳性后,由省卫生健康委进行确认。

2.病例转运

各医疗机构报告可疑病例不能排除时,由辖区卫生健康行政部门经报请市卫健委评估同意后,专用车辆转运至市公共卫生临床医疗中心隔离治疗,并做好运送人员的个人防护和车辆消毒。市公共卫生临床医疗中心负责病例的隔离治疗管理,并根据需要采集标本,送市疾控中心进行检测。

3.解除隔离和出院标准

体温恢复正常3天以上,呼吸道症状明显好转,肺部影像显示炎症明显吸收。经诊疗专家组评估后,由医疗机构采集样品送市疾控中心进行检测排查。连续两次呼吸道病原核酸检测阴性(采样时间间隔至少1天),可解除隔离出院或根据病情转至相应科室治疗其他疾病。

(六)密切接触者判定与管理

市、区(市)县疾控中心调查确定可疑暴露者、密切接触者范围、人数,并由县级卫生健康行政部门组织进行追踪。无法追踪到的按照联防联控工作机制,由卫生健康行政部门及时致函至公安部门查找。

对疑似病例和确诊病例的密切接触者或可疑暴露者,按照《新型冠状病毒感染的肺炎可疑暴露者和密切接触者管理方案(第二版)》和省卫生健康委要求,按照属地管理原则,由各区(市)县卫生健康行政部门组织在统一的场所开展集中隔离医学观察(单独居住)。观察过程中,每日至少进行2次体温测定,询问是否出现急性呼吸道症状或其他相关症状及病情进展,并做好相关原始记录的登记。密切接触者医学观察期为与病例末次接触后14天。医学观察期间,如果其接触的疑似病例排除新型冠状病毒感染的肺炎诊断,该病例的所有密切接触者解除医学观察。医学观察期满时,如未出现相关症状,解除医学观察。

(七)实验室检测

1. 样品采集

收治病例的医疗机构要及时采集病例相关临床标本。采集标本包括病人的鼻咽拭子、下呼吸道标本(如气管分泌物、气管吸取物、肺泡灌洗液)和血清标本等。临床标本应尽量采集病例发病早期的呼吸道标本(尤其是下呼吸道标本)和发病7天内急性期血清以及间隔2—4周的恢复期血清。标本采集后,通知辖区疾控中心运送。

2. 样品运送与检测

辖区疾控中心收到病例相关标本后,要在生物安全二级实验室生物安全柜内,将相同呼吸道标本混匀分装成三份后送市疾控中心。高新区和天府新区可直接将标本送至市疾控中心。市疾控中心要严格按照实验室生物安全规定,及时开展检测排查。各区(市)县疾控中心要做好实验室诊断方法建立和试剂、技术储备,必要时根据国家方案要求开展相关检测。

3. 生物安全

标本采集、运送、存储和检测暂按二类高致病性病原微生物管理,按照《病原微生物实验室生物安全管理条例》及《可感染人类的高致病性病原微生物菌(毒)种或样本运输管理规定》(卫生部令第45号)的要求执行。

(八)病例救治及院内感染预防控制

市公共卫生临床医疗中心承担全市新型冠状病毒感染的肺炎病例救治,应做好医疗救治所需的人员、药品、设施、设备、防护用品等保障工作。

全市医疗机构要严格落实预检分诊和发热门诊的隔离、消毒和防护工作。加强医务人员个人防护和健康监测,防止发生院感事件。对疑似病例和确诊病例实行隔离治疗,疑似病例应当进行单间隔离治疗,对确诊病例可以多人安置于同一房间。医疗机构应当严格按照《医疗机构消毒技术规范》,做好医疗器械、污染物品、物体表面、地面等的清洁与消毒;按照《医院空气净化管理规范》要求进行空气消毒。在诊疗新型冠状病毒感染的肺炎病例过程中产生的医疗废物,应根据《医疗废物管理条例》和《医疗卫生机构医疗废物管理办法》的有关规定进行处置和管理。一旦出现新型冠状病毒感染的肺炎病例,严格按照"集中患者,集中专家,集中资源,集中救治"原则,将病例实施集中收治。

(九)防控工作督查

市、区(市)县卫生健康行政部门要组织对防控工作落实情况进行督导和检查。各级各类医疗卫生机构要严格执行责任追究和倒查制度。因新型冠状病毒感染的肺炎防治任务不落实、措施不到位、有失职行为和重大过错的单位和个人要依法追责,对于不执行有关规定或互相推诿、工作不力的人员依法予以严肃处理。

附件:公众健康防护提示(戴口罩)

附件

公众健康防护提示(戴口罩)

戴口罩既是保护自己不被别人感染,也是当自己有了呼吸道症状时保护身边人的有效措施。

一、什么时候需要戴口罩?

- 去医院看病的时候。
- 发烧、咳嗽的时候。
- 乘坐公共交通工具的时候。
- 在相对密闭或人多的场所停留较长时间的时候。
- 与病人近距离接触的时候。

二、怎样选择并正确佩戴口罩?

- 首选一次性外科口罩,也可选择医用防护口罩(N95),建议购买正规企业的产品,选择适合自己的型号,保证密闭性。
- 佩戴时,要将折面完全展开,将嘴、鼻、下颌完全包住。
- 压紧鼻夹,使口罩与面部完全贴合。
- 戴好后自行检查是否完全包裹面部,鼻夹处是否贴合。

三、佩戴口罩注意事项:

- 注意一次性外科口罩有里外之分,白色面应该向内贴着嘴鼻,蓝色面朝外。
- 不要重复使用一次性外科口罩。
- 摘口罩的时候,尽量不要触摸口罩的外侧,双手手指从耳后拉起口罩系带摘下,并立即洗手。

四、学习呼吸道礼仪

新型冠状病毒等呼吸道传染病的病原体,可随患者咳嗽、打喷嚏、随地吐痰时产生的飞沫进入空气,传播给他人。所以我们应该做到“呼吸道礼仪”:

- 不要随地吐痰,咳嗽、打喷嚏时用纸巾、臂肘等遮掩口鼻。
- 将用过的纸巾立刻扔进封闭式垃圾箱内。
- 如果手部被污染,用肥皂和清水或含酒精洗手液清洗双手。

成都市突发公共卫生事件应急指挥部办公室关于印发《成都市新型冠状病毒感染的肺炎防控工作宣传与舆论引导方案》的通知

(2020年1月23日,由成都市突发公共卫生事件应急指挥部办公室以成卫应急指办〔2020〕6号文件印发)

成都天府新区、成都高新区突发公共卫生事件应急指挥部,各区(市)县突发公共卫生事件应急指挥部,市突发公共卫生事件应急指挥部各成员单位:

为贯彻落实党中央、国务院和省委、省政府、市委、市政府的统一部署和要求,切实做好我市新型冠状病毒感染的肺炎疫情防控工作,经认真组织研究,特制定新型冠状病毒感染的肺炎防控工作宣传与舆论引导方案。现印发你们,请认真贯彻执行。

成都市突发公共卫生事件应急指挥部办公室

2020年1月23日

成都市新型冠状病毒感染的肺炎防控工作宣传与舆论引导方案

为做好全市新型冠状病毒感染的肺炎疫情信息发布工作,广泛宣传普及相关防治科普知识,帮助群众正确认识新型冠状病毒感染的肺炎,知晓掌握预防举措,展示全市防控工作,主动回应社会关切,最大限度地避免、减少和消除关于新型冠状病毒感染的肺炎舆情造成的各种不良社会影响,按照国家、省、市舆情防控领导小组的工作安排部署及《成都市突发事件舆论引导工作实施方案》《成都市突发公共卫生事件应急指挥部工作规则》的相关要求,结合当前疫情形势和我市实际,特制定本方案。

一、工作任务

(一)组织科普专家,提供权威科普知识

组织疾控、卫生健康专家,提供群众关心的防治新型冠状病毒感染的肺炎科普知识,帮助群众正确认识并预防新型冠状病毒感染的肺炎,帮助医务人员提升诊治新型冠状病毒感染的肺炎能力。

(二)整合媒介资源,加大宣传力度

整合媒介资源,运用各级各类媒体,根据授权及时准确发布疫情信息,广泛宣传科学、权威的新型冠状病毒感染的肺炎科普知识,大力宣传有关市级部门工作举措。

(三)实行部门联动,强化社会宣传

市卫健委、市委宣传部、市教育局、市文广旅局、市交通运输局、市城管委等部门要发挥职能优势,把防治新型冠状病毒感染的肺炎科普知识纳入当前的“三下乡”和春节开展的各类文化宣传活动之中,把疫情防治科普知识送到企业、学校、机关、社区、农村、家庭和公共场所,提高防治知识的知晓度和覆盖面。

(四)加强舆情处置,及时引导发声

高度重视网络舆情管理工作,制定舆情引导工作预案,强化组织领导,做到守土有责,妥善处置、有效引导社会舆情,主动回应社会关切。

二、责任分工

市卫健委：组织疾控、卫生健康专家，提供防治新型冠状病毒感染的肺炎科普知识；运用“健康成都”自有宣传平台根据授权发布新型冠状病毒感染的肺炎疫情，开展科普知识宣传，及时反映工作动态，弘扬先进典型；组织协调相关医疗机构做好媒体接待服务工作，主动监测、处置舆情，正确引导市民。

市委宣传部：负责组织市内各媒体及时报道授权发布的信息，积极主动引导舆论；加强网上信息发布工作的引导和协调；加强疫情防控工作的宣传报道；宣传普及疾病防控知识。

市委网信办：开展舆情监控，正确引导舆论。

市委外事办：做好境外（涉外）媒体的服务和管理工作。

市公安局：依法查处散布谣言、发布虚假信息。

市教育局：做好在校学生、教职工的健康教育和自我防护工作。

市农业农村局：加强养殖从业人员宣传教育。

市交通运输局、市文广旅局、市城管委、市商务局、市市场监管局等市级部门根据本部门职责和疫情防控工作需要，组织做好相关工作。

各区（市）县：按照属地化原则，做好新型冠状病毒感染的肺炎防治知识和工作宣传，妥善处置辖区内社会舆情。

三、工作制度

（一）新闻发布制度

全市新型冠状病毒感染的肺炎防控新闻发布工作，由防控领导小组根据工作需要，适时通过召开发布会、发布新闻通稿等形式进行发布，由防控领导小组办公室牵头组织，宣传、网信等部门配合，其余各相关单位根据工作职能和工作要求准备发布词、背景材料和问答口径等发布材料；全市一般疫情发布由市卫健委提供发布内容，经防控领导小组办公室宣传组研判后由市卫健委发布，重要疫情经防控领导小组审定后发布。区（市）县负责所在地新闻发布工作。

疫情防控发布的信息，涉及科普知识的由市卫健委负责审核，涉及工作层面的信息由各相关部门审核。

（二）新闻采访制度

新闻采访实行归口管理，由各部门宣传处（科、室）负责受理新闻媒体采访申请，其余处（科、室）不得自行向媒体提供信息或接受采访。市级部门和区（市）县接受中央、外地或境外（涉外）媒体记者采访，报防控领导小组宣传组备案。

（三）舆情处置制度

市网信办负责全市的新型冠状病毒感染的肺炎舆情监测，于每日16：00前向防控领导小组办公室和市卫生应急办公室报告信息。涉及全市的舆情由市相关部门组织核查处置，涉及区（市）县的舆情由区（市）县自行组织核查处置。

（四）请示报告制度

对出现的重大舆情和重大问题，由防控领导小组办公室牵头，会同相关区（市）县、成员单位研究后向防控领导小组、市政府请示报告。

（五）督查督办制度

防控领导小组办公室会同市委督查室、市政府督查室督办领导批示要求和重要工作任务，对存在重大问题和工作不力的区（市）县、单位进行通报批评。

成都市卫生健康委员会关于增设新型冠状病毒感染的肺炎救治市级定点医院的通知

四川天府新区成都管委会基层治理和社事局、成都高新区社会事业局,各区(市)县卫健局,委直属及注册医疗机构,委相关处室:

为有效应对疫情发展,按照"集中患者、集中资源、集中专家、集中救治"的原则,经研究决定,新增设郫都区人民医院、简阳市人民医院、金堂县第一人民医院、邛崃市医疗中心医院、成都医学院第一附属医院为成都市新型冠状病毒感染的肺炎 救治市级定点医院,依序启动收治。现就新增设市级定点医院相关工作要求通知如下。

一、明确工作任务

新增设市级定点医院启动指令性收治任务后,由市卫健委指定相关委直属医疗机构组建 MDT 救治团队,形成工作组入驻新增设市级定点医院参与救治:成都市第五人民医院——郫都区人民医院,成都市第二人民医院——简阳市人民医院,成都市第三人民医院——金堂县第一人民医院,成都市中西医结合医院——邛崃市医疗中心医院。根据省卫生健康委安排,四川大学华西医院负责组建 MDT 救治团队入驻市公卫中心,我委将积极协调四川省人民医院组建 MDT 救治团队入驻成都医学院第一附属医院参与救治。

各区(市)县卫健局要站在全市疫情变化的角度,按照"自力更生,争取保障"原则,积极组织和支持新增设市级定点 医院救治工作的顺利开展。同时,做好县级后备定点医院的准备工作,随时启动救治。

二、明确转诊流程

全市新型冠状病毒感染的肺炎病例确诊后,由市卫健委值守后勤组(委应急办)和医疗救治组(委医政处)会商确定收治医院,委应急办发出转诊指令。原则上普通型病例转诊至新增设的市级定点医院集中救治,转出医院负责转送,接收医院做好救治准备。接收医院收到确诊病例后,要及时组织多学科专家组对 病例进行会诊研判,明确诊疗方案。重型或危重型病例经市级医疗救治组专家会诊确认后,由市公卫中心负责转运至本院集中救治。

三、明确转运要求

根据《四川省卫生健康委员会关于印发医疗机构内新型冠状病毒感染预防与控制相关制度和流程的通知》要求,优先选择负压救护车转运,若无负压救护车,则使用负压担架安置患者,若无负压救护车和负压担架,则由普通救护车和普通担架转运。转运完成后,由接收医院对救护车、担架等进行终末处置,终末处置后救护车方可返回。接收医院要确定车辆和人员专用洗消场所,开设救护车等院内专用通道运输病人。转运过程中,医护人员及司乘人员需穿戴医用防护口罩、双层手套、防护服、靴套、医用帽、护目镜或防护面屏。

四、加强物资保障

新增市级定点医院承担市卫健委指令性任务,所需物资纳入市卫健委统一保障。定点医院要及时列出需求清单,向市卫健委物资保障组申报,由市卫健委物资保障组优先保障市级定点医院的物资需求。

五、加强人力保障

各市级定点医院要根据确诊病例收治情况,提出医务人员 配置需求,市卫健委按照《成都市新型冠状病毒感染的肺炎救治医务人员应急调配方案》梯次配备医务人员参加新增定点医院的医疗救治工作。

六、加强院感防控

市级定点医院要结合实际,合理布局和规划相应病房,隔离病房严格按照污染区、半污染区、清洁区进行功能划分，严格采取隔离防护措施；医务人员要根据医疗操作可能传播的风险，做好个人防护、手卫生、病室管理、环境消毒和医疗废弃物管理等医院感染防控工作，全力阻断院内传播途径。

成都市卫生健康委员会

2020 年 1 月 29 日

成都市卫生健康委员会关于确定新型冠状病毒肺炎疑似病例定点收治医院的通知

四川天府新区成都管委会社区治理和社事局、成都高新区社会事业局，各区（市）县卫健局，委直属及注册医疗机构：

为进一步加强全市新型冠状病毒肺炎疑似病人医疗救治工作，按照“集中患者、集中资源、集中专家、集中救治”原则，现确定四川宝石花医院等 80 家医院为我市新型冠状病毒肺炎疑似病例定点收治医院，与各区（市）县原定点医院共同承担疑似病例的集中收治任务。

附件：成都市疑似病人定点收治医院名单

成都市卫生健康委员会

2020 年 2 月 9 日

附件

成都市疑似病人定点收治医院名单

区（市）县	医疗机构名称
天府新区	四川宝石花医院
	天府新区正兴社区卫生服务中心
高新区	成都市中西医结合医院
	成都上锦南府医院
	成都中山高新骨科医院
锦江区	成都市第二人民医院
	四川友谊医院
	西部战区空军医院
	四川锦欣妇女儿童医院
	成都锦欣沙河堡医院
	成都东区医院

续表

区（市）县	医疗机构名称
青羊区	成都市第三人民医院
	成都市妇女儿童中心医院
	成飞医院
	四川省建筑医院
	成都满地可医院
金牛区	成都市第四人民医院
	成都大学附属医院
	中铁二局中心医院
	成都中医药大学附属医院
	金牛区人民医院
	成都市第八人民医院
武侯区	成都市第七人民医院(新南院区)
	三六三医院
	西藏自治区人民政府驻成都办事处医院
	武侯区人民医院
	成都武侯西南医院
	四川现代医院
	成都双楠医院
	成都平安医院
	武侯区第三人民医院
	成都市武侯区第五人民医院
	中国人民解放军 5701 厂医院
成华区	成都市第六人民医院
	成都五块石医院
	攀钢集团成都医院
	核工业四一六医院
	成都市新华医院
	四川省人民医院东篱医院
龙泉驿区	龙泉驿区中医医院
	龙泉驿区第二人民医院
	龙泉驿区妇幼保健院
	成都航天医院
	四川省人民医院(东院)
	四川护理职业学院附属医院
	成都长江医院
青白江区	攀钢集团成都有限公司青白江医院

续表

区（市）县	医疗机构名称
新都区	新都区人民医院
	新都区第二人民医院
	新都区第三人民医院
	新都区中医医院
温江区	温江区人民医院
	成都市第五人民医院
	温江区寿安中心卫生院通平分院
	四川省八一康复中心
双流区	四川省司法警官总医院
	双流区中医医院
郫都区	郫都区中医医院
	郫都区德源镇卫生院
	郫都区第二人民医院
	郫都区红光社区卫生服务中心
	四川省交通厅公路局医院
简阳市	简阳市中医医院
	简阳市妇幼保健院
	贾家中心卫生院
	禾丰中心卫生院
都江堰市	都江堰市第二人民医院
	都江堰市中医医院
彭州市	彭州市人民医院
	彭州市中医医院
	彭州市磊落医院
邛崃市	邛崃市中医医院
崇州市	崇州市人民医院传染病区
金堂县	金堂县中医医院
	金堂县第二人民医院
新津县	新津县妇幼保健计划生育服务中心
	新津县中医医院
大邑县	大邑县第二人民医院
	大邑望县中医医院
蒲江县	蒲江县中医医院
合　计	80 家

关于进一步明确新冠肺炎定点收治医院的通知

四川天府新区成都管委会社区治理和社事局、成都高新区社会事业局，各区（市）县卫健局，委直属及委注册医疗机构，委相关处室：

为有效应对疫情发展，按照“集中患者、集中资源、集中专家、集中救治”的原则，经研究决定，进一步明确新冠肺炎定点收治医院。现将名单印发给你们，请遵照执行。

附件：成都市新冠肺炎病例定点收治医院名单

成都市卫生健康委员会新冠肺炎疫情防控工作领导小组

成都市卫生健康委员会（代章）

2020年2月15日

附件

成都市新冠肺炎病例定点收治医院名单

区（市）县		医疗机构名称
省级定点（省卫健委指定）		四川大学华西医院
		四川省人民医院
市级定点（负责确诊及疑似 病例的收治）		成都市公共卫生临床医疗中心
		成都医学院第一附属医院
		成都市郫都区人民医院
		金堂县第一人民医院
		简阳市人民医院
		邛崃市医疗中心医院
		成都市第七人民医院（天府院区）
县级 定点（负责疑似病例的收治）	天府新区	成都天府新区人民医院
		四川宝石花医院
		天府新区正兴社区卫生服务中心
		成都天府新区三星卫生院
	高新区	成都市中西医结合医院
		成都上锦南府医院
		成都中山高新骨科医院

续表

区(市)县		医疗机构名称
	锦江区	成都市第二人民医院
		四川友谊医院
		西部战区空军医院
		四川锦欣妇女儿童医院
		成都锦欣沙河堡医院
		成都东区医院
		四川电力医院
	青羊区	成都市第三人民医院
		成都市妇女儿童中心医院
		成飞医院
		成都满地可医院
	金牛区	成都市第四人民医院
		成都大学附属医院
		中铁二局中心医院
		四川省建筑医院
		成都中医药大学附属医院
		金牛区人民医院
		成都市第八人民医院
		西部战区总医院
		金牛区中医医院
		四川省林业中心医院
		中国五冶集团有限公司医院
	武侯区	成都市第七人民医院(新南院区)
		三六三医院
		西藏自治区人民政府驻成都办事处医院
		武侯区人民医院
		成都武侯西南医院
		四川现代医院
		成都双楠医院
		成都平安医院
		武侯区第三人民医院
		成都市武侯区第五人民医院
		中国人民解放军5701厂医院
		四川大学华西第四医院
		四川省肿瘤医院

续表

区(市)县		医疗机构名称
		四川省中西医结合医院
		四川省妇幼保健院
	成华区	成都市第六人民医院
		成都五块石医院
		攀钢集团成都医院
		核工业四一六医院
		成都市新华医院
		四川省人民医院东篱医院
		成都誉美医院
		成华区第三人民医院(城北医院)
		成都市第十一人民医院(青龙场院区)
		四川省中西医结合医院(北区)
	龙泉驿区	成都市龙泉驿区第一人民医院
		龙泉驿区中医医院
		龙泉驿区第二人民医院
		龙泉驿区妇幼保健院
		成都航天医院
		四川省人民医院(东院)
		四川护理职业学院附属医院
		成都长江医院
	青白江区	成都市青白江区人民医院
		攀钢集团成都钢铁有限责任公司青白江医院
		成都市青白江区中医医院
	新都区	新都区人民医院
		新都区第二人民医院
		新都区第三人民医院
		新都区中医医院
		新都区妇幼保健院
		四川省革命伤残军人医院
	温江区	成都市温江区人民医院
		成都市第五人民医院
		温江区寿安中心卫生院通平分院
		四川省八一康复中心
	双流区	成都市双流区第一人民医院
		四川省司法警官总医院

续表

区(市)县		医疗机构名称
		双流区中医医院
	郫都区	郫都区中医医院
		郫都区德源镇卫生院
		郫都区第二人民医院
		郫都区红光镇卫生院
		四川省交通厅公路局医院
		西南兵工医院
		郫都区安靖镇卫生院
		郫都区团结镇卫生院
		犀浦社区卫生服务中心
	简阳市	简阳市中医医院
		简阳市妇幼保健院
		贾家中心卫生院
		禾丰中心卫生院
	都江堰市	都江堰市人民医院
		都江堰市第二人民医院
		都江堰市中医医院
		阿坝州林业中心医院
		四川省地矿局405医院
	彭州市	彭州市传染病医院
		彭州市人民医院
		彭州市中医医院
		彭州市磊落医院
	邛崃市	邛崃市中医医院
	崇州市	崇州市人民医院
		崇州市人民医院传染病区
	金堂县	金堂县中医医院
		金堂县第二人民医院
	新津县	新津县人民医院
		新津县妇幼保健计划生育服务中心
		新津县中医医院
	大邑县	大邑县人民医院
		大邑县第二人民医院
		大邑望县中医医院
	蒲江县	蒲江县人民医院
		蒲江县中医医院

关于调整新冠肺炎发热门诊和定点医疗机构的通知

四川天府新区成都管委会社区治理和社事局、成都高新区社会事业局，各区(市)县卫健局，委直属和委注册医疗机构：

为进一步做好全市新冠肺炎疫情防控工作，结合目前疫情形势，为切实落实“早发现、早报告、早隔离、早治疗”要求，充分考虑复工、复产、复学等因素，按照“集中患者、集中资源、集中专家、集中救治”的原则，经研究决定，对我市新冠肺炎发热门诊和定点收治医院进行调整(名单详见附件1、2)，并提出如下工作要求。

一、高度重视，落实属地主体责任

各区(市)县卫健局要按照属地化管理原则，抓实抓牢工作部署，在各自职责范围内做好有关工作。根据当前疫情防控形势和发展趋势变化，严格落实落细疫情防控措施，提高疫情防控的科学性、精准性和针对性，确保最大限度提高我市疫情防控能力和救治水平，做到“应收尽收、应检尽检、应治尽治”，坚决打赢疫情防控的总体战、阻击战。

二、明确职责，确保处置流程规范

设置了发热门诊的医疗机构，发热门诊要独立设区，规范设置留观室，可疑患者要收入留观室留观，诊断为新冠肺炎疑似病例的要立即转入定点收治医院治疗和进一步筛查。确诊病例由我委统一安排及时转入市级定点收治医院，重症和危重症病例转入市公卫中心集中治疗。疑似病例在三天内必须明确诊断，非确诊病例要及时订正。

原设有发热门诊但未纳入此次成都市新冠肺炎发热门诊医疗机构名单(详见附件1)的医疗机构，要进一步按照发热门诊设置标准对发热门诊进行整改。整改完成后，及时向辖区卫健局提交申请，由辖区卫健局审核合格后向市卫健委备案，我委将根据疫情发展情况实时向社会公布新增名单。

三、加强督查，及时整改到位

各区(市)县卫健局要切实加强对辖区医疗机构，尤其是设置了新冠肺炎发热门诊的医疗机构及定点收治医院的行为监管和防控指导，对发现的问题及时督促整改。对在疫情防控工作中防控不力、失职渎职等导致疫情扩散严重后果的要严肃追责问责。

附件：1. 成都市新冠肺炎发热门诊医疗机构名单

2. 成都市新冠肺炎定点收治医院名单

成都市卫生健康委员会新冠肺炎疫情防控工作领导小组
成都市卫生健康委员会(代章)
2020年2月26日

附件1

成都市新冠肺炎发热门诊医疗机构名单

区(市)县	医院	等级
高新区	成都市中西医结合医院	三级甲等
	成都上锦南府医院	三级无等

续表

区(市)县	医院	等级
天府新区	成都市天府新区人民医院	三级乙等
	四川宝石花医院	三级无等
锦江区	四川省第四人民医院	三级甲等
	成都市第二人民医院	三级甲等
	成都市公共卫生临床医疗中心	三级甲等
	四川电力医院	二级甲等
	西部战区空军医院	三级甲等
	四川友谊医院	三级无等
青羊区	四川省人民医院	三级甲等
	成都市第三人民医院	三级甲等
	成都市妇女儿童中心医院	三级甲等
	成飞医院	三级甲等
金牛区	成都中医药大学附属医院	三级甲等
	西部战区总医院	三级甲等
	成都市第四人民医院	三级甲等
	中国五冶集团有限公司医院	二级甲等
	成都大学附属医院	三级甲等
	中铁二局集团中心医院	二级甲等
	成都西区医院	三级乙等
金牛区	成都市金牛区人民医院	二级甲等
	成都市金牛区中医医院	二级甲等
	四川省建筑医院	二级甲等
	四川省林业中心医院	二级甲等
武侯区	四川大学华西医院	三级甲等
	四川大学华西第四医院	三级甲等
	四川省肿瘤医院	三级甲等
	四川省中西医结合医院	三级甲等
	成都市第七人民医院	三级乙等
	三六三医院	三级甲等
	西藏自治区人民政府驻成都办事处医院	三级甲等
	四川现代医院	三级无等
	成都双楠医院	二级甲等
	成都平安医院	二级甲等
	成都市武侯区人民医院	二级甲等
	成都市武侯区第三人民医院	二级甲等
	中国人民解放军5701厂医院	二级乙等

续表

区(市)县	医院	等级
成华区	成都市第六人民医院	三级甲等
	核工业四一六医院	三级甲等
	攀钢集团成都医院	二级甲等
	成都市成华区妇幼保健院	二级甲等
	成都誉美医院	二级甲等
	成都新华医院	三级乙等
龙泉驿区	成都市龙泉驿区第一人民医院	三级乙等
	成都市龙泉驿区第二人民医院	二级甲等
	成都市龙泉驿区中医医院	二级甲等
	成都航天医院	二级甲等
龙泉驿区	成都长江医院	二级甲等
	四川护理职业学院附属医院	二级乙等
青白江区	成都市青白江区人民医院	三级乙等
	成都市青白江区中医医院	二级甲等
	攀钢集团成都钢铁有限责任公司青白江医院	二级无等
新都区	成都市新都区人民医院	三级乙等
	成都市新都区第二人民医院	二级甲等
	成都市新都区中医医院	三级甲等
	成都市新都区第三人民医院	二级甲等
	成都医学院第一附属医院	三级甲等
	四川省革命伤残军人医院	二级甲等
温江区	四川省八一康复中心	三级无等
	成都市第五人民医院	三级甲等
	成都市温江区人民医院	三级乙等
双流区	成都市双流区第一人民医院	三级乙等
	成都市双流区中医医院	三级甲等
	成都市双流区第二人民医院	二级乙等
	四川省司法警官总医院	三级乙等
郫都区	成都市郫都区人民医院	三级甲等
	成都市郫都区第二人民医院	二级甲等
	成都市郫都区中医医院	三级甲等
	西南兵工成都医院	二级乙等
	四川省交通厅公路局医院	二级甲等

续表

区(市)县	医院	等级
简阳市	简阳市人民医院	三级甲等
	简阳市中医医院	三级甲等
	简阳市贾家中心卫生院	二级甲等
	简阳市禾丰中心卫生院	二级乙等
都江堰市	都江堰市人民医院	三级甲等
	都江堰市中医医院	三级甲等
	都江堰市第二人民医院	二级甲等
	阿坝州林业中心医院	二级甲等
彭州市	彭州市人民医院	三级乙等
	彭州市中医医院	三级甲等
	彭州市妇幼保健计划生育服务中心	三级乙等
	彭州市第二人民医院	二级乙等
	彭州市中西医结合医院	二级甲等
邛崃市	邛崃市医疗中心医院	三级乙等
	邛崃市中医医院	二级甲等
崇州市	崇州市人民医院	三级甲等
	崇州市中医医院	二级甲等
	崇州二医院	二级甲等
	四川省复员退伍军人医院	三级乙等
金堂县	金堂县第一人民医院	三级乙等
	金堂县第二人民医院	二级甲等
	金堂县第三人民医院	二级乙等
	金堂县中医医院	二级甲等
	四川省监狱管理局中心医院	二级甲等
新津县	新津县人民医院	二级甲等
	新津县中医医院	二级甲等
大邑县	大邑县人民医院	三级乙等
	大邑县第二人民医院	二级乙等
	大邑望县中医医院	二级甲等
蒲江县	蒲江县人民医院	二级甲等
	蒲江县中医医院	二级甲等

附件 2

成都市新冠肺炎定点收治医院名单

区(市)县	医疗机构名称	医院等级
市级定点收治医院	成都市公共卫生临床医疗中心	三级甲等
	成都医学院第一附属医院	三级甲等
	成都市郫都区人民医院	三级甲等
	金堂县第一人民医院	三级乙等
	简阳市人民医院	三级甲等
	邛崃市医疗中心医院	三级乙等
	成都市第七人民医院天府院区(市级后备定点医院)	三级乙等
天府新区	成都天府新区人民医院	三级乙等
高新区	成都市中西医结合医院	三级甲等
	成都上锦南府医院	三级无等
锦江区	成都市第二人民医院	三级甲等
青羊区	成都市第三人民医院	三级甲等
	成飞医院	三级甲等
	成都市妇女儿童中心医院(市孕产妇定点收治医院)	三级甲等
金牛区	成都大学附属医院	三级甲等
	成都市第四人民医院(市精神障碍患者定点收治医院)	三级甲等
	中国五冶集团有限公司医院	二级甲等
	金牛区人民医院	二级甲等
武侯区	三六三医院	三级甲等
	西藏自治区人民政府驻成都办事处医院	三级甲等
成华区	成都市第六人民医院	三级甲等
	核工业四一六医院	三级甲等
龙泉驿区	龙泉驿区第一人民医院	三级乙等
	成都航天医院	二级甲等
青白江区	青白江区人民医院	三级乙等
新都区	新都区人民医院	三级乙等
温江区	温江区人民医院	三级乙等
	成都市第五人民医院	三级甲等
双流区	双流区第一人民医院	三级乙等
都江堰市	都江堰市人民医院	三级甲等

续表

区(市)县	医疗机构名称	医院等级
彭州市	彭州市人民医院	三级乙等
崇州市	崇州市人民医院	三级甲等
新津县	新津县人民医院	二级甲等
大邑县	大邑县人民医院	三级乙等
蒲江县	蒲江县人民医院	二级甲等

成都市卫生健康委员会关于印发《成都市应对秋冬新冠肺炎疫情医疗救治工作方案》的通知

四川天府新区成都管委会社区治理和社事局、成都东部新区　公共服务局、成都高新区教文卫健局，各区(市)县卫健局，委直属及委注册医疗机构：

按照国务院应对新冠肺炎疫情联防联控机制医疗救治组《关于印发应对秋冬季新冠肺炎疫情医疗救治工作方案的通知》(联防联控机制医疗发〔2020〕276号)、四川省卫生健康委员会《关于印发四川省应对秋冬季新冠肺炎疫情医疗救治工作方案的通知》(川卫函〔2020〕200号)要求和8月3日全国应对秋冬季新冠肺炎疫情医疗救治相关工作视频培训会精神，为有效防范和积极应对2020年秋冬季可能出现的新冠肺炎疫情，指导做好新冠肺炎医疗救治工作，我委制定了《成都市应对秋冬季新冠肺炎疫情医疗救治工作方案》，现印发给你们，请遵照执行。请各区(市)县卫生健康行政部门进一步研究制定本区(市)县应对秋冬季新冠肺炎疫情医疗救治工作方案，为秋冬季新冠肺炎医疗救治做好充分准备。

成都市卫生健康委员会

2020年9月8日

成都市应对秋冬季新冠肺炎疫情医疗救治工作方案

为全面贯彻落实国务院应对新冠肺炎疫情联防联控机制医 疗救治组《关于印发应对秋冬季新冠肺炎疫情医疗救治工作方案的通知》、四川省卫生健康委《关于印发四川省应对秋冬季新冠肺炎疫情医疗救治工作方案的通知》要求，有效应对我市秋冬季可能出现的新冠肺炎疫情，特制定本工作方案。

一、明确工作目标

严格落实"四早""四集中"原则，按照"及时发现、快速处置、精准管控、有效救治"常态化疫情防控要求，结合秋冬季呼吸道传染病高发的季节特点，进一步细化我市新冠肺炎医疗救治各项措施，最大限度提高新冠肺炎医疗救治水平和能力，有序推进秋冬季新冠肺炎医疗救治工作,保障人民群众生命安全和身体健康。

二、规范常态防控

（一）规范发热门诊管理

1. 规范发热门诊及哨点诊室设置。一是合理选址。发热门诊应设置在医疗机构内独立区域,设有醒目标识,具备独立出入口,与普通门(急)诊相隔离,与其他建筑、公共场所保持适当间距。二是完善人员配置。发热门诊应配备具有呼吸道传染病或感染性疾病诊疗经验的医务人员,经医院感染及个人防护知识培训并通过考核后方可上岗。发热门诊执行24小时值班制,不得无故自行停诊。三是规范空间布局。规范设置“三区两通道”,区分污染区、潜在污染区和清洁区,各分区之间有物理隔断,相互无交叉;设置患者专用出入口、医务人员专用通道以及清洁物品和污染物品的出入口,各区和通道出入口设有醒目标识。发热门诊就诊患者原则上挂号、就诊、交费、检验、辅助检查、取药、输液等诊疗活动全部在该区域完成。全市二级及以上综合医院及有条件的妇幼、中医等专科医疗机构,要按照国家卫生健康委最新要求,于2020年9月底前对发热门诊进行规范建设和改造。各乡镇卫生院和社区卫生服务中心要按照《四川省基层医疗卫生机构新冠肺炎筛查及发热哨点诊室建设管理技术指南》要求,规范新冠肺炎筛查及发热哨点诊室设置,有条件的可设置发热门诊(或诊室)和留观室。

2. 加强发热门诊患者闭环管理。一是严格预检分诊。各医疗机构要实行预检分诊和发热门诊工作一体化闭环管理,要规 范和细化发热患者筛查、接诊、留观、转诊工作流程,确保所 有患者经预检分诊后再就诊。对预检分诊中发现的发热患者和不能排除新冠肺炎的患者,由专人按指定路线引导至发热门诊就诊,防止发热患者与其他患者密切接触。二是落实首诊负责制。发热门诊要做好发热患者基本身份信息登记,加强流行病学问诊,强化发热、咳嗽、呼吸困难等新冠肺炎临床症状早期识别,不以任何理由推诿病人。三是加强病例排查。发热门诊全部患者均要进行新冠病毒核酸和血常规检测(必要时还可进行抗体、CT等检查),可疑患者应全部单人单间留观,待核酸检测结果明确再作进一步处置。要按照新冠肺炎最新诊疗方案,做好疑似和确诊病例登记、报告、隔离和治疗。

3. 做好信息报送与公布。各区(市)县卫健局每月将辖内相关医疗机构发热门诊改造情况报送我委,并按统一要求向社会公布辖区内发热门诊、新冠肺炎筛查及发热哨点诊室医疗 机构名称、地址和联系电话。所有设置发热门诊的医疗机构,要按照国家卫生健康委医政医管局《关于开展发热门诊医疗服务监测工作的通知》要求,按时完成数据上报,确保数据质量及安全。

（二）规范院感防控措施

1. 树立"院内零感染目标"。各医疗机构要加强重点科室、重 点部门和重点环节的医院感染管理,指定专人负责医院感染防控工作,完善感控督查员制度,配备充足人员,协助落实医院感染防控措施。所有进入医疗机构人员均应正确佩戴口罩、测量体温、查看或扫健康码、问询流行病学史、做好手卫生。医疗机构要全员落实标准预防措施,加强环境通风、环境物表消毒以及医疗废物等管理;在接诊疑似病例、确诊病例时,在标准预防的基础上采取额外防护,使用合格的防护用品,确保医务人员零感染。各医疗机构要不断优化就诊流程,加强秩序维护,减少人员聚集,最大限度防止院内交叉感染。

2. 严格陪护和探视管理制度。医疗机构应根据患者病情向 患者及家属提出陪护建议,陪护人员需按规定办理陪护证。三级护理患者住院期间原则上不安排陪护,重症病区、传染病区禁止陪护。陪护期间,陪护人员均应佩戴口罩、测量体温,原则上不得离开病区,严禁病区内、病区间串门。住院患者原则上不予现场探视,鼓励视频探视,传染病区严禁现场探视;特殊情况确需探视的,按规定办理探视证后进行探视。探视人数原则上每次限1人,时间30分钟内,并严格限制进出路线和活动范围。

3. 完善病区封闭管理制度。住院病区出入口实施24小时门 禁管理,设置筛查专岗,核对出入病区人员陪护/探视证和身份证,严格限制无关人员进入。

（三）提升核酸检测能力

1. 加快提升核酸检测能力。全市三级综合医院、传染病专科医院及县域内至少1家县级医院要在2020年9月底前,二级 综合医院要在2020年底前建成符合生物安全二级及以上标准的临床检验实验室，具备新冠病毒核酸检测能力。其余二级及以上医疗机构（含专科医院、妇幼保健院）力争在2020年底达到新冠病毒核酸检测条件，根据疫情防控形势需要随时能够开展核酸检测工作。

2. 加强核酸实验室规范化管理。各区(市)县卫健局要严格落实属地管理职责，加强对辖区内开展核酸检测的医疗机构 监督管理，督促医疗机构开展实验室室内质控和室间质评，做好核酸检测质控工作，确保实验室检测质量和生物安全。市临床检验质量控制中心、各区(市)县分中心要加强对包括第三方检测机构在内的医疗机构新冠病毒核酸实验室的日常指导，于2020年9月底前组织开展1次核酸检测实验室室间质评工作。

3. 全力落实“应检尽检、愿检尽检”要求。按照“应检尽检”要求，医疗机构要对发热门诊患者、新住院患者及陪护人员、医疗机构工作人员等重点人群全部进行核酸检测；对其他“愿检尽检”人群，医疗机构要按要求提供服务。落实核酸检测分时预约分段检测，科学设置核酸标本采样点，采取有效措施维持采样点秩序。按照《新冠病毒核酸筛查稀释混样检测技术指引》《新冠病毒核酸10合1混采检测技术规范》相关要求，做好大人群新冠病毒核酸筛查稀释混样技术储备。

4. 规范检测结果反馈。各医疗机构应当规范出具核酸检测 报告，保护患者隐私，核酸检测报告可采用纸质、快递、网络 或信息化系统等多种形式发放。发热门诊、急诊患者核酸检测结果应在4－6小时内报告，普通门诊、住院患者及陪护人员核酸检测结果应在12小时内报告，“愿检尽检”人群核酸检测结果应在24小时内报告。医疗机构发现核酸检测阳性结果时应按相关要求及时上报。

三、强化医疗救治

（一）做好医疗资源储备

1. 做好定点医院床位储备。全市确定34家医院(不含省部级医院)为新冠肺炎确诊及疑似病例定点收治医院，其中市级 定点医院5家、市级后备定点医院1家、县级定点医院28家。全市定点医院共储备6000张救治床位，其中市级定点医院及市级后备定点医院按医院整体腾空、县级定点医院按医院床位数的10%左右储备救治床位。各定点医院要加强三区两通道、供氧、通风、供暖、污水污物处理等设施改造，使之符合秋冬季传染病诊疗要求，硬件条件不达标的定点医院要在2020年9月底前完成改造。

2. 做好紧急征用床位储备。各区(市)县要根据《成都市新冠肺炎疫情防控期间公共场馆紧急征用工作预案》，按照500－1000张床位的标准，确定拟紧急征用改建为新冠应急医院的宾馆、酒店，同时按照500－1000张床位的标准，确定拟搭建方舱庇护医院的体育场馆、展览馆等公共场所，并于2020年9月15日前将新冠应急医院及方舱庇护医院所在场所的名称、地址、规划床位数报我委，于2020年9月底前完成改建或搭建方案。

3. 做好设备物资储备。各医疗机构要在2020年9月底前，配足急救、抢救、重症救治、监护、检测等仪器设备，做好医用耗材、药品、防护装备、消毒用品等储备工作，建立物资储备清单，实行物资设备动态储备，原则上物资药品储备量应满足医疗机构30天满负荷运转需求。市血液中心按照省卫生健康委要求做好康复者恢复期血浆储备。

（二）梯次启用救治医院

1. 市级定点医院启用。原则上依次启用成都市公共卫生临床医疗中心、郫都区人民医院、金堂县第一人民医院、邛崃市医疗中心医院、简阳市人民医院。首先启用成都市公共卫生临床医疗中心烈性病房，当烈性病房收治病人超过30人时，腾空医院二期病房；二期病房收治病人达到床位数一半时，腾空医院航天院区；当医院航天院区床位使用一半时，按序做好其他市级定点医院腾空准备。若出现局限于区(市)县范围内的疫情爆发，原则上按照就近原则，将确诊病例转运至该区(市)县范围内或离该区(市)县最近的市级定点医院，疑似病例由区(市)县安排至辖区内县级定点医院救治。

2. 市级后备定点医院启用。随着确诊、疑似病例增多，市级定点医院的救治床位已不能满足患者救治需求时，启用市级 后备定点医院。48小时内腾空成都市第七人民医院天府院区，同时在成都市公共卫生临床医疗中心停车场搭建方舱医院，规划床位500张。委直属、委注册医院及县级定点医院负责做好疑似病例收治工作。

3. 县级定点医院启用。当市级后备定点医院及成都市公共卫生临床医疗中心方舱医院的床位接近饱和时，启用县级定点医院。各区(市)县卫健局要按照属地化管理原则，统筹辖区内医疗资源，确保辖区内病例得到及时救治。委直属、委注册医院要积极配合属地卫健局，做好病例救治工作。

4. 临时救治场所启用。若疫情大爆发，病人数量超过市、县两级定点医院收治能力时，首先紧急征用宾馆、酒店作为新冠应急医院，当新冠应急医院床位不能满足救治需求时，启用方舱庇护医院。一旦下达紧急征用决定，各区(市)县要确保宾馆、酒店等于48小时内改建完成，方舱庇护医院于1周内搭建完成。

(三) 加强分类集中救治

1. 做好病例集中收治。按照“集中患者、集中专家、集中资源、集中救治”原则，对发热留观病人、疑似病人、确诊病人进行分类集中收治。普通发热病例由设置发热门诊的医疗机构隔离留观筛查，疑似病例按照属地化管理原则在县级定点医院隔离治疗，确诊病例统一调配至市级定点医院收治。强化抢救设备、防护物资、药品器械等医疗资源的统筹调配，确保“应收尽收、应治尽治”。

2. 做好病例分类诊治。严格遵循最新版国家卫生健康委新冠肺炎诊疗方案，对危重症、重症、孕产妇、儿童、老人等五类重点人群，突出重点，分类诊治。对轻型、普通型患者，强化中西医结合治疗，尽早介入，防止轻症转为重症；对重型、危重型病例，原则上均转送至成都市公共卫生临床医疗中心，按照“一人一策”原则，组织市级医疗救治专家组，实施多学科综合诊疗。

3. 充分发挥专家队伍指导作用。成立涵括呼吸、感染、重症、院感等10余个专业的市、县、院三级多学科医疗救治专家组，全市医疗救治工作实行院、县、市逐级会诊和“线上+线下”相结合的会诊制度。市级专家对区(市)县实行分片指导，适时组织新冠肺炎诊疗技术交流，开展医疗救治模拟演练，对区(市)县疑似病例排查、确诊病例医疗救治以及出院后康复管理进行远程指导，提高诊疗效果，改善疾病预后。

4. 做好全流程康复管理。按照《成都市新冠肺炎出院患者康复管理方案》和《成都市新冠肺炎出院患者康复实施方案(试行)》，组建全市新冠肺炎治愈患者多学科康复MDT团队，加强治愈患者多器官、多系统功能和心理功能的综合康复，做好出院患者居家观察、复诊复检、健康监测、康复管理，促进患者全面恢复健康。

(四) 统筹医疗资源调配

1. 做好人员调配。根据《成都市新型冠状病毒感染的肺炎救治医务人员应急调配方案》，我委已从全市各级各类医疗机构选拔500余名高水平医务人员，组建医疗救治人才梯队。各区(市)县卫健局要对辖区内医疗力量，特别是呼吸、感染、重症、护理、临床检验、院感防控等重点科室以及可以整建制调派的医疗力量摸清底数，并在2020年9月15日前，分别组建一支至少包含100名医护人员的应急医疗救治队伍，根据医疗救治工作需要按序调配医务人员。在医务人员不能满足需求时，及时向上一级卫生健康行政部门申请紧急支援，确保收治患者数量与医务人员数量相匹配。

2. 做好设备物资调配。全市按照“动态、分级、分时、统筹”的原则，储备应急物资及仪器设备。各区(市)县卫健局要全面、动态掌握辖区内医院的设备物资情况，做到统筹规划、有机整合、统一调配。在辖区内医疗机构设备物资不能满足救治需求时，按照程序依序动用县、市两级政府应急物资储备。

3. 做好后勤保障。各区(市)县卫健局要提前谋划，按照辖区内定点医院满负荷运转测算医务人员数量，会同相关部门，协调当地宾馆、学校、餐馆等，做好参与新冠肺炎救治的医务人员集中住宿后餐饮、交通等保障，同时做好医务人员老人、孩子生活保障。

四、做好日常诊疗

(一)全面建立预约诊疗制度。三级医疗机构力争年底前全部实现非急诊患者“先预约、后就诊”；二级以上医疗机构应采取自助预约、微信、银行卡、电话等多种方式实现预约诊疗全覆盖，增加门诊预约号源，提高预约诊疗服务比例。

(二)设置必要的缓冲区域。二级以上医疗机构及所有新冠肺炎救治定点医院要设置必要的急诊抢救缓冲区、急诊手术缓冲区和病房缓冲区，有条件的医院可设置集中的过渡病区。对血液透析患者、肿瘤放化疗患者、孕产妇、慢病患者等需要定期检查和心脑血管疾病等需要急诊急救的患者、儿科患者，要在做好防护的基础上给予及时治疗，不得以疫情防控为由停诊、拒诊或延误治疗。对于高度怀疑且不能排除新冠肺炎的患者要在救治的同时进行核酸检测，对需留院治疗的，应先在缓冲区或过渡病房进行单人单间隔离治疗，根据检测、检查结果及时鉴别诊断，排除新冠肺炎后再转入普通病房。

（三）充分发挥互联网医疗的作用。支持各地依托实体医疗机构大力发展互联网医院，科学有效组织线上诊疗、咨询服务。到2020年底，委直属医疗机构力争全部完成互联网医院建设并通过我委审批准入，各区（市）县至少建成1家互联网医院，鼓励委注册医疗机构积极建设互联网医院。已通过审批准入的互联网医院要尽快上线提供互联网医疗服务，在确保医疗质量和信息安全的情况下全面推广互联网医疗，针对常见病、慢性病依法依规提供线上复诊服务。各医疗机构要积极发挥互联网作用，提供预约挂号、疾病预防、健康科普、远程指导等服务，降低院内感染风险，满足患者正常就医需求。

五、严格工作要求

（一）加强组织领导，做好充分准备。各区（市）县卫健局要加强医疗救治工作的组织领导和统筹协调，坚持一把手负总责，部门领导分头负责，深刻认识做好新冠肺炎医疗救治工作的重要意义。坚持“宁可备而不用、不可用而无备”的理念，统筹协调辖区内医疗机构的医疗资源，提前做好医疗机构布局改造、资源储备、人员培训等工作，切实做好秋冬季新冠肺炎医疗救治准备工作。

（二）明确工作进度，确保整改实效。各区（市）县要充分预判新冠肺炎疫情发展可能出现的各种风险，结合本地实际情况，于2020年9月15日前制定秋冬季新冠肺炎医疗救治工作方案，对于设施不完善、流程不规范的医疗机构，要制定整改计划，限期整改到位。各医疗机构改扩建、物资设备配备、人员培训等工作要于2020年9月底前全部完成，切实保障秋冬季新冠肺炎医疗救治工作顺利开展。

（三）加强培训演练，提高救治能力。各区（市）县卫健局、各医疗机构务必于2020年9月15前，按照“分层、分流、分级”原则，对新冠肺炎病例发现、报告、隔离、规范化 诊疗、密接管理、医废处理以及核酸检测、院感防控、医护个人防护等内容进行再培训，确保培训全覆盖。呼吸、感染、ICU和发热门诊等重点科室还要针对新冠肺炎相关特殊医疗技术组织专项培训，并做好相关技术演练，提高医疗救治水平。各区（市）县卫健局要在2020年9月15日前制定辖区内定点医院腾空预案，并组织演练。

（四）强化监督指导，严格责任追究。各区（市）县卫健局要组织开展联合执法，对医疗机构新冠肺炎医疗救治工作的组织领导、方案制定、物资储备、人员培训、硬件改造等开展自查自纠。要严格时间节点，严格进度要求，聚焦薄弱环节，抓紧补短板、堵漏洞、强弱项。各区（市）县卫健局和各级各类医疗机构要对医疗救治工作层层抓落实，确保各项任务落实落细。对医疗救治工作开展不力、作风不实、失职失责，造成不良后果的，一律依法依规严肃查处问责。

附件：成都市新冠肺炎定点收治医院名单及救治床位储备分配表（不含省部级医院）

附件

成都市新冠肺炎定点收治医院名单及救治床位储备分配表

（不含省部级医院）

区（市）县	医疗机构名称	医院等级	定点医院类别	医院床位数（张）	新冠肺炎救治储备床位数（张）
锦江区	成都市公共卫生临床医疗中心	三级	省级/市级	1100	800

续表

区（市）县	医疗机构名称	医院等级	定点医院类别	医院床位数（张）	新冠肺炎救治储备床位数（张）
郫都区	成都市郫都区人民医院	三级	市级	1000	600
简阳市	简阳市人民医院	三级	市级	1600	700
邛崃市	邛崃市医疗中心医院	三级	市级	700	420
金堂县	金堂县第一人民医院	三级	市级	800	480
双流区	成都市第七人民医院天府院区	三级	市级后备	774	500
天府新区	成都市天府新区人民医院	三级	县级	560	60
高新区	成都市中西医结合医院	三级	县级	1860	190
高新区	成都上锦南府医院	三级	县级	1100	110
锦江区	成都市第二人民医院	三级	县级	1450	150
青羊区	成都市第三人民医院	三级	县级	1250	130
青羊区	成都市妇女儿童中心医院	三级	县级	1840	180
青羊区	成飞医院	三级	县级	600	60
金牛区	成都大学附属医院	三级	县级	520	50
金牛区	成都市第四人民医院	三级	县级	750	70
金牛区	成都市金牛区人民医院	二级	县级	500	50
金牛区	中国五冶集团有限公司医院	二级	县级	380	40
武侯区	三六三医院	三级	县级	500	50
武侯区	西藏自治区人民政府驻成都办事处医院	三级	县级	400	40
成华区	成都市第六人民医院	三级	县级	955	100
成华区	核工业四一六医院	三级	县级	1030	100
龙泉驿区	成都航天医院	二级	县级	710	70
龙泉驿区	成都市龙泉驿区第一人民医院	三级	县级	980	100
青白江区	成都市青白江区人民医院	三级	县级	660	70
新都区	成都市新都区人民医院	三级	县级	750	80
温江区	成都市第五人民医院	三级	县级	2180	220
温江区	成都市温江区人民医院	三级	县级	1000	100
双流区	成都市双流区第一人民医院	三级	县级	1100	110
新津区	新津区人民医院	二级	县级	499	50
都江堰市	都江堰市人民医院	三级	县级	800	80
彭州市	彭州市人民医院	三级	县级	799	80
崇州市	崇州市人民医院	三级	县级	820	80
大邑县	大邑县人民医院	三级	县级	502	50
蒲江县	蒲江县人民医院	二级	县级	292	30
合计床位数				30761	6000

成都卫生健康年鉴（2021）
Chengdu Health Yearbook（2021）

附 录

Appendix

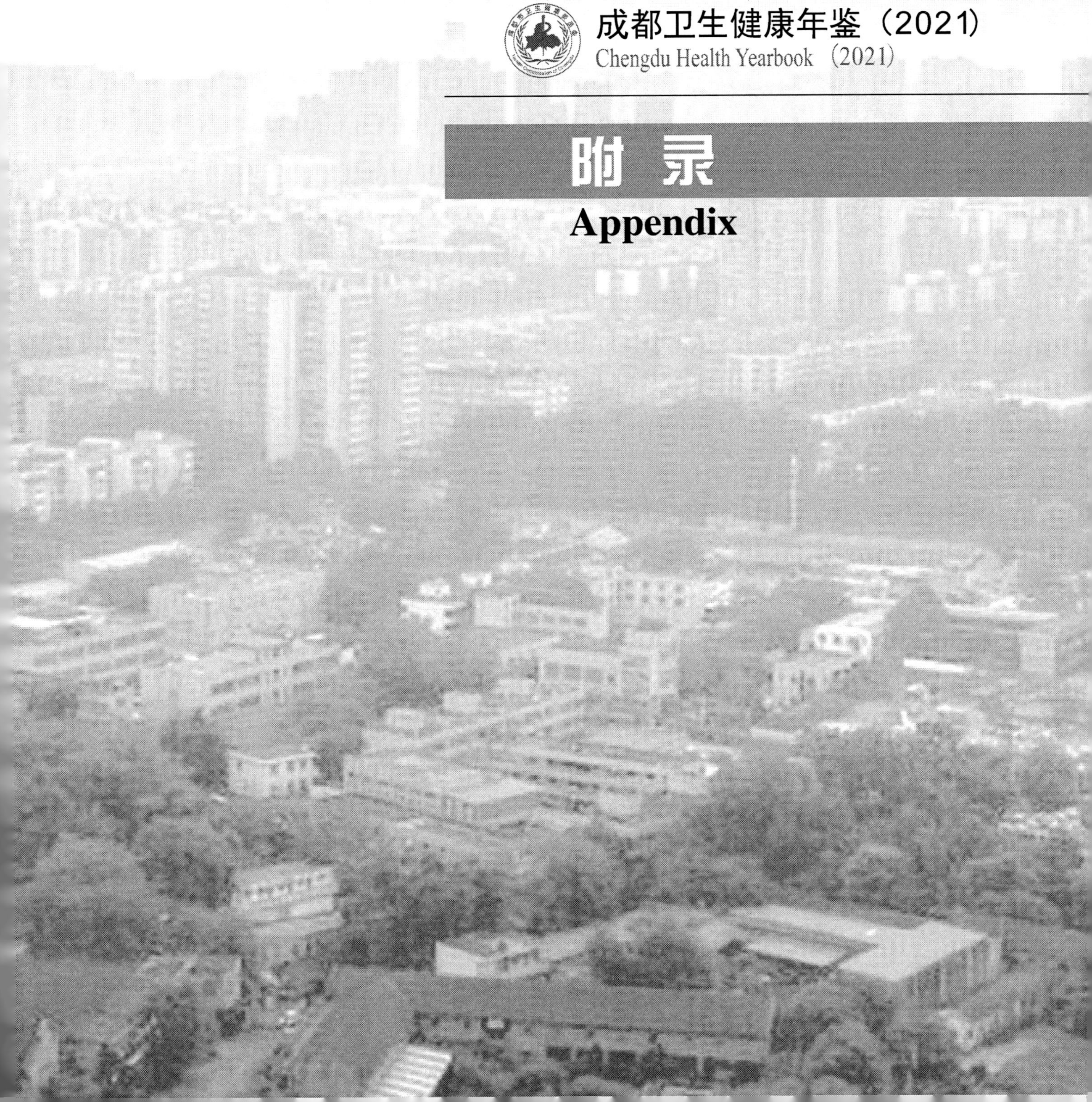

卫生界人物选介

中共中央　国务院表彰的全国先进工作者

成都市疾病预防控制中心　　梁　娴

梁娴同志，女，1970 年 3 月出生，毕业于华西医科大学公共卫生学院流行病与卫生统计学专业，医学硕士，中共党员，现任成都市疾病预防控制中心党委委员、中心主任、主任医师。2013 年当选成都市第十四届政协委员，2015 年遴选为成都市委组织部优秀年轻干部人才递进培养计划第三期"经济管理及领军人才班"学员，2018 年当选成都市第十七届人大代表，同年四川省委组织部下派任眉山市旅游发展委员会副主任、中共洪雅县委常委，挂职一年。

二十七年致力疾病防控，业绩突出，获评全国卫生系统抗击非典先进个人、四川省学术技术带头人、首届四川省卫生厅有突出贡献中青年专家、第二届四川省卫生计生领军人才、第三届四川省卫生健康首席专家、成都市第 16 届十大杰出青年、享受成都市政府特殊津贴专家、成都市抗震救灾先进个人，获得四川省第 10 届青年科技奖，破格晋升专业技术二级岗位。

梁娴同志参与、组织多起突发公共卫生事件应急处理。及时有效处置非典、禽流感、我国内地首例甲流等突发疫情，确保成都非典零发病，为全国甲型 H1N1 防控提供借鉴；快速应对"5・12"汶川特大地震、"4・14"玉树地震、"4・20"芦山地震以及成都市都江堰、金堂等地泥石流和洪涝灾害等重大自然灾害，实现大灾之后无大疫。

带领疾控团队取得出色成绩。全市连续十四年实现霍乱等甲类传染病零发病，传染病发病率呈下降趋势；艾滋病防治成都模式得到国家及国际组织认可，联合国副秘书长亲临成都，高度赞许；成功创建 9 个国家级慢病综合防控示范区，居副省级城市前列；建成两个省级重点学科（重点实验室）、一个市级重点学科，取得科研新突破。成都市疾控中心获得全国抗震救灾先进集体、全国卫生计生先进集体、全国疾控工作先进集体、全国模范职工之家、四川省基层先进党组织等殊荣。

未雨绸缪　前瞻研判

2019 年 12 月 8 日，武汉发生不明原因肺炎，在形势不明朗的情况下，有着 2003 年抗击 SARS 经验的梁娴同志，凭借专业人员的敏锐，判断一场无声的较量可能将展开。从 12 月份开始，她持续关注武汉疫情动态，强化全市不明原因肺炎监测处置。当时国家没有方案，武汉也没有可借鉴的资料，梁娴同志组成专家团队，主动作为，将当年抗击 SARS 的技术方案结合当前实际，进行调整完善，同时做好应急物资、应急队伍及实验室检测的准备。

精准实施　妥善应对

2020 年 1 月 8 日，武汉不明原因肺炎初步判定为新型冠状病毒感染的肺炎，面对一种新发传染病，梁娴同志沉着镇静，以专业的素质、敏锐的判断、理性和科学的态度开展防控工作。一方面作为成都市新型冠状病毒感染的肺炎防治领导小组疾控专家组组长，充分发挥技术牵头作用，进行风险评估，全面思考“外防输入、内防扩散”，牵头制定全市多个疫情防控工作方案和技术指南，筑牢工作防线；另一方面作为市疾控中心新型冠状病毒感染的肺炎防治应急领导小组组长，全面布局中心的应急工作，组建检验团队，开展生物安全培训，梳理重点设施设备，紧急采购实验室检测试剂，进行预实验，使中心实验室第一时间具备新型冠状病毒的核酸检测能力，迅速进入备战状态。开展队伍培训，为迎战疾病的入侵做了充分的应急准备，确保一旦发生疫情全市疾控系统能及时快速响应。

应急响应　联防联控

1 月 15 日成都报告首例输入性新型冠状病毒感染的肺炎疑似病例，1 月 21 日经中国疾控复核确诊，并由省卫健委公布，防控形势骤然严峻。情况刻不容缓，梁娴同志以一如既往高度的政治敏锐性和社会责任感，靠前指挥，带领党政班子始终坚守在防控一线，对疫情进行综合研判。完善组织架构，成立现场调查处置、应急组织协调、实验室检测、后勤保障组织纪律、宣传等 5 个工作组，条理清晰地从人员、职责、技术、后勤保障、纪律等，对“新冠”防控进行全面科学部署。

一个多月的连续作战，每一秒她都尽全力统筹推动全市流行病学调查、实验室检测和密切接触者追踪；向市卫健委汇报每日疑似病例、确诊病例数据分析和形势报告；积极主动发挥技术参谋作用，协助市指挥部制定“武汉及疫情高发地区来蓉人员入户排查方案”“武汉及疫情高发地区来蓉发热人员处置流程”“基层工作应知应会工作手册”等多个防控技术文件，并随疫情形势变化及时向市委市政府提出防控措施建议。

她说 20 多年从业生涯，每一天都比昨天更热爱自己的事业，因为公共卫生关注的不仅是个体，更是群体的健康。此次疫情来袭，她不忘共产党人初心、牢记“公卫战士”使命，侧重开展广泛的社会动员，提供权威科普知识引导群众正确认识并预防新型冠状病毒感染的肺炎，同时建言献策，积极推动各个部门联防联控，推动全社会群防群控，为构筑遏制疫情蔓延的严密严防做出贡献。

连续的加班熬夜作战，让梁娴几乎没有回家的时间，就算偶尔回到家中也已是半夜，5 岁儿子很久没看到妈妈。一天，半夜下班的她轻手轻脚地走进房间，没想到可爱的儿子一直在等待着她：“妈妈，你终于回来了，你打败新型冠状病毒了吗？”儿子期盼的眼神和稚嫩的话语让她红了眼眶。她是孩子的母亲、是丈夫的妻子、是父母的女儿，可是面对疫情，她更是带头“最美逆行”的巾帼战士，是防疫战线的一面鲜红旗帜……

梁娴同志始终牢记自己的初心，用实际行动践行着疾控人的使命。疫情就是命令，防控就是责任，梁娴同志毅然决然地坚守在疫情防控一线，她无私、坚强、奉献，永葆共产党员的本色。

全国抗击新冠肺炎疫情先进个人

成都市疾病预防控制中心　孟建彤

孟建彤,男,成都市疾病预防控制中心微生物检验党支部书记、科主任。在2020年这场“战疫”中,孟建彤挑起新冠肺炎疫情防控实验室检测组组长的重担,作为一名“猎毒老将”,他用强大、严谨的姿态,为整座城市扛起“病毒防护衣”的关键责任。

疫情发生以来,数千人份保质保量的检测报告从他和团队的实验室发出,全市58家开展新冠核酸检测机构在他和团队的推动下开展服务,成都市日检测能力已突破3万例,为及时诊断和排除病例,确保全市疫情防控工作的高效有序开展做出了突出贡献。

未雨绸缪,积极储备新冠检测能力

2019年底,武汉市出现不明原因肺炎病例的消息陆续传来,作为市疾控中心检验队伍的负责人,孟建彤基于多年经验与职业敏感,提前意识到疫情的高度风险,立即带领团队为应对疫情做好全面准备:一方面,团队日夜紧密追踪动态信息,随时调整计划;另一方面,团队立即着手检修仪器、校准设备,保障实验室随时能够应对大量检测任务,同时清理库存、紧急采购,确保应急试剂按时到位。在历经许多不眠之夜后,2020年1月18日,孟建彤带领的实验室已经具备检测新冠肺炎病毒的能力。

专业判断,帮助确诊四川首例病例

1月15日,首例疑似病例的标本送达实验室。当时没有检测方法、没有新冠试剂,为了抢到区域防控决策的宝贵时间,孟建彤当机立断选择使用排除法。不是流感、不是非典、不是腺病毒、不是支原体,这一夜他们通宵未眠,随着二十余种病原微生物被排除,结合流行病学资料,他高度怀疑是新冠病毒感染的肺炎,立即送省疾控复核阳性,随后上送国家测序。21日晚11时,四川省卫健委公布四川首例确诊。正是由于首例确诊病例的发现,成都市乃至四川省的新冠防控措施开始一一落地,为赢得防控有利局面争取了宝贵的时间。

职责担当,持续奋战新冠防控第一线

成都市疾控中心微生物检测实验室是全市新冠病毒检测确诊实验室,是离病毒“最近”的地方。孟建彤作为全市检测工作总协调、物资总管家、信息中枢,是实验室电话最多、工作时间最长的人。自首例标本进入实验室开始,他牺牲了节假日,也顾不上与家人团聚,每天工作12个小时以上,通宵加班更是家常便饭。在他的带动下,实验组的一大批年轻同志深受影响,多名年轻技术骨干勇挑大梁,保证实验室持续高效运转,夜以继日地出色完成了新冠病毒核酸检测任务,为成都地区的疫情防控提供了坚强的支撑。

立足当下,谋篇布局织出全城“检测网”

随着疫情进入新阶段,防控工作对更高效的检测体系提出新要求。孟建彤提早预见到了这一趋势,提前谋划布局,带领团队把区县疾控机构、医疗机构、第三方检测机构的实验室培训指导和核查工作做细做强,为全市新冠病毒核酸检测能力储备参谋把关,推动了全市区县开展新冠病毒核酸检测。

全国抗击新冠肺炎疫情先进个人

成都市第三人民医院　消化二病区护士长　刘之超

刚从理塘支医回来,又赶赴武汉投入抗疫一线。还没从高原地区缺氧中缓过劲,又进入了佩戴防护用具造成的缺氧状态。作为成都市级公立医院首支奔赴武汉一线的医疗队队长,刘之超说:“缺氧,但绝不能缺精神!”

才下高原　又赴一线

刘之超扎根临床已有27年,先后在多个科室工作,现在是消化内科护士长,有着极为丰富的临床经验。无私奉献,是她的做人原则。2019年底,刘之超成为成都市第三人民医院理塘支医队的队员,赴甘孜州理塘县人民医院进行对口支援工作。在海拔超4000米的高原,刘之超咬牙克服各种高反不适,持续为当地输入“成都经验”。

2020年1月22日,刚从理塘回成都两天的刘之超尚未做好调整,又第一时间响应院党委抗击疫情的号召。原因听来平淡无奇:“我是一名临床医务工作者,更是一名党员。”出发前,她一直在忙。忙交接、忙对接、忙统筹……唯独,没有忙着和家里人好好告别。出发前一天晚上,她还紧急赶回科室参与危重病人的救治,一夜没回家。13岁的女儿还是通过新闻,才晓得妈妈要到武汉医疗支援的消息。

当好家长　做好桥梁

作为医疗队“大家长”的刘之超,首先是需要和队员们搭班,负责临床工作。每4小时一次轮班,以实现诊治工作的全天覆盖。

在完成临床工作的同时,还需关注每一个队员。为将关怀落在实处,她开启了每日“四必”管理模式——通过必问、必听、必查、必清,了解困难、解决问题。同时,刘之超还要成为医疗队和医院“大本营”联系以及与其他医疗队配合的纽带。精准传递信息,按需做好规划,以便在“战疫”中能够着实发挥真实水平,真正实现对病毒的“亮剑”。

成都先锋　贡献力量

医疗队所在的湖北省人民医院(东院区),是集中收诊新冠肺炎重症及危重症患者的定点医院之一。所在病区因医务人员多数已被隔离,患者救治基本依靠医疗队接棒推进。“有困难,一起上!”没有呼吸机,就一台台去抬;缺乏消毒机,就一部部去扛;每天的防护物资,就一箱箱去搬……刘之超和其他18名队员在爱的包围中实现了磨合,成为一支具有温度的支援铁军,硬是“搬”出了符合救治需求的病区。

作为成都市首支派出支援湖北的医疗队,刘之超率领队员们扎根病区59天,也成了成都市属公立医院“去得最早,回得最晚”的医疗队。收治新冠肺炎重症和危重症病人130余人,收获锦旗8面、感谢信6封、感谢信息30多条……干事有力度、下工有深度、内心有温度,在深入“疫”线的1400余小时里,这支队伍为筑牢“战疫”防控屏障持续输注“成都力量”,成了用实干和担当创造出一个又一个生命奇迹的“成都先锋”!

因工作中的表现突出,刘之超被央视《新闻联播》点赞,并荣获成都市总工会新冠肺炎疫情防控专项五一劳动奖章,被成都市委通报表扬。

全国卫生健康系统新冠肺炎疫情防控工作先进个人

成都市公共卫生临床医疗中心　陈　萍

陈萍，女，中共党员，成都市公共卫生临床医疗中心院长助理、艾滋病治疗管理办公室主任、副主任医师。2014年作为国内首批援外公共卫生医师，承担了赴几内亚比绍埃博拉防控知识培训任务。曾经历过SARS、人感染H5N1禽流感、地震、甲型H1N1流感、人感染H7N9禽流感等多起突发公共卫生事件应急处置。

2020年2月11日，接到国家卫生健康委来函通知后，陈萍同志立即启程前往武汉支援，驻点武汉市金银潭医院，协助金银潭医院完成病区流程规范设置、防护用品使用管理、消毒药械临床使用指导建议、感控督导、人员培训等，工作认真负责、积极主动，专业知识全面，指导性强，得到金银潭医院医务人员的信任与认可。同时接受武汉市精神卫生中心支援申请，帮助医院组建新冠肺炎隔离病区。她考虑到精卫中心传染病防控经验非常匮乏，对精卫中心的帮助指导更加精细化，为精卫中心制定病房改建方案，多次实地察看施工现场，确保病区设置规范合理，医院改建完成后又为医务人员开展实地培训、商定工作流程。她边讲解，边示范，一丝不苟，“手把手”指导，使精卫中心医务人员掌握感控要领，最大程度保障了医务人员安全。

陈萍同志作为长期从事传染病医院感染管理工作者，把自己多年从事传染病工作以及在传染病应急实践中摸索出来的经验毫无保留地传递给武汉的医务人员，切实履行了一名共产党员的职责，履行了一名感控工作者的职责。

四川省第八届先进工作者

成都市中西医结合医院(成都市第一人民医院)党委专职副书记，副主任医师　郭　强

郭强，男，汉族，1970年10月出生，四川泸州人，大学本科，中共党员，现任成都市中西医结合医院(成都市第一人民医院)党委专职副书记，副主任医师。

2020年2月9日，郭强同志在抗击疫情关键时刻闻令而动、挺身而出，带领成都市医疗队加入四川省第六批援鄂医疗队，任四川省第六批援鄂医疗队临时党委书记、副领队，充分体现了共产党员的先锋模范作用。到达武汉后，郭强同志充分发扬不怕困难、连续作战的作风，带头冲锋在前，始终奋战在防

控疫情最前沿，让党旗在防疫一线高高飘扬。在汉阳国博方舱医院，郭强同志肩上有责、心中有爱、手上有招。加强队伍管理，强化纪律和感染防控要求；及时了解队员思想动态和困难，给予疏导和解决；抓好后勤保障，为队员配置生活设施及御寒用品；持续做好感染防控和健康监测，对驻地酒店实施分区、分通道管理；积极做好宣传工作，牵头运用5G云技术开展中医远程会诊，发放肺康复手册和组织病员进行肺康复训练，得到了中央电视台、中国中医药报的专题报道，收到了良好的社会效益。

郭强同志自参加工作以来表现突出，曾荣获成都市2006年度卫生应急工作先进个人、2008年成都市科协系统抗震救灾先进个人、2010年四川省医药卫生系统先进个人、2011年市管公立医院升等升级工作先进个人。

四川省第八届先进工作者

成都市第三人民医院呼吸与危重症医学科科室主任，二级教授　李国平

李国平，男，汉族，1967年9月出生，四川绵阳人，博士研究生，博士研究生导师，中共党员，成都市第三人民医院呼吸与危重症医学科科室主任，二级教授。

李国平同志长期从事一线临床医疗和教学工作，擅长呼吸系统疾病的诊治，是国内著名呼吸疾病专家。他与钟南山院士团队达成多方位立体合作，在市三医院建立了“成都市呼吸健康研究所”和“钟南山院士创新工作站”。在本次抗击新型冠状病毒疫情的工作中，他作为省级医疗专家组组长，亲赴甘孜道孚抗疫前线，指导道孚县抗疫工作，通过与当地医务人员的通力合作，针对道孚患者的病情特征，探索出高海拔地区新冠肺炎治疗方案，使新冠肺炎轻型、普通型转为重型几率明显下降，部分重型患者经合理治疗后转为普通型，实现了高海拔新冠肺炎患者零死亡，多名患者康复出院，医务人员零感染，创造了在高海拔地区、医疗条件欠佳的情况下，新冠肺炎的救治奇迹。

工作以来，他先后荣获“2020年成都市总工会新冠肺炎疫情防控专项五一劳动奖章”“2018年四川省学术和技术带头人”“2006年四川省有突出贡献的优秀专家”“2012年四川省卫生厅学术技术带头人”“2006年泸州市杰出青年创新带头人”，多次获得“科技工作先进个人”等荣誉称号。

四川省第八届先进工作者

成都市第六人民医院心血管内科主任，主任医师　汪克纯

汪克纯，男，汉族，1966 年出生，湖北省崇阳县人，博士研究生，中共党员，成都市第六人民医院心血管内科主任，主任医师。

汪克纯同志自参加工作以来勤勤恳恳，一直甘愿献身祖国的医学事业。2011 年 11 月作为原成都市医管局引进人才来成都市第六人民医院工作，冠心病介入诊疗手术从无到有，全年 365 日无休，24 小时开通急诊手术（2015 年 8 月某周末从乌鲁木齐改签回成都完成急诊手术），年完成急诊心血管介入诊疗手术 150 余台次；科室逐渐发展壮大，年工作量从 1000 万增长到 2019 年的 7000 万，每年千万级增长，从内科系统的第三位到全院的第一位，2019 年完成心血管介入诊疗手术 2500 余台次，个人完成 2200 余台次，从 2016 开始年个人完成手术量一直四川省排第一，没有发生一起并发症和医疗事故，是西南地区唯一经桡动脉行肾动脉介入诊疗的术者，是四川省经桡动脉、尺动脉和肱动脉完成冠心病介入诊疗手术比例最高的术者。心血管介入治疗手术达到四川省内领先水平。每年应邀在省级、国家或国际级学术会议上分享病例和做专题学术报告 10 余次。

2017 年 11 月荣获“第一届四川省临床技能名师”；2018 年 8 月荣获成都市首届“成都骄傲 · 大美医者”；2020 年 1 月荣获“Top2019 四川医疗行业年度封面人物”。

四川省第八届先进工作者

成都市公共卫生临床医疗中心委员会委员、新冠肺炎隔离病区临时党支部书记、重症医学科主任，主任医师　陈　红

陈红，女，汉族，1968 年出生，浙江省宁波市奉化区人，大学本科，中共党员，中共成都市公共卫生临床医疗中心委员会委员、新冠肺炎隔离病区临时党支部书记、重症医学科主任，主任医师。四川省医学会、四川省医师协会重症专委会委员，成都市医学会重症专委会委员，成都市重症和心血管质量控制中心委员，成都市医学会医疗事故鉴定专家库成员。

2020 年 1 月 16 日医院收治四川省首例新冠肺炎重型患者，陈红没有犹豫，带领重症二病区医务人员进入抗疫第一线。陈红作为四川省专家组主要成员，每天除了查房、制定及调整每位患者的诊治方案外，还承担成都市新冠肺炎培训工作，她利用夜晚休

息时间收集资料准备课件，为全市新冠肺炎的治疗及防控提供更专业的指导意见。她以医院为家，患者病情变化，她会第一时间赶到病房指导抢救工作。每次查房都会耐心、细致地解答患者疑问，缓解患者的焦虑情绪。每次从病房出来，陈红全身的衣服都被汗水浸湿，由于长时间佩戴N95口罩，她的脸上留有深深的压痕，久久不散。

陈红同志曾荣获2005年度“成都市应急工作先进个人”、成都市卫生系统2006—2008年度暨抗震救灾优秀共产党员、2016年市卫计系统优秀共产党员、国家卫计委2016—2017年H7N9防控工作先进个人等荣誉称号。

四川省第八届先进工作者

成都市疾病预防控制中心职业病防治科科长、党支部书记，副主任医师　涂　程

涂程，男，汉族，1976年出生，四川江油人，硕士，中共党员，成都市疾病预防控制中心职业病防治科科长、党支部书记，副主任医师。

涂程同志自参加工作以来勤勤恳恳，政治信念坚定，专业素质优秀，长期从事职业病防治工作，在全市疾控系统建立职防队伍和体系，网络直报工作名列副省级城市前列，在省内率先开展职业危害因素主动监测、地表伽马辐射监测体系。自2016年全省普遍开展职业病主动监测体系以来，带领成都市连续四年荣获全省工作先进单位。2012—2014年在甘孜州对口援藏两年，2016年再次主动请缨奔赴甘孜州开展对口援藏工作，继续着力推进甘孜州职业卫生体系建设，首次建立了覆盖全州主要乡镇的地表伽马辐射水平监测体系，其工作成效受到国家卫计委疾控局调研组的肯定。2020年新冠肺炎疫情发生，涂程同志作为第一批流调队队员，曾通宵工作8天，不分白天黑夜完成流调任务。大年三十，托人将年迈的母亲带回老家，与妻子共同投入“战疫”，为了更高效地工作，两人分居两处，离家住在单位附近长达一个月。涂程同志在自己的工作岗位上做出了突出贡献。2002年曾获成都市卫生局劳动卫生监督工作优秀个人，2015年曾获四川省优秀共产党员荣誉称号。

四川省第八届先进工作者

成都市妇女儿童中心医院儿童呼吸科主任，主任医师　艾　涛

艾涛，男，汉族，1963 年 11 月出生，四川内江人，中共党员，大学本科，成都市妇女儿童中心医院儿童呼吸科主任，主任医师。

从医 33 年来，一直醉心于自己热爱的儿科医疗事业，每年经他诊治的儿童呼吸系统患儿近万名。常年严谨的工作作风、善于钻研的精神，使他成为全国知名的儿科呼吸病专家，省内该专业领军人物。他是省学术技术带头人，在中国医师协会呼吸分会、省儿科专业委员会等国家、省市级学术团体担任主任委员。他先后主持、承担各级科研 20 项，主研的儿童肺功能系列研究成果填补了四川省乃至西南地区的空白。发表 SCI 及专业学术论文 70 余篇。近五年来培养了 1300 余名基层儿科医师，为四川省儿科呼吸专业的发展做出了贡献。

作为团队领头人，该科已成为成都市重点学科、四川省甲级重点专科、"全国工人先锋号"、国家级"儿童哮喘标准化门诊示范中心"、PCCM 进修基地、小儿纤支镜规培基地。

他是成都市和该院新冠肺炎医疗救治专家，防控任务一下达，他立即参与医院、蒲江、新津等地的疑似病例排查及患者诊疗方案的制定。他参与编写的《新冠肺炎流行期间儿童支气管哮喘患者管理的专家建议》和《新冠感染的临床诊疗常规及处置流程》，成为全市做好儿童新冠肺炎疫情防控、诊治的指导性文件。为实现医院"御病毒于院墙之外"的目标，他在"分区、分级、分通道"管理方案中提出了许多建设性意见，医院的疫情防控工作得到了世卫组织官员和上级部门的肯定。

他先后获得第六届"儿科十大名医"、成都市"优秀医师"、四川省住培优秀专业基地主任等称号。一项科研获得四川省医学科技进步二等奖和成都市科技进步二等奖，一项科研获四川省医学科技进步三等奖和成都市科技进步三等奖。

四川省抗击新冠肺炎疫情先进个人

成都市第二人民医院感染性疾病科　杜月君

杜月君，男，1974 年 12 月出生，成都市第二人民医院感染性疾病科副主任医师。作为一名老党员、一名经验丰富的呼吸科医生，面对此次疫情，杜月君不惧风险、勇挑重任，主动请缨奔赴武汉，以实际行动践行了一名医者的责任和担当，诠释了舍小家、为大家的大爱精神。

告别家人，驰援武汉

2020年2月9日，四川省第六批援鄂医疗队集结完毕。杜月君作为其中一员，带着责任与使命，奔赴一线。

此次出征时间很紧，刚接到任务时，家中父母、妻子、女儿不是很理解，认为风险太大。杜月君反复、耐心地跟家人解释："武汉疫情形势严峻，作为一名专业的呼吸科医生，患者需要我，这是我应尽的职责。如果我不去，每个人都不去，国家将面临非常严重的后果。作为医生，我知道怎么保护自己，一定会做好防护，平安归来。"听到他这样说，家人终于理解并转而全力支持他。

关心队友，汇聚力量

初到武汉，杜月君面临环境不适、心理压力大、严重失眠等困难。作为我院临时党支部组织委员、医疗组长，他从不抱怨，协助队长做好团队管理。他多次组织召开视频会议，传达方舱医院及四川省第六批援鄂医疗队临时党委的安排部署，协助制定我院医疗队的规章制度，加强队员防护措施、治疗经验培训。他积极落实院感防控要求，组织队员反复进行穿脱防护用品练习，每日在微信群进行个人防护和健康监测提醒。他主动加强与队员的沟通，及时了解队员的思想动态，帮助他们解决困难。在他的关心帮助下，我院援鄂医疗队递交入党申请书1人，发展入党积极分子1人，发展预备党员1人。

白衣执甲，患者点赞

在武汉的37个日夜，杜月君充分发挥党员先锋模范作用。作为四川队第一个进入汉阳方舱医院的二线医生，他带领11个来自不同医院的同仁日夜奋战。他严格落实诊疗规范，认真诊治每名患者，常常忘我工作到最后一个出舱，护目镜上蒙上了厚厚的水珠，防护服下的衣服被汗水浸透，鼻梁骨和颧骨被口罩箍出深深的印痕，手上的皮肤被泡脱了皮。抗疫期间，他参与收治新病人99人次、查房300人次、抢救及转运重病人16人次。

除治疗患者身体上的病症，他还时刻铭记我院"仁爱济民、勤慎服务"的院训，充分发挥"百年仁济"大爱精神，给予患者贴心的帮助和耐心的安慰，抚平患者心理上的创伤，树立患者战胜疾病的信心。点滴付出让患者倍感温暖，支援期间，他收到感谢信两封。

患者朱阿姨说："刚开始住进病房时，陌生的环境，与亲人的隔离，对自己病情的担心，让我难以入睡。杜月君医生的专业诊治、耐心讲解、温馨鼓励，让我不再害怕。真心感谢杜医生。"

抗疫勇士，先进标兵

此次抗疫中，杜月君所在的汉阳方舱医院四川医疗队参与管理病床480张，累计收治病员506人，其中重症80人，治愈出院319人，转出187人，实现患者零死亡、医务人员零感染的目标。所在医疗队被评为"全国卫生健康系统新冠肺炎疫情防控工作先进集体"。

四川省抗击新冠肺炎疫情先进个人

成都市第三人民医院医院感染管理部部长、预防保健部部长　郭　华

郭华,女,1969 年 9 月出生,成都市第三人民医院医院感染管理部部长、预防保健部部长,副主任医师。在此次疫情防控期间,她每天和病毒“交战”,为“逆行者”的健康安危奔波不止。身兼四川省新冠肺炎救治专家组成员、成都市新冠肺炎救治专家组副组长、成都市院感质控中心主任的她,率先带领科室人员投身到布防工作中,开展培训与演练工作,全面启动了全院员工的标准预防工作,开展风险分层管理,通过人员排查,环节督导,优化流程,加强防护,形成了一张覆盖全院的病毒防护网,同时马不停蹄地奔走在各个防疫现场。在她带领下,开展了全市医疗机构的院感防控,利用互联网通过线上线下开展培训达数万人,现场督导遍布 22 个区市县的医疗机构,不断优化发热门诊的布局流程,提高医务人员的标准预防理念,以党员先锋力量,推动全市各级医疗机构防控关口的前移,为全市医务人员的安全保驾护航,为疫情的防控保驾护航。

未雨绸缪　赢得疫情防控先机

出于职业敏感性,她于 2020 年 1 月 16 日就带领开展接诊不明原因肺炎病人的演练工作,启动发热门诊、急诊科、检验科等部门的防护用品督查与指导,优化流程,建立防护屏障。在根据国家卫健委出台的指南及省、市防控措施要求的同时,结合医院实际,建立隔离病区,降低医疗风险,制定了《成都市第三人民医院的新冠肺炎医院感染防控指引》,将自身医院的防控经验推广到全市的医疗机构。

点线结合　形成全院病毒防护网

为进一步提升人员的警觉、防范意识,除了知识培训,同步进行了业务培训。院感部联合护理部开展院内各种工作人员防护用品使用及外出情况排查,患者的防护与隔离措施、家属的筛查与监测、陪伴的排查与管理等。实行监督管理日行制,通过每日排查,严格落实防控各项措施,并同步完善发现的新问题。点线结合形成覆盖全院的病毒防护网。

基层帮扶　确保疫情防控同质化

市三医院作为市级公立医院的“排头兵”,同步助力医联体医院及周边基层医疗机构防控工作的同质化进程。以郭华为主的骨干专家力量,在全市 22 个区市县的基层医院展开了近百次的督导、经验分享和培训。利用互联网,线上线下同培训,共思考,与质控中心联合,促进感控措施落地。

应急管理　多元思维同步化防控

根据疫情风险,开展“基于风险管理的新型冠状病毒肺炎信息化防控体系的研究”,开展“医院感染防控人才队伍建设高级研修班”,作为成都市的健康副校长,在学校内开展新冠疫情的防控工作,联合社会学术团体制定“商务写字楼新型冠状病毒肺炎疫情防控工作指引”“农产品供应链企业新冠肺炎疫情防控工作指引”等团体标准,规范社会人群的防控。

四川省抗击新冠肺炎疫情先进个人

成都市第四人民医院临床心理科　刘　芳

刘芳，女，1977 年 9 月出生，成都市第四人民医院博士研究生、副主任医师，四川省第八批援鄂医疗队心理保健小组成员，所在批队在武汉协和肿瘤医院进行医疗救助，共在武汉工作 37 天。

到达武汉的第二天，我们受四川援鄂医疗队二队邀请，给他们团队的医务人员进行心理疏导。刚开始与他们接触时，医务人员都说自己不需要，但是随着聊天的深入，医护人员也开始慢慢诉说他们自己的内心深处的无助感与困惑，谈话过后，很多医护人员感到心情轻松好多。我们也逐渐发现我们心理团队在整个医疗团队中的作用。我们工作一线的医务人员好比是拳击运动员，在比赛场上需要精神高度紧张，但是在中场休息时有辅助人员帮助喂水、按摩肌肉等，我们心理医生要做的工作就是辅助工作，保障我们临床一线工作人员保持最佳的精神状态。

我们紧跟团队医务人员的心理状态，不定期编写发放科普常识及相关的放松训练等音频资料，如《害怕紧张怎么办——教你一招蝴蝶拍》《睡眠不好怎么办?》《医护人员在重症病房开展心理治疗方案》《新冠肺炎临床医务人员对患者进行心理干预小技巧》，视频为《放松训练》《呼吸放松》《想象放松训练》《邱式一分钟躯体放松法》等，针对不同时期医务人员存在的不同问题进行引导，共惠及 3000 多人次。

在日常工作中，我们主要有六个方面的工作内容，我们心理团队干预的范围包括四川援鄂全部医护人员共 1400 多人，同时还包括所在批队负责的武汉协和肿瘤医院所管的临床患者。我们的工作包括：1、定期发放调查问卷，了解医务人员的心理状态，如发现存在严重问题，需立即进行咨询明确是否需要进行干预治疗。目前已发放回收并评估调查问卷共 2 340 份。2、根据各团队的每日调查问卷及需要，开展线上线下心理咨询与干预治疗。我们心理保健小组共干预 350 人次，主要就是我和刘天老师负责，本人进行线上线下心理干预 177 人次。其中面谈 11 人，线上团体治疗 1 次，线下团体治疗 1 次。3、必要的危机干预治疗。在武汉工作期间，经常会出现医护人员或患者出现急性应激反应，有些可能与家里事件有关，有些可能与工作有关，所以我们心理团队随时需要进行危机处理。在援鄂期间本人进行心理危机干预 7 人，其中患者 4 人，医护人员 3 人。4、负责给全部医护人员进行必要的药物指导治疗。至今共发放安眠药物 38 份。5、我们每天需要监测团队的心理状态，发现薄弱环节或漏洞需及时与总领队联系解决。比如在监测睡眠及发药中我们发现 10 楼护士更容易出现睡眠问题，深入了解后发现连续 2 个班次护士几乎都无法正常入睡，进行反馈后及时调整排班秩序，避免更多人出现睡眠问题；在团体治疗中发现有些医院的医护人员过度防护，睡觉也戴着口罩，严重影响睡眠质量，予以汇报后进行协调解决；病房请会诊发现患者只有在夜间出现睡眠问题，分析原因后不能排除夜间存在缺氧问题，故整个团队针对轻中症患者夜间也进行监测血氧饱和度。6、需要对特殊人群进行评估，如有连续几天未能正常睡眠的医护人员，我们需要评估他们的状态是否能继续工作。

四川省抗击新冠肺炎疫情先进个人

成都市第五人民医院病案管理科　赵晓平

赵晓平,男,1976年6月出生,成都市第五人民医院病案管理科、副主任医师。新冠肺炎疫情发生后,他在院内组织医务、护理、院感、总务、保卫等部门投入到疫情防控工作;2020年1月24日四川省人民政府启动突发公共卫生事件一级应急响应后,他不分昼夜协调医院所有部门参与到疫情防控工作中,同时,提前在全院发布支援湖北"请战令",亲自培训了一批业务精、能力强、个人防护过硬的新冠肺炎病人救治预备队。2020年2月9日,他主动请缨担任队长,率领我院15名医务人员出征武汉。

一、科学准备,有序出发与到达:2020年2月9日凌晨1点接通知后,即协调医务、总务、护理、财务等部门分工合作,于下午17点带队到达武汉,第一时间四川省援鄂第六批医疗队临时党委组成临时指挥部,与当地联络人及机场地勤人员协调,指导人员快速、有序疏散至酒店。

二、建章立制,统一思想:到达驻地酒店后,与临时党委一起组成四川援鄂第六批医疗队指挥部,制定医疗队组织构架、工作职责、驻地感染防控措施等制度,分管后勤保障、医疗管理、信息管理,协助管理院感防控,同时被任命为成都市第三批援鄂医疗队副队长、四川省援鄂第六医疗队联络员。

三、酒店医院化管理改造:制订适合驻地酒店楼层分布、通道分布、空间分布和人员流向的感染控制管理要求,科学设置3区2通道并推广至其他酒店。

四、多措并举,做好大后勤保障:建立11个地市医疗队医疗物资集中管理制度和台账,建立定期物资清查制度,科学申领生活、防疫物资;与驻地酒店所在街道办事处、方舱医院后勤物资处、四川省卫健委物资保障处建立物资预警制度,分级建立物资台账。

五、统一病人管理标准,科学处置:参与方舱医院指挥部院务会、医务会,梳理病人入出院、核酸检测、CT检查、社区接送等流程,组织舱内疑难病人查房救治、病人转运及心理抚慰等工作;代表省卫健委完成对方舱医院病人赠书活动,受到省卫健委充分肯定;成立数据信息收集小组,及时汇总上报各类信息数据;成立了医疗队的科研小分队,完成立项课题一项。

六、狠抓防护,制定休舱期管理制度:制定医疗队查房、护理、接触病人操作穿脱防护服二人及以上监督制度。休舱后,牵头制定《驻地酒店休舱期间管理制度》《酒店门禁管理制度》《医务人员外出报批制度》,重点对就餐、临时外出及酒店内清洁消毒进行管理。

七、因地制宜,创新性开展工作:针对方舱医院工作特点,发动队员自制具有四川特色便携式工作包进舱公用,提高工作效率;对先后到达武汉的成都市第五人民医院三批17人援鄂队员进行统一编号半军事化管理;与后方医院建立固定人联系制度,专人负责援鄂队员家庭及家属遇到的问题,解除后顾之忧,全身心投入抗疫工作。

八、疫情常态防控:自2020年4月中旬起,继续负责医院医务管理、疫情防控等工作,牵头我院核酸检测能力建设、制定疫情反弹应急方案并进行人员储备,先后负责外派援北京、新疆二批核酸应急检测队伍,抽调医务人员赴成都市公共卫生中心参与新冠肺炎医疗工作。2020年9月起,根据四川省卫健委统一安排,借调至四川省卫健委医政医管处工作,进一步锤炼自己。

在此次援鄂疫情防控阻击战中,市五医院医疗队合计收治患者119人,转院48人,出院71人,气管插管1次，抢救46人次；参与两家医院后勤保障工作。他也从一名15人的医疗小组长，成长为四川援鄂第六批医疗队的总联络员，全面负责11个市州72家医院304人的后勤保障、医疗管理、信息管理等工作，并光荣地在武汉驻地火线入党，作为一名医务工作者，他感到无上荣光，也鞭策着其继续奋勇前行！

四川省抗击新冠肺炎疫情先进个人

成都市第六人民医院医学装备部　王振华

王振华，男，1972年4月出生，九级职员。作为一名共产党员、对越老山防御作战的参战老兵、国家紧急医学救援队的战士，“国有战，召必回，战必胜”是王振华的誓言，在国家有难需要时，他毫不犹豫地挺身而出，践行自己的承诺。

战斗如期而至，2020年2月3日王振华接到救援队通知，驰援武汉的防疫防控战斗正式打响。他按时到集结地报到，立即进入出发前的准备工作：整理个人装备、启动装备车、搬运物资装车等，整队接受省市领导检阅和嘱托。救援队伍2月4日早上7点从成都出发，经过22小时的不间断驾驶，行程1300公里到达武汉，进驻武汉客厅东西湖方舱医院，第一批入舱开展开舱建设工作。

王振华被安排到后勤工作，内容比较繁琐，不仅要安全保证医疗人员的交通问题，还承担厨房帮厨、物资药品运送、车辆和驻地消毒。为让患者能够得到及时有效的治疗，必须保证医务人员能够准时到达医院上下班，后勤组实行24小时轮流值班制，负责医务人员接送。驻地到方舱医院有25公里路程，车程需要半小时，早上07：00开始送第一批医务人员到达方舱，等到10：00接上一班换岗的医务人员；中午13：00送第二批医务人员到方舱医院，等到下午16：00接上一批换岗的医务人员；晚上19：00送第三批医疗人员到方舱医院，等到半夜23：00接上一批换岗的人员；凌晨1：00送第四批医务人员到方舱医院，等到凌晨4：00接第一批医务人员换岗休息，王振华一天的工作才算基本完成。未轮班接送的时日，就参加其余的后勤工作。

2月11日起转战武汉国博汉阳方舱医院，也是第一批入舱开展开舱建设工作，工作内容与进驻武汉客厅东西湖方舱医院基本一样。从抵达武汉至3月17日的42天时间里，在队里的安排下，王振华所在的后勤保障组负责医护人员的接送、方舱医院到驻地的大量医疗物资整体搬运和转运、食堂盒饭的分发和餐余垃圾收集等，共搬运及运输药品物资30车，每天接送队员往返方舱医院，从早07:00至凌晨01:00都有交接班接送任务，共完成15趟次800公里的接送；参加与其他省份单位共同组成的消杀组，负责驻地人员、车辆及部分医院病房的消毒任务。每天完成驻地医护人员三次消毒，共130次；消毒车辆70台次；驻地七层大楼160个房间、4部电梯、2 000平方米的公共大厅、卫生间和过道死角，都是王振华所在消杀小组的工作范围。

在武汉期间，王振华用共产党员的标准严格要求自己，工作上积极主动，不怕死、不怕累，主动参加和承担危险性较高的工作；以战士的纪律和作风要求自己，服从指挥、克服困难，保质保量完成上级交代的所有任务，为抗击疫情打好武汉阻击战贡献自己最大的力量。

四川省抗击新冠肺炎疫情先进个人

成都市第七人民医院重症医学科　冯　奕

冯奕，女，1987 年 1 月出生。我是成都市第七人民医院重症医学科的一名护士，2007 年毕业于川北医学院，从踏入社会的那天起，就把自己的青春和命运交付给了护理事业，“当一名白衣天使，用无私的奉献为患者架起生命的桥梁……”成为事业追求的航向。在工作的十四年中，我不断地在实践中摸索、总结。始终以病人为中心的服务理念，努力做到以精湛的技术、饱满的工作情绪、高度的责任心、良好的心理素质为病人提供优质的服务。因此也得到了病人及家属的理解、尊重和信赖。

新型冠状病毒感染的肺炎疫情在春节期间的不断蔓延，新闻报道中不断升高的确诊人数，不断攀升的死亡人数，都代表着这次的抗击疫情工作的困难程度将是史无前例，但作为医疗一线工作者的我自觉责无旁贷，在医院组织抗击疫情援助小分队的时候便毅然决然地选择了瞒住家人加入这支小分队，成为我院第一批援助成都市公卫中心医疗队的一员。2 月 5 日晚上紧急电话通知支援成都市公卫中心，简短地给家人说明原因及情况后于 2 月 6 号直接投身于新型冠状病毒感染的肺炎危重患者的救治工作中。

作为有着 8 年 ICU 工作经验的专科护士，一进病房就主动接手气管插管及 CRRT 重症患者的救治，穿着厚重的防护服每天一忙起来就是七八个小时，哪怕外面仍是寒冬，过不了一会儿大家都是汗流浃背；脸上的 N95 口罩为我们隔绝空气中的病毒，也磨破了我们的鼻梁、脸颊，但未隔绝我们对治疗病人的热情；护目镜的长期佩戴，雾气凝结成水珠不断往下滴，让我们治疗视线模糊，导致医疗护理过程中的诸多不便，穿刺时为了尽量减少雾气，只能憋住气争取一次成功。防护用品紧缺，我们只能用完消毒后下个班接着用，因为穿脱衣服至少需要 20 分钟，上厕所的代价太大，所以大家都不喝水，八个小时下来每个人都像从水里捞出来一样。这一切困难就这么扛过来了。在特殊的环境里面对的高强度、高压力、高要求的工作状态，比想象中更艰苦。在这种环境中我们只考虑到病员呼吸是否顺畅，有没有胸闷气急，心率是否正常，小便有没有，血压是否稳定。幸运的是，通过我们医护人员的努力，已有不少病房的患者由危、重症转为轻症，轻症转为治愈出院，而他们能健康地与家人团聚，才是对我们最好的褒奖。

结束抗疫工作，回到本单位后，我依然在发热门诊工作，坚守在抗疫一线。这次的疫情没有打垮我们，在医疗工作的一线中像我这样的人还有很多，大家冒着被病毒传染的风险冲刺在一线，为患者的救治不分昼夜、不畏辛苦，放弃了与家人的团聚时光，有些甚至牺牲在了抗击疫情的工作岗位上，但是我们不会退缩，因为我们是救死扶伤的“白衣天使”！

四川省抗击新冠肺炎疫情先进个人

成都市公共卫生临床医疗中心 张仁卿

张仁卿,男,1965 年 11 月出生。成都市公共卫生临床医疗中心副院长,副主任医师。新冠肺炎疫情发生以来,张仁卿同志将习近平总书记"要把人民群众的生命安全和身体健康放在第一位,坚决遏制疫情蔓延势头"这句话牢牢记在心间,高度关注疫情的发展,提前着手部署应对疫情措施。在突如其来的疫情前,他积极响应、迅速进入战斗角色,把疫情防控工作作为当前最重要的任务来抓。第一时间组织召开"不明原因肺炎"的专题会议,梳理应急工作中的各项流程,启动相关预案。成立"成都市公卫中心新型冠状病毒感染的肺炎疫情防控工作领导小组",并担任领导小组副组长、医疗救治组组长。同时,他还担任成都市医疗救治专家组综合协调小组的专家组长,作为感染性疾病专家担任专家 1 组的组长,负责指导五城区和高新区定点医疗机构的医疗救治指导工作。

身先士卒 全面统筹患者救治

"我们必须对生命负责,对每一个病人负责。"——张仁卿

自 2020 年 1 月 16 日接诊第一例患者后,他坚决把人民群众的生命安全和身体健康放在第一位,带领医务科、护理部、院感科及院内专家组按照国家卫生健康委《关于新型冠状病毒感染的肺炎诊疗方案(试行)》的要求,第一时间对患者的诊疗方案进行讨论,严格落实省市专家指导意见,实行一人一方案,精准施治,全力保障患者医疗救治。

无私奉献 舍小家顾大家

张仁卿分管着医院医疗业务工作,平时工作繁忙,无暇顾及家里,这次春节,他本想在家陪陪母亲和妻儿,82 岁的老母亲因为突发脑梗住院,他把母亲送往医院后,又迅速回到了工作岗位。新冠肺炎疫情"战疫"打响以来,他连续奋战在医院,每天都在防控第一线,他说:"我是分管医疗业务的,又是一名党员,这个时候,我不上谁上?"对母亲的不舍、对妻儿的愧疚,也阻止不了他参加防控阻击战工作的脚步,充分体现了他的大爱精神和对人民群众高度负责的决心。

精准施治 成效显著

在张仁卿的带领下,医院精锐医护团队严格按照《新型冠状病毒感染的肺炎诊疗方案》,对患者积极给予 α 干扰素雾化、口服洛匹那韦/利托那韦(克力芝)等抗病毒治疗,抗感染、祛痰等对症支持治疗,对合并有其他系统,如心脏、肾脏、内分泌等基础疾病的患者,给予专科会诊及治疗,进行心理干预、营养支持等措施,严格落实省市专家指导意见实行一人一方案精准施治;同时还组成新冠肺炎中西医结合治疗团队,开展中医、西医专家联合会诊,形成"一人一方"的中西医结合治疗方案,每例患者平均服用中药汤剂 4 剂,发热症状均在短期内缓解,咳嗽和气促症状改善,临床取得良好疗效。

四川省抗击新冠肺炎疫情先进个人

成都市妇女儿童中心医院感染性疾病科　贺钰磊

贺钰磊,男,1978年10月出生,成都市妇女儿童中心医院儿科医学博士,副主任医师。面对未知的挑战风险,他主动担当了第一个留观夜班值班,并于当天接诊了一例从武汉返回成都的疑似新冠儿童。为了避免可能带给家人的风险,他让妻子和年幼的孩子到温江的父母家暂住,从2020年1月23日起和家人隔离至疫情控制后的4月,每天仅能通过电话互报平安。在医院领导的指导下,他直接参与组建了新冠防治病区病房,参与了病房的临时改造工作,并和其他新冠防治病区的医护人员一起,在春节期间坚守抗疫一线岗位,整个春节假期无休息,病区有事随叫随到。

在工作中,组织病区医护人员学习新冠病毒防控指南、建议及本院制定的相关医院感染防控制度和流程等文件;及时发现病区在防疫流程及管理上的漏洞,参与制定了病房的SOP;为了缓解留观病人及家属的紧张情绪,撰写了留观病区的《告疑似新冠病毒感染留观病人及家属书》;及时发现医护人员的情绪及心理问题,建议医院组织心理专业人员对病区一线医护人员进行心理疏导和干预。

由于新冠是全新的疾病,国家最初发布的诊疗建议和指南都是针对成人,没有儿童的诊疗建议。贺钰磊发挥儿科学博士的专业特长,彻夜查阅文献,总结一线儿科医生的经验并综合医院儿科专家意见,于2月4日凌晨第一时间,执笔撰写完成了成都市妇女儿童中心医院第一版《儿童新型冠状病毒感染的诊疗建议》,很快作为院内儿童新冠诊治工作指导文件。

4月初,贺钰磊同志又参加了妇女儿童中心医院支援成都市公共卫生临床医疗中心的团队并学习了其先进的防控经验,工作之余及时总结了成都市新冠防控经验,在院内外专家的指导下撰写完成了《小儿血液肿瘤科 COVID-19 管理策略》。这篇文章发表在4月份国际顶级医学期刊《柳叶刀》杂志子刊《柳叶刀—血液病学》上。6月,贺钰磊与医院林永红书记一起在国际顶级医学期刊《新英格兰医学杂志》发表文章介绍新冠肺炎个人防护装备的经验,这两篇论文向世界展示了抗击新冠肺炎的“四川经验、中国智慧”。在成都疫情好转后,贺钰磊还协助瑞士驻成都总领事馆和与医院合作的瑞士医院采购防护物资。联系并协调中国企业对瑞方医院进行医疗物资捐赠。积极践行人类命运共同体理念,推动抗疫国际合作。

在抗击新冠的战役中,贺钰磊被广大党员的先进事迹鼓舞,被习近平总书记“要把人民群众的生命安全和身体健康放在第一位”的指示感召,在抗疫一线第一个提交了入党申请书,成为“新冠阻击临时支部”的第一个入党积极分子。

四川省抗击新冠肺炎疫情先进个人

成都市疾病预防控制中心　彭　中

彭中，男，成都市疾病预防控制中心新冠肺炎疫情防控现场处置协调组及实验室检测组组长、成都市卫健委疾病防控专家组副组长。26 年致力于疾病防控，参与非典、禽流感、我国内地首例甲流等突发疫情处置，成功带领团队处置多起重大自然灾害和突发公共卫生事件的丰富经验，帮助他科学决策，领导团队克服重重困难，在新冠肺炎疫情防控工作中发挥突出作用。

一、职业敏感，提前部署进入备战状态

武汉报告多例不明原因肺炎病例后，彭中以其高度的职业敏锐，意识到这种不明原因疾病潜在传播危险，当天就召集相关科室研究应对措施，要求强化全市发热症状及不明原因肺炎监测工作，同时清理补充物资、分配工作人员、实验室准备等，为第一时间有序高效应对疫情奠定坚实基础。

二、科学分析，统筹并带头参与现场调查处置

2020 年 1 月 15 日，医院报告 1 例武汉回蓉不明原因肺炎病人，彭中立即带领专业技术人员赶赴现场，冒着感染风险，穿戴好防护服对可疑病例进行详细的流行病学调查，掌握疫情传播链条中的蛛丝马迹，锁定密切接触者，并不断加强与公安等部门协作，全面排查密切接触人员；同时全程指导医院医护人员开展个人防护、梳理院感流程。这就是我省首例确诊病例。彭中以高度责任感和专业素养，带领团队做到了所有密切接触人员无遗漏，所有接诊医务人员无感染，为快速有效遏制疫情蔓延提供扎实的专业技术支撑。

三、市区联动，大力推动实验室检测能力提升

实验室检测组人员是离病毒最近的人，作为该组组长的彭中始终保持严谨态度，发动号召专业技术人员全身心投入战斗，反复强调穿脱连体防护服等过程要一丝不苟、检测操作精细准确；为时刻高度紧张的同事做心理疏导；检测结果出来后又带领团队分析数据，总结经验，建立最贴合实际的流程体系，为后续工作打下坚实基础。随着疫情形势逐渐严峻，面对全市各个区（市）县源源不断送来的疑似病例样本，彭中积极推动全市区（市）县开展新冠病毒核酸检测，扩充了实验室检测队伍，构建起全城“检测网”。

四、多方协调，严防境外输入

3 月后，为做好“外防输入、内防反弹”，彭中组织协调全市疾控力量组成机场采样专班，积极参与机场海关采样并支援双流区各隔离点，完成近 6 万名入境人员的采样工作。他还多次主动与成都海关沟通协调，实现和海关信息资源共享，为守护国门贡献自身力量。

平均每天工作 13 小时的他，不辞辛劳、无私奉献、坚强果断，始终牢记入党初心，在疫情防控一线践行着疾控人的使命和担当，坚守公共卫生阵地，在守土尽责中永葆共产党员的本色。

四川省抗击新冠肺炎疫情先进个人

成都市龙泉驿区大面公立卫生院　张体延

张体延，男，1985 年 4 月出生，是成都市龙泉驿区从四川大学引进的优秀人才，他坚持以习近平新时代中国特色社会主义思想为指导，热爱祖国，坚持中国共产党的领导和社会主义制度，拥护党的路线、方针和政策，模范遵守宪法法律，切实践行党的群众路线，追求上进、守纪律、讲规矩，立足岗位、爱岗敬业、奋发进取、勇于奉献、廉洁奉公、勤奋工作，政治素质过硬，具有良好的思想品质和道德情操，以医德规范为行为准则，履行救死扶伤的人道主义精神，群众满意度高，在抗击新冠肺炎等传染病疫情工作中取得了显著成绩。疫情发生之初，张体延同志主动提交了“请战书”，舍小家、顾大家，“一肩挑几责”。

一是作为成都市龙泉驿区大面卫生院副院长，他积极参与了街道、社区的基层防控工作，分类精准提供医疗卫生服务，群防群控、稳防稳控，带领同事们开展密切接触者转运、交通卫生检疫、外出人员排查、健康教育等工作，对疫区返回人员实施网格化、地毯式管理，落实居家医学观察措施，特别是在所在街道发生 2 例输入性确诊病例疫情后，妥善开展疫点防控、信息告知、环境卫生治理、爱国卫生运动、消毒等工作，成功阻断了疫情在社区的传播，未发生二代病例，成功实现了“内防扩散、外防输出”。

二是作为成都市龙泉驿区复工复产防疫专班联络员，他带领防疫专班人员深入一汽大众等企业、大运村等建筑工地、桃花故里等农村地区，为 2 221 家企业、522 家农业经营主体、241 家建筑工地提供了坚实的防疫保障和全方位的服务，严格落实“早发现、早报告、早隔离、早治疗”等防控措施，帮扶企业逐项排查和解决工作中遇到的问题，确保做到“六个到位”—组织机构到位、工作方案到位、物资用品到位、应急预案到位、管理责任到位、宣传教育到位。有效防控了复工复产后人员流动、人群聚集等可能带来的疫情传播风险，截至目前，成功实现了国家级经开区复工复产“零发病”。

三是作为成都市龙泉驿区机场防疫专班联络员，他牵头起草了入境乘客服务工作手册，不分昼夜带头冲在一线，每次现场工作都第一个穿起防护服进污染区，累计接回入境航班 19 架次、2663 人，发现境外输入确诊病例 3 例、境外输入无症状感染者 3 例，严格落实闭环管理措施，确保未发生境外输入病例关联疫情，成功实现了“外防输入、内防反弹”。

张体延同志在传染病防治工作一线工作了 10 余年，曾多次获得各级先进个人和共产党员表彰（其中省部级 1 次、市厅级 3 次）。

四川省抗击新冠肺炎疫情先进个人

成都市龙泉驿区第一人民医院 晋照明

晋照明，男，1979 年 4 月出生，成都市龙泉驿区第一人民医院呼吸与危重症医学科副主任。该同志在政治、思想、行为上与党中央保持高度一致，坚持四项基本原则，认真学习和贯彻党的十八大以来的路线、方针、政策，认真践行“三严三实”，在党的“群众路线教育实践”活动中，牢固树立了党的宗旨意识和群众观念，严格执行卫生部“九不准”的规定，认真履行“一岗双责”，加强行风建设，得到群众和领导的好评。

该同志事业心强，不断加强理论知识学习，努力钻研业务技术。2015 年 7 月 1 日—12 月 30 日在中山大学附属第一医院重症医学科进修学习，2015 年 12 月 10 日—13 日参加南方医科大学连续肾脏替代治疗临床应用培训班，2017 年 9 月 3 日— 9 月 9 日参加四川大学华西医院举办的连续性肾脏替代治疗学术会议暨四川省医学会连续性肾脏替代治疗培训班，学习最先进技术和前沿知识，率先在区内开展连续性肾脏替代治疗。积极参与处理突发公共卫生事件救治工作，于 2013 年 4 月参与雅安地震危重患者的转运工作，以及 2015 年 2 月 24 日龙泉驿区隧道在建工程瓦斯爆炸的抢救工作。2012 年被评为“十佳员工”，2014 年获“优秀员工奖”。

2020 年新型冠状病毒肆虐全球，该同志是成都市龙泉驿区第一人民医院第一个报名参加新型冠状病毒肺炎防控值守小组的医务人员，也是第一批前往该院集中收治点的医务人员。

1 月 23 日夜晚（除夕前夜），该同志接到医院电话说发热门诊有疑似病人，需要收到隔离病房隔离治疗，立刻收拾行李，迅速赶到医院，随时做好转移病人的准备。从接到任务的那刻起，就好了“超长待机”的准备。当天晚上共收治 3 个疑似病人，在寒冷的冬天忙到凌晨才休息。

由于集中收治点负责收治来自全区的疑似新冠病毒肺炎患者或确诊患者，每天必须穿着防护服工作，由于物资短缺，在进入隔离病房前尽量不喝水，减少上厕所的次数，尽量节省防护服。在隔离病房待上几个小时，面屏上全是雾气，脱下防护服，后背上满是汗水，平时轻松可以做到的事情变得不再容易，增加了操作难度，给患者的治疗增加了不少困难。晚上回到值班室，还要通过电话询问每位患者的病情，对病人进行疾病宣传和心理辅导，有时还要立即回到患者病床前治疗，并及时向院领导汇报患者的治疗情况及所存在的困难。该同志在隔离病区先后工作 2 个月，共收治几十例疑似患者及 4 例确诊患者，患者及时得到了隔离及救治，无院内感染发生，并将确诊患者及时转到成都市传染病医院进一步治疗。

通过全国人民的共同努力，国内疫情明显好转，但国外疫情仍然严重，国家严格落实“外防输入、内防反弹”的防控策略。该同志 9 月起被安排到机场执行“接机”任务。在接回的旅客中发现多例新型冠状病毒无症状感染者，该同志再次前往隔离病房对患者进行治疗，并顺利将患者转到成都市传染病医院进一步治疗，圆满完成了区上及医院交给的任务，取得了抗疫的阶段性胜利。

四川省抗击新冠肺炎疫情先进个人

成都市青白江区精神病防治院院长　王　敏

王敏,女,1976年2月出生,成都市青白江区精神病防治院院长。四川省第十批援鄂心理医疗队队员、临时党总支组织委员、四组组长。从事精神科临床工作20余年,现为四川省、成都市及青白江区均等化指导中心严重精神障碍社区管理专家,担任四川省心身医学会及成都市预防医学会委员。她既是精神科副主任医师,也是心理治疗师。

生命重于泰山,敬佑生命是作为医者的她最根本的责任。源于这份初心,她"舍小家顾大家",在"5·12"地震发生时,顾不上才几个月大的女儿,便奔赴一线参与伤者转运;"4·20"地震时,正在华西医院照顾患癌病重的父亲,来不及思考和更多准备,穿着睡裤第一时间赶赴雅安宝山村参与心理救援;"7·11"突发自然灾害时同样义无反顾,36小时不眠不休坚守,把办公室当成了家,一住就是半个月;脱贫攻坚,多次深入石渠、西藏等地参与援助,只想为西藏留下带不走的精神卫生"哨兵"。

当新冠肺炎疫情暴发的第一时间,曾多次参与自然灾害应急救援、有着丰富经验的她同样冲锋在前,没有任何犹豫,向组织递上了"请战书",并于2月20日深夜接到"紧急集合"通知,火速奔赴疫情中心——湖北武汉。在武汉的29个日夜,常工作至凌晨3点,圆满完成汉阳方舱960名新冠患者及1000余名医护人员的心理援助工作。其方舱搭建"会心驿站"临时咨询点、方舱中的"医联体"救治模式、呈现心理医生"特殊交班"等工作被媒体广泛关注并报道。带着勇气和希望专注于疫情下的心理援助,瘦了18斤的她却茫然不知,武汉人没有把她忘怀,千里之外寄来锦旗表达感激之情,在墨色般的海洋里,她依然坚守做心灵的巡航者,逆着光为需要帮助的患者驱散黑暗。

作为党员,她以"初心"和"担当"践行了一名共产党员"随时为党和人民牺牲一切"的庄严承诺;用实际行动彰显了"敬佑生命、救死扶伤"的医者仁心。现在返回工作岗位的她,依然以饱满的热情奋发有为,去贡献自己的力量。

四川省抗击新冠肺炎疫情先进个人

成都市青羊区文家社区卫生服务中心主任助理兼党办主任　冷建蓉

冷建蓉,女,中共党员,主管护师,成都市青羊区文家社区卫生服务中心主任助理兼党办主任。自疫情防控阻击战正式打响以来,协同中心班子成员和相关科室,带领党员干部充分发挥党员先锋模范作用,积极投身于疫情防控工作中,为疫情防控树牢第一道防线。

2020 年 1 月 23 日晚,在疫情暴发第一时间接到了上级紧急通知——在中心建设医学留观站,她当即放下碗筷,打开电脑查阅资料,临时学习医学留观站的设置相关要求,同时与中心领导进行沟通与交流,积极地挑起物资准备、组织协调的担子,连夜加班赶制疫情防控工作方案和相关工作流程。那一晚,她几乎一夜未眠。

在疫情防控期间,中心又临危受命接到要派专人 24 小时留守艾克美酒店进行隔离值守,负责对国(境)外回来的人员进行医学隔离观察。冷建蓉同志十分清楚这个工作的风险性和重要性,第一时间报名参加酒店值守工作,始终坚守在一线,牵头组建党员突击队伍,成立疫情防控党员工作领导小组,作为筹备和协调者中的一员,在值守艾克美酒店工作中,她在每一个工作细节过程中都亲力亲为,全程参与。驻扎在艾克美酒店开展 24 小时服务,负责对与新冠肺炎确诊者密切接触者进行隔离医学观察的管理工作:主要是与隔离人员进行沟通,跟酒店工作人员及其他人员进行协调,保证隔离人员在酒店能够享受到暖心的服务,为他们创造一个舒适的隔离环境;同时对隔离人员进行心理辅导,减轻他们的心理压力,调整好心情。负责对工作人员的工作进行组织安排,合理分配工作内容及时间,让工作人员能够在有效的时间内高效率、高质量地完成每日工作。除每日基本工作内容外,冷建蓉同志还对隔离人员进行 24 小时随叫随到服务,不论多晚,风雨无阻,总是能在最短的时间内到达现场解决隔离人员的各种困难。在抗击疫情的第一线,她立足岗位,默默无闻地做好每一个细节,有效的防控,看似简单,确也是留守第一线工作人员的泪与汗凝结出来的,她用实际行动筑起守护的高墙。《潜斋医话 · 医鉴》有云:“医道微也,非绝欲无私,通神于微妙之乡。”冷建蓉同志与她的同事们用这样的方式,正在诠释着属于她们自己的医德、医道。

冷建蓉同志不仅参与艾克美酒店 24 小时值守工作,同时参与了机场接机任务,在 30 多度的高温天气中穿着不透气的隔离防护服,她用温和的声音劝慰大家,为大家鼓劲,不抱怨,不叫累。

她用实际行动向大家诠释着白衣天使的使命,坚韧不拔,始终如一。

四川省抗击新冠肺炎疫情先进个人

成都市青羊区府南金沙社区卫生服务中心主任 沈 兵

沈兵，副主任医师，一位有着20多年从医经验的职业医师，面对来势汹汹的新冠肺炎疫情，他既是一名普通的白衣战士，又是基层战疫的指挥员，作为成都市青羊区府南金沙社区卫生服务中心主任，他始终坚守基层一线，冲锋在前。

一、政治过硬 基层卫生领路人

担任府南金沙社区卫生服务中心主任以来，沈兵同志坚持思想政治学习和业务能力提升两手抓，讲政治、懂政策、听指挥、精专业，坚决落实国家和省、市卫生健康工作方针，坚持以人民健康为中心，时刻心系中心发展和群众健康，通过实施"十三五"基层医疗卫生机构硬件提升工程、开设华西妇儿联盟诊室、优化接种服务等提高群众满意度。

面对突如其来的新冠肺炎疫情，在党和政府发出提前结束春节假期立即全员抗疫的指令后，他坚决服从命令，第一时间回归岗位，及时调整工作思路，统筹安排人员、物资，建立抗疫数据库，动员、安排、组织100多名社区卫生服务中心工作人员全员、高效、有序投入到疫情防控阻击战中。

二、专业支撑 社区防疫急先锋

面对未知的病毒和被隔离的人员，恐惧笼罩下的特殊时期，医务工作者成为最美逆行者。沈兵，作为拥有高级职称的医生，深知新冠病毒的危害，他凭借过硬的专业能力，为青羊区基层防疫工作做出了积极贡献。

沈兵同志多次参与武汉返蓉人员流调和确诊患者转运，作为主要负责人直接参与青羊区集中隔离医学观察点的筹备、建设、管理、运行。2020年2月6日临危受命，经过短短2天筹备，就带领18人团队正式进驻隔离酒店，在一个完全陌生的环境里，一切从零开始，快速完成交接、落实三区四通道和物资保障等工作，同时梳理各岗位职责、防护配置、协作关系、交接重点、消毒方案等。

要做就做最好，要做就做典范。在留观点位建设运行中，沈兵同志坚持设计标准化、管理信息化、工作一体化，兼顾效率与品质，牵头开发了留观人员酒店管理小程序，通过工单派发制，落实有序和规范医学观察及物资管理工作；同时还研制了简易酒店药物投放与污水监测一体装置，对酒店污水实施动态投药和实时观察；制定了在有限留观空间内实施多种类型人员的集中医学观察和院感控制方案，为后期点位的规范化运行打下了良好基础。

沈兵同志先后带领团队在艾克美酒店、成飞宾馆等点位驻扎4个多月，累计完成确诊患者密切接触者、入境人员、确诊康复患者等人员集中医学观察1600余人次，收到解除隔离观察人员感谢信、表扬信20余封，成飞宾馆点位工作得到了前来调研的市委主要领导肯定，青羊区集中隔离医学观察站临时党支部被成都市委通报表扬为"新冠肺炎疫情防控先进集体(第三批)"。

三、理念引领 医防结合践行者

沈兵同志积极践行大卫生大健康理念，坚持预防为主，以健康为中心，推动基层卫生工作重心从疾病治疗向全方位全周期健康管理转变。以常态化疫情防控和公共卫生服务能力提升为依托，落实医防结合要求，完善了社区中心"医防融合"的新质控体系，完成了"基层服务优质行"推荐标准的申报验收。认真履行"健康副校长"职责，先后完成了成都实验小学文苑分校等12所中、小学(含幼儿园)的复课督导评估，到校讲解疫情防控和健康知识，提高师生健康素养。今年以来,带领府南中心完成了2000余人次居家医学观察和健康监测、4.5万人次疫苗接种服务等工作,开展健康义诊60余次,以行动践行着医防结合、预防为主、关口前移的理念,为基层卫生高质量发展探索新路径,守护了辖区群众健康。

四川省抗击新冠肺炎疫情先进个人

崇州市人民医院　李　炼

该同志作为崇州市人民医院行政后勤党支部委员和院感科副科长,思想进步,坚持党的领导,牢记党的宗旨,始终与党中央保持高度一致,群众基础好,多次获得优秀党员的称号,在单位中起到了先锋模范的作用。参加工作以来,在院感工作岗位上勤勤恳恳,始终严格要求自己,具有较强的责任感、服务意识和协调能力,能以端正的工作态度,严守工作纪律,树立了不骄不躁、扎实肯干的工作作风,不断提高自己的业务能力和科研能力,攻读西南医科大学硕士研究生期间,在核心期刊发表学术论文4篇,积极参与科研课题研究5项,分获崇州市科技进步三等奖、崇州市科技进步奖、成都市技进步三等奖、四川省医学科技三等奖。院感科成功打造为成都市医学重点专科,从而提升了崇州市医院感染管理水平,为保障崇州市医疗安全提供了坚实的基础。

近年来在医院院感管理、等级评审和新冠疫情防控等方面表现突出,特别是新冠肺炎疫情发生以来,作为"崇州市新冠肺炎救治唯一定点医院"——崇州市人民医院疫情防控领导小组的成员,从疫情发生初期就一直坚守在崇州市新冠肺炎疫情防控一线,参与制定和完善包括《崇州市人民医院新型冠状病毒肺炎医院感染防控手册》《应对新型冠状病毒肺炎大流行病房腾空工作方案》《境外回国人员出现异常情况处置工作预案》《新冠肺炎核酸检测流程》等在内的新冠肺炎疫情防控各项工作制度、流程、预案等,贯彻落实疫情防控工作中"外防输入、内防反弹"和"四早"的工作要求,落实落细防控的各项工作措施,并对医务人员、崇州市援鄂队员、隔离观察点工作人员等进行了全方位的培训,以保障疫情防控安全。除此之外,还参与发热门诊、预检分诊点、核酸采样点、医学观察点、隔离留观病区、医疗废物暂存点等崇州市疫情防控重点区域的布局规划、流程通道再造、个人防护培训、人员安排、通道消杀、终末消毒等方面的沟通协调和指导工作,特别是对新冠确诊病例和无症状病例的转运、接诊、护理、诊疗、采样、防护、消毒等工作的指导和协调,为崇州市新冠肺炎疫情防控安全付出了努力,做到了"守土有责,守土尽责"。

中共中央表彰的全国先进基层党组织

成都市公共卫生临床医疗中心党委

成都市公共卫生临床医疗中心是四川省唯一一家三甲传染病专科医院,曾经在非典疫情、禽流感疫情等多个公共卫生事件中屡获战功,中心党委不断总结经验,建立了完善的突发公共卫生事件应急救治体系,成为成都人战“疫”信心的重要来源。在抗击新冠肺炎疫情中,作为定点收治机构,中心党委充分发挥把方向、管大局、保落实领导作用,迅速行动,尽锐出战,带领公卫中心全体人员发扬“召之即来、来之即战、战之即胜”的公卫精神,毅然扛起疫情救治主战责任。

一是在应急病房成立临时党支部,打造党员应急先锋队。医院党委平战结合十余年,建立了一支由党员任正副队长的应急医疗队,每年进行严苛的训练防患未然,在关键时刻发挥最关键的作用。在隔离病区,党员始终冲在最前面,毫不犹豫地站在战“疫”最前沿,疫情期间3名一线防控人员表现突出火线入党,29名一线防控人员递交了入党申请书,无畏的勇气带动了整个集体,全院1 000余名职工纷纷签呈请战书,充分发挥党组织战斗堡垒作用,让每个共产党员成为一面旗帜。

二是牢记医者使命,舍小家顾大家无畏前行。全院医务人员自愿放弃春节休假,在防护物资紧张时每班超长工作七八个小时,仍然恪尽职守,连续奋战一线,为的是省下防护服救治更多的患者。

三是科学施策、精准施治,全力救治患者。中心党委调集精锐力量组成医护团队,整合资源,联动省市专家,中西医结合,对患者实行“一人一方案”精准施治,让患者得到个性化、有针对性的治疗,有效提高了患者治愈率。

四是与时间赛跑,及时启动病房改造,展现“成都速度”。在市委市政府领导下,合力攻坚,仅用13天完成负压病房改造,负压病床从50张增加到420张(负压病房的制造标准远高于普通病房),确保全市患者应收尽收、应治尽治。

五是筑牢院感防线。设立专门的院感防护监督岗位,严格患者及通道管理,用严格而专业的院感防控措施,实现“医务人员零感染、院内零传播”目标,中心党委整体救治工作得到世卫专家考察组的高度肯定。

六是“大爱无疆”,逆行出征。接国家卫健委指领,派出共产党员、国家级院感专家陈萍,连续奋战50余天驻点武汉市金银潭医院、武汉市精神卫生中心指导院感防控,她深入临床一线,先后数十次开展院感培训,让党旗高高飘扬在防控一线。

截至7月2日,共收治确诊病例177例、治愈出院162人,占全省29.75%和27.88%,占全市88.94%和87.1%,患者重症占比20.9%,成为全省抗疫救治“主战场”,为全省疫情防控科学救治做出突出贡献。

全国三八红旗集体

成都市双流区妇幼保健院

成都市双流区妇幼保健院始建于1953年12月,是一所集保健、医疗、康复、科研、教学与培训于一体的三级乙等妇幼保健院。该院于1994年创建为"爱婴医院";2017年4月与计划生育站合并为"成都市双流区妇幼保健计划生育服务中心";2019年7月作为推荐医院接受四川省首批区县级妇幼保健机构"三级甲等妇幼保健院"评审。该院是四川省、成都市卫生主管部门重点打造的妇幼保健机构,2016年正式挂牌成为"成都市妇幼健康区域指导南部分中心"。

该院现有员工481名,其中女职工400名,占员工总数的83%,是一支锐意进取、团结协作、勇于创新的团队。多年来,在全体女职工的共同努力下,该院多项工作走在了全区卫生计生保健行业的前列。先后获得了"全国卫生计生先进集体""全国妇幼健康优质服务示范县""全国两癌筛查先进集体""全国五一巾帼文明标兵岗";"四川省2017年母婴安全保障工作成效突出先进集体""四川省2016年全省实施全面两孩政策表现突出区县""四川省三八红旗集体""四川省巾帼文明岗单位""四川省巾帼文明标兵岗""四川省爱婴医院示范单位""四川省卫生健康信息化便民惠民最佳实践奖"等荣誉。

荣誉和成绩来之不易,该院女职工们始终以"巾帼不让须眉"的胆略和勇气,牢牢把握"以病人为中心,以质量为核心"的工作主线,用一流的工作成绩证明自己,用一流的服务态度造福百姓。

一、思想武装头脑,素质打造团队

在该院发展建设过程中,医院全体女职工在院领导班子的带领下,坚持用毛泽东思想、邓小平理论、科学发展观和习近平新时代中国特色社会主义思想武装头脑,始终坚持"四个意识",坚定"四个信念",自觉做到"两个维护",拥护党的领导。始终以自尊、自信、自强、自立的奉献、服务意识,擎起双流区卫生民生工作"半边天",为该院医疗保健事业的发展做出了应有的贡献。

该院以改革创新为动力,以提升自身素质为重点,常态化组织女职工学习业务技能,严格执行各项规章制度和诊疗标准;常态化加强"三基"培训和定期考试;常态化开展医疗护理操作技能比赛以强化基本功;经常性邀请上级医院专家教授到医院讲课、查房、技术指导、开办继教讲座;通过学习和培训,不断增强学习能力、实践能力、创新能力、业务能力,通过多种方式学习新知识新技术,并灵活运用到临床工作中。至2021年,该院申报科研项目38项,继续教育46项;开展新项目先技术112项;发表SCI论文5篇,核心期刊论文28篇;创建市级重点专科4项。正在向着技术立院、学术兴院、服务强院的发展之路奋进。

二、收获不忘责任,标杆树立形象

该院一直是四川省、成都市卫生健康主管部门重点打造的妇幼保健机构。2012年以来,在省市区上级部门的关怀指导下,结合自身特色改进服务流程,完善科室建设和职能规划,搭建了婚前、孕前、孕期、产时、产后及儿童保健的"链条式"的优质健康保健服务模式,形成了标志性的双流妇幼保健特色。该模式得到了四川省政府妇儿工委、四川省卫计委、四川省妇联的大力推广。至此"双流经验""双流模式"成为全省、全市妇幼保健机构的"标杆”,近五年有500多家5000多人次的政府、卫健部门、妇幼保健机构、基层卫生机构参观取经。该院不忘初心,倾囊相授,将自己所得经验和教训毫无保留地分享给全国各地的医疗单位,力争为广大妇女儿童带去医疗保健的福音。2018年与宁夏彭阳妇幼保健院结成帮扶对象,对口指导彭阳妇幼保健院的医疗技术、学科建设、布局设置。

面对成绩,该院并未满足止步,而是深刻剖析自身情况,寻找制约区县级医院发展的技术、设备、设施瓶颈,结合本地老百姓对高端医疗技术的需求,先后与四川大学华西第二医院合作办医(该院已挂牌为四川大学华西第二医院联盟医院),与四川省妇幼保健院建立乳腺专科联盟,与成都市妇女儿童中心医院开展紧密医联体合作,开展了带教讲学、专家坐诊、远程会诊、预约手术等多项合作项目,充分用好上级医院的优秀人才、先进设备,将西南地区顶级医疗技术力量引入到双流老百姓的家门口,真正实现了“人在双流,名医自来”,免去双流老百姓奔波、排队、候医之苦,在家门口为全区老百姓提供了高品质的医疗保健服务。

三、保健结合医疗,民生护航妇儿

该院一手抓医疗,是双流区产科、儿科龙头单位;一手抓保健,承担了双流区域妇女儿童的健康保健民生工作。依托国家、省、市、区妇幼公共卫生项目,开展以妇女儿童全生命周期的保健服务。

该院承担了国家级民生工程4项,省级民生工作2项,市级民生工程4项,区县级民生工程3项。妇女两癌筛查(乳腺癌6 550人,宫颈癌6 388人)共12 938人次/年,视力筛查共43 050人次/年,儿童口腔干预项目(窝沟封闭10 409人次/年、涂氟45 577人次/年)共55 986人次/年,全区基本公共卫生妇幼项目督导4次,全区妇幼保健工作督导4次,承担基层妇儿保人员能力提升培训、妇幼技能比赛,同时对全区孕产妇和3岁以下的儿童建立了系统管理和急救体系,最大限度降低孕产妇、婴儿死亡率,确保母婴安全。

该院响应国家号召,致力于优生优育宣传、预防,做好国家婴幼儿出生缺陷阻断和减少工作。在全区范围内全面推进预防母婴传播工作,制定相应措施,完善区级转介流程,落实“逢孕必检、逢阳必阻”措施。提高孕产妇预防艾滋病、梅毒和乙肝母婴传播的综合防治能力,落实“早发现、早干预、随访到位”综合防治措施,最大程度地减少因艾滋病、梅毒和乙肝母婴传播造成的儿童感染,保护国家的未来,保卫国家的希望。

该院针对妇女儿童开设“全国母婴健康咨询热线”,全天候接受健康咨询,为有需求的人群提供知识解答。同时在此基础上创新建立了“空中课堂”“育儿学校”和“双流微信咨询”三个平台,实现了线上线下、7天×8小时外服务模式,在疾病护理、孕产妇照护、新生儿护理等方面上给予专业答疑和指导,为老百姓解决生活中的小麻烦,深受全区好评。

四、工作兼顾成长,爱心回馈社会

在奉献中闪光的同时,该院的女职工们也在工作中成长,在各自的岗位上建功、立业、成才,通过做好岗位工作的方式把爱奉献给社会。

该院时刻注意优化服务流程。根据群众需求改善各项基础措施,方便群众看病就医。成立患者服务中心,设有多处导诊台和便民箱,为患者提供咨询、导诊、指引、答疑、生活小用品等服务,确保患者就医体验;在全院各楼层均安放院长信箱,方便患者发表意见,每半月收集一次信件,根据内容给予患者电话答复。

该院时刻注意关爱弱势群体。在院内或全区范围内开展送医、送药、送温暖活动。2019年共义诊活动30余次。

成都市双流区妇幼保健院女职工们用她们女性特有的睿智、博爱、执着,用一个个骄人的成绩,实现了医院一个又一个的新跨越,让“关爱女性,呵护新生”的办院宗旨不再是口号,让“奋力打造领先一流、西部一流、全国知名的县区级妇幼保健院”也不再是遥远的梦想。经过半个多世纪的努力,她们为医院的发展创新孕育出了沃土,未来也将一如既往,辛勤工作,建功立业,为办人民满意的医疗卫生保健事业而继续努力。

全国计划生育优质服务先进单位

四川省成都市龙泉驿区人民政府

龙泉驿区(成都经开区)位于成都平原东缘、龙泉山西侧,幅员面积556平方公里,辖10个街镇乡、127个村(社区),实际服务人口130万。2019年,全年实现地区生产总值1 318.9亿元、同比增长4%,继续保持全省县(市、区)级行政区经济总量领先地位;连续7年入围全国综合实力百强区、排名升至第27位,位列全国投资潜力百强区第35位、全国219家国家级经开区第19位。龙泉驿区是国际级天府新区高端制造产业功能区和“两湖一山”国际旅游文化功能区所在地,也是中法成都生态园项目合作示范区。全区旅游资源丰富,拥有洛带古镇、石经寺、明蜀王陵等众多风景名胜,是驰名中外的“水蜜桃之乡”,素有“四时花不断,八节佳果香”的美誉。

近年来,龙泉驿区委、区政府深入贯彻党的十九大和十九届二中、三中、四中全会精神,加强人口监测预警,促进生育政策和相关经济社会政策衔接,创新开展普惠性托育机构建设,创新破解计生特殊家庭关怀扶助难题,形成了计生特殊家庭关怀扶助的“龙泉方案”,得到了群众的高度认可和国家、省、市的充分肯定。全国政协人口资源环境委员会副主任、中国计生协会党组书记、常务副会长王培安和国家卫健委家庭发展司司长杨文庄先后到我区调研计生特殊家庭关怀扶助和全面两孩政策落实情况,予以了充分肯定;计生特殊家庭关怀扶助工作经验先后在国家、省、市交流,并在国家卫健委内部刊物发表。龙泉驿区家庭发展和人口监测工作多次被省卫健委通报表扬。

一、高度重视,同频共振,全面提供计生工作保障

龙泉驿区高度重视人口和计划生育工作,将人口监测和计划生育家庭发展工作纳入经济社会发展总体规划,与经济增长、社会进步同频共振协调发展。一是区委、区政府每年召开专题会议研究计划生育工作,先后出台了《关于印发成都市龙泉驿区独生子女死亡家庭社会综合保障的实施方案(试行)的通知》(龙府办〔2013〕86号)和《成都市龙泉驿区妇幼阳光工程实施方案》等文件,为计划生育工作提供好政策保障。二是在议事机构精简中,保留了区人口和计划生育领导小组,由区政府区长担任组长,副区长担任副组长,并根据工作需要及时调整了成员单位,进一步明确了工作职责和任务;在机构改革中,区委编办核定区卫健局设家庭发展与老龄健康科,落实了工作人员8名,为计划生育工作提供好机构保障。三是将计划生育工作经费纳入本级财政预算,每年计划生育工作区级投入经费均足额到位、管理规范,2020年编制预算妇幼健康区级经费3 455.2万元,人口监测和家庭发展区级经费2 579.87万元,为计划生育工作提供好经费保障。四是将计划生育纳入区级部门和街镇年度目标考核,将全面两孩政策落实、妇幼阳光、奖励扶助和特别扶助等纳入民生工程目标,为计划生育工作提供好考核保障。形成了人口、经济和社会协调可持续发展新的计划生育工作局面。

二、务实创新,健全制度,全面夯实人口监测质量

狠抓“四个着力”,创新人口监测方式方法,高质量完成监测工作任务。一是着力构建“三个平台”(区级平台、镇村平台和移动平台),实现了“上下贯通、左右联通”,有效推进了信息化便民服务,有力促进了及时性采集服务,全员人口库常住人口覆盖率95%以上。二是着力完善培训机制,健全人员培训制度，做到“新进人员岗前培训、岗位人员更新培训、全体人员定期培训”，在省健康档案云平台试运行后，及时开展了“三类培训”（聘请专家培训、重点专项培训、定期知识培训），提升了工作人员能力和水平，全面规范全员人口信息采集，人口监测主要数据准确率95%以上。三是着力创新采集方式，建立信息采集四类模式，即“入户采集”，由村（社区）、村（居）民小组主动深入到辖区户籍人口和流动人口居住地、企业、市场采集全员人口信息；“协同采集”，充分利用街镇乡流动人口管理工作站、便民服务窗口，在“大流管”采集信息时，同步采集全员人口信息；“共享采集”，充分利用公安、卫生、民政等部门信息数据比对和辖区派出所的《居住证登记表》，实施全员人口信息采集和补充。四是着力建立分析制度，定期开展人口监测数据分析和人口形势分析，调研形成了《龙泉驿区2019年人口监测分析和“十三五”中期评估报告》《全面两孩评估分析报告》，为区委、区政府经济社会发展提供人口发展决策依据。

三、落实政策，创新发展，全面建设生育支持政策

龙泉驿区全面落实产假、陪产假制度，按照规定落实哺乳假，发放生育津贴，压实生育支撑，提供好生育全过程优质服务。一是实施龙泉妇幼阳光惠民工程，建立了涵盖婚前、孕前、孕产期、产后等阶段的“十五免五助”妇幼惠民项目，其中：“新生儿关爱”项目为户籍人口符合政策生育孩子发放每人1 200元关爱金（低保2 400元）；开展孕期免费无创DNA筛查和免费产前诊断等；2019年，投入妇幼惠民资金3 212.5万元，免费服务20.9万余人次。全面两孩生育支撑政策日臻完善，生育友好型社会逐步构建。二是加强生育服务健康体系建设，完成区妇幼保健院三乙复审和省级儿童早期示范基地周期性复审工作；辖区内基层医疗机构全面完成妇女保健和儿童保健规范化门诊建设；大力倡导母乳喂养，6家助产医疗机构均创建了爱婴医院，2019年，7岁以下儿童保健管理率达98.07%，国家免规接种率达99.62%，辖区科学育儿水平不断提升。三是建立妇幼专科医联体，区妇幼保健院成为四川大学华西第二医院区域联盟医院，四川大学华西第二医院向区妇幼保健院派出优秀骨干妇产科专家任业务副院长，派驻护理学科、信息学科、儿科学科带头人，推进妇保院学科建设，强化学科发展和人才队伍培养，规范质量控制，提升生育服务综合实力，婴儿死亡率控制在较低水平，有效地保障了母婴安全。四是深化生育登记服务工作。2019年，全区出生人口10 485人，人口出生率15.33‰，人口自然增长率9.84‰，符合政策生育率99.58%；全年共办理生育服务证9 489件，其中一孩登记5 744件、二孩登记3 745件，各项指标数据显示辖区内全面两孩政策实施成效符合预期。

四、主动作为，积极探索，全面推进托育照护服务

按照国家、省、市“关于促进3岁以下婴幼儿照护服务发展的指导意见”要求和《托育机构设置标准（试行）》和《托育机构管理规范（试行）》，创新推动3岁以下婴幼儿照护服务。一是制定印发了《关于促进3岁以下婴幼儿照护服务发展工作的实施方案》，进一步细化了目标要求、重点任务和保障措施，建成辖区示范托育机构2个、托育培训机构3个、普惠性托育机构3个。二是联合公安、民政、教育、住建、应急等部门对全区注册备案的托育机构进行了联合检查，进一步规范了托育机构的管理和运营；联合疾控、妇幼、公安等开展托育机构新冠肺炎疫情下的复托指导，印发了《关于做好3岁以下婴幼儿托育机构新冠肺炎防控技术工作的通知》，全区托育机构“零感染”。三是创新托育机构指导员培训，与区社区教育中心联合开展了“尚学龙泉·社区幼雏教育”培训，培训社区托育机构指导员150余名，并开展“双进”（进社区、进机构）活动，指导社区和机构开展托育服务。四是开展课题研究，与区检察院立项研究托育机构监督管理工作；编写龙泉驿区托育机构管理指导教程、托育机构管理规范汇编等，提高托育机构的管理服务水平。

五、用心用情，破解难题，探索关怀扶助“龙泉方案”

建立了“政府主导、卫健牵头、部门协同、社会参与、多方关怀”工作机制，努力探索破解计生特殊家庭关怀扶助难题“龙泉方案”。一是用心做实“五项扶助”，近三年来，区财政全额资助符合条件对象734人次购买城乡居民养老保险，参保金额371万；11户符合条件的计生特殊家庭优先入住公租房、廉租房，减免30%的租金；同时廉租房物管费减免100%，公租房物管费减免80%；将符合条件的45位计生特殊家庭人员纳入城乡低保给予保障；在享受国家特别扶助的同时，失独家庭按3 000元/年/人给予地方扶助，发放地方性扶助金共计848万元，增强计生特殊家庭的获得感。二是用爱落实“五项制度”，在成都市第一、第二联系人的基础上，龙泉驿区创新增加1名卫健系统领导干部和1名家庭医生联系患重病、慢性疾病和贫困计生特殊家庭制度，双岗联系人覆盖率100%；联合四川省人民医院东院合作率先建立龙泉驿区计生特殊家庭辅助再生育分中心，开展辅助生育134人次，10户怀孕成功，3户已成功生育；近三年为1 508名计生特殊家庭人员全额自助购买最高档城乡基本医疗保险和大病补充保险保险，投保经费132万元；对94名患重大疾病、慢病或意外伤害家庭困难实施医疗救助，救助经费44.6万元；实施心灵彩虹行动，邀请专家为一户高龄失独夫妻开展心理咨询，该对夫妻及时调整心态，顺利怀孕生下了健康宝贝；为一名有自杀倾向的计生特殊家庭老人开展心理治疗，避免了悲剧的发生；计生特殊家庭就医绿色通道和计生特殊家庭双向转诊服务率100%，增强计生特殊家庭的幸福感。三是用情开展“五项服务”，通过政府购买服务，重点针对3类人群（新增的、单身的、感情很深的）设计了5步工作法，开展大型交流活动16次，参与1 280余人次；开展单身独居计生特殊家庭陪伴2 484人次，开展失能半失能计生特殊家庭家政服务557人次，组织特殊家庭志愿者看望患重病的计生特殊家庭100人次；开展临终关怀4人，减少了计生特殊家庭的痛苦，让他们有尊严地安详离世。其中1人，在离世前向计生特殊家庭互助会捐赠2万元资金，增强计生特殊家庭的安全感。四是引导开展“五项活动”，孵化成立互助会，吸纳30名计生特殊家庭成员成为志愿者，形成了自助、互助良好氛围；与计生特殊家庭交朋友，引导计生特殊家庭与政府相互理解，相互支持，减少了矛盾和对立情绪；引导计生特殊家庭主动开展志愿服务，感恩回馈社会，增强计生特殊家庭的认同感。近年来，实现了零进京、零上访。五是精准发放民生“三项资金”。通过严把初审、复审、年审“三次审核关”，做好奖扶、特扶、独子费三项民生专项资金的精准发放。“三项资金”全面通过社会保障卡发放到人，实现符合政策发放率100%、发放准确率100%。

六、夯实基础，健全网络，全面提升计生基础工作

龙泉驿区高度重视计划生育基层基础建设，抓住机构改革的契机，进一步健全了基础工作网络。一是在乡镇改革中，民生事务科中保留了卫健办，有熟悉业务的专职人员负责人口和计划生育工作，村社区明确专兼职人员负责卫生计生工作，人员和工作经费纳入财政预算。二是进一步加强计生协会建设，区计生协为正处级参公管理单位，并落实了“三定”方案，设会长1名（副区长兼任）、常务副会长1名、副会长2名，内设机构4个，核定科级领导干部4名，并均已落实了科级干部配置；10个街镇和127个村（社区）均建立了计划生育协会组织，企业流动人口协会10个；积极在洪安镇试点开展基层计划生育协会改革，落实协会专职人员6个，协会秘书长落实科级待遇，探索承接“宣传教育、生殖健康咨询服务、优生优育指导、计划生育家庭帮扶、权益维护、流动人口服务”六大职能新模式，进一步夯实了计划生育基层基础。三是定期开展区镇村三级卫健人员培训，提升开展计划生育、优生优育、健康扶贫、爱国卫生、疾病预防、健康教育等方面的工作能力和水平。

四川省抗击新冠肺炎疫情先进基层党组织

成都市疾病预防控制中心党委

新冠肺炎疫情发生后，成都市疾病预防控制中心党委带领全体干部职工，以高度的政治自觉和社会责任感全身心投入到抗击新冠肺炎疫情斗争中，与时间赛跑，与病毒抗争，为守卫全市公共卫生安全做出积极贡献。

一、快速响应，全员抗疫

武汉报告多例不明原因肺炎病例后，中心党委第一时间组建专家团队，研判形势，强化全市发热症状及不明原因肺炎监测，做好应急准备。四川省首例疑似病例报告后，立即启动防控工作方案，全面部署，组建5个防控工作组。全体干部职工自觉践行医者使命，放弃春节休假，夜以继日奋战在抗疫一线。

二、积极作为，科学防控

指挥部的“作战参谋”，为联防联控出谋划策

中心专家团队深度参与市疫情防控指挥部的防控决策，当好“作战参谋”，牵头制定了《武汉及疫情高发地区来蓉人员入户排查方案》等多个疫情防控工作方案和技术指南，为全省、全市疫情防控提供了有力的专业支撑。

疫情监测“最强大脑”，排兵布阵打赢“信息战”

设立疫情防控“应急指挥中心”，构建信息处理的“最强大脑”，24小时开展疫情监测、分析研判及应急指挥调度。仅用3天时间开发出密切接触者信息管理平台，密切接触者追踪管理的时效从36小时提升到不超过2小时，实现了密接者管理的精准高效，并在全省推广应用。

战疫中的“福尔摩斯”，现场侦破“流调案件”

组建34个现场调查小分队，24小时待命，闻令而动，奔赴医院、隔离区，冒着感染风险对每例疑似或确诊病例展开流行病学调查，全力理顺盘根错节的线索，抽丝剥茧反复复盘分析，不遗漏“案件”现场任何蛛丝马迹，为早发现早隔离，阻断感染传播发挥了重要作用。

实验室里的“病毒捕手”，直面病毒分秒必争

第一时间启动24小时检测，检验人员长时间高强度与新冠病毒“零距离”接触，只为尽早确诊每一例病例，为精准防控争取时间。市疾控还积极开展区县疾控、医疗机构、第三方检测机构实验室的培训指导、核查工作，为全市检测能力储备参谋把关，目前全市已有106家核酸检测机构在中心指导下开展工作。

阻挡病毒的“健康使者”，为人民披上“铠甲”

多形式多渠道主动发布防疫科普知识，开展全民健康宣传，开设4部24小时热线电话，派员进驻12345市长公开电话接听中心，值守“四川群防快线”，解疑答惑，回应群众关切。

机场的“国门守护者”，筑牢疫情输入防线

协调全市疾控力量，做好境外抵蓉人员排查管理和密切接触者追踪管理，组建机场专班，优化工作流程，向海关提供防疫技术指导并实现双方信息共享，不分昼夜同成都海关共同采样，守护国门。

三、苦干实干，成绩显著

疫情发生以来，中心在全市培训各行业防控人员8万余人次；完成疫情研判分析报告200余份；现场应急出动2000余人次；累计管理密接者超过1万余人；完成了近1万份样品检测；对近6万名入境人员开展了样品采集和集中隔离医学观察；解答群众咨询热线2万余个；编制并发布健康传播材料50余种。

我市新冠肺炎发病率为全国千万人口以上特大城市中最低的之一，防疫工作取得阶段性成效，中心的工作也得到了国家、省、市各级领导和机构充分认可，荣获集体和个人荣誉共计34项。

四川省抗击新冠肺炎疫情先进集体

成都市中西医结合医院

新冠肺炎疫情发生以来，市中西医结合医院在市委、市政府和市卫健委的坚强领导下，院党委始终统筹全院一盘棋，全院医护人员逆行而上、奋力拼搏，牢牢坚守“一个主战场”（院内防控），全力做好“五个‘援一线’”（援鄂、援定点医院、援区县医院、援社区基层和援机场防控一线），做到了“截住两个全省首例、扣住一例特殊疑难、创新综合防控机制、凸显中医药特色和践行公益使命担当”，实现了“不漏诊一个疑似患者，不感染一名医务人员”的工作目标，当好了城市的“守门人”，获得了广泛赞扬。

一是党委靠前指挥，发挥“主心骨”作用。第一时间成立以党委书记和院长为双组长，分管院长为副组长的领导小组，统筹全院疫情防控工作，先后召开22次领导小组工作会议，精准部署各项防控工作。疫情期间，院党委和各部门负责人始终坚持全天在岗，多次开展全面督导和现场督查，推进防控措施落地落实。

二是严格防控管理，严把关键关口。率先截住两例全省首例，即第1例武汉输入病例和第1例境外输入性病例，有效控制了传染源头。及时扣住1例特殊疑难，将1例4次核酸检测呈阴性，第5次呈阳性的发热患者控制住，有效防止了疾病扩散。

三是科学精准施策，落实防控措施。制定综合防控“12233”方案，落实“一个强化到位”（发热门诊和急诊科关键点位强化院科两级质量管理）、“两个措施到位”（“门诊3关、首诊3问和院感3防”及“测温、戴口罩和培训3个全覆盖”两大措施）、“两个管控到位”（“三通道”和“一患一陪一证”封闭式管理）、“三个把关到位”（首诊医生、科室主任、入院单间专人管理三把关）、“三个保障到位”（人员、床位、物资三个保障）。

四是逆行冲锋在前，勇担抗疫重担。第一时间成立两个临时党支部、两支多学科专家团队和三个突击队，全院奋战疫情防控第一线。截至9月30日，医院发热门诊累计接诊20 167人次，隔离594人次，收治疑似病例54人，确诊21人，核酸检测96 529人次，完成了市级综合医院中最大量的防控工作任务。

五是创新防控措施，强化中西医结合。利用5G技术对病例进行诊疗观察和中医辨证，参与制定《四川省新型冠状病毒感染的肺炎中医药防控技术指南》，将中医药诊疗贯穿新冠肺炎防、治、康各阶段。新建和完善防控制度、流程230余个，编制《新型冠状病毒肺炎疫情防控文件汇编》《新冠肺炎实操手册》《新冠肺炎社区防控应急管理手册》，将防控经验转化为成果推广。搭建“基层严查细筛区域联动专家网上会诊平台”，与高新区共建“联防联控”机制。首推疑似病例“两级管理”，严防不典型患者漏诊漏治。首建方舱CT、独立设置呼吸门诊，实现新冠肺炎检测提速和阻断院内交叉感染途径。首推“送药到家”，解决慢病患者的长期服药问题，减少医院人流聚集。

六是坚持公益导向，履行社会职责。按照上级部署，派出14名医务人员驰援湖北、云南疫情防控工作；选派21名专家驻点高新8个基层医疗机构，指导一线防控；26个临床科室开展免费在线咨询，截至10月1日,线上义诊累计597人次,咨询12612人次;发布疫情防控科普信息,发起“请您手消毒一次”公益活动,印制1 500份免费宣教资料,增强群众科学防范意识。

市中西医结合医院按照市委市政府、市卫健委统一部署,全面落实各项防控措施,疫情防控工作获各级党委、政府、卫健委和相关部门高度认可。疫情期间,获成都市“新冠肺炎疫情防控先进集体”等各级各类集体表彰5次,“全国向上向善好青年”等各级各类个人表彰11人次,医院党委三批次表彰优秀党员、先进个人672人次。《人民日报》《新华社》等国家级媒体报道医院疫情工作20篇,《川报观察》《成都日报》等省、市级媒体报道超60篇。其中《4次核酸检测均呈阴性,第5次被确诊为新冠肺炎》文章,得到央视新闻、人民日报等报道,话题热度居当日微博热搜榜第二,全国网友对医院精神“点赞”。

四川省抗击新冠肺炎疫情先进集体

成都市血液中心

面对突如其来的新冠肺炎疫情造成的血液采集困难,中心党委带领全体党员群众一手抓疫情防控,一手保血液供应,迅速建立血站防控工作机制,其工作经验被国务院应对新冠疫情联防联控机制医疗救治组转发全国学习,我中心也是全国唯一一家获得国家卫健委推荐接受中央电视台采访的血站,采供血工作情况在6月14日(世界献血者日)的《晚间新闻》等频道进行宣传报道。

一、加强领导,率先垂范

疫情发生后,中心党委立即行动,第一时间成立由班子主要成员任组长的疫情防控领导小组,科学分工,迅速搭建起疫情防控组织架构。中心各支部党员主动请缨,立即结束春节休假,义无反顾投入抗“疫”战斗,充分展现血液工作者良好精神风貌。党委坚强领导,党员率先垂范,为打赢疫情防控血液保卫战奠定坚实基础。

二、多措并举,快速反应

一是1月26日在全国率先启动预约献血,招募献血者7.4万余人;二是快速发动宣传报道,先后协调四川卫视等10多家主流媒体宣传献血安全保障措施,疫情期间我市献血相关信息先后5次被中央电视台报道,省市党政机关、企事业单位、部队等104家团队献血约1.1万单位;三是快速启动全市各区(市)县应急献血共9.7万单位;四是快速调整工作模式,增加采血车次,延长服务时间,街头献血约11.9万单位。

三、聚焦患者,保障供应

为保全市患者急需,中心每日监控血液库存,强化与医院沟通,截至8月,血液发放总量49.4万单位,较去年同期增长2.4%,为全市临床用血供应提供坚强血液担当。为保湖北人民急需,中心时刻关注湖北血液供应情况,随时待命做好援助准备,2月19日开展调血,2月24日紧急送达湖北。截至8月,中心先后组织7批次全省血站“援鄂调血”,我中心共支援血液1.9万单位,为湖北战“疫”血液保障贡献成都力量;同时中心还先后19批次支援北京、上海、重庆、西藏等省(区)市血液2.7万单位,有效助力重要省(区)市疫情期间血液保障。

四、精准攻关,保证安全

针对新冠肺炎疫情可能带来的血液安全隐患,中心于1月25日迅速启动“血站血液新冠病毒核酸检测技术平台”项目研发,在全国率先开展血液新冠病毒核酸筛查,共检测1.6万份献血者标本,未检出阳性,进一步保障新冠肺炎疫情下血液质量安全。

五、高效开展恢复期血浆采集，有效助力危重症患者救治

中心仅用48小时即高效完成全流程各项准备工作，2月17日开展全省首例新冠肺炎康复者恢复期血浆采集工作，共采集恢复期血浆2 800毫升，有效助力武汉、成都、南充等地新冠肺炎危重症患者救治。

六、牵头全省血站防控，做到上下一盘棋

疫情暴发后，中心主动发挥成都引领作用，立即部署疫情防控，有序指挥，确保全省上下一盘棋。一是建好机制。以四川省血液管理中心为抓手，建立全省血站应急工作机制，实时召开全省血站站长音频会议，研究血液采集困难应对措施，确保全省血液采供蹄疾步稳。二是新建规制。1月22日下发文件要求加强献血前健康征询工作，先后制订新冠肺炎疫情期间血液安全和供应保障等6个文件，不断强化血液安全供应风险防范意识，有效保障血液安全和供应。

四川省抗击新冠肺炎疫情先进集体

崇州市疾病预防控制中心

一、统筹部署，强化组织领导

1月17日，疾控中心召开防治“新冠”专题工作会，传达中央、省市和市卫健局关于防治“新冠”的最新要求和指示；成立了由中心主任孙光忠为组长的新冠肺炎疫情防控工作领导小组，下设综合信息组、疾病控制组、实验检测组、消毒控制组、健康教育组、后勤保障组六个组，明确职责分工，责任到人，从人员、职责、技术、后勤保障、纪律等方面对全市“新冠”防治工作进行了全面部署。

二、党建引领，树立“正面迎战”思想

2020年1月22日，中心党支部果断发出紧急通知，要求全体党员干部职工取消一切休假，全员上班，并要求做到“来之能战，战之必胜”。四川省启动重大突发公共卫生事件一级响应后，中心党支部立即在全体党员中开展“我在前，做表率”活动，要求党小组发挥战斗堡垒和先锋模范作用，把投身防控疫情第一线作为践行初心使命、体现责任担当的试金石和磨刀石，全面落实中央和省委、市委各项决策部署。面对严峻的防控形势，加强党员政治思想学习，引导党员干部在危急关头、关键时刻冲锋在前，战斗在前，争当“疾先锋”！

三、科学谋划，当好技术参谋

为了迅速有效地控制疫情，中心主任作为防控专家组组长，靠前指挥，带领中心多名各领域疾控专家牵头制定我市《武汉及疫情高发地区来蓉人员入户排查方案》《武汉及疫情高发地区来蓉发热人员处置流程》《基层工作应知应会工作手册》《企业复工方案》等多个疫情防控工作方案和技术指南，筑牢外防输入的坚实防线。

四、各展所长，守严守牢防线

综合信息组同志分班值守，24小时密切监控疫情动态，协助领导小组每日汇总数据，按要求及时整理上报，并适时开展风险评估和综合研判。疾病控制组逆流而上，不惧风险，踏入留观病房和集中隔离点与被隔离患者、密切接触者面对面交流，开展周密而翔实的流行病学调查、宣讲防控知识，并实施心理干预和疏导。消杀控制组多次赴崇州市集中隔离医学观察点进行消毒及工作指导，消毒面积达15 000余平方米。检验检测组明确职责，优化采样、送样、检测等工作流程，严格按照三级防护，戴上N95口罩、护目镜、双层手套，穿上厚厚的、密不透风的防护服，规范有序开展工作，争分夺秒地进行样本检测，

全力为临床诊疗赢得时间、为疫情第一时间发现和预警赢得时间。截至目前,检出28例境外输入确诊病例,结果与成都市复核均一致,严谨的检测工作得到上级充分肯定。健康教育组精准发声,传播科学防控知识,消除群众恐慌心理,讲解复工复产注意事项,助力企业及时复工,积极主动服务营商环境。此外,中心主动与市融媒体中心、省复退军人医院联合成立"崇州市新冠肺炎心理援助热线办公室"和开通心理干预热线,共接待咨询300余人次。机场专班工作组不分昼夜赴机场和隔离酒店接送日、韩、伊朗等入境返崇人员,保证入境人员回崇后全闭环管理……截至10月17日,我市共接收入境人员2 199人,共发现境外输入性新冠肺炎病例28例,流调采样累计出动人数2 167人次,开展流行病学调查296例,出动车辆438车次,采集23 318个标本量,无延迟,无差错。

在这场没有硝烟的斗争中,为了护佑全市人民生命安全与健康,疾控卫士们讲政治守纪律,同时间赛跑、和疫情竞速,废寝忘食地工作,常常鏖战通宵,从流行病学调查到实验室检测,从环境消杀到健康教育,凭借着扎实的专业功底、严谨的工作作风、主动作为的胆气,在风险和危难中践行初心使命,守土尽责,为打赢抗击新冠肺炎疫情防控攻坚战、阻击战、人民战顽强拼搏奋战在抗击疫情的最前沿!

四川省抗击新冠肺炎疫情先进集体

成都市龙泉驿区卫生健康局

新冠肺炎疫情发生以来,成都市龙泉驿区卫生健康局作为龙泉驿区疫情防控工作的主要牵头部门,主动履职尽责,在省、市、区党委和政府的坚强领导下,团结带领全区卫生健康系统广大医卫工作者冲锋在前、连续作战,有力、有序、有效地开展了疫情防控指导、医疗救治、入境乘客管理服务等工作,为龙泉驿区奋力夺取疫情防控和实现经济社会发展目标"双胜利"做出了重大贡献。截至目前,龙泉驿区累计确诊4例,是成都中心城区确诊病例最少的区县之一,实现了患者"零死亡"、医护人员"零感染"佳绩。

一、反应迅速,精准防控,当好疫情防控"参谋员"

新冠肺炎疫情发生后,龙泉驿区卫健局立即做出反应,迅速牵头制定《龙泉驿区新冠肺炎疫情防控"1+4"工作方案》,第一时间成立区卫健局新冠肺炎疫情防控工作领导小组,制发各类疫情防控文件75个,组织开展应急演练4次,科学调整防控策略,为全区疫情防控出谋划策。同时,认真贯彻落实统筹兼顾疫情防控与经济社会发展,扎实助推复工复产复学,组建专业指导组,对辖区5 545家单位1.4万人开展疫情防控卫生员培训,并派出22名医务人员在各行业主管部门驻点,为辖区2 221家工业企业、522家农业经营主体、241家建筑工地及其他小微企业提供"三送一帮"(送健康、送服务、送政策,帮企业)服务,为辖区234所学校近30万师生提供疫情防控技术指导,帮助各企业、学校在"零发病"前提下尽快恢复正常生产经营和教学秩序,有力确保大运会等重点项目建设顺利推进。

二、集中力量,全力救治,当好疫情防控"战斗员"

新冠肺炎疫情发生后,龙泉驿区卫健局第一时间启动应急响应,紧急征用龙泉长康医院,并腾空3个基层医疗卫生机构,打造4个集中收治点,设置床位120张,同时从各医疗机构抽调医疗骨干200余人组建医疗救治梯队,严格按照"集中患者、集中专家、集中资源、集中救治"原则开展医疗救治工作。全面加强医疗服务能力水平建设，先后投入1 385.8万元用于医疗机构发热门诊硬件建设、方舱CT配备以及核酸检测能力建设。截至目前，全区累计收治发热病例3万余人次，收治新冠肺炎疑似病例159人(含确诊病例4人)，实现院内聚集性疫情“零发生”。

三、闭环管理，科学管控，当好疫情防控“服务员”

严格落实“外防输入、内防反弹”防控策略和分区分级分类精准防控要求，全面做好国内重点地区、重点人员和重点场所排查管控工作，累计排查管控密切接触者727人，开展居家医学观察1.4万人，实施八类重点人群核酸检测13.2万人次，推进“外卖小哥”等重点行业人群核酸检测2.5万人。自2020年6月承担入境接机任务以来，龙泉驿区卫健局党组一班人通过反复现场调研和桌面推演，科学编制入境接机工作手册，并绘制全流程图。在全区范围吹响集结号，动员抽调100名专职人员组建专班，创新实行集中隔离点位点长负责制，抓实抓细入境乘客管控服务。截至目前，累计接回航班19架次、乘客2 663人(含外籍41人)，累计拦截境外输入确诊病例3例、无症状感染者3人，无二代病例发生，成功守好了“国门”到“家门”之间的重要防线。

四川省抗击新冠肺炎疫情先进集体

成都市温江区卫健系统党工委

新冠肺炎疫情发生后，成都市温江区卫健系统党工委(以下简称区卫健系统党工委)按照党中央、省市区委的战略部署，立即投入到疫情防控工作，经过100多个日日夜夜的艰苦战斗，打赢了这场没有硝烟的阻击战，实现了区委“不发生一例原发病、不感染一名医护人”的战略目标。

一是高度敏锐，提前做好战前准备。2019年12月8日，武汉首次报道发现不明原因肺炎，凭着职业敏感，区卫健系统党工委迅速要求区疾控中心及时掌握动态，随时向局党组报告，并做好内外保密。2020年1月16日，国家卫健委正式公布新型冠状病毒肺炎，区卫健系统党工委在次日召开了全系统院长及公卫科长参加的会议，要求“内紧外松”，吸取2003年“非典”经验，加强发热门诊预检分诊，储备应急物资，所有参会人员严格保密。

二是高度重视，及时建立疫情防控机制。1月20日，新冠疫情防控全面拉开战幕，按照温江区委和省市卫健委统一部署，区卫健系统党工委作为温江区疫情防控指挥部医疗救治和疫情防控的核心，立即组建了7个工作小组，分别负责部门联动、组织协调、预警研判、医疗救治、防疫消杀、应急处置、物资储备等工作，建立了“三个必须报”和“两会三碰头”的工作机制，要求各医疗卫生单位在第一时间，武汉旅居史的重点人员必须报，疑似病例和关联人员必须报，核酸检测结果必须报；每天召开疫情研判会、疫情防控会，党工委成员每天早上9点、中午12点、晚上9点三次“碰头”，及时掌握疫情防控动态变化，及时向区防控指挥部报告。开展公众宣传、系统倡议、疫情热线、在线咨询等活动，引导市民正确认识新冠肺炎。

三是严防死守，确保疫情防控有序有方。从1月20日起，在没有任何动员的情况下，区卫健系统3 000余名干部职工自愿选择坚守阵地，不分节假日，不管昼夜时，从人员排查到医院督查，从集中隔离医学观察点建设到定点救治医院的改造，从流行病学调查到环境终末消杀，从确诊患者治疗到康复患者的关心，处处都有党员干部的身影，处处体现党组织的凝聚力和向心力。截至目前，共制定印发各类文件、方案、办法、指南等80余项，排查重点人员130余万人次，规范设置集中医学观察点6个、定点收治医院4个、发热门诊(哨点诊室)16个、留观病床105张，转运确诊病例26例(其中境外输入19例，国内输入7例)，设置集中隔离观察间569间，累计集中隔离观察密切接触者586人次，全部接受“2+1”(两次核酸、一次胸部CT)检查，开展外环境检测185处、相关从业人员检测3.9万人，累计接返境外抵蓉航班45班次，接返旅客6 850人，筛查送医151人，未发生一起本地关联病例，完成6个高速卡点、2个车站、1个高铁站共73万余人次的健康监测，开展桌面加实战演练2次，先后采购各类专用口罩16.4万只、防护服1.3万套、手套17.4万副，与防疫物资生产厂家达成仓储约定，确保各类防疫物资“防控足够、应急足够、调拨足够”。疫情防控期间，20余名同志递交入党申请书，4名同志火线入党。

四是深入一线，助力复工复产有力有效。疫情防控进入三级响应后，区卫健局党工委按照区委部署，采取“分片包干、平战结合”措施，由党工委成员牵头，机关科室具体落实，对“包干”区域的各级医疗机构和各类企业，开展“两送一解一帮”活动，实行“应开能开就尽开、复工防控两不误”的举措，深入一线，指导各级各类医疗机构和企业有序复工复产，坚持“疫情防控不放松、年度目标不放松”的工作目标，确保群众安全和社会公共安全。截至目前，完成1 500余家企业、3万余名员工岗前检测“一对一”预约，全区各级医疗机构复工复产率100%，人民群众的日常生活全面恢复正常。疫情防控期间，温江区卫健系统党工委以实际行动诠释了党组织的核心战斗堡垒作用，以扎实的工作作风体现了“人民至上、生命至上”的服务宗旨，以坚韧不拔的毅力，彰显了党组织的凝聚力和号召力，为温江乃至成都市和四川省的新冠肺炎疫情防控做出了突出贡献。

先进集体和先进个人名单

中共中央表彰的全国优秀共产党员和全国先进基层党组织

一、全国优秀共产党员

梁宗安　四川大学华西医院呼吸与危重症医学科主任，主任医师

康　焰　四川大学华西医院重症医学科主任，主任医师

刘　成　四川省医疗卫生服务指导中心党总支书记、主任

二、全国先进基层党组织

四川省疾病预防控制中心党委

成都市公共卫生临床医疗中心党委

中共中央　国务院表彰的全国先进工作者

（2020 年 11 月 24 日）

全国先进工作者

梁　娴（女）　成都市疾病预防控制中心主任，主任医师

中共中央　国务院中央军委表彰的全国抗击新冠肺炎疫情先进个人和先进集体

全国抗击新冠肺炎疫情先进个人名单

梁宗安　四川大学华西医院呼吸与危重症医学科主任，主任医师

康　焰　四川大学华西医院重症医学科主任，主任医师

刘　成　四川省医疗卫生服务指导中心党总支书记、主任

杨　琴（女）　四川省医学科学院（四川省人民医院）重症医学中心护士长

张传涛　成都中医药大学附属医院呼吸内科副主任，副主任医师

宗志勇　四川大学华西医院感染管理部部长

陈　康　四川省医学科学院（四川省人民医院）四川省急救中心办公室主任，副主任医师

刘之超（女）　成都市第三人民医院党委宣传统战部部长，消化内科二病区护士长、大内科副护士长，副主任护师

祝小平　四川省疾病预防控制中心主任医师

孟建彤　成都市疾病预防控制中心微生物检验党支部书记、微生物检验科主任，副主任技师

栾荣生　四川大学华西公共卫生学院(华西第四医院)教授
魏于全　四川大学华西医院生物治疗国家重点实验室、肿瘤中心主任

全国抗击新冠肺炎疫情先进集体名单

四川省医学科学院(四川省人民医院)援鄂医疗队
四川大学华西医院
四川省卫生健康委员会
成都市公共卫生临床医疗中心党委

中共四川省委
表彰的四川省抗击新冠肺炎疫情
优秀共产党员和先进基层党组织

(2020 年 11 月 17 日)

四川省抗击新冠肺炎疫情
优秀共产党员名单

张仁卿　成都市公共卫生临床医疗中心副院长,副主任医师
苏　刚　成都高新区中和社区卫生服务中心医师
李张维　成都市郫都区人民医院呼吸内科主治医师
陈　超　简阳市疾病预防控制中心第二党支部书记、传染病防治科科长,主管医师
尹　隆　四川省卫生健康委员会主任助理、党组成员（挂职）
白　浪　四川大学华西医院感染性疾病中心党支部书记兼副主任,主任医师
尹万红　四川大学华西医院重症医学科副主任医师
王学杰　四川省医学科学院・四川省人民医院后勤保障部七级职员
匡永福(女)　四川省医学科学院・四川省人民医院急诊科(急救中心)主管护师
谢　艳(女)　成都医学院第一附属医院感染科护士长,主管护师
卢　云　成都中医药大学附属医院内科第一党总支四支部书记、急诊科主任,主任中医师
王　俊　四川省第二中医医院重症医学科主任,副主任医师
钟　波(女)　四川省疾病预防控制中心副主任,研究员
蒋恩霏　四川省疾病预防控制中心职业与辐射卫生所副主任医师

四川省抗击新冠肺炎疫情
先进基层党组织名单

成都市疾病预防控制中心党委
成都市武侯区疾病预防控制中心党支部
成都市新都区中医医院党委
成都市温江区卫健系统党工委
四川省卫生健康委员会疾病预防控制处党支部
四川大学华西医院党委
四川省医学科学院・四川省人民医院呼吸与危重症医学科党支部
四川省疾病预防控制中心急性传染病预防控制所党支部
四川省骨科医院内科(重症医学科)党支部

中共四川省委　四川省人民政府
表彰的四川省抗击新冠肺炎疫情
先进个人和先进集体

四川省抗击新冠肺炎疫情
先进个人名单

杜月君　成都市第二人民医院感染性疾病科代理副主任,副主任医师
郭　华(女)　成都市第三人民医院医院感染管理部部长、预防保健部部长,副主任医师
刘　芳(女)　成都市第四人民医院病区临时负责人,副主任医师
赵晓平　成都市第五人民医院病案管理科科长,副主任医师
王振华　成都市第六人民医院医学装备部九级职员
冯　奕(女)　成都市第七人民医院重症医学科护师
张仁卿　成都市公共卫生临床医疗中心副院长,副主任医师

贺钰磊　成都市妇女儿童中心医院感染性疾病科副主任，副主任医师
黄新春　四川友谊医院神经外科主治医师
廖钟强　成都骨伤医院副院长
彭　中　成都市疾病预防控制中心副主任，主任医师
吴　静（女）　成都市卫生健康委员会政策法规和体制改革处处长
赵　茜（女）　成都市卫生健康委员会医政医管处一级主任科员
石俊婷（女）　成都市卫生健康委员会疾病预防控制处一级主任科员
青　健　成都市卫生健康委员会老龄健康处一级调研员
张家锋　成都市锦江区三圣社区卫生服务中心主任助理，助理医师
冷建蓉（女）　成都市青羊区文家社区卫生服务中心护士
沈　兵　成都市青羊区府南金沙社区卫生服务中心主任，副主任医师
张　艳（女）　成都市金牛区人民医院感染科主任，副主任医师
朱涛英（女）　成都市武侯区疾病预防控制中心免疫规划科科长，主管医师
唐　娅（女）　成都市武侯区金花桥社区卫生服务中心护士
刘　毅　成都市成华区疾病预防控制中心办公室主任，检验副主任技师
柳　君（女）　成都市成华区保和社区卫生服务中心主任，主治医师
晋照明　成都市龙泉驿区第一人民医院呼吸与危重症医学科副主任，主治医师
张体延　成都市龙泉驿区大面公立卫生院副院长，主管医师
王　敏（女）　成都市青白江区精神病防治院院长，副主任医师
唐凤鸣　成都市温江区人民医院呼吸内科主任，主任医师
敬　阳　成都市温江区万春镇中心卫生院医师
唐　锐　成都市双流区中医医院重症监护室主管护师
吕天萍（女）　成都市双流区疾病预防控制中心副主任，主管医师
郭　毅　成都市双流区卫生健康局党组成员、副局长
李张维　成都市郫都区人民医院呼吸内科主治医师
黄小芳（女）　成都市郫都区疾病预防控制中心副主任，主管医师
陈　科　成都市新津区人民医院副院长，副主任中医师
刘　敏（女）　成都市新津区中医医院院感部部长，副主任护师
廖岚娟（女）　成都市新津区卫生健康局党组书记、局长
黎文燕（女）　金堂县第一人民医院感染科主任，副主任医师
曹红梅（女）　大邑县人民医院院感科科长，副主任护师
李　凯　蒲江县人民医院副院长，副主任医师
翁帮琼（女）　彭州市人民医院感染科主任，主任医师
赵锡瑶（女）　邛崃市桑园镇卫生院院长，医师
李　炼　崇州市人民医院院感科副科长，主管技师
陈　超　简阳市疾病预防控制中心第二党支部书记、传染病防制科科长，主管医师
杨　皓　成都高新区疾病预防控制中心主管医师
苏　刚　成都高新区中和社区卫生服务中心医师
范欣怡（女）　成都高新技术产业开发区教育文化和卫生健康局卫生健康处一级主任科员
黄玉兰（女）　成都高新技术产业开发区第三人民医院党支部书记、院长，副主任医师
阳云平　成都天府新区人民医院内科主任，副主任医师
袁新皓　成都天府新区疾病预防控制中心医师
曾　勇　四川大学华西医院副院长，主任医师
程永忠　四川大学华西医院党委副书记兼纪委书记，研究员
赖　巍　四川大学华西医院重症医学科主治医师

王　波　四川大学华西医院重症医学科副主任医师

杨广强　四川大学华西医院重症医学科护师

尹万红　四川大学华西医院重症医学科副主任医师

林　吉　四川大学华西医院医院感染管理部研究实习员

王凯歌　四川大学华西医院呼吸与危重症医学科医师

吴　颖(女)　四川大学华西医院呼吸与危重症医学科副护士长,主管护师

吕庆国　四川大学华西医院内分泌代谢科副主任医师

张　凌　四川大学华西医院肾脏内科副主任医师

白　浪　四川大学华西医院感染性疾病中心党支部书记兼副主任,主任医师

应斌武　四川大学华西医院实验医学科主任,主任技师

王旻晋　四川大学华西医院实验医学科主管技师

晏　会　四川大学华西医院应急办公室副主任,助理研究员

叶　玲(女)　四川大学华西口腔医院院长,教授,主任医师

肖　雪(女)　四川大学华西第二医院工会主席、院长助理、干部保健科主任,主任医师

蒲　燕(女)　四川大学华西第二医院生殖内分泌科副护士长,主管护师

杨晓燕(女)　四川大学华西第二医院新生儿科副主任医师

彭莉君(女)　四川大学华西第四医院职业病科副主任,副主任医师

彭江梅(女)　四川大学华西第四医院急诊科、重症医学科副护士长,主管护师

李　刚　四川省医学科学院·四川省人民医院应急管理办公室主任,主任医师

杨兴祥　四川省医学科学院·四川省人民医院感染科主任,主任医师

蒲　红　四川省医学科学院·四川省人民医院放射科副主任,主任医师

李素萍(女)　四川省医学科学院·四川省人民医院神经内科主治医师

匡永福(女)　四川省医学科学院·四川省人民医院急诊科(急救中心)主管护师

向　钱　四川省医学科学院·四川省人民医院医院感染控制中心助理研究员

黄　雷　四川省医学科学院·四川省人民医院应急管理办公室七级职员,护士

王学杰　四川省医学科学院·四川省人民医院后勤保障部七级职员

冯　梅(女)　四川省肿瘤医院副院长,研究员,主任医师

董　伟　四川省肿瘤医院危重医学中心主治医师

帅志容(女)　四川省妇幼保健院妇幼健康管理部副部长兼妇幼群体保健科科长,副主任医师

李　斌　四川省第四人民医院老年科副主任,副主任医师

董桂英(女)　四川省第四人民医院大内科科护士长兼内二病区护士长,副主任护师

罗敏菱(女)　四川省第五人民医院急诊科兼综合病房副主任,主治医师

黄　进(女)　成都医学院第一附属医院重症医学科主治医师

纪风兵　成都医学院第一附属医院感染管理部副主任医师

谢　艳(女)　成都医学院第一附属医院感染科护士长,主管护师

李培培(女)　成都医学院第一附属医院耳鼻咽喉头颈外科护士长,主管护师

邱立志　四川省科学城医院呼吸与危重症医学科副主任,副主任医师

姚永萍(女,藏族)　四川护理职业学院副院长,四川护理职业学院附属医院党总支书记,副教授

岳建彪　四川省骨科医院内科副主任中医师

李　怡(女)　四川省骨科医院内科护师

扈晓宇　成都中医药大学附属医院内科第一党总支三支部书记、感染科主任,主任中医师

卢　云　成都中医药大学附属医院内科第一党

总支四支部书记、急诊科主任，主任中医师
董文栋 成都中医药大学附属医院重症医学科护师
罗 霞(女) 四川省中医药科学院菌类药材研究所所长，研究员
戴 瑛(女) 四川省中医药科学院中药药理毒理研究所副研究员
刘若阳(女) 四川省第二中医医院肺病科呼吸介入微创组组长，主治中医师
王 俊 四川省第二中医医院重症医学科主任，副主任医师
陈建辉 四川省中西医结合医院急诊医学科副主任，中西医结合副主任医师
郭 建 四川省中西医结合医院重症监护室副主任，主治中医师
冯全生 成都中医药大学基础医学院院长，二级教授
袁昌华 四川护理职业学院后勤管理处、基建处处长
周久顺 四川省疾病预防控制中心副主任，主任医师
钟 波(女) 四川省疾病预防控制中心副主任，研究员
张成云 四川省疾病预防控制中心职业与辐射卫生所主任医师
胡 新 四川省疾病预防控制中心业务与质量管理处（应急管理办公室）主管医师
程秀伟(女) 四川省疾病预防控制中心急性传染病预防控制所主管医师
蒋恩霏 四川省疾病预防控制中心职业与辐射卫生所副主任医师
刘润友(女) 四川省疾病预防控制中心公共卫生信息所副研究员
秦 岭 四川省疾病预防控制中心环境与学校卫生消毒所高级工程师
尹 隆 四川省卫生健康委员会主任助理、党组成员（挂职）
谢仁兴 四川省卫生健康委员会重大传染病防治处处长
李 冰 四川省卫生健康委员会医政医管处处长
叶 铖 四川省卫生健康委员会规划与财务处副处长
周俊梅(女) 四川省卫生健康委员会宣传与健康促进处副处长
向建衡 四川省省卫生健康宣传教育中心健康促进部副部长、编辑
毛云鹏 四川省卫生健康信息中心应用推广部部长
王 琼(女) 四川省卫生和计划生育监督执法总队消毒和传染病防治执法支队副支队长、一级主任科员
谢莉莉(女) 四川省卫生和计划生育监督执法总队生活饮用水卫生执法支队副支队长、一级主任科员
杨 军 四川省中医药发展服务中心党支部书记、主任
王文凭 四川省中医药局办公室二级主任科员
杨 琪 四川省中医药局医政处三级主任科员

四川省抗击新冠肺炎疫情先进集体名单

成都市中西医结合医院
成都市疾病预防控制中心党委
成都市卫生健康委员会
成都市血液中心
成都市锦江区疾病预防控制中心
成都市金牛区卫生健康局
成都市武侯区疾病预防控制中心党支部
成都市成华区卫生健康局
成都市龙泉驿区卫生健康局
成都市青白江区卫生健康局
成都市新都区中医医院党委
成都市郫都区疾病预防控制中心党支部
简阳市人民医院
都江堰市卫生健康局
邛崃市卫生健康局
金堂县疾病预防控制中心
大邑县卫生健康局
蒲江县鹤山社区卫生服务中心
成都高新技术产业开发区教育文化和卫生健康局

四川大学华西医院党委
四川大学华西第二医院
四川大学华西第四医院
四川大学华西医院重症医学科
四川省医学科学院·四川省人民医院呼吸与危重症医学科党支部
四川省医学科学院·四川省人民医院后勤保障部
四川省第四人民医院援鄂医疗队
成都医学院第一附属医院援鄂医疗队
成都中医药大学附属医院援鄂医疗队
四川省第二中医医院急诊科
四川省中西医结合医院新冠肺炎联防联控办公室
四川省骨科医院内科（重症医学科）党支部
四川大学生物治疗国家重点实验室
四川省疾病预防控制中心急性传染病预防控制所党支部
四川省疾病预防控制中心业务与质量管理处（应急管理办公室）
四川省卫生健康委员会机关服务中心
四川省卫生健康委员会疾病预防控制处党支部
四川省卫生健康委员会卫生应急办公室
四川省卫生和计划生育监督执法总队
四川省中医药局对外合作处

四川省人民政府表彰的四川省第八届劳动模范和先进工作者

四川省劳动模范

曾政光　　四川省泌尿外科医院院长
李　彦（女）　核工业四一六医院副主任医师

四川省先进工作者

李晓静（女）　成都市锦江区疾病预防控制中心传防科科长
李　钰　　成都市郫都区中医医院党委书记
王　刚　　都江堰市人民医院重症医学科副主任
刘红林　　大邑县疾病预防控制中心主任
陈　红（女）　成都市公共卫生临床医疗中心党委委员、重症二病区主任
朱俊臣　　成都大学附属医院重症医学科副主任医师
涂　程　　成都市疾病预防控制中心职业病防治科科长
艾　涛　　成都市妇女儿童中心医院儿童呼吸科主任
李国平　　成都市第三人民医院呼吸与危重症医学科主任
汪克纯　　成都市第六人民医院心血管内科党支部书记、主任
张　静（女）　新津县第二人民医院心理治疗师
屈　勤（女）　成都市双流区卫生健康局党组书记、局长
郭　强　　成都市中西医结合医院党委专职副书记
何艳红（女）　成都市成华区卫生健康局党组书记、局长
蒋　黎（女）　四川省人民医院检验科主任
周　洁（女）　四川省第四人民医院重症医学科护士长
罗凤鸣　　四川大学华西医院呼吸与危重症医学科副主任
薛欣盛　　四川大学华西第二医院妇产科重症医学科主任
祁　腾　　四川省疾病预防控制中心微生物所细菌科主管医师
秦志均　　四川省骨科医院重症医学科副主任
杨　琴（女）　四川省人民医院重症监护室护士长
邹　礴（土家族）　四川省卫生健康委员会卫生应急办公室主任
张　宏　　成都中医药大学临床医学院附属医院急诊科副主任
金晓博　　成都医学院第一附属医院重症医学科主治医师

四川省人力资源和社会保障厅 四川省中医药管理局 表彰的四川省中医药传承创新发展先进集体和先进个人

四川省中医药传承创新发展先进集体

成都市中医管理局
成都市中西医结合医院
成都市青羊区卫生健康局
成都市双流区卫生健康局
成都市郫都区中医医院
都江堰市卫生健康局
四川省中医药管理局办公室
成都中医药大学药学院
四川省中医药发展服务中心
四川省中西医结合医院
四川省第二中医医院杜氏骨伤科
四川省骨科医院制剂室
四川省中医院国家中医临床研究(糖尿病)基地
成都中医药大学附属医院针灸学校(四川省针灸学校)
四川大学华西医院中西医结合科

四川省中医药传承创新发展先进个人

赵晓红(女) 成都市卫生健康委中医处副处长
杨向东 成都肛肠专科医院院长,主任医师
曹　冬 成都市中草药研究所研究科科长
蒋红根 成都市龙泉驿区中医医院副主任中医师
邹先福 成都市新都区中医医院常务副院长,副主任医师
张素英(女) 成都市青白江区人民医院中医科主任,副主任中医师
张　昱(女) 成都市高新区桂溪社区卫生服务中心党支部副书记,副主任医师
程雪彬 邛崃市中医医院党委书记、院长,主任医师
陈小维 彭州市中医医院院长,中西医结合主任医师
邓治林 简阳市中医医院党委书记、院长,主任医师
曾绍林 金堂县中医医院院长,主任中医师
杨　林 四川大学华西医院临床药学部(药剂科)副主任药师
万德光(女) 成都中医药大学药学院教授
张之文 成都中医药大学基础医学院教授
许小红 成都医学院药学院院长,教授
何孝国 四川省第五人民医院康复中心主任,主任中医师
张　冲 四川省医学科学院・省人民医院中医科,主任中医师
陈朝晖 成都医学院第一附属医院中医科主任,主任医师
陈　敏(女) 四川省第四人民医院针灸理疗科主任,主任中医师
陈　红(女) 四川省肿瘤医院肿瘤中医科副主任,主任中医师
方清茂 四川省中医药科学院中药资源与种植研究所副所长,研究员
罗　霞(女) 四川省中医药科学院菌类药材研究所所长,研究员
戴　瑛(女) 四川省中医药科学院副研究员
何小平 四川省中西医结合医院肾病内科主任,主任中医师
何鸣超 四川省中西医结合医院事业发展部副部长,主治中医师
黄河银 四川省中西医结合医院团委委员,主治医师
张　海 四川省第二中医医院党委书记,中西医结合主任医师
吴　巍(女) 四川省第二中医医院肾病科主任,主任中医师
曹亚芳(女) 四川省第二中医医院妇科副主任,副主任中医师

李　霞(女)　四川省骨科医院副院长,主任中医师
罗小兵　四川省骨科医院运动医学科主任,主任中医师
张　鑫　四川省骨科医院康复科主任,副主任中医师
钟以泽　成都中医药大学附属医院主任医师
常德贵　成都中医药大学附属医院党委书记,主任中医师
魏绍斌(女)　成都中医药大学附属医院妇科学术主任,主任医师
谢　慧(女)　成都中医药大学附属医院耳鼻喉科副主任,教授
杨旭红　成都中医药大学附属医院神经内科副主任,副教授
张　俭(女)　成都中医药大学第三附属医院党委书记、副院长,副教授
李　川　四川省针灸学校针灸推拿教研室主任,讲师
杨　蕻(女,回族)　四川省针灸学校中医康复教研室主任,讲师
马　云(蒙古族)　成都军区八一骨科医院院长,主任医师
何浚治(蒙古族)　天祥骨科医院院长,主任中医师
何天祺(蒙古族)　何氏骨科医院院长,主任中医师
袁学刚　四川洲际胃肠肛门病医院副主任中医师
陈怀炯　四川省中医药学会中医骨伤专委会委员,副主任中医师
张晓云(女)　四川省中医药学会急诊专委会主任委员,主任中医师
曾　芳(女)　四川省针灸学会常务副会长,教授
樊均明　四川省中西医结合学会副秘书长,主任医师
熊小明　四川省骨科医院主任医师
邢　萍(女)　四川省老年医学学会秘书长
王　筘(女)　四川省中医药信息学会会长
张　虹(女)　四川省中医药适宜技术研究会会长,教授
罗　枫　四川省中医药适宜技术研究会秘书长
赵　玲(女)　四川省中医药职业教育协会秘书长
张　宇(女)　四川省省中医药健康服务学会秘书长
周　娟(女)　四川省食品药品检验检测院中药(民族药)室主任,主任药师
曾　琳(女,土家族)　四川省中医药局对外合作处处长
尹　莉(女)　四川省中医药局规划财务处处长
刘晓蓉(女)　四川省中医药局人事教育处处长
杨　琪　四川省中医药局医政处三级主任科员
廖　建　四川省中医药局科技产业处四级调研员
蒋　涛　四川省中医药局机关党委办公室四级调研员

四川省总工会表扬的四川省五一巾帼标兵岗(标兵)

四川省五一巾帼标兵岗名单

成都市公共卫生临床医疗中心重症医学科二病区
成都市第五人民医院呼吸与重症医学科
四川大学华西医院甘孜医院(甘孜藏族自治州人民医院)重症医学科(ICU)
四川大学华西医院甘孜医院传染病院
四川大学华西医院呼吸与危重症医学科护理团队
核工业四一六医院援鄂医疗队
四川省医学科学院·省人民医院药学部(药物临床试验中心)
四川省医学科学院·省人民医院大内科、干部医疗科
四川省第四人民医院急诊科护理单元

四川省五一巾帼标兵名单

郭　华　成都市第三人民医院感染管理及预防保健部部长

黄 丽 成都市第二人民医院急诊科护士长

庹晓莉 成都市疾病预防控制中心应急与业务管理办公室主任

蒲 燕 四川大学华西第二医院生殖内分泌科副护士长、医院援鄂医疗队驻地病区副护士长、医院首批援鄂医疗队副领队

杜 宇 四川大学华西第四医院急诊科/ICU 学科主任、支部书记

张 坤 成都医学院第一附属医院护理部副主任

杨 人 成都中医药大学附属医院重症医学科护士长

四川省妇女联合会、四川省人力资源和社会保障厅授予的新冠肺炎疫情防控工作中作出突出贡献的四川省三八红旗手、四川省三八红旗集体

四川省三八红旗手名单

王 瑞 四川大学华西医院消化内科副护士长

文 菊 四川省中西医结合医院护理部副主任

杜 宇 四川大学华西第四医院急诊科/ICU 主任

杨小蓉 四川省疾病预防控制中心微生物所主任技师

杨晓燕 四川大学华西第二医院副主任医师

张 杰 成都市血液中心业务科科长

陈 庆 四川省医学科学院·四川省人民医院呼吸与危重症医学科主任医师

周 游 成都市第四人民医院心理咨询中心组长

徐珊玲 四川省肿瘤医院危重病研究室主任

四川省三八红旗集体名单

四川省医学科学院·四川省人民医院感染科

四川省第二中医医院

四川省疾病预防控制中心微生物检验所

成都中医药大学附属医院重症医学科

成都市第五人民医院急诊医学科

成都市卫生计生监督执法支队医疗(中医)卫生监督大队

成都市疾病预防控制中心应急与业务管理办公室

中共成都市委表彰的成都市抗击新冠肺炎疫情优秀共产党员和先进基层党组织

成都市抗击新冠肺炎疫情优秀共产党员名单

罗 刚 成都天府新区疾病预防控制中心主任,副主任医师

卢 蓉(女) 成都天府新区正兴社区卫生服务中心护士长,护师

晏 奎 成都东部新区中西医结合医院党总支书记,主治医师

刘 敏(女) 成都高新区肖家河社区卫生服务中心护士长,副主任护师

李拥军 成都市锦江区疾病预防控制中心党支部书记、主任,六级职员

马异梅(女) 成都市青羊区卫生健康局党组成员、副局长

黄新威 成都市青羊区中医医院党委书记兼青羊区苏坡社区卫生服务中心主任,主任医师

黄 翔 成都市金牛区人民医院党委书记,主任医师

刘俊杰(羌族) 成都市金牛区驷马桥曹家巷社区卫生服务中心副主任,医师

涂 强 成都市武侯区机投桥社区卫生服务中心副主任医师

郑森平 成都市武侯区疾病预防控制中心传防科科长,十一级专业技术人员

何先琼(女) 成都市成华区龙潭社区卫生服务中心主任,副主任护师

刘展望 成都市成华区二仙桥社区卫生服务中心口腔科主治医师

罗 飞 成都市龙泉驿区大面洪河社区卫生服务中心副主任,副主任医师

向奋飞(女) 成都市龙泉驿区疾病预防控制中心检验科科长,主管技师

黄 委 成都市青白江区卫生健康局党组成员、医院事务服务中心主任,执业助理医师

杜小利(女)　成都市新都区桂湖街道城东社区卫生服务中心医务科科长，主治医师
邓　菲(女)　成都市新都区疾病预防控制中心检验科主管检验师
周碧元　成都市温江区卫生健康局疾控科科长，七级职员
周　军　成都市温江区涌泉街道社区卫生服务中心副主任，中医师
倪　娟(女)　成都市双流区东升社区卫生服务中心党支部书记、主任，护师
张　毅　成都市双流区第一人民医院副主任医师
任　民　成都市郫都区人民医院党委委员、副院长，副主任医师
杜　娟(女)　成都市郫都区郫筒街道社区卫生服务中心办公室主任，助理医师
张　辉　成都市新津区中医医院党委书记，副主任医师
高　波　成都市新津区兴义镇中心卫生院党支部书记、院长，副主任医师
任小兵　简阳市人民医院健康管理中心主任，副主任医师
王乐朋　都江堰市人民医院呼吸与危重症医学科副主任医师
伍　霞(女)　彭州市疾病预防控制中心副主任，副主任检验技师
张　帆　彭州市人民医院呼吸与危重症医学科副主任，副主任医师
王　娇(女)　崇州市人民医院骨科心胸外科护士长，主管护师
赵清华　金堂县疾病预防控制中心副主任医师
温爱玲(女)　大邑县疾病预防控制中心副主任，医师
钱树森　成都市中西医结合医院放射科副主任医师
谭　娟(女)　成都市公共卫生临床医疗中心外科二病区护士长，副主任护师
范双凤(女)　成都市疾病预防控制中心艾滋病防治科副科长，主管医师
谢文均　成都大学附属医院护师
闫　梅(女)　成都市卫生健康委员会规划财务处处长
李志春　成都市卫生健康委员会人事处处长

成都市抗击新冠肺炎疫情先进基层党组织名单

成都天府新区人民医院党委
成都天府新区疾病预防控制中心党支部
成都高新区疾病预防控制中心党支部
成都市锦江区卫生健康局党委
成都市青羊区疾病预防控制中心党支部
成都市青羊区文家社区卫生服务中心党支部
成都市金牛区人民医院党委
成都市成华区疾病预防控制中心党支部
成都市新都区第二人民医院党委
成都市双流区疾病预防控制中心党总支
成都市双流区第一人民医院·四川大学华西空港医院党委
成都市新津区卫生健康局党委
简阳市卫生健康局党委
崇州市疾病预防控制中心党支部
金堂县第一人民医院·四川大学华西医院金堂医院党委
大邑县人民医院党委
成都市第三人民医院党委
成都市卫生健康委员会疾病预防控制处党支部

中共成都市委　成都市人民政府表彰的成都市抗击新冠肺炎疫情先进个人和先进集体

成都市抗击新冠肺炎疫情先进个人名单

苏月华(女)　成都天府新区人民医院院感科科长，副主任医师
陈于湘(女)　四川宝石花医院胸外科护士长，主管护师
罗　刚　成都天府新区疾病预防控制中心主任，副主任医师
卢　蓉(女)　成都天府新区正兴社区卫生服务中心护士长，护师
贾　燕(女)　成都天府新区籍田中心卫生院主管护师

邵兴芳(女)　成都天府新区太平中心卫生院护理部主任,副主任护师

王开进　成都天府新区将军碑社区卫生服务中心医务科科长,主治医师

晏　奎　成都东部新区中西医结合医院党总支书记,主治医师

汪　奎　成都东部新区第三人民医院副院长,副主任医师

程小川　成都高新区合作社区卫生服务中心党支部书记、主任,副主任医师

钟　彦(女)　四川大学华西医院上锦医院·成都上锦南府医院支部书记、副院长,助理研究员

刘　静(女)　成都高新区桂溪社区卫生服务中心副主任,副主任医师

曾晓勤(女)　成都高新区西园社区卫生服务中心副主任,副主任医师

刘　敏(女)　成都高新区肖家河社区卫生服务中心护士长,副主任护师

孙　羽　成都高新区石羊社区卫生服务中心主治医师

林　玲(女)　成都高新区芳草社区卫生服务中心主管护师

李拥军　成都市锦江区疾病预防控制中心党支部书记、主任,六级职员

曹誉龄　成都市锦江区疾病预防控制中心副主任、七级职员

张　辉　成都市锦江区成龙路社区卫生服务中心公卫医师

刘　俊(女)　成都市锦江区水井坊社区卫生服务中心主任,副主任医师

熊　瑛(女)　四川友谊医院呼吸与危重症科主任,主任医师

王禄友　四川锦欣妇女儿童医院主任,副主任医师

何　康　成都肛肠专科医院主治医师

马异梅(女)　成都市青羊区卫生健康局党组成员、副局长

刘　义(女)　成都市青羊区医院事务服务中心副主任

胡　燕(女)　成都市青羊区疾病预防控制中心副主任,副主任医师

封　蓉(女)　成都第一骨科医院护士长,副主任护师

黄新威　成都市青羊区中医医院党委书记兼青羊区苏坡社区卫生服务中心主任,主任医师

黄　莎(女)　成都市青羊区草堂社区卫生服务中心主治医师

李　新　成都儿童专科医院医师

黄　翔　成都市金牛区人民医院党委书记,主任医师

刘俊杰(羌族)　成都市金牛区驷马桥曹家巷社区卫生服务中心副主任,医师

皮仕敏　成都市金牛区疾病预防控制中心副主任,主管医师

杜红英(女)　成都市金牛区中医医院主管护师

刘胜兰(女)　成都骨伤医院院长助理,主治医师

卢丽英(女)　成都市金牛区营门口社区卫生服务中心副站长,主治医师

李　文(女)　成都市金牛区人民北路社区卫生服务中心副主任,主任医师

程智鹏　成都市武侯区人民医院副院长,副主任医师

涂　强　成都市武侯区机投桥社区卫生服务中心副主任医师

徐红艳(女,苗族)　西藏自治区人民政府驻成都办事处医院呼吸内科主治医师

杜泽东　三六三医院医务部副部长,主治医师

蒋邱逃　成都市武侯区疾病预防控制中心副主任,九级专业技术人员

周荣芬(女,纳西族)　成都市武侯区疾病预防控制中心检验科科长,九级专业技术人员

郑森平　成都市武侯区疾病预防控制中心传防科科长,十一级专业技术人员

田　军　成都市武侯区卫生健康局党组书记、局长

吴欣怡(女)　成都市成华区第六人民医院院感科科长,护师

倪明霞(女)　成都市成华区卫生计生监督执法大队医疗卫生监督科副科长,一级科员

左大林　成都新华医院放射科技术组组长,放

射技师

马　昆（回族）　成都市成华区双桥子社区卫生服务中心主任，执业医师

刘余洋（女）　成都市成华区双桥子社区卫生服务中心预防保健科科长，主管护师

何先琼（女）　成都市成华区龙潭社区卫生服务中心主任，副主任护师

刘展望　成都市成华区二仙桥社区卫生服务中心口腔科主治医师

戢　琴（女）　成都市成华区青龙社区卫生服务中心中医科主任，主治医师

罗　飞　成都市龙泉驿区大面洪河社区卫生服务中心副主任，副主任医师

张洪铖　成都市龙泉驿区医院事务服务中心医政医管科负责人，主治医师

贺琳芸（女）　成都市龙泉驿区第一人民医院泌尿外科护士长，主管护师

曾文友　成都市龙泉驿区第二人民医院重症医学科主任，主治医师

邱荣峰　成都市龙泉驿区十陵街道办事处青龙村卫生站站长，乡村医生

陈登瑜　成都市龙泉驿区疾病预防控制中心传染病防治科主管医师

向奋飞（女）　成都市龙泉驿区疾病预防控制中心检验科科长，主管技师

曹梦熊　成都市龙泉驿区卫生健康局党组成员、副局长

陈　诚　成都市青白江区疾病预防控制中心检验科科长，主任技师

庄　俊（女）　成都市青白江区人民医院院感控制部主任，副主任护师

佐莉英（女）　成都市青白江区中医医院集团公共卫生管理中心主任，主管护师

熊德伟（女）　成都市青白江区城厢镇公立中心卫生院党支部书记、院长，副主任护师

徐　丹（女）　成都市青白江区弥牟镇公立中心卫生院护师

黄　委　成都市青白江区卫生健康局党组成员、医院事务服务中心主任，执业助理医师

何怀玉（女）　成都市青白江区红阳社区卫生服务中心党支部书记、执行院长，中药师

刘　媞（女）　成都市新都区卫生健康局疾病控制科副科长，主治医师

赵禹博　成都市新都区卫生健康局医政医管科科长，主管药师

杜小利（女）　成都市新都区桂湖街道城东社区卫生服务中心医务科科长，主治医师

高建寒（女）　成都市新都区人民医院感染管理科副主任，副主任护师

孟　杰　成都市新都区第二人民医院急诊科主任，主治医师

邓　菲（女）　成都市新都区疾病预防控制中心检验科主管检验师

薛小林（女）　成都市新都区第二人民医院儿科护士长，主管护师

黄　莺（女，藏族）　成都市新都区中医医院儿科副主任，主任医师

周碧元　成都市温江区卫生健康局疾控科科长，七级职员

王　浩　成都市温江区疾病预防控制中心医师

胡广宁（女）　成都市温江区天府街道社区卫生服务中心副主任，主管护师

周　军　成都市温江区涌泉街道社区卫生服务中心副主任，中医师

卢　艳（女）　成都市温江区寿安镇中心卫生院副院长，主治医师

熊胡兵　成都市温江区金马镇中心卫生院副院长，主治医师

吴　婷（女）　成都市温江区永盛镇卫生院护士

倪　娟（女）　成都市双流区东升社区卫生服务中心党支部书记、主任，护师

张　毅　成都市双流区第一人民医院副主任医师

蒲思儒（女）　成都市双流区第二人民医院执业医师

彭苏妍（女）　成都市双流区黄甲社区卫生服务中心党支部书记、主任，主治医师

李　伟　成都市双流区九江社区卫生服务中心副主任，主治医师

廖雨朦（女）　成都市双流区公兴社区卫生服务中

心主治医师

苏利平 成都市双流区西航港社区卫生服务中心医务科科长，主治医师

刘 娜(女) 成都市双流区卫生健康局办公室主任，执业医师

余建红(女) 成都市郫都区疾病预防控制中心应急办科长，主管医师

梅丽敏(女) 成都市郫都区疾病预防控制中心副主任，副主任医师

任 民 成都市郫都区人民医院党委委员、副院长，副主任医师

唐正洪 成都市郫都区人民医院呼吸与危重症科医师

贾先翠(女) 成都市郫都区人民医院急诊科护士长，主管护师

阳 静(女) 成都市郫都区红光街道卫生院公卫所副所长，主管护师

杜 娟(女) 成都市郫都区郫筒街道社区卫生服务中心办公室主任，助理医师

王云丽(女) 成都市新津区疾病预防控制中心党支部书记

周 轶(女) 成都市新津区医院事务服务中心主任，执业药师

余鸿瀛 成都市新津区人民医院质量管理部部长、门诊部主任，副主任医师

陈 聪 成都市新津区人民医院内科主治医师

张 辉 成都市新津区中医医院党委书记，副主任医师

李代兵 成都市新津区中医医院放射科主任，副主任医师

高 波 成都市新津区兴义镇中心卫生院党支部书记、院长，副主任医师

董 岗 成都市新津区宝墩镇公立卫生院公卫科科长，执业医师

杨 东 简阳市疾病预防控制中心党总支委员、副主任，主治医师

任小兵 简阳市人民医院健康管理中心主任，副主任医师

谢 钟 简阳市中医医院急诊科副主任、感染性疾病科副主任，主治医师

朱 琳(女) 简阳市人民医院感染科护士长，主任护师

张春兰(女) 简阳市涌泉镇齐心村卫生室医师

王 林 简阳市三星中心卫生院院感科科长兼手术室主任，主管护师

余登蓉(女) 都江堰市第三人民医院急性病区护士长，主管护师

胡 蝶(女) 都江堰市人民医院副主任医师

王乐朋 都江堰市人民医院呼吸与危重症医学科副主任医师

郑恩康 都江堰市中医医院院长助理，副主任医师

杨 勇 都江堰市第二人民医院内三科主任，医师

钟 欣(女) 都江堰市疾病预防控制中心应急办副主任，副主任技师

黄 芳(女) 都江堰市卫生健康局党组书记、局长、四级调研员

王帮宣 彭州市医院事务服务中心主治医师

曾 静(女) 彭州市天彭社区卫生服务中心会计师

伍 霞(女) 彭州市疾病预防控制中心副主任，副主任检验技师

杨鸿帆 彭州市疾病预防控制中心副主任医师

张 帆 彭州市人民医院呼吸与危重症医学科副主任，副主任医师

赵 琴(女) 彭州市丹景山镇卫生院医师

赖园园(女) 彭州市致和镇卫生院医师

梁 奇 邛崃市医疗中心医院医务部部长、急诊科主任，副主任医师

李 宁 邛崃市疾病预防控制中心检验监测科科长，八级职员

张仁忠 邛崃市宝林镇卫生院党支部书记、院长，主治医师

刘虹红(女) 邛崃市中医医院内科三病区护士长，主管护师

吴云敖(女) 邛崃市回龙镇卫生院党支部书记、副院长，副主任医师

陈慎之 崇州二医院副院长，主治医师

刘 茵(女) 崇州市人民医院呼吸与危重症医学

科副主任医师
陈艳君(女) 崇州市中医医院体检科副主任护师
王　娇(女) 崇州市人民医院骨科心胸外科护士长,主管护师
宿福林 崇州市大划街道社区卫生服务中心副主任,主治医师
宋　波(女) 崇州市崇阳街道城南社区卫生服务中心副主任,医师
张　晟 崇州市疾病预防控制中心慢病防制科副科长,主管技师
赵清华 金堂县疾病预防控制中心副主任医师
夏　均 金堂县官仓社区卫生服务中心（金堂县官仓公共卫生所）副主任,中医师
寇叶璃(女) 金堂县中医医院医师
肖　兵 金堂县疾病预防控制中心主任,副主任医师
张　彬 金堂县卫生健康局党组成员、卫生健康服务中心主任,副主任医师
赵宇来 大邑县人民医院医学事业部部长,主治医师
龚敬芳(女) 大邑县卫生健康局工委副主任,药师
温爱玲(女) 大邑县疾病预防控制中心副主任,医师
赵　雨 大邑县沙渠镇公立卫生院工作人员
何星月(女) 大邑县晋原街道社区卫生服务中心护士
邹开华 大邑望县中医医院有限公司院长,医师
杜龙奇 蒲江县疾病预防控制中心副主任,副主任医师
钟　涛 蒲江县疾病预防控制中心检验师
袁文祥 蒲江县人民医院主治医师
骆俊贤 蒲江县第二人民医院副院长,主治医师
袁秀玲(女) 蒲江县朝阳湖镇公立卫生院乡村医生
熊　娥(女) 蒲江县卫生健康局党组成员、副局长
陈泽君(女) 成都市中西医结合医院党委副书记、院长,主任医师
钱树森 成都市中西医结合医院放射科副主任医师
周学斌 成都市中西医结合医院主治医师
谢　雪(女) 成都市第二人民医院副院长,副主任医师
张钟满 成都市第二人民医院重症医学科代理副护士长,主管护师
唐鑫元 成都市第三人民医院护士
王　坤 成都市第三人民医院护士
刘　天 成都市第四人民医院心理咨询师
陈洵江 成都市第五人民医院主治医师
陈　浩 成都市第五人民医院护师
向　娟(女) 成都市第六人民医院急诊科副主任,内科副主任医师
江英强 成都市第七人民医院医务科科长,主任医师
陈　芍(女) 成都市第八人民医院党委书记,高级会计师
温　权 成都市第八人民医院中医科副主任,主治医师
曾　琳(女) 成都市第八人民医院医院感染管理部副主任,主管护师
张利兵 成都市妇女儿童中心医院副院长,副主任医师
肖　藜(女) 成都市妇女儿童中心医院医务部主任,副主任医师
陈　红(女) 成都市公共卫生临床医疗中心重症医学科二病区主任,主任医师
杨　铭(女) 成都市公共卫生临床医疗中心结核一病区副主任,主任医师
谭　娟(女) 成都市公共卫生临床医疗中心外科二病区护士长,副主任护师
陈　静(女) 成都市急救指挥中心办公室副主任,八级职员
陈庆华(女) 成都市急救指挥中心财务科科长,八级专业技术人员
范双凤(女) 成都市疾病预防控制中心艾滋病防治科副科长,主管医师
田汶佳(女) 成都市疾病预防控制中心副科长,主管技师
戴映雪(女) 成都市疾病预防控制中心主管医师

朱　刚　成都市血液中心业务一党支部书记，高级工
冯　伟　成都市血液中心机采室副主任，副主任医师
曾强林　成都大学附属医院主治医师
谢文均　成都大学附属医院护师
阮　麒　成飞医院医科主任，主任医师
肖　茜(女)　核工业四一六医院心内科护士长，护师
杨　岭(女)　三六三医院重症医学科副主任，主治医师
张　琳(女)　成都京东方医院护士长，主管护师
潘光君　成都市精神病院医务科医师
窦丰满　成都市医学信息所副所长，主任技师
宋启瑞　成都市中草药研究所研究实习员
闫　梅(女)　成都市卫生健康委员会规划财务处处长
李志春　成都市卫生健康委员会人事处处长
周亚光　成都市卫生健康委员会综合监管处处长
彭　铁　成都市卫生健康委员会办公室副主任
蒋　宇　成都市卫生健康委员会卫生应急办公室副主任
李忠炜　成都市卫生健康委员会卫生应急办公室一级主任科员
赖弘伟　成都市卫生健康委员会规划财务处二级主任科员
向　青(女)　成都市卫生计生监督执法支队副大队长，一级主任科员
李欣雨　成都市计划生育协会四级主任科员
王　琴(女)　成都市卫生计生宣传教育中心七级职员
杨继荣　成都市计划生育保障中心八级职员
伍　星　成都市红十字会赈济部一级主任科员

成都市抗击新冠肺炎疫情先进集体名单

成都天府新区人民医院党委
成都天府新区疾病预防控制中心党支部
成都东部新区公共服务局
成都高新区疾病预防控制中心党支部
四川友谊医院
成都市锦江区东大社区卫生服务中心
成都市锦江区卫生健康局党委
成都市青羊区疾病预防控制中心党支部
成都市青羊区府南金沙社区卫生服务中心
成都市青羊区文家社区卫生服务中心党支部
成都市青羊区卫生健康局
成都市金牛区人民医院党委
成都市武侯区卫生健康局
成都市成华区疾病预防控制中心党支部
成都市龙泉驿区疾病预防控制中心
成都市龙泉驿区第一人民医院
成都市青白江区人民医院
成都市新都区第二人民医院党委
成都市新都区卫生健康局
成都市温江区柳城街道社区卫生服务中心党支部
成都市双流区疾病预防控制中心党总支
成都市双流区第一人民医院·四川大学华西空港医院党委
成都市郫都区卫生健康局
成都市新津区花源街道中心卫生院
成都市新津区永商镇公立卫生院
成都市新津区卫生健康局党委
简阳市疾病预防控治中心
简阳市中医医院
简阳市卫生健康局党委
都江堰市人民医院
彭州市卫生健康局
邛崃市医疗中心医院感染科
崇州市人民医院
崇州市疾病预防控制中心党支部
崇州市崇阳街道城北社区卫生服务中心
金堂县第一人民医院·四川大学华西医院金堂医院党委
金堂县卫生健康局
大邑县人民医院党委
大邑县疾病预防控制中心
蒲江县中医医院
成都市第二人民医院党委

成都市第三人民医院党委
成都市第四人民医院党委
成都市第五人民医院党委
成都市第六人民医院党委
成都市第七人民医院党委
成都市妇女儿童中心医院党委
成都大学附属医院
成都市卫生健康委员会疾病预防控制处党支部
成都市卫生健康委员会医政医管处党支部
成都市卫生计生监督执法支队党委

中共成都市委　成都市人民政府表彰的2020年成都市劳动模范、模范单位和模范集体（班组）

成都市劳动模范

张家锋	成都市锦江区三圣社区卫生服务中心主任助理
刘咏梅(女)	成都市青羊区卫生健康局党组书记、局长
王　敏	成都市成华区第七人民医院党支部书记、院长
罗先海	成都市新都区人民医院大内科主任、急危重症医学部主任
刘　江	成都市双流区中医医院主任医师
任义松	成都市郫都区中医医院急诊科副主任
黄安文	简阳市卫生健康局党委书记、局长
唐朝晖(女)	都江堰市中医医院肺病科主任
胡　川	崇州市卫生健康局党组书记、局长
刘　明	金堂县第一人民医院党委副书记、院长，四川大学华西医院兼职院长助理，副主任医师
肖宗位	成都市第二人民医院胸心外科主任
杨　宓(女)	成都市第四人民医院院感科、预防保健科主任
代　薇(女)	成都市第七人民医院院感科、预防保健科主任
余　铭	成都市第八人民医院医务部主任

模范单位

成都市锦江区卫生健康局
成都市新津区卫生健康局
成都市公共卫生临床医疗中心

模范集体（班组）

简阳市人民医院感染科
金堂县疾病预防控制中心检验科
成都市中西医结合医院放射科
成都市第二人民医院护理部
成都市第八人民医院康复医学科
成都市妇女儿童中心医院新生儿科

成都市总工会表扬的新冠肺炎疫情防控专项五一劳动奖状、奖章和工人先锋号

新冠肺炎疫情防控专项五一劳动奖状、奖章和工人先锋号名单

成都市五一劳动奖状

成都天府新区疾病预防控制中心
成都高新区西园社区卫生服务中心
成都高新区疾病预防控制中心
成都市青羊区卫生健康局
成都市金牛区卫生健康局
成都市金牛区疾病预防控制中心
成都市金牛区人民医院
成都市武侯区卫生健康局
成都市成华区卫生健康局
成都市成华区疾病预防控制中心
成都市龙泉驿区疾病预防控制中心
成都市青白江区人民医院
成都市新都区人民医院
成都市温江区疾病预防控制中心
成都市双流区卫生健康局
成都市双流区第二人民医院
成都市郫都区人民医院
简阳市卫生健康局

都江堰市卫生健康局
彭州市卫生健康局
邛崃市卫生健康局
崇州市卫生健康局
金堂县卫生健康局
新津县卫生健康局
大邑县人民医院
成都市中西医结合医院
成都市第二人民医院
成都市第三人民医院
成都市公共卫生临床医疗中心
成都市疾病预防控制中心
成都大学附属医院

成都市五一劳动奖章

马　萍(女)	成都天府新区人民医院护士长
谢林峻(女)	成都天府新区人民医院工会副主席、护理部副主任
王愚凡	成都天府新区疾病预防控制中心初级工程师
李素芳(女)	成都天府新区籍田中心卫生院副主任护师
程　勇	成都天府新区兴隆卫生院卫生监督协管员
周渝人	成都天府新区永兴卫生院中医科长
李伯刚	成都高新区第三人民医院副院长
彭凤群(女)	成都高新区南新社区卫生服务中心护士长
陈　俊	成都高新区疾病预防控制中心副主任
张小鹏	成都高新区疾病预防控制中心工作人员
方　燕(女)	成都高新区石板凳镇中心卫生院工会委员、党办工作人员
陈　辉	成都高新区肖家河社区卫生服务中心工作人员
彭　玲(女)	成都高新区石羊社区卫生服务中心主管护师
金　霞(女)	成都高新区中和社区卫生服务中心科长
李　琴(女)	成都高新区合作社区卫生服务中心公卫医师
万　科	成都市锦江区卫生健康局党组书记、局长
高全清(女)	四川友谊医院发热门诊组长、副主任医师
张家锋	成都市锦江区三圣社区卫生服务中心主任助理
刘咏梅(女)	成都市青羊区卫生健康局党组书记、局长
谭　玲(女)	成都市青羊区医院事务服务中心科长
胥　江	成都市青羊区疾病预防控制中心主任
高　巍	成都第一骨科医院院长
姚宏良	成都市青羊区苏坡社区卫生服务中心副主任
崔　云(女)	成都市青羊区综合行政执法局科长
杨世珍(女)	成都市青羊区文家街道办事处副主任
杨　琼(女)	成都市金牛区疾病预防控制中心科长、组织委员
于　彤(女)	成都市金牛区疾病预防控制中心主任
杨　艳(女)	成都市金牛区人民医院护士
赵小峰	成都市金牛区人民医院主治医师
姜世茂	成都市金牛区人民北路社区卫生服务中心检验员

黄　敏(女)	成都市金牛区中医医院隔离观察区护士长
郭　丽(女)	成都市武侯区簇桥社区卫生服务中心站长
王　庆	成都市武侯区金花桥社区卫生服务中心站长
叶　青(女)	成都市武侯区浆洗街社区卫生服务中心护士
涂　强	成都市武侯区机投桥社区卫生服务中心主任助理
鲁　斌	成都市武侯区疾病预防控制中心副主任
杨　霞(女)	成都市武侯区跳伞塔社区卫生服务中心护士
彭　清(女)	成都市武侯区望江路社区卫生服务中心医务科长
钟艳熙(女)	成都市武侯区金花桥社区卫生服务中心主任
谢　琼(女)	四川省泌尿外科医院护士长
卢雪梅(女)	四川省泌尿外科医院护士长
罗晓竹(女)	核工业四一六医院主管护师
黎晓燕(女)	成都市成华区龙潭社区卫生服务中心护师
许　凌(女)	成都市成华区疾病预防控制中心主任、党支部书记
谢洪燕(女)	成都市成华区第七人民医院精神科主任、医务科科长
杜其玲(女)	成都市成华区万年社区卫生服务中心主任
夏峻巍	成都市龙泉驿区第一人民医院呼吸内科主任、感染性疾病科主任
阿来伍各(女)	成都市龙泉驿区第一人民医院护士
江　柯	成都市龙泉驿区疾病预防控制中心地方病慢性病防治与健康促进科科长
梁润梅(女)	成都市青白江区疾病预防控制中心工会主席
翁顺超	成都市青白江区中医(血防)医院院办公室负责人
兰　蓉(女)	成都市青白江区人民医院急诊科主任
曾淑琴(女)	成都市青白江区卫生计生监督执法大队党支部书记、大队长
汪　洋(女)	成都市新都区中医医院援助湖北医疗队队长、护师
吴朝文	成都市新都区人民医院主治医师
陈昌明	成都市新都区第二人民医院内二科副主任
沈　茜(女)	成都市新都区新都街道城西社区卫生服务中心住院医师
宋　杨(女)	成都市温江区第二人民医院(成都市温江区和盛镇中心卫生院)院感科科长、医保办主任
吴　悦(女)	成都市温江区柳城街道社区卫生服务中心副主任
唐凤鸣	成都市温江区人民医院呼吸与危重症医学科学科主任
敬　阳	成都市温江区万春镇中心卫生院工作人员
李　敏(女)	成都市温江区永宁镇卫生院院长
林　兰(女)	成都市温江区疾病预防控制中心检验科科长
黄翠华(女)	成都市温江区公平街道社区卫生服务中心主任
安　钧	成都市双流区卫生健康局疾病预防控制科科长

苏白海	成都市双流区第一人民医院（四川大学华西医院空港医院）党委书记
李华伟	成都市双流区第一人民医院（四川大学华西医院空港医院）副主任医师
刘翠华（女）	成都市双流区中医医院护士长
吕天萍（女）	成都市双流区疾病预防控制中心党总支副书记、中心副主任
张加林	成都市双流区商务局经济运行科科长
蒋复建	成都市双流区发展和改革局二级调研员
薛　峰	成都市郫都区卫生健康局副局长
李　娟（女）	成都市郫都区人民医院感染性疾病科副主任
任义松	成都市郫都区中医医院急诊科副主任
彭　媛（女）	成都市郫都区疾病预防控制中心传染病防治科科长
干钰铃（女）	成都市郫都区花园镇卫生院院长助理
黄安文	简阳市卫生健康局党委书记、局长
付万智	简阳市人民医院感染科主任
聂　姜（女）	简阳市人民医院感染科副护士长
陈　超	简阳市疾病预防控制中心第二党支部书记、传防科科长
罗　亚	彭州市卫生健康局党组成员、市医院事务服务中心主任
陈德力	彭州市第二人民医院副主任医师
杨立宏	都江堰市疾病预防控制中心业务应急办副主任
黄　芳（女）	都江堰市卫生健康局党组书记
江　浩	邛崃市夹关镇中心卫生院副院长
孔世忠	邛崃市卫生健康局党组成员、副局长
孙光忠	崇州市疾病预防控制中心主任
张　涛	中共崇州市委城乡社区发展治理委员会综合科科长
陈荣荣	金堂县卫生健康局急救指挥中心主任
刘　军	金堂县第一人民医院呼吸内科主任
梁海琼（女）	金堂县疾病预防控制中心科长
王凤春	金堂县栖贤乡卫生院党支部书记、院长
杜　智	新津县人民医院麻醉手术科主任
彭建军	新津县卫生健康局医政科科长
王　凌	新津县疾病预防控制中心检验科副科长
王　丹（女）	新津县中医医院护师
胡丽彬（女）	大邑望县中医医院护理部主任兼院感科科长
吕红英（女）	大邑县人民医院肿瘤、内分泌科主任
邹　涛	大邑县卫生健康局党组书记、局长
刘红林	大邑县疾病预防控制中心主任
钟大勇	大邑县卫健局副局长
李　凯	蒲江县人民医院副院长
周　魁	蒲江县中医医院住院医师
陈开龙	成都飞机工业（集团）有限责任公司成飞医院副主任医师
王　丽（女）	成都天投健康产业投资有限公司将军碑社区卫生中心中心主任
赵　聪	成都市中西医结合医院党委书记
林　伟	成都市中西医结合医院放射科主任

李阳轲	成都市中西医结合医院副主任医师
郑　洁(女)	成都市中西医结合医院 ICU 副护士长
吴　季	成都市中西医结合医院主治医师
曾　剑	成都市中西医结合医院副主任医师
王宾友	成都市第二人民医院全科医疗科副主任
姚　倩(女)	成都市第二人民医院护理部主任
唐　勇	成都市第二人民医院急诊科副主任
胡　蓉(女)	成都市第二人民医院护师
龚　亮	成都市第二人民医院主治医师
何　睿	成都市第二人民医院医务部副部长
刘之超(女)	成都市第三人民医院护士长
王　静(女)	成都市第三人民医院主管护师
李国平	成都市第三人民医院科室主任
陈　锋	成都市第三人民医院呼吸胸外科党支部副书记
周　箭	成都市第三人民医院医务部副部长
陶　岚(女)	成都市第三人民医院护理部主任
刘　芳(女)	成都市第四人民医院医疗组长
赵华昌	成都市第四人民医院内科副主任
刘殿雄	成都市第四人民医院主管护师
何宗岭	成都市第四人民医院病区主任
赵晓平	成都市第五人民医院医务科副科长
徐昆钦	成都市第五人民医院护理专业组长
杨　娇(女)	成都市第五人民医院主治医师
宋　军	成都市第五人民医院技术工
刘　波	成都市第五人民医院呼吸与危重症医学科副主任
宋　睿	成都市第五人民医院医师
高光霞(女)	成都市第六人民医院主治医师
李　恬(女)	成都市第六人民医院护士
王振华	成都市第六人民医院科员
罗　浩	成都市第六人民医院护士
向　娟(女)	成都市第六人民医院急诊科副主任
周振科(女)	成都市第七人民医院副主任医师
游雅云(女)	成都市第七人民医院主治医师
冯　奕(女)	成都市第七人民医院护师
杨绍杰	成都市第八人民医院副主任医师
贺月秋(女)	成都市妇女儿童中心医院急诊科副主任
李　静(女)	成都市妇女儿童中心医院院感部主任
贺钰磊	成都市妇女儿童中心医院副主任医师
陈　红(女)	成都市公共卫生临床医疗中心主任医师
曾　丽(女)	成都市公共卫生临床医疗中心护士长
杨　铭(女)	成都市公共卫生临床医疗中心副主任医师
谭　娟(女)	成都市公共卫生临床医疗中心护士长
石雪梅(女)	成都市公共卫生临床医疗中心隔离病区负责人
曹　玲(女)	成都市公共卫生临床医疗中心副主任技师
李焕兴	成都市公共卫生临床医疗中心主治医师

陈　萍(女)	成都市公共卫生临床医疗中心院长助理
徐　鸿	成都市公共卫生临床医疗中心党委书记
张　萍(女)	成都市公共卫生临床医疗中心主管护师
鲁丽莉(女)	成都市公共卫生临床医疗中心主管护师
段晓菲(女)	成都市公共卫生临床医疗中心主治医师
王　成	成都市疾病预防控制中心办公室主任
杜训波	成都市疾病预防控制中心科员
鹿　茸(女)	成都市疾病预防控制中心环境与学校卫生科主任
陈振华	成都市疾病预防控制中心科员
刘　竹(女)	成都市疾病预防控制中心副主任
黄韦唯(女)	成都市疾病预防控制中心科员
王　亮	成都市疾病预防控制中心应急与业务管理办公室副主任
康建勋	成都市血液中心党委委员、机采室主任
黄瑾敏(女)	成都市急救指挥中心调度科科长
杨云杰	成都市卫生计生监督执法支队三级主任科员
朱俊臣	成都大学附属医院重症医学科负责人
熊　健	成都大学附属医院护士长
刘　燕(女)	成都大学附属医院院感科预防保健科副科长
曾红莲(女)	成都大学附属医院发热与隔离病房主任
岐宏政	成都大学附属医院医务科副科长
周　晖(女)	成都大学附属医院科主任
徐尚刚	成都大学附属医院副主任医师
刘天衡	成都大学附属医院神经内科护士长
冯春燕(女)	成都大学附属医院主管护师
刘晓菊(女)	三六三医院护士长
石　睿	三六三医院主治医师
秦　克	三六三医院主治医师
曹　鹏	三六三医院医师
刘志刚	成都市卫健委医政处处长

成都市工人先锋号

成都天府新区人民医院中西医结合科
成都市锦江区疾病预防控制中心传染病防治科
成都高新区桂溪社区卫生服务中心医务科
成都高新区芳草社区卫生服务中心护理部
成都市青羊区疾病预防控制中心传染病防治科
成都市金牛区人民北路社区卫生服务中心集中医学观察组
成都市武侯区疾病预防控制中心检验科
四川省泌尿外科医院药剂科
成都市成华区龙潭社区卫生服务中心新冠肺炎集中医学观察点工作组
成都市成华区双桥子社区卫生服务中心新冠肺炎防控办公室
成都市龙泉驿区第二人民医院
成都市青白江区疾病预防控制中心
成都市新都区疾控中心传染病预防与控制科
成都市双流区西航港社区卫生服务中心家庭医生团队管理办公室
成都市郫都区新冠肺炎疫情防控指挥部办公室
成都市郫都区疾病预防控制中心
简阳市人民医院感染科
简阳市中医医院感染管理科
都江堰市人民医院感染性疾病科
彭州市人民医院感染性疾病科
崇州市人民医院老年呼吸科
金堂县第一人民医院感染科

新津县人民医院新型冠状病毒隔离病区
大邑县疾病预防控制中心检验科
邛崃市疾病预防控制中心传染病与地方病防治科
邛崃市医疗中心医院感染科
蒲江县疾病预防控制中心检验科
成都市中西医结合医院急诊科
成都市中西医结合医院呼吸与危重症医学科
成都市第二人民医院感染管理科
成都市第二人民医院急诊科
成都市第三人民医院医务部
成都市第三人民医院急诊科
成都市第四人民医院临床心理科
成都市第五人民医院重症医学科
成都市第五人民医院感染管理科
成都市第六人民医院急诊科(发热门诊)
成都市第六人民医院耳鼻喉科(隔离病房)
成都市第六人民医院放射影像科
成都市第七人民医院急诊科
成都市第八人民医院门诊部
成都市妇女儿童中心医院保健部
成都市公卫中心护理部
成都市公卫中心急诊科
成都市公卫中心放射科
成都市疾病预防控制中心微生物检验科
成都市疾病预防控制中心传染病防治科
成都市血液中心公民献血科
成都市急救指挥中心财务科
成都市卫生计生监督执法支队传染病及职业卫生监督大队
成都大学附属医院呼吸与危重症医学科
成都大学附属医院急诊医学科
三六三医院呼吸与危重症医学科

成都市卫健委成都第二届“成都榜样·大美医者”名单(10名)

陈　红　成都市公共卫生临床医疗中心
钱树森　成都市中西医结合医院
彭　中　成都市疾病预防控制中心
刘之超　成都市第三人民医院
陈　浩　成都市第五人民医院
曾徐瑾　双流区东升社区卫生服务中心
杜小利　新都区新都街道城东社区卫生服务中心
成都市疾病预防控制中心（集体）
成都市公共卫生临床医疗中心（集体）
成都市急救中心调度科(集体)

第二届“成都榜样·大美医者”提名奖(20名)

刘　芳　成都市第四人民医院
贺月秋　成都市妇女儿童中心医院
王宾友　成都市第二人民医院
任义松　郫都区中医医院
李　凯　蒲江县人民医院
刘　辉　成都市疾病预防控制中心
朱　刚　成都市血液中心
陈　庆　成华区卫生计生监督执法大队
赵晓燕　成华区疾病预防控制中心
周　君　温江区人民医院
聂　姜　简阳市人民医院
王玥惠　都江堰市人民医院
王　丹　新津县中医院
张家锋　锦江区三圣社区卫生服务中心
张仕强　都江堰市龙池镇卫生院
赵锡瑶　邛崃市桑园镇卫生院
李　莉　简阳市云龙中心卫生院
成都市卫生和计划生育宣传教育中心(集体)
成都市血液中心血浆采集工作组(集体)
成都大学附属医院援鄂医疗队(集体)

卫生健康系统各级负责人名单

2020 年成都市卫生健康委员会负责人（2020 年 12 月 31 日前）

谢　强　党组书记、主任、一级巡视员（2019 年 1 月起，2019 年 11 月任一级巡视员）
陈沙宁　党组成员、副主任、二级巡视员（2019 年 1 月起，2019 年 11 月任二级巡视员）
刘德成　党组成员、副主任（2019 年 1 月起）
边登荣　驻委纪检组长、党组成员（2019 年 1 月起）
何　晓　党组成员、副主任（2019 年 1 月起）
贾　勇　党组成员、副主任（2019 年 1 月起）
黄友静　副主任（2019 年 1 月起）
董　勇　党组成员、副主任（2019 年 1 月起）
王育本　机关党委书记（2019 年 2 月—2020 年 10 月）
刘培毅　二级巡视员（2019 年 6 月起）
赵　平　二级巡视员（2019 年 6 月—2020 年 10 月）
张　峰　一级调研员（2019 年 6 月起）
郭　萍　一级调研员（2019 年 6 月起）

2020 年成都市卫生健康委员会各处室负责人（2020 年 12 月 31 日前）

黄　辉　办公室主任（2019 年 4 月—2020 年 10 月）
彭　铁　办公室副主任（2019 年 6 月起）
李志春　人事处（国际合作处）处长（2020 年 3 月起，2019 年 4 月—2020 年 3 月任爱卫处处长）
闫　梅　规划财务处（审计处）处长、一级调研员（2019 年 4 月起，2019 年 11 月任一级调研员）
魏心斌　科教与信息化处处长（2019 年 4 月起）
吴　静　政策法规与体制改革处（研究室）处长（2019 年 6 月起）
余　芳　行政审批处处长、一级调研员（2019 年 4 月起，2019 年 11 月任一级调研员）
周亚光　综合监管处处长（2019 年 4 月起）
古海涛　卫生应急办公室（成都市突发公共卫生事件应急指挥中心）主任（2020 年 4 月起）
刘　波　疾病预防控制处（成都市重大疾病防治工作委员会办公室）处长、一级调研员（2019 年 4 月起，2020 年 3 月任一级调研员）
杨　鑫　爱国卫生工作处（市爱国卫生运动委员会办公室）处长（2020 年 9 月起）
廖俊梅　基层卫生健康处处长（2019 年 4 月起）
宋　维　妇幼健康处处长（2019 年 4 月起）
刘志刚　医政医管处处长、一级调研员（2019 年 4 月—2020 年 10 月任医政医管处处长，2020 年 3 月—2020 年 10 月任一级调研员）
储晴曙　医政医管处副处长（2019 年 4 月起）
陈　波　药物政策与药械临床使用监测评价处（食品安全标准与监测处）处长（2020 年 9 月起）
杨天云　职业健康处处长（2020 年 4 月起）
宋建华　人口监测与家庭发展处处长（2019 年 6 月起）

王品忠　老龄健康处处长(2020 年 9 月起)
刘赵峰　健康服务业发展处处长(2020 年 4 月起)
梁　丽　保健处处长(2019 年 6 月起)
王　波　宣传处处长(2019 年 4 月起)
赵春晓　中医处处长、一级调研员(2019 年 4 月起,2020 年 3 月任一级调研员)
冉　毅　安全管理处(信访处)处长(2019 年 4 月起)
何晓东　机关党委副书记(2019 年 4 月起)

2020 年成都市级医疗卫生单位负责人(2020 年 12 月 31 日前)

丁汉平　成都市卫生计生监督执法支队　支队长、一级调研员(2015 年 3 月任成都市卫生计生监督执法支队支队长,2019 年 11 月任一级调研员)
刘　华　成都市卫生计生监督执法支队　党委书记、一级调研员(2015 年 3 月—2020 年 4 月任成都市卫生计生监督执法支队党委书记,2019 年 11 月—2020 年 4 月任一级调研员)
张拉乾　成都市计划生育协会　专职副会长兼秘书长(2011 年 6 月起)
赵　聪　成都市中西医结合医院　党委书记(2019 年 10 月起)
陈泽君　成都市中西医结合医院　院长、党委副书记(2019 年 10 月起)
徐荣华　成都市第二人民医院　党委书记(2019 年 10 月起)
周　谦　成都市第二人民医院　院长、党委副书记(2019 年 10 月起)
徐俊波　成都市第三人民医院　党委书记(2019 年 10 月起)
刘早阳　成都市第三人民医院　院长、党委副书记(2019 年 10 起)
何满西　成都市第四人民医院　党委书记(2019 年 10 起)
陈　勇　成都市第四人民医院　院长、党委副书记(2019 年 10 月起)
雷建国　成都市第五人民医院　党委书记(2019 年 10 月起)
周　政　成都市第五人民医院　院长、党委副书记(2019 年 10 月起)
刘　勇　成都市第六人民医院　党委书记(2020 年 4 月起)
廖雪松　成都市第六人民医院　院长、党委副书记(2020 年 4 月起)
敬红平　成都市第七人民医院　党委书记(2019 年 10 月起)
张新强　成都市第七人民医院　院长、党委副书记(2019 年 10 起)
陈　芍　成都市第八人民医院　党委书记(2019 年 10 月起)
胡显良　成都市第八人民医院　院长、党委副书记(2019 年 10 月起)
林永红　成都市妇女儿童中心医院　党委书记(2019 年 10 月起)
张孝轩　成都市妇女儿童中心医院　院长、党委副书记(2019 年 10 月起)
徐　鸿　成都市公共卫生临床医疗中心　党委书记(2019 年 10 月起)
刘德顺　成都市公共卫生临床医疗中心院长、党委副书记(2019 年 10 月起)
梁　娴　成都市疾病预防控制中心 主任(2008 年 12 月起)
李明川　成都市疾病预防控制中心 党委书记(2010 年 10 月起)
于　成　成都市急救指挥中心　主任(2012 年 4 月—2020 年 4 月)
马　林　成都市急救指挥中心　主任(2020 年 4 月起)
柴钰莹　成都市急救指挥中心　党支部书记(2016 年 3 月起)
傅雪梅　成都市血液中心　主任(2015 年 10 月起)
米　虹　成都市血液中心　党委书记(2016 年 12 月起)
龚怀宇　成都市医学信息所所长(2015 年 10 月起)
罗天华　成都市医学信息所党支部书记(2016 年 12 月—2020 年 9 月)
宁建锋　成都市卫生计生人才服务中心主任(2016 年 3 月—2020 年 10 月)

郑 午 成都市中草药研究所所长(2016 年 3 月起)

金 冶 成都市中草药研究所党支部书记(2016 年 3 月起)

刘荣莹 成都市卫生和计划生育宣传教育中心主任(2016 年 12 月起)

许 洁 成都市计划生育保障中心主任(2017 年 6 月起)

2020 年各区(市)县卫生健康局主要负责人(2020 年 12 月 31 日前)

四川天府新区社区发展治理和社会事业局 党组书记、局长 李 广

成都东部新区公共服务局 党组书记、局长 刘 辉(任职:2020 年 9 月)

成都高新区教文卫生健康局 党组书记、局长 彭 涌

锦江区卫生健康局 党组书记、局长 万 科

青羊区卫生健康局 党组书记、局长 刘咏梅

金牛区卫生健康局 党组书记、局长 邓开龙

武侯区卫生健康局 党组书记、局长 田 军

成华区卫生健康局 党组书记、局长 何艳红

龙泉驿区卫生健康局 党组书记、局长 张 鸿

青白江区卫生健康局 党组书记、局长 李显荣

新都区卫生健康局 党委书记 薛 璞

新都区卫生健康局 党委副书记、局长 何宇生

温江区卫生健康局 党组书记、局长 冯国平(任职:2020 年 4 月)

双流区卫生健康局 党组书记、局长 屈 勤

郫都区卫生健康局 党委书记、局长 阚华勋

新津区卫生健康局 党组书记、局长 廖岚娟

简阳市卫生健康局 党组书记、局长 黄安文

都江堰市卫生健康局 党组书记、局长 黄 芳

彭州市卫生健康局 党组书记、局长 张茂桃

邛崃市卫生健康局 党组书记、局长 徐加元

崇州市卫生健康局 党组书记、局长 胡 川

金堂县卫生健康局 党组书记、局长 王乐平

大邑县卫生健康局 党组书记、局长 邹 涛

蒲江县卫生健康局 党组书记、局长 赵 林

成都市援湖北医疗队成员名单

序号	姓名	单位	批次	备注
1	陈　萍	成都市公共卫生临床医疗中心	国家抽调	
2	严方涛	成都市第三人民医院	第三批	
3	刘之超	成都市第三人民医院	第三批	
4	王　静	成都市第三人民医院	第三批	
5	崔红梅	成都市第三人民医院	第三批	
6	范　玮	成都市第三人民医院	第三批	
7	任　惠	成都市第三人民医院	第三批	
8	梁雪梅	成都市第三人民医院	第三批	
9	蒲中春	成都市第三人民医院	第三批	
10	王　婷	成都市第三人民医院	第三批	
11	李雪娇	成都市第三人民医院	第三批	
12	郑永玲	成都市第三人民医院	第三批	
13	赵国兰	成都市第三人民医院	第三批	
14	李　可	成都市第三人民医院	第三批	
15	黄　翔	成都市第三人民医院	第三批	
16	张恒阳	成都市第三人民医院	第三批	
17	钟金兰	成都市第三人民医院	第三批	
18	唐鑫元	成都市第三人民医院	第三批	
19	彭　雪	成都市第三人民医院	第三批	
20	王　坤	成都市第三人民医院	第三批	
21	朱俊臣	成都大学附属医院	第三批	
22	刘国明	成都大学附属医院	第三批	
23	熊　健	成都大学附属医院	第三批	
24	陈晓丽	成都大学附属医院	第三批	

续表

序号	姓名	单位	批次	备注
25	冯春燕	成都大学附属医院	第三批	
26	王家桃	成都大学附属医院	第三批	
27	谢文均	成都大学附属医院	第三批	
28	甘雨珠	成都大学附属医院	第三批	
29	黎　丹	成都大学附属医院	第三批	
30	但　霞	成都大学附属医院	第三批	
31	王建华	成都大学附属医院	第三批	
32	罗仕伟	成都大学附属医院	第三批	
33	徐　秘	成都大学附属医院	第三批	
34	伍　强	成都大学附属医院	第三批	
35	贺　强	成都大学附属医院	第三批	
36	焦云霞	成都大学附属医院	第三批	
37	邓利兰	成都大学附属医院	第三批	
38	赵　菊	成都大学附属医院	第三批	
39	唐　佼	成都大学附属医院	第三批	
40	高雪琴	成都大学附属医院	第三批	
41	周学斌	成都市中西医结合医院	第四批	
42	钱树森	成都市中西医结合医院	第四批	
43	聂建军	成都市第二人民医院	第四批	
44	李　超	成都市第二人民医院	第四批	
45	秦立祥	成都市第三人民医院	第四批	
46	宋　军	成都市第五人民医院	第四批	
47	王振华	成都市第十一人民医院	第四批	
48	贺月秋	成都市妇女儿童中心医院	第四批	
49	任　健	成都市妇女儿童中心医院	第四批	
50	朱　刚	成都市血液中心	第四批	
51	刘　亮	成都市中西医结合医院	第六批	
52	李阳轲	成都市中西医结合医院	第六批	
53	王　巍	成都市中西医结合医院	第六批	
54	吴　季	成都市中西医结合医院	第六批	
55	郭　强	成都市中西医结合医院	第六批	
56	罗　丽	成都市中西医结合医院	第六批	
57	冉红梅	成都市中西医结合医院	第六批	
58	陈　婧	成都市中西医结合医院	第六批	
59	郑　洁	成都市中西医结合医院	第六批	

续表

序号	姓名	单位	批次	备注
60	邱文瑾	成都市中西医结合医院	第六批	
61	李仁杰	成都市中西医结合医院	第六批	
62	王宾友	成都市第二人民医院	第六批	
63	杜月君	成都市第二人民医院	第六批	
64	郑庆昆	成都市第二人民医院	第六批	
65	文　武	成都市第二人民医院	第六批	
66	吴长川	成都市第二人民医院	第六批	
67	龚　亮	成都市第二人民医院	第六批	
68	王志伟	成都市第二人民医院	第六批	
69	张钟满	成都市第二人民医院	第六批	
70	任　蕊	成都市第二人民医院	第六批	
71	韩晓蕾	成都市第二人民医院	第六批	
72	李　锦	成都市第二人民医院	第六批	
73	夏　赟	成都市第二人民医院	第六批	
74	陈柯羊	成都市第二人民医院	第六批	
75	胡　蓉	成都市第二人民医院	第六批	
76	李 秀	成都市第二人民医院	第六批	
77	赵晓平	成都市第五人民医院	第六批	
78	陈　祥	成都市第五人民医院	第六批	
79	李　勇	成都市第五人民医院	第六批	
80	宋　睿	成都市第五人民医院	第六批	
81	樊　晶	成都市第五人民医院	第六批	
82	陈善萍	成都市第五人民医院	第六批	
83	杜　鹏	成都市第五人民医院	第六批	
84	徐昆钦	成都市第五人民医院	第六批	
85	余　丹	成都市第五人民医院	第六批	
86	陈　浩	成都市第五人民医院	第六批	
87	王世英	成都市第五人民医院	第六批	
88	周　英	成都市第五人民医院	第六批	
89	荣丽丽	成都市第五人民医院	第六批	
90	龙胜男	成都市第五人民医院	第六批	
91	高晓菲	成都市第五人民医院	第六批	
92	阮　麒	成飞医院	第六批	
93	李　倩	成飞医院	第六批	
94	杨　波	成飞医院	第六批	

续表

序号	姓名	单位	批次	备注
95	曾良帮	成飞医院	第六批	
96	谢英柱	成飞医院	第六批	
97	赵小琼	成飞医院	第六批	
98	李嘉欣	成飞医院	第六批	
99	乐　珊	成飞医院	第六批	
100	王珂颖	成飞医院	第六批	
101	汪　田	成飞医院	第六批	
102	秦　克	三六三医院	第六批	
103	石　睿	三六三医院	第六批	
104	杨　岭	三六三医院	第六批	
105	宋　欢	三六三医院	第六批	
106	曹　鹏	三六三医院	第六批	
107	刘晓菊	三六三医院	第六批	
108	杨学知	三六三医院	第六批	
109	李玲玉	三六三医院	第六批	
110	蒲　薇	三六三医院	第六批	
111	袁　汀	三六三医院	第六批	
112	刘　天	成都市第四人民医院	第七批	
113	陈淘江	成都市第五人民医院	第七批	
114	杨　进	成都大学附属医院	第七批	
115	邱　航	成都大学附属医院	第七批	
116	徐尚刚	成都大学附属医院	第七批	
117	陈　培	成都大学附属医院	第七批	
118	曾强林	成都大学附属医院	第七批	
119	余明海	成都大学附属医院	第七批	
120	刘怡林	成都大学附属医院	第七批	
121	刘　建	成都大学附属医院	第七批	
122	朱　静	成都大学附属医院	第七批	
123	彭　艳	成都大学附属医院	第七批	
124	陈　诚	成都大学附属医院	第七批	
125	张定香	成都大学附属医院	第七批	
126	廖小莹	成都大学附属医院	第七批	
127	刘天衡	成都大学附属医院	第七批	
128	巫建凯	成都大学附属医院	第七批	
129	兰　丹	成都大学附属医院	第七批	

续表

序号	姓名	单位	批次	备注
130	程安帮	成都大学附属医院	第七批	
131	何　芹	成都大学附属医院	第七批	
132	况　霞	成都大学附属医院	第七批	
133	李　花	成都大学附属医院	第七批	
134	范　莉	成都大学附属医院	第七批	
135	牟长维	成都大学附属医院	第七批	
136	毛　兰	成都大学附属医院	第七批	
137	苏　秦	成都大学附属医院	第七批	
138	梁　兰	成都大学附属医院	第七批	
139	杨　冬	成都大学附属医院	第七批	
140	周　杨	成都大学附属医院	第七批	
141	龚俊伟	成都大学附属医院	第七批	
142	李　彦	核工业四一六医院	第七批	
143	张　剑	核工业四一六医院	第七批	
144	徐志强	核工业四一六医院	第七批	
145	邱红艳	核工业四一六医院	第七批	
146	杜贵鹏	核工业四一六医院	第七批	
147	罗晓竹	核工业四一六医院	第七批	
148	蒲　宇	核工业四一六医院	第七批	
149	廖　莎	核工业四一六医院	第七批	
150	刘　俊	核工业四一六医院	第七批	
151	庞　文	核工业四一六医院	第七批	
152	向莉莉	核工业四一六医院	第七批	
153	唐慧娟	核工业四一六医院	第七批	
154	于　丹	核工业四一六医院	第七批	
155	伍　瑶	核工业四一六医院	第七批	
156	童雅萱	核工业四一六医院	第七批	
157	肖　茜	核工业四一六医院	第七批	
158	马　欢	核工业四一六医院	第七批	
159	张　琳	成都京东方医院	第七批	
160	陈荟宇	成都京东方医院	第七批	
161	刘　芳	成都市第四人民医院	第八批	
162	袁俊玲	成都京东方医院	第八批	
163	张　琳	成都京东方医院	第八批	
164	高洪梅	成都市彭州市人民医院	第九批	

续表

序号	姓名	单位	批次	备注
165	张　帆	成都市彭州市人民医院	第九批	
166	苏　勇	成都市彭州市人民医院	第九批	
167	刘丽琼	成都市彭州市人民医院	第九批	
168	刘　琴	成都市彭州市人民医院	第九批	
169	陈德力	成都市彭州市第二人民医院	第九批	
170	梁　露	成都市彭州市中医医院	第九批	
171	赵春宇	成都市彭州市中医医院	第九批	
172	唐　静	成都市彭州市中医医院	第九批	
173	王婷婷	成都市彭州市中医医院	第九批	
174	刘迪一	成都市彭州市妇计中心	第九批	
175	陈建国	成都市崇州市人民医院	第九批	
176	张忠文	成都市崇州市人民医院	第九批	
177	刘　茵	成都市崇州市人民医院	第九批	
178	戴忠红	成都市崇州市人民医院	第九批	
179	张　莹	成都市崇州市人民医院	第九批	
180	何　钊	成都市崇州市人民医院	第九批	
181	王　娇	成都市崇州市人民医院	第九批	
182	陈　鑫	成都市崇州市人民医院	第九批	
183	雷　萍	成都市崇州市人民医院	第九批	
184	胥小红	成都市崇州市中医医院	第九批	
185	柳　波	成都市崇州市中医医院	第九批	
186	任小兵	成都市简阳市人民医院	第九批	
187	杨　丽	成都市简阳市人民医院	第九批	
188	陈　军	成都市简阳市人民医院	第九批	
189	邓海波	成都市简阳市人民医院	第九批	
190	聂　姜	成都市简阳市人民医院	第九批	
191	李利霞	成都市简阳市人民医院	第九批	
192	吴胜秋	成都市简阳市人民医院	第九批	
193	李晓蓉	成都市简阳市人民医院	第九批	
194	刘恒超	成都市简阳市人民医院	第九批	
195	唐春艳	成都市简阳市人民医院	第九批	
196	杨　阳	成都市简阳市人民医院	第九批	
197	李　想	成都市简阳市人民医院	第九批	
198	刘永秀	成都市都江堰市人民医院	第九批	
199	王乐朋	成都市都江堰市人民医院	第九批	

续表

序号	姓名	单位	批次	备注
200	江　山	成都市都江堰市人民医院	第九批	
201	王　刚	咸都市都江堰市人民医院	第九批	
202	杨　霞	成都市都江堰市人民医院	第九批	
203	高　琳	成都市都江堰市人民医院	第九批	
204	张　益	成都市都江堰市人民医院	第九批	
205	李　思	成都市都江堰市人民医院	第九批	
206	石　兴	成都市都江堰市人民医院	第九批	
207	朱　叶	成都市都江堰市人民医院	第九批	
208	王玥惠	成都市都江堰市人民医院	第九批	
209	罗　珍	成都市都江堰市人民医院	第九批	
210	任义松	成都市郫都区中医医院	第九批	
211	张　蓉	成都市新都区中医医院	第九批	
212	汪　洋	成都市新都区中医医院	第九批	
213	钟雪梅	成都市新都区中医医院	第九批	
214	冯　玲	成都市新都区中医医院	第九批	
215	刘翠华	成都市双流区中医医院	第九批	
216	唐　锐	成都市双流区中医医院	第九批	
217	蒲少君	成都市双流区中医医院	第九批	
218	王　丹	成都市新津县中医医院	第九批	
219	朱　静	成都市新津县中医医院	第九批	
220	杨　欢	成都市新津县中医医院	第九批	
221	周　游	成都市第四人民医院	第十批	
222	耿　婷	成都市第四人民医院	第十批	
223	骆　倩	成都市第四人民医院	第十批	
224	唐　可	成都市第四人民医院	第十批	
225	聂小晶	成都市第四人民医院	第十批	
226	王　敏	成都市青白江区精神病防治院	第十批	
227	谢洪燕	成都市成华区第四人民医院	第十批	
228	代静波	成都市彭州市第四人民医院	第十批	
229	余登蓉	成都市都江堰市第三人民医院	第十批	
230	张　静	成都市新津县第二人民医院	第十批	
231	刘　辉	成都市疾病预防控制中心	疾控 2 队	
232	段振华	成都市疾病预防控制中心	疾控 3 队	

卫生、中医药高级专业技术职务任职资格评审通过人员名单

2020 年度卫生正高专业技术职务任职资格评审通过人员名单(卫生类)

姓　名	工作单位	拟任资格
伍悦蕾	(高新)成都市第一人民医院	主任医师
秦怀雪	(高新)成都市第一人民医院	主任医师
罗　毅	(高新)成都市第一人民医院	主任医师
罗　丽	(高新)成都市第一人民医院	主任医师
刘　鹤	(高新)成都市第一人民医院	主任医师
李　赞	(高新)成都市第一人民医院	主任医师
李嘉俊	(高新)成都市第一人民医院	主任医师
李国艳	(高新)成都市第一人民医院	主任医师
周黎强	成都市第二人民医院	主任医师
郑庆昆	成都市第二人民医院	主任医师
张文勇	成都市第二人民医院	主任医师
张　凌	成都市第二人民医院	主任医师
张　晶	成都市第二人民医院	主任医师
张家伟	成都市第二人民医院	主任医师
许　莉	成都市第二人民医院	主任医师
徐淑晖	成都市第二人民医院	主任医师
徐　兵	成都市第二人民医院	主任医师
谢　雪	成都市第二人民医院	主任医师
肖宗位	成都市第二人民医院	主任医师
文　武	成都市第二人民医院	主任医师

续表

姓　名	工作单位	拟任资格
王玉珠	成都市第二人民医院	主任医师
王德怀	成都市第二人民医院	主任医师
唐　勇	成都市第二人民医院	主任医师
石　芸	成都市第二人民医院	主任医师
马红兵	成都市第二人民医院	主任医师
刘　群	成都市第二人民医院	主任医师
刘　川	成都市第二人民医院	主任医师
刘朝晖	成都市第二人民医院	主任医师
林　洁	成都市第二人民医院	主任医师
李　林	成都市第二人民医院	主任医师
李　磊	成都市第二人民医院	主任医师
李继琼	成都市第二人民医院	主任医师
李怀苏	成都市第二人民医院	主任医师
黄智勇	成都市第二人民医院	主任医师
黄有成	成都市第二人民医院	主任医师
何　睿	成都市第二人民医院	主任医师
冯　斌	成都市第二人民医院	主任医师
杜月君	成都市第二人民医院	主任医师
程友忠	成都市第二人民医院	主任医师
程小云	成都市第二人民医院	主任医师
陈　怡	成都市第二人民医院	主任医师
陈　涛	成都市第二人民医院	主任医师
周　琳	成都市第六人民医院(成都市眼科中心)	主任医师
赵大林	成都市第六人民医院(成都市眼科中心)	主任医师
王硕华	成都市第六人民医院(成都市眼科中心)	主任医师
廖嘉煦	成都市第六人民医院(成都市眼科中心)	主任医师
李雪梅	成都市第六人民医院(成都市眼科中心)	主任医师
蒋　奕	成都市第六人民医院(成都市眼科中心)	主任医师
胡　玲	成都市第六人民医院(成都市眼科中心)	主任医师
何　雯	成都市第六人民医院(成都市眼科中心)	主任医师

续表

姓 名	工作单位	拟任资格
何茂梁	成都市第六人民医院（成都市眼科中心）	主任医师
郭 强	成都市第六人民医院（成都市眼科中心）	主任医师
范慧海	成都市第六人民医院（成都市眼科中心）	主任医师
朱 丽	成都市第七人民医院	主任医师
王小剑	成都市第七人民医院	主任医师
柯 华	成都市第七人民医院	主任医师
段 彬	成都市第七人民医院	主任医师
余 彬	成都市第三人民医院	主任医师
叶飞轮	成都市第三人民医院	主任医师
李艳萍	成都市第三人民医院	主任医师
李 莎	成都市第三人民医院	主任医师
何 萍	成都市第三人民医院	主任医师
陈 锋	成都市第三人民医院	主任医师
杨 宓	成都市第四人民医院	主任医师
刘 芳	成都市第四人民医院	主任医师
赵晓平	成都市第五人民医院	主任医师
张正伟	成都市第五人民医院	主任医师
吴晓兰	成都市第五人民医院	主任医师
沈 静	成都市第五人民医院	主任医师
马玉兰	成都市第五人民医院	主任医师
卢晓红	成都市第五人民医院	主任医师
刘 颖	成都市第五人民医院	主任医师
林火真	成都市第五人民医院	主任医师
梁晓秋	成都市第五人民医院	主任医师
李永奎	成都市第五人民医院	主任医师
李 伶	成都市第五人民医院	主任医师
李炳军	成都市第五人民医院	主任医师
胡 岗	成都市第五人民医院	主任医师
成 俊	成都市第五人民医院	主任医师
陈一凡	成都市第五人民医院	主任医师

续表

姓　名	工作单位	拟任资格
陈　浩	成都市第五人民医院	主任医师
周新娥	成都市妇女儿童中心医院	主任医师
张利兵	成都市妇女儿童中心医院	主任医师
张　蕾	成都市妇女儿童中心医院	主任医师
杨　霄	成都市妇女儿童中心医院	主任医师
鄢　力	成都市妇女儿童中心医院	主任医师
徐海涛	成都市妇女儿童中心医院	主任医师
肖　藜	成都市妇女儿童中心医院	主任医师
王志强	成都市妇女儿童中心医院	主任医师
王　骧	成都市妇女儿童中心医院	主任医师
罗小丽	成都市妇女儿童中心医院	主任医师
林　海	成都市妇女儿童中心医院	主任医师
蒋　燕	成都市妇女儿童中心医院	主任医师
黄振华	成都市妇女儿童中心医院	主任医师
贺月秋	成都市妇女儿童中心医院	主任医师
何　伟	成都市妇女儿童中心医院	主任医师
樊映红	成都市妇女儿童中心医院	主任医师
邓孝智	成都市妇女儿童中心医院	主任医师
陈　琳	成都市妇女儿童中心医院	主任医师
张仁卿	成都市公共卫生临床医疗中心	主任医师
张　娜	成都市公共卫生临床医疗中心	主任医师
张　鸿	成都市公共卫生临床医疗中心	主任医师
姚晓军	成都市公共卫生临床医疗中心	主任医师
杨　启	成都市公共卫生临床医疗中心	主任医师
徐芬兰	成都市公共卫生临床医疗中心	主任医师
王　永	成都市公共卫生临床医疗中心	主任医师
沈劲松	成都市公共卫生临床医疗中心	主任医师
金　鸿	成都市公共卫生临床医疗中心	主任医师
侯可可	成都市公共卫生临床医疗中心	主任医师
何　畏	成都市公共卫生临床医疗中心	主任医师

续表

姓　名	工作单位	拟任资格
何克静	成都市公共卫生临床医疗中心	主任医师
范合璋	成都市公共卫生临床医疗中心	主任医师
陈　竹	成都市公共卫生临床医疗中心	主任医师
陈　萍	成都市公共卫生临床医疗中心	主任医师
陈洪德	成都市公共卫生临床医疗中心	主任医师
陈　钢	成都市公共卫生临床医疗中心	主任医师
曾　涛	成都市公共卫生临床医疗中心	主任医师
张晓燕	成都市疾病预防控制中心	主任医师
岳　勇	成都市疾病预防控制中心	主任医师
杨　媛	成都市疾病预防控制中心	主任医师
王　琳	成都市疾病预防控制中心	主任医师
王　成	成都市疾病预防控制中心	主任医师
涂　程	成都市疾病预防控制中心	主任医师
宋志勇	成都市疾病预防控制中心	主任医师
鹿　茸	成都市疾病预防控制中心	主任医师
李元锋	成都市疾病预防控制中心	主任医师
姜维华	成都市疾病预防控制中心	主任医师
何志凡	成都市疾病预防控制中心	主任医师
杜长慧	成都市疾病预防控制中心	主任医师
曾　莉	成都市疾病预防控制中心	主任医师
吴世雯	成都市第八人民医院	主任护师
兰　琳	成都市第二人民医院	主任护师
徐　琳	成都市第二人民医院	主任护师
王　彩	成都市第二人民医院	主任护师
白美蓉	成都市第二人民医院	主任护师
黄　丽	成都市第二人民医院	主任护师
徐玉霞	成都市第二人民医院	主任护师
郭良敏	成都市第三人民医院	主任护师
周寒梅	成都市第三人民医院	主任护师
刘之超	成都市第三人民医院	主任护师

续表

姓　名	工作单位	拟任资格
刁华英	成都市第五人民医院	主任护师
杨敏丽	成都市第五人民医院	主任护师
王慧玲	成都市第五人民医院	主任护师
敖永琼	成都市第五人民医院	主任护师
关　碧	成都市第五人民医院	主任护师
谭　娟	成都市公共卫生临床医疗中心	主任护师
吕春容	成都市公共卫生临床医疗中心	主任护师
徐慧蓉	成都市第六人民医院(成都市眼科中心)	主任护师
陈　婧	(高新)成都市第一人民医院	主任护师
杨驭媒	成都市第六人民医院(成都市眼科中心)	主任技师
廖继成	成都市第六人民医院(成都市眼科中心)	主任技师
毛元英	成都市第六人民医院(成都市眼科中心)	主任技师
鲜玉萍	成都市第六人民医院(成都市眼科中心)	主任技师
李　珂	成都市第三人民医院	主任技师
周　燕	成都市妇女儿童中心医院	主任技师
曹　玲	成都市公共卫生临床医疗中心	主任技师
邢培志	成都市疾病预防控制中心	主任技师
刘　琪	成都市疾病预防控制中心	主任技师
黎　明	成都市疾病预防控制中心	主任技师
杨小媛	成都市疾病预防控制中心	主任技师
孟建彤	成都市疾病预防控制中心	主任技师
李小虎	成都市疾病预防控制中心	主任技师
姚　卫	(高新)成都市第一人民医院	主任技师
周后凤	成都市第五人民医院	主任药师
周道强	成都市成华区妇幼保健院	主任医师
郭东阳	成都新华医院	主任医师
陈　锐	攀钢集团成都医院	主任医师
王玉芳	成都市成华区妇幼保健院	主任护师
曾学民	成都市成华区疾病预防控制中心	主任技师
王在春	崇州二医院有限公司	主任医师

续表

姓　名	工作单位	拟任资格
马黛群	崇州市妇幼保健院	主任医师
赵建昌	崇州市人民医院	主任医师
漆明刚	崇州市人民医院	主任医师
李　兵	崇州市人民医院	主任医师
王　群	崇州市人民医院	主任护师
向　慧	崇州市人民医院	主任护师
文学琴	崇州市人民医院	主任护师
粟崇林	崇州市中医医院	主任护师
谢胡咪娜	大邑县妇幼保健计划生育服务中心	主任医师
杨海刚	大邑县人民医院	主任医师
幸仕洪	大邑县人民医院	主任医师
王正康	大邑县人民医院	主任医师
庹　军	大邑县人民医院	主任医师
唐以银	大邑县人民医院	主任医师
孙　霆	大邑县人民医院	主任医师
吕红英	大邑县人民医院	主任医师
李自力	大邑县人民医院	主任医师
李茂华	大邑县人民医院	主任医师
范胜坤	大邑县人民医院	主任医师
罗林瑶	大邑县人民医院	主任护师
朱洪学	大邑望县中医医院	主任技师
黄玉兰	成都高新技术产业开发区第三人民医院	主任医师
杨　香	简阳市贾家中心卫生院(简阳市第二人民医院)	主任护师
樊剑梅	简阳市贾家中心卫生院(简阳市第二人民医院)	主任护师
蒋晓宏	都江堰市第二人民医院	主任医师
祝永忠	都江堰市人民医院	主任医师
杨鼎君	都江堰市人民医院	主任医师
魏荣富	都江堰市人民医院	主任医师
潘华山	都江堰市人民医院	主任医师
聂圣兵	都江堰市人民医院	主任医师

续表

姓　名	工作单位	拟任资格
马　敏	都江堰市人民医院	主任医师
黎秋曦	都江堰市人民医院	主任医师
黄静红	都江堰市人民医院	主任医师
胡　蝶	都江堰市人民医院	主任医师
贺　健	都江堰市人民医院	主任医师
陈晓萍	都江堰市人民医院	主任医师
唐　浩	都江堰市中医医院	主任医师
李文涛	都江堰市中医医院	主任医师
杨　华	都江堰市妇幼保健院	主任护师
杨泽蓉	都江堰市人民医院	主任护师
张锦涛	都江堰市人民医院	主任护师
王洪霞	都江堰市人民医院	主任护师
张　瑛	都江堰市人民医院	主任护师
李瑞珍	都江堰市人民医院	主任技师
王洪贵	都江堰市人民医院	主任药师
田孝臣	成都八大处医疗美容医院	主任医师
杨才彬	成都高新区疾病预防控制中心	主任医师
叶　绿	高新达安医学检验所	主任医师
叶秀兰	简阳市妇幼保健院	主任医师
杨　丽	简阳市人民医院	主任医师
伍　杰	简阳市人民医院	主任医师
王雪玉	简阳市人民医院	主任医师
李　锦	简阳市人民医院	主任医师
付万智	简阳市人民医院	主任医师
方　红	简阳市人民医院	主任医师
陈　炀	简阳市人民医院	主任医师
陈　军	简阳市人民医院	主任医师
吴国勇	简阳市中医医院	主任医师
胡　丕	简阳市中医医院	主任医师
何晓玲	简阳市人民医院	主任护师

续表

姓　名	工作单位	拟任资格
毛淑琼	简阳市人民医院	主任护师
魏庆华	简阳市人民医院	主任护师
严　敏	简阳市人民医院	主任护师
雷德财	简阳空分医院	主任技师
钟原胜	简阳市人民医院	主任技师
牟绍英	简阳市人民医院	主任技师
马　兰	成都市金牛区妇幼保健院	主任医师
廖　伟	成都市金牛区妇幼保健院	主任医师
雷　迅	成都市金牛区妇幼保健院	主任医师
周蓓欣	成都市金牛区疾病预防控制中心	主任医师
毛丹梅	成都市金牛区疾病预防控制中心	主任医师
胡　榕	成都市金牛区疾病预防控制中心	主任医师
蒲　克	成都市金牛区人民医院	主任医师
毛　欣	成都市金牛区人民医院	主任医师
刘建琼	成都市金牛区人民医院	主任医师
詹平	成都市西区医院	主任医师
袁晓莉	成都市西区医院	主任医师
曾　蓉	成都市西区医院	主任医师
廖　林	成都西区安琪儿妇产医院	主任医师
李炳敏	成都市金牛区妇幼保健院	主任护师
卢秀琼	成都市金牛区疾病预防控制中心	主任技师
周后族	金堂县第二人民医院	主任医师
赵　跃	金堂县第二人民医院	主任医师
伍　卫	金堂县第二人民医院	主任医师
王再新	金堂县第二人民医院	主任医师
刘汉东	金堂县第一人民医院	主任医师
陈昌述	金堂县第一人民医院	主任医师
赵清华	金堂县疾病预防控制中心	主任医师
陈德波	金堂县中医医院	主任医师
彭高慧	金堂县第二人民医院	主任护师

续表

姓　名	工作单位	拟任资格
贺美芳	金堂县第二人民医院	主任护师
倪国华	成都锦江晓康之家综合门诊部	主任医师
李妮娟	成都锦欣妇产科医院	主任医师
李含模	成都锦欣精神病医院	主任医师
肖雁群	成都西囡妇科医院	主任医师
何　敏	成都西囡妇科医院	主任医师
潘海英	四川锦欣妇女儿童医院	主任医师
刘志英	四川友谊医院	主任医师
张会琼	成都锦欣精神病医院	主任护师
廖文学	成都市龙泉驿区第二人民医院	主任医师
赵朝华	成都市龙泉驿区第一人民医院	主任医师
张义琼	成都市龙泉驿区第一人民医院	主任医师
王江川	成都市龙泉驿区第一人民医院	主任医师
刘　瑛	成都市龙泉驿区第一人民医院	主任医师
刘安丽	成都市龙泉驿区第一人民医院	主任医师
陈　勇	成都市龙泉驿区第一人民医院	主任医师
卢清平	成都市龙泉驿区疾病预防控制中心	主任医师
江　涛	成都市龙泉驿区疾病预防控制中心	主任医师
林明鉴	成都市龙泉驿区中医医院	主任医师
蒋延凤	成都市龙泉驿区第一人民医院	主任护师
赖　静	成都市龙泉驿区第一人民医院	主任护师
冯端菊	成都市龙泉驿区疾病预防控制中心	主任护师
张恩荣	成都市龙泉驿区第一人民医院	主任技师
李　敏	成都市龙泉驿区疾病预防控制中心	主任技师
魏学琴	彭州市妇幼保健计划生育服务中心	主任医师
赵　渝	彭州市人民医院	主任医师
李　波	彭州市人民医院	主任医师
曾　鹏	彭州市人民医院	主任医师
伍　霞	彭州市疾病预防控制中心	主任技师
黄绪奎	郫都区第二人民医院	主任医师

续表

姓　名	工作单位	拟任资格
张　宁	郫都区疾病预防控制中心	主任医师
林超兰	郫都区疾病预防控制中心	主任医师
张玉梅	郫都区人民医院	主任医师
许锋成	郫都区人民医院	主任医师
彭陟燚	郫都区人民医院	主任医师
罗　强	郫都区人民医院	主任医师
刘广明	郫都区人民医院	主任医师
高　见	郫都区人民医院	主任医师
孔丽蕊	成都市郫都区中医医院	主任技师
周艳君	蒲江县人民医院	主任护师
刘海莲	成都市青白江区人民医院	主任医师
李　卫	成都市青白江区人民医院	主任医师
兰　蓉	成都市青白江区人民医院	主任医师
蒋修全	成都市青白江区人民医院	主任医师
冯显清	成都市青白江区人民医院	主任医师
庄俊	成都市青白江区人民医院	主任护师
邱和声	成都市青白江区人民医院	主任药师
赵云	成都儿童专科医院	主任医师
王紫荆	成都儿童专科医院	主任医师
丁常聪	成都市青羊区妇幼保健院	主任医师
李绍成	邛崃市医疗中心医院	主任医师
李贵全	邛崃市医疗中心医院	主任医师
郝　涛	邛崃市医疗中心医院	主任医师
卫　莉	邛崃市医疗中心医院	主任医师
杨　戟	邛崃市中医医院	主任医师
周君武	成都市双流区第一人民医院	主任医师
尹　华	成都市双流区第一人民医院	主任医师
易晓芹	成都市双流区第一人民医院	主任医师
肖　莉	成都市双流区第一人民医院	主任医师
李　英	成都市双流区第一人民医院	主任医师

续表

姓　名	工作单位	拟任资格
苟永胜	成都市双流区第一人民医院	主任医师
成少华	成都市双流区第一人民医院	主任医师
蔡显波	成都市双流区第一人民医院	主任医师
马双成	成都市双流区妇幼保健院	主任医师
李艳琴	成都市双流区妇幼保健院	主任医师
陈　巍	成都市双流区妇幼保健院	主任医师
徐良斌	成都市双流区中医医院	主任医师
陈　蓉	成都市双流区第一人民医院	主任技师
刘玉林	成都市双流区妇幼保健院	主任技师
梁　阳	成都市双流区疾病预防控制中心	主任技师
乔　莉	成都玛丽亚天府妇产儿童医院有限公司	主任医师
余海涛	成都天府新区疾病预防控制中心	主任医师
罗　刚	成都天府新区疾病预防控制中心	主任医师
胡　伟	成都天府新区疾病预防控制中心	主任医师
阳云平	成都天府新区人民医院	主任医师
万会云	成都天府新区人民医院	主任医师
明　利	成都天府新区人民医院	主任医师
龙　虹	成都天府新区人民医院	主任医师
陈小平	成都天府新区人民医院	主任医师
姜　伟	成都天府新区人民医院	主任技师
冯声蓉	成都市温江区妇幼保健院	主任医师
刘亚龙	成都市温江区人民医院	主任医师
高松华	成都市温江区人民医院	主任医师
江春艳	成都市温江区第三人民医院	主任护师
庞艳蓉	成都市温江区人民医院	主任护师
张建礼	成都市温江区妇幼保健院	主任药师
巫　雷	成都爱尔眼科医院	主任医师
朱洪涛	成都市武侯区人民医院	主任医师
张　航	四川现代医院	主任医师
刘祖良	成都市新都区第二人民医院	主任医师

续表

姓　名	工作单位	拟任资格
徐明生	成都市新都区第三人民医院	主任医师
杨　萍	成都市新都区妇幼保健院	主任医师
周晓锋	成都市新都区疾病预防控制中心	主任医师
任　山	成都市新都区军屯镇卫生院	主任医师
阳义霞	成都市新都区人民医院	主任医师
汤庆峰	成都市新都区人民医院	主任医师
邓诗武	成都市新都区人民医院	主任医师
胡晓泽	成都市新都区第二人民医院	主任护师
骆洪菊	成都市新都区第二人民医院	主任护师
刘　娟	成都市新都区人民医院	主任护师
曾　碧	成都市新都区人民医院	主任护师
刘　巍	成都市新都区第三人民医院	主任技师
宋文玖	成都市新津区人民医院	主任医师
陈　俊	成都市新津区中医医院	主任护师
肖　琴	成都市妇女儿童中心医院	主任医师
王　莉	成都市妇女儿童中心医院	主任医师
张　成	成都市妇女儿童中心医院	主任医师
谢　敏	成都市妇女儿童中心医院	主任医师
陈　利	成都市青羊区新华少城社区卫生服务中心	基层卫生主任技师
邱　波	成都市金牛区人民北路社区卫生服务中心	基层卫生主任护师
陈德云	都江堰市第二人民医院	基层卫生主任医师
龙建明	都江堰市第二人民医院	基层卫生主任医师
袁永顺	简阳市石桥中心卫生院	基层卫生主任医师
莫　飒	金堂县中医医院	基层卫生主任医师
刘宗庆	成都市郫都区郫筒街道社区卫生服务中心	基层卫生主任医师
张丽梅	蒲江县妇幼保健计划生育服务中心	基层卫生主任护师
郝崇碧	成都市青白江区城厢镇公立中心卫生院	基层卫生主任护师
杨向前	成都市温江区涌泉街道社区卫生服务中心	基层卫生主任医师
胡海军	大邑县疾病预防控制中心	基层卫生主任医师
李文全	中国电子科技集团公司第十研究所门诊部	基层卫生主任医师

2020 年度中医药正高专业技术职务任职资格评审通过人员名单(中医药类)

姓 名	工作单位	拟任资格
刁玉明	彭州市中医医院	主任中医师
万 鹏	成都市双流区中医医院	主任中医师
王俊义	简阳市贾家中心卫生院(简阳市第二人民医院)	中西医结合主任医师
王辉民	简阳市中医医院	主任中医师
毛 毅	(高新)成都市第一人民医院	主任中医师
邓本宇	成都市郫都区三道堰镇第二卫生院	主任中医师
田 青	(高新)成都市第一人民医院	中西医结合主任医师
代 波	邛崃市中医医院	主任中医师
乔文波	邛崃市中医医院	主任中医师
刘 红	成都市公共卫生临床医疗中心	主任中药师
刘 亮	(高新)成都市第一人民医院	中西医结合主任医师
刘海燕	成都市公共卫生临床医疗中心	中西医结合主任医师
羊 浩	崇州市中医医院	主任中医师
苏必良	成都骨伤医院	主任中医师
杜镶滨	成都市第二人民医院	主任中医师
李光林	成都市龙泉驿区中医医院	主任中医师
李 刚	成都市妇女儿童中心医院	主任中医师
李秀和	成都市龙泉驿区中医医院	主任中医师
李伯华	新桥开元诊所	主任中医师
邱 斌	锦江区骨科医院	主任中医师
张玉瑛	成都市双流区中医医院	主任中药师
张素英	成都市青白江区人民医院	主任中医师
陆红梅	成都市新津区中医医院	主任中医师
陈 鸣	(高新)成都市第一人民医院	主任中医师
陈晓琴	成都市郫都区中医医院	主任中医师
罗兴民	成都市双流区中医医院	主任中医师
周兴林	成都市新都区中医医院	主任中医师

续表

姓　名	工作单位	拟任资格
周　勇	成都市第二人民医院	主任中医师
胡勇刚	成都市新津区中医医院	中西医结合主任医师
胡　斌	成都第一骨科医院(青羊区骨科医院)	主任中医师
施　萍	(高新)成都市第一人民医院	中西医结合主任医师
袁大仙	成都市双流区中医医院	中医主任护师
徐志鹏	彭州市中医医院	主任中医师
黄　莉	成都骨伤医院	主任中医师
龚庆国	崇州市中医医院	主任中医师
蓝　英	成都市公共卫生临床医疗中心	主任中医师

2020 年度卫生副高专业技术职务任职资格评审通过人员名单(卫生类)

姓　名	工作单位	拟任资格
左　娟	成都安琪儿妇产医院有限公司	副主任医师
刘　艳	成都市第二人民医院	副主任医师
沈晓佳	成都市第二人民医院	副主任医师
陈庆元	成都市第三人民医院	副主任医师
杨　滔	成都市第五人民医院	副主任医师
曾　雯	成都市妇女儿童中心医院	副主任医师
曾向东	成都市妇女儿童中心医院	副主任医师
杜丽娜	成都市妇女儿童中心医院	副主任医师
杜　敏	成都市妇女儿童中心医院	副主任医师
傅益永	成都市妇女儿童中心医院	副主任医师
黄　楠	成都市妇女儿童中心医院	副主任医师
王燕娟	成都市妇女儿童中心医院	副主任医师
悦　光	成都市妇女儿童中心医院	副主任医师
黄懿洁	成都市妇女儿童中心医院	副主任医师
张　莹	成都市妇女儿童中心医院	副主任医师
杨正兵	成都市妇女儿童中心医院	副主任医师

续表

姓　名	工作单位	拟任资格
张　翼	成都市妇女儿童中心医院	副主任医师
黄　鸿	成都市妇女儿童中心医院	副主任医师
郭永宏	成都市妇女儿童中心医院	副主任医师
蒋永梅	成都市妇女儿童中心医院	副主任医师
雷巧玲	成都市妇女儿童中心医院	副主任医师
商丽红	成都市妇女儿童中心医院	副主任医师
苏培媛	成都市妇女儿童中心医院	副主任医师
王　孟	成都市妇女儿童中心医院	副主任医师
王　勇	成都市妇女儿童中心医院	副主任医师
温　艳	成都市妇女儿童中心医院	副主任医师
吴　婷	成都市妇女儿童中心医院	副主任医师
翟　洋	成都市妇女儿童中心医院	副主任医师
张文艳	成都市妇女儿童中心医院	副主任医师
仲　铀	成都市妇女儿童中心医院	副主任医师
李　琴	成都市妇女儿童中心医院	副主任医师
肖甜甜	成都市妇女儿童中心医院	副主任医师
龚春竹	成都市妇女儿童中心医院	副主任医师
曹建英	成都安琪儿妇产医院有限公司	基层卫生副主任医师
刘玉舟	成都安琪儿妇产医院有限公司	副主任医师
曾　静	成都市第二人民医院	副主任医师
李文骏	成都市第七人民医院	副主任医师
余自淑	成都市第三人民医院	副主任医师
韩　倩	成都市第五人民医院	副主任医师
李　超	成都市第五人民医院	副主任医师
李　莉	成都市第五人民医院	副主任医师
李佳琦	成都市第五人民医院	副主任医师
侯倩男	成都市妇女儿童中心医院	副主任医师
李婷婷	成都市妇女儿童中心医院	副主任医师
刘丹丹	成都市妇女儿童中心医院	副主任医师
王　彦	成都市妇女儿童中心医院	副主任医师

续表

姓　名	工作单位	拟任资格
夏艳梅	成都市妇女儿童中心医院	副主任医师
游小林	成都市妇女儿童中心医院	副主任医师
徐　铭	成都市妇女儿童中心医院	副主任医师
丁小玲	成都市妇女儿童中心医院	副主任医师
吴红梅	成都市中西医结合医院	副主任医师
葛　宏	成都市第二人民医院	副主任护师
杨勤勤	成都市第二人民医院	副主任护师
赖　立	成都市第二人民医院	副主任护师
骆　敏	成都市第二人民医院	副主任护师
叶　茜	成都市第二人民医院	副主任护师
彭　沥	成都市第二人民医院	副主任护师
李永照	成都市第二人民医院	副主任护师
谷名琴	成都市第二人民医院	副主任护师
林　蓉	成都市第六人民医院	副主任护师
何昌九	成都市第四人民医院	副主任护师
邓世芳	成都市妇女儿童中心医院	副主任护师
吴　晖	成都市妇女儿童中心医院	副主任护师
何春艳	成都市妇女儿童中心医院	副主任护师
唐　莉	成都市妇女儿童中心医院	副主任护师
曾嘉涛	成都市第二人民医院	副主任护师
莫玲梅	成都市第六人民医院	副主任护师
邵　洁	成都市第二人民医院	副主任护师
雷　昊	成都市第二人民医院	副主任护师
何琳莉	成都市第二人民医院	副主任护师
胡超娅	成都市第二人民医院	副主任护师
廖松清	成都市第六人民医院	副主任护师
杨小群	成都市第六人民医院	副主任护师
汪　燕	成都市第六人民医院	副主任护师
凌华莉	成都市第六人民医院	副主任护师
曾　友	成都市第六人民医院	副主任护师

续表

姓　名	工作单位	拟任资格
罗延丽	成都市第六人民医院	副主任护师
李莉梅	成都市第六人民医院	副主任护师
刘　琳	成都市第六人民医院	副主任护师
李华琼	成都市第六人民医院	副主任护师
范　玮	成都市第三人民医院	副主任护师
刘　敏	成都市第七人民医院	副主任护师
吴　蓉	成都市第七人民医院	副主任护师
宋佳斌	成都市第七人民医院	副主任护师
郑　华	成都市第七人民医院	副主任护师
陶西琳	成都市第七人民医院	副主任护师
陈映红	成都市第七人民医院	副主任护师
谢先红	成都市第七人民医院	副主任护师
曾晓琼	成都市第七人民医院	副主任护师
康冬梅	成都市第三人民医院	副主任技师
赖　艳	成都市第三人民医院	副主任护师
杨　兵	成都市第三人民医院	副主任护师
崔红梅	成都市第三人民医院	副主任护师
邓丽燕	成都市第三人民医院	副主任护师
赵　艳	成都市第四人民医院	副主任护师
彭　薇	成都市第四人民医院	副主任护师
黄春蓉	成都市第四人民医院	副主任护师
吴　桃	成都市第五人民医院	副主任护师
吴　玲	成都市第五人民医院	副主任护师
付良秀	成都市第五人民医院	副主任护师
吕　峦	成都市第五人民医院	副主任护师
冯　惠	成都市第五人民医院	副主任护师
张　榕	成都市第五人民医院	副主任护师
周　岚	成都市第五人民医院	副主任护师
张晓华	成都市第五人民医院	副主任护师
邓　艳	成都市第五人民医院	副主任护师

续表

姓　名	工作单位	拟任资格
袁智英	成都市第五人民医院	副主任护师
邹燕蕾	成都市第五人民医院	副主任护师
余秋凤	成都市第五人民医院	副主任护师
陈亚利	成都市第五人民医院	副主任护师
陈　倪	成都市第五人民医院	副主任护师
万海艳	成都市第五人民医院	副主任护师
徐　彬	成都市第五人民医院	副主任护师
杨　柳	成都市第五人民医院	副主任护师
张春容	成都市妇女儿童中心医院	副主任护师
明　倩	成都市第五人民医院	副主任护师
陈　蓉	成都市妇女儿童中心医院	副主任护师
崔　娜	成都市妇女儿童中心医院	副主任护师
代明月	成都市妇女儿童中心医院	副主任护师
邓云霞	成都市妇女儿童中心医院	副主任护师
杜　娟	成都市妇女儿童中心医院	副主任护师
康　勤	成都市妇女儿童中心医院	副主任护师
李　宏	成都市妇女儿童中心医院	副主任护师
王　惠	成都市妇女儿童中心医院	副主任护师
王清霞	成都市妇女儿童中心医院	副主任护师
袁顺芳	成都市妇女儿童中心医院	副主任护师
周　玲	成都市妇女儿童中心医院	副主任护师
陈　萌	成都市妇女儿童中心医院	副主任护师
鲜雪莲	成都市妇女儿童中心医院	副主任护师
刘颜蓉	成都市公共卫生临床医疗中心	副主任护师
黄晓秋	成都市公共卫生临床医疗中心	副主任护师
陈　丽	成都市公共卫生临床医疗中心	副主任护师
黄　丽	成都市公共卫生临床医疗中心	副主任护师
吴　希	成都市公共卫生临床医疗中心	副主任护师
罗东霞	成都市公共卫生临床医疗中心	副主任护师
胡　娟	成都市公共卫生临床医疗中心	副主任护师

续表

姓　名	工作单位	拟任资格
喻专容	成都市公共卫生临床医疗中心	副主任护师
肖旭珏	成都市公共卫生临床医疗中心	副主任护师
冯　静	成都市公共卫生临床医疗中心	副主任护师
魏文英	成都市公共卫生临床医疗中心	副主任护师
赵　萍	成都市公共卫生临床医疗中心	副主任护师
代　莉	成都市公共卫生临床医疗中心	副主任护师
曾　丽	成都市公共卫生临床医疗中心	副主任护师
陈　琴	成都市公共卫生临床医疗中心	副主任护师
李　梅	成都市公共卫生临床医疗中心	副主任护师
何　萍	成都市妇女儿童中心医院	副主任护师
陈维艳	成都市妇女儿童中心医院	副主任护师
李敬宁	成都市中西医结合医院	副主任护师
舒　燕	成都市中西医结合医院	副主任护师
阚　燕	成都市中西医结合医院	副主任护师
周晋霜	成都市中西医结合医院	副主任护师
蒋蓉春	成都市中西医结合医院	副主任护师
曹璐璐	成都市中西医结合医院	副主任护师
王　颖	成都市妇女儿童中心医院	副主任护师
孙　燕	成都市第六人民医院	副主任技师
杨　波	成都市第六人民医院	副主任技师
周亚玲	成都市第六人民医院	副主任技师
杜　坤	成都市第六人民医院	副主任技师
陈　琼	成都市第二人民医院	副主任医师
苏　旭	成都市第五人民医院	副主任技师
冯　瑾	成都市血液中心	副主任医师
张蓝江	成都市血液中心	副主任技师
陈　臣	成都市疾病预防控制中心	副主任技师
孙广玉	成都市妇女儿童中心医院	副主任技师
王　璐	成都市妇女儿童中心医院	副主任技师
韵雪雪	成都市妇女儿童中心医院	副主任技师

续表

姓　名	工作单位	拟任资格
向玉林	成都市妇女儿童中心医院	副主任技师
王春远	成都市妇女儿童中心医院	副主任技师
唐　建	成都市妇女儿童中心医院	副主任技师
许　娇	成都市公共卫生临床医疗中心	副主任技师
查　毅	成都市公共卫生临床医疗中心	副主任技师
朱　丹	成都市疾病预防控制中心	副主任技师
罗　敏	成都市中西医结合医院	副主任技师
黄　瑛	成都市中西医结合医院	副主任技师
宋培培	成都市妇女儿童中心医院	副主任技师
李林英	西藏自治区人民政府驻成都办事处医院	副主任技师
毕　雷	成都市公共卫生临床医疗中心	副主任技师
敖正才	成都市第五人民医院	副主任技师
罗　俊	成都市第二人民医院	副主任技师
熊　燕	成都市第六人民医院	副主任技师
王　秦	成都市妇女儿童中心医院	副主任技师
张　琴	成都市妇女儿童中心医院	副主任技师
罗　佳	成都市公共卫生临床医疗中心	副主任技师
王启明	成都市公共卫生临床医疗中心	副主任技师
黄　葵	成都市疾病预防控制中心	副主任技师
杨　洋	成都市疾病预防控制中心	副主任技师
郑　红	成都市疾病预防控制中心	副主任技师
文　波	成都市第二人民医院	副主任医师
邓雪颖	成都市第六人民医院	副主任医师
向贵双	成都市第五人民医院	副主任医师
顾　彬	成都市妇女儿童中心医院	副主任医师
杨　懿	成都市妇女儿童中心医院	副主任医师
周　琪	成都市妇女儿童中心医院	副主任医师
丁云清	成都市公共卫生临床医疗中心	副主任医师
顾　韵	成都市中西医结合医院	副主任医师
张琼月	成都市第二人民医院	副主任医师

续表

姓　名	工作单位	拟任资格
蒲昆明	成都市第二人民医院	副主任医师
唐　潇	成都市第二人民医院	副主任医师
朱晓娥	成都市第二人民医院	副主任医师
周和平	成都市第六人民医院	副主任医师
唐　辉	成都市第七人民医院	副主任医师
戴刚毅	成都市第五人民医院	副主任医师
贾　颖	成都市第二人民医院	副主任医师
张　凌	成都市第二人民医院	副主任医师
刘　平	成都市第六人民医院	副主任医师
黄雨农	成都市第六人民医院	副主任医师
罗成静	成都市第七人民医院	副主任医师
刘　洪	成都市第三人民医院	副主任医师
李　黎	成都市第五人民医院	副主任医师
曹　瑛	成都市第五人民医院	副主任医师
兰　亚	成都市第五人民医院	副主任医师
彭竹琴	成都市第五人民医院	副主任医师
刘莲花	成都市妇女儿童中心医院	副主任医师
曾学文	成都市中西医结合医院	副主任医师
刘庆文	成都市第三人民医院	副主任医师
刘潇聪	成都市第二人民医院	副主任医师
孙　菡	成都市第二人民医院	副主任医师
刘小娟	成都市第二人民医院	副主任医师
陈　炜	成都市第六人民医院	副主任医师
游　婷	成都市第七人民医院	副主任医师
武鹏宇	成都市第三人民医院	副主任医师
骆成俊	成都市第五人民医院	副主任医师
冉启惠	成都市公共卫生临床医疗中心	副主任医师
包　蕾	成都市公共卫生临床医疗中心	副主任医师
曾明全	成都市公共卫生临床医疗中心	副主任医师
范　娟	成都市疾病预防控制中心	副主任医师

续表

姓 名	工作单位	拟任资格
黄 亮	成都市公共卫生临床医疗中心	副主任医师
侯 俊	成都市第六人民医院	副主任医师
严方涛	成都市第三人民医院	副主任医师
邓正旭	成都市第二人民医院	副主任医师
李松桃	成都市第六人民医院	副主任医师
苏 娴	成都市第三人民医院	副主任医师
余晓丹	成都市第五人民医院	副主任医师
徐 敏	成都市第五人民医院	副主任医师
刘 晓	成都市第五人民医院	副主任医师
吴怀戈	成都市公共卫生临床医疗中心	副主任医师
罗 静	成都市第六人民医院	副主任医师
余 果	成都市第六人民医院	副主任医师
王 印	成都市公共卫生临床医疗中心	副主任医师
朱 丽	成都市公共卫生临床医疗中心	副主任医师
吴 蓓	成都市公共卫生临床医疗中心	副主任医师
罗 瑶	成都市公共卫生临床医疗中心	副主任医师
赖 敏	成都市公共卫生临床医疗中心	副主任医师
袁瑞丽	成都市第二人民医院	副主任医师
钟晓波	成都市第四人民医院	副主任医师
余 姝	成都市第四人民医院	副主任医师
陈佳佳	成都市第四人民医院	副主任医师
王 钰	成都市第四人民医院	副主任医师
蒲 丽	成都市第四人民医院	副主任医师
周 游	成都市第四人民医院	副主任医师
武 楠	成都市第四人民医院	副主任医师
熊茂翔	成都市第四人民医院	副主任医师
何宗岭	成都市第四人民医院	副主任医师
王 瑜	成都市第四人民医院	副主任医师
潘柯良	成都市第四人民医院	副主任医师
徐 鸿	成都市公共卫生临床医疗中心	副主任医师

续表

姓　名	工作单位	拟任资格
雷　蕾	成都市第六人民医院	副主任医师
陈　萍	成都市第七人民医院	副主任医师
青晓艳	成都市第七人民医院	副主任医师
蒋莎莎	成都市第三人民医院	副主任医师
胥建君	成都市中西医结合医院	副主任医师
谭　竞	成都市第三人民医院	副主任医师
罗晓佳	成都市第二人民医院	副主任医师
梁　伟	成都市第二人民医院	副主任医师
张　英	成都市第六人民医院	副主任医师
黄　刚	成都市第三人民医院	副主任医师
秦淑娟	成都市第三人民医院	副主任医师
王春彬	成都市第三人民医院	副主任医师
龚　亮	成都市第二人民医院	副主任医师
卢桃利	成都市第二人民医院	副主任医师
王　锋	成都市第二人民医院	副主任医师
吴长川	成都市第二人民医院	副主任医师
朱　曦	成都市第三人民医院	副主任医师
阳敏燕	成都市第四人民医院	副主任医师
潘凤英	成都市第五人民医院	副主任医师
罗会玲	成都市第五人民医院	副主任医师
王南楠	成都市第二人民医院	副主任医师
陈冬梅	成都市第二人民医院	副主任医师
斯洁骊	成都市第六人民医院	副主任医师
严　同	成都市第三人民医院	副主任医师
张加兴	成都市第五人民医院	副主任医师
李昌艳	成都市第五人民医院	副主任医师
游雅云	成都市第七人民医院	副主任医师
王珍珍	成都市第五人民医院	副主任医师
赵丰莹	成都市第二人民医院	副主任医师
周　瑜	成都市第二人民医院	副主任医师

续表

姓 名	工作单位	拟任资格
张 静	成都市第五人民医院	副主任医师
谢永祥	成都市公共卫生临床医疗中心	副主任医师
程 涵	成都市第二人民医院	副主任医师
陈 剑	成都市第三人民医院	副主任医师
赖前成	成都市第五人民医院	副主任医师
王 波	成都市第五人民医院	副主任医师
季 超	成都市第五人民医院	副主任医师
张 彬	成都市第五人民医院	副主任医师
段 鑫	成都市中西医结合医院	副主任医师
曾建伟	成都市中西医结合医院	副主任医师
李 林	成都市第二人民医院	副主任医师
周 沂	成都市第二人民医院	副主任医师
聂建军	成都市第二人民医院	副主任医师
路 遥	成都市妇女儿童中心医院	副主任医师
罗 鹏	成都市第二人民医院	副主任医师
欧阳翔宇	西藏自治区人民政府驻成都办事处医院	副主任医师
刘少星	成都市第二人民医院	副主任医师
孙 燕	成都市第二人民医院	副主任医师
冷 燕	成都市第三人民医院	副主任医师
李林锋	成都市第三人民医院	副主任医师
毕 艳	成都市第五人民医院	副主任医师
饶新仪	成都市第五人民医院	副主任医师
李 涓	成都市第五人民医院	副主任医师
帅建忠	成都市妇女儿童中心医院	副主任医师
刘 星	成都市中西医结合医院	副主任医师
徐丽莉	成都市中西医结合医院	副主任医师
李 庆	成都市第二人民医院	副主任医师
汪华清	成都市第二人民医院	副主任医师
柏光泽	成都市第六人民医院	副主任医师
罗 磊	成都市第六人民医院	副主任医师

续表

姓　名	工作单位	拟任资格
罗　静	成都市第三人民医院	副主任医师
周利强	成都市第五人民医院	副主任医师
李　锋	成都市第五人民医院	副主任医师
汪　雪	成都市第五人民医院	副主任医师
刘泽宇	成都市妇女儿童中心医院	副主任医师
王　雨	成都市中西医结合医院	副主任医师
张胜龙	成都市第二人民医院	副主任医师
李　辉	成都市第二人民医院	副主任医师
郑　柳	成都市第六人民医院	副主任医师
黄庆华	成都市第六人民医院	副主任医师
李　静	成都市第六人民医院	副主任医师
马传明	成都市第六人民医院	副主任医师
张云峰	成都市第七人民医院	副主任医师
张　杰	成都市第七人民医院	副主任医师
李世红	成都市第三人民医院	副主任医师
徐缨龙	成都市第三人民医院	副主任医师
龙强友	成都市第七人民医院	副主任医师
刘　嘉	成都市第五人民医院	副主任医师
李祝勇	成都市第七人民医院	副主任医师
邓　华	成都市第二人民医院	副主任医师
任黎明	成都市第二人民医院	副主任医师
钱友良	成都市第二人民医院	副主任医师
缪勋忠	成都市第六人民医院	副主任医师
蔡　巍	成都市第六人民医院	副主任医师
魏仁波	成都市第三人民医院	副主任医师
邓　林	成都市第五人民医院	副主任医师
卢开富	成都市第二人民医院	副主任医师
黄青松	成都市第二人民医院	副主任医师
陈　佳	成都市第二人民医院	副主任医师
陈　宇	成都市第六人民医院	副主任医师

续表

姓 名	工作单位	拟任资格
魏锐文	成都市第七人民医院	副主任医师
王 莹	成都市第五人民医院	副主任医师
窦明亮	成都市第五人民医院	副主任医师
黄孟捷	成都市妇女儿童中心医院	副主任医师
席光湘	成都市血液中心	副主任医师
张渝婧	成都市中西医结合医院	副主任医师
谭开科	成都市疾病预防控制中心	副主任医师
赵艳婷	成都市疾病预防控制中心	副主任医师
涂 俊	成都市疾病预防控制中心	副主任医师
覃芳葵	成都市疾病预防控制中心	副主任医师
江国帼	成都市第二人民医院	副主任医师
王 燕	成都市公共卫生临床医疗中心	副主任医师
段晓菲	成都市公共卫生临床医疗中心	副主任医师
杜训波	成都市疾病预防控制中心	副主任医师
刘 辉	成都市疾病预防控制中心	副主任医师
张 双	成都市疾病预防控制中心	副主任医师
夏劲节	成都市疾病预防控制中心	副主任医师
姜晓曼	成都市疾病预防控制中心	副主任医师
周 蓉	成都市疾病预防控制中心	副主任医师
吴学庆	成都市疾病预防控制中心	副主任医师
范双凤	成都市疾病预防控制中心	副主任医师
王 亮	成都市疾病预防控制中心	副主任医师
刘 璟	成都市疾病预防控制中心	副主任医师
肖 霖	成都市疾病预防控制中心	副主任技师
曾 玲	成都市中西医结合医院	副主任技师
旷 聃	成都市疾病预防控制中心	副主任医师
王友玫	成都市第八人民医院（成都市慢性病医院、成都市老年服务示训中心）	副主任药师
肖 林	成都市第四人民医院	副主任药师
廖 恒	成都市第四人民医院	副主任药师
赵玉林	成都市第五人民医院	副主任药师

续表

姓　名	工作单位	拟任资格
阳　波	成都市第五人民医院	副主任药师
涂正涛	成都市第五人民医院	副主任药师
刘　磊	成都市第五人民医院	副主任药师
陈　岚	成都市妇女儿童中心医院	副主任药师
黄　砚	成都市妇女儿童中心医院	副主任药师
田晓曦	成都市妇女儿童中心医院	副主任药师
王　涵	成都市妇女儿童中心医院	副主任药师
邓　莎	成都市食品药品检验研究院	副主任药师
李　欣	成都市食品药品检验研究院	副主任药师
杨　燕	成华区龙潭社区卫生服务中心	副主任医师
马　卉	成都市成华区妇幼保健院	副主任医师
杨晓燕	成华区桃蹊社区卫生服务中心	基层卫生副主任护师
赵　静	成华区桃蹊社区卫生服务中心	基层卫生副主任护师
曾丽霞	成华区龙潭社区卫生服务中心	副主任护师
贾　峰	成华区保和社区卫生服务中心	副主任医师
薛　琴	成都市成华区疾病预防控制中心	副主任医师
刘　黎	成华区猛追湾社区卫生服务中心	副主任医师
谭　勇	成都市成华区炫迈口腔诊所	副主任医师
黎雪琴	成华区双桥子社区卫生服务中心	副主任医师
李　蕾	成华区龙潭社区卫生服务中心	副主任医师
王　超	成都市成华区疾病预防控制中心	副主任医师
文艳群	成都市成华区疾病预防控制中心	副主任医师
李丽萍	成都新华医院	副主任护师
刘炼炼	成都新华医院	副主任护师
熊　燕	成都新华医院	副主任护师
兰美锋	成都新华医院	副主任医师
梁　晖	成都新华医院	副主任医师
成姝姝	成都新华医院	副主任医师
刘雨涛	成都锦江强生四海逸家门诊部	基层卫生副主任医师
何　静	成都市锦江区妇幼保健院	副主任医师

续表

姓　名	工作单位	拟任资格
黄晓怡	成都市锦江区妇幼保健院	副主任医师
李丽蓉	成都市锦江区狮子山社区卫生服务中心	副主任护师
何春明	成都锦江益民医院	副主任技师
吴加菊	成都锦江晓康之家综合门诊部	副主任医师
周　旋	成都市锦江区莲新社区卫生服务中心	副主任医师
胡　科	成都锦江大观医院	副主任医师
伏小利	锦江亚非晶蓝牙科诊所	副主任医师
贾黎黎	成都锦江贝乐美口腔门诊部	副主任医师
王静超	成都市锦江区盐市口社区卫生服务中心	副主任医师
张桂云	四川锦欣妇女儿童医院	副主任医师
吴　婷	四川锦欣妇女儿童医院	副主任医师
黄　晶	四川锦欣妇女儿童医院	副主任医师
朱　莉	成都锦欣妇产科医院	副主任护师
刘　洁	成都锦欣妇产科医院	副主任护师
张　红	成都锦欣内科精神病医院	副主任护师
符　婷	成都锦欣内科精神病医院	副主任护师
陈德玉	成都锦欣内科精神病医院	副主任护师
王燕娜	成都锦欣内科精神病医院	副主任护师
都莉垣	成都锦欣内科精神病医院	副主任护师
冯　娟	成都锦欣内科精神病医院	副主任护师
吴明书	成都锦欣内科精神病医院	副主任护师
李　佐	成都锦欣妇产科医院	副主任技师
王玉婧	四川锦欣妇女儿童医院	副主任技师
朱朝霞	四川锦欣妇女儿童医院	副主任医师
姜学彬	成都锦欣内科精神病医院	副主任医师
张　蕾	成都锦欣内科精神病医院	副主任医师
岳莉莉	成都锦欣内科精神病医院	副主任医师
程　琪	成都锦欣妇产科医院	副主任医师
许亚红	西部战区空军医院	副主任医师
何　柳	西部战区空军医院	副主任护师

续表

姓　名	工作单位	拟任资格
熊秀艳	西部战区空军医院	副主任护师
朱惠莉	西部战区空军医院	副主任护师
冯早明	西部战区空军医院	副主任医师
王跃蓉	西部战区空军医院	副主任医师
岳伦莉	西部战区空军医院	副主任医师
罗利琴	西部战区空军医院	副主任医师
唐小伟	西部战区空军医院	副主任医师
王昕阳	西部战区空军医院	副主任药师
胡晓艺	西部战区空军医院	副主任药师
何春燕	成都市武侯区第五人民医院	副主任医师
潘　群	成都市武侯区人民医院	副主任医师
何晓梅	成都武侯强森兰庭综合门诊部	副主任医师
杨　森	成都武侯泰康蓉健综合门诊部	副主任医师
王　锦	成都市武侯区第三人民医院	副主任医师
毛　莉	成都武侯强森兰庭综合门诊部	副主任医师
刘冬梅	成都市武侯区第三人民医院	副主任护师
冯　芳	成都市武侯区人民医院	副主任护师
袁　莉	成都市武侯区玉林社区卫生服务中心	副主任护师
李文群	爱美蒂亚医疗美容有限公司武侯七里路医疗美容门诊部	副主任护师
许冬梅	成都武侯军盛癫痫医院	副主任护师
刘利熙	成都市武侯区第三人民医院	副主任护师
丁　睿	成都市武侯区疾病预防控制中心	副主任技师
何　伟	成都市武侯区疾病预防控制中心	副主任技师
韩怀著	成都市武侯区人民医院	副主任技师
彭　斌	成都市武侯区第三人民医院	副主任医师
刘晓玲	成都市武侯区簇锦社区卫生服务中心	基层卫生副主任医师
谭　杨	成都市武侯区人民医院	副主任医师
苏远霞	成都市武侯区第三人民医院	副主任医师
但小苹	成都市武侯区第三人民医院	副主任医师
颜　肖	成都市武侯区人民医院	副主任医师

续表

姓　名	工作单位	拟任资格
左晓惠	成都市武侯区火车南站社区卫生服务中心	基层卫生副主任医师
杨　阳	成都市武侯区晋阳社区卫生服务中心	基层卫生副主任医师
周　波	成都市武侯区玉林社区卫生服务中心	基层卫生副主任医师
唐　娴	成都市武侯区疾病预防控制中心	副主任医师
叶长青	成都市武侯区第三人民医院	副主任医师
李　莉	成都市武侯区双楠社区卫生服务中心	副主任医师
赵胡娟	成都市武侯区簇桥社区卫生服务中心	副主任医师
杨　菁	成都武侯安莎贝拉医疗美容门诊部	基层卫生副主任医师
樊　涛	成都武侯恩喜医疗美容门诊部	副主任医师
冉小林	成都武侯妃凡医疗美容门诊部	副主任医师
肖藻雪	成都市武侯区第三人民医院	副主任医师
唐中华	成都武侯美黎美医疗美容门诊部	副主任医师
许　诺	成都市武侯区第三人民医院	副主任医师
吴明菊	成都市武侯区疾病预防控制中心	副主任医师
朱涛英	成都市武侯区疾病预防控制中心	副主任医师
都　佳	成都市武侯区疾病预防控制中心	副主任医师
杨代会	成都市武侯区晋阳社区卫生服务中心	基层卫生副主任药师
周小红	成都市青羊区新华少城社区卫生服务中心	副主任医师
冷建蓉	成都市青羊区文家社区卫生服务中心	副主任护师
陈　利	成都市青羊区新华少城社区卫生服务中心	基层卫生主任技师
吴云萍	成都市青羊区新华少城社区卫生服务中心	基层卫生副主任技师
徐　静	成都市青羊区文家社区卫生服务中心	副主任技师
聂蜜泞临	成都市青羊区苏坡社区卫生服务中心	基层卫生副主任医师
高　芸	成都市青羊区府南金沙社区卫生服务中心	副主任医师
张　娟	成都市青羊区新华少城社区卫生服务中心	副主任医师
李鹤臻	成都市青羊区苏坡社区卫生服务中心	副主任医师
姚亚琴	成都青羊厚济医院	副主任医师
陈　强	成都市青羊区文家社区卫生服务中心	副主任医师
丁　娟	成都市青羊区新华少城社区卫生服务中心	副主任医师
唐　毅	成都市青羊同顺齿科诊所	副主任医师

续表

姓　名	工作单位	拟任资格
赵云飞	成都青羊亚非牙科门诊部	副主任医师
张强富	成都青羊亚非牙科门诊部	副主任医师
韩天旭	成都市青羊区疾病预防控制中心	副主任医师
刘　杰	成都市青羊区府南金沙社区卫生服务中心	副主任医师
郑　迪	成都市金牛区妇幼保健院	副主任医师
胡梦娟	成都市金牛区妇幼保健院	副主任医师
唐学栋	成都市金牛区人民医院	副主任医师
李　青	成都市金牛区黄忠社区卫生服务中心	基层卫生副主任医师
邱　波	成都市金牛区人民北路社区卫生服务中心	基层卫生主任护师
张　雪	成都市金牛区人民北路社区卫生服务中心	基层卫生副主任护师
吴杨玲	成都市金牛区人民医院	副主任护师
袁　莉	成都市金牛区中医医院	副主任护师
徐琼英	成都市金牛区中医医院	副主任护师
钱桂平	成都市金牛区疾病预防控制中心	副主任技师
唐仁菲	成都市金牛区妇幼保健院	副主任技师
李晓敏	成都市金牛区疾病预防控制中心	副主任技师
严嘉军	成都市金牛区人民医院	副主任医师
高　玉	成都市金牛区金泉社区卫生服务中心	副主任医师
杨　媚	成都市金牛区人民医院	副主任医师
汪操会	成都市金牛区营门口社区卫生服务中心	基层卫生副主任医师
刘旭琴	金牛区西安路社区卫生服务中心	基层卫生副主任医师
汪晓宁	成都市金牛区人民医院	副主任医师
陈旭文	成都市金牛区人民医院	副主任医师
宋道强	成都市金牛区人民医院	副主任医师
白　天	成都市金牛区人民医院	副主任医师
方　琳	成都市金牛区人民北路社区卫生服务中心	基层卫生副主任医师
周丽宇	成都市金牛区疾病预防控制中心	副主任医师
皮仕敏	成都市金牛区疾病预防控制中心	副主任医师
杨　琼	成都市金牛区疾病预防控制中心	副主任医师
雷　方	成都市金牛区疾病预防控制中心	副主任医师

续表

姓 名	工作单位	拟任资格
张 星	成都市金牛区疾病预防控制中心	副主任医师
叶年莲	成都市金牛区疾病预防控制中心	副主任技师
彭芳芳	西部战区总医院	副主任护师
乔赞峰	西部战区总医院	副主任医师
赵 涛	西部战区总医院	副主任医师
乔丽娟	西部战区总医院	副主任医师
何光翠	西部战区总医院	副主任医师
刘 芳	西部战区总医院	副主任医师
刘君静	西部战区总医院	副主任医师
周 均	西部战区总医院	副主任医师
江宗兴	西部战区总医院	副主任医师
张修忠	西部战区总医院	副主任医师
赵 凯	西部战区总医院	副主任医师
杨和强	西部战区总医院	副主任医师
兰 芬	西部战区总医院	副主任医师
谷红梅	成都市西区医院	副主任医师
李 娟	成都市西区医院	副主任护师
曹俊华	成都市西区医院	副主任护师
邓春惠	成都市西区医院	副主任护师
陈俊莉	成都市西区医院	副主任技师
邓少军	成都市西区医院	副主任医师
韩 蕾	成都市西区医院	副主任医师
曹 利	成都市西区医院	副主任医师
杨宇桦	成都高新区合作社区卫生服务中心	副主任医师
杨 娟	成都高新区合作社区卫生服务中心	副主任医师
洪 霞	成都高新区合作社区卫生服务中心	副主任护师
胡燕淋	成都高新区西园社区卫生服务中心	副主任护师
彭 琼	高新区芳草社区卫生服务中心	副主任护师
梅傲男	高新达安医学检验所	副主任医师
朱艳萍	成都高新技术产业开发区第三人民医院	副主任技师

续表

姓　名	工作单位	拟任资格
高　燕	成都高新技术产业开发区第三人民医院	副主任医师
张　婧	成都高新区合作社区卫生服务中心	副主任医师
颜慧萍	成都高新区中和社区卫生服务中心	副主任医师
黄　勇	成都高新区桂溪社区卫生服务中心	基层卫生副主任医师
赵　勇	成都高新区合作社区卫生服务中心	基层卫生副主任医师
彭碧玉	成都高新技术产业开发区第三人民医院	副主任医师
陈涓智	成都高新区南新社区卫生服务中心	副主任医师
曹明秀	成都高新区石羊社区卫生服务中心	副主任医师
永　星	成都高新区南新社区卫生服务中心	基层卫生副主任医师
聂琼芳	高新龙翔医院	副主任医师
尹帮燕	成都高新区桂溪社区卫生服务中心	副主任医师
唐以俊	成都高新区合作社区卫生服务中心	副主任医师
张　萍	成都高新博力医院	副主任医师
张　寒	成都高新怡脂医疗美容门诊部	副主任医师
汪大刚	成都高新区合作社区卫生服务中心	基层卫生副主任医师
吴　素	成都高新四川众合千仁医疗科技有限公司口腔门诊部	基层卫生副主任医师
唐光华	高新区林世焕玉林牙科诊所	副主任医师
唐　龙	成都高新技术产业开发区第三人民医院	副主任医师
仇素芹	成都高新区桂溪社区卫生服务中心	副主任医师
姜　熹	成都高新天仁清科医院	副主任医师
余艳艳	成都高新区疾病预防控制中心	副主任医师
任书华	成都高新区疾病预防控制中心	副主任医师
杨　智	成都高新区桂溪社区卫生服务中心	副主任药师
彭　茜	成都玛丽亚天府妇产儿童医院	副主任医师
范瑞娟	成都玛丽亚天府妇产儿童医院	副主任医师
王　静	成都玛丽亚天府妇产儿童医院	副主任医师
陈嘉陵	成都天府新区万安卫生院	副主任医师
范永霞	成都天府新区人民医院	副主任医师
官　丽	成都天府新区太平中心卫生院	副主任医师

续表

姓　名	工作单位	拟任资格
朱丽娟	成都天府新区太平中心卫生院	副主任医师
钟筱亮	成都天府新区太平中心卫生院	基层卫生副主任护师
万　虹	成都天府新区人民医院	副主任护师
罗　燕	成都天府新区人民医院	副主任护师
刘琼芳	成都天府新区人民医院	副主任护师
徐敬芬	成都天府新区人民医院	副主任护师
徐　静	成都天府新区人民医院	副主任护师
文桂蓉	成都天府新区人民医院	副主任护师
王庆华	成都天府新区人民医院	副主任护师
许黎丽	成都天府新区人民医院	副主任护师
魏彩云	成都天府新区人民医院	副主任技师
唐秀萍	成都天府新区人民医院	副主任技师
黄　武	成都天府新区人民医院	副主任医师
王小兰	成都天府新区人民医院	副主任医师
万　莉	成都天府新区人民医院	副主任医师
罗小利	成都天府新区煎茶卫生院	副主任医师
彭　强	成都天府新区万安卫生院	副主任医师
羊富彬	成都天府新区人民医院	副主任医师
吴　彬	成都天府新区人民医院	副主任医师
张　雨	成都天府新区人民医院	副主任医师
袁　华	成都天府新区人民医院	副主任医师
李　蓉	成都天府新区籍田中心卫生院	基层卫生副主任药师
李小玲	崇州市羊马街道社区卫生服务中心	基层卫生副主任医师
丁　宇	崇州市妇幼保健院	副主任医师
刘　星	崇州市妇幼保健院	副主任医师
罗莉红	崇州市廖家镇卫生院	基层卫生副主任护师
李　沁	崇州二医院有限公司	副主任护师
余红梅	崇州二医院有限公司	副主任护师
李玉宁	崇州二医院有限公司	副主任护师
梁　智	崇州市妇幼保健院	副主任护师

续表

姓　名	工作单位	拟任资格
卿玉香	崇州市妇幼保健院	副主任护师
何　娟	崇州市妇幼保健院	副主任护师
李　彬	崇州市隆兴镇卫生院	副主任护师
唐加林	崇州市人民医院	副主任护师
孙　涛	崇州市人民医院	副主任护师
蒲红艳	崇州市三江街道社区卫生服务中心	副主任护师
李红梅	崇州市三江街道社区卫生服务中心	副主任护师
刘崇平	崇州市中医医院	副主任护师
胥小红	崇州市中医医院	副主任护师
张维平	崇州二医院有限公司	副主任技师
黄　蜜	崇州市妇幼保健院	副主任技师
毛晓珺	崇州市疾病预防控制中心	副主任技师
杨样平	崇州市人民医院	副主任医师
付林丽	崇州市妇幼保健院	副主任医师
宿　娜	崇州市羊马街道社区卫生服务中心	副主任医师
叶国礼	崇州市人民医院	副主任医师
戴忠红	崇州市人民医院	副主任医师
罗长顺	崇州听江卫生院	副主任医师
王　燚	崇州二医院有限公司	副主任医师
吴　波	崇州二医院有限公司	副主任医师
任加强	崇州二医院有限公司	副主任医师
刘　勇	崇州二医院有限公司	副主任医师
雷　雨	崇州市街子镇卫生院	副主任医师
徐　利	崇州二医院有限公司	副主任医师
胡帮洪	崇州市人民医院	副主任医师
任　静	崇州市疾病预防控制中心	副主任医师
张艳红	崇州市中医医院	副主任药师
杨小兰	都江堰市妇幼保健院	副主任医师
李　蕾	都江堰市妇幼保健院	副主任医师
冷　泠	都江堰市妇幼保健院	副主任医师

续表

姓　名	工作单位	拟任资格
周健蓉	都江堰市崇义镇卫生院	基层卫生副主任护师
高芙蓉	都江堰市金江社区卫生服务中心	基层卫生副主任护师
王　莉	都江堰市柳街镇卫生院	基层卫生副主任护师
苟华英	都江堰市青城山镇翠月湖卫生院	基层卫生副主任护师
余登蓉	都江堰市第三人民医院	副主任护师
王　蓉	都江堰市宏惠医院	副主任护师
邓礼衡	都江堰市人民医院	副主任护师
袁　丹	都江堰市人民医院	副主任护师
尹显君	都江堰市人民医院	副主任护师
付文静	都江堰市人民医院	副主任护师
康春玫	都江堰市人民医院	副主任护师
程　波	都江堰市人民医院	副主任护师
徐晓英	都江堰市人民医院	副主任护师
焦　茜	都江堰市人民医院	副主任护师
刘小宁	都江堰市人民医院	副主任护师
倪维杰	都江堰市人民医院	副主任护师
苟相国	都江堰市人民医院	副主任护师
曾艳美	都江堰市人民医院	副主任护师
旷　娟	都江堰市人民医院	副主任护师
黄定坤	都江堰市人民医院	副主任医师
王春英	都江堰宁江医院	副主任技师
康钦炯	都江堰市人民医院	副主任技师
倪　丹	都江堰市人民医院	副主任医师
白英俊	都江堰市妇幼保健院	副主任医师
陈　婧	都江堰市人民医院	副主任医师
罗文才	都江堰市人民医院	副主任医师
江　山	都江堰市人民医院	副主任医师
李　晋	都江堰市青城山镇卫生院	副主任医师
杨远富	都江堰市人民医院	副主任医师
陈德云	都江堰市第二人民医院	基层卫生主任医师

续表

姓 名	工作单位	拟任资格
吴 燕	都江堰市人民医院	副主任医师
翟 磊	都江堰市人民医院	副主任医师
王 刚	都江堰市人民医院	副主任医师
龙建明	都江堰市第二人民医院	基层卫生主任医师
王 强	都江堰市中医医院	副主任医师
李 毅	都江堰市人民医院	副主任医师
王 壮	都江堰市幸福街道社区卫生服务中心	副主任医师
罗远林	都江堰市蒲阳镇卫生院	基层卫生副主任医师
文 宏	都江堰市青城山镇卫生院	基层卫生副主任医师
孙 跃	都江堰市第二人民医院	副主任医师
周 鹏	都江堰市人民医院	副主任医师
张贵金	都江堰市第二人民医院	副主任医师
张晓燕	都江堰市疾病预防控制中心	副主任医师
唐仕炜	都江堰市人民医院	副主任药师
陈雅祺	简阳市人民医院	副主任医师
汪亚莉	简阳市妇幼保健院	副主任医师
付光秀	简阳市妇幼保健院	副主任医师
李 霞	简阳市城北社区卫生服务中心	基层卫生副主任医师
谭 红	简阳市红十字平泉中心卫生院	基层卫生副主任医师
秦光琼	简阳市云龙中心卫生院	基层卫生副主任医师
曾勇梅	简阳市中医医院	副主任医师
林兰娟	简阳市中医医院	副主任医师
方 清	简阳市妇幼保健院	副主任护师
余 玲	简阳市人民医院	副主任护师
张 波	简阳市人民医院	副主任护师
巫萍丽	简阳市贾家中心卫生院(简阳市第二人民医院)	副主任护师
陶 飞	简阳市贾家中心卫生院(简阳市第二人民医院)	副主任护师
周 艳	简阳市贾家中心卫生院(简阳市第二人民医院)	副主任护师
卢 洁	简阳市贾家中心卫生院(简阳市第二人民医院)	副主任护师
代 静	简阳市贾家中心卫生院(简阳市第二人民医院)	副主任护师

续表

姓　名	工作单位	拟任资格
李　玲	简阳市贾家中心卫生院(简阳市第二人民医院)	副主任护师
李红敏	简阳市人民医院	副主任护师
侯　萍	简阳市人民医院	副主任护师
王　欢	简阳市人民医院	副主任护师
刘万萍	简阳市人民医院	副主任护师
陈建秋	简阳市人民医院	副主任护师
辜秀琴	简阳市石桥中心卫生院	副主任护师
何小玲	简阳市新市中心卫生院	副主任护师
李秀英	简阳市镇金中心卫生院	副主任护师
陶　艳	简阳市中医医院	副主任护师
彭会兰	简阳市中医医院	副主任护师
朱俊秀	简阳市中医医院	副主任护师
徐红丽	简阳市中医医院	副主任护师
刘　芳	简阳市妇幼保健院	副主任技师
陈虎彬	简阳市贾家中心卫生院(简阳市第二人民医院)	副主任技师
卢　峰	简阳市人民医院	副主任技师
郑公海	简阳市贾家中心卫生院(简阳市第二人民医院)	副主任技师
谢毅明	简阳市疾病预防控制中心	副主任技师
李金莲	简阳市人民医院	副主任医师
周　华	简阳市中医医院	副主任医师
彭雪梅	简阳市妇幼保健院	副主任医师
郑静阳	简阳市中医医院	副主任医师
杨　东	简阳市疾病预防控制中心	基层卫生副主任医师
邓　均	简阳市中医医院	副主任医师
杨　波	简阳市贾家中心卫生院(简阳市第二人民医院)	副主任医师
邓海波	简阳市人民医院	副主任医师
王　关	简阳市中医医院	副主任医师
胡晓勤	简阳市人民医院	副主任医师
曾　韬	简阳市人民医院	副主任医师
陈　熙	简阳市人民医院	副主任医师

续表

姓　名	工作单位	拟任资格
付　勇	简阳市石桥中心卫生院	基层卫生副主任医师
邱　丹	简阳市人民医院	副主任医师
彭民建	简阳市人民医院	副主任医师
何　慧	简阳市新市中心卫生院	基层卫生副主任医师
邱晓芬	简阳市养马中心卫生院	基层卫生副主任医师
彭　李	简阳市人民医院	副主任医师
黄月刚	简阳市人民医院	副主任医师
袁永顺	简阳市石桥中心卫生院	基层卫生主任医师
王　强	简阳市人民医院	副主任医师
王　琼	简阳市中医医院	副主任医师
聂玉梅	简阳空分医院	副主任医师
徐桂珍	简阳市人民医院	副主任医师
曹　琪	简阳市内科精神病医院（简阳市青龙镇卫生院）	副主任药师
付红梅	简阳市镇金中心卫生院	副主任药师
付锦艳	简阳市中医院	副主任药师
李　静	金堂县第一人民医院	副主任医师
马世弟	金堂县妇幼保健院	副主任医师
孙　瑶	金堂县妇幼保健院	副主任医师
陈红丽	金堂县第一人民医院	副主任医师
李琼英	金堂县中医医院	副主任医师
莫　飒	金堂县中医医院	基层卫生主任医师
萧艳梅	金堂家兴结石病医院	副主任护师
唐　薇	金堂蓉生单采血浆有限公司	副主任护师
薛瑜玲	金堂县第二人民医院	副主任护师
张凌云	金堂县第二人民医院	副主任护师
蒋光惠	金堂县第一人民医院	副主任护师
周秀琼	金堂县第一人民医院	副主任护师
孙玉娟	金堂县第一人民医院	副主任护师
文　静	金堂县第一人民医院	副主任护师
李术金	金堂县第一人民医院	副主任护师

续表

姓 名	工作单位	拟任资格
陈 欣	金堂县第一人民医院	副主任护师
周 波	金堂县第一人民医院	副主任护师
罗金花	金堂县福兴中心卫生院	副主任护师
何 琴	金堂县妇幼保健院	副主任护师
蒋俊英	金堂县栖贤社区卫生服务中心	副主任护师
夏 勤	金堂县中西医结合医院	副主任护师
蒋 俊	金堂县第一人民医院	副主任医师
唐 涛	金堂县第二人民医院	副主任医师
谌洪勋	金堂县第二人民医院	副主任医师
蒋和强	金堂县第三人民医院	副主任医师
刘玮霞	金堂县第一人民医院	副主任医师
古 静	金堂仁爱医院	副主任医师
郑华俊	金堂仁爱医院	副主任医师
李锡志	金堂县第三人民医院	副主任医师
曾 辉	金堂县第一人民医院	副主任医师
王纪良	金堂县福兴中心卫生院	副主任医师
杨 霞	金堂县高板社区卫生服务中心	副主任医师
张 玲	金堂县第一人民医院	副主任医师
邱 梅	金堂县第一人民医院	副主任医师
张安科	金堂县第二人民医院	副主任医师
张术庚	金堂大同医院	副主任医师
肖 来	金堂县官仓社区卫生服务中心	副主任医师
罗千勇	金堂县淮口社区卫生服务中心	副主任医师
刘勇辉	金堂县平桥卫生院	副主任医师
刘 旭	金堂县中医医院	副主任医师
刘长江	金堂县第二人民医院	副主任医师
马跃文	金堂县第二人民医院	副主任医师
邓 鉴	金堂县中医医院	副主任医师
陈代军	金堂县疾病预防控制中心	副主任医师
袁玉芳	金堂县第一人民医院	副主任药师

续表

姓　名	工作单位	拟任资格
谢霞春	金堂县妇幼保健院	副主任药师
董　丽	金堂县赵镇社区卫生服务中心	副主任药师
杨　青	金堂县中西医结合医院	副主任药师
熊光燕	成都市龙泉驿区第二人民医院	副主任医师
张庆玲	成都市龙泉驿区柏合镇公立卫生院	基层卫生副主任医师
王玉霞	成都市龙泉驿区第二人民医院	副主任护师
刘　林	成都市龙泉驿区第二人民医院	副主任护师
朱俊芳	成都市龙泉驿区第二人民医院	副主任护师
刘洪秀	成都市龙泉驿区第二人民医院	副主任护师
康　鸿	成都市龙泉驿区第二人民医院	副主任护师
杨　玲	成都市龙泉驿区第一人民医院	副主任护师
巫惠敏	成都市龙泉驿区第一人民医院	副主任护师
刘红梅	成都市龙泉驿区第一人民医院	副主任护师
王　新	成都市龙泉驿区第一人民医院	副主任护师
马　静	成都市龙泉驿区第一人民医院	副主任护师
卢冬梅	成都市龙泉驿区妇幼保健院	副主任护师
林家强	成都市龙泉驿区大面公立卫生院	基层卫生副主任技师
郑瑞雪	成都市龙泉驿区山泉镇公立卫生院	基层卫生副主任技师
张文韬	成都市龙泉驿区疾病预防控制中心	副主任技师
向奋飞	成都市龙泉驿区疾病预防控制中心	副主任技师
叶　丹	成都市龙泉驿区第一人民医院	副主任技师
邹　艳	龙泉平安社区卫生服务中心	基层卫生副主任医师
昝　望	成都市龙泉驿区疾病预防控制中心	副主任医师
赵桂琴	成都市龙泉驿区西河镇公立卫生院	副主任医师
胡先美	成都市龙泉驿区十陵社区卫生服务中心	副主任医师
李会荣	成都市龙泉驿区第一人民医院	副主任医师
秦　艳	成都市龙泉驿区第一人民医院	副主任医师
耿　娟	成都市龙泉驿区第一人民医院	副主任医师
何晓凤	成都市龙泉驿区第一人民医院	副主任医师
张　丛	成都市龙泉驿区第二人民医院	副主任医师

续表

姓　名	工作单位	拟任资格
岳　凯	成都市龙泉驿区第一人民医院	副主任医师
徐盈舒	成都市龙泉驿区第一人民医院	副主任医师
郑庆丰	成都市龙泉驿区第二人民医院	副主任医师
严晓军	成都市龙泉驿区第二人民医院	副主任医师
王　勇	成都市龙泉驿区第一人民医院	副主任医师
邓　涛	成都市龙泉驿区中医医院	副主任医师
王玉梅	成都市龙泉驿区第一人民医院	副主任医师
陈　岗	成都市龙泉驿区中医医院	副主任医师
王娅娟	成都市龙泉驿区疾病预防控制中心	副主任医师
魏　文	成都市龙泉驿区疾病预防控制中心	副主任医师
杜可馨	成都市龙泉驿区疾病预防控制中心	副主任医师
江　柯	成都市龙泉驿区疾病预防控制中心	副主任医师
古欣星	成都市龙泉驿区疾病预防控制中心	副主任医师
万　君	成都市龙泉驿区大面公立卫生院	基层卫生副主任药师
王　乔	彭州市致和镇卫生院	副主任医师
丁红英	彭州市升平镇卫生院	副主任护师
李　静	彭州市敖平镇卫生院(彭州市第三人民医院)	副主任护师
徐　梅	彭州市敖平镇卫生院(彭州市第三人民医院)	基层卫生副主任护师
高洪梅	彭州市人民医院	副主任护师
何君锋	彭州市中医医院	副主任护师
李莉萍	彭州市敖平镇卫生院(彭州市第三人民医院)	副主任护师
王　磊	彭州市妇幼保健妇产科服务中心	副主任护师
向庆宏	彭州市人民医院	副主任护师
罗海琴	彭州市人民医院	副主任护师
曾世福	彭州市妇幼保健妇产科服务中心	副主任医师
罗友琛	彭州市人民医院	副主任医师
胡方志	彭州市中医医院	副主任医师
胡治蓉	彭州市中医医院	副主任医师
黄　莉	彭州市人民医院	副主任医师
黄　丹	彭州市中医医院	副主任医师

续表

姓　名	工作单位	拟任资格
朱　丁	彭州市中西医结合医院	副主任医师
魏正炜	彭州四方医院	副主任医师
周小勇	彭州市升平镇卫生院	基层卫生副主任医师
蒋建平	彭州市人民医院	副主任医师
苏　勇	彭州市人民医院	副主任医师
徐　玫	彭州市中医医院	副主任医师
张安春	彭州同一医院	基层卫生副主任医师
王宁琳	彭州市人民医院	副主任医师
李建芬	彭州市人民医院	副主任医师
杨　勇	彭州市军乐镇卫生院	基层卫生副主任医师
张兴建	彭州市天彭张氏海灵牙科诊所	基层卫生副主任医师
廖丽娜	成都彭州柏悦口腔门诊部有限公司	副主任医师
邓欣然	彭州市人民医院	副主任医师
杨宗勇	彭州市濛阳镇卫生院	副主任医师
李　娜	彭州市疾病预防控制中心	副主任医师
唐涵凌	彭州市疾病预防控制中心	副主任医师
周志平	成都市郫都区妇幼保健妇产科服务中心（成都市郫都区妇幼保健院）	副主任医师
李　梅	成都市郫都区妇幼保健妇产科服务中心（成都市郫都区妇幼保健院）	副主任医师
曾丽娜	成都市郫都区人民医院	副主任医师
李佳灵	成都市郫都区第二人民医院	副主任医师
陶　霞	成都市郫都区妇幼保健妇产科服务中心	副主任医师
刘　丽	成都市郫都区犀浦街道社区卫生服务中心	副主任医师
陈　敏	成都市郫都区人民医院	副主任护师
柴小玲	成都市郫都区犀浦街道社区卫生服务中心	基层卫生副主任护师
杨继录	成都市郫都区人民医院	副主任护师
谢　锦	成都市郫都区第二人民医院	副主任护师
杜　娟	成都市郫都区红光街道卫生院	副主任护师
宿　凤	成都市郫都区第二人民医院	副主任护师
龙会艳	成都市郫都区妇幼保健妇产科服务中心	副主任护师

续表

姓　名	工作单位	拟任资格
杨波霞	成都市郫都区妇幼保健妇产科服务中心	副主任护师
张莉娟	成都市郫都区人民医院	副主任护师
张　波	成都市郫都区人民医院	副主任护师
肖　丽	郫都区安靖街道卫生院	副主任护师
黄　丹	郫都区安靖街道卫生院	副主任护师
李永珍	成都市郫都区犀浦街道社区卫生服务中心	副主任技师
张　洪	成都市郫都区人民医院	副主任技师
魏　星	成都市郫都区人民医院	副主任技师
何凤媛	成都市郫都区疾病预防控制中心	副主任技师
杨　林	成都市郫都区人民医院	副主任医师
黄　英	成都市郫都区人民医院	副主任医师
曾　敏	成都市郫都区人民医院	副主任医师
李　洪	成都市郫都区犀浦街道社区卫生服务中心	副主任医师
钟　荣	郫都区安靖街道卫生院	副主任医师
徐理茂	成都市郫都区人民医院	副主任医师
陈　超	成都市郫都区第二人民医院	副主任医师
谭婷婷	成都市郫都区郫筒街道社区卫生服务中心	副主任医师
叶　琨	成都市郫都区郫筒街道社区卫生服务中心	副主任医师
张海英	成都市郫都区人民医院	副主任医师
黄　璐	成都市郫都区犀浦街道社区卫生服务中心	副主任医师
张姝红	成都市郫都区人民医院	副主任医师
漆　俊	成都市郫都区犀浦街道社区卫生服务中心	副主任医师
宋正伟	郫都区安靖街道卫生院	副主任医师
宋国庆	成都市郫都区德源街道卫生院	基层卫生副主任医师
刘　莉	成都市郫都区中医医院	副主任医师
刘宗庆	成都市郫都区郫筒街道社区卫生服务中心	基层卫生主任医师
杜　曦	成都市郫都区人民医院	副主任医师
唐娟娟	成都市郫都区人民医院	副主任医师
任义松	成都市郫都区中医医院	副主任医师
马　骏	成都市郫都区人民医院	副主任医师

续表

姓　名	工作单位	拟任资格
张智光	成都市郫都区人民医院	副主任医师
王乡宁	成都市郫都区人民医院	副主任医师
罗川桂	成都市郫都区骨科医院	副主任医师
木乃拉日	成都市郫都区犀浦街道社区卫生服务中心	副主任医师
谭文勇	成都市郫都区人民医院	副主任医师
高　权	成都郫都西汇三九八医院	副主任医师
刘　全	成都市郫都区第二人民医院	副主任医师
唐德方	郫都区安靖街道卫生院	基层卫生副主任医师
泽　彦	成都市郫都区第二人民医院	副主任医师
黄小芳	成都市郫都区疾病预防控制中心	副主任医师
余建红	成都市郫都区疾病预防控制中心	副主任医师
付婷婷	成都市郫都区人民医院	副主任医师
韩　江	成都市郫都区疾病预防控制中心	副主任技师
罗学虎	成都市郫都区人民医院	副主任药师
高　洁	蒲江县人民医院	副主任医师
张丽梅	蒲江县妇幼保健计划生育服务中心	基层卫生主任护师
王琼霞	蒲江县第二人民医院	基层卫生副主任护师
付明花	蒲江县人民医院	副主任护师
刘艳英	蒲江县人民医院	副主任护师
黎　丽	蒲江县人民医院	副主任护师
徐丽萍	蒲江县人民医院	副主任护师
王　松	蒲江县人民医院	副主任医师
赵　莉	蒲江县中医医院	副主任医师
王　进	蒲江县人民医院	副主任医师
杨力洲	蒲江县第二人民医院	基层卫生副主任医师
黄　黎	蒲江县中医医院	副主任医师
张　跃	蒲江县人民医院	副主任医师
罗远征	蒲江县甘溪镇公立卫生院	基层卫生副主任医师
曹志明	蒲江县鹤山社区卫生服务中心	基层卫生副主任医师
竹　霞	蒲江县人民医院	副主任药师

续表

姓 名	工作单位	拟任资格
包碧惠	成都市青白江区妇幼保健院	副主任医师
王 玲	成都市青白江区妇幼保健院	副主任医师
张映红	成都市青白江区妇幼保健院	副主任医师
吴红琳	成都市青白江区妇幼保健院	副主任医师
黄跃洪	成都市青白江区中医医院	副主任医师
郝崇碧	成都市青白江区城厢镇公立中心卫生院	基层卫生主任护师
陈月玲	成都市青白江弥牟镇公立中心卫生院	副主任护师
陈 凤	成都市青白江区妇幼保健院	副主任护师
杜 娜	成都市青白江区妇幼保健院	副主任护师
蓝道萍	成都市青白江区妇幼保健院	副主任护师
孙艳梅	成都市青白江区红阳社区卫生服务中心	副主任护师
岳晏刚	成都市青白江区妇幼保健院	副主任技师
张刚平	成都市青白江区清泉镇公立中心卫生院	副主任技师
陈 李	成都市青白江区人民医院	副主任医师
曹 毅	青白江区清泉镇公立中心卫生院	副主任医师
彭家治	成都市青白江区清泉镇公立中心卫生院	副主任医师
李 鹏	成都市青白江区人民医院	副主任医师
周先洪	成都市青白江区中医医院	副主任医师
鲁诗勇	成都市青白江区妇幼保健院	副主任医师
田 剑	成都市区青白江区疾病预防控制中心	副主任医师
陈学梁	成都市青白江区人民医院	副主任药师
张 珊	邛崃市妇幼保健妇产科服务中心	副主任医师
郭明亮	邛崃市医疗中心医院	副主任医师
唐 萍	邛崃市医疗中心医院	副主任医师
李 凤	邛崃市固驿镇卫生院	基层卫生副主任护师
周 莉	邛崃市妇幼保健妇产科服务中心	副主任护师
邬利容	邛崃市医疗中心医院	副主任护师
李 莉	邛崃市医疗中心医院	副主任护师
曹建芳	邛崃市中医医院	副主任护师
植 创	邛崃市妇幼保健妇产科服务中心	副主任医师

续表

姓　名	工作单位	拟任资格
王朝兵	邛崃市医疗中心医院	副主任医师
杨海龙	邛崃市夹关镇中心卫生院	基层卫生副主任医师
李坚强	邛崃市南宝山镇卫生院	基层卫生副主任医师
简小祥	邛崃兴盛医院	副主任医师
高　昆	邛崃市医疗中心医院	副主任医师
陈　杰	邛崃市医疗中心医院	副主任医师
张月冬	邛崃福利医院	副主任医师
高宏彬	邛崃市前进镇卫生院	基层卫生副主任医师
张仁忠	邛崃市医疗中心医院	副主任医师
张继华	邛崃市医疗中心医院	副主任药师
郑丽霞	成都市双流区黄龙溪镇卫生院	副主任医师
李红玲	成都市双流区第二人民医院	副主任医师
曾凡英	成都市双流区第一人民医院	副主任医师
王　娟	双流区妇幼保健院	副主任医师
陈　燕	双流区妇幼保健院	副主任医师
张　玲	成都市双流区东升社区卫生服务中心	基层卫生副主任医师
徐　欢	成都市双流区中医医院	副主任护师
刘利琴	成都市双流区西航港社区卫生服务中心	基层卫生副主任护师
陈　莉	成都市双流区第一人民医院	副主任护师
刘翠华	成都市双流区中医医院	副主任护师
李　萍	双流区妇幼保健院	副主任护师
刘小花	双流区妇幼保健院	副主任护师
张莉萍	成都市双流区第一人民医院	副主任技师
周　宇	成都市双流区第一人民医院	副主任技师
张丹丹	双流区妇幼保健院	副主任技师
任秀君	成都市双流区中医医院	副主任技师
牟应梅	成都市双流区第一人民医院	副主任医师
李小玲	成都市双流区中医医院	副主任医师
李志勇	成都市双流区中医医院	副主任医师
胡　桃	双流区妇幼保健院	副主任医师

续表

姓　名	工作单位	拟任资格
曾　向	双流区妇幼保健院	副主任医师
杨丽莎	成都市双流区第一人民医院	副主任医师
周　虹	成都市双流区第一人民医院	副主任医师
熊蓓蓓	成都市双流区第一人民医院	副主任医师
彭　玲	成都市双流区第一人民医院	副主任医师
徐功蒲	成都市双流区第一人民医院	副主任医师
唐　凯	成都市双流区第一人民医院	副主任医师
王　胜	成都市双流区第一人民医院	副主任医师
魏昌林	成都市双流区第一人民医院	副主任医师
黎智恒	成都市双流区第一人民医院	副主任医师
朱　江	成都市双流区第一人民医院	副主任医师
杜　衡	双流区妇幼保健院	副主任医师
周维品	成都市双流区中医医院	副主任医师
贺　述	双流区妇幼保健院	副主任医师
李　斌	成都市双流区第一人民医院	副主任医师
赵良松	成都市双流区第一人民医院	副主任医师
姜　伟	成都市双流区疾病预防控制中心	副主任医师
黄弋洋	成都市双流区第一人民医院	副主任医师
田玉英	成都双流楠园友和口腔诊所	副主任医师
桑　畅	成都市双流区第一人民医院	副主任医师
林　丽	双流普仁医院	副主任医师
吕天萍	成都市双流区疾病预防控制中心	副主任医师
昝　宇	成都市双流区疾病预防控制中心	副主任医师
陈建君	成都市双流区第二人民医院	副主任药师
林海霞	成都市双流区第一人民医院	副主任药师
郑　红	成都市双流区第一人民医院	副主任药师
侯光惠	成都温江圣母妇产医院	副主任医师
邹　玲	成都温江仁安医院	副主任护师
黄　庆	成都温江圣母妇产医院	副主任护师
彭建群	成都温江鱼凫医院	副主任护师

续表

姓　名	工作单位	拟任资格
张丽苹	成都市温江区人民医院	副主任护师
孙玉梅	成都市温江区人民医院	副主任护师
高春艳	成都市温江区人民医院	副主任护师
杨晓莉	成都市温江区第三人民医院	副主任护师
姜　霞	成都市温江区妇幼保健院	副主任护师
闵利刚	成都市温江区第二人民医院 （成都市温江区和盛镇中心卫生院）	副主任技师
陈　辉	成都市温江区疾病预防控制中心	副主任技师
杜海平	成都市温江区中医医院	副主任技师
方祖国	成都市温江区柳城街道社区卫生服务中心	基层卫生副主任医师
蒲开中	成都市温江区寿安镇中心卫生院	基层卫生副主任医师
杨向前	成都市温江区涌泉街道社区卫生服务中心	基层卫生主任医师
杨利萍	成都市温江区人民医院	副主任医师
毛代平	成都温江百特盛康血液透析中心	副主任医师
卓　蓉	成都温江威高血液透析中心	副主任医师
苏　麟	成都市温江区疾病预防控制中心	副主任医师
任禹博	成都市温江区疾病预防控制中心	副主任医师
马海英	成都市温江区疾病预防控制中心	副主任医师
廖　婕	成都市温江区妇幼保健院	副主任药师
黄　勇	成都市新都区第二人民医院	副主任医师
黄　勋	成都市新都区第三人民医院	副主任医师
古德凤	成都市新都区妇幼保健院	副主任医师
戴晓莉	成都市新都区人民医院	副主任医师
魏　霞	成都市新都区斑竹园街道卫生院	副主任护师
康　玲	成都市新都区妇幼保健院	副主任护师
陈　敏	成都市新都区斑竹园街道卫生院	基层卫生副主任护师
廖兴莉	成都市新都区斑竹园街道卫生院	副主任护师
谭小玉	成都市新都区妇幼保健院	副主任护师
龙文静	成都市新都区妇幼保健院	副主任护师
史荣华	成都市新都区人民医院	副主任护师

续表

姓 名	工作单位	拟任资格
吴仁惠	成都市新都区新繁街道龙桥卫生院	副主任护师
程 彬	成都市新都区新繁中心卫生院	副主任护师
冉大佐	成都市新都区中医医院	副主任护师
韩小会	成都市新都区中医医院	副主任护师
罗秋林	成都市新都区中医医院	副主任护师
饶 磊	成都市新都区新都街道蜀都社区卫生服务中心	基层卫生副主任护师
陈昌琼	新都街道龙虎卫生院	基层卫生副主任护师
叶 莉	成都市新都区中医医院	副主任护师
韩 蓉	成都市新都区妇幼保健院	副主任技师
高 阳	成都市新都区人民医院	副主任技师
曾洪伟	成都市新都区中医医院	副主任技师
王尔群	成都市新都区疾病预防控制中心	副主任技师
杜尚春	成都市新都区第三人民医院	副主任医师
余 静	成都市新都区第三人民医院	副主任医师
陈 涛	成都市新都区桂湖街道城西社区卫生服务中心	副主任医师
刁明锐	成都市新都区人民医院	副主任医师
郑 莎	成都市新都区人民医院	副主任医师
马文燕	成都市新都区人民医院	副主任医师
刘 涛	成都市新都区人民医院	副主任医师
刘 明	成都市新都区人民医院	副主任医师
蒋光泽	成都市新都区军屯镇新民卫生院	副主任医师
丁 敬	成都市新都区第三人民医院	副主任医师
张 彬	新都区石板滩街道卫生院	副主任医师
李元勋	成都市新都区第二人民医院	副主任医师
陈亚杰	成都市新都区第二人民医院	副主任医师
刘自富	成都市新都区第二人民医院	副主任医师
李云峰	成都市新都区疾病预防控制中心	副主任医师
刘 华	成都市新都区疾病预防控制中心	副主任医师
李晓琴	成都市新都区疾病预防控制中心	副主任医师
江 海	成都市新都区第二人民医院	副主任药师

续表

姓　名	工作单位	拟任资格
张　敏	成都市新都区中医医院	副主任药师
青海燕	成都市新津区妇幼保健妇产科服务中心	副主任医师
杨小红	成都市新津区人民医院	副主任医师
张红艳	成都市新津区人民医院	副主任护师
沈建蓉	成都市新津区宝墩镇公立卫生院	副主任护师
王春莉	成都市新津区宝墩镇公立卫生院	副主任护师
李　平	成都市新津区人民医院	副主任护师
周　旭	成都市新津区人民医院	副主任护师
杨　玲	成都市新津区宝墩镇公立卫生院	基层卫生副主任护师
刘利华	成都市新津区人民医院	副主任护师
唐江玲	成都市新津区人民医院	副主任护师
陈　洁	成都市新津区人民医院	副主任护师
杨雪梅	成都市新津区妇幼保健妇产科服务中心	副主任技师
岳　玲	成都市新津区中医医院	副主任技师
陈　桥	成都市新津区中医医院	副主任技师
刘　茜	成都市新津区人民医院	副主任医师
李朝平	成都市新津区人民医院	副主任医师
陈建平	成都市新津区人民医院	副主任医师
赵智勇	成都市新津区中医医院	副主任医师
徐才伟	成都市新津区中医医院	副主任医师
杨　卓	成都市新津区人民医院	副主任医师
苟志林	成都市新津区中医医院	副主任药师
胡红霞	成都市新津区妇幼保健妇产科服务中心	副主任药师
胡志凤	大邑县人民医院	副主任医师
王　珍	大邑县出江镇公立卫生院	副主任医师
曾　英	大邑县第二人民医院	副主任医师
詹正英	大邑县妇幼保健妇产科服务中心	副主任医师
米应芬	大邑县斜源镇公立卫生院	副主任医师
胡海军	大邑县疾病预防控制中心	基层卫生主任医师
但丽娟	大邑县人民医院	副主任护师

续表

姓　名	工作单位	拟任资格
冯兴华	大邑志昌骨科医院	副主任护师
聂　霞	大邑志昌骨科医院	副主任护师
雷柳清	大邑望县中医医院	副主任护师
向春艳	大邑望县中医医院	副主任护师
李　宁	大邑望县中医医院	副主任护师
杨友琼	大邑望县中医医院	副主任护师
李喜梅	大邑县第二人民医院	副主任护师
龚春阳	大邑县人民医院	副主任护师
杨陈石	大邑县人民医院	副主任护师
李晓艳	大邑县人民医院	副主任护师
张　珊	大邑县人民医院	副主任护师
杨金玉	大邑县人民医院	副主任护师
张玉辉	大邑县人民医院	副主任护师
牟丽琴	大邑县人民医院	副主任护师
郑财能	大邑志昌骨科医院	副主任技师
许泽良	大邑望县中医医院	副主任医师
葛秀金	大邑县第二人民医院	副主任医师
黄凤丽	大邑县人民医院	副主任医师
陈　杰	大邑志昌骨科医院	副主任医师
李洪波	大邑志昌骨科医院	副主任医师
熊　丹	大邑志昌骨科医院	副主任医师
杨成伟	大邑县第二人民医院	副主任医师
徐德尧	大邑县悦来镇公立卫生院	副主任医师
周　蓉	大邑县人民医院	副主任医师
程敏力	大邑县人民医院	副主任医师
蔡　丹	大邑望县中医医院	副主任医师
周善强	大邑县人民医院	副主任医师
黄　雷	大邑县人民医院	副主任医师
汪　科	大邑县人民医院	副主任医师
包　川	大邑县人民医院	副主任医师

续表

姓　名	工作单位	拟任资格
张阳彬	大邑县人民医院	副主任医师
张　涛	大邑志昌骨科医院	副主任医师
李佳伽	大邑县妇幼保健妇产科服务中心	副主任医师
龚　磊	大邑县人民医院	副主任医师
何　昌	大邑县疾病预防控制中心	副主任医师
王玉芬	大邑望县中医医院	副主任药师
胡　蓉	大邑县人民医院	副主任药师
周晓玲	成都儿童专科医院	副主任医师
杨力夫	成都儿童专科医院	副主任医师
李雪利	成都玛丽亚妇产儿童医院	副主任医师
黄美琳	四川米诺娃妇女儿童医院	副主任医师
黄婷婷	四川米诺娃妇女儿童医院	副主任医师
梁　宏	成都儿童专科医院	副主任医师
王红梅	成都西区安琪儿妇产医院	副主任医师
许宗敏	成都西区安琪儿妇产医院	副主任医师
刘　丽	成都誉美医院	副主任医师
梁　梅	成都棕南医院	副主任医师
王亚芬	二〇四医院	副主任医师
赵　洁	四川米诺娃妇女儿童医院	副主任医师
陈晓静	四川现代医院	副主任医师
邓丽萍	成都玛丽亚妇产儿童医院	副主任医师
杨　梅	成都美美妇产医院	副主任医师
罗　浩	成都上锦南府医院	副主任医师
胡骁丽	成都双楠医院	副主任医师
张　群	成都双楠医院	副主任医师
洪小宁	成都送子鸟医院	副主任医师
罗冬梅	成都送子鸟医院	副主任医师
胡瑜凌	成都西囡妇科医院	副主任医师
郭　爽	成都西囡妇科医院	副主任医师
严世华	成都玛丽亚妇产儿童医院	副主任护师

续表

姓　名	工作单位	拟任资格
闫　梅	四川现代医院	副主任护师
李云慧	成都第一骨科医院	副主任护师
袁　叶	四川现代医院	副主任护师
杨　筠	成都宝石花医院	副主任护师
黄智琼	成都第一骨科医院	副主任护师
左江红	成都第一骨科医院	副主任护师
陈　静	成都第一骨科医院	副主任护师
刘　燕	成都东篱医院	副主任护师
袁　颜	成都东区医院	副主任护师
高小明	成都东区医院	副主任护师
吕晓萍	成都儿童专科医院	副主任护师
刘　红	成都骨科医院	副主任护师
徐　欣	成都天使儿童医院	副主任护师
谢　静	成都心血管病医院	副主任护师
汤海艳	成都心血管病医院	副主任护师
谢春秀	成都心血管病医院	副主任护师
李彩霞	成都心血管病医院	副主任护师
唐晓红	成都誉美医院	副主任护师
庞晓蓉	成都长江医院	副主任护师
熊连惠	成都中医大银海五官眼科医院	副主任护师
彭凤群	南新社区卫生服务中心	基层卫生副主任护师
陈于湘	四川宝石花医院	副主任护师
张　燕	四川米诺娃妇女儿童医院	副主任护师
刘　丹	四川米诺娃妇女儿童医院	副主任护师
黄骥斌	成都迪安医学检验所	副主任技师
王　琴	成都美年大健康科技管理有限公司 健康体检医院	副主任技师
唐永丽	中核中同蓝博（成都）医学检验实验室	副主任技师
刘明岩	成都艾迪康医学检测实验室有限公司	副主任医师
邓天朝	成都迪安医学检验所	副主任医师

续表

姓　名	工作单位	拟任资格
周　聪	成都诺森医学检验有限公司	副主任医师
黄林林	四川金域医学检验中心	副主任医师
朱　征	成都双楠医院	副主任技师
李　莎	成都西囡妇科医院	副主任技师
谭丽娜	成都西区安琪儿妇产医院	副主任技师
刘水芳	攀钢集团成都医院	副主任技师
郭利华	四川金域医学检验中心	副主任技师
曾　瑶	四川省生殖健康研究中心附属生殖专科医院	基层卫生副主任医师
王智慧	成都西区安琪儿妇产医院	副主任医师
张秋月	成都新世纪妇女儿童医院	副主任医师
付　晨	成都美美妇产医院	副主任医师
薛斌跃	四川友谊医院	副主任医师
王　潇	四川友谊医院	副主任医师
姜　科	四川友谊医院	副主任医师
黄　辉	成都西囡妇科医院	副主任医师
王　聪	四川宝石花医院	副主任医师
朱　兰	四川宝石花医院	副主任医师
凌　洪	四川宝石花医院	副主任医师
刘　羽	四川米诺娃妇女儿童医院	副主任医师
王　祥	四川现代医院	副主任医师
蔡　超	四川友谊医院	副主任技师
唐小军	四川宝石花医院	副主任医师
郁　昊	四川友谊医院	副主任医师
黄小玉	成都东区医院	副主任医师
刘振全	成都双楠医院	副主任医师
李晓艳	攀钢集团成都医院	副主任医师
陈　郁	四川宝石花医院	副主任医师
包东亮	四川友谊医院	副主任医师
任晓秋	成都市第一社会福利院卫生所	副主任医师
王显斌	成都平安医院	副主任医师

续表

姓　名	工作单位	拟任资格
李建东	成都东区医院	副主任医师
詹小辉	成都恒博医院有限责任公司	副主任医师
张　艳	成都宏明电子股份有限公司医院	副主任医师
付　忠	成都宏明电子股份有限公司医院	副主任医师
何亚娟	成都康福肾脏病医院	副主任医师
李建刚	成都长济医院	副主任医师
石辉兵	四川友谊医院	副主任医师
王　涛	二〇四医院	副主任医师
李子宁	四川宝石花医院	副主任医师
何一珍	四川赫尔森康复医院	副主任医师
郑　剑	四川现代医院	副主任医师
肖锦蓉	成都宝石花医院	副主任医师
王瑜琦	四川宝石花医院	副主任医师
杨　嵩	成都双楠医院	副主任医师
廖桥英	四川宝石花医院	副主任医师
戴　霆	四川友谊医院	副主任医师
邹海波	成都军大医院	副主任医师
王大勇	成都军大医院	副主任医师
钟正强	成都军大医院	副主任医师
李金鑫	成都军大医院	副主任医师
李朝海	成都铜雀台医学美容医院	副主任医师
阳　城	二〇四医院	副主任医师
肖　毅	成都誉美医院	副主任医师
张　羽	美莱医学美容医院	副主任医师
张顺莉	成都长峰医院	副主任医师
冯　凯	四川现代医院	副主任医师
汪玉云	成都喧妍医学美容医院	副主任医师
邱　伟	四川华美紫馨医学美容医院	副主任医师
胡　山	四川西婵泛亚整形美容医院	副主任医师
李　萍	四川友谊医院	副主任医师

续表

姓　名	工作单位	拟任资格
王　慧	悦好医学美容医院	副主任医师
钟海平	攀钢集团成都医院	副主任医师
曾福俊	四川现代医院	副主任医师
樊　强	四川现代医院	副主任医师
袁勇军	四川友谊医院	副主任医师
张　睿	成都慈爱医院	副主任医师
叶海流	成都铜雀台医学美容医院	副主任医师
曾　磊	成都新世纪妇女儿童医院	副主任医师
张永强	成都鹰阁医院	副主任医师
朱正琼	成都长峰医院	副主任医师
周　俊	四川宝石花医院	副主任医师
许学全	四川现代医院	副主任医师
廖　德	成都中山骨科医院	副主任医师
朱平凡	成都中山骨科医院	副主任医师
李继友	成都东篱医院	副主任医师
刘　然	成都恒博医院有限责任公司	副主任医师
伍　锐	成都金沙医院	副主任医师
黄　原	龙池镇虹口卫生院	基层卫生副主任医师
叶明辉	成都东篱医院	副主任医师
萧明何	成都金沙医院	副主任医师
邓　勇	四川现代医院	副主任医师
康春雨	米兰柏羽医学美容医院	副主任医师
陈　勇	成都西囡妇科医院	副主任医师
田二坡	成都西囡妇科医院	副主任医师
李文全	中国电子科技集团公司第十研究所门诊部	基层卫生主任医师
刘佩娟	成都天使儿童医院	副主任医师
王晨齐	成都唯品口腔门诊部	副主任医师
狄保元	金琴烤瓷牙口腔门诊部	副主任医师
李晓玲	成都维乐口腔医院管理有限公司新桥瑞联路口腔门诊部	副主任医师

续表

姓　名	工作单位	拟任资格
陈红亮	成都国光电气股份有限公司医院	副主任医师
黄　蓓	成都华西牙种植医院	副主任医师
于晓燕	成都口腔医院	副主任医师
郑　雁	四川宝石花医院	副主任医师
白　静	成都东区爱尔五官眼科医院	副主任医师
李俊萍	成都东区爱尔五官眼科医院	副主任医师
黄晓旭	成都东区爱尔五官眼科医院	副主任医师
田洪益	成都华厦五官眼科医院	副主任医师
龙　浩	成都华厦五官眼科医院	副主任医师
崔春梅	成都普瑞五官眼科医院	副主任医师
陈　星	成都普瑞五官眼科医院	副主任医师
陈君程	西南民族大学校医院	副主任医师
辛　蓉	四川宝石花医院	副主任技师
张　燕	成都亲睦家爱立康老年病医院	副主任技师
余　丹	成都西囡妇科医院	副主任技师
马薇薇	成都国光电气股份有限公司医院	副主任药师

2020年度中医药副高专业技术职务任职资格评审通过人员名单(中医药类)

姓　名	工作单位	拟任资格
王凤杰	成都市郫都区犀浦街道社区卫生服务中心	中西医结合副主任医师
周　瑶	成都武侯区望江路社区卫生服务中心	中西医结合副主任医师
郑　薇	都江堰市人民医院	中西医结合副主任医师
胡　君	成都万欣公司同生综合门诊部	中西医结合副主任医师
姜翠萍	成都西园社区卫生服务中心	中西医结合副主任医师
郑兴兰	成都西园社区卫生服务中心	中西医结合副主任医师
严海桑	成都誉美医院	中西医结合副主任医师
郭　寒	成都长江医院	中西医结合副主任医师
罗建林	大邑望县中医医院	中西医结合副主任医师

续表

姓　名	工作单位	拟任资格
张慧梅	大邑望县中医医院	中西医结合副主任医师
陈泽虹	大邑望县中医医院	中西医结合副主任医师
但杨军	大邑县人民医院	中西医结合副主任医师
夏桂香	高新龙翔医院	中西医结合副主任医师
李玥炫	成都市青白江区妇幼保健院	中西医结合副主任医师
杨昌科	简阳市精神病医院(简阳市青龙镇卫生院)	基层中西医结合主任医师
杨　诚	成都骨科医院	中西医结合副主任医师
杨本伍	彭州市中医医院	中西医结合副主任医师
吴冰霜	成都第一骨科医院	中西医结合副主任医师
秦小林	成都东区爱尔眼科医院	中西医结合副主任医师
苏　杰	成都高新区西园社区卫生服务中心	中西医结合副主任医师
罗　艳	成都市第七人民医院	中西医结合副主任医师
吴　锲	成都市第三人民医院	中西医结合副主任医师
许　璟	成都市龙泉驿区中医医院	中西医结合副主任医师
李　阳	成都市郫都区骨科医院	中西医结合副主任医师
李　强	成都市中西医结合医院	中西医结合副主任医师
赵　斌	成都中山高新骨科医院	中西医结合副主任医师
廖雯宇	崇州二医院有限公司	中西医结合副主任医师
岳　胥	崇州市街子镇卫生院	中西医结合副主任医师
高富明	崇州市人民医院	中西医结合副主任医师
熊　伟	大邑县王泗镇公立卫生院	中西医结合副主任医师
黄东来	都江堰市人民医院	中西医结合副主任医师
邓中益	金堂县中医医院	中西医结合副主任医师
林福安	简阳市人民医院	中西医结合副主任医师
朱国慧	邛崃市疾病预防控制中心	中西医结合副主任医师
曹立虎	邛崃市中医医院	中西医结合副主任医师
刘晓英	简阳市城东社区卫生服务中心	中西医结合副主任医师
孙成功	金堂县中西医结合医院	中西医结合副主任医师
石　伟	龙泉成东济世医院	中西医结合副主任医师
易　珊	彭州市人民医院	中西医结合副主任医师

续表

姓　名	工作单位	拟任资格
张　艳	彭州市人民医院	中西医结合副主任医师
李　露	彭州市中医医院	中西医结合副主任医师
况福新	郫都区安靖街道卫生院	中西医结合副主任医师
吴　波	蒲江县大塘公立中心卫生院	中西医结合副主任医师
孙丽婷	西南财经大学医院	中西医结合副主任医师
张正平	成都市老年康疗院	中西医结合副主任医师
邓利平	成都市龙泉驿区第一人民医院	中西医结合副主任医师
郭水源	金牛区营门口社区卫生服务中心	基层中西医结合副主任医师
汤　果	武侯区汤氏中医诊所	基层中西医结合副主任医师
谢洪燕	成都市成华区第四人民医院	中西医结合副主任医师
温　权	成都市第八人民医院（成都市慢性病医院、成都市老年服务示训中心）	中西医结合副主任医师
向　桃	成都市第二人民医院	中西医结合副主任医师
魏亚林	成都市妇女儿童中心医院	中西医结合副主任医师
李林潘	成都市金牛区驷马桥曹家巷社区卫生服务中心	中西医结合副主任医师
李奕翰	成都市金牛区中医医院	中西医结合副主任医师
姚杜军	成都市老年康疗院	中西医结合副主任医师
梁思宇	成都市老年康疗院	中西医结合副主任医师
张　蓉	成都市龙泉驿区大面洪河社区卫生服务中心	中西医结合副主任医师
龙　超	成都市龙泉驿区洪安镇公立卫生院	中西医结合副主任医师
刘　艳	成都平安医院	中西医结合副主任医师
廖大东	成都市龙泉驿区柏合镇公立卫生院	基层中西医结合副主任医师
王　雨	成都市青羊区草市御河社区卫生服务中心	基层中西医结合副主任医师
李文竹	成都市青羊区府南金沙社区卫生服务中心	基层中西医结合副主任医师
胡雪娇	成都市青羊区新华少城社区卫生服务中心	基层中西医结合副主任医师
曾现芬	成都市公共卫生临床医疗中心	中西医结合副主任医师

续表

姓　名	工作单位	拟任资格
申　策	成都东升医院	中西医结合副主任医师
李家利	成都高新区芳草社区卫生服务中心	中西医结合副主任医师
王　凤	成都关怀医院	中西医结合副主任医师
朱　丽	成都金牛城视医院	中西医结合副主任医师
陈斯若	成都金牛城视医院	中西医结合副主任医师
张旭东	成都锦江泰三堂万厚医院	中西医结合副主任医师
黄国荣	成都康福肾脏病医院	中西医结合副主任医师
张文渊	成都市双流区黄甲社区卫生服务中心	基层中西医结合 副主任医师
邱　玉	成都市武侯区火车南站社区卫生服务中心	基层中西医结合 副主任医师
陈露琪	成华区猛追湾建设路社区卫生服务中心	基层中西医结合 副主任医师
巫元植	成都市青白江区姚渡镇卫生院	中西医结合副主任医师
沈孝伦	成都市青羊区惠民医院	中西医结合副主任医师
李志辉	成都市青羊区人民医院	中西医结合副主任医师
温真玄	成都市青羊区新华少城社区卫生服务中心	中西医结合副主任医师
周洪强	成都市双流区第二人民医院	中西医结合副主任医师
许　平	成都市双流区第一人民医院	中西医结合副主任医师
刘　丽	成都市武侯区第五人民医院	中西医结合副主任医师
郭　强	成都市中西医结合医院	中西医结合副主任医师
欧　霞	成都台双医院	中西医结合副主任医师
傅晓燕	成都天府新区人民医院	中西医结合副主任医师
何双洪	成都天府新区永兴卫生院	中西医结合副主任医师
黎　娟	成都市双流区东升社区卫生服务中心	基层副主任中医师
谌　婕	金牛明新诊所	基层副主任中医师
胡世群	成都市武侯区晋阳社区卫生服务中心	基层副主任中医师
谭　文	邛崃通康医院	副主任中医师
李华仁	四川赫尔森康复医院	副主任中医师
刘　波	武侯承德诊所	副主任中医师
罗英俊	西藏自治区人民政府驻成都办事处医院	副主任中医师

续表

姓　名	工作单位	拟任资格
陈　琳	成都市龙泉驿区中医医院	副主任中医师
胡　静	成都市武侯区望江路社区卫生服务中心	副主任中医师
倪　娜	成都天府新区人民医院	副主任中医师
徐平洪	成都高新区桂溪社区卫生服务中心	副主任中医师
敬仕平	成都市青羊区府南金沙社区卫生服务中心	中西医结合副主任医师
林　霞	成都市龙泉驿区柏合镇公立卫生院	基层副主任中医师
马建林	崇州市大划街道社区卫生服务中心	基层副主任中医师
林　艳	成都市第七人民医院	副主任中医师
张宗华	成都市龙泉驿区疾病预防控制中心	副主任中医师
王　萍	成都市龙泉驿区洛带镇公立卫生院	副主任中医师
唐其洪	成都市龙泉驿区中医医院	副主任中医师
田锦辉	成都市龙泉驿区中医医院	副主任中医师
张爱霞	成都市青羊区中医医院	副主任中医师
熊　琴	成都市双流区第一人民医院	副主任中医师
黄　蕾	成都市中西医结合医院	副主任中医师
刘卫东	成都高新区芳草社区卫生服务中心	基层主任中医师
张　霞	成都市温江区人民医院	副主任中医师
陈　英	成都东区医院	副主任中医师
陈　勇	成都市第四人民医院	副主任中医师
于　洁	成都市第五人民医院	副主任中医师
樊丽萍	成都市公共卫生临床医疗中心	副主任中医师
田　冰	成都市金牛区驷马桥曹家巷社区卫生服务中心	副主任中医师
刘　文	成都市救助管理站	副主任中医师
郭保根	成都市双流区中医医院	副主任中医师
张　利	成都市双流区中医医院	副主任中医师
徐冬玉	蒲江县鹤山街道天华社区卫生服务中心	副主任中医师
杨文碧	成都高新区石羊社区卫生服务中心	基层主任中医师
徐　霈	成都市武侯区红牌楼社区卫生服务中心	基层主任中医师
骆超羽	成都市武侯区华兴社区卫生服务中心	副主任中医师

续表

姓　名	工作单位	拟任资格
李官红	成都市中西医结合医院	副主任中医师
董　兵	成都武侯若天中医门诊部	副主任中医师
马开华	成华开华堂诊所	副主任中医师
高彩银	大邑望县中医医院	副主任中医师
向　涛	都江堰市中医医院	副主任中医师
孙　玻	江源街道社区卫生服务中心	副主任中医师
廖洪超	彭州市中医医院	副主任中医师
谢文勇	彭州市中医医院	副主任中医师
黄合义	彭州市中医医院	副主任中医师
龚利尧	邛崃市前进镇卫生院	副主任中医师
黄　勇	彭州市传染病医院	基层副主任中医师
杨　伟	彭州市致和镇卫生院	基层副主任中医师
杨　虹	成都市青羊区新华少城社区卫生服务中心	副主任中医师
周　娜	西南兵工成都医院	副主任中医师
何　州	成都高新普康医院	副主任中医师
张　波	成都高新区石羊社区卫生服务中心	副主任中医师
李小艳	成都青羊圣贝医院	副主任中医师
陈　丽	成都尚医信息科技有限公司高新术康诊所	副主任中医师
唐江岳	成都市第二人民医院	副主任中医师
彭志贵	成都天府新区太平中心卫生院	副主任中医师
于　飞	崇州市人民医院	副主任中医师
张金全	大邑县三岔镇公立卫生院	副主任中医师
白　健	都江堰市中医医院	副主任中医师
蒋　安	成都市第二人民医院	副主任中医师
朱霞俊	成都市金牛区沙河源社区卫生服务中心	副主任中医师
彭长恩	成都市郫都区中医医院	副主任中医师
王小琴	成都艺星医疗美容医院	副主任中医师
高　阳	崇州市人民医院	副主任中医师
周　玮	成都市龙泉驿区龙华社区卫生服务中心	基层副主任中医师
张　辉	郫都区安靖街道卫生院	基层副主任中医师

续表

姓 名	工作单位	拟任资格
王 沁	成都高新区中和社区卫生服务中心	副主任中医师
徐小燕	成都恒博医院有限责任公司	副主任中医师
刘胡华	成都锦欣中医医院	副主任中医师
梁国江	成都市金牛区人民医院	副主任中医师
程 明	成都市金牛区人民医院	副主任中医师
何 康	成都肛肠专科医院	副主任中医师
谢 扬	成都市郫都区中医医院	副主任中医师
陈 伟	成都市新津区中医医院	副主任中医师
张 旭	邛崃市临邛社区卫生服务中心	基层副主任中医师
邓东三	成都市新都区桂湖医院	副主任中医师
曹 锐	成都市新津区人民医院	副主任中医师
张焰理	成都天府新区人民医院	副主任中医师
黄 军	成都市武侯区华兴社区卫生服务中心	基层副主任中药师
但 武	成都高新区石羊社区卫生服务中心	基层主任中药师
万容杉	成都高新区芳草社区卫生服务中心	副主任中药师
周 蓉	成都市第七人民医院	副主任中药师
李 乔	成都市郫都区中医医院	副主任中医师
胡中平	成都市郫都区中医医院	副主任中医师
史庆卫	成都市温江区中医医院	副主任中医师
钟利霞	成都高新区合作社区卫生服务中心	基层副主任中医师
王 钟	成都市金牛区人民北路社区卫生服务中心	基层主任中医师
郑 磊	成都高新区合作社区卫生服务中心	副主任中医师
罗 权	成都市第二人民医院	副主任中医师
杨 帆	成都市金牛区人民北路社区卫生服务中心	副主任中医师
陈晓纯	成都市龙泉驿区同安社区卫生服务中心（成都市龙泉驿区同安公立卫生院）	副主任中医师
黄 梅	成都市郫都区人民医院	副主任中医师
卢 勇	彭州市中医医院	副主任中医师
唐 娟	成都市双流区西航港社区卫生服务中心	基层副主任中医师
李 佳	成都市新津区人民医院	副主任中医师

续表

姓　名	工作单位	拟任资格
董明凯	成都市新津区中医医院	副主任中医师
杨仕年	成都市中西医结合医院	副主任中医师
李　鸿	成都天府新区人民医院	副主任中医师
高　邈	都江堰市人民医院	副主任中医师
李　珍	都江堰市中医医院	副主任中医师
张相丽	都江堰市中医医院	副主任中医师
马燕红	彭州市中医医院	副主任中医师
曾盛锦	四川大学望江医院	副主任中医师

2020 年成都市卫生健康事业发展统计公报

（2021 年 2 月）

2020 年，面对突如其来的新冠肺炎疫情，全市卫生健康系统坚决贯彻落实党中央国务院和省委省政府、市委市政府决策部署，攻坚克难、励精图治，新冠肺炎疫情大考交出过硬答卷，卫生健康事业高质量发展再上新台阶，为全市夺取疫情防控和实现经济社会发展目标“双胜利”提供坚强卫生健康保障。现将全市卫生健康事业发展情况公报如下。

一、居民健康状况

2020 年，全市城乡居民人均期望寿命 81.52 岁，比上年增加 0.51 岁，其中：男性 78.97 岁，比上年增加 0.55 岁；女性 84.29 岁，比上年增加 0.45 岁。2020 年，全市孕产妇死亡率 4.55/10 万，婴儿死亡率 2.27‰，持续保持低位运行。2020 年，全市居民健康素养水平达到 26.82%。

二、卫生资源

（一）医疗卫生机构

2020 年，全市医疗卫生机构11 954个[①]，比上年减少 167 个，其中：医院 630 个，比上年增加 1 个；基层医疗卫生机构11 173个，比上年减少 182 个；专业公共卫生机构 76 个，与上年持平；其他卫生机构 75 个，比上年增加 14 个。

医院、妇幼保健院、专科疾病防治院按经济性质分，公立 169 个，民营 484 个；按等级分，三级 91 个（其中三甲 39 个），二级 164 个（其中二甲 59 个），一级及未评定等级的机构 398 个，详见下表。

表 1　2020 年成都市医院、妇幼保健院、专科疾病防治院分类情况

	公立	民营	合计
合计	169	484	653
三级机构	71	20	91
三甲	37	2	39
三乙	32	4	36
三级未定等	2	14	16
二级机构	54	110	164
二甲	40	19	59
二乙	12	22	34
二级未定等	2	69	71
一级及未定级机构	44	354	398

医院按病床规模分，不足 100 张床位的医院 368 个，100—199 张床位医院 117 个，200— 499 张床位医院 74 个，500—799 张床位医院 36 个，800 张及以上床位医院 35 个。见图 1。

① 根据国家卫生统计调查制度，部队医院不纳入地方统计，本公报中有关卫生资源、医疗服务工作量、医药费用数据均不包括驻蓉部队医院有关情况。

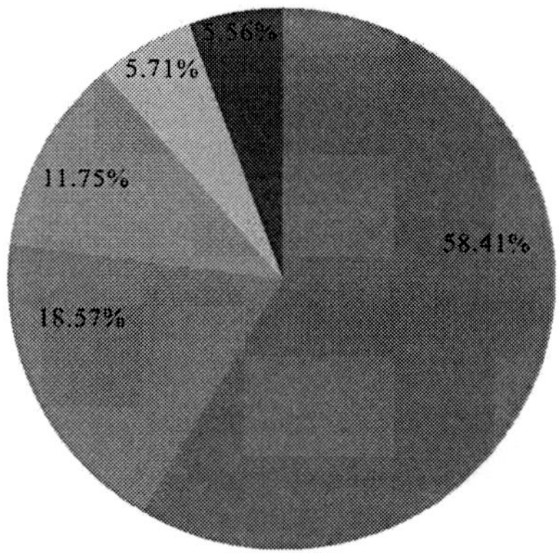

图1　各类医院床位规模构成

基层医疗卫生机构中，社区卫生服务中心（站）255 个，比上年增加 2 个[①]；卫生院 264 个，比上年减少 16 个[②]；诊所（门诊部、卫生所、医务室、中小学卫生保健所）7 283 个，比上年增加 190 个；村卫生室 3 365个，比上年减少 362 个；护理站 6 个，比上年增加 4 个。

专业公共卫生机构数与上年持平。其中：疾病预防控制中心 25 个，比上年增加 1 个；卫生执法监督机构 19 个，比上年增加 1 个；专科疾病防治院 2 个，比上年减少 2 个；急救中心（站）2 个，比上年减少 2 个；采供血机构 5 个，比上年增加 2 个；妇幼保健院 21 个，与上年持平。

（二）卫生人力资源

1. 卫生人员数量

2020 年，全市卫生人员 24.95 万人，比上年增加 1.18 万人。卫生人员中，卫生技术人员 19.52 万人，比上年增加 1.04 万人；其他技术人员 0.92 万人，比上年增加 0.09 万人；管理人员 1.38 万人，比上年增加 0.06 万；工勤技能人员 2.78 万人，比上年增加 0.05 万人。

2020 年，全市执业（助理）医师 7.24 万人，每千人口执业（助理）医师 4.25 人（预估）[③]，比上年增加 0.12 人；全市注册护士 8.78 万人，每千人口注册护士 5.47 人（预估），比上年增加 0.17 人；每万人口专业公共卫生机构人员 7.17 人（预估），比上年增加 0.08 人。

2. 卫生人员机构分布

各类医疗卫生机构中，医院卫生人员 16.40 万人，占 65.73%；基层医疗卫生机构 6.96 万人，占 27.89%；专业公共卫生机构 1.22 万人，占 4.89%；其他卫生机构 0.37 万人，占 1.49%。

3. 卫生技术人员学历构成[④]

全市卫生技术人员中，本科及以上学历 6.89 万人，大专学历 7.98 万人，中专及中技学历 4.36 万人，高中及以下 0.29 万人。与上年相比，本科及以上人员占比上升 0.99 个百分点，大专学历人员占比下降 1.04 个百分点，中专及中技学历人员占比上升 0.25 个百分点，高中及以下学历人员占比下降 0.20 个百分点。见图 2。

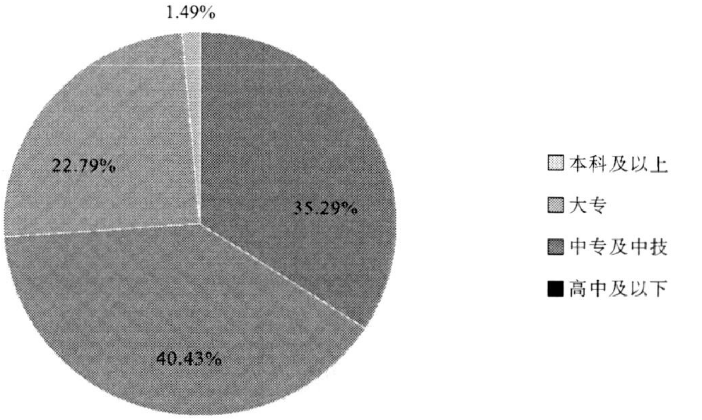

图2　卫生人员学历构成

（三）床位数

2020 年，全市医疗卫生机构床位数 15.37 万张，比上年增加4 755张，其中：医院床位 12.79 万张，增加4 143张；基层医疗卫生机构 2.26 万张，增加 581 张；其他医疗机构床位 0.32 万张，增加 31 张。每千人口床位数 9.04 张（预估），比上年增加 0.06 张。

医院床位中，公立医院床位 7.89 万张，占 61.71%；民营医院 4.90 万张，占 38.29%。

（四）房屋面积

2020 年，全市医疗卫生机构占地面积 872.59 万平方米，比上年减少 38.00 万平方米，其中：医院

① 社区卫生服务中心增加 12 个，社区卫生服务站减少 10 个。
② 1 个卫生院撤销设置，1 个卫生院合并，14 个转为社区卫生服务中心。
③ 在计算千人口医生、护士及床位数时，2020 年全市常住人口暂按1 700万计算。
④ 按学历统计的卫生技术人员数据来源于卫生人力资源动态监测数据库，处于实时更新中，其余有关卫生技术人员数来源于统计年报数据库，两者略有出入。

580.92 万平方米,减少 46.99 万平方米;基层医疗卫生机构 221.89 万平方米,增加 4.80 万平方米;专业公共卫生机构 52.48 万平方米,增加 1.86 万平方米;其他卫生机构 17.30 万平方米,增加 2.34 万平方米。全市医疗卫生机构房屋面积1 575.66 万平方米,比上年增加 95.04 万平方米,其中:医院1 154.71 万平方米,增加 68.11 万平方米;基层医疗卫生机构 332.05 万平方米,增加 15.18 万平方米;专业公共卫生机构 68.22 万平方米,增加 6.95 万平方米;其他卫生机构 20.68 万平方米,增加 4.80 万平方米。

三、新冠疫情防控

全市具备新冠病毒核酸检测能力机构达 165 家,全年累计检测重点人群 591.61 万人次、重点地区来(返)人员 9.8 万人。实现入境人员从国门到家门、从口岸到社区全流程闭环管理,累计管控境外航班2 105个,管理服务乘客 11.3 万人,拦截确诊病例 296 例。

累计收治确诊病例 456 例(境外输入 298 例),救治病例数占全省 53.46%,医学观察密切接触者 1.7 万余人。设置新冠肺炎定点收治机构 35 家,实施"一人一案""一人一方"个性化、中西医结合诊疗。开放发热门诊 110 家,收治发热门诊患者 57.94 万人次。累计派出 763 名医务人员赴武汉、北京、新疆、瑞丽、甘孜等地支援疫情防控和医疗救治,调配红细胞、血浆 376.65 万毫升支援湖北等地。

服务保障省市"两会"等重大会议、重大活动 137 次,为全市中小学配备2 744名"健康副校长",指导复工复产复学5 308次,免费健康服务务工人员 122.92 万人。

四、公共卫生工作

(一)传染病防治

2020 年,全市无甲类传染病报告,全市报告乙丙类传染病 25 种,报告发病数73 205例,报告发病率 441.50/10 万,报告发病数与 2019 年同期比下降 61.85%。其中:报告乙类传染病 16 种25 052例,报告发病率 150.71/10 万,报告死亡数 509 例,报告死亡率 3.07/10 万,发病数前五位的病种为梅毒、肺结核、乙肝、艾滋病、丙肝,占乙类传染病总发病数的 89.64%;报告丙类传染病 9 种48 153例,报告发病率 290.41/10 万,发病数前三位的病种为手足口病、流行性感冒、其他感染性腹泻病,占丙类传染病总发病数的 96.98%。

(二)慢性病防治

2020 年,全市粗死亡率为 611.36/10 万。死亡率居前五位的系统疾病分别是:循环系统疾病、肿瘤、呼吸系统疾病、损伤和中毒、内分泌、营养和代谢疾病。死亡率居前五位的单病种分别是:慢性下呼吸道疾病、冠心病、肺癌、脑出血、急性心肌梗死。

(三)血吸虫病防治

2020 年,完成查螺97 280 967平方米,查出有螺面积4 625 563平方米;药物灭螺总面积36 646 907平方米,环境改造53 817 平方米。完成询检人员 514 672 人,询检阳性人数 20 697 人。血检查病 276 160人,粪检查病11 129人,未检出阳性。扩大化疗17 091人次。全市流行村存栏耕牛10 844头,对其进行血吸虫病血检1 979头,粪检 984 头,未查出病牛,扩大化疗1 300头。

(四)爱国卫生

2020 年,简阳市、邛崃市、崇州市通过国家卫生城市技术评估,全市新创建省级卫生镇 24 个,省级卫生村 286 个,省级卫生单位 217 个,省级无烟单位 223 个;全市省级卫生县城覆盖率达 100%,省级卫生镇覆盖率达 84.4%,省级卫生村覆盖率达 71.2%。实施"健康生活工具包"派发行动,全市累计派发"健康生活工具包"约 474 万份。继续开展"健康细胞工程"建设和院落环境卫生整治工作,年内全市新建市级健康街道(乡镇)28 个,市级健康社区(村) 96 个,市级健康单位 155 个,市级健康家庭2 358个,星级院落 284 个,农村星级卫生院落 818 个。

(五)妇幼健康

2020 年,全市共有 21 个妇幼保健院,均达到二级甲等及以上水平,其中三级甲等 1 个(2020 年底,龙泉驿区、双流区、彭州市妇幼保健院已通过三级甲等评审,结果尚在公示中),三级乙等 15 个(2020 年底,简阳市妇幼保健院已通过三级乙等评审,结果尚在公示中)。为 6.73 万对拟结婚人士开展了免费婚前医学检查,婚检率 92.89%;为符合生育政策、计划怀孕的夫妇 7.75 万人进行了免费孕前优生健康检查,目标人群全覆盖。孕产妇住院分娩率 99.99%。全市孕产妇系统管理率 98.06%,3 岁以下儿童系统管理率 98.12%,新生儿遗传代谢性疾病筛查率 99.45%,新生儿听力筛查率 98.94%。

(六)卫生监督

2020年,全市卫生健康综合监督执法机构共计开展监督检查92 518户次,监督合格率98.23%。完成“双随机、一公开”监督抽检任务共计4 651条,抽检健康相关产品类样品37 395件,抽检合格率91.56%。全市共办结卫生健康行政处罚案件2 518件,罚(没)款1 007.59万元。全面推进医疗机构、医务人员、医疗行为综合监管(医疗“三监管”)工作,全市12家市级公立医疗机构、74家县级公立医疗机构、369家民营工矿医疗机构、378家基层医疗卫生机构已实现与医疗“三监管”平台互联互通,接入率达到84.03%;全年发现问题线索54 853条,市辖医疗机构自查整改率88.9%;组织专家现场核查医疗机构问题线索472条,核查认定不合理问题线索73条,机构申诉20条,裁定不合理13条,机构自查不合理34条,责任追究100条,进一步规范了医疗服务市场。

(七)卫生应急

2020年,全市累计报告突发公共卫生事件57起,累计发病271人,死亡1人,其中:无较大及以上级别事件发生,一般级别事件1起,发病2人,无死亡;未分级事件56起,发病269人,死亡1人(新冠肺炎病例)。与2019年相比,受新冠肺炎疫情影响,报告事件数增加49起,其中一般级别事件减少3起,未分级事件增加52起(主要为新冠肺炎疫情)。发病数增加106%,死亡数增加1人(新冠肺炎病例)。2020年,市120接到急救呼救电话1 048 891次,调派救护车214 774车次,救治伤病员183 097人次,处置各类突发事件1 096起。

(八)老龄健康

截至2020年底,全市医养结合服务机构共108家,其中开展养老服务的医疗机构55家,设立医疗机构的养老机构53家。全市医养结合机构床位30 332张,其中:医疗床位13 648张,养老床位16 684张;医养结合服务人员14 615人。全市建立合作关系的医疗机构与养老机构404对,建立合作关系的医疗机构与日间照料中心1 621对。

(九)职业健康

2020年,完成职业健康示范单位创建42家,职业健康基础建设达标率达申报用人单位总数的70%,重点行业用人单位职业病危害项目申报率达到89%,工作场所职业病危害因素定期检测率达到86.2%,接触职业病危害劳动者在岗期间职业健康检查率达到90.3%,用人单位主要负责人、职业卫生管理人员职业卫生培训率达到95.4%,医疗卫生机构放射工作人员个人剂量监测率达到98.95%,职业病诊断机构报告率达到100%,开展“健康企业”创建试点6家。

五、医药卫生体制改革

(一)公立医院改革

2020年,我市坚持公立医院公益性的基本定位,进一步深化公立医院综合改革工作,落实政府办医责任,启动二级公立医院绩效考核,完善三级公立医院绩效考核运用。持续推进国家、省、市三级建立健全现代医院管理制度试点,总结国家级试点改革经验,在全市范围进行交流推广。实施价格动态调整,共调整643项医疗服务项目,着力体现医务人员劳务价值。

(二)医联体建设

截至2020年底,全市共组建医联体132个,覆盖全市所有乡镇卫生院和社区卫生服务中心。2020年,医联体内人才下沉9万人次,上挂学习培训11.7万余人次;医联体内上转患者7.7万余人次,下转患者25.9万余人次。

(三)家庭医生团队建设

2020年,全市共组建以全科医生为骨干、(社区)护士、公卫人员为基础的家庭医生团队2 420支,同时将上级医院医生、乡村医生、中医师纳入家庭医生团队,各团队根据需要,加入心理咨询师、营养师、康复治疗师、社区工作人员、志愿者等人员。2020年,共签约698.63余万人,其中重点人群363.10万人。

六、卫生项目建设

2020年,市级医院建设项目共13个(其中,已投用项目2个,已完成建设项目2个,正加快建设项目9个),总建筑面积95.58万平方米,总投资69.48亿元;年度计划投资10.62亿元,当年完成投资10.83亿元,超额完成年度投资计划。

2020年,市本级中央预算内投资建设项目11个,项目建筑总面积29.56万平方米,总投资17.22亿元,其中:中央资金2.11亿元,地方配套资金15.11亿元。

七、医疗服务

（一）医疗服务量

1. 诊疗人次数

2020 年，全市医疗卫生机构总诊疗人次14 368.19 万，比上

年下降 12.66%，其中：医院诊疗7 096.86 万人次，下降 13.79%；基层医疗卫生机构诊疗6 595.39 万人次，下降 10.66%；其他医疗机构诊疗 675.95 万人次，下降 19.20%。见图 3。

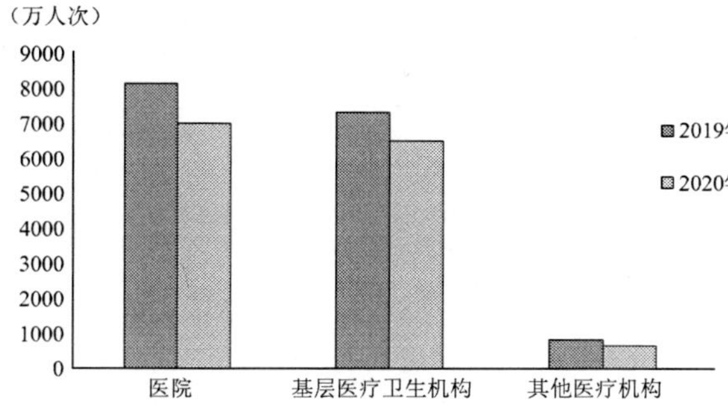

图 3　全市医疗卫生机构总诊疗人次

医院中，公立医院诊疗5 706.00 万人次，占 80.40%；民营医院诊疗1 390.86 万人次，占 19.60%。与上年相比，公立医院诊疗人次下降 13.49%，民营医院下降 15.02%。

2. 入院人数

2020 年，全市医疗卫生机构入院 412.60 万人次，比上年下 14.21%，其中：医院入院 327.66 万人次，下降 14.07%；基层医疗卫生机构入院 68.85 万人次，下降 13.40%；其他医疗机构入院 16.08 万人次，下降 20.19%。见图 4。

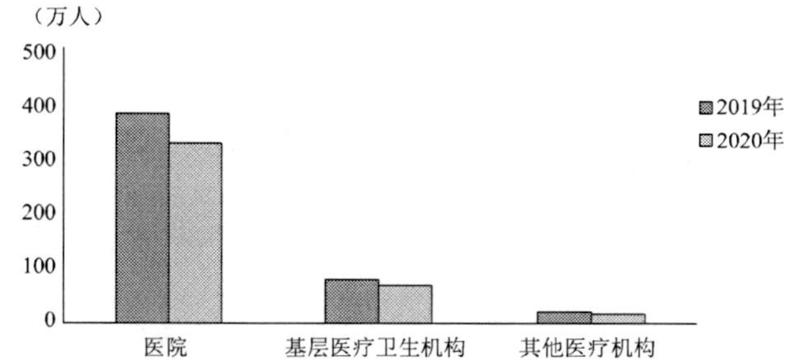

图 4　全市医疗卫生机构入院人数

医院中，公立医院入院 231.06 万人次，占 70.52%；民营医院入院 96.60 万人次，占 29.48%。与上年相比，公立医院入院人次数下降 15.59%，民营医院入院人次数下降 10.18%。

（二）医师工作负荷

2020 年，全市医疗卫生机构（不含村卫生室）医师日均担负诊疗人次为 7.75 人次，比上年减少 1.55 人次；医师人均担负住院床日 1.59 日，较上年下降 0.33 日。

（三）病床利用

2020 年，全市医疗卫生机构病床使用率 73.53%，比上年下降 13.82 个百分点；出院者平均住院 9.87 日，比上年增加 0.47 日。

八、医药费用

（一）公立医院

2020 年，全市公立医院次均门诊费用 368.81 元，比上年增长 12.96%（当年价格，下同）；人均住院费用13 545.05 元，比上年增长 9.26%。

不同等级公立医院中，三级公立医院门诊次均费用 394.70 元，比上年增长 11.16%，住院次均费用 14 911.70 元，比上年增长 7.62%；二级公立医院门诊次均费用 214.69 元，比上年增长 17.50%，住院次均费用6 953.36 元，比上年增长 3.99%；一级公立医院门诊次均费用 43.50 元，比上年增长 54.86%①，住院次均费用2 735.14 元，比上年下降 65.47%②。见图 5—6。

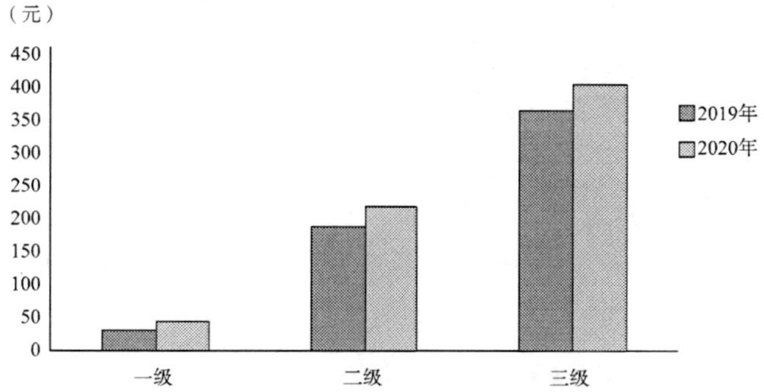

图 5　不同等级公立医院患者门诊次均费用

① 2020 年一级公立医院共 6 个，其中新增的 2 家医院的诊次费用偏高（新增四川大学江安医院和中国科学院光电技术研究所职工医院，门诊均次费用分别为 113.04 元和 210.10 元），导致 2020 年一级公立医院门诊均次费用大幅增长。

② 6 家一级公立医院中，成都市武侯区第二人民医院 2020 年住院人均医药费用较 2019 年下降 41.67%，同时新增的四川大学江安医院和中国科学院光电技术研究所职工医院住院均次费用较低（分别为1 264.71 元、1 861.11 元），导致一级公立医院住院均次费用较2 019大幅下降。

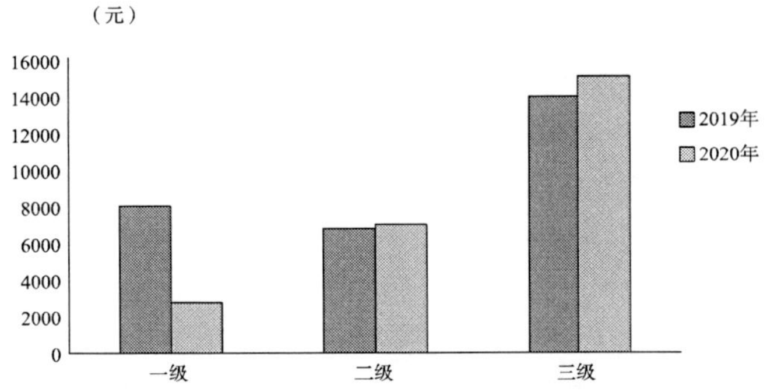

图6 不同等级公立医院患者住院次均费用

2020年,医院门诊药费占33.14%,比上年下降0.99个百分点;医院住院药费占23.73%,比上年下降1个百分点。

(二)基层医疗卫生机构

2020年,社区卫生服务中心门诊次均费用140.46元,比上年上涨20.92%;人均住院费用2 661.48元,比上年下降2.88%。门诊均次费用中,药费占71.36%,比上年上升11.56个百分点;人均住院费用中,药费占37.87%,比上年下降2.92个百分点。

2020年,乡镇卫生院次均门诊费用90.91元,比上年上涨17.88%;人均住院费用2 362.26元,比上年上涨10.96%。门诊均次费用中,药费占54.33%,比上年上升2.65个百分点;人均住院费用中,药费占35.11%,比上年下降2.96个百分点。

九、中医药服务

(一)中医医疗机构

2020年,全市中医医疗机构2 173个,占全市医疗卫生机构的18.18%,其中:医院71个,门诊部66个,诊所2 033个,研究机构3个。中医医疗机构比上年增加59个,增加0.74个百分点。全市社会办中医医疗机构2 134个。当年新增三级甲等中医医院2家。

(二)基层中医药服务

2020年,全市100%的乡镇卫生院和社区卫生服务中心建有中医馆,97.07%的村卫生室和100%的社区卫生服务站可提供中医药服务。65岁及以上老年人中医药健康管理率70.85%,0—36个月儿童中医药健康管理率80.85%。

十、计划生育服务

(一)人口出生情况

2020年共办理生育服务证110 590件,其中二孩43 673件。按户籍人口统计,全年共出生13.92万人,同比减少1.87万人;人口出生率9.4‰,同比下降1.35个千分点;人口自然增长率3.12‰,同比下降1.48个千分点;出生人口性别比为106.45,同比下降0.56。按常住人口统计(住院分娩婴儿),全年共出生17.58万人,同比减少4.06万人。见图7。

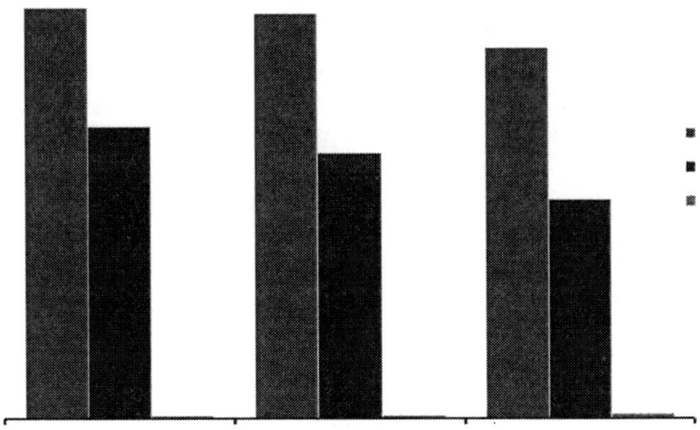

图7 户籍人口出生情况

(二)流动人口

2020年,我市通过网络办理流动人口生育服务登记366例。

(三)利益导向

2020年,全面落实计划生育家庭奖励扶助、特别扶助、独生子女父母奖励“三项制度”,发放“三金”共计9.66亿元。其中:发放计划生育家庭奖励扶助金5.25亿元、同比增加0.28亿元,惠及54.70万人、同比增加2.86万人;发放特别扶助金4亿元、同比增加0.78亿元,惠及4.25万人、同比增加0.37万人;发放独生子女父母奖励金0.41亿元、同比减少0.08亿元,惠及69.09万人、同比减少13.42万人。

十一、基层卫生工作

(一)基层医疗卫生服务体系

2020年,全市共有社区卫生服务中心(站)255个,其中:社区卫生服务中心139个,社区卫生服务站116个。床位0.50万张,卫生人员1.22万人,其中卫生技术人员1.04万人。与上年相比,社区卫生服务中心增加12个,社区卫生服务站减少10个,床位数增加594张,卫生人员增加1 161人,卫生技术人员增加1 040人。

全市共有乡镇卫生院264个,床位1.75万张,卫生人员1.44万人,其中卫生技术人员1.21万人。

与上年相比,乡镇卫生院减少 16 个,床位数增加 16 张,卫生人员减少 276 人,卫生技术人员减少 199 人。

全市共设村卫生室3 365个,比上年减少 362 个。村卫生室共有卫生人员4 823人,比上年减少 370 人,其中卫生技术人员1 497人,比上年增加 152 人。

全市共有门诊部 625 个,比上年增加 69 个。门诊部共有卫生人员14 376人,比上年增加2 049人,其中卫生技术人员9 887,比上年增加1 575人。

全市共有护理站 6 个,比上年增加 4 个。护理站共有卫生人员 43 人,比上年增加 34 人,其中卫生技术人员 30 人,比上年增加 22 人。

全市共有诊所、卫生所、医务室及中小学保健所共6 658个,比上年增加 121 个;卫生人员23 736人,比上年增加1 382人,其中卫生技术人员22 081人,比上年增加 909 人。

(二)基层医疗卫生服务

2020 年,全市社区卫生服务中心总诊疗人次1 592.40 万人次,比上年减少 4.71%;入院人数 11.91 万人,比上年减少 4.60%;医师人均每日担负诊疗人次 18.24 人次,比上年下降 14.54%;医师人均担负住院床日 0.77 日,比上年下降 16.18%。全市社区卫生服务站诊疗人次 64.55 万人次,比上年下降 24.30%,医师人均每日担负诊疗人次 8.99 人次,较上年下降 21.38%。乡镇卫生院总诊疗人次1 380.52 万人次,比上年下降 10.49%;入院人数 56.94 万人,比上年下降 15.04%;医师人均每日担负诊疗人次为 12.22 人次,比上年下降 9.36%;医师人均担负住院床日为 2.64 日,比上年下降 11.54%。

村卫生室总诊疗人次 859.12 万人次,比上年下降 21.51%。

门诊部总诊疗人次 317.72 万人次,比上年下降 28.42%。

护理站总诊疗人次 230 人,比上年下降 65.93%。

诊所、卫生所、医务室及中小学保健所总诊疗人次2 380.98 万人次,比上年下降 6.46%。

十二、科教工作与信息化建设

2020 年我市住院医师规范化培训招收 770 人,其中紧缺专业招生 305 人。全市获批国家级继教项目 36 项,省级继教项目 449 项;市级继教项目评审立项 510 项(含新申报 426 项、备案项目 84 项),全年继续医学教育培训人次 31.6 万,审核授予学分 28.2 万余份。组织 447 名学员参加全科医生转岗培训,完成 551 名学员结业证书的发放。全市招录农村订单定向医学生 37 人。启动成都市高水平临床重点专科项目建设,遴选 10 个高水平临床重点专科项目予以立项。立项省级、市级医学重点学科(实验室)及重点专科 7 个、54 个。立项省、市医学科研课题 60 项、222 项,立项省级卫生适宜技术推广项目 13 项。

市、县两级信息平台建成率(含虚拟)100%。通过 2020 年省智慧医院评审的医疗卫生机构 9 家,建设互联网医院 28 家。基层医疗卫生机构管理信息系统覆盖率 100%。

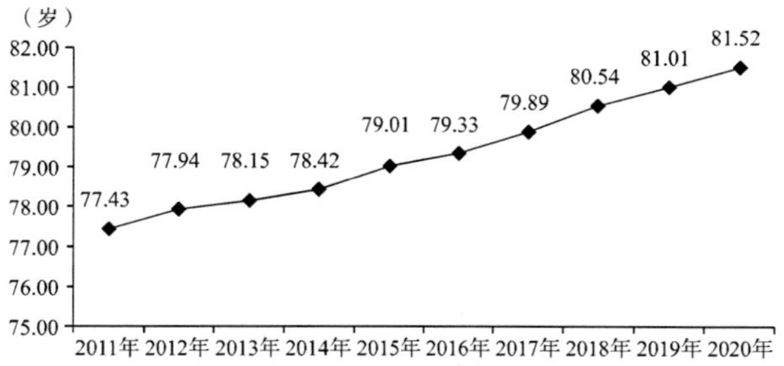

附图 1　全市人均期望寿命

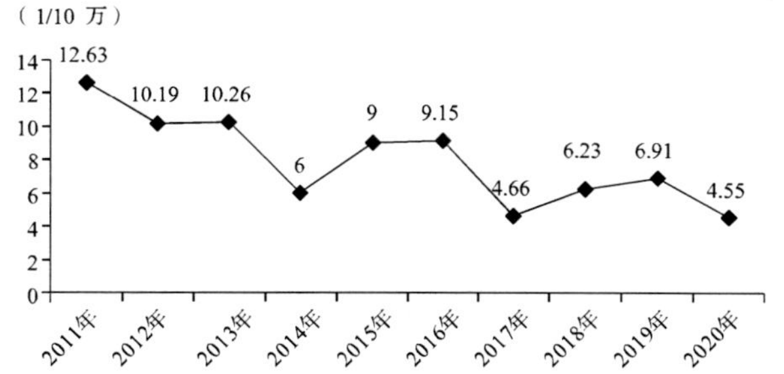

附图 2　全市孕产妇死亡率

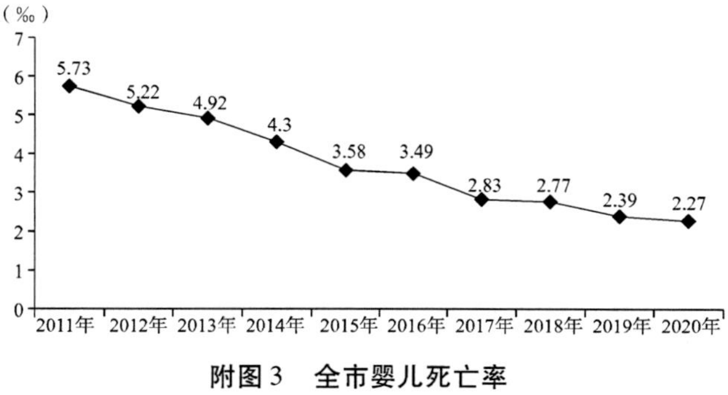

附图 3　全市婴儿死亡率

统计口径及名词解释

1. 医疗卫生机构包括医院、基层医疗卫生机构、专业公共卫生机构、其他卫生机构。

2. 公立医院指经济类型为国有和集体办的医院。

3. 民营医院指公立医院以外的其他医院，包括联营、股份合作、私营、台港澳投资和外国投资等医院。

4. 基层医疗卫生机构包括社区卫生服务中心(站)、乡镇卫生院、村卫生室、门诊部、诊所(医务室)。

5. 专业公共卫生机构包括疾病预防控制中心、专科疾病防治机构、妇幼保健机构、健康教育机构、急救中心(站)、采供血机构、卫生监督机构、计划生育技术服务机构。

6. 政府办医疗卫生机构指卫生、教育、民政、公安、司法、兵团等行政部门举办的医疗卫生机构。

7. 中医类医疗卫生机构包括中医、中西医结合、民族医的医院、门诊部、诊所及科研机构。

8. 卫生人员包括卫生技术人员、乡村医生和卫生员、其他技术人员、管理人员、工勤技能人员。按在岗职工数统计，包括在编、合同制、返聘和临聘半年以上人员。

9. 卫生技术人员包括执业(助理)医师、注册护士、药师(士)、技师(士)、卫生监督员(含公务员中取得卫生监督员证书的人数)、其他卫生技术人员。

10. 执业(助理)医师指取得医师执业证书且实际从事临床工作的人员，不含取得医师执业证书但实际从事管理工作的人员。

11. 注册护士指取得注册护士证书且实际从事护理工作的人员，不含取得护士执业证书但实际从事管理工作的人员。

12. 每千人口卫生技术人员数、执业(助理)医师数、注册护士数、全科医生数、专业公共卫生机构人员数、医疗卫生机构床位数按常住人口计算。

13. 病床使用率指医疗机构在一个统计时期内(如一年、一个月)出院者实际占用总床日数除以实际开放总床日数的值，一般用百分比表示。

14. 实际占用总床日指医疗机构在一个统计时期内所有出院者占用的床日(一个患者住院一天即一个床日)数之和。

索 引

Index

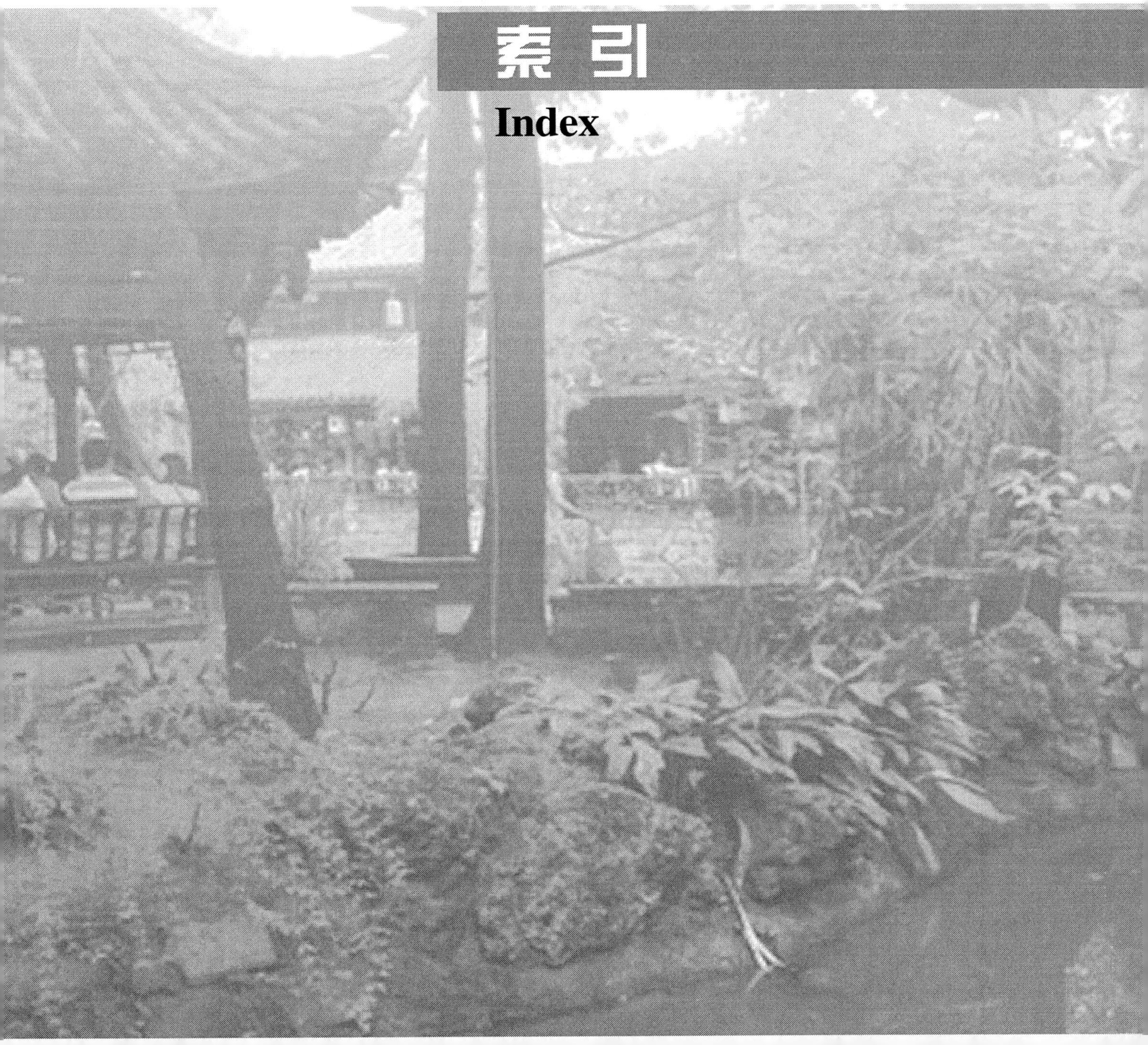

A

B

C

D

E

F

G

H

J

K

L

M

N

P

Q

R

S

Z